Die Wohlfahrtseinrichtungen von Groß=Berlin

nebst einem

Wegweiser für die praktische Ausübung

der Armenpflege in Berlin.

Ein Auskunfts= und Handbuch

herausgegeben von der

Zentrale für private Fürsorge

vormals Auskunftstelle der Deutschen Gesellschaft für ethische Kultur.

Vierte, neu bearbeitete und vermehrte Auflage.

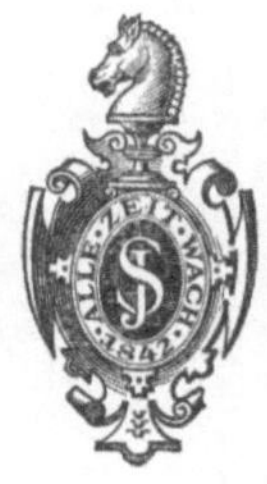

Springer-Verlag Berlin Heidelberg GmbH

1910.

Softcover reprint of the hardcover 1st edition 1910

ISBN 978-3-662-33637-3   ISBN 978-3-662-34035-6 (eBook)
DOI 10.1007/978-3-662-34035-6

Vorrede zur ersten Auflage.

Dieses Buch tritt ins Leben mit dem angenehmen Bewußtsein, daß es von vielen mit Freude begrüßt werden wird. Von manchem wird es sogar schon seit langer Zeit mit Ungeduld erwartet.

Als die Auskunftsstelle der Deutschen Gesellschaft für ethische Kultur im Anfang des Jahres 1893 ihre Tätigkeit begann, lag ihr bereits ein reiches Material an Nachrichten über Berliner Wohlfahrtseinrichtungen, gesammelt, gesichtet und in eigens eingerichteten Sammelmappen für den Gebrauch der Auskunftsstelle systematisch geordnet, vor.

Die Begründerin und Leiterin der Auskunftsstelle, Frau Jeannette Schwerin, hat mit staunenswertem Fleiß diese Mappen angelegt und stellte sie ihren Mitarbeitern und allen, welche in der Auskunftsstelle als Rat- und Hilfesuchende erschienen, als erstes und unentbehrliches Hilfsmittel zur Verfügung.

Jene Mappen bilden den Grundstock dieses Buches; sie bedeuteten in jedem Falle eine wertvolle Ergänzung der bloßen Aufzählung von Wohlfahrtseinrichtungen, wie sie sich im Berliner Adreßbuch und ähnlichen Kompendien — aber auch da naturgemäß an verschiedenen Stellen verstreut und auch nicht ganz vollständig — vorfanden.

Die Vervollständigung und Verarbeitung dieses Materials zu einem möglichst praktischen Handbuch wurde schon bald als Bedürfnis erkannt und in Angriff genommen. —

Täglich mehr füllten sich die Reihen derer, die, den sozialen Regungen unserer Zeit sich zugänglich erweisend, mitarbeiten möchten an dem schönen Werke der Verbesserung der Lage ihrer bedrängten Mitmenschen, aber täglich wächst auch die Erkenntnis, daß nicht hingebungsvoller Wille und tatkräftige Begeisterung allein dazu genügen, sondern daß erst viel gelernt und manches gewußt werden muß, bevor der Weg vom Wollen zum Können und zum Vollbringen gefunden werden kann.

Auch auf dem Gebiet der Armenpflege und Wohltätigkeit bricht sich erfreulicherweise mehr und mehr die Anschauung Bahn, daß nicht ein gutes Herz und ein gefüllter Geldbeutel in erster Reihe zu ersprießlicher Tätigkeit befähigen. Nach den vorgeschrittenen Anschauungen unserer Zeit bedarf es eines weiten Blickes und tiefeindringenden Verständnisses der sozialen Gesamtverhältnisse, wenn die üble Lage des einzelnen erkannt und gebessert werden soll. Und der verständige Helfer darf beim einzelnen wiederum sich nicht darauf beschränken, an einem Punkte bloß, der gerade in die Augen springt, einzugreifen, sondern er muß die Gesamtlage des Hilfsbedürftigen berücksichtigen, wenn er wirksam helfen will; vielleicht hat sich allein auf die Kinder die Fürsorge zu richten, wenn der in Not geratene Familienvater gerettet werden soll, vielleicht ist die Beseitigung eines moralischen Defekts zu versuchen, wo nur ein materieller Notstand vorzuliegen scheint.

Diese und ähnliche Gesichtspunkte beschäftigten uns, als wir nun zunächst an die Begrenzung des Stoffes, an die Festsetzung des Umfanges unseres Buches herantraten. Sollte das Buch allen, die sich den des Rates und der Hilfe Bedürftigen als Berater zur Seite stellen wollen, ein wirklich praktischer Wegweiser werden, so durfte es sich nicht auf die eigentlichen Wohltätigkeitseinrichtungen im engeren Sinne beschränken, es mußte im weiteren Sinne die Wohlfahrtseinrichtungen Berlins überhaupt in seinen Bereich hineinziehen, wenigstens alle die, welche in Betracht kommen können, wenn es gilt, der Notlage eines Mitbürgers nach irgendeiner Richtung hin entgegenzutreten.

Indem wir aber so die Grenze für das, was wir aufnahmen, lieber etwas zu weit als zu eng steckten, sind wir dazu gekommen, ein ziemlich vollständiges Bild alles dessen zu geben, was auf die Bezeichnung „Wohlfahrtseinrichtungen Berlins" Anspruch machen kann.

Ganz vollständig indessen ist das Bild doch nicht; denn so unzweifelhaft z. B. die Feuerwehr eine Wohlfahrtseinrichtung ist, so mußte ihr doch die Aufnahme versagt werden, wenn die oben skizzierten praktischen Gesichtspunkte für unser Buch hauptsächlich maßgebend bleiben sollten. Vieles, wofür uns sogar reichhaltiges Material vorliegt, haben wir — oft schweren Herzens — ausschließen müssen, wie z. B. die sehr beachtenswerten Vereinigungen zur Beschaffung billiger Wohnstätten; anderes konnte um so eher unberücksichtigt bleiben, als es in zuverlässigen Spezialwerken vollständig zu finden ist, wie z. B. die zahlreichen Stiftungen und Stipendien der Königl. Friedrich Wilhelms-Universität *).

Die Sterbekassen und ferner die vielen Spar-, Kredit-, Vorschuß- und Darlehnskassen glaubten wir, um unser Buch nicht gar zu umfangreich werden zu lassen und auch, weil jene Kassen doch vielfach in erster Linie geschäftliche Zwecke verfolgen, fortlassen zu dürfen.

Daß sowohl die Gewerkschaften und Gewerkvereine der Arbeiter als auch die Innungen und noch manche andere Vereinigungen insofern Wohlfahrtseinrichtungen genannt werden können, als sie der geistigen und materiellen Wohlfahrt ihrer Mitglieder dienen, soll gewiß nicht bestritten werden, aber erst ein auf breiterer Grundlage anzulegendes Werk dürfte auch sie in seinen Rahmen aufzunehmen haben.

---

*) Siehe bei Daude: Die Königl. Friedrich Wilhelms-Universität zu Berlin. 1887. Abschnitt XX. Die akademischen Stiftungen und Benefizien.

Allerdings ist es nun ja nicht konsequent, wenn wir im Kapitel 13 unseres Buches eine Anzahl von Vereinigungen aufgenommen haben, deren Wohlfahrtseinrichtungen nur ihren Mitgliedern zugänglich sind. Wir haben es getan, wie wir auch in einer Vorbemerkung zum betreffenden Kapitel noch einmal betont haben, weil es sich in ihnen meist um große und wichtige Berufskreise handelt, deren, wenn zunächst auch nur für Mitglieder bestimmte, Wohlfahrtseinrichtungen kennen zu lernen doch von großer Wichtigkeit ist.

Vielleicht sind wir in einer — wie wir hoffen — bald nötig werdenden zweiten Auflage imstande, nach dieser Richtung hin reichhaltiger zu sein; jedenfalls möge sich zunächst kein Verein, der etwa glaubt, auch er hätte hierher gehört, verletzt fühlen, weil er vorläufig noch nicht berücksichtigt ist.

Eine Tendenz nach irgendwelcher Richtung hin — das sei hier nachdrücklich betont — hat uns fern gelegen. Nicht woher eine Wohlfahrtseinrichtung stammt, sondern ob es eine Wohlfahrtseinrichtung ist, die in dieses Buch hineingehört, war für uns maßgebend, und die Prinzipien der Herausgeberin des Buches, der Auskunftsstelle der Deutschen Gesellschaft für ethische Kultur, die bei sozial-ethischen Bestrebungen nicht erst nach Motiven fragt, sind auch hierin zum Ausdruck gelangt.

Findet sich so manche Einrichtung in unserem Buche nicht verzeichnet, die man nach dem Titel desselben zu suchen berechtigt sein könnte, so ist andererseits einiges in ihm enthalten, dessen Aufnahme sich durch die Zwecke rechtfertigt, denen das Buch dient. Wir glaubten z. B., daß derjenige, der, ohne schon viele Erfahrungen zu besitzen, sich unseres Buches als Wegweiser in dem weiten Gebiete der Armenfürsorge bedient, in ihm auch gern einiges über die Art der Tätigkeit unserer zur Armenpflege berufenen städtischen Organe (siehe S. 1—8) finden würde. Ebenso haben wir im Hinblick auf ihre Wichtigkeit auch für die Armenpflege im dritten Teil des Anhanges die Versicherungsgesetzgebung berücksichtigt, indem wir die für diese Zwecke hauptsächlich in Betracht kommenden Bestimmungen derselben kurz darlegten.

Innerhalb des gegebenen Rahmens nun aber glauben wir eine gewisse Vollständigkeit erreicht zu haben. Sollte doch hin und wieder eine Institution vergessen sein, so werden wir, falls wir davon Kunde bekommen, in Zukunft nicht versäumen, das Vergessene nachzutragen.

Das, was wir verzeichnen, glauben wir als durchweg authentisch und zuverlässig bezeichnen zu dürfen; es beruht auf genauem Studium der Statuten und Jahresberichte und auf vielfachen mündlichen zur Ergänzung und Erläuterung eingezogenen Erkundigungen und Informationen.

Es sei an dieser Stelle mit herzlicher Genugtuung und aufrichtigem Dank hervorgehoben, daß im allgemeinen unsere Anfragen durchaus entgegenkommend und mit vollem Verständnis für die Bedeutung eines solchen Buches beantwortet worden sind; nur in verhältnismäßig seltenen Fällen wurde aus Gründen, deren Stichhaltigkeit wir nicht anerkennen konnten, die erbetene Mitteilung ganz oder teilweise abgelehnt oder auch in ungenügender und unklarer Weise gemacht. Es ist daher nicht unsere Schuld, wenn über einzelne Institutionen unsere Mitteilungen veraltet, ungenau oder gar unrichtig sind.

So sind wir z. B. nicht in der Lage gewesen, für die Mitteilungen über die Einrichtungen der hiesigen französisch-reformierten Gemeinde anderes Material zu benutzen als das bisher schon öffentlich bekannte, aber veraltete, weil trotz wiederholter Eingaben unsererseits das Konsistorum dieser Gemeinde nicht einzusehen vermochte, welches Interesse die Kenntnis dieser Einrichtungen für die Allgemeinheit haben könne.

Auch das Königliche Kammergericht, das mehrere wichtige Stiftungen verwaltet, hat die von uns wiederholt erbetene Auskunftserteilung abgelehnt.

Wir hoffen, daß, wenn erst das Buch vorliegt und seine Zwecke klar ersichtlich werden, uns von keiner Seite mehr eine Auskunft vorenthalten werden wird.

Je mehr man sich von der Wichtigkeit eines zuverlässigen Auskunftsbuches überzeugen wird, um so mehr wird auch jene Befürchtung in den Hintergrund treten, die uns vielfach entgegengehalten wurde, daß nämlich durch ein größeres Bekanntwerden der reichen Mittel vieler Stiftungen und Vereine die Zahl der Bittgesuche sich sehr vermehren würde. Ohne die Unbequemlichkeiten zu unterschätzen, die dies auch von uns vorausgesehene Übel mit sich bringt, glauben wir doch, daß es bei weitem dadurch aufgehoben werden wird, daß es in Zukunft möglich sein wird, dem wirklich Bedürftigen die Wohltaten der für ihn geeigneten Einrichtungen nachzuweisen, die ihm vielleicht sonst entgehen würden. Wir scheuen auch nicht den uns von mancher Seite gemachten Vorwurf, daß wir durch dieses Buch dem gewerbsmäßigen Bettler sein Handwerk erleichtern; möge nur jeder Verein und jede Stiftung die Mehrarbeit auf sich nehmen, unter den Bittstellern in sorgfältiger Weise die Spreu von dem Weizen zu sondern, mögen sie die Mühe nicht scheuen, wenn sie nach ihren statutarischen Bestimmungen dem ihres Erachtens würdigen Bittsteller nicht helfen können, dies Buch nachzuschlagen und dem Hilfebedürftigen zu raten, wohin er sich am besten wende.

Es sei am Schluß dieser Bemerkungen über die Begrenzung des Stoffs noch kurz darauf hingewiesen, daß natürlich auch solche Wohlfahrtseinrichtungen, die nicht ausschließlich für Berlin bestimmt sind, aufgenommen sind, wofern sie auch für Berlin in Betracht kommen, daß auch außerhalb Berlins verwaltete Institutionen erwähnt sind, wenn sie auch Berlinern zugute kommen können, daß aber endlich die Vororte nur insoweit herangezogen sind, als in ihnen Anstalten liegen, die für Berliner bestimmt sind.

Auch bei der Auswahl dessen, was über die einzelnen Wohlfahrtseinrichtungen aufgenommen worden ist, haben uns hauptsächlich praktische Gesichtspunkte geleitet. Fortgelassen sind insbesondere alle historischen Angaben, so interessant und charakteristisch dieselben vielfach auch sind, fortgeblieben ist jedes Detail, das nicht zur Hauptcharakteristik der betreffenden Institution notwendig erfcheint *). Hingegen ift alles aufgenommen, woraus zu erfehen ift, was die betreffende Inftitution ihrer Zweckbeftimmung nach zu leiften beabfichtigt, und was fie tatfächlich leiftet, es ift ferner überall gefagt, an welche Stelle man eventuell eine Eingabe um Unterftützung refp. Aufnahme in eine Anftalt zu richten hat.

Wo im Buche zu kurz erfcheinende Angaben gemacht find, werden fie meift auf der geringen Ausführlichkeit der uns zugegangenen Nachrichten beruhen. Von Einzelheiten in diefer Beziehung fei hier bloß noch erwähnt, daß z. B. einzelne der evangelifchen Kirchengemeinden über mehr Stiftungen verfügen, als uns in den bezüglichen, im übrigen fehr reichhaltigen Mitteilungen gemeldet wurden. Hinfichtlich der Angaben über die Höhe der Kapitalien, refp. Zinserträge bei Stiftungen und über die von einzelnen Vereinen zu ihren Zwecken verausgabten Gelder haben wir vielfach darauf verzichten müffen, Zahlen aus den letzten Jahren zu geben, weil entweder die bezüglichen Jahresberichte noch nicht vorlagen, oder aus anderen Gründen neuere nicht zu erlangen waren. Insbefondere S. 49ff., in dem Teil über Stiftungen und Legate für Zwecke des Unterrichts, find die Zahlen, die der fpäter noch zu erwähnenden, 1886 erfchienenen Nachweifung der Stiftungen entnommen find, ziemlich veraltet. Im Verzeichnis der Armenkommiffionen und der Gemeindewaifenräte (S. 9 und S. 34) dürften feit der Drucklegung noch manche Veränderungen eingetreten fein.

Wir hoffen alfo, auch nach diefer Richtung hin nichts verfäumt zu haben, was den praktifchen Wert des Buches erhöhen kann; vieles wird fich bei einer fpäteren Bearbeitung vielleicht ausführlicher darftellen laffen, manches allerdings auch kürzer gefaßt oder als unwichtig fortgelaffen werden können. Die Vollftändigkeit der Arbeit war natürlich, befonders auch in bezug auf Einzelheiten, von den uns gewordenen Mitteilungen bedingt, und eine gewiffe Ungleichheit in bezug auf die Ausführlichkeit in den einzelnen Artikeln rührt daher.

Für den, der fich eingehender mit den Beftimmungen oder der Tätigkeit der in dem Buche erwähnten Inftitutionen befaffen will, wird es gut fein, fich der Sammlung von Statuten, Jahresberichten und Druckfachen aller Art zu bedienen, die wir in unferer Auskunftsftelle (Ziegelftr. 10) angelegt haben und fortwährend zu ergänzen und fortzuführen bemüht find. Diefe Sammlung ift jedermann zugänglich.

Faft größere Schwierigkeiten noch als bei der Sammlung und Sichtung des Stoffes ergaben fich, als wir daran gingen, das mächtig angefchwollene Material einzuteilen. Gerade diefe Einteilung aber erfchien uns befonders wichtig, weil auch fie ja wefentlich dazu dient, das Buch für den praktifchen Gebrauch geeignet zu machen.

Die Einteilungen, welche in Büchern verwandter Art (z. B. bei Neefe:

---

*) Wenn wir bei einigen Anftalten Bemerkungen über die Art ihrer Unterhaltung ufw. eingefügt haben, fo gefchah es nur, um die Anftalt noch genauer zu charakterifieren.

Armen= und Wohltätigkeits=Anſtalten in Breslau. Wegweiſer für Hilfsbedürftige und deren Berater. Breslau 1891) beliebt worden ſind, konnten wir nicht als zweckentſprechend anerkennen; und auch der Plan, wie ihn Dr. Münſterberg für ein für Hamburg beſtimmtes Handbuch der Wohltätigkeit entworfen hat, er= ſchien uns, was die Einteilung des Stoffes angeht, weniger praktiſch.

Wir ſind nach langem Überlegen dahin gekommen, im allgemeinen kein for= males Einteilungsprinzip anzuwenden, nicht etwa nach der Verwaltungsbehörde zu fragen, oder nach der Konfeſſion und nach dem Geſchlecht derer, denen die Wohl= fahrtseinrichtungen dienen ſollen, abgeſehen von einigen Sonderabſchnitten, die verſchiedenen Inſtitutionen nach den Zwecken zu ſondern, für die ſie beſtimmt ſind.

Daß wir dieſe Einteilung noch nicht ganz ſtreng durchgeführt, ſondern einige Abſchnitte von ihr ausgenommen haben, hat verſchiedene Gründe.

Der 4. Teil des Abſchnittes I, die Stiftungen und Legate, die von den ſtädti= ſchen Behörden reſſortieren, lagen uns in der zwar bereits 1886 erſchienenen und deshalb vielfach veralteten, aber doch immerhin ſorgfältig geordneten Nach= weiſung der Stiftungen und Legate der Stadtgemeinde Berlin*) vor. Wenn wir dieſes Stiftungsbuch auch ſonſt im einzelnen durchgearbeitet und dem Jetztſtand der Dinge angepaßt haben, ſo glaubten wir doch, uns die Arbeit durch Auseinanderreißen des ganz überſichtlich geordneten Stoffes nicht erſchweren und alſo darauf verzichten zu ſollen, unſere Einteilung auch auf dieſen Teil des Buches zur Anwendung zu bringen. Ebenſo haben wir die Wohlfahrtseinrichtungen, die von den großen religiöſen Gemeinſchaften ausgehen, nicht jener Einteilung unter= worfen; ein näheres Eingehen in die bezüglichen Abſchnitte unſeres Buches wird bald lehren, daß das nicht zweckmäßig geweſen wäre.

Die Veranſtaltungen, die einen einzigen Hauptzweck nicht haben, ſondern ihre Tätigkeit nach mehreren zum Teil untereinander ſehr verſchiedenartigen Rich= tungen erſtrecken, haben wir im Kapitel 12 des Abſchnitts V zuſammengefaßt. Für unſer Beſtreben, in den einzelnen Kapiteln dieſes V. Abſchnittes (S. 182—374) durch Verweiſung auf Einrichtungen, die an anderer Stelle ausführlich behandelt ſind, eine gewiſſe Überſichtlichkeit zu erreichen, darf hier die Vorbemerkung zu jenem Abſchnitt auf S. 182 angeführt werden.

Jene Verweiſungen ſind aber nicht überall durchaus vollſtändig. Um ſo größere Sorgfalt haben wir auf die Anfertigung des Regiſters verwendet. So= wohl wer im einzelnen in unſerem Buche etwas finden, als auch wer im allgemeinen ſich in den reichen Inhalt desſelben ver= tiefen will, wird des Regiſters ſich immer in erſter Reihe zu be= dienen haben**).

---

*) Dieſes Buch iſt im Buchhandel nicht erſchienen.

**) Ein Straßenverzeichnis, das die Aufſuchung der zuſtändigen Armenkommiſſion, Kirchengemeinde u. dgl. erleichtert, findet ſich in jedem Adreßbuch.

Indem wir in vorstehendem auf manche Schwierigkeiten hinwiesen, wie sie sich uns bei der Anlage und Bearbeitung des Buches entgegenstellten, haben wir auch im wesentlichen bereits eine Erklärung für die Mängel gegeben, die demselben anhaften, und welche wir selbst am wenigsten in Abrede stellen, eine Erklärung ferner dafür, daß wir die Geduld des auf das Erscheinen des Buches wartenden Publikums und besonders auch unseres Herrn Verlegers auf eine harte Probe stellen mußten.

Wenn aber ein mustergültiges Werk zurzeit nach unserer eigenen Überzeugung noch nicht vorliegt, so mag das vor allen Dingen darin seine Begründung finden, daß es sich für Berlin — und damit auf dem breitesten Boden, der unserer Aufgabe gestellt werden konnte — um einen ersten Versuch auf diesem Gebiete handelt.

Wenn wir von einem kleinen 1894 erschienenen Werkchen *), das sich ausschließlich mit „Wohltätigkeits-Vereinen" (es behandelt deren 103 auf 118 Seiten) befaßt und sich besonders eingehend über die Organisation derselben verbreitet, absehen, liegt bloß das vor 50 Jahren erschienene Buch des Theologen Friedrich Gustav Lisco, des Vaters des bekannten vor einigen Jahren verstorbenen Predigers an der Neuen Kirche, vor.

Dieses Buch — Das wohltätige Berlin. Geschichtlich-statistische Nachrichten über die Wohltätigkeits-Übung Berlins, zusammengestellt von Dr. Friedrich Gustav Lisco. Berlin 1846. G. W. F. Müllers Verlag. XXXIV und 458 Seiten — muß als ein ganz vorzügliches Buch bezeichnet werden, dessen Studium noch heute jedem, der sich für Berliner Armenwesen interessiert, warm empfohlen werden kann. Aber es bedarf keiner näheren Begründung, daß ein vor 50 Jahren erschienenes Buch gerade auf diesem Gebiete vorbildlich für uns nicht sein konnte.

Es sei uns hingegen gestattet, zum Schlusse dieser Ausführungen nun noch an einige Gedanken aus der Vorrede zu jenem Buche anzuknüpfen, die wir auch heute — nach 50 Jahren noch — vollständig uns zu eigen machen können.

Der Verfasser stellte sich die Frage: „Was tut Berlin, um der Not in seinen Mauern abzuhelfen?" Und wenn er nun sein Buch auch als eine mangelhafte Antwort auf diese Frage bezeichnet, so sei es, meint er, doch eine Antwort, „die gewiß jeden mit Freude erfüllt über das, was schon in Berlin und von hier aus geschieht. Ein Blick auf alles, was als Stiftung oder Tätigkeit von Behörden und Privatpersonen hier vorgeführt wird, gewährt die Überzeugung, daß die Fürsorge der Liebe im großen und kleinen, im ganzen und einzelnen nach allen Seiten hin die Not und das Bedürfnis ins Auge gefaßt hat und auf heilsame Entwicklung des Lebens, auf seinen verschiedenen Stufen und in seinen mannigfachen Zuständen bedacht ist."

Auch wir geben an dieser Stelle gern dem Gedanken Ausdruck, der uns oft

---

*) Die Wohltätigkeitsvereine in Berlin. Kurz skizziert von Dr. B. Fromm, Geheimer Sanitätsrat, Berlin 1894.

erfüllte, wenn wir das gewaltige Material überſchauten, das wir einem Buche über die „Wohlfahrtseinrichtungen Berlins" einverleiben durften: des Reiches Hauptſtadt birgt in ſich ſo viele Wohlfahrtseinrichtungen und unter dieſen ſo viele vorzügliche, die dem Wohl aller ihrer Einwohner und unter ihnen beſonders dem der Armen und Bedürftigen dienen, daß ſie mit berechtigtem Stolz auf dieſen Beſitz hinweiſen darf.

Aber ſollen wir nun betonen, daß dieſes Gefühl der Freude auch keinen Augenblick zu dem geſättigter Befriedigung werden kann, die des Erreichten froh iſt und weiteres nicht mehr erſtrebt? Nein, wer in unſerer Zeit ſozialer Tätigkeit ſich widmet, der kann auch nicht einen Augenblick ſtillſtehen mit dem Bewußtſein etwa, es ſei ſo viel ſchon geleiſtet, daß man ſich zufrieden der Ruhe hingeben dürfe. Ebenſowenig natürlich wird der tatkräftige Arbeiter auf ſozialem Gebiete durch die Erkenntnis, daß bis jetzt noch wenig geſchehen ſei im Verhältnis zu dem, was noch zu erſtreben iſt, peſſimiſtiſchen Anwandlungen erliegen und in ſeinem Eifer erlahmen.

Im Angeſicht der ſozialen Not kann er nimmer raſten, er wird ſuchen fort= zuſchreiten zu neuen Erfolgen.

Und ſo erhoffen auch wir von dieſem Buche mit in allererſter Reihe, daß es zu neuen Schöpfungen anregen wird auf huma= nitärem Gebiete, und daß es den ſchon beſtehenden, als gut und heilſam erkannten Beſtrebungen neue, fleißige Arbeiter und Helfer zuführen wird.

Es würde weit aus dem Rahmen dieſer Vorrede herausfallen, wollten wir damit beginnen, Kritik zu üben an den hier verzeichneten Einrichtungen, es wäre das die Aufgabe einer über die Einrichtungen reflektierenden, dieſelben kritiſi= renden Schrift. Aber wie wir ſelbſt ſo manchen wunden Punkt entdeckt haben, ſo wird es auch dem, der aufmerkſam ſich in unſer Buch vertieft, nicht entgehen, daß manche ſchmerzliche Lücke vorhanden iſt — es ſei zum Beiſpiel, um nur eins hervorzuheben, darauf hingewieſen, daß es in Berlin keine einzige Anſtalt gibt, die ſich ſpeziell ſiecher und verkrüppelter Kinder annimmt*); — es wird aber hoffentlich auch nicht überſehen werden, daß oft zwei und mehr Veranſtaltungen demſelben Ziele zuſtreben, während ein Wirken mit vereinten, geſchloſſenen Kräften ein intenſiveres und zweifellos auch erfolgreicheres Arbeiten auf dem betreffenden Gebiet verbürgen würde. Und wer endlich ſieht, wie oft die wohl= tätigen Wirkungen von Stiftungen und Legaten gehemmt und erſchwert werden durch ſorgfältig erdachte Bedingungen und Verklauſulierungen, der wird, wenn er ſelbſt von etwaigem Überfluß ſeinen bedürftigen Mitmenſchen etwas abgeben oder nach ſeinem Tode wenigſtens abgegeben wiſſen will, beherzigen, daß es am erſprießlichſten iſt, große Kategorien von Menſchen mit, wenn es angeht, großen

---

*) Die Krüppelſtation des Oberlinhauſes zu Nowawes nimmt allerdings u. a. auch Kinder aus Berlin auf.

Summen zu bedenken. Die Mitteilungen über die in Kapitel 13 behandelten Vereine dürften manchen veranlassen, sich durch den Beitritt zu einem solchen Verein die damit eventuell verbundenen Unterstützungen zu sichern.

„Es muß wahrlich mehr geschehen, als jetzt der Fall ist; die gegenwärtigen Verhältnisse fordern das gebieterisch", so ruft Lisco aus, da er sich zu seinen Ausführungen wendet, die in zutreffender Weise die soeben auch von uns ausgeführten Gedanken entwickeln.

Dieser Satz paßt vollinhaltlich auch an diese Stelle!

Ganz eigenartig mutet es uns nun aber an, wenn wir alsbald bei Lisco lesen: „Hinsichtlich auf das Werk dienender Liebe scheint für unsere Hauptstadt schon jetzt eine Vereinigung aller bei der Armenpflege — das Wort im weitesten Sinne genommen — wirksamen Kräfte ein dringendes Bedürfnis zu sein, und es ist die Befriedigung desselben nicht erst von späterer Zukunft zu erwarten. Der gute und ernste Wille kann hier sogleich mit der Tat vorschreiten .. Groß und herrlich wird der Segen einer solchen Vereinigung der Kräfte der Behörden und der Privatwohltätigkeitsgesellschaften sein.

Was schon vor 50 Jahren ein dringendes Bedürfnis war, das ist noch heute nicht erfüllt, und was dem Schreiber obiger Worte als ein bei gutem Willen bald in Angriff zu nehmendes Werk erschien, es ist noch heute bloß ein Traum derer, die in einer engen Verbindung der privaten und öffentlichen Armen- und Wohltätigkeitspflege die erste und unerläßliche Bedingung zu einem wesentlichen Fortschritte auf diesem Gebiete erblicken.

Es hat uns zu großer Genugtuung gereicht, daß wir der „Zentralstelle", die, von der städtischen Stiftungsdeputation ins Leben gerufen, demnächst in Tätigkeit treten wird, und die als eine Sammelstelle für alle Nachrichten über gewährte Unterstützungen ein bedeutsamer Anfang zur Zentralisation zu werden verspricht, bei ihren Vorarbeiten durch ein Verzeichnis der von uns gesammelten Namen der Wohlfahrtseinrichtungen behilflich sein konnten; und mit großer Freude haben wir auch der Armenkommission der jüdischen Gemeinde zur Einrichtung der in unserem Buche bereits erwähnten Zentralstelle für jüdische Armenpflege in gleicher Weise unsere Unterstützung geliehen.

Möge dieses Buch zu vielen ähnlichen Bestrebungen einen nachhaltigen Anstoß geben!

Indem wir unser Buch nun entlassen, auf daß es sich viele und zuverlässige Freunde erwerbe, sei es unsere letzte, von Herzen gern erfüllte Pflicht, all denen innigen und aufrichtigen Dank auszusprechen, die sich ihm durch ihre bereitwillige und fleißige Mitarbeit bereits als treue Freunde bewährt haben.

Berlin, im Juni 1896.

Im Auftrage:

Dr. Gustav Herzfeld, Magistratsassessor. **Dr. phil. Albert Levy.**

Vorrede zur zweiten Auflage.

Die erste Auflage des vorliegenden Buches war verhältnismäßig bald nach ihrem Erscheinen vergriffen.

Wir möchten aber nicht diese Tatsache allein und auch nicht die vielfachen Nachfragen nach dem „Auskunftsbuch" als in erster Reihe maßgebend für die Inangriffnahme der hier vorliegenden zweiten Auflage bezeichnen. Maßgebend war vielmehr die Erkenntnis, daß die großen Fortschritte auf dem Gebiete der Armenpflege, die in den letzten Jahren in unserer Stadt unverkennbar hervortreten, das Vorhandensein eines solchen Wegweisers und Leitfadens in hohem Maße wünschenswert erscheinen lassen. Die auf die Leitung unserer öffentlichen Armenpflege gesetzten berechtigten Hoffnungen auf eine segensreiche Reform derselben, das Erstarken mancher erfreulicher Neubildungen auf dem Gebiete der Privatwohltätigkeit aus den letzten Jahren und endlich die bedeutsame Erscheinung der „Vereinigung der Wohlfahrtsbestrebungen in Berlin", die, noch in dem Vorworte zu unserer ersten Auflage von uns als ein Traum bezeichnet, überraschend schnell zur Wirklichkeit geworden ist — das alles berechtigt dazu, von einem Aufschwung auf dem Gebiete der Armenpflege zu sprechen, der von den Freunden sozialen Fortschritts auf das wärmste begrüßt werden darf.

In solcher Zeit, da, wie man annehmen darf, manche neue Kraft die Anregung erhält, sich in den Dienst der Armen- und Wohlfahrtspflege zu stellen, mancher ältere und erfahrene Arbeiter auf diesem Felde aber auch bestrebt sein wird, seine Kenntnisse zu erweitern und seine Arbeit zu vertiefen, darf das Vorhandensein eines Hilfsbuches, wie es das vorliegende sein will, als besonders wichtig betrachtet werden.

Auch in dieser zweiten Auflage verfolgt das Buch in erster Reihe den Zweck, „allen, die sich den des Rates und der Hilfe Bedürftigen als Berater und Helfer zur Seite stellen wollen, ein wirklich praktischer Wegweiser zu werden", es will ein Handbuch für jeden sein, der zum Wohle seiner bedürftigen Mitbürger wirken will, ein Handbuch insbesondere der Armenpflege für Berlin und seine Vororte.

Da wir uns mehr und mehr darüber klar geworden sind, daß das der Hauptzweck einer Zusammenstellung sein müßte, wie wir sie vor drei Jahren zum ersten Male versuchten, sind auch alle Verbesserungen und Änderungen gegenüber der ersten Auflage unter diesem Gesichtspunkte erfolgt.

Wir dürfen von einer vollständig umgearbeiteten und erweiterten Auflage sprechen, nicht allein, weil wir die vielen in der Zwischenzeit eingetretenen Veränderungen auf das sorgfältigste berücksichtigt und keine Neuschöpfung unbeachtet gelassen haben, sondern besonders deshalb, weil wir die einzelnen Institutionen einer gründlichen Prüfung in bezug auf die Zweckmäßigkeit ihrer Aufnahme unterworfen haben, und endlich weil wir teilweise eine ganz neue Anordnung und Einteilung des Stoffes haben eintreten lassen.

Dabei waren für uns neben den eigenen Erfahrungen vielfach die Mitteilungen von Benutzern des Buches und namentlich die in den Besprechungen desselben geübte Kritik maßgebend, so daß wir allen Grund haben, für alle Ratschläge und Einwendungen herzlich dankbar zu sein.

Die Grundprinzipien über die Auswahl der aufzunehmenden Wohlfahrtseinrichtungen sind natürlich dieselben geblieben (siehe Vorrede zur ersten Auflage S. IVf.), und auch die Anordnung des Stoffes ist im wesentlichen nach demselben Einteilungsprinzip erfolgt, wie in der ersten Auflage. Wir haben die dagegen erhobenen Einwendungen nicht als stichhaltig anerkennen können und sind mehr als früher der Überzeugung, daß eine andere Einteilung als die von uns in Anwendung gebrachte kaum zweckdienlicher sein dürfte.

Es sei nun auf eine Reihe von Veränderungen noch besonders hingewiesen und einiges zu ihrer Erklärung angeführt:

Daß die Vororte diesmal mit berücksichtigt worden sind, wird wohl nicht allein von den in der Armenpflege tätigen Bewohnern der Vororte mit Genugtuung begrüßt werden. Auch für den Berliner Armenpfleger wird es von Wert sein, sich über die Wohlfahrtseinrichtungen in der nächsten Umgebung unterrichten zu können, aus der oft genug die Not auch an ihn herantritt. Vielleicht wird dabei mancher mit Befriedigung wahrnehmen, daß auch dort viele nützliche Institutionen zur Verfügung stehen; es sei hier besonders auf unsere Nachbarstadt Charlottenburg hingewiesen.

Allerdings war es vielfach überaus schwer, das nötige Material aus der Umgegend herbeizuschaffen, und wir müssen um nachsichtige Beurteilung bitten, wenn speziell in bezug auf die Vororte sich noch die eine oder andere Lücke und Ungenauigkeit finden sollte.

Das Verzeichnis der ausübenden Organe der öffentlichen Armenpflege, d. h. der Armenkommissionen und Gemeindewaisenräte, haben wir diesmal fortgelassen. Abgesehen davon, daß die fortwährenden Personalveränderungen gerade hier die Authentizität der Angaben stark in Frage stellen, bietet auch das allen Kreisen leicht zugängliche Berliner Adreßbuch vollen Ersatz.

Die in der ersten Auflage im I. Abschnitt „Öffentliche Armenpflege" unter D verzeichneten Stiftungen und Legate haben diesmal an anderer Stelle Aufnahme gefunden. Wir hatten damals, wie auf S. VIIIf. der Vorrede erwähnt, davon abgesehen, uns die Arbeit durch Auseinanderreißen der fertig vorliegenden „Nachweisung der Stiftungen" zu erschweren; bei der neuen Auflage haben wir, um den praktischen Wert des Buches zu erhöhen, uns dieser Arbeit unterzogen. Es finden sich nunmehr alle die zahlreichen und teilweise für die Armenpflege äußerst wichtigen Stiftungen und Legate an den Stellen verteilt, wo man sie ihren Zwecken nach zu suchen berechtigt ist. Die Mehrzahl dürfte sich im 13. Kapitel „Gewährung von Darlehen und Geldgeschenken" finden. Es darf bei dieser Gelegenheit vielleicht darauf hingewiesen werden, daß die sachgemäße und dem praktischen Gebrauch angemessene Einteilung des Stoffes gerade in diesem Kapitel ungemein große Schwierigkeiten bot. Die Tatsachen, daß diese Stiftungen zum überwiegenden Teil von einer städtischen Behörde, der Stiftungsdeputation, verwaltet werden, erscheint uns heute nicht mehr als ein ausreichender Grund, sie an einer Stelle des Buches zusammen stehen zu lassen, haben wir doch auch sonst die Frage, von wem eine Institution verwaltet wird, nicht als Einteilungsgrund gelten lassen. Eine Ausnahme davon machten wir allerdings auch diesmal mit einem großen Teile der Wohlfahrtseinrichtungen, die von den verschiedenen Glaubensgenossenschaften verwaltet werden. Diese den einzelnen Kapiteln des Buches einzuordnen, erscheint uns auch noch gegenwärtig nicht zweckdienlich.

Eine ganze Kategorie der städtischen Stiftungen, die von der Kritik mit Recht als überflüssiger Ballast bezeichnet worden ist, haben wir diesmal von der Aufnahme ausgeschlossen. Es sind die Stiftungen für Schüler bestimmter höherer Schulen Berlins. Dieselben haben für die Allgemeinheit gar kein Interesse; die einzigen Personen, denen sie zugute kommen können, die Schüler der betreffenden Anstalten, erfahren alles Nähere darüber bei der Anstaltsleitung. Für diejenigen, die sich etwa für diese Stiftungen aus besonderen Gründen interessieren, sei auf ein jüngst erschienenes Werk hingewiesen*).

Anders verhält es sich mit den bei Hochschulen, Kunstakademien usw. bestehenden Stiftungen. Diese mußten Aufnahme finden und sind bei dieser Auflage sogar sorgfältiger beachtet und angeordnet worden als bei der ersten, weil für viele der Entschluß, eine solche Anstalt zu beziehen, von dem Vorhandensein geeigneter und ausreichender Stiftungen abhängig ist.

Ganz fallen lassen mußten wir nach reiflicher Überlegung das Kapitel „Einige Vereine, die ausschließlich ihre Mitglieder unterstützen." Dasselbe enthielt zwar eine Anzahl von Körperschaften, die auf die Bezeichnung „Wohlfahrtseinrichtung" in hervorragender Weise Anspruch zu machen berechtigt sind; war es uns aber bei der ersten Auflage schon schwer geworden, unter dem ungeheuer großen Material die nötige Auswahl zu treffen, so konnte uns die inzwischen erfolgte Ansammlung neuen Materials nicht darüber im Zweifel lassen, daß eine scharfe Grenze gezogen werden müsse. Entscheidend war die Tatsache, daß die Wohlfahrtseinrichtungen dieser Vereine eben nur für ihre Mitglieder bestimmt sind, und daß diese ohnehin davon Kenntnis haben. Wir durften nun auch keine Ausnahme mehr machen, bitten aber, unsere obige Motivierung wohl zu beachten, falls eine so vortreffliche Institution wie z. B. der „Kaufmännische und gewerbliche Hilfsverein für weibliche Angestellte" vermißt werden sollte. Es wird die Frage sein, und wir wollen sie nicht aus dem Auge verlieren, ob nicht eine besondere erschöpfende Zusammenstellung aller dieser Körperschaften und Vereine, die zwar nur ihre Mitglieder berücksichtigen, diesen aber höchst bedeutsame Wohlfahrtseinrichtungen bieten, sehr wünschenswert sei. Eine einzige Ausnahme haben wir gemacht, indem wir die „Gemeinnützigen Baugesellschaften"

---

*) H. Kube: Wo und wie erlangt man ein Stipendium? Berlin 1899

die, streng genommen, auch in die genannte Kategorie gehören, aufgenommen haben. Wir sind dazu durch zahlreiche Anfragen veranlaßt worden, die uns zeigten, daß man häufig von diesen Institutionen Gebrauch zu machen wünscht. Ihre Aufnahme bedeutet daher eine gewisse Inkonsequenz gegenüber dem oben Betonten, aber andererseits ein Entgegenkommen gegenüber mehrfach geäußerten Wünschen.

Weniger zurückhaltend sind wir bezüglich der Aufnahme bei solchen Einrichtungen gewesen, die nicht ausschließlich oder vielleicht nicht einmal in erster Linie für Berlin bestimmt sind, und die deshalb auf die Bezeichnung „Wohlfahrtseinrichtungen Berlins" nicht wohl Anspruch machen können. Wir haben aber einzelne wichtige darunter aufnehmen zu sollen geglaubt, weil sie bei Maßnahmen praktischer Hilfeleistungen auch für Berlin in Betracht kommen können.

Was den Inhalt unserer Mitteilungen über die einzelnen Institutionen betrifft, so haben wir uns auch dabei, wie schon in der ersten Auflage, wesentlich von dem Gesichtspunkte der praktischen Benutzung leiten lassen. Mitteilungen über die Organisation und Mitgliederzahl der Vereine sowie auch historische Daten, so interessant sie vielfach sind, haben wir uns mit Rücksicht auf den Umfang des Werkes versagen müssen. Da wir nach dieser Richtung hin somit doch nur Unvollständiges hätten bieten können, haben wir auch bei den alten Stiftungen und Legaten die historischen Benennungen und Angaben fortgelassen.

Bis zum letzten Tage der Drucklegung haben wir unsere Angaben auf dem laufenden gehalten und glauben daher, zur Zeit des Erscheinens unseres Buches jedenfalls durchweg richtige Angaben zu bringen. Allerdings haben wir in den Mitteilungen über die Leistungen der einzelnen Institutionen meist noch die Zahlen für das Jahr 1897 bringen müssen, weil die Verwaltungsberichte pro 1898 erst seit kurzem zu erscheinen beginnen. Den praktischen Gebrauch des Buches dürfte dieser Umstand aber kaum beeinträchtigen, weil wesentliche Unterschiede zwischen 1897 und 1898 wohl nirgend vorhanden sein werden.

Das Namen- und Sachregister, auf das wir auch diesmal wieder die allergrößte Sorgfalt verwendet haben, hat insofern eine Erweiterung erfahren, als es auch die Namen der Wohlfahrtseinrichtungen der Vororte enthält. Dagegen haben wir, um der Übersichtlichkeit des Registers keinen Abbruch zu tun, davon absehen müssen, diese Institutionen auch sachlich aufzuführen. Wir haben um so leichter darauf verzichten können, als sie im Text so angeordnet sind, daß eine schnelle und bequeme Übersicht möglich ist.

Falls im Register vielleicht eine Zusammenstellung speziell der für sogenannte „verschämte" Arme bestehenden Einrichtungen vermißt werden sollte, sei darauf hingewiesen, daß für jeden auf dem Gebiete der Armenpflege einigermaßen Erfahrenen dieser Begriff ein so schwankender und unzureichender ist, daß er kaum zur Anwendung kommen kann. Es empfiehlt sich daher, unter diesem Stichwort überhaupt nicht zu suchen. Wer etwa eine Wohlfahrtseinrichtung für einen Bedürftigen sucht, der die öffentliche Armenpflege noch nicht in Anspruch genommen hat oder nehmen will, der halte sich an Familienstand, Beruf, Abstammung usw. oder suche, falls es sich um eine Unterstützung zu einem bestimmten Zwecke handelt, unter dieser Zweckbestimmung.

Das „Kalendarium" ist in der neuen Auflage bedeutend reichhaltiger und übersichtlicher gestaltet.

Am Schlusse unserer Ausführungen sei noch hervorgehoben, daß wir bei dieser zweiten Auflage fast allseitig das freundlichste Entgegenkommen gefunden haben. Dies Entgegenkommen ist uns ein überaus erfreulicher Beweis dafür, daß unser Buch dasjenige Verständnis gefunden hat, das aus einer würdigen und tiefen Auffassung der Armen= und Wohlfahrtspflege entspringt. Von bedeutenderen Institutionen hat uns nur das Konsistorium der französischen Gemeinde auch diesmal authentische Angaben zu versagen für gut befunden.

Unser aufrichtiger Dank sei allen dargebracht, die uns bei der Herstellung des Buches behilflich gewesen sind. Dabei können wir es uns nicht versagen, namentlich das unermüdliche Entgegenkommen des Herrn Magistratssekretär Buchholtz bei der Erteilung von authentischen Auskünften über die städtischen Stiftungen hervorzuheben.

Berlin, im April 1899.

Mathilde Küstermann.   **Dr. phil. Albert Levy.**

Vorrede zur dritten Auflage.

Die dritte Auflage des „Auskunftsbuches" schließt sich in Auswahl und Anordnung des Stoffes der zweiten Auflage in der Hauptsache an; die Verbesserungen und Ergänzungen, die sie bringt, liegen zum größten Teil auf dem Gebiete der sachlichen Vertiefung. Dabei ist besonderes Gewicht darauf gelegt, das Buch nach der Seite seiner praktischer Brauchbarkeit noch wertvoller zu gestalten; es sind ihm für diesen Zweck die Erfahrungen der „Auskunftsstelle" wesentlich zustatten gekommen.

In bezug auf die Auswahl des Stoffes hat nur insofern eine Veränderung stattgefunden, als mit Ausnahme des letzten Kapitels „Volksbildung, Volksunterhaltung usw." nur noch solche Institutionen Aufnahme gefunden haben, die für die ausübende Armenpflege von Bedeutung sind. Fortgefallen sind demgemäß u. a. alle Stiftungen, die nur einzelnen bestimmten Anstalten, bzw. deren Insassen zugute kommen, die also von Außenstehenden für ihre Schützlinge nicht in Anspruch genommen werden können; ferner die Baugenossenschaften, die, wie sich herausgestellt hat, für den Benutzerkreis des Buches wenig oder gar nicht in Betracht kommen. Dagegen sind die Bestimmungen des Familien-

und Erziehungsrechtes, der Arbeiterversicherungsgesetze usw. für die am meisten zu berücksichtigenden Benutzer des Buches, die in der Armenpflege praktisch tätigen Personen, von so außerordentlicher Bedeutung, daß ihnen in dieser Auflage besondere Aufmerksamkeit zugewendet worden ist.

Die Änderungen in der Anordnung des Stoffes beschränken sich auf einige Verbesserungen und Neuerungen in der Kapitaleinteilung und auf die durch Neugründungen gebotenen Erweiterungen.

Ein Vergleich mit den früheren Auflagen läßt bedeutende sehr erfreuliche Fortschritte auf dem gesamten Gebiet der Armen- und Wohlfahrtspflege erkennen. Das Verständnis für eine geregelte und vertiefte armenpflegerische Fürsorge bricht sich mehr und mehr Bahn; dafür zeugen u. a. die zahlreicher gewordenen und auf den verschiedensten Gebieten begründeten Einrichtungen, die den Zusammenschluß und das Zusammenarbeiten von einzelnen Einrichtungen mit gleichen und verwandten Bestrebungen bezwecken.

Auf den Einzelgebieten zeigen besonders die der Fürsorge für Lungenkranke, für Wöchnerinnen, für Säuglinge, für unbemittelte Erholungsbedürftige und für die Familien von Kranken, die in Heilanstalten untergebracht sind, eine äußerst wertvolle Ausgestaltung. In diesem Zusammenhange sei auch erwähnt, daß die vorliegende Auflage, einem dringenden Bedürfnis entgegenkommend, eine größere Anzahl von auswärtigen Erholungsheimen mit niedrigen Verpflegungssätzen verzeichnet. Auch einige auswärtige Altersversorgungsanstalten sind aufgenommen, weil die Anzahl der zur Verfügung stehenden Berliner Anstalten der überaus großen Nachfrage noch immer nicht entspricht.

Mit Genugtuung und Dank sei noch das freundliche Entgegenkommen hervorgehoben, das das Buch bei der vorliegenden Auflage ausnahmslos gefunden hat.

Allen freundlichen Helfern und Helferinnen auch diesmal herzlichen Dank, insbesondere wieder Herrn Magistratssekretär Buchholz, der dem Buche sein freundliches Interesse und seine wertvolle Hilfsbereitschaft treu bewahrt hat.

Berlin, im Juli 1904.

Mathilde Küstermann.

Vorrede zur vierten Auflage.

Seit dem Erscheinen der 3. Auflage im Jahre 1904, der wir 1906 einen Nachtrag folgen ließen, ist auf fast allen Gebieten der Wohlfahrtspflege die Zahl der Einrichtungen unaufhörlich gewachsen. Im Anschluß an diese Entwicklung haben wir uns bemüht, das dem vorliegenden Buch zugrunde liegende Material auf dem laufenden zu erhalten und ständig zu vermehren. Diese Arbeit bildet seit länger als 17 Jahren eine der wichtigsten Aufgaben unseres Vereins; die 4. Auflage ist also nicht nur das Ergebnis einmaliger Arbeit, sondern auch langjähriger, auf das gleiche Ziel gerichteter Tätigkeit.

Von der bewährten Einteilung des Buches abzuweichen, lag keine Veranlassung vor; nur erwies sich an mehreren Stellen durch das Entstehen neuer Einrichtungen besonderer Art eine Vermehrung der Unterabteilungen als nötig.

Bei den evangelischen Kirchengemeinden wurde diesmal von der namentlichen Anführung der einzelnen Stiftungen und Legate Abstand genommen. Es dürfte für die Praxis genügen zu erfahren, welchen Gemeinden Stiftungen für ihre Angehörigen zur Verfügung stehen, und was für Zwecken diese Stiftungen dienen. Eine wesentliche Vermehrung erfuhr der Inhalt des Buches durch die Aufnahme sämtlicher Stipendien der Berliner Hochschulen, während bisher bezüglich älterer Stipendien auf die Benutzung anderer Verzeichnisse hingewiesen wurde.

Die Entwicklung der Berliner Wohlfahrtspflege kommt besonders zum Ausdruck in zahlreichen neuen Einrichtungen auf dem Gebiete der Säuglingspflege, der Krüppelfürsorge, in den Bestrebungen zum Schutz lediger Mütter, in der Bekämpfung des Alkoholismus, der Tuberkulose und der Krebskrankheit, ferner in der Errichtung neuer billiger Erholungsstätten für Erwachsene und Kinder. Eine erhebliche Vermehrung zeigen auch die gemeinnützigen Rechtsauskunftsstellen. Neu entstanden sind die Auskunftsstellen für Auswanderer. Besonders erfreulich ist die Vermehrung der Einrichtungen, die der Ausbildung für die soziale Arbeit dienen. Der von uns stets vertretene Standpunkt, daß Personen, die in der Wohlfahrtspflege tätig sein wollen, sich erst eine gründliche Vorbildung aneignen müssen, findet gerade hierin weitgehende Unterstützung.

Ein bedeutender Teil der neu entstandenen Wohlfahrtseinrichtungen entfällt auf die sich rasch entwickelnden Vororte. Um das Aufsuchen dieser Einrichtungen zu erleichtern, haben wir sie diesmal auch im Sachregister aufgeführt, während bis jetzt nur die Berliner Einrichtungen dort verzeichnet waren.

Wenn unser Buch nunmehr über 1700 Wohlfahrtseinrichtungen in GroßBerlin verzeichnet, so sind wir uns bewußt, daß sich unter dieser großen Zahl nicht wenige befinden, die für die praktische Wohlfahrtspflege nur von sehr untergeordneter Bedeutung sind; wir behalten uns deshalb vor, eine Anzahl solcher Einrichtungen in einer künftigen Auflage nicht mehr aufzuführen. Es wäre auch zu wünschen, daß die Erkenntnis von der Unzweckmäßigkeit kleiner Vereine und Stiftungen, die eine unverhältnismäßige Vermehrung der Verwaltungsgeschäfte und eine unnötige Zersplitterung der Geldmittel mit sich bringen, sich immer mehr Bahn brechen werde. Wo die Absicht besteht, eine neue Wohlfahrtseinrichtung zu begründen, möge man erst unser Buch darüber zu Rate ziehen, ob sich durch Anschluß an eine schon bestehende, mit praktischen Erfahrungen ausgerüstete Einrichtung der beabsichtigte Zweck nicht einfacher und besser erreichen lassen würde.

Um den Charakter unseres Buches, als Auskunfts- und Handbuch der gesamten Wohlfahrts- und Armenpflege in Groß-Berlin noch stärker hervorzuheben, ist in der vorliegenden Auflage der frühere „Anhang" in erweiterter Form als selbständiger 2. Teil angefügt worden. Dieser enthält einen Aufsatz „Grundsätzliches aus der Armenpflege", auf den wir besonders hinweisen, sowie in neuer Bearbeitung die bereits in der 3. Auflage veröffentlichten Abhandlungen.

Die Herstellung des Buches erfordert eine so geraume Zeit, daß es uns nicht immer möglich gewesen ist, die neuesten statistischen Zahlen auszuführen. Es hat sich deshalb nicht vermeiden lassen, daß bei einer Anzahl von Einrichtungen die Angaben aus dem Jahre 1907 herrühren.

Durch Anwendung eines engeren Druckes wurde es ermöglicht, trotz des vermehrten Inhalts den Umfang des Buches nicht zu vergrößern und den Preis nicht wesentlich zu erhöhen. Dies war wünschenswert, um die Benutzung des Werkes weitesten Kreisen zugänglich zu machen. Für die bequeme Handhabung als Nachschlagebuch dürfte diese Anordnung eher praktisch als nachteilig wirken.

Mit Genugtuung haben wir erfahren, daß unser Buch immer größere Verbreitung findet und so dazu beiträgt, einerseits die Kenntnisse auf sozialem Gebiete zu erweitern, andererseits das organische Zusammenarbeiten der Berliner Wohlfahrtseinrichtungen zu fördern.

Allen denen, die uns bei der Bearbeitung des Buches Hilfe geleistet und freundliches Entgegenkommen gezeigt haben, sagen wir aufrichtigen Dank; besonders sind wir wieder dem Bureauvorsteher im Städt. Stiftungsbureau, Herrn Magistratssekretär Buchholtz, für seine immer gleichbleibende Hilfsbereitschaft verpflichtet.

Berlin, im Januar 1910.

Siddi Wronsky. **Eugen Wronsky.**

Aufforderung.

Es wird hierdurch freundlichst gebeten, Vergessenes oder Übersehenes in einer gefälligen Anzeige uns mitzuteilen; auch jede Berichtigung irrtümlicher Angaben dieses Buches wird mit herzlichem Dank angenommen.

Neu erscheinende Jahresberichte, Statuten und andere Drucksachen der einzelnen Wohlfahrtseinrichtungen werden erbeten.

Bibliothek

der

Zentrale für private Fürsorge

W 64, Unter den Linden 16, Querg. III.

Inhaltsverzeichnis.

Erster Teil.

Zweiter Teil.

Erster Teil.

Berlin.

I. Öffentliche Armenpflege.*)

1. Die öffentliche Armenpflege Berlins steht unter der Leitung der **Armen-Direktion**: Am Mühlendamm Nr. 1.
Vorf.: Stadtrat Dr. Muensterberg (Dienstag, Donnerstag, Sonnab. 12—1¹/₂).
Anmeldezimmer für Gesuche, Beschwerden usw.: 2 Tr., Zimmer 38.
(Hier wurden im Etatsjahre 1907 10 320 Personen abgefertigt).
2. Zur unmittelbaren Ausübung der öffentlichen Armenpflege ist das Weichbild von Berlin in Armen-Kommissions-Bezirke eingeteilt.
An der Spitze der **Armen-Kommissionen** steht je ein Armen-Kommissions-Vorsteher. (Siehe das Berliner Adreßbuch.)
(Am Schluß des Etatsjahres 1908 belief sich die Anzahl der Armen-Kommissionen bereits auf 427, in denen ca. 5000 Personen ehrenamtlich tätig waren.)
Die Armen-Kommissionen halten ihre ordentlichen Sitzungen in der zweiten Hälfte eines jeden Monats ab.
In ärztlichen Angelegenheiten steht jeder Armen-Kommission der Armenarzt zur Seite, der zugleich für mehrere — zu einem Medizinalbezirk zusammengefaßte — Armenkommissionen zuständig ist.
3. In der Gegend des städtischen Zentralviehhofes, in Moabit und in der Gegend Wedding-Gesundbrunnen sind je eine Anzahl von Armen-Kommissionen in einem **Armenamt** zusammengefaßt, welches die Unterstützungsfälle in seinem Bezirk selbständig zu bearbeiten hat.
a) Armenamt VII: Eckertstr. 16.
Vorst.: Magistratsrat Le Viseur.
b) Armenamt XII: Turmstr. 30.
Vorst.: Magistratsrat Collatz.
c) Armenamt XIII: Koloniestr. 3/4.
Vorst.: Magistratsrat Lohmeyer.
Die Armenämter sind von 8—3 geöffnet.
Näheres siehe im 2. Teil des Buches.
4. Die übrigen Armen-Kommissionen sind gruppenweise in **Armenkreise** zusammengefaßt (z. B. 24), an deren Spitze als Kreisvorsteher je ein Mitglied der Armen-Direktion steht, deren laufende Geschäfte aber von der Armen-Direktion selbst und deren Bureaus geführt werden. Unterstützungsgesuche sind grundsätzlich an den Vorsteher der zuständigen Armen-Kommission zu richten,

---

*) Siehe auch 2. Teil: „Grundsätze und Praxis der Berliner öffentlichen Armenpflege."

können aber auch bei den Armenämtern und der Armen-Direktion gestellt werden.

Armen-Ämter und -Kreise entscheiden über Beschwerden Unterstützungssuchender gegen Beschlüsse der Armenkommissionen.

Die Armen-Direktion entscheidet über die entsprechenden Beschwerden gegen Beschlüsse der Armen-Ämter und -Kreise.

5. Der Armen-Direktion stehen eine Reihe von **Wohltätigkeitsfonds** zur Verfügung, aus denen Barzuwendungen, Kur- und Erholungsunterstützungen usw. erfolgen können. Gesuche sind an die Armen-Direktion oder -Kommission zu richten. Auch aus diesen Nebenfonds, zum größeren Teil aber aus Etatsmitteln ermöglicht die Armen-Direktion ferner die Unterbringung Bedürftiger in Heil-, Heim- und Erholungsstätten.

6. Die gesetzliche Armenpflege wird gewährt

   a) als **offene Armenpflege** in Form von laufenden Barunterstützungen (Almosen- und Pflegegeld). (Im Etatsjahr 1908 6870721 M. Almosen und 1209617 M. Pflegegeld), Sonder-Barunterstützungen (1908 1437752 M.), Naturalien, Bekleidung usw.; ärztlicher und Geburtshilfe, Arznei und Heilmittel usw., Suppenzuwendung durch Vermittlung der Armenspeisungsanstalt, Sargbeschaffung, Beerdigung usw. (1908 belief sich der Gesamtetat der eigentlichen offenen Armenpflege auf 12—13 Millionen Mark);

   b) als **geschlossene Armenpflege** in städtischen und sonstigen Heil-, Pflege- und Bewahranstalten (Heimstätten, Krankenhäuser, Siechenanstalten, Irren-, Idioten-, Epileptiker- usw. Anstalten (siehe Nr. 163—165, 650—655, 693, 696, 697), insbesondere im städtischen Obdach, Fröbelstr. 15 (siehe Nr. 125), welches mit dem städtischen Arbeitshaus zu Rummelsburg einer besonderen Deputation untersteht (Vors.: Stadtrat Fischbeck).

   Ende August 1909 befanden sich in Krankenhäusern 3798, in Irren-, Idioten-, Epileptiker-Anstalten 5440, in Siechenhäusern 2380, im Familien-Obdach 210, in Heimstätten 580 Personen. 2995 Irre in Privatpflege.

7. Ebenfalls einer besonderen Deputation, der städtischen Waisen-Deputation untersteht die öffentliche **Waisenpflege.**

Vors.: Stadtrat Düring.

Geschäftsstelle: SW. 68, Alte Jakobstr. 33/35.

   a) Außer der eigentlichen Waisenpflege (in Anstalten und Pflegestellen) gehört zu den Obliegenheiten dieser Deputation auch die Ausführung des Fürsorgeerziehungsgesetzes und die Verwaltung der Fürsorge-Erziehungs-Anstalten in Lichtenberg, Birkholz und Kleinbeeren (siehe Nr. 301—303).

   b) Als eigentliche Waisenpflegeanstalten unterstehen der Deputation das Waisenhaus Berlin, Alte Jakobstr. 33/35 (siehe Nr. 278), das der ersten, vorübergehenden Aufnahme hilfsbedürftiger Kinder dient; die Waisen-(Erziehungs-)Anstalt zu Rummelsburg (siehe Nr. 278) (nebst Lazarett); das Kinderasyl (Schmidt-Gallisch-Stiftung), Kürassierstr. 21/22 (siehe Nr. 253), nebst der von dieser Stiftung betriebenen Fürsorgestellen für Säuglinge (siehe Nr. 241).

   c) Zur Ausführung der öffentlichen Waisenpflege sind (ähnlich dem Armen-Kommissions-System) Bezirke gebildet, in denen als Gemeindewaisenräte ehrenamtliche Kommissionen fungieren, an deren Spitze Vorsteher stehen und die zugleich Hilfsorgane des Vormundschaftsgerichts sind.

Mit der Beaufsichtigung der in Berlin in Waisenpflege befindlichen Kinder sind außer den Gemeindewaisenräten noch besonders berufene Säuglingsärzte und Waisenhelferinnen betraut.

Ende August 1909 befanden sich 7897 Kinder in Waisenpflege, 3736 in Fürsorgeerziehung.

II. Verbände von Wohlfahrtseinrichtungen.

A. Vereinigung der Wohlfahrtsbestrebungen in Berlin.

Zweck: Alle an der Übung von Armenpflege und Wohltätigkeit beteiligten Kräfte, d. h. die Organe der städtischen, kirchlichen und privaten Armenpflege, zu gemeinsamer Arbeit zusammenzufassen.

Die Vereinigung der Wohlfahrtsbestrebungen in Berlin als solche, wie sie vor einigen Jahren ins Leben gerufen und über fast ganz Berlin verbreitet war, existiert z. B. nicht mehr. Es bestehen von den ihr unterstehenden Bezirksvereinigungen nur:

1. Bezirksvereinigung Westen, Stadtbezirke 31—49 und 56 b.

   Vors.: Pastor v. d. Heydt, W. 30, Frobenstr. 32.

   Schriftstellenleiterin: Frau Sophie Susmann, W. 60, Pallasstr 10/11 (Montag ½4—½5, Freitag ½12—1).

   1906/8: 955 Fälle gemeldet, 355mal Hilfe verschafft, 40 Beratungen, 81 Arbeitsvermittelungen, 170 Auskünfte erteilt.

2. Bezirksvereinigung Friedrichstadt und Luisenstadt, Stadtbezirke 11—30, 118—136, 142.

   Vors.: Prediger Dr. Kind, W. 8, Kronenstr. 70, und Stadtverordneter Hammerstein.

   Schriftstellenleiterin: Frau Rechtsanwalt Friedmann, W. 8, Kronenstr.4/5.

B. Katholischer Charitas-Verband für Berlin und Vororte.

Vors. des Vorstandes: Geh. Ober-Reg.-Rat Würmeling, Steglitz, Schillerstr. 2.

Geschäftsstelle: C. 19, Seydelstr. 14, Geschäftsführer: Dr. A. Saltzgeber.

Zweck: Freie Vereinigung der der Wohltätigkeit dienenden katholischen Anstalten, Stiftungen und Vereine Berlins und der Vororte, sowie einzelner Charitasfreunde zur gemeinsamen planmäßigen Förderung der Werke der Nächstenliebe durch 1. Verbreitung und Pflege der richtigen Grundsätze für eine verständige Betätigung der christlichen Charitas; 2. Prüfung bestehender und neu auftretender Notstände und Hinwirkung auf deren Abhilfe durch einen ständigen Ausschuß; 3. Unterhaltung eines Charitas-Sekretariats; (siehe Nr. 81); 4. Übernahme der Berufsvormundschaft für uneheliche Kinder; 5. Organisation der Fürsorge für Gefallene und deren Kinder.

Siehe auch die Fürsorge-Abteilung des Verbandes Nr. 300.

C. Verband für jüdische Wohltätigkeitspflege in Berlin.

(Untersteht der Aufsicht des Vorstandes der Jüdischen Gemeinde.)

Vorsitzender: Justizrat B. Breslauer.

Zweck: Gegenseitige Förderung der humanitären Ziele seiner Mitglieder; Austausch und Verbreitung wichtiger Erfahrungen auf dem Gebiet der Wohlfahrtspflege. Anbahnung gemeinsamer Fürsorge in einzelnen geeigneten Fällen.

Zur Mitgliedschaft berechtigt sind alle hiesigen Anstalten, Vereine, Stiftungen usw., die ihre Fürsorge hauptsächlich jüdischen Personen zuwenden.

Die Zwecke sollen vorzugsweise erreicht werden durch: 1. Versammlungen von Delegierten zu gegenseitiger Aussprache und Berichterstattung; 2. Benutzung und weitere Ausgestaltung der „Zentralstelle für die Wohltätigkeitsanstalten in der Jüdischen Gemeinde"; (siehe Nr. 1304); 3. Auskunfterteilung über Wohlfahrtseinrichtungen, insbesondere solche der jüdischen Gemeinden (Auskunftstelle, siehe Nr. 1288).

Die Anstalten, Vereine usw. (1909: 83), welche dem Verbande beigetreten sind, sind in der Zentralstelle, C. 2, Rosenstr. 2—4, zu erfahren.

Deutsches National-Komitee zur internationalen Bekämpfung des Mädchenhandels siehe Nr. 95.

Deutsches Zentralkomitee zur Bekämpfung der Tuberkulose siehe Nr. 106.

Zentralverein für das Wohl der arbeitenden Klassen siehe Nr. 109.

Deutsche Zentrale für Jugendfürsorge siehe Nr. 237.

Jugendfürsorgeverband der Berliner Lehrerschaft siehe Nr. 238.

Fürsorge-Abteilung des katholischen Charitas-Verbandes für Berlin und Vororte siehe Nr. 300.

Vereinigte Fürsorge für Kranke und Wöchnerinnen siehe Nr. 581.

Organisation der zur Unterstützung von jüdischen Wöchnerinnen tätigen Vereine siehe Nr. 608.

Verband für erste Hilfe siehe Nr. 769.

Zentralstelle für Volkswohlfahrt siehe Nr. 1285.

III. Wohlfahrtseinrichtungen evangelischer Kirchengemeinden.

Vorbemerkungen.

Welche Straßen zu den einzelnen Kirchengemeinden gehören, ergibt das „Adreßbuch", resp. der „Führer durch die evangel. Kirche" (durch alle Buchhandlungen zu beziehen).

Wo bei den einzelnen Gemeinden die Geistlichen nicht als Vorsitzende bestimmter Einrichtungen angeführt sind, sind sie zum Teil doch gleich oben genannt, weil man in Armenangelegenheiten sich eventuell an sie wenden zu hat.

Die im Text oft genannte „Kirchliche Armenpflege" (auch „Gemeindepflege", „Gemeinde-Armenpflege") unterstützt, soweit im einzelnen nichts Näheres angegeben, unter Leitung der Geistlichen vorzugsweise durch Naturalien, zuweilen auch durch Geld.

Über die genannten Kinderschulen, Kinderbewahranstalten, Kindergärten und -horte siehe näheres unter „Pflege, Beaufsichtigung und Erziehung von Kindern", Abschn. VII, Kap. 6.

Die Tätigkeit der „Gemeindeschwestern" besteht neben der Leitung besonders erwähnter Einrichtungen (z. B. Kinderbewahranstalten, Krippen usw.) im wesentlichen in Haus- und Krankenbesuchen bei Armen und Kranken, in dringenden Fällen auch in Nachtwachen bei Kranken. Diese Gemeindeschwestern sind ausgebildete Diakonissen, meist aus dem Oberlin-Haus, Paul Gerhard-Stift oder Bethanien (siehe diese); sie werden von den Mutterhäusern in die Kirchengemeinden entsandt, in Krankheitsfällen aber wieder aufgenommen und versorgt.

Die Stationen des „Evangelisch-kirchlichen Hilfsvereins" unterstehen nicht den einzelnen Kirchengemeinden; sie sind unter diesen nur der Übersichtlichkeit wegen aufgeführt. (Näheres siehe unter „Evangel.-Kirchl. Hilfsverein" Nr. 583.)

In einzelnen Gemeinden bestehen anschließend an die Kindergottesdienste und Sonntagsschulen Kindersparkassen, die nicht besonders erwähnt sind

Es sind nur die Wohlfahrtseinrichtungen der Kirchengemeinden angeführt, welche direkt der Armenpflege dienen, diejenigen nur religiöser und erbaulicher Natur sind fortgelassen.

Den Oberlin-Ortsverein für die Stadt Berlin siehe Nr. 72 am Schluß dieses Abschnitts.

1. Advents-Gemeinde.

Geistliche: Pfarrer Bittlinger, NO. 18, Langenbeckstr. 8 (8—9), Pfarrer Ziemer, NO. 18, Werneucherstr. 3 (9—10), Pfarrer Imig, NO. 15, Pasteurstr. 47.
1. **Gemeinde-Armenpflege.**
    Vors.: Kaufmann Oppermann, NO. 18, Landsberger Allee 141.
    Unterstützung Bedürftiger aus der Gemeinde.
2. **Frauenverein, Werneucherstr. 6.**
    Vors.: Frau Pfarrer Bittlinger.
    Gemeindearmenpflege und Unterhaltung der Diakonissenstation.
3. **Fürsorgekommission für entlassene Strafgefangene.**
    Vors.: Frau Pfarrer Bittlinger.
    Unterstützung der Angehörigen während der Haft und der Bestraften nach der Entlassung. Nach Möglichkeit auch Arbeitsnachweis.
4. **Gemeindeschwestern, Pasteurstr. 20 (1—2).**
5. **Krankenpflegestation II des Evangel.-kirchlichen Hilfsvereins, Bötzowstr. 25.**

2. St. Andreas-Gemeinde.

1. **Frauenverein für kirchliche Armenpflege.**
    Vors.: Frau Pfarrer Dr. Bitthorn O. 27, Holzmarktstr. 37a.
    Gibt monatliche Geldunterstützung, Volksküchenmarken, Kleider, Wäsche; beschäftigt arme Witwen mit Näh- und Strickarbeit.
2. **Kleinkinderschule, Koppenstr. 85. (Siehe Nr. 250 III.)**
3. **Nähschule, Koppenstr. 9.**
4. **Gemeindeschwestern, Madaistr. 10 und Rotherstr. 2.**
5. **Krankenpflegestation XIV des Evangel.-kirchlichen Hilfevereins, Holzmarktstr. 53 III.**
    Die Gemeinde verfügt über eine Anzahl von Stiftungen für Arme und Kranke, sowie zur Verteilung von Brennmaterial.

3. Auferstehungs-Gemeinde.

1. **Kirchliche Armenpflege.**
    Vors.: Pfarrer Baethce, NO. 18, Landsbergerstr. 9 (9—11).
    Verteilt zu Weihnachten Brennmaterial und gewährt in Fällen dringender Not Geldunterstützung.
2. **Frauenhilfe.**
    Vors.: Frau Pastor Beck, NO. 18, Friedenstr. 66.
    Pflege und Unterstützung armer kranker Frauen in Verbindung mit der Krankenpflegestation.
3. **Nähverein der Oberlin-Frauenhilfe, Pallisadenstr. 60 und Friedenstr. 66.** Unterstützt mit Wäsche und beschert zu Weihnachten.

  4. **Krüppelnähverein,** Pallisadenstr. 60 und Friedenstr. 66.
  5. **Suppenverein,** Pallisadenstr. 60 und Friedenstr. 66. Verteilt Suppen an Arme.
  6. **Nähschule** für Mädchen. Pallisadenstr. 60 und Friedenstr. 66.
  7. **Krippe,** Pallisadenstr. 60 und Friedenstr. 66.
  8. **Kleinkinderbewahranstalt,** Pallisadenstr. 60. (Siehe Nr. 250 III.)
  9. **Mädchenhort** (errichtet von der Stadtmission), Gr. Frankfurter Str. 11.   (Siehe Nr. 252 VI.)
 10. **Gemeindeschwestern,** Friedenstr. 66 (1—2).
 11. **Krankenpflegestation** XI des Evangel.-kirchlichen Hilfsvereins, Königsbergerstr. 17.

4. St. Bartholomäus-Gemeinde.

Geistliche: Superintendent Dr v. Schneidemesser, NO. 43, Neue Königstr. 95 (9—11), Pfarrer Lasson, Am Friedrichshain 7 (9—11), Pfarrer Friedrich, Am Friedrichshain 10 (9—11), Pfarrer Kulemann, Am Friedrichshain 12 (9—11).

  1. **Fraunenähverein.** Anfertigung von Kleidungsstücken für Arme und Kranke, besonders für die Weihnachtsbescherung. Die Damen des Vereins machen auch Haus- und Krankenbesuche. Versammlungen jeden zweiten Mittwoch, Gemeindehaus, Fliederstr. 15.
  2. **Suppenküche,** Höchstestr. 4.
     Leitung: Schwester Anna Wolf.
     Unentgeltliche Verteilung von Suppe und anderen stärkenden Speisen an Arme und Kranke, besonders an Wöchnerinnen.
  3. **Jugendbibliothek.**
     Ausleihung unterhaltender, christlicher Volksschriften erzählenden Inhalts. Sonnabend zwischen 1 und 2 Uhr im Konfirmandensaal, Fliederstr. 15, Gemeindehaus.
  4. **Mädchenhort,** NO., Höchstestr. 4. (Siehe Nr. 252 VI.)
  5. **Gemeindeschwestern,** NO., Fliederstr. 15, Gemeindehaus (12—1).
  6. **Krankenpflegestation** II des Evangel.-kirchlichen Hilfsvereins, NO., Bötzowstr. 25.

5. Evangelisch-lutherische böhmische Bethlehemskirchen-Gemeinde (Personal-Gemeinde).

Geistlicher: Superint. a. D. Tillich, SW. 13, Neuenburgerstr. 3 (9½—10½).
  1. **Gemeinde-Armenpflege.** Die Gemeinde besitzt ein Legat von 120 000 M., dessen Zinsen zur Armen- und -Krankenpflege verwendet werden.
     Verwaltung: Der Gemeinde-Kirchenrat.
  2. **Gemeindeschwester:** Neuenburgerstr. 3 (9—10).

6. Christus-Gemeinde.

  1. **Kirchliche Armen- und Krankenpflege.** Leitung durch einen Vorstand (bestehend aus den drei Geistlichen und einem Rendanten) und die Pfleger der elf Pflegebezirke.
     Vors.: Pfarrer D. Reiche, SW. 47, Wartenburgstr. 8 II (9—10½, 3—4).
     Unterstützt mit Barmitteln und Kohlen.
  2. **Frauenverein.**
     Vors.: Frl. Tuchnitz, SW. 47, Hornstr. 11.
     Beschafft Suppen für arme Kranke und Beschäftigung für arbeitslose Frauen Zehn Pflegebezirke.
  3. **Kleinkinderschule,** Hagelsbergerstr. 8. (Siehe Nr. 250 III.)

4. **Strick= und Flickschule,** für schulpflichtige Mädchen im Konfirmandensaal, Wartenburgstr. 14. Montag und Donnerstag 2—4.

5. **Handarbeitsstunde,** insbesondere Unterricht im Maschinennähen für Konfirmandinnen und eben Konfirmierte. Montag und Donnerstag von 5—7, Freitag von $3\frac{1}{2}$—$5\frac{1}{2}$.

6. **Krippe,** Wartenburgstr. 19.

7. **Gemeindschwestern,** Wartenburgstr. 19 (2—3).

8. **Krankenpflegestation IV** des Evangel.=kirchlichen Hilfsvereins, Wilhelmstr. 7.

7. Dankeskirchen=Gemeinde.

1. **Kirchliche Armenpflege.**
   Geschäftsführer: Pastor Henckel, N. 39, Müllerstr. 179 (9—10).
   Geldunterstützungen bis 20 M. und Naturalien.

2. **Frauen=Nähverein.**
   Vors.: Frau Pastor Egidi, N. 39, Reinickendorferstr. 118 (9—10)
   Unterstützung durch Wäsche, Kleidung, Brot und Kohlen.

3. **Kleinkinderschule,** N., Neue Hochstr. 55. (Siehe Nr. 250 III.)

4. **Gemeindeschwestern,** N., Neue Hochstr. 55 (1—2).

5. **Krankenpflegestation I** des Evangel.=kirchlichen Hilfsvereins, N.65, Plantagenstr. 14.

8. Domkirchen=Gemeinde (Personal=Gemeinde).

1. **Kirchliche Armenpflege.** Die Gemeinde ist eingeteilt in 4 Armenbezirke, die unter Leitung der Hofprediger mit Hilfe von freiwilligen Pflegerinnen besucht und versorgt werden. Jeder Bezirk hat eine Armenpflegerin.
   a) Bezirk des Ober=Hofpredigers D. Dryander, unter dessen Aufsicht verwaltet von Dom=Hilfsprediger Oettli, Domkandidatenstift, N. 24, Oranienburgerstr. 76a (9—10 außer Donnerstag): N. und NO. von der Weidendammer Brücke, Friedrichstr., Oranienburger Tor, Elsasser= und Brunnenstr. bis zur Neuen Königstr.
   Armenpflegerin: Schwester Anna Scholz, NO. 18, Kaiserstr. 19/20.
   b) Bezirk des Hofpredigers Kritzinger, NW. 40, Hinderfinstr. 7 (Montag, Mittwoch, Donnerstag 9—11): O. und NO. von der Spree bis zur König= und Neuen Königstr. exkl.
   Armenpflegerin: Schwester Luise Bungers, C. 25, Kurzestr 16.
   c) Bezirk des Hofpredigers Schniewind, NW. 40, Hinderfinstr. 7 (Montag, Mittwoch, Donnerstag 9—11): W., SW., S., SO., die Spree=Insel im C., Charlottenburg und Schöneberg.
   Armenpflegerin: Frl. Emma Müller, NO. 18, Kaiserstr. 19/20.
   d) Bezirk des Hofpredigers Ohly, NW. 40, Hinderfinstr. 7 (Montag, Mittwoch, Freitag 9—11): N. und NW. von der Weidendammer Brücke usw. bis zur Spree.
   Armenpflegerin: Schwester Frida Kaage, NO. 18, Elisabethstr. 35/36.

2. **3 Frauen=Näh=Vereine** unter Leitung von Frau Hofprediger Ohly, Frl. Schniewind und Frl. Elise Smidt, Klopstockstr. 64.

3. **Nähschulen** unter Leitung von
   a) Frl. Koch, Kaiserstr. 19/20, Mittwoch und Sonnabend 2 Uhr.
   b) Frl. v. Budritzky, im Domkandidenstift, Oranienburgerstr. 76 a, Mittwoch und Sonnabend 2 Uhr.

4. **Beschäftigungsverein** unter Leitung von Frau Hofprediger Kritzinger. Beschäftigt ca. 50 Frauen.
   Diese erhielten 1907 1396,75 M. an Arbeitslohn.

5. **Gemeindeschwestern:** Elisabethstr. 35/36 und Kaiserstr. 19/20.

6. **Krankenpflegestation** V des Evangel.-kirchlichen Hilfsvereins, N., Hussitenstr. 71.

Die Gemeinde verfügt über eine Anzahl von Stiftungen zur Gewährung von Barunterstützungen und Brennmaterial.

Die Versorgungsanstalten der Domkirchen-Gemeinde siehe im Kapitel „Wohnung".

9. Dorotheenstadt-Gemeinde.

1. **Parochialverein für Armen- und Krankenpflege.**

Vors.: Pastoren Vogel und Pohlmann, NW. 7, Mittelstr. 28 (9½—10½).

Der Verein besitzt ein Freibett auf 5 Monate jährlich im Elisabeth-Krankenhaus (siehe dieses Nr. 665). Bezügl. Anträge an Pastor Vogel.

2. **Frauenkrankenverein.**

Vors.: Frau Pastor Vogel (9—11).

3. **Strick- und Nähschule,** Mittelstr. 28.

Leiterin: Gemeindeschwester.

4. **Verein für Arbeitgebung an bedürftige Frauen.**

Vors.: Frau Oberhofmarschall von Heintz.

Gibt im Anschluß an die kirchliche Armenpflege Näharbeit an arme Frauen, die von der Gemeindeschwester empfohlen werden. Austeilung und Abnahme der Arbeiten Mittwoch 10—12 im Konfirmandensaal.

5. **Gemeindeschwester,** Dorotheenstr. 60 (Freitag 3—4).

6. **Krankenpflegestation** XII des Evangel.-kirchlichen Hilfsvereins, Kesselstr. 36/37.

Die Gemeinde verfügt über eine Anzahl von Stiftungen für Arme.

10. Dreifaltigkeits-Gemeinde.

1. **Armenpflegeverein.**

Vors.: Pastor Lahusen, Konsistorialrat, Kanonierstr. 4 (10—11).

Gibt Unterstützungen an Geld und Naturalien.

Damit in Verbindung:

2. **Armenbeschäftigungsverein.**

Geleitet von Frau Pastor Lahusen und Frau Gymnasialdirektor Nötel; Dienstag 5—6, Wilhelmstr. 21.

Jährlicher Umsatz ca. 3000 M.

3. **Näh- und Strickschule,** Willhelmstr. 117 (Mittwoch und Sonnabend 2—4), geleitet von Frl. Hederich und Frl. Riedel.

4. **Stopf- und Flickschule,** Wilhelmstr. 21 (Montag 4—5).

Leiterin: Gemeindeschwester.

5. **Kleinkinderschule,** Wilhelmstr. 21 (Siehe Nr. 250 III).

6. **Gemeindeschwestern,** Wilhelmstr. 21 (2—3).

7. **Krankenpflegestation** IV des Evangel.-kirchlichen Hilfsvereins, Wilhelmstr. 7.

Das Sonnenheim (Altersheim) siehe Nr. 184.

Die Gemeinde verfügt über eine Anzahl von Stiftungen für Arme und zur Bekleidung armer Kinder.

11. St. Elisabeth-Gemeinde.

1. **Kirchliche Armenpflege.**

Vors.: Pfarrer von Ranke, N., Invalidenstr. 4 (9—10).

Gewährt einmalige und laufende Unterstützungen in Naturalien-, Kartoffel-, Brot- und Brennmaterialienmarken.

Etat jährlich 2500 M.

2. **Armen-Beschäftigungsverein** (Fräulein Eichmannsche Stiftung).
    Vors.: Pfarrer von Ranke.
    Verteilt auch aus einem Fonds 900 M. Zinsen in Gaben von 5—20 M. (siehe auch Präsident Alslebensches Vermächtnis Nr. 1119).
3. **Frauen-Nähverein.**
    Vors.: Pfarrer von Ranke.
    Zusammen mit Nr. 1 Weihnachtsbescherung für ca. 160 Frauen und 200 Kinder.
4. **Verein für Armen- und Krankenpflege in St. Elisabeth, Versöhnung und Himmel-Himmelfahrt** (Einsammlung von Beiträgen).
    Vors.: Abwechselnd die drei Pfarrer.
5. **Suppenküche**, Gemeindehaus Elisabethkirchstr. 21 II, Portal I, für Wöchnerinnen und Kranke. Anmeldungen bei der Gemeindeschwester.
6. **Strick- und Flickschule**, Gemeindehaus, Mittwoch und Sonnabend 2—4.
    Leiterin: Gemeindeschwester.
7. **Gemeindeschwestern**, im Gemeindehaus neben der Kirche.
8. **Krankenpflegestation V** des Evangel.-kirchlichen Hilfsvereins, Elisabethkirchstr. 21 II, Portal I, Gemeindehaus.
9. **Elisabeth-Siechenhaus für Frauen.** (Siehe Nr. 205.)
10. **Elisabethruh**, Erholungshaus in Fischerwall bei Dannenwalde, Nordbahn. (Siehe Nr. 731.)
    Die Gemeinde verfügt über einige Stiftungen zu Weihnachtsbescherungen und zur Unterstützung Blinder.

12. Emmaus-Gemeinde.

1. **Kirchliche Armen- und Krankenpflege.**
    Vors.: Pastor Pauli, SO. 33, Eisenbahnstr. 46 (9—11).
2. **Frauenverein des Pos. Parochialvereins.**
    Vors.: Frau Pastor Lange, SO. 33, Eisenbahnstr. 4.
    Unterstützung Armer; jeden zweiten Dienstag 4—6.
3. **Gemeindeschwestern**, Oppelnerstr. 26 (2—3).
4. **Strickschule** (Gemeindeschwester), Oberer Konfirmandensaal in der Kirche. Mittwoch und Sonnabend 2—4.
5. **Krankenpflegestation VIII** des Evangel.-kirchlichen Hilfsvereins, Lausitzer Platz 3.

13. Friedenskirchen-Gemeinde.

Geistliche: Pastor Riemschneider, N. 28, Swinemünderstr. 31 (10—11), Pastor Jancke, N. 28, Lortzingstr. 33 (10—11), Pastor Ritter, N. 28, Demminer Str. 25 (10—11).
1. **Kirchliche Armen- und Krankenpflege** durch eine Kommission.
    Unterstützung durch Brot- und Kohlenmarken, keine Geldunterstützungen. Gesuche an Pastor Ritter.
2. **Frauen-Nähverein**, Ruppinerstr. 24.
    Vors.: Frau Pfarrer Riemschneider.
    Arbeitet für die Weihnachtsbescherung.
3. **Strickschule** unter Leitung der Gemeindeschwestern, Ruppinerstr. 24.
4. **Kleinkinderschule**, Graunstr. 10. (Siehe Nr. 250 III.)
    Leiterinnen: Gemeindeschwestern.
5. **Gemeindeschwestern**, Graunstr. 38 (2—3).
6. **Krankenpflegestation IX** des Evangel.-kirchlichen Hilfsvereins, Schönhauser Allee 39 a.

14. Friedrich-Werder-Gemeinde.

1. **Frauenverein für parochiale Armen- und Krankenpflege.**
   Vors.: Superintendent Steinbach, Oberwallstr. 21 (9—10).
   Unterstützt in der Regel mit Lebensmitteln und Brennmaterial, ausnahmsweise mit Geld.
2. **Frauen-Nähverein.**
   Leiterin: Frau Superintendent Steinbach.
   Fertigt Kleidungsstücke, die Weihnachten zur Verteilung gelangen.
3. **Kleinkinderschule, Holzgartenstr. 7.** (Siehe Nr. 250 III.)
4. **Näh- und Strickschule** für noch nicht konfirmierte Mädchen, Holzgartenstr. 7.
   Leiterin: Fräulein Niese.
5. **Gemeindeschwestern, Holzgartenstr. 4 (2—3).**
6. **Krankenpflegestation III** des Evangel.-kirchlichen Hilfsvereins, Neue Grünstr. 19.
   Die Gemeinde verfügt über eine Anzahl von Stiftungen zur Gewährung von Barunterstützungen und von Universitätsstipendien für Predigersöhne. Siehe auch Burchardtsches Legat Nr. 1031.

15. St. Georgen-Gemeinde.

1. **Kirchliche Armenpflege** durch eine „Pflegschafts-Kommission", geleitet von den Predigern: Superintendent a. D. Wegener, Pastor Zimmer, Pastor Dahms, C. 25, Kurzestr. 2 (Sprechst. bei jedem: 9—10).
   Ausgaben 1907/08: 5744 M.
2. **Strickschule,** im Turmzimmer der Kirche, Mittwoch und Sonnabend 2—3.
3. **Gemeindeschwestern,** Kurzestr. 10 (Dienstag und Freitag 2—3).
4. **Krankenpflegestation II** des Evangel.-kirchlichen Hilfsvereins, Bötzowstr. 25.
   Die Gemeinde verfügt über eine Anzahl von Stiftungen für Arme, sowie für Predigerwitwen und -waisen.

16. Paul Gerhardt-Gemeinde.

1. **Kirchliche Armenpflege.**
   Leiter: Pastor Kaeding, N. 113, Wisbyerstr. 72 (9—10).
   15 Pflegebezirke: Ausgaben 1907: 227 M. für Naturalien.
2. **Diakonie und Krankenpflege.**
   Vors.: Pastor Hörnicke, N. 113, Kuglerstr. 34 (9—10).
3. **Gemeindeschwestern,** Kuglerstr. 34 (2—3).
4. **Frauenhilfsverein.**
   Vors.: Frau Pastor Hörnicke.
   Veranstaltet Weihnachtsbescherungen.
5. **Krankenpflegestation IX** des Evang.-kirchlichen Hilfsvereins, Schönhauser Allee 39 a.

17. Gethsemane-Gemeinde.

1. **Armen- und Krankenpflegekommission.**
   Vors.: Pastor Rewald, N. 58, Schönhauser Allee 73 (9—10).
   18 Pflegebezirke.
   Unterstützt in der Regel nur durch Naturalien, im Winter auch durch Feuerung. In außerordentlichen Fällen kann Barunterstützung bewilligt werden. Bittsteller dürfen monatlich nur einmal, im Jahre höchstens sechsmal Unterstützung erhalten. Im Sommer wird überhaupt gewöhnlich nur in den allerdringendsten Notfällen unterstützt. Annahme von Gesuchen an jedem Dienstag und Freitag 2—3, im Winter Donnerstag 10½—11 persönlich im Gemeindehause, Schönhauser Allee 142.

2. **Frauenverein.**
>   Vors.: Frau Pastor Rewald.
>   Unterstützt die Gemeindeschwestern durch Lieferung von Suppen, Kleidungsstücken usw.

3. **Vereinigung von Arbeiterfrauen und =witwen,** Schönhauser Allee 142. (Donnerstag Nachmittag 4—5.) Erbauung und gegenseitige Unterstützung in Not.

4. **Kindermissions=Verein.**
>   Leiterin: Frau Pastor Rewald.
>   Mädchen von 6 Jahren an arbeiten für Arme (Nähen, Stricken usw.) und werden für die Liebestätigkeit interessiert. Mittwoch nachmittag 3—5.

5. **Strickschule,** Sonnabend nachm. 3—5 im Gemeindehause.
>   Leiterinnen: Gemeindeschwestern.

6. **Gemeindeschwestern,** Schönhauser Allee 142 (2—3).

7. **Krankenpflegestation IX** des Evangel.=kirchlichen Hilfsvereins, Schönhauser Allee 39 a.

18. Gethsemane=Ost=Gemeinde.

Geistliche: Pastor Wittenberg, N. 58, Stargarderstr. 68, Pastor Wenzel, N. 58, Dunckerstr. 10.

1. **Näh= und Strickschule,** Raumerstr. 17.

2. **Frauen=Nähverein.**
>   Vors.: Frau Pastor Wittenberg.

3. **Gemeindeschwestern,** Raumerstr. 17.

4. **Krankenpflegestation IX** des Evangel.=kirchlichen Hilfsvereins, Schönhauser Allee 39 a.

19. Gnadenkirchen=Gemeinde.

1. **Organisierte Armenpflege.**
>   Vors.: Pastor Holstein, N. 4, Kesselstr. 36 (9—10½, außer Sonnabend).
>   Jährliche Ausgaben für Armen= und Krankenpflege ca. 3000 M.

2. **3 Frauen=Vereine.**
>   a) Vors.: Pastor Dürselen, N. 4, Kesselstr. 12 (9—10½). b) Vors.: Pfarrer Holstein. c) Vors.: Pfarrer Haase, NW. 40, Scharnhorststr. 7.
>   Zweck: Weihnachtsbeschenkung Armer.

3. **Strickschule.** Mittwoch u. Sonnab. 2—4, Konfirmandensaal, Invalidenpark.

4. **Gemeindeschwestern,** Schwartzkopfstr. 18 (2—3).

5. **Krankenpflegestation XII** des Evangel.=kirchlichen Hilfsvereins, Kesselstr. 36/37.
>   Die Gemeinde verfügt über eine Stiftung für Arme und Kranke.

20. St. Golgatha=Gemeinde.

1. **Kirchliche Armenpflegerschaft.**
>   Vors.: Pfarrer Hirsch, Invalidenstr. 137 (9—10).
>   Wird gebildet von den drei Geistlichen der Gemeinde, den beiden Gemeindeschwestern und 13 von den kirchlichen Gemeindeorganen erwählten Mitgliedern und verteilt Unterstützungen in Naturalien und Geld. Jahresausgabe ca. 900 M.

2. **Frauenverein zur Unterstützung der Armen= und Krankenpflege in der St. Golgathagemeinde.**
>   Vors.: Frau Pfarrer Hirsch.
>   Verteilt Unterstützungen in Kleidern, Wäsche, Lebensmitteln und Stärkungsmitteln für Kranke. Jahresaufwand ca. 2000 M.
>   Damit verbunden:

3. **Nähverein.**
  Vors.: Wie 2.   Jeden zweiten und vierten Dienstag Vorsigstr. 6 (4—6).
4. **Näh- und Strickschule,** Gartenstr. 28.   Mittwoch und Sonnabend 2—4.
  Leiterinnen: Gemeindeschwestern.
5. **Gemeindeschwestern,** Gartenstr. 28 (2—3).
6. **Krankenpflegstation** V des Evangel. kirchlichen Hilfsvereins, Elisabethkirchstr. 21.

21. Heilands-Gemeinde.

1. **Kirchliche Armenpflege.**
  Vors.: Pfarrer Lehmann, NW. 87, Ottostr. 17 (10—11).
  Unterstützung Armer durch Lebensmittel und Kohlen.
  Ausgaben 1907: 2217 M.
2. **Nähverein.**
  Vors.: Frau Pfarrer Lehmann.
  Anfertigung von Kleidung und Wäsche, die von den Diakonissen verteilt wird.
3. **Kleinkinder-Bewahranstalt,** Ottostr. 17.   (Siehe Nr. 250 III.)
4. **Kinder-Nähverein,** Konfirmandensaal der Kirche.
  Vors.: Frl. v. Griesheim.
5. **Frauenabteilung des Pos. Parochialvereins,** Markthalle, Buggenhagenstr.   Jeden
  zweiten und vierten Mittwoch 4—7.
  Vors.: Frau Riemer, NW. 23, Jagowstr. 21.
  Unterstützung Armer.
6. **Näh- und Strickschule,** Ottostr. 17.   Mittwoch und Sonnabend 2—4.
7. **Armenbeschäftigungsverein,** Alt-Moabit 25.   Sonnabend 9—12.
  Leiterin: Frl. v. Kahle, NW. 23, Brückenallee 30.
8. **Gemeindeschwestern,** Ottostr. 17 (2—3).
9. **Krankenpflegestation** VI des Evangel.-kirchlichen Hilfsvereins, Alt-Moabit 25.
  Siehe auch „Verein Arbeitshilfe" Nr. 1270.

22. Heilige-Geist-Gemeinde.

Geistliche: Pastor Krause, NW. 5, Birkenstr. 57 (9¼—10½, außer Mittwoch und
  Sonnabend), Pastor Breithaupt, NW. 21, Lübeckerstr. 26 (9½—10½, außer
  Mittwoch und Sonnabend).
1. **Gemeindeschwestern,** Havelbergerstr. 38.
2. **Krankenpflegestation** VI des Evangel.-kirchlichen Hilfsvereins, Alt-Moabit 25.

23. Heilig-Kreuz-Gemeinde.

1. **Gemeinde-Armenpflege.**
  Vors.: Konsistorialrat a. D. Friedrich, SW. 61, Lankwitzstr. 2/3.
2. **Nähverein.**
  Vors.: Frau Pastor Griese, SW. 61, Blücherstr. 9.
3. **2 Strickschulen,** Konfirmandensaal. Mittwoch und Sonnabend 4—6.
4. **Kleinkinderbewahranstalt,** Zossenerstr. 55.   (Siehe Nr. 250 III.)
5. **Gemeindeschwestern,** Zossenerstr. 55, Gh. I (1—2).
6. **Krankenpflegestation** XI des Evangel.-kirchlichen Hilfsvereins, Blücherstr. 32.
  Die Gemeinde verfügt über eine Anzahl von Stiftungen für Arme.

24. Himmelfahrt=Gemeinde.

1. **Kirchliche Armenpflege.**
   Vors.: Pastor Dr. Preuß, N. 28, Ramlerstr. 3 (9—10).
2. **Verein für Armen= und Krankenpflege** (siehe Elisabeth=Gemeinde Nr. 11).
3. **Frauenverein.** Jeden zweiten Dienstag ½5—½7.
   Vors.: Pastor Berlin, N. 28, Ramlerstr. 3 (9—10).
   Sorgt für Weihnachtsgaben.
4. **Gustav Adolf=Nähverein** (für junge Mädchen), Ramlerstr. 3, jeden zweiten Mittwoch 8 Uhr.
   Vors.: Pastor Heinze, Ramlerstr. 3 (9—10).
5. **Näh=, Strick= und Flickschule,** Ramlerstr. 3. Mittwoch und Sonnabend 2—4.
6. **Frauenverein „Martha",** Ramlerstr. 3. Jeden zweiten Montag 5—7.
   Zweck: Mission und Armenpflege (Pastor Dr. Preuß).
7. **Gemeindeschwestern,** Ramlerstr. 3 (2—3).
8. **Krankenpflegestation** V des Evangel.=kirchlichen Hilfsvereins, Elisabethkirchstr. 21.

25. St. Jakobi=Gemeinde.

1. **Kirchliche Armenpflege.**
   Vors.: Pfarrer Pfundheller, S. 42, Oranienstr. 132 (9—11). 7 Pflegschafts=bezirke.
   Unterstützt bedürftige, würdige Personen mit Brot, Vorkost und Feuerung, gewährt Unterstützung zu Badereisen, verteilt Weihnachten Kleidungsstücke und Geldgeschenke.
   Jährlich etwa 5000 M. für Unterstützungen.
2. **Frauenbeschäftigungsverein.**
   Vors.: Frl. Wessely, SW. 13, Alexandrinenstr. 102.
   Gibt Näh= und Strickarbeit an arme Frauen. Ständiger Verkauf der gefertigten Arbeiten Brandenburgstr. 36, II. Außerdem alljährlich ein Bazar.
3. **Tabea=Verein** (Nähverein junger Mädchen).
   Vors.: Pfarrer Pfundheller.
4. **Frauen=Armenverein.** Unterstützung der Gemeindeschwestern.
5. **Frauen=Nähverein** der Kleinkinderbewahranstalt.
   Vors.: Frl. Wessely.
6. **2 Strickschulen,** Oranienstr. 132 und 134. Mittwoch und Sonnabend 2—4.
7. **Kleinkinderbewahranstalt,** Brandenburgstr. 30/31. (Siehe Nr. 250 III.)
8. **Knabenhort,** Oranienstr. 132. (Siehe Nr. 252 VI.)
9. **Gemeindeschwestern,** Brandenburgstr. 26 (12—1).
10. **Krankenpflegestation** III des Evangel.=kirchlichen Hilfsvereins, Neue Grünstr. 19.
    Die Gemeinde verfügt über einige Stiftungen zur Gewährung von Weihnachtsgeschenken, zur Unterstützung von Angehörigen der Prediger und von Theologie studierenden Predigersöhnen.

26. Jerusalems=Gemeinde.

1. **Gemeindepflege.**
   Vors.: Die Pfarrer Professor D. Freiherr von Soden und Fischer, SW. 12, Friedrichstr. 213 (10—11).
   Komitee aus Mitgliedern der Gemeindekörperschaften und zugewählten Damen zur Hebung von Not und Mißständen in der Gemeinde, die zu dem Zweck in 26 Bezirke eingeteilt ist; jeder wird von einem Mitglied des Komitees versorgt unter wesentlicher Mitwirkung der Gemeindeschwestern. (Siehe unten.) Pflege für

unbemittelte Kranke, resp. Überführung in Krankenhäuser, Siechenhäuser, Erholungsstätten usw.; Unterbringung verwahrloster Kinder in Erziehungshäusern, konfirmierter Mädchen in Haushaltungsschulen. Unterstützung mit Nahrungs- und Stärkungsmitteln und Brennmaterial.

2. **Näh- und Flickschule,** Friedrichstr. 213. Mittwoch und Sonnabend 2—4.
3. **Kindergarten,** Charlottenstr. 94. (Siehe Nr. 251 VIII.)
4. **Knabenhort,** Friedrichstr. 229. (Siehe Nr. 252 VI.)
5. **Mädchenhort,** Friedrichstr. 213. (Siehe Nr. 252 VI.)
6. **Gemeindeschwestern,** Friedrichstr. 213 (2—3).
7. **Krankenpflegestation IV** des Evangel.-kirchlichen Hilfsvereins, Wilhelmstr. 7.

Die Gemeinde verfügt über eine Anzahl von Stiftungen für Arme, für Prediger- und Beamtentöchter, sowie für Schulkinder.

27. Immanuel-Gemeinde.

1. **Kirchliche Armenpflege.**
   Vors.: Prediger Maschmeyer, NO. 55, Prenzlauer Allee 27 1½—2½).
   Zweck: Unterstützung Armer und Kranker der Gemeinde.
2. **Damennähverein.**
   Vors.: Frau Pastor Arnold, NO. 55, Christburgerstr. 4.
   Zweck: Unterstützung Armer und Kranker der Gemeinde. Anfertigung von Kleidungsstücken für Arme.
3. **Näh- und Strickschule,** Christburgerstr. 5. Mittwoch und Sonnabend 2—4.
4. **Gemeindeschwestern,** Christburgerstr. 42 (1—2).
5. **Krankenpflegestation II** des Evangel.-kirchlichen Hilfsvereins, Bötzowstr. 25.

28. St. Johannis-Gemeinde.

1. **Kirchliche Armenpflege.**
   Vors.: Pfarrer Würkert, NW. 52, Alt-Moabit 25 (10—11).
   Unterstützung Armer mit Naturalien, Suppenmarken und Geld.
2. **Evangelischer Verein für innere Mission in St. Johannis.**
   Vors.: Pastor Kanzow, NW. 21, Alt-Moabit 98.
   Zweck: Unterstützung der kirchlichen Armenpflege in der Gemeinde durch Beiträge zur Unterhaltung der Oberlinstationen Stephanstr. 58 und Alt-Moabit 25 und zu sonstigen kirchlichen Wohlfahrtseinrichtungen der Gemeinde, sowie Anregung und Einrichtung neuer Wohlfahrtseinrichtungen.
3. **Krankenpflegeverein.**
   Vors.: Pfarrer Würkert.
   Gewährt keine Medikamente, aber Nahrungs- und Stärkungsmittel. Die vom Verein unterstützten Kranken werden von einer Krankenpflegerin, den Vertrauensmännern und den Gemeindeschwestern besucht.
4. **Frauenabteilung des Parochialvereins.**
   Anfertigung von Kleidungsstücken für Arme. Verteilung durch die Gemeindeschwestern.
5. **Nähverein.** Anfertigung von Kleidungsstücken für Arme.
6. **Strick- und Flickstunde,** Alt-Moabit 25. Montag und Donnerstag 3—4½.
7. **Kleinkinderschulen,** Alt-Moabit 25 und Stephanstr. 58. (Siehe Nr. 250 III.)
8. **Mädchenhort,** Stephanstr. 58 (Winter 1—7, Sommer 12—7). (Siehe Nr. 252 VI.)
9. **Knabenhort,** Birkenstr. 13b (Winter 1—7, Sommer 12—7). (Siehe Nr. 252 VI.)
10. **Gemeindeschwestern,** Alt-Moabit 25 (3—4).
11. **Krankenpflegestation VI** des Evangel.-kirchlichen Hilfsvereins, Alt-Moabit 25 (2—3).
    Die Gemeinde verfügt über einige Stiftungen für Arme.
    Siehe auch „Verein Arbeitshilfe" Nr. 1270.

29. St. Johannes=Evangelist=Gemeinde.

1. **Kirchliche Armenpflege**, ausgeübt durch eine Kommission aus Mitgliedern des Gemeinde-Kirchenrats
      Vors.: Pastor Stieglitz, N. 24, Linienstr. 147 (2—3).
2. **Frauenverein** zur Unterstützung der Gemeindepflege.
      Vors.: Frau Pastor Hammer, N. 24, Linienstr. 145.
3. **Frauen=Nähverein.**
      Vors.: Frau Pastor Stieglitz.
4. **Näh= und Strickschule**, Auguststr. 3a. Mittwoch 2—4.
      Leiterin: Gemeindeschwester.
5. **Gemeindeschwester**, Auguststr. 86, Qugb. II (2—3).
6. **Krankenpflegestation** XII des Evangel.=kirchlichen Hilfsvereins, Kesselstr. 36/37.
      Siehe auch Köpjohannsche Stiftung Nr. 1039.

30. Kaiser Friedrich=Gedächtniskirchen=Gemeinde.

1. **Gemeindepflege.**
      Vors.: Sup. a. D. Kritzinger, NW. 23, Händelstr. 14 (10—11, 1—2).
      Geldunterstützungen, Naturallieferungen, Unterbringung in Stellungen.
2. **Strickschule**, Händelstr. 14. Dienstag und Freitag 4—6.
      Leiterin: Gemeindeschwester.
3. **Gemeindeschwestern**, Händelstr. 14 (2—3).
4. **Krankenpflegestation** VI des Evangel.=kirchlichen Hilfsvereins, Alt=Moabit 25.
      Die Gemeinde hat Anteil an einigen Legaten der Dorotheenstadt=Gemeinde.

31. Kaiser Wilhelm=Gedächtniskirchen=Gemeinde.

1. **Kirchliche Armenpflege.**
      Leiter: General=Superintendent Köhler, Pastor Dr. Mauff, Pastor Krummacher, Pastor Nithack=Stahn, W. 50, Achenbachstr. 18/19 (9—10).
      Unterstützt arme Gemeindeglieder.
2. **Frauen=Nähverein.**
      Vors.: Frau von Hindenburg, W. 50, Ansbacherstr. 47.
      Näht Kleidungsstücke für Arme.
3. **Beschäftigungsverein für arme Frauen.**
      Vors.: Frau von Hindenburg.
4. **Kleinkinderschule**, Achenbachstr. 18/19. (Siehe Nr. 250 III.)
5. **Gemeindeschwestern**, Achenbachstr. 18/19 (2—3).
6. **Krankenpflegestation** VII des Evangel.=kirchlichen Hilfsvereins, Lützowstr. 13.

32. Kapernaum=Gemeinde.

1. **Kirchliche Armenpflege.**
      Leiter: Pastoren Waßmund, N. 65, Seestr. 60 (10—11) und Kotterba, N. 65, Müllerstr. 131a (10—11).
2. **Frauen=Nähverein.**
      Vors.: Frau Pastor Waßmund.
      Unterstützung der Gemeindepflege.
3. **Frauenverein.**
      Vors.: Frau Maey, N. 65, Seestr. 66.
      Unterstützung Armer und Kranker.
4. **Strickschule**, im Konfirmandensaal der Kirche. Dienstag und Freitag 2—4.
      Leiterin: Gemeindeschwester.

5. **Nähschule** für ältere Mädchen, im Konfirmandensaal der Kirche. Montag und
Donnerstag 5—7.
Leiterin: Gemeindeschwester.
6. **Gemeindeschwestern**, Kamerunerstr. 11.
7. **Krankenpflegestation** I des Evangel.-kirchlichen Hilfsvereins, Plantagenstr. 14.

33. Lazarus-Gemeinde.

1. **Kirchliche Armenpflege.**
Vors.: Pastor Köster, O. 34, Königsbergerstr. 17 (9—11).
2. **Oberlinfrauenhilfe.**
Vors.: Frau Pastor Köster.
Unterstützt die Gemeindepflege durch Diakonissen, Armen- und Krankenpflege,
Verteilung von Suppen usw.
3. **Nähverein.**
Vors.: Frau Pastor Köster.
Fertigt warme Kleidungsstücke für arme Kranke.
4. **Strickschule**, Königsbergerstr. 18 II.
Leiterin: Gemeindeschwester.
5. **Kleinkinderschule**, Gubenerstr. 12a. (Siehe Nr. 250 III.)
6. **Gemeindeschwestern**, Königsbergerstr. 18 (1—3).
7. **Krankenpflegestation** X des Evangel.-kirchlichen Hilfsvereins, Königsbergerstr. 17.

34. Luisenstadt-Gemeinde.

1. **Parochialverein für Armen- und Krankenpflege.**
Vors.: Prediger Knauert, S. 14, Sebastianstr. 56 (9—10).
Unterstützung an Geld usw., Suppen an Kranke, Feuerung (jährl. 5—6000 M.).
2. **Beschäftigungsverein** für Frauen.
Vors.: Frau Fischer, SO. 16, Kaiser Franz-Grenadier-Platz 5.
3. **Kinderbewahranstalt** am Luisenkirchhof 1. (Siehe Nr. 250 III.)
4. **Knabenhort**, am Luisenkirchhof 2. (Siehe Nr. 252 VI.)
5. **Mädchenhort**, am Luisenkirchhof 2. (Siehe Nr. 252 VI.)
6. **Strickschule**, am Luisenkirchhof 2.
7. **Krippe**, am Luisenkirchhof 1.
8. **Suppenküche**, am Luisenkirchhof 2.
9. **Gemeindeschwestern**, am Luisenkirchhof 2 (2—3).
10. **Krankenpflegestation** III des Evangel.-kirchlichen Hilfsvereins, Neue Grünstr. 19.
Gemeinde verfügt über eine Anzahl von Stiftungen für Arme.

35. St. Lukas-Gemeinde.

1. **Verein für kirchliche Armenpflege**, zugleich Armen- und Beschäftigungsverein.
Vors.: Pfarrer Elsasser, SW. 46, Bernburgerstr. 22 (9—10, außer Mittwoch).
Unterstützung mit Lebensmitteln, Feuerung, Kleidung, Suppen usw.; Beschaffung
von Näharbeit für 30—33 Frauen.
2. **Näh- und Strickschule** für unbemittelte Gemeindekinder.
Vors.: Fräulein Ohlmeyer, SW. 46, Hafenplatz 2. Mittwoch und Sonnabend
2—3½.
3. **Gemeindeschwester**, Dessauerstr. 17 (2½—4).
4. **Krankenpflegestation** IV des Evangel.-kirchlichen Hilfsvereins, Wilhelmstr. 7.
Die Gemeinde verfügt über einige Stiftungen für Arme.

36. Luther-Gemeinde.

1. **Kirchliche Armenpflege.**
   Leiter: Pastoren Kramm, W. 57, Bülowstr. 73 (9—10), Wüst, W. 57, Bülowstr. 45 (9—10), Haecker, W. 57, Bülowstr. 40 (10—11), Behse, W. 57, Bülowstr. 51 (9—10, Montag und Donnerstag 10½—11).
   Nur bereits von der Stadt Unterstützte, besonders Alte und Kranke, werden mit Geld, Nahrungsmitteln und Suppen unterstützt.
2. **Frauenbeschäftigungsverein.**
   Leiterin: Gemeindeschwester.
   Gibt Näharbeit an erwerbsschwache Frauen. Verkauft die durch denselben fertig-gestellten Sachen.
3. **Kinderhort,** Dennewitzstr 19. (Siehe Nr. 252 XII.)
4. **Kinderheim** (Kinderbewahranstalt), Bülowstr. 36. (Siehe Nr. 251 IX.)
5. **Gemeindeschwestern,** Bülowstr. 51, rechter Seitenfl. II (2—3).
6. **Krankenpflegestation** VII des Evangel.-kirchlichen Hilfsvereins, Lützowstr. 13.

37. St. Marien-Gemeinde.

1. **Verein für kirchliche Armenpflege.**
   Vors.: Die Pastoren Professor Scholz, C. 2, Bischofstr. 4/5 (3—4), Dorow, N. 65, Reinickendorfer Str. 31 a. (Sprechst. 9—10 Postfr. 15.)
   Unterstützung durch Geld und Naturalien, Entsendung von Kindern zu Land- und Sommeraufenthalt.
   1907: 853 M. verausgabt.
2. **Nähverein.**
   Vors.: Frau Lindenberg, Neue Friedrichstr. 49.
   Gibt Näh- und Strickarbeit an arme Frauen, verteilt zu Weihnachten von den Mitgliedern gefertigte Wäsche und Strümpfe an Arme.
3. **Verein zur Verteilung von Kohlen und Suppen.**
   Vors.: Professor Dr Scholz.
4. **Kleinkinder-Bewahranstalt** Heidereutergasse 10. (Siehe Nr. 250 III.)
5. **Kinderhort,** Heidereutergasse 10. (Siehe Nr. 252 VI.)
6. **Billige Wohnungen** für Witwen der Gemeinde, Heidereutergasse 10.
7. **Gemeindeschwestern,** Bischofstr. 25 (2—3).
8. **Krankenpflegestation** II des Evangel.-kirchlichen Hilfsvereins, Bötzowstr. 25.
   Die Gemeinde verfügt gemeinsam mit der Nikolai-Gemeinde (Nr. 45) über eine Reihe von Stiftungen für Arme, Lahme, Blinde, für Witwen und Waisen von Beamten, sowie für Schulkinder.

38. Martha-Kirchen-Gemeinde.

1. **Armenpflege.**
   Leiter: Pfarrer Betenstedt, SO. 36, Glogauerstr. 19 (10—11).
2. **Frauenverein für Arme und Kranke.** Jeden zweiten Dienstag 4—6 Glogauerstr. 22, I.
   Vors.: Frl. Kulke.
3. **Frauenhilfe des Evangel.-kirchlichen Hilfsvereins.** Jeden zweiten Dienstag 8—10.
   Vors.: Frau Pastor Baumann, SO. 36, Grünauerstr. 20.
4. **Arbeitsschule.** Für schulpflichtige Mädchen.
   Leiterin: Frl. Kulke. Montag und Donnerstag 5—7 Glogauerstr. 22, I.
5. **Strickschule,** Glogauerstr. 22, I. Mittwoch und Sonnabend 2—4.
   Leiterin: Gemeindeschwester.
6. **Gemeindeschwestern,** Glogauerstr. 22 (2—3).
7. **Krankenpflegestation** VIII des Evangel.-kirchl. Hilfsvereins, Lausitzer Platz 3.

39. St. Markus = Gemeinde.

1. **Kommission für kirchliche Armenpflege.**
   Vors.: Pfarrer D. Fischer, NO. 18, Weberstr. 56/57 (9—11).
   Gibt Weihnachten Feuerung, sonst kleine Geldunterstützungen.
2. **St. Markus=Frauenverein.**
   Vors.: Frau Pfarrer Nieblich, NO. 18, Gr. Frankfurterstr. 87.
   Unterstützung Armer der Gemeinde.
3. **Frauenhilfsverein.**
   Vors.: Frau Geheimrat Vogel. Anmeld. Frau Pastor Kunzendorf, NO. 18,
   Weberstr. 16.
   Armen=Unterstützung in der Gemeinde.
4. **Kleinkinderschule,** Weberstr. 56/57. (Siehe Nr. 250 III.)
5. **Gemeindeschwestern,** Weberstr. 56/57 (1—2).
6. **Krankenpflegestation XIV** des Evangel.=kirchlichen Hilfsvereins, Holzmarktstr. 53.

40. St. Matthäus = Gemeinde.

1. **Kirchliche Armen= und Krankenpflege.** Verfügt über ca. 4000 M. jährlich.
   Vors.: Pastor Israel, W. 10, Matthäikirchstr. 22 (9—10).
2. **Kinderhaus** für mutterlose oder ganz verwaiste Mädchen im Alter von 3—16 Jahren,
   W. 10, Matthäikirchstr. 13, Hof. (Näheres siehe Nr. 294.)
   Vorst.: Frl. A. von le Coq.
3. **Armen=Beschäftigungsverein** für Frauen (Näh= und Strickarbeit).
   Vorst.: Gemeindeschwester.
4. **Näh= und Strickschule** für arme Kinder, Schellingstr. 12. Mittwoch und Sonn=
   abend 2—4.
   Vorst.: Frl. Plehn.
5. **Frauen=Suppenverein.**
   Leiterin: Gemeindeschwester.
6. **Gemeindeschwester,** Matthäikirchstr. 22 a (7½ und 2—3).
7. **Krankenpflegestation VII** des Evangel.=kirchlichen Hilfsvereins, Lützowstr. 13.
   Die Gemeinde verfügt über eine Reihe von Stiftungen für Arme.

41. Melanchthon = Gemeinde.

1. **Kirchliche Kranken= und Armenpflege.**
   Vors.: Pfarrer Steiniger, S. 59, Freiligrathstr. 14 (2—3).
2. **Frauenverein** zur Unterstützung der Gemeindepflege.
   Leiterin: Frau Steiniger.
3. **Näh= und Strickschule.**
   Leiterinnen: Gemeindeschwestern.
4. **Kleinkinderbewahranstalt** Urbanstr. 6. (Siehe Nr. 250, III.)
5. **Gemeindeschwestern,** Urbanstr. 47.
6. **Krankenpflegestation XI** des Evangel.=kirchlichen Hilfsvereins, Blücherstr. 42.

42. Nazareth = Gemeinde.

1. **Kirchliche Armenpflege.**
   Leiter: Die vier Geistlichen in ihren Bezirken.
   Bez. C. Pfarrer Neubauer, N. 65, Nazarethkirchstr. 50 (Sommer 8—9, Winter
   9—10). Bez. SO. Pastor Rother, N. 65, Antonstr. 18 (9—10). Bez. SW. Pastor
   Kottig, N. 65, Nazarethkirchstr. 40 (9—10). Bez. NO. Pastor Geißler, N. 65,
   Plantagenstr. 10.

Unterstützung teils in Geld, teils in Naturalien, in dringenden Fällen sofort. 1907: 890 M. verausgabt.

2. **Frauen-Nähvereine.**
  a) Leiterin: Frau Pfarrer Neubauer. b) Leiterin: Frau Pastor Kottig.
  c) Leiterin: Frau Pastor Geißler.

3. **Gemeindeschwestern,** Nazarethkirchstr. 50 pt. (2—3).

4. **Krankenpflegestation I** des Evangel.-kirchlichen Hilfsvereins, Plantagenstr. 14.
  Die Gemeinde verfügt über eine Stiftung für Armen- und Krankenpflege.

43. Nazareth II-Gemeinde.

1. **Kirchliche Armenpflege.**
  Vors.: Schramm, N. 39, Sparrstr. 6.

2. **Gemeindeschwestern,** Burgsdorfstr. 3, Aufgang III.

3. **Krankenpflegestation I** des Evangel.-kirchlichen Hilfsvereins, Plantagenstr. 14.

44. „Neue Kirche"-Gemeinde.

1. **Parochial-Verein.**
  Vors.: Pastor D. Dr. Kind, W. 8, Kronenstr. 70 (10—11).
  Zweck: Hilfe in Krankheits- und anderen besonderen Notfällen. Besonders Fürsorge für die Jugend (Verschaffung von Ferienaufenthalt und Bädern, Unterbringung in Erziehungshäusern, wirtschaftliche Ausbildung in Anstalten usw.). 1908 verausgabt: 1905 M.

2. **Strick- und Nähschule,** Kronenstr. 70. Mittwoch und Sonnabend 2—3½.
  Leiterin: Gemeindeschwester.

3. **Kinderhort,** Kronenstr. 70. (Siehe Nr. 252 VI.)

4. **Gemeindeschwestern,** Kronenstr. 70 (1—2).

5. **Krankenpflegestation IV** des Evangel.-kirchlichen Hilfsvereins, Wilhelmstr. 7.
  Stiftungen und Legate werden gemeinsam mit der Jerusalems-Gemeinde verwaltet (siehe diese Nr. 26). Siehe auch Sydow-Stiftung Nr. 877.

45. St. Nikolai-Gemeinde.

1. **Verein für Armen- und Krankenpflege.**
  Vors.: Pastor Seydel, C. 19, Friedrichsgracht 57 (10—11, außer Sonnabend).
  Unterstützt mit Geld, Lebensmitteln, Feuerung.

2. **Frauen-Nähverein.**
  Vors.: Frau General-Superintendent Faber, C. 2, Propststr. 7.

3. **Beschäftigungsverein** für arme Frauen.
  Vors.: Frau Pastor Göhrke, C. 2, Poststr. 15, (11—12).

4. **Gemeindeschwester,** Propststr. 14/16 (2—3).

5. **Krankenpflegestation II** des Evangel.-kirchlichen Hilfsvereins, Bötzowstr. 25.
  Eine Kleinkinder-Bewahranstalt soll eröffnet werden.
  Die Gemeinde verfügt über eine Stiftung, welche Armen Brennmaterial gewährt und armen kranken Kindern freien Aufenthalt in Kurorten verschafft. Andere Stiftungen werden gemeinsam mit der Marien-Gemeinde (Nr. 37) verwaltet.

46. Parochial-Gemeinde. (Personal-Gemeinde.)

Geistliche: Ober-Konsistorialrat D. Keßler, C. 2, Klosterstr. 65 (2—4), Heldt, NO. 18, Am Friedrichshain 6. (Montag und Donnerstag 3—4, sonst 9—10.)

1. **Frauen- und Jungfrauen-Nähverein.**
  Vors.: Frau Ober-Konsistorialrat Keßler.
  Näht Wäsche, die zu Weihnachten an die Armen der Gemeinde verteilt wird.

2. **Lazarusheim.**
> Arme, sieche Gemeindemitglieder werden unterstützt, ev. wird das Pflegegeld in einem Siechenhause ganz oder teilweise bezahlt. Meldungen an die Prediger.

3. **Krankenpflegestation II des Evangel.-kirchlichen Hilfsvereins, Bötzowstr. 25.**
> Die Gemeinde verfügt über eine Anzahl von Stiftungen für Arme.

47. St. Pauls-Gemeinde.

1. **Kirchliche Armenpflege.**
> Geleitet von den vier Geistlichen der Gemeinde: Liz. Neveling, N. 20, Pankstr. 54 (9—10); Pastor Kohlweyer, N. 20, Koloniestr. 3/4 (9½—10½); Pastor Ulfert, N. 65, Martin Opitzstr. 1 (9½—10½), Pastor D. Fobbe, N. 20, Badstr. 62 (9—10).
>
> Jeder der vier Geistlichen versieht in seinem Seelsorgerbezirk die Armenpflege, wobei ihm für Unterabteilungen des Bezirks Mitglieder der Gemeinde-Körperschaften beratend und recherchierend zur Seite stehen.

2. **Frauenverein Gesundbrunnen.**
> Vors.: Frau Liebe, N. 20, Badstr. 58a.
>
> Unterstützt Arme der Gemeinde mit Geld, Lebensmitteln, Kleidungsstücken usw., besonders zu Weihnachten. Meldungen an die Geistlichen.

3. **Strickschule, Prinzenallee 87.**
> Leitung: Gemeindeschwestern.
>
> Für Kinder von fünf Jahren. Mittwoch und Sonnabend ½2—¼4.

4. **Gemeindeschwestern, Badstr. 26 (2—3).**

5. **Krankenpflegestation I des Evangel.-kirchlichen Hilfsvereins, Plantagenstr. 14.**
> Die Gemeinde verfügt über einige Stiftungen zur Unterstützung armer Konfirmanden, sowie zur Unterstützung Armer durch Geld und Lebensmittel.

48. St. Petri-Gemeinde.

Geistliche: Oberkonsistorialrat Propst D. Kawerau, C. 2, Brüderstr. 10 (8—9 außer Mittwoch), Superintendent Krüger, C. 19, Friedrichsgracht 53/55 (8—10); Pastor Habicht, C. 19, Friedrichsgracht 53/55 (9—10); Pastor Pösche, C. 19, Friedrichsgracht 53/55 (10—11).

1. **Verein zur brüderlichen Armen- und Krankenpflege.**
> Männerverein unter Leitung von Superintendent Krüger. Unterstützt Arme und Kranke mit Naturalien, sorgt für Pflege.
>
> 1907: 527 M. verausgabt.

2. **Armenpflege- und Nähverein.**
> Leiterin: Frau Pastor Habicht.
>
> a) Verteilung von Feuerungsmarken von Dezember bis März durch die Leiterin. b) Weihnachtsbescherung für ältere Frauen. Meldungen an die Leiterin, im November und Dezember, Donnerstag 10—11. Dort werden auch Sachen zum Nähen ausgegeben.
>
> 1907: 680 M. verausgabt.

3. **Suppenverein.**
> Leiterin: Frau Superintendent Krüger.
>
> Suppen und Fleisch an arme Kranke, meist auf 14 Tage. Meldungen an die Leiterin.

4. **Tabea-Verein. Neue Grünstr. 19.**
> Leiterin: Gemeindeschwester.
>
> Fertigt Sachen für arme Familien, die hauptsächlich zu Weihnachten durch die Diakonissen verteilt werden. Donnerstag abends.

5. **Oberlin-Nähverein,** Brüderstr. 10.
   Leiterin: Frau Propst Kawerau.
   Anfertigung von Kleidungsstücken für die Weihnachtsbescherung der Kleinkinder-
   schule. Alle 14 Tage Montag 4—7.
6. **Verein zur Beschäftigung armer Frauen.**
   Leiterin: Frau Propst Kawerau.
   Verschafft Frauen, die in sonstiger Erwerbstätigkeit gehindert sind, Verdienst durch
   Handarbeiten. Verkauf der gefertigten Sachen vor Weihnachten und im Frühjahr. Meldungen im Gemeindehause, Neue Grünstr. 19. Donnerstags werden
   die von den Vereinsdamen zugeschnittenen Sachen verteilt.
7. **Strick- und Nähschule,** Neue Grünstr. 19.
   Leiterin: Frl. Weitling.
   Mittwoch und Sonnabend 2—4.
8. **Krippe,** Neue Grünstr. 19.
   18—20 Kinder von 6 Wochen bis 3 Jahren werden von 7 Uhr morgens bis 7 Uhr
   abends durch Diakonissen verpflegt, pro Tag 20 Pf., pro Woche 1 M., für Nicht-
   Parochianer 1,50 M. Kranke Kinder werden nicht aufgenommen.
9. **Kleinkinderschule,** Neue Grünstr. 19. (Siehe Nr. 250 III.)
10. **Knabenhort,** Neue Grünstr. 19. (Siehe Nr. 252 VI.)
11. **Mädchenhort,** Neue Grünstr. 19. (Siehe Nr. 252 VI.)
    4, 6, 8, 9, 10 und 11 sind als Oberlin-Verein zusammengefaßt.
12. **Armenschulfonds.** Kapital: 2250 M.
    Gewährt Schulgeld.
13. **Gemeindeschwestern,** Neue Grünstr. 19 (2—3).
14. **Krankenpflegestation** III des Evangel.-kirchlichen Hilfsvereins, Neue Grünstr. 19.
    Die Gemeinde verfügt über ein Legatenkapital zur Unterstützung Armer.
    Siehe auch **Neandersche Stiftung,** Nr. 185, und **Reichardtsches Legat,**
    Nr. 402.
    Das **St. Jakobshospital** siehe Nr. 185.

49. Pfingstkirchen-Gemeinde.

Geistliche: Pastor Pfeiffer, O. 34, Petersburger Platz 2 (9—11); Pastor Sylvester,
　　O. 34, Kochhannstr. 9 (9—11); Pastor Weißenborn, O. 34, Wilhelm
　　Stolzestr. 44 (9—11).
1. **Frauenverein.**
   Vors.: Frau Pastor Pfeiffer.
   Pflege und Unterstützung der Gemeinde-Diakonie.
2. **Gemeindeschwestern,** Pintschstr. 1.
3. **Krankenpflegestation** X des Evangel.-kirchlichen Hilfsvereins, Königsbergerstr. 17.

50. St. Philippus-Apostel-Gemeinde.

1. **Verein für kirchliche Armenpflege.**
   Vors.: Superintendent Frädrich, NW. 6, Philippstr. 10 (1—2).
   Unterstützt arme Gemeindeglieder durch Lebensmittel, Feuerung, Geld.
2. **Frauenverein.**
   Vors.: Frau Superintendent Frädrich.
   Unterstützt mit Lebensmitteln, Kleidung, Wäsche.
3. **Nähverein junger Mädchen.**
   Vors.: Frau Pastor Schultze, NW. 6, Luisenstr. 47.
   Näht Kleidungsstücke für die Armen.

4. **Gemeindeschwestern,** Luisenstr. 11, Hof links II (2—3).
5. **Krankenpflegestation** XII des Evangel.-kirchlichen Hilfsverein, Kesselstr. 35.
   Siehe auch: Köpjohannsche Stiftung Nr. 1039.

51. Reformations-Gemeinde.

Geistliche: Liz. Dr. G. Dietrich, NW. 21, Wiclefstr. 10 (10—11); Pastor Schwebel, NW. 87, Waldstr. 41 (10—11); Pastor Will, NW. 87, Waldstr. 41 (10—11).
1. **Kirchliche Armenpflege,** ausgeübt durch eine Kommission und die Geistlichen.
   Unterstützung armer Gemeindemitglieder.
2. **Nähverein.**
   Vors.: Frau Pfarrer Dietrich.
   Anfertigung von Kleidungsstücken für Arme, besonders zur Weihnachtsbescherung.
3. **Kinderhorte:** Waldstr. 33 und Turmstr. 52. (Siehe Nr. 252 VI.)
   Leiterin: Fräulein v. Hill.
4. **Gemeindeschwestern,** Waldstr. 21 (2—3).
5. **Krankenpflegestation** VI des Evangel.-kirchlichen Hilfsvereins, Alt-Moabit 25.

52. Samariter-Gemeinde.

1. **Kirchliche Armenpflege.**
   Eingeteilt in 5 Bezirke; die Vorsitzenden sind die Geistlichen: P. Koch, O. 112, Samariterstr. 41 (2—3); P. Brucks, O. 34, Frankfurter Allee 69 (9—11); P. Feder, O. 112, Proskauerstr. 17a (9—11); P. Hachtmann, O. 112, Samariterstr. 28 (9—11); P. Kröger, O. 34, Petersburgerstr. 84 (9—11).
2. **Frauenverein Samariterhilfe.**
   Vors.: Frau Pastor Hachtmann.
   Pflege der armen Kranken in der Gemeinde durch Diakonissen.
   1907/08: ca. 4500 M. verausgabt.
3. **Verein zur Fürsorge für arme Wöchnerinnen.**
   Vors.: Frau Pastor Koch.
4. **2 Nähvereine.**
   Vors.: Frau Pastor Koch und Frau Pastor Feder.
   Anfertigung von Kleidungsstücken für Frauen und Kinder, besonders zum Weihnachtsfest.
5. **Klein-Kinderschule,** Liebigstr. 30. (Siehe Nr. 250 III.)
6. **Gemeindeschwestern,** Samariterstr. 41 (2—3).
7. **Krankenpflegestation** X des Evangel.-kirchlichen Hilfsvereins, Königsbergerstr. 17.

53. St. Simeons-Gemeinde.

1. **Kirchliche Armen- und Krankenpflege.**
   Eingeteilt in drei Bezirke, deren Vorsitzende die Geistlichen: Pfarrer Seidel, SW. 13, Neuenburgstr. 13 (9—10); Pastor Riemer, SW. 13, Brandenburgstr. 73 (10—11); Pastor Jacobey, SO. 26, Reichenbergerstr. 180 (9—11).
   Verteilt Brotmarken, Barunterstützungen (in der Regel nicht über 3 M.) und Kohlenmarken.
   1907/08 1883 M. verausgabt.
2. **3 Frauenvereine.**
   a) Vors.: Frau Pastor Seidel. b) Vors.: Frau Pastor Riemer. c) Vors.: Frau Pastor Jacobey.
   Unterstützung der kirchlichen Armenpflege mit Geld, Lebensmitteln, Feuerung, Kleidungsstücken bei besonderen Notfällen. Haupttätigkeit: Weihnachtsbescherung der Armen. Beschäftigung armer Frauen mit Näharbeit.

3. **Gemeindeschwestern,** Wassertorstr. 21a in der Kirche, Vorderhaus (2—3).
4. **Krankenpflegestation III** des Evangel.-kirchlichen Hilfsvereins, Neue Grünstr. 19.
   Die Gemeinde verfügt über einige Stiftungen für Arme.

54. Sophien-Gemeinde.

1. **Armen- und Krankenpflege.**
   Vors.: die Prediger: Superint. a. D. Wuttke, C. 54, Sophienstr. 3 (9—10),
   Pastor Korth, C. 54, Sophienstr. 2 (9—10), Pastor Witte, C. 54, Sophienstr. 2
   (9—10).
   Gewährt einmalige Geldunterstützungen, Lebensmittel, Feuerung, Unterstützung
   für Badekuren; Entsendung kränklicher Kinder auf das Land.
   1908: verausgabt 1831 M. Kohlen an 245 Personen.
2. **Frauennähverein.**
   Vors.: Frau Pastor Witte.
   Fertigt Arbeiten für die Armen- und Krankenpflege.   Weihnachtsbescherungen.
3. **Suppenküche.**
   Gibt durch die Gemeindeschwestern Suppen an Kranke, Wöchnerinnen und Arme.
4. **Strick- und Nähschule,** Gr. Hamburgerstr. 28; Mittwoch und Sonnabend 2—4 unter
   Leitung der Gemeindeschwestern.
5. **Kleinkinderbewahranstalt,** Gr. Hamburgerstr. 28.   (Siehe Nr. 250 III.)
6. **Gemeindeschwestern,** Sophienstr. 2 (2—3).
7. **Krankenpflegestation V** des Evangel.-kirchlichen Hilfsvereins, Elisabethkirchstr. 21.
   Die Gemeinde verfügt über eine Anzahl von Stiftungen für Arme, sowie für
Lehrerwitwen und -töchter und für Schulkinder.
   Siehe auch Köpjohannsche Stiftung Nr. 1039 und Assessor Gregorysches
   Legat Nr. 392.

55. Stephanus-Gemeinde.

Geistliche: Pfarrer Flöß, N. 20, Prinzenallee 22, Pastor Otto, N. 20, Koloniestr. 3,
         Pfarrer Frommhagen, N. 20, Prinzenallee 74 (11—12).

1. **Frauenverein.**
   Vors.: Frau Pfarrer Flöß.
   Weihnachtsbescherung bedürftiger Familien.
2. **Knabenhort,** Gothenburgerstr. 1.   (Siehe Nr. 252 VI.)
3. **Mädchenhort,** Gothenburgerstr. 1.   (Siehe Nr. 252 VI.)
4. **Gemeindeschwestern,** Solbinerstr. 29 (½1—½2).

56. Thabor-Kirchen-Gemeinde.

Geistliche: Pastor Männling, SO. 33, Görlitzer Ufer 30/31 (9—11) und Liz. Dr. Violet,
         SO. 33, Schlesischestr. 39/40 (2—3).

1. **Frauenverein für Arme und Kranke.**
   Jeden ersten und dritten Mittwoch 8—10 Uhr abends.
   Vors.: Frau Pastor Männling.
2. **Strickschule.**   Mittwoch und Sonnabend 2—4 im Konfirmandensaal, Görlitzer
   Ufer 30/31.
   Leiterinnen: Gemeindeschwestern.
3. **Gemeindeschwestern,** Görlitzer Ufer 30/31 (2—3).
4. **Krankenpflegestation VIII** des Evangel.-kirchlichen Hilfsvereins, Lausitzer Platz 3.

57. St. Thomas-Gemeinde.

1. **Frauenverein für Armen- und Krankenpflege.**
   Vors.: Frau Pfarrer Brukenhaus, SO. 33, Mariannenufer 1.

Umfaßt:

a) Krippe, SO. 33, Mariannenufer 3. Kinder von 14 Tagen bis zu 2 Jahren werden tagsüber von Diakonissen gepflegt. b) Kleinkinderbewahranstalt, SO. 33, Mariannenufer 3. (Siehe Nr. 250 III.) c) Strickschule. Ca. 60 kleine Mädchen werden Mittwoch und Sonnabend 2—4 Uhr im Pfarrhause, Mariannenufer 1, im Stricken und Nähen unterrichtet. d) Arbeitsverein, versammelt sich alle 14 Tage im Pfarrhause und gibt armen Frauen lohnende Beschäftigung. e) Suppenverteilung an Arme und Kranke.

2. **Gemeindeschwestern,** Mariannenufer 3, pt.

3. **Krankenpflegestation** VIII des Evangel.-kirchlichen Hilfsvereins, Lausitzer Platz 3.

58. Versöhnungskirchen-Gemeinde.

1. **Diakonieverein für die Armenpflege.**
   Vors.: Pastor Schwartzkopff, N. 31, Bernauerstr. 4, Portal IV (9—10).
2. **Verein für Armen- und Krankenpflege.** (Siehe St. Elisabeth-Gem. Nr. 11.)
3. **Armen-Nähverein,** Bernauerstr. 4, Portal II, Dienstag 4½—6½.
   Vors.: Frau Pastor Schwartzkopff.
4. **Armen-Beschäftigungs-Verein.** Verkauf Bernauerstr. 4. Jährlich ein Bazar.
   Vors.: Frau Pastor Schwartzkopff.
5. **Suppenküche,** Bernauerstr. 4, Portal I, Hof, pt.
   Leiterin: Gemeindeschwester.
6. **Nähschule** für Frauen und erwachsene Mädchen, Bernauerstr. 4, Portal I, für Konfirmandinnen Mittwoch und Sonnabend 5—7 Maschinennähen und Ausbessern; für erwachsene Mädchen und Frauen Donnerstag 7½—9½.
7. **Handarbeitsschule** für Konfirmierte, Bernauerstr. 4, Portal I. Dienstag und Freitag 2—4.
8. **Näh- und Strickschule,** Bernauerstr. 4, Portal I. Montag und Donnerstag 2—4.
   Leitung: Gemeindeschwestern.
9. **Krippe,** Bernauerstr. 4, Portal I.
   Leiterin: Gemeindeschwester.
   Pflegegeld wöchentlich 1,50 M.
10. **Gemeindeschwestern,** Bernauerstr. 4, Portal I (2—3).
11. **Krankenpflegestation** V des Evangel.-kirchlichen Hilfsvereins, N. 28, Elisabethkirchstr. 21.

59. Zions-Gemeinde.

1. **Armenkommission** aus Mitgliedern des Gemeinde-Kirchenrats und der Gemeinde-Vertretung.
   Vors.: Pastor Franke, N. 37, Schönhauser Allee 5 (9—10).
   Unterstützt mit Naturalien und Geld.
   1907: 5718 M. verausgabt.
2. **Frauenverein Armenhilfe.**
   Vorst.: Frau Pastor Liz. Dr. Gelderblom, N. 37, Zionskirchstr. 29.
   Unterstützt Familien zu Weihnachten.
3. **Frauenverein Zion.**
   Vors.: Superintendent Dr. Conrad, N. 37, Griebenowstr. 15.
   Unterstützt alleinstehende alte Frauen.
4. **Frauenverein Oberlin.**
   Vors.: Frau Prediger Kolbe, N. 37, Fehrbellinerstr. 85.
   Beschenkt alte Frauen zu Weihnachten mit Kleidungsstücken.

5. **Kleinkinderschule,** Griebenowstr. 16. (Siehe Nr. 250 III.)
6. **Suppenküche,** Griebenowstr. 16 (Sonnabend 7—9).
7. **Gemeindeschwestern,** Griebenowstr. 16.
8. **Krankenpflegestation IX** des Evangel.-kirchlichen Hilfsvereins, Schönhauser Allee 39 a.
   Die Gemeinde verfügt über ein Legat zur Weihnachtsbescherung armer Kinder.

60. Zwingli-Gemeinde.

Geistliche: Pfarrer Lehmpfuhl, O. 17, Rotherstr. 3 (9—11); Pastor Reese, Stralauer
Allee 36 (9—11).
1. **Kirchliche Armenpflege.**
   Vors.: Frau Pfarrer Lehmpfuhl.
   Unterstützt arme Gemeindemitglieder.
2. **Oberlin-Nähverein.**
   Vors.: Frau Tabbert, O. 17, Mühlenstr. 4/5.
   Zweck: Unterstützung armer Gemeindemitglieder mit Lebensmitteln und Kohlen.
3. **Gemeindeschwestern,** Hohenlohestr. 20.

61. Zwölf-Apostel-Gemeinde.

1. **Kirchl. Armen- und Krankenpflegeverein.**
   Vors.: Konsistorialrat Büttner, W. 57, An der Apostelkirche 15 (9—10).
   Gibt Unterstützungen an Geld, Nahrungsmitteln, Feuerung und besonders Suppen.
2. **Beschäftigungsverein.**
   Vors.: Fräulein von Westphalen, W. 30, Elßholzstr. 9.
   Gibt Näharbeit an erwerbsschwache Frauen und verkauft die Sachen.
3. **Strick- und Nähschule** für arme Kinder.
   Vors.: Fräulein von Westphalen, W. 30, Elßholzstr. 9.
4. **Nähverein.**
   Liefert Wäsche und Kleidungsstücke an Arme. Gesuche an die Gemeindeschwestern
   oder Freifrau von Richthofen, W. 35, Genthinerstr. 16.
5. **Suppenverein.**
   Leiterin: Frau Müller, W. 35, Potsdamerstr. 39.
6. **Gemeindeschwestern,** Pallasstr. 14 (2—3).
7. **Krankenpflegestation VII** des Evangel.-kirchlichen Hilfsvereins, Lützowstr. 13.
   Die Gemeinde verfügt über eine Anzahl von Stiftungen für Arme.

Von der Landeskirche unabhängige evangelische Gemeinden.

62. Evangelische Brüdergemeine.

Gewährt bedürftigen Gemeindemitgliedern Geldunterstützung und gibt ihnen
billige Wohnungen in den der Gemeinde gehörigen Häusern.
Meldungen an Pastor Römer, SW. 48, Wilhelmstr. 136.

63. Evangelisch-lutherische Gemeinde.

(Unter dem Ober-Kirchen-Kollegium in Breslau.)

Geistliche: Superintendent Brachmann, S. 14, Annenstr. 53 (9—11); Pastor Schott,
N. 31, Usedomstr. 11; Pastor Beyreiß, Wilmersdorf, Nassauischestr. 17/19.
Armen- und Krankenpflege durch das Pfarramt und die Kirchenvorsteher mit Hilfe
von 3 Diakonissen. Jährlich werden 4500 M. für Armenpflege und 2500 M. für
die Diakonissenstation verwendet.

64. Jesuskirchengemeinschaft.

Prediger: Stadtmissionsinspektor Pastor M. Braun, S. 42, Wassertorstr. 37 a.

1. **Verein „Bete und arbeite".**
> Vors.: Frau Julie Opitz, Alexandrinenstr. 125.
> Fertigt Wäsche für den Weihnachtsbazar. Ertrag ca. 200 M.

2. **Stiller Verein.**
> Vors.: Frau Lindenhahn, Schöneberg, Grunewaldstr. 109.
> Fertigt Näharbeit für eine Lotterie zum Besten der Armen der Gemeinde. Ertrag ca. 500 M.

3. **Weihnachtsbazar** zum Besten einer Armenbescherung. Ertrag ca. 3000 M.

4. **Maria=Martha=Verein.**
> Vors.: Frl. Hedwig Opitz, SW. 13, Alexandrinenstr. 125.
> Fertigt Kleidungsstücke für Arme.
> Erholungsheim in Kersdorf=Briesen i./M. siehe Nr. 737.

Verschiedene Kirchengemeinden.

65. Neu=Apostolische Gemeinde.

Die **Armenpflege** wird durch die Diakonen unter Leitung der Vorsteher ausgeübt. Zuweilen werden auch Nichtangehörige der Gemeinde unterstützt.
Vorsteher: A. Woike, NO. 55, Esmarchstr. 12; A. Koch, W. 64, Behrenstr. 52; E. Klose, NW. 87, Waldstr. 29; A. Zander, S. 59, Urbanstr. 48; A. Walter, Schöneberg, Colonnenstr. 61; J. Teske, W. 30, Frankenstr. 4 (Schöneberg); H. Wegener, Lichtenberg, Pfarrstr. 53.

66. Katholisch=Apostolische Gemeinden.

Vorsteher der Kapellen: 1. C. Rothe, S. 42, Ritterstr. 15; 2. A. Schandert, N. 37, Zionskirchstr. 15; 3. O. Kohl, O. 34, Weidenweg 86; 4. O. Baltzer, W. 30, Winterfeldtstr. 17; 5. J. König, N. 39, Müllerstr. 14 a.
Die **Armenpflege** in den Gemeinden wird von den Gemeinde=Diakonen besorgt.

67. Baptisten=Gemeinden.

Die **Armenpflege** in den Gemeinden liegt den dazu erwählten Diakonen ob. Gesuche zu richten an die Prediger der 10 Gemeinden.

68. Bischöfliche Methodisten=Gemeinden.

Ausschuß von Männern und Frauen für die Armenpflege in jeder der 4 Gemeinden. An der Spitze stehen die 4 Prediger.
Unterstützungen mit Geld und Naturalien. Mittel: ca. 1000 M. jährlich.

69. American Church.

The American benevolent fund.
Vors.: Rev. Dr John R. Crosser, W. 30, Viktoria Luise=Platz 10.
Unterstützung notleidender Amerikaner, welche als Ausländer keinen Anspruch auf städtische Beihilfe haben. Beschaffung von Arbeit. Rücksendung in die Heimat.
1908: 39 Personen mit 5311 M. unterstützt.

70. St. George's Church.

1. Bedürftige in Berlin lebende Engländer werden durch Prediger Fry, Charlottenburg, Savignyplatz 7, unterstützt.

2. **Ladies' Working Party,** jährlich während der Advents- und Fastenzeit.
Vors.: Prediger Fry.
Anfertigung von Kleidungsstücken für Arme, die zum großen Teil zur Weihnachts-bescherung des Kaiser und Kaiserin Friedrich-Kinderkrankenhauses geschenkt werden.
Association of the relief of British subjects in distress siehe Nr. 1002.
Home for British and American Governesses siehe Nr. 134.

71. Französisch-reformierte Gemeinde. (Personal-Gemeinde.)

1. **Armenpflege.** Geleitet von dem Konsistorium der französischen Kirche, N. 24, Friedrichstr. 129. Anträge an das Konsistorium oder an die 5 Geistlichen. (Näheres siehe Anhang: „Einiges über die Grundsätze der Berliner städtischen Armen-verwaltung.")
Französische Kirche der Friedrichstadt: Prediger Nicole, W. 30, Win-terfeldtstr. 23.
Französische Klosterkirche: Pastor Devaranne, C. 2, Klosterstr. 43 (2—3); Pastor de Bourbeaux, C. 2, Klosterstr. 43 (2—3).
Französische Kirche der Luisenstadt: Pastor Péronne, SO. 16, Runge-straße 14 (9—10).
Französische Hospital-Kapelle: Pastor William, N. 24, Friedrichstr. 129 (9—10).

2. **Armenbäckerei.**
Aus den Zinsen der Stiftung wurde früher den Armen Brot geliefert, jetzt erhalten sie Barunterstützungen. Ca. 2200 M.

3. **Suppenanstalt** (Marmite). Kapital: 13 248 M.
Gibt jetzt Geldunterstützungen.

4. **Krankenpflegestation** IV des Evangel.-kirchlichen Hilfsvereins, Wilhelmstr. 7.
Die Gemeinde verfügt über eine Reihe von Stiftungen für Arme.
Das Waisenhaus und Kinderhospital der Gemeinde siehe Nr. 261.
Die Versorgungsanstalten siehe unter „Wohnung" Nr. 170, 171, 201.

Zum Besten evangelischer Kirchengemeinden besteht der

72. Oberlin-Ortsverein für die Stadt Berlin.

(Unter dem Protektorat der Kaiserin.)

Vors.: Superintendent Steinbach, W. 56, Oberwallstr. 21.
Zweck: Begründung und Einrichtung von Oberlin-Stationen für Gemeinde-pflege und Kleinkinderschule in den Kirchengemeinden Berlins. Ev. Einrichtung von Krippen.
Bei Gründung solcher Stationen bildet sich mit einem Kurator an der Spitze, meist einem Geistlichen der Parochie, ein Vorstand von Frauen, welcher den lei-tenden Diakonissen (aus dem Oberlinhause in Nowawes bei Potsdam) zur Seite steht und nach Möglichkeit die Mittel zur Erhaltung der Station herbei-schafft. Anfänglich deckt der Oberlin-Ortsverein die Hauptkosten, nach und nach verwalten und unterhalten die Stationen sich selbständig.
Z. Z. bestehen 16 Stationen, und zwar in der Andreas- (Doppelstation), Auferstehungs-, Dankeskirchen-, Friedenskirchen-, Heilands-, Heilig-Geist-, Jo-hannes- (Doppelstation), Lazarus-, Markus-, Melanchthon-, Petri-, Pfingst-, Zions-, Zwingli-Gemeinde. (Siehe diese bei den betreffenden Gemeinden, Seite 4—25, wo die Institutionen aber nicht als Oberlin-Stationen angeführt sind.)

IV. Wohlfahrtseinrichtungen der Französischen Kolonie in Berlin.

Die französische Kolonie sorgt in der Regel mit ihren reichlichen Gemeinde- und Stiftungsmitteln in ausreichender Weise für bedürftige Angehörige der Kolonie. Angehöriger ist, wer in den Mitgliederlisten der Kolonie geführt verzeichnet steht, oder wer, ohne darin verzeichnet zu sein, den Nachweis der Abstammung von einem 1685 seines evangelischen Glaubens wegen aus Frankreich vertriebenen Stammvater erbringen kann, auch wenn dieser nicht in Berlin ansässig gewesen ist. Solche Angehörige der Kolonie haben einen — wenn auch rechtlich nicht erzwingbaren, aber tatsächlich regelmäßig anerkannten — Anspruch auf Unterstützungen aus den Mitteln der Französischen Gemeinde, die von dem Konsistorium der Gemeinde verwaltet werden. Hilfesuchende sind zweckmäßigerweise an einen der fünf Geistlichen zu verweisen (siehe diese Nr. 71). Im übrigen vgl. auch Anhang (Einiges über die Grundsätze der städtischen Armenverwaltung).

Das Waisenhaus und Kinderhospital siehe Nr. 261, die Versorgungsanstalten unter „Wohnung", Nr. 170, 171, 201.

V. Wohlfahrtseinrichtungen in den katholischen Pfarreien.

Die Armenpflege in den katholischen Pfarreien wird durch die über die einzelnen Pfarreien sich erstreckenden Konferenzen des St. Vincenz-Vereins (siehe diese Nr. 82 und 83) ausgeübt.

Die Ambulante Krankenpflege in den einzelnen Pfarreien siehe Nr. 596.

Andere katholische Wohlfahrtseinrichtungen siehe unter den einzelnen Kapiteln in Abschnitt VII des Buches.

Den Katholischen Charitas-Verband für Berlin und Vororte siehe Nr. II B Seite 3.

VI. Wohlfahrtseinrichtungen der jüdischen Gemeinde.

73.   **A. Armen-Kommission.**

Vorf.: Dr. med. Wilhelm Feilchenfeld.

Geschäftsstelle: C. 2, Rosenstr. 2/4.

Die Armenpflege der jüdischen Gemeinde zu Berlin liegt der Armen-Kommission ob. Die jüdische Gemeinde zu Berlin umfaßt Berlin und alle Vororte. Die Armenkommission erledigt ihre Geschäfte a) im Plenum, b) in 5 Abteilungen.

Das Plenum, dessen Vorsitzender der ihm angehörende Abgeordnete des Gemeindevorstandes ist, stellt die Etats auf, wählt die Ausschüsse und erledigt alle den Abteilungen nicht zugewiesenen, besonders alle prinzipiellen Angelegenheiten. Der Vorsitzende kann bestimmen, daß in den Abteilungen bereits bearbeitete Gesuche im Plenum nochmals zur Beratung kommen. Er kann in dringenden Fällen ohne vorhergegangene Untersuchung Unterstützungen bis 20 M. bewilligen. Beträge, welche 30 M. übersteigen, sind auf Antrag der Abteilungen vom Vorsitzenden der Armenkommission in Gemeinschaft mit den 5 Abteilungsvorstehern zu bewilligen.

Von den Abteilungen besteht jede aus mindestens zehn auf drei Jahre aus den stimmfähigen Gemeindemitgliedern gewählten Mitgliedern; auch Frauen können zur Mitarbeiterschaft herangezogen werden und mit beratender Stimme an den Sitzungen der Abteilungen teilnehmen. Jeder Abteilung ist ein bestimmter Bezirk des Gemeindegebietes überwiesen. Sitzungen alle zwei Wochen. Der Vorsitzende wird aus den Mitgliedern für das Kalenderjahr gewählt.

Die Entscheidung über Unterstützungsgesuche erfolgt durch die Abteilungen, jedoch können endgültig im einzelnen Fall nur Beträge von höchstens 30 M. bewilligt werden.

Die Armenkommission gewährt:

1. einmalige Unterstützungen, 2. laufende Unterstützungen, und zwar a) auf bestimmte Zeit, b) auf unbestimmte Zeit. Unterstützungen auf bestimmte Zeit dürfen nur auf längstens sechs Monate bewilligt werden.

In der Regel sollen Unterstützungen nur solchen Personen gewährt werden, welche seit mindestens zwei Jahren ununterbrochen in Berlin wohnen, Ausnahmen können nur auf besondere Anordnungen von Geschenkgebern und in bringenden Fällen gemacht werden, wenn ⅓ der Anwesenden dafür stimmen. Laufende Unterstützungen werden eingestellt, solange der Unterstützte in geschlossener Pflege ist; über die Fortzahlung laufender Unterstützungen auf unbestimmte Zeit ist mindestens alljährlich neu zu beschließen.

Über Bewilligungen durch den Vorsitzenden des Plenums siehe oben.

Einmalige Unterstützungen werden gewährt zur Beseitigung oder Linderung eines augenblicklichen Notstandes. Ihre Höhe ist nach keiner Richtung begrenzt, der geringste Betrag in der Regel 10 M. Wenn begründete Aussicht vorhanden ist, daß der Bittsteller durch die Unterstützung in den Stand gesetzt wird, sich in Zukunft selbst zu ernähren, werden auch erheblichere Beträge bewilligt.

Laufende Unterstützungen erhalten nur solche Personen, welche dauernd oder doch für längere Zeit erwerbsunfähig sind. Die Unterstützung wird entweder auf bestimmte oder auf unbestimmte Zeit bewilligt. Letzterenfalls gilt sie als bis zum Schlusse des Etatsjahres (31. März) gewährt, bei welchem über die Fortgewährung beschlossen wird, ohne daß es eines neuen Gesuchs bedarf. Auch die Höhe der laufenden Unterstützungen ist nicht begrenzt.

Die Armenkommission gewährt auch Kranken Unterstützungen zu Badereisen und Landaufenthalten, wenn der zu Unterstützende nach ärztlichem Gutachten voraussichtlich geheilt werden und nach Wiederherstellung imstande sein wird, sich selbst zu ernähren.

Bei allen Unterstützungen wird davon ausgegangen, daß die Armenpflege der jüdischen Gemeinde nicht die öffentliche Armenpflege ersetzen, sondern sie ergänzen soll.

Die Mitglieder der Kommission sollen sich in möglichst genauer Kenntnis der Verhältnisse der Unterstützten erhalten. Sie dürfen bei der Ermittlung bei Notständen, die sofortige Abhilfe erheischen, sofort eine Unterstützung bis zu 10 M. gewähren, jedoch ist der Abteilung behufs Entlastung Bericht davon zu erstatten.

Der Armenkommission stehen für ihre Zwecke zur Verfügung: 1. die Zinsen des eisernen Fonds und der von ihr verwalteten Spezialstiftungen; 2. die eingehenden Geschenke, Vermächtnisse usw.; 3. die regelmäßigen Beiträge und 4. die Zuschüsse der Gemeinde.

Die Unterstützungsgesuche sind in der Regel schriftlich im Bureau einzureichen. Ausnahmsweise, z. B. von Schreibunkundigen, können sie dort mündlich zu Protokoll erklärt werden. Über die Gesuche entscheidet die Abteilung, welche alle 2 Wochen, bzw. der Vorsitzende der Kommission mit den 5 Abteilungsvorstehern oder das Plenum, welche mindestens einmal vierteljährlich Sitzungen abhält. Einen Bescheid erhalten in der Regel nur diejenigen Bittsteller, deren Gesuchen stattgegeben ist.

Es bestehen bei der Armenkommission verschiedene Ausschüsse, welche besondere Arten der Armenpflege selständig ausüben:

I. Ausschuß für verschämte Arme.

Besteht aus acht Mitgliedern, die unter Vorsitz des Armenkommissionsvorsitzenden in zwei Abteilungen arbeiten. Der Ausschuß ist zur Amtsverschwiegenheit über seine Beratungen und Entscheidungen (auch den Abteilungen und dem Plenum gegenüber) verpflichtet; er führt in den Kassenanweisungen die Namen der Unterstützten nur mit den Anfangsbuchstaben auf.

Auf einstimmigen Beschluß kann der Ausschuß der Zentralstelle (siehe Nr. 1304) von einer von ihm gewährten Unterstützung Mitteilung machen.

Bittsteller, welche aus öffentlichen Kassen bereits unterstützt worden sind, sollen nur in ganz besonderen Fällen aus dem Fonds für verschämte Arme Unterstützungen erhalten. Die Beschränkung auf den Höchstbetrag von 30 M. gilt für diesen Ausschuß nicht.

II. Ausschuß für Mazzoth-Verteilung.

Er gewährt unbemittelten Juden Mazzoth für das Passahfest. Meldungen persönlich in der Geschäftsstelle der Armenkommission, und zwar ungefähr vier Wochen vor dem Feste an den durch Anschlag in der Geschäftsstelle bekanntgemachten Tagen.

III. Jahrzeit- und Stiftungs-Ausschuß.

Es liegt ihm ob, die stiftungsmäßigen gottesdienstlichen Verrichtungen anzuordnen und die Ausführung der von den Wohltätern für ihre Spenden getroffenen Bestimmungen zu überwachen.

Die Bestellung der für die Verrichtungen bestimmten Personen nach einer Liste, Meldungen für diese schriftlich in der Geschäftsstelle.

IV. Ausschuß zur Speisung von Gefangenen.

Hat für die rituelle Speisung in Haft befindlicher Glaubensgenossen zu sorgen, soweit dies behördlicherseits zugelassen wird.

IV ist jetzt mit II vereinigt.

74.   ## B. Fürsorge-Kommission.

Selbständige Verwaltungs-Kommission, die ihre Mittel durch die Gemeinde erhält.
Vors.: Justizrat Timendorfer.
Geschäftsstelle: C. 2, Rosenstr. 2/4.

Ihre Fürsorge erstreckt sich auf entlassene Straf- und Untersuchungsgefangene, auf die Familien der Inhaftierten, auf verwahrloste Kinder und auf Prostituierte. Die Strafgefangenen erhalten bei ihrer Entlassung event. Kleidungsstücke und Handwerkszeug, Schlafstelle und Speisemarken für die jüdische Volksküche. Hauptzweck ist die Verschaffung geeigneter Beschäftigung.

Für jeden Entlassenen wird ein Pfleger ernannt, an den er sich mit allen seinen Anliegen zu wenden hat, und der ihn auch nach der Unterbringung in unauffälliger Weise beobachtet. Es werden auch Pfleglinge an auswärtige Arbeitsstätten oder in ihre Heimat befördert, jugendliche in Lehrstellen untergebracht.

Für jede Familie eines Inhaftierten, die sich an die Kommission wendet, wird gleichfalls ein Pfleger bestellt. Die Kommission unterstützt die Ehefrauen bei Unterbringung der Kinder in Lehr- und andere Stellen und sucht bei langjährigen Freiheitsstrafen der Ehemänner die Frauen in den Stand zu setzen, sich und die Kinder selbst zu ernähren.

Kinder, die verwahrlost sind, oder bei denen Verwahrlosung zu befürchten ist, werden in Erziehungsanstalten oder in geeigneten Familien untergebracht.

Meldungen für die Fürsorge-Kommission sind mündlich oder schriftlich in der Geschäftsstelle anzubringen; Straf- und Untersuchungsgefangene können sich der Vermittlung des jüdischen Seelsorgers der betreffenden Anstalt bedienen.

75. C. Waisen-Kommission.

Vors.: San.-R. Dr. Stern.

Geschäftsstelle: N. 24, Oranienburgerstr. 29.

Sie ist eine selbständige Verwaltungs-Kommission der jüdischen Gemeinde, der die Mittel aus dem etatmäßigen Zuschuß der Gemeinde und dem Zinsertrage von Legaten und Schenkungen zufließen.

Ihre Aufgabe besteht in der Fürsorge für Verpflegung und Erziehung der hiesigen jüdischen Gemeinde angehöriger, verwaister oder verlassener, der Armenpflege der Gemeinde anheimfallender Kinder.

Für die Tätigkeit der Kommission sind die gleichen Grundsätze gültig wie für die städtische Waisenverwaltung. Die Mutter ist gehalten, für eins ihrer Kinder selbst zu sorgen; wenn sie jedoch durch Kränklichkeit in ihrer Erwerbstätigkeit beeinträchtigt oder gehindert ist, wird bei Bemessung der Unterstützung Rücksicht genommen.

Die Kinder werden teils bei Pflegeeltern untergebracht, teils bei den Müttern gegen ein monatliches Pflegegeld belassen.

Extrafonds für entlassene Waisenmädchen ca. 50 000 M.

Waisenhaus der jüdischen Gemeinde (Reichenheimsches) siehe Nr. 286.

76. D. Kommission zur Unterstützung hilfsbedürftiger durchreisender Juden.

Diese zur Bekämpfung der Wanderbettelei eingesetzte Kommission erhält ihre Mittel ausschließlich von der Gemeinde. Sitzungen jeden Montag, Dienstag, Mittwoch und Donnerstag 11—12, C. 2, Rosenstr. 2.

Die Kommission befördert unbemittelte Durchreisende nach ihrer Heimat oder nach Orten, an denen sie nachweislich Unterkommen oder Beschäftigung haben.

Meldungen müssen mindestens eine Stunde vor Beginn der Sitzung persönlich in der Geschäftsstelle erfolgen. Im Falle der Bewilligung der Gesuches wird der Bittsteller durch einen Beamten der Kommission zur Bahn befördert. Er erhält dort das Eisenbahnbillett und ein Zehrgeld. Erforderlichenfalls werden auch Kleidungsstücke gewährt.

Die Zentralstelle für die Wohltätigkeitsanstalten in der Jüdischen Gemeinde siehe Nr. 1304.

Den Verband für jüdische Wohltätigkeitspflege in Berlin siehe Seite 3, C.

Die Auskunftstelle für die Wohltätigkeitsanstalten der jüdischen Gemeinde siehe Nr. 1287.

Die andern, hier nicht genannten Wohlfahrtseinrichtungen der jüdischen Gemeinde, insbesondere die von ihr verwalteten oder beaufsichtigten Stiftungen und Anstalten, sind in den einzelnen Kapiteln in Abschnitt VII des Buches angeführt.

VII. Die übrigen Wohlfahrtseinrichtungen Berlins in systematischer Anordnung.

Vorbemerkung.

Die Worte „Siehe ferner" am Schluß der Kapitel weisen auf solche Einrichtungen hin, die außer dem in der betreffenden Kapitelüberschrift angegebenen Zweck noch weiteren Zwecken dienen und an anderen Stellen des Buches eingeordnet sind.

1. Kapitel.

Armenpflege und soziale Fürsorge allgemeiner Art.

A. Im allgemeinen.

77. Verein gegen Verarmung.

Geschäftsstelle: Deutscher Dom, W. 8, Gensdarmenmarkt.

Vors.: Bürgermeister Dr. Reicke, W. 10, Lützowufer 1.

Zweck: a) Schutz gegen Verarmung und Aufhilfe von Verarmten, b) Unterstützung auch ohne Aussicht auf Aufhilfe in Fällen, wo der notwendige Lebensunterhalt anderweitig nicht beschafft werden kann.

Der Verein ist nach Stadtbezirken in 68 Lokalverbände gegliedert, die von Lokalkomitees (an deren Spitze je ein Vorsitzender) geleitet werden. (Siehe unten.)

Die Unterstützungen werden nur an Berliner Ortsangehörige gegeben oder an solche Nichtortsangehörige, welche z. Z. ihrer Ankunft in Berlin in guter Vermögenslage waren und durch unvorhergesehene Unglücksfälle in Not geraten sind. Empfänger von laufenden oder wiederholen städtischen Unterstützungen sollen im allgemeinen ausgeschlossen sein. Doch werden Ausnahmen gemacht bei solchen Bittstellern, die nur vorübergehend die öffentliche Armenpflege in Anspruch genommen haben, wenn die Lage des Falles ergibt, daß durch Eingreifen des Vereins der augenblicklichen Notlage abgeholfen werden kann.

Die Unterstützungen bestehen: a) in einmaligen und laufenden Beihilfen, welche nach zweifacher Recherche in den Sitzungen der Lokalkomitees bewilligt werden. Der Vors. ist ermächtigt, in Übereinstimmung mit beiden Recherchenten sofort bis 15 M. auszuzahlen; b) in Darlehen, für welche ein Bürge nicht immer erforderlich ist; c) in Bewilligung von Nähmaschinen gegen Abzahlung (1—4 M. monatlich) an Frauen, welche schon nähen können, Arbeit haben und gesundheitlich zu Näharbeit taugen.

Der Verein übernimmt ferner Recherchen für Privatwohltäter, welche ihm an sie gerichtete Bittgesuche überweisen.

Eine Sonderabteilung des Vereins bildet die

Fürsorge für Kranke und Genesende. Vors.: Stadtrat Münsterberg. Ihre Aufgabe ist, durch rechtzeitiges Eingreifen zu bewirken, daß erkrankten Personen, welchen die Mittel zu der zur Herstellung erforderlichen Kur oder sonstigen Pflege fehlen, diese ermöglicht werde. Diese Fürsorge erstreckt sich in erster Linie auf Männer und Frauen, welche die Ernährer einer Familie sind, doch auch auf alleinstehende Personen, die sich den eigenen Unterhalt erwerben. Als Mittel dieser Fürsorge kommen vorzugsweise in Betracht: Die Aufnahme in Heil- oder Pfleganstalten, bzw. Genesungsheimen, Landaufenthalt, Badekuren; ebenso eine längere Zeit andauernde Unterstützung, sei es um den Kranken häusliche Pflege zu ermöglichen, sei es um in seiner Abwesenheit die von ihm abhängige Familie vor Not zu schützen.

Gesuche dieser Art sind zu richten an die „Sonder-Kommission des V. g. Verarmung zur Fürsorge für Kranke und Genesende", Deutscher Dom, W. 8, Gensdarmenmarkt.

Andere Gesuche an die Geschäftsstelle; sie müssen 1. vom Ehemann geschrieben werden, sofern es sich nicht um Witwen, eheverlassene Frauen oder unverehelichte Bittstellerinnen handelt; 2. vom Ehemann und der Frau enthalten: Vor- und Zunamen, Geburtstag und -ort, Stand (von Frauen auch den Geburtsnamen); 3. von Witwen und eheverlassenen Frauen auch obige Angaben von sich und ihren verstorbenen oder sich anderweit aufhaltenden Ehemännern. Gesuche, die diesen Anforderungen nicht genügen, erfolgen zurück.

1908: Vereinsvermögen 607 908 M., einmalige Beihilfen 88 741 M., laufende Unterstützungen 2010 M. (zusammen an 4295 Personen), Fürsorge für Kranke und Genesende 4335 M., Nähmaschinen 2315 M. (28 Maschinen).

Verzeichnis der Vorsitzenden der Lokal-Komitees.

Stadtbez.		Stadtbez.	
1—2	Drechsel, Propststr. 1.	122—124	Dr. v. Laszewski, Ritterstr. 15.
3	Stemler, Stralauerstr. 50.	125	Weber, Sebastianstr. 4.
4—5	Drechsel, Probststr. 1.	126	Dr.Hennies,Dresdenerstr.72/73.
6—8	Lemp, Breitestr. 5.	127	Lenz, Ritterstr. 45.
9—10	Hensel, Niederwallstr. 34.	128	Dr.Hennies, Dresdenerstr.72/73.
11—14	Vogel, Mittelstr. 28.	129	Lenz, Ritterstr. 45.
15—20	D. Dr Kind, Prediger, Kronenstr. 70.	130—131	Dr.Hennies, Dresdenerstr.72/73.
21—23	Hellriegel, Kochstr. 5.	132—134	Weber, Sebastianstr. 4.
24	D. Dr Kind, Prediger, Kronenstr. 70.	135	Dr.Hennies, Dresdenerstr.72/73.
25—26	Hellriegel, Kochstr. 5.	136—142	Posner, Schmidstr. 38.
27—28	Wolff, Belle-Allianceplatz 11a.	143—144	Schnell, Wallstr. 16.
29—30	Wolf, Bergmannstr. 58.	145—146	Niedlich, Gr. Frankfurterstr.87.
31—51	Trott, Grunewaldstr. 108.	147—151	Zepernick, Langestr. 108.
52—62	Wolf, Bergmannstr. 58.	152	Niedlich, Gr.Frankfurterstr.87.
63—73	Rößlein, Plan-Ufer 12.	153—161	Dr Laßner, Gr. Frankfurterstr. 111.
74—78	Dr.Torge,Pastor,Hasenheide 56.	162—165	Reisel, Krautstr. 49.
79—81	Jakobey, Pastor, Reichenbergerstr. 180.	166	Leißring, Fruchtstr. 72.
82—86	Bayrhoffer,Mariannen-Ufer1	167	Fengler, Stralauer Allee 35.
87—94	Walde, Britzerstr. 15.	168—174	Leißring, Fruchtstr. 72.
95—98	Bayrhoffer,Mariannen-Ufer1.	175	Lenz, Frankfurter Allee 118.
99—102	Pfister, Manteuffelstr. 10.	176—177	Dr Krüger, Revalerstr. 4.
103—104	Wiechert, Zeughofstr. 12/15.	178—179	Lenz, Frankfurter Allee 118.
105—106	Günther, Köpenickerstr. 2.	180—181	Koch, Samariterstr. 41.
107—109	Sprenger, Sorauerstr. 25.	182	Niedlich, Gr.Frankfurterstr. 87.
110—113	Zeitler, Muskauerstr. 6.	183	Kuhn, Linienstr. 5.
114—116	Dr. v. Laszewski, Ritterstr. 15.	184—188	Hoier, Höchstestr. 31.
117—118	Wolff, Belle-Allianceplatz 11a.	189a, d / 190 a, d / 191 }	Franzke,LandsbergerAllee 21/23.
119—120	Dr. v. Laszewski, Ritterstr. 15.	189 b, c / 190b,c,e }	Pege, Straßmannstr. 34.
121	Lenz, Ritterstr. 45.		

Stadtbez.

192—194 Davidsohn, Landsbergerstr. 77.
195—200 Kuhn, Linienstr. 5.
    201 Nieblich, Gr. Frankfurterstr. 87.
202—205 Griebe, Hirtenstr. 6.
206—210 Martin, Linienstr. 66.
    211 Helmrich, Auguststr. 70.
212—214 Stahl, Auguststr. 29.
215—217 Helmrich, Auguststr. 70.
218—220 Franck, Lothringerstr. 7.
221—226 Faust, Christinenstr. 13.
    227 Schelsky, Elsasserstr. 14.
228—231 Schneider, Anklamerstr. 29.
232—236 Michaelis, Ruppinerstr. 8.
237—240 Frank, Lothringerstr. 7.
241—243 Schaerber, Weißenburgerstr. 53.
    244 Handke, Lottumstr. 12.
245u. 250 Emden, Rhinowerstr. 5.
246—247 Stolle, Dunckerstr. 18.
248—249 Nezold, Wichertstr. 10.
251—254 Krüpfganz, Lichtenberg,
    Frankfurter Chaussee 113.
255—256 Schelsky, Elsasserstr. 14.
257—261 Schaub, Ackerstr. 134.

Stadtbez.

262—265 Maaß, Gartenplatz 2/3.
    266 Schaub, Ackerstr. 134.
267—268 Maaß, Gartenplatz 2/3.
    269 Schelsky, Elsasserstr. 14.
270—274 Müller, Linienstr. 127.
275—278 Heinze, Neue Hochstr. 17.
279—282 Ritter, Luisenstr. 16.
    283 Vogel, Mittelstr. 28.
284—290 Brasch, Altonaerstr. 16.
291—295 Schaller, Embenerstr. 43.
296—304 Knorrek, Alt-Moabit 84a.
305—306 Höflein, Dalldorferstr. 23.
307—309 Gillmann, Seestr. 61.
310—312 Neubauer, Seestr. 63.
    313 Heyne, Reinickendorferstr. 64.
    314 Neubauer, Seestr. 63.
315—316 Heyne, Reinickendorferstr. 64.
317—318 Höflein, Dalldorferstr. 23.
319—322 Blankenburg, Badstr. 54.
323—325 Ulfert, Martin-Opitzstr. 1.
323 a, b Maecker, Christianiastr. 11.
326 a/c Volkmann, Freienwalderstr. 24.

Unter Verwaltung des Vereins gegen Verarmung, jedoch unter selbständigem Kuratorium, zu dem der Oberbürgermeister und Stadtverordneten-Vorsteher gehört, steht

die Straßmann-Stiftung. Kapital: ca. 31 000 M.

Zweck: Unterstützung (meist laufend) solcher Personen, die nicht von der öffentlichen Armenpflege unterstützt werden, und bei welchen vertrauliche Behandlung der Angelegenheit angebracht erscheint, besonders wenn durch körperliche Gebrechen die Erwerbsfähigkeit beschränkt ist und gänzlicher Verarmung vorgebeugt werden soll.

Bewerbungen z. Z. aussichtslos.

78. Zentrale für private Fürsorge (vormals Auskunftstelle der Deutschen Gesellschaft für ethische Kultur.)

Geschäftsstelle: W. 64, Unter den Linden 16, Qu. III (9—7). Besondere Sprechstunden für Hilfesuchende: Montag, Dienstag und Freitag 4½—7.

Vors.: Dr. Albert Levy, W. 62, Wichmannstr. 14. (Sprechstunden in der Geschäftsstelle Mittwoch und Sonnabend 1—3.)

Stellv. Vors.: Fräulein Luise Roloff, W. 62, Kleiststr. 9.

Zweck: a) Hilfsbedürftigen aller Kreise beizustehen durch schriftliche oder mündliche Beratung und durch eine von sozial-ethischen Gesichtspunkten getragene persönliche Fürsorge, die sich auf sorgfältige Prüfung der Verhältnisse stützt; b) Personen, die anderen Hilfe leisten wollen, über die hierzu geeigneten Mittel und Wege zu unterrichten; c) Bittgesuche, die zur Begutachtung überwiesen werden, zu prüfen und über die Bittsteller auf Grund des vorhandenen oder des erst zu beschaffenden Materials Auskunft zu geben; d) Personen, die in sozialer Arbeit, insbesondere der Armenpflege, wirken wollen, methodische Anleitung und Schulung zu geben; e) alle auf die Wohlfahrtseinrichtungen von Groß-Berlin bezüglichen Drucksachen, Berichte, Mitteilungen usw. planmäßig zu sammeln, zu Veröffentlichungen zusammenzufassen und das Publikum anzuregen, von diesem Material ausgiebigen Gebrauch zu machen.

Die Tätigkeit der Zentrale vollzieht sich dieser Zweckbestimmung gemäß im wesentlichen in folgender Weise: Die Hilfsbedürftigen, resp. diejenigen, welche sich im Interesse von Hilfsbedürftigen an die Zentrale wenden, werden auf Grund der genauen Kenntnis aller einschlägigen Verhältnisse zunächst auf das eingehendste beraten. Da diese Raterteilung aber nur in einzelnen Fällen genügt, um eine wesentliche Verbesserung der Lage herbeizuführen, so folgt in den meisten Fällen ersten Besprechung in der Geschäftsstelle eine umfassende Prüfung der Verhältnisse, um ein zuverlässiges Bild der betreffenden Persönlichkeiten und ihrer Lage gewinnen, an die sich dann in allen geeigneten Fällen eine Fürsorgeaktion (pflegerische Weiterbehandlung) anschließt.

Die Mitarbeiter in der Zentrale (Männer und Frauen) welche dort zum Teil als beamtete, größeren Teils als unbesoldete Helfer wirken, gliedern sich in solche, die die Bureauarbeit leisten, und solche, die den Außendienst besorgen. Die Tätigkeit in den einzelnen Fällen wird gleichzeitig dazu benutzt, die noch nicht Bewanderten in der Armenpflege anzuleiten und auszubilden. (Methodische Anleitung.)

Die Zentrale wirkt in engstem Zusammenarbeiten mit allen ernsthaften Faktoren der Armen- und Wohlfahrtspflege und bewahrt vollständige Neutralität den verschiedensten Standpunkten armenpflegerischen Wirkens gegenüber. Die verschiedenen anderen Einrichtungen der Armen- und Wohlfahrtspflege werden zum Eingreifen angeregt, soweit es der ihnen zugewiesene Wirkungskreis gestattet; da eine länger dauernde pflegerische Behandlung einzelner Fälle aber nur von wenigen der anderen Einrichtungen geübt zu werden pflegt, so fällt der Zentrale meist die Aufgabe zu, die Funktionen der verschiedenen anderen Einrichtungen zu einer einheitlichen und systematischen Fürsorgetätigkeit für die Hilfsbedürftigen in der Hand ihrer Pfleger zusammenzufassen.

Die Zentrale ist für eine große Anzahl von Privatwohltätern in der Weise Vertrauensstelle, daß ihr alle an diese herantretenden Unterstützungsangelegenheiten zur Bearbeitung übertragen werden, und zwar in der Weise, daß die Frage, ob diese Privatwohltäter eingreifen resp. in welcher Weise sie eingreifen sollen, von den Untersuchungen, resp. Vorschlägen der Zentrale abhängig gemacht wird. Diese Privatwohltäter unterstützen als „zahlende Mitglieder" die Zentrale durch Jahresbeiträge und gewähren ihr außerdem für die Behandlung einzelner Unterstützungsfälle in den Fällen Geldmittel, in welchen von anderen dazu berufenen Institutionen eine ausreichende Hilfe nicht geleistet werden kann. Ähnlich wie für diese Privatpersonen ist die Zentrale auch Vertrauensstelle für eine Anzahl von Behörden, behördlichen Körperschaften (wie z. B. die Berliner Handelskammer und die Ältesten der Kaufmannschaft), Stiftungskuratorien, Organen der Presse usw. Für gewisse mit ihrer Arbeit zusammenhängende Zwecke wird die Zentrale auch von Gerichten in Anspruch genommen.

Spezialabteilung: Bibliothek. Ihre Hauptaufgabe ist, das Material über die Wohlfahrtseinrichtungen Groß-Berlins (Satzungen, Jahres- und Verwaltungsberichte, Artikel aus Fachzeitschriften und Tageszeitungen) zu sammeln und auf Grund dieses Materials mündlich oder schriftlich Auskunft und Rat zu erteilen. Diese Auskunfterteilung und Beratung ist besonders für dasjenige Publikum bestimmt, welches sich an der Unterhaltung dieser Wohlfahrtseinrichtungen durch regelmäßige oder gelegentliche Beiträge beteiligt, sowie für Personen, welche neue Einrichtungen ins Leben rufen oder bestehende in Stiftungen, Testamenten usw.

bedenken wollen. — Das gesammelte Material bildet die Grundlage für das vorliegende Buch: „Die Wohlfahrtseinrichtungen in Groß-Berlin".

Die Sammlung ist an Ort und Stelle für jedermann zugänglich. Doppelt vorhandene Drucksachen werden ausgeliehen.

1908 kamen 4653 Fälle neu zur aktenmäßigen Aufnahme; außerdem wurden 2305 Gesuche solcher Bittsteller bearbeitet, über welche bereits Aktenmaterial vorhanden war. Es sind zurzeit ungefähr 30 000 Akten vorhanden.

79. Wohlfahrtseinrichtungen der Berliner Stadtmission. Die Oberleitung liegt in den Händen eines Vorstandes.

Vors.: Hofprediger Ohly, NW. 40, Hindersinstr. 7.

Schriftführer: Pastor Le Seur, SW. 61, Johanniterstr. 6.

1. Auskunftstelle für Armensachen, SW. 61, Johanniterstr. 6 pt.

Leiter: Stadtmissions-Inspektor Pastor von Scheven, daselbst. Sprechstunden: Montag, Mittwoch, Sonnabend vorm. 10—11.

Vorsteher: Stadtmissionar Arbin. Sprechst.: 10—5 und abends $\frac{1}{2}$8, Freitag 1—5.

Zweck: Beratung Unterstützungsuchender, Recherchen für Private und Wohltätigkeitsvereine in Familien, welche Unterstützungen nachsuchen, sowie Übermittlung der Unterstützungen; (Direkte Unterstützungen können nur in äußerster Not ausnahmsweise gewährt werden.) 2. Fürsorge für die durch Verwahrlosung gefährdeten Kinder durch Vermittlung der Unterbringung in Familien und Anstalten; Auskunft für Sieche und Idioten; Arbeitsvermittlung für Jugendliche und Vermittlung ihrer Rückkehr in die Heimat; Ergänzung der notwendigsten Kleidung. Recherchenaufträge sind an die Auskunftstelle zu richten.

2. Asyl für entlassene Strafgefangene. (Siehe Nr. 798.)

3. Vorasyl für gefallene und obdachlose Mädchen. (Siehe Nr. 801.)

4. Asyl der Nachtmission. (Siehe Nr. 128.)

5. Zufluchtstätte für verirrte und gefährdete Mädchen und Frauen (Siehe Nr. 804.)

80. Evangelischer Verein für kirchliche Zwecke in Berlin.

Vors. des Verwaltungsausschusses: Wirkl. Geh. Ober-Reg.-Rat D. Schwartzkopff, Ministerial-Direktor, W. 35, Genthiner Str. 15.

Hausgeistlicher: Pastor Dietrich, SW. 68, Oranienstr. 105 (9—11 außer Montag, Sonnabend, Sonntag).

Zweck: Evangelischen Sinn zu wecken und zu pflegen durch 1. kirchliche Gemeinschaftspflege, 2. Errichtung und Erhaltung von Hospizen und Herbergen, 3. soziale Hilfe.

Außer theologischen Vorträgen, erbaulichen Versammlungen, Sonntagsschule, Bibelstunden, Pflege von Geselligkeit in Männer- und Jünglingsvereinen, in denen Bibliotheken für die Mitglieder bestehen, unterhält der Verein: I. zwei Herbergen zur Heimat (siehe Nr. 129), II. ein christliches Erholungsheim (siehe Nr. 729), III. Armenpflege für die Sonntagsschulkinder, für arme Familien von Sonntagsschulkindern, Mitglieder der mit dem Evangelischen Verein in Verbindung stehenden Vereine und arme Herbergsgäste, verarmte frühere oder jetzige Mitglieder des Evangelischen Vereins, ausnahmsweise für sonstige Arme, welche keinen Anspruch auf staatliche, kirchliche oder kommunale Unterstützung haben.

1908: 1383 M. verausgabt.

81. Charitas-Sekretariat, C. 19, Seydelstr. 14. Fernspr. I, 3555. Errichtet vom Katholischen Charitas-Verband. (Siehe diesen auf Seite 3 B.)

Geöffnet werktäglich von 9—1.

Geschäftsführer: Dr. Salzgeber.

Zweck: 1. Auskunfterteilung in allen Angelegenheiten der Wohlfahrtsbestrebungen an Interessenten. Mündliche Auskunfterteilung unentgeltlich, schriftliche gegen Einsendung des Portos. 2. Auskunfterteilung über Wohlfahrtseinrichtungen an Hilfesuchende. Vermittelung von Hilfe und Unterstützung, in geeigneten Fällen Übernahme fortgesetzter Fürsorge. 3. Auskunfterteilung über die Würdigkeit und Bedürftigkeit von Wittstellern an Wohlfahrtsinstitutionen und Privatwohltäter. 4. Förderung der dem Charitas-Verband angeschlossenen Vereine und Anstalten.

82. St. Vincenzverein zu Berlin. Männerkonferenzen. Zweigverein des über die ganze Welt verbreiteten Vereins vom hl. Vincenz von Paul mit dem Generalrat in Paris.

Der Verein untersteht in Berlin einem Oberverwaltungsrat

Erster Vors.: Prof. Blümel, SO. 16, Melchiorstr. 22.

Schriftführer: Polizeisekretär Zawacki, O. 34, Cadinerstr. 19.

Zweck: Neben kirchlichen Zwecken Unterstützung bedürftiger katholischer Personen und Familien mit Lebensmitteln, Kleidung und Geld. Regelmäßiger Besuch in den Wohnungen der Armen durch Pfleger. Übernahme von Fürsorge jeglicher Art für Arme, Kranke und Verwahrloste.

(Wegen der Abgrenzung der Fürsorge im Verhältnis zu den Frauenkonferenzen siehe Nr. 83.)

Die beschränkten Mittel der Vereins erwachsen aus milden Gaben der Mitglieder und von Gönnern. Die Mittel sollen im allgemeinen nicht zur Entlastung der öffentlichen Armenpflege dienen, sondern in Fällen, in denen oder soweit diese nicht eintreten kann, verwendet werden.

In Berlin bestehen die nachbezeichneten 17 Konferenzen, welche sich im Anschluß an die kathol. Pfarrbezirke gliedern. In einem besonderen Straßenverzeichnis des Vereins sind die zu den einzelnen Konferenzen gehörenden Straßen aufgeführt, ebenso auch die zu den St. Vincenz-Frauen-Konferenzen (siehe Nr. 83) gehörenden.

Männerkonferenz:	Pfarrbezirk:	Vorsitzender:
1. St. Hedwig	St. Hedwig	Wecker, Kgl. Musikdir., W. 56, Hinter der kath. Kirche 3.
2. St. Jakob	St. Hedwig	Dr. Gehrmann, W. 8, Mauerstr. 54.
3. St. Wilhelm	„	Fiedler, Formverwalter, NW. 6, Luisenstraße 28.
4. St. Anna	Herz Jesu	Alesch, Pfarrer, N. 37, Fehrbellinerstr. 99.
5. Zur heil. Familie	heil. Familie	Langer, Kuratus, N58, Pappelallee 36/37.
6. St. Elisabeth	St. Pius	Sokol, Schmied, O. 34, Zorndorferstr. 19.
7. St. Karl Borromäus	Corpus Christi	Gebauer, Polizei-Beamter, O. 34, Heidenfeldstr. 13.
8. St. Trinitatis	St. Sebastian	Hausdorf, Lehrer, N. 39, Bohenstr. 16.
9. St. Stephan	St. Joseph	Schubert, Rektor, N39, Müllerstr. 158/59.
10. St. Johann v. Kant	Allgem. poln. Konferenz	Dobrowolski, Postsekretär a. D. SO. 16, Adalbertstr. 53.
11. St. Franz Xaver	St. Paulus	Breuer, Rektor, NW. 21, Embenerstr. 15.
12. St. Michael	St. Michael	Blümel, Prof., SO. 16, Melchiorstr. 22.
13. St. Joseph		Liebich, Tischlermeister, SO. 33, Manteuffelstraße 92.
14. St. Matthias	St. Matthias	Dr. Niederzu, Chemiker, Vorbergstr. 12 (Schöneberg).

Männerkonferenz:	Pfarrbezirk:	Vorsitzender:
15. St. Winfrid	St. Bonifatius	Prinz, Kaufmann, S. 42, Oranienstr. 75.
16. St. Martinus	St. Marien	Wagner, Schuhmachermeister, SO. 36, Lausitzerstr. 47.
17. St. Johann (Ev.).	St. Afra	v. d. Marwitz, Kunstschlosserm., N. 28, Rügenerstr. 2.

Meldungen von Unterstützungsbedürftigen sind an die bei den einzelnen Konferenzen angegebenen Adressen zu richten (nicht an den Oberverwaltungsrat). Bei etwaigen Änderungen der Adressen vermittelt das kathol. Charitas-Sekretariat C. 19, Seydelstr. 14 die Zuweisung an die richtige Adresse.

In Verbindung mit dem St. Vincenzverein steht die Abteilung zur Fürsorge für katholische Strafentlassene. (Siehe Verein zur Besserung der Strafgefangenen Nr. 795.)

Vorsitzender: Justizrat Modler, W. 8, Friedrichstr. 173.

Schriftführer: Oberlehrer Blümel, SO., Melchiorstr. 22.

1907: 7949 M. verausgabt.

83. St. Vincenzverein zu Berlin. Frauenkonferenzen.

Diese Konferenzen stehen selbständig neben den Männerkonferenzen (siehe Nr. 82) und sind Zweigvereine des besonderen Vereins vom hl. Vincenz von Paul im Bistum Breslau.

Mittel und Zweck dieser Konferenzen im allgemeinen wie bei den Männerkonferenzen (siehe Nr. 82), jedoch in Rücksicht auf weibliche Personen, namentlich Witwen, nicht eheverlassene Frauen.

Frauenkonferenz:	Pfarrbezirk:	Vorsitzender oder Adresse:
1. St. Maria	Hedwig	Rust, Kuratus, W., Hinter der katholischen Kirche 4.
2. St. Angela		Derselbe.
3. St. Matthias	Matthias	Dierken, Pfarrer, W., Hohenstaufenstraße 2.
4. St. Elisabeth	Bonifatius	Schlenke, Pfarrer, SW., Gneisenaustraße 100.
5. St. Barbara	Michael	Faika, Pfarrer, SO., Michaelkirchstr. 3.
6. St. Maria v. d. i. H.	„	Derselbe.
7. St. Agnes	Pius	Breuer, Pfarrer, NO., Palisadenstraße 73.
8. St. Maria Tr. d. B.	Herz Jesu	Alesch, Pfarrer, N., Fehrbellinerstr. 99.
9. St. Sebastian	Sebastian	Cortain, Pfarrer, N., Feldstr. 4.
10. St. Monika	Paulus	Frau Geh.-Rat Kloidt, NW., Salzwedlerstr. 7.
11. Für polnische Frauen		Block, Kaplan, W., Hinter der katholischen Kirche 4.
12. St. Cäcilia	Antonius	Baron, Kuratus, O., Rüdersdorferstr. 45.

Meldungen an die obigen Adressen. Bei Änderung der Adressen vermittelt das katholische Charitas-Sekretariat, C. 19, Seydelstr. 14, die Zuweisung an die richtige Adresse.

84. Frauengroschenverein.

Unter dem Protektorat der Kaiserin.

Vors.: Frau Staatssekretär Delbrück, W. 64, Wilhelmstr. 74.

Stellvertr. Vors.: Frl. v. Delius, W. 10, Hitzigstr. 9.

Zweck: Arme Familien zu unterstützen (alleinstehende Personen werden nicht berücksichtigt).

Die am häufigsten gewährte Unterstützung besteht in einer Anweisung auf Lebensmittel oder Feuerung im Betrage von 5 M. und wird gewöhnlich 2 bis 3 mal im Jahre gegeben. Außerdem gewährt der Verein in dringenden Fällen kleine Geldunterstützungen, Bett- und Leibwäsche.

Aus den Zinsen von Legaten und Stiftungen werden größere Summen bewilligt für Kurkosten, Anschaffung von Handwerkszeug, Nähmaschinen usw. Letztere werden bei pünktlicher Abzahlung von 2 M. monatlich den Betreffenden überlassen. Die Bewerber um diese größeren Unterstützungen, die sich bis auf 50 M. belaufen, müssen ihre Würdigkeit und Bedürftigkeit nachweisen können; bei Anträgen um Nähmaschinen ist ein Nachweis über dauernde Beschäftigung erforderlich.

Gesuche um Unterstützungen können von sämtlichen zahlenden Mitgliedern mit Ausnahme der Vorsteherinnen eingereicht werden.

Geschlossen während der Monate Juni, Juli, August.

Die bekanntesten Annahmestellen sind: v. Mendelssohn, W. 38, Jägerstr. 51, Geh. Rat Hecker, W. 10, Tiergartenstr. 6a, Frau v. Siemens, W. 10, Tiergartenstraße 10, Frau Kommerzienrat Ravené, C. 19, Wallstr. 5, Obertribunalsrat Oppenheim, NW. 40, Pariser Platz 6a, Frau v. Krause, W. 64, Wilhelmstr. 66.

1908 wurden verausgabt: Bar 611 M., für Lebensmittel 12 390 M., für Wäsche 600 M., für Feuerung 864 M., für Nähmaschinen 1835 M.

85. Abteilung für Unterstützungen des Provinzialvereins Berlin des Vaterländischen Frauenvereins. (Siehe diesen Nr. 775.)

Vorsitzende: Frau Johanna Abraham, W. 50, Schaperstr. 34.

Zweck: Unterstützung Hülfsbedürftiger, vornehmlich Angehöriger von im Vereinskrankenhause (siehe Nr. 1688) befindlichen Kranken durch Geld, Lebensmittel, Feuerung, Kleidungsstücke, Freispeisung in den Haushaltungsschulen des Vereins (siehe Nr. 363) und in Kinder-Volksküchen (siehe Nr. 112), durch Arbeitsbeschaffung und Überweisung an andere Vereine.

Der Abteilung stehen jährlich 600 M. zur Verfügung. 1907 wurden 298 Gesuche berücksichtigt, dafür 600 M. verausgabt, in 59 Fällen Überweisung der Kinder an die Kinder-Volksküchen, welche dafür 3590 Portionen Mittagessen verabfolgten.

86. Evangelischer Frauenverein Edelweiß (verbunden mit dem Christlichen Zeitschriften-Verein).

Vors.: Frl. v. Hobe, W 35, Potsdamerstr. 52 (9—2).

Die Heimstätte des Edelweiß, Potsdamerstr. 52, umfaßt folgende Wohlfahrtseinrichtungen:

a) Beschäftigungsvereine I und II.

Zweck: Beschäftigung von Frauen und Mädchen besserer Stände mit Wäschenäherei, Stickerei, Malerei, Holzbrand.

Die gefertigten Sachen werden daselbst verkauft.

b) Armenpflege.

Zweck: Bedürftige Mädchen erwerbsfähig zu machen, Kranke herzustellen, Konfirmanden Kleider und Stiefel zu gewähren.

Geld in seltensten Fällen. Nie dauernde Unterstützungen.

c) Sommerpflege.

Zweck: Aussendung armer schwächlicher Kinder vom 8. Jahre an in Bäder, Kinderheilstätten und auf das Land. Aussendung rekonvaleszenter unverheirateter Näherinnen und Fabrikarbeiterinnen, nicht über 35 Jahre alt, in Bäder, Kurorte und Landaufenthalt.

Meldungen von Anfang April an persönlich in der Heimstätte (9—2), mit Empfehlung einer glaubhaften Persönlichkeit.

d) Hegelstiftung.

Zweck: Verleihung von Kleidungsstücken an evangelische Täuflinge, Konfirmanden und Trauungspaare auf Verwendung der Geistlichen.

e) Blindenpflege.

Zweck: Anregung und Anfertigung von Büchern in der Blindenschrift. Hilfe bei Unterbringung erblindeter Kinder und Erwachsener.

f) Auskunftstelle über die verschiedenen Zweige der Liebestätigkeit.

Sämtliche Eingaben an die „Heimstätte des Edelweiß", W. 35, Potsdamer Str. 52.

87. Armenpflege des Stadtvikariats von Berlin.

Vors. des Stadtvikariats: Wirkl. Ober-Konsistorialrat Propst D. Faber, C. 2, Propststr. 7.

Zweck: Fürsorge für Bedürftige aus allen Teilen der Stadt, vornehmlich für alleinstehende Witwen, die Hinterbliebenen der auf dem städtischen Gemeindefriedhof Beerdigten in den ersten Tagen nach dem Trauerfall. Unterstützung mit Nahrungsmitteln, Kleidungsstücken, Geld, Brennmaterial. Pflege von Taubstummen durch Stadtvikar Schulz, O. 27, Wallner-Theaterstr. 3.

Seelsorgerische und beratende Tätigkeit, ausgeübt von zwei evangelischen Geistlichen: 1. Stadtvikar Prediger Dr. Kurth, C. 2, Propststr. 7, 2. Stadtvikar Prediger Dr. Clausnitzer, O. 112, Samariterstr. 36.

Unterstützungsmittel stellt zumeist Generalsuperintendent D. Faber zur Verfügung.

Den Geistlichen steht eine Anzahl Hilfsdamen zur Seite.

88. Samariter-Heim der Heilsarmee, SW. 47, Großbeerenstr. 27.

Leiterin: Kapitänin Summers.

Zweck: Arme Kranke und Notleidende aufzusuchen, sie zu pflegen, nötigenfalls den Haushalt und die Kinder zu versorgen und dauernde Hilfe anzubahnen. In bringenden Fällen Unterstützung mit Nahrungsmitteln.

89. Zentral-Hilfsverein der Deutschen Adelsgenossenschaft. Kapital: 53 400 M.

Vors.: Eduard Prinz zu Salm-Horstmar, Potsdam.

Geschäftsstelle: W. 35, Derfflingerstr. 2 (10—1).

Zweck: Dem Verfall des Adels dadurch entgegenzuwirken, daß er: a) für die Erziehung der Kinder mittelloser Adliger sorgt und diese durch Pfleger und Pflegerinnen überwachen läßt; b) den würdigen Ernährern solcher Kinder zur Erlangung ehrbarer Lebensstellungen behilflich ist; c) auch andern Personen adligen Standes Hilfe leistet, insofern diese nicht in der Gewährung von Barmitteln des Vereins besteht.

Der Verein unterhält einen Stellennachweis (12—2) und eine Wappen-Malschule (Leitung: Oberstleutnant a. D. von Oppell, Fraustadt, Prov. Posen).

1908: An 90 Knaben und junge Leute, sowie an 45 Mädchen sind als Erziehungsbeihilfen gezahlt worden 19 468 M.; ferner 236 M. für anderweitige Unterstützungen, 6431 M. für einmalige Beihilfen, 930 M. für Weihnachtsgaben; 43 Damen wurden in Stellungen gebracht, 21 Knaben und jungen Mädchen eine Sommerfrische vermittelt, 6 Kindern zur kostenlosen Miterziehung, resp. Adoption verholfen.

90. Militär-Hilfsverein des Gardekorps.

Vors.: Frau General von Kessel, NW. 52, Alt-Moabit 117/118.

Schriftführer: Major von Gleißenberg, SW. 46, Halleschestr. 23.

Zweck: Unterstützung und Förderung der Hinterbliebenen von aktiven Offizieren des Gardekorps.

Unter „Offizieren des Gardekorps" sind im allgemeinen solche zu verstehen, die zur Zeit ihres Ausscheidens oder Ablebens im Gardekorps standen. Neben Überweisung von Barbeträgen Beistand mit Rat und Tat zur Überführung in geordnete und gesicherte Lebensstellungen; Bezahlung von Schuldgeldern oder sonstigen zur Ausübung nutzbringender Tätigkeit vorbereitenden Lehrstunden; Beschaffung von Feuerung und Nähmaschinen.

91. Militär=Hilfsverein des III. Armeekorps (Berlin und Provinz Brandenburg). Vors.: Frau General von Bülow, Charlottenburg, Hardenbergstr. 32. Schriftführer: Oberstleutnant z. D. Kuhlmey, Potsdam, Burggrafenstr. 34. Zweck: Fürsorge für die in Berlin und in der Provinz Brandenburg wohnhaften Hinterbliebenen von Offizieren.

Unter „Offizieren" sind sämtliche Offiziere des stehenden Heeres und des Beurlaubtenstandes (Reserve= und Landwehr=Offiziere) zu verstehen. Im übrigen wie bei Nr. 90.

Beide Vereine (Nr. 90 und 91) gehören dem Verband der Militär=Hilfs= vereine Deutschlands an.

1908: Unterstützungen 21 935 M. 8 Stipendien zur Ausbildung.

92. Verein inaktiver Offiziere der Deutschen Armee und Marine. Geschäftsstelle: W. 62, Kurfürstenstr. 124. Zweck: Gewährung von Beihilfen für Mitglieder und deren Angehörige, aus= nahmsweise auch für Nichtmitglieder; Vermittlung und Fürsprache zur Erlangung von Stellungen.

1907: 100 M. Unterstützungen für Nichtmitglieder.

93. Invalidendank. Geschäftsstelle: W. 64, Unter den Linden 24 I. Fernspr. I 1010, 1101, Ia 7941. Zweck: 1. Kostenlose Stellenvermittelung für arbeitsfähige, würdige Militär= Invaliden (Offiziere, Unteroffiziere, Mannschaften) und als dienstuntauglich ent= lassene Mannschaften der deutschen Armee und Marine. Diese Fürsorge erstreckt sich soweit möglich, auch auf Witwen und Waisen. 2. Gewährung von Unter= stützungen für die vorstehend bezeichneten Personen, und zwar teils durch den Verein selbst, teils durch das Kriegsministerium (Offiziere), bzw. die General=Kommandos (Unteroffiziere und Mannschaften).

1907/08 ca. 40 000 M. Unterstützungen. 430 Stellen vermittelt.

94. Kaiser=Wilhelm=Stiftung für die Angehörigen der Reichs=Post= und =Tele= graphenverwaltung. Vermögen 1907: 765 150 M. Verwaltung: Reichspostamt. Zweck: Die Wohlfahrt der Angehörigen der deutschen Reichs=Postverwaltung zu fördern, insbesondere der Beamten dieser Verwaltung, ihren Familien und Hinter= bliebenen zur Hebung ihrer sittlichen und geistigen Bildung, sowie zur Förderung ihres materiellen Wohles Unterstützungen zu gewähren.

Berechtigt zur Teilnahme an den Wohltaten der Stiftung sind alle Beamten, Unterbeamten und Postillione in und außer Diensten, sowie deren Hinterbliebene. Sie gewährt Unterstützungen durch Verabfolgung barer Geldmittel, nicht nur in Notfällen, sondern auch als Beihilfe zur besseren Erziehung der Kinder, resp. Mündel durch unentgeltliche Überlassung von Nähmaschinen, besonders an Witwen mit Kindern; durch Weihnachtsgeschenke an pflichttreue, ältere Unterbeamte; durch Bewilligung von Reisestipendien an besonders befähigte Beamte; durch Zahlung von Studienstipendien an Angehörige auf Universitäten oder anderen höheren Bildungsanstalten, endlich durch Unterbringung von Angehörigen oder Hinterbliebenen in Versorgungs-, Waisen- oder Erziehungsanstalten.

1908: 12 550 M. Studienstipendien an 64 Personen, 11 464 M. Unterstützungen an 116 Personen.

95. Deutsches Nationalkomitee zu internationaler Bekämpfung des Mädchenhandels.
Vors.: Gesandter von Dirksen, W. 10, Margarethenstr. 11.
Geschäftsstelle: SW. 11, Dessauerstr. 23.
Zweck: Unterdrückung des Mädchenhandels durch Bekämpfung der sozialen Ursachen, Gewährung von Schutz und Fürsorge für gefährdete Mädchen, Auskunfterteilung an Personen, welche im Interesse gefährdeter um Rat bitten, Ver-
folgung der Mädchenhändler durch Zusammenwirken mit gleichartigen in- und
ausländischen Vereinen.
Ein Asyl für Mädchen soll eingerichtet werden.

96. Vereinigung zur kirchlichen Fürsorge für die Fluß- und Kanalschiffer.
Vors.: Geh. Reg.-Rat Dr jur. Kirschstein, Groß-Lichterfelde, Promenaden-
straße 15b.
Geschäftsstelle: Charlottenburg, Brauhofstr. 3.   Fernspr.: 6197.
Zweck: Fürsorge für die Flußschiffer in Berlin und Charlottenburg, vorerst durch
Besuche auf den Kähnen.
Auf dem schwimmenden Schifferheim: schwimmende Kirche mit Andachtssaal,
Lese- und Erfrischungszimmer (geöffnet von 8 Uhr morgens bis 10 Uhr abends);
Rechtsauskunftstelle des „Gemeinnützigen Vereins für Rechtsauskunft" (siehe
diesen Nr. 1292), (Montag und Donnerstag 5—7); Krankenpflege durch eine
Gemeindeschwester.   Samariterkurse, Nachhilfe-Unterricht für Kinder;
Kinderhort (Leiterin: Gräfin Elisabeth von Schwerin).
Zwei weitere Kinderhorte siehe Nr. 252 XVII.
1907: 5105 Kinder.
Ein Schifferkinderheim ist in Teltow eröffnet worden.
1907: 35 Kinder.

97. Verein der Gemeindebeamten der 11. Armenkommission der Stadtbezirke 18, 20 und 22.
Vors.: Eugen Riel, W. 8, Kronenstr. 68/69.
Schriftführer: W. Voigtländer, SW. 68, Friedrichstr. 52/53.
Zweck: Außer Belehrung der Mitglieder in bezug auf kommunale Fragen und
Wohlfahrtseinrichtungen: 1. Versorgung bedürftiger Kinder des Bezirks mit Kleidungsstücken usw. zu Weihnachten; 2. Gewährung von Geldunterstützungen von
10—20 M. an bedürftige Frauen und Männer zu Weihnachten; 3. Unterbringung
von schwächlichen Kindern in Ferienkolonien.
1908 wurden 37 Kinder beschenkt (dafür 700 M. verausgabt).   5 Erwachsene
erhielten 70 M.   Geldunterstützungen für die Ferienkolonien 150 M.

98. Verein zur christlichen Fürsorge für jüdische Proselyten.
Vors.: Pastor Bieling, N. 37, Kastanien-Allee 22.
Zweck: Jüdischen Proselyten und nach Wahrheit forschenden Juden beizustehen
1. durch Rat und christlichen Zuspruch und 2. durch Unterstützungen in Not Geratener durch Kleidung, Nahrungsmittel oder Geld, Beistand zur Erlernung eines
Gewerbes, zur Kur usw.
1907: 3100 M. Unterstützungen, davon laufend 760 M.   Weihnachtsbescherung
für 37 Personen.

99. Droschkenkutscher-Mission (privat), geleitet von Mrs. Palmer Davies, W. 30,
Luitpoldstr. 32.
Zweck (neben seelsorgerischer Tätigkeit): Versorgung der Droschkenkutscher Berlins

und ihrer Familien mit guter Lektüre; pflegende Fürsorge in Fällen der Not durch Helferinnen (augenblicklich 7) nach Art der Gemeindediakonissen-Tätigkeit. Für schwere Krankheitsfälle ein Freibett im Lazarus-Krankenhaus. Mittel für Geldunterstützungen stehen nicht zur Verfügung.

Z. Z. sind 1200 Familien in Pflege.

100. Frauen-Vereinigung Ahavas Scholaum.

Vors.: Frau Rosalie Tarow, SO. 16, Franzstr. 16.

Zweck: Unterstützung jüdischer Armer.

1907: 370 M. Unterstützungen.

101. Frauenverein Hanna.

Vors.: Frau Ida Bernstein, N. 54, Weinbergsweg 11.

Zweck: Unterstützung unverschuldet in Not geratener jüdischer Familien, Witwen und Waisen.

1097: 500 M. Unterstützungen.

Siehe ferner: Israelitischer Frauenverein der Oranienburger Vorstadt in Berlin, Nr. 611; Jüdischer Frauenverein der Luisenstadt, Nr. 612.

B. Speziell für Zuziehende.*)

102. Gesellschaft zur Fürsorge für die zuziehende männliche Jugend.

Vors.: Pfarrer Berlin, N. 28, Ramlerstr. 3 (9—10).

Geschäftsstelle: C. 54, Sophienstr. 19. Fernspr. II, 2451.

Zweck: Die in Berlin und Charlottenburg fremd zuziehenden jungen Männer vor den Gefahren der Großstadt zu bewahren.

Die Gesellschaft arbeitet in Gemeinschaft mit den evangelischen Jünglingsvereinen der Kirchengemeinden und den christlichen Vereinen junger Männer. An Hand der vom Polizeipräsidium wöchentlich überlassenen Listen der Zuziehenden werden die jungen Männer in ihren Wohnungen aufgesucht und zum Besuche der evangelischen Vereine eingeladen.

Warnung in den Zeitungen vor leichtsinnigem Zuzug, Wohnungsnachweis, Vermittlung mit den Angehörigen, Unterstützung in besonderen Notlagen. Bahnhofsmission (Empfangnahme und Raterteilung auf den Berliner Fernbahnhöfen).

1907/08 wurden 2366 Jünglinge beraten, 556 untergebracht.

103. Marianischer Schutzverein zu Berlin.

a) Bahnhofsmission. Präsidentin: Frau San.-Rat Dr. Köllen, W. 30, Martin-Lutherstr. 84.

Zweck: Zuziehende Mädchen auf den Bahnhöfen in Empfang zu nehmen und ihnen Beistand zu leisten, Meldungen, betr. Ankunft, an die Präsidentin, mit Ausnahme der Quartalszeiten, wo Damen auf den Bahnhöfen anwesend sind.

1907: 550 Mädchen empfangen.

b) Patronage. Vors.: Frau San.-Rat Dr. Köllen und Elsy Freiin v. Wangenheim.

Zweck: Zugezogenen katholischen Mädchen Schutz und Rat zu gewähren, sie vor religiösen und sittlichen Gefahren zu schützen.

Die Mädchen werden aufgesucht und auf die für sie passenden Vereine aufmerksam gemacht. Gesellige Vereinigung für Beamtinnen, Buchhalterinnen, Verkäuferinnen usw. jeden Sonntag nachmittag. Belehrende und unterhaltende Vorträge. Unentgeltlich.

c) Schneiderkurse (Modesalon). Vors.: Frau Gräfin Fugger. Leiterin: Margarethe Tschusche, W. 36, Heilbronnerstr. 3.

---

*) Heime für Zuziehende siehe im 3. Kapitel „Wohnung".

Zweck: Ausbildung von Lehrmädchen und Beschäftigung von Arbeiterinnen. 1-monatliche Lehrzeit 25 M., 3-monatliche 10 M. pro Monat, 6-monatliche 6 M. pro Monat. Nähen, Anprobieren und Zuschneiden.

Zu B siehe ferner: Heimat für Mädchen und Frauen gebildeter Stände Nr. 136. Verein Wohlfahrt der weiblichen Jugend Nr. 151.

C. Förderung und Begründung von Wohlfahrtseinrichtungen.*)

104. Jacob Plaut-Stiftung in Berlin. Kapital: ca. 2 050 000 M.

Zweck: Gemeinnützige oder wohltätige Bestrebungen aller Art im Deutschen Reich und insbesondere in Berlin und Vororten zu fördern mit Ausschluß von Kultuszwecken. Die Förderung besteht in Gewährung von einmaligen oder mehrmaligen Beihilfen an bestehende oder zu begründende Anstalten, Vereine und Gesellschaften, wie an einzelne Personen, welche die Beihilfen zur Erreichung vorgedachter Zwecke verwenden.

Einzelne Bedürftige werden nicht berücksichtigt. Ausnahmen können nur zugunsten solcher Personen gemacht werden, welche von Behörden oder Vereinen ganz besonders empfohlen sind, und für welche eine Unterstützung von mindestens 1000 M. erforderlich ist.

Die Beihilfen bestehen in Gewährung barer Mittel, in Übernahme von Zinsgarantien für Baugelder und in Gewährung von zinslosen oder gering verzinslichen Darlehen.

Verwaltung durch einen Vorstand. Vors.: Amtsgerichtsrat Dr. Paul Liepmann, Charlottenburg, Knesebeckstr. 15.

Gesuche sind an den Vorsitzenden zu richten.

105. Julie v. Cohn-Oppenheim-Stiftung. Kapital: 100 000 M.

Verwaltung: Kuratorium. Städt. Stiftungsbureau.

Zweck: Förderung wohltätiger und gemeinnütziger, insbesondere auch wissenschaftlichen und künstlerischen Zwecken dienender Einrichtungen, die der Stadt Berlin und ihren Bürgern zugute kommen und zum Segen gereichen.

106. Deutsches Zentralkomitee zur Bekämpfung der Tuberkulose.

Vors.: Reichskanzler Dr. von Bethmann-Hollweg, W. 64, Wilhelmstr. 74. Generalsekretär: Professor Dr. Nietner, Gr.-Lichterfelde, Sternstraße 13. Geschäftsstelle: W. 9, Königin-Augustastr. 11. Fernspr.: Amt VI, 7147.

Zweck: Anregung und Förderung der für die Bekämpfung der Tuberkulose als Volkskrankheit gebotenen Maßnahmen im Gebiet des Deutschen Reiches.

107. Wilhelm Fickert-Stiftung. Kapital: 8000 M.

Verwaltung: Kuratorium. Städt. Stiftungsbureau.

Zweck: Unterstützung verschiedener Wohlfahrtsanstalten.

3. 3. bekommt das Magdalenen-Stift die Hälfte der Zinsen, die zweite Hälfte wird dem Kapital zugeschlagen.

108. Kaiser Wilhelm-Spende. Geschäftsstelle: SW. 68, Zimmerstr. 19a I (9—3).

Zweck: Neben Rentenversicherung für Minderbemittelte Unterstützung von Unternehmungen, welche die Förderung des sozialen Wohles der bedürftigen Klassen und besonders der arbeitenden Bevölkerung anstreben.

1907: 9000 M. verausgabt.

109. Zentralverein für das Wohl der arbeitenden Klassen.

Vors.: Staatssekretär a. D. v. Hollmann, W. 15, Fasanenstr. 71. Schriftführer: Eisenbahnsekretär Rüdiger, NO. 55, Heinersdorferstr. 22.

---

*) Institutionen zur Förderung und Begründung von Wohlfahrtseinrichtungen bestimmter Art siehe in den folgenden Kapiteln im Anschluß an diese Einrichtungen.

Zweck: Für die Verbesserung des sittlichen und wirtschaftlichen Zustandes der arbeitenden Klassen im Gebiete des Deutschen Reiches anregend und fördernd zu wirken durch literarische Tätigkeit, durch eigene Unternehmungen und durch Unterstützung anderer Vereine und Unternehmungen, deren Zwecke in dem Rahmen seiner eigenen Wirksamkeit liegen.

1907: 6395 M. Unterstützungen für gemeinnützige Vereine.

Siehe ferner: Katholischer Charitasverband für Berlin und Vororte, Seite 3, B. Stiftung der Berliner Gewerbeausstellung von 1879 Nr. 426. Evangelisch-kirchlicher Hilfsverein Nr. 533. Dr. Sigmund Martin Ephraimsche Nachlaß-Stiftung Nr. 1137. Feilnersche Stiftung Nr. 1140. Kundesche Schenkung Nr. 1158. Juliane Schüttler-Stiftung Nr. 1186. Hugo Rheinhold-Stiftung Nr. 1324.

2. Kapitel.

Ernährung.

A. Mahlzeiten.

110. Armen-Speisungs-Anstalt. (Selbständiger Verein, aber in enger Fühlung mit der Armenverwaltung der Stadt und mit wesentlicher städtischer Subvention.) Vors.: Stadtrat Mielenz, Rathaus, Zimmer 32 (11—12).

Zweck: Arme notleidende Einwohner Berlins im Winter (in der Regel 1. Dezember bis 15. März) täglich unentgeltlich mit einer nahrhaften und sättigenden Suppe zu versehen.

Gekocht werden Erbsen-, Linsen-, Graupen-, Reissuppen usw. mit Fleischzusatz. Abholung der Suppen vormittags von 12—1 Uhr gegen Marken oder Karten, die von den Direktionsmitgliedern ausgegeben werden können, vornehmlich aber von den städtischen Armenkommissionen verabreicht werden, hauptsächlich an die von ihnen laufend unterstützten Personen. Abonnementskarten für Bedürftige zu 3 M. für 1 Monat sind bei den Direktionsmitgliedern und in den Küchen zu haben. Einige Küchen sind so eingerichtet, daß die Suppen auch an Ort und Stelle verzehrt werden können.

Die 16 Küchen befinden sich: NO., Georgenkirchstr. 64; C., Kleine Auguststr. 11; SW., Nostizstr. 42; N., Rheinsbergerstr. 15; N., Schulstr. 7; S., Wassertorstr. 32; N., Ackerstr. 134; N., Stettinerstr. 23; NW., Stephanstraße 41; O., Langestr. 41; N., Saarbrückerstr. 33; SO., Grünauerstr. 11; N., Liebenwalderstr. 53; O., Tilsiterstr. 9; N., Lychenerstr. 106; NW., Sickingenstr. 75.

Winter 1907/08: 605710 Portionen; dafür verausgabt 82928 M.

111. Verein der Berliner Volksküchen. (Unter dem Protektorat der Kaiserin.) Vors.: Prof. Dr. Pannwitz, Charlottenburg, Garde-du-Corpsstr. 12.

Geschäftsstelle: W. 8, Leipzigerstr. 113.

Zweck: Zu billigsten Preisen nahrhafte Speisen zu verkaufen.

Suppe, Fleisch, Gemüse oder Gemüse und Fleisch 30 Pf., Gemüse und Fleisch 20 Pf., Gemüse 15 oder 10 Pf., Kinderportion 5 Pf., 1 Becher Kaffee mit Milch und Zucker oder 1 Becher Kakao, Milch usw. 5 Pf.; Abendspeisen vom 15. September bis 30. April: Suppe 6 Pf., Bratkartoffeln mit Hering oder Wurst 15 Pf., Bratkartoffeln mit halbem Hering 10 Pf., Schellfisch 10 Pf., 1 Becher Tee mit Milch und Zucker 5 Pf. Die Küchen sind geöffnet von 11—1½, im Herbst und Winter außerdem von 6—8.

4 Küchen: SW., Oranienstr. 113/114; N., Brunnenstr. 162; SO., Elisabeth=
ufer 37; C., Stralauerstr. 13/14.

Die Volksküchen verteilten im Jahre 1908 945 600 Portionen, davon abends
254 077.

Der Verein verwaltet verschiedene Stiftungen:

Pensionsfonds für die Angestellten der Küchen. Bestand 1908: 46 357 M.
Unterstützungen an 20 Angestellte: 2474 M.

Unterstützungskasse zur Speisung Notleidender in den Volksküchen
von 1866.

Zweck: Unentgeltliche Speisung Bedürftiger an Gedenktagen und während des
ganzen Jahres.

Die Unterstützungsmittel bestehen aus den Zinsen der Kaiserin Augusta=, der
Henriette Krause=, der Lina Morgenstern=Stiftung (zusammen M.15578.60
Kapital) aus Geschenken und jährlichen Beiträgen.

1908: 13 921 Portionen unentgeltlich verteilt.

112. Verein für Kinder=Volksküchen.

Vors.: Herrmann Abraham, W. 50, Schaperstr. 34.

Geschäftsstelle: daselbst.

Zweck: Armen Kindern gutes Mittagsessen gegen geringe Bezahlung oder un=
entgeltlich zu liefern.

Gesuche um Freispeisung sind an die Geschäftsstelle zu richten. Wohltätigkeits=
vereine erhalten für bedürftige nichtschulpflichtige Kinder Freimarken. Mit
städtischer Unterstützung liefert der Verein Mittagessen für Gemeindeschulkinder
(siehe auch Nr. 333, 7); Meldungen hierzu an die Rektoren.

Die Küchen werden oft verlegt. Ihre Adressen werden durch die Zeitungen be=
kannt gemacht. Sie sind während des ganzen Jahres geöffnet.

Adressen der Küchen 1909/10.

Im Norden.

Weißenburgerstr. 60 (Nr. 6), Swinemünderstr. 26 (Nr. 5), Greiffenhagenerstr. 8/9
(Nr. 12), Lindowerstr. 17 (Nr. 13), Grünthalerstr. 17 (Nr. 4), Turinerstr. 3 (Nr. 3).

Im Nordosten.

Waßmannstr. 11 (Nr. 11), Friedebergerstr. 1 (Nr. 14).

Im Osten.

Zorndorferstr. 29 (Nr. 8), Gubenerstr. 13 (Nr. 9), Krautstr. 25 (Nr. 15).

Im Südosten.

Liegnitzerstr. 19 (Nr. 10).

Im Süden.

Solmsstr. 44 (Nr. 1).

Im Nordwesten.

Bredowstr. 22 (Nr. 2).

Im Zentrum.

Mulackstr. 35 (Nr. 7).

1908/09, Winterhalbjahr: 1 422 076 Portionen.

113. Israelitische Volksküche, C. 54, Gormannstr. 3. (Gehört dem Verein „Israeli=
tisches Heimathaus und Volksküche“, siehe diesen Nr. 162).

Leiter: Herrm. Abraham, W. 50, Schaperstr. 34.

Zweck: Jüdischen Personen koschere Speisen zu billigen Preisen (10, 20, 25 Pf. die Portion), Notleidenden unentgeltlich, zu verabreichen.

Herr Abraham, das „Asyl für Obdachlose" und mehrere städtische Armenkommissionen verteilen Freikarten an Notleidende.

1908: 61 114 Portionen, davon unentgeltlich 14 765.

Siehe auch die Kochschule Nr. 365.

114. Verein grünes Kreuz.

Vors.: Frau Staatsanwalt von Jaraczewski, Oels in Schlesien.

Stellv. Vors.: Frau Luise Stern, Berlin W. 9, Lennéstr. 8.

Zweck: 1. Unterhaltung eines Volksrestaurants, N. 28, Zionskirchstr. 50, part. Suppe 10 Pf., Fleischgericht 30—40 Pf., belegte Brote 10—15 Pf. usw. Ausschank alkoholfreier Getränke jeder Art 5 und 10 Pf. 2. Unentgeltliche Verteilung von täglich 80—100 Portionen Suppe an bedürftige Umwohnende der Zionskirche von Anfang November bis Ende Mai. 3. Unterstützung Armer der Zionsgemeinde mit Kleidung und Wäsche, hauptsächlich zu Weihnachten. 4. Unterhaltung einer Volksbibliothek, N. 28, Zionskirchstr. 50. Verleihung von Büchern pro Woche und Buch 5 Pf.

1907: ca. 12 000 Freiportionen Suppe ausgegeben.

115. Volks-Kaffee- und Speisehallen-Gesellschaft.

Vors.: Graf Dönhoff-Friedrichstein.

Geschäftsstelle: N. 4, Chausseestr. 105.

Zweck: Dem unbemittelteren Teile der Bevölkerung in luftigen, gut ausgestatteten Räumen gesunde, schmackhafte und reichliche Kost zu billigen Preisen zu liefern. Keine Spirituosen außer Bier. Mittagessen 30 und 20 Pf., Abendessen 10—25 Pf. Marken zu 5, 10, 20, 30 Pf. in den Hallen.

1. Halle: C. 19, Scharrenstr. 9a; 2. Halle: C. 54, Neue Schönhauserstr. 13; 3. Halle: N. 4, Chausseestr. 105; 4. Halle: SW. 13, Alexandrinenstr. 108. Getrennte Räume für Männer und für Frauen und Kinder. Geöffnet: 6½ Uhr morgens bis 9 Uhr abends. — Mittagessen: 11½—2½, warmes Abendessen: 6—9. Das Gesellenheim der Gesellschaft siehe Nr. 147.

1907: 438 837 Mittagportionen, 489 581 Abendportionen, 4500—5000 Besucher täglich.

116. Volks-Kaffeestuben, errichtet von der Christl. Gemeinschaft St. Michael.

Präses: Graf Eduard von Pückler.

Geschäftsstelle: NW. 52, Werftstr. 21.

Geöffnet werktäglich von morgens 5 bis abends 9, Sonntag morgens 6—9, nachmittags 1—9.

Zweck: Verabreichung von Kaffee, Tee, Milch, Schokolade, Selterswasser und Brötchen zu billigen Preisen. Volksbibliothek und Zeitungen.

Zwei Kaffeestuben: 1. NW. Beusselstr. 14; 2. O. Madaistr., Stadtbahnbogen 29/30.

Den Verein für Volkskaffeestuben und Erfrischungskarren siehe Nr. 785.

117. Vereinigung zur Speisung und Bekleidung bedürftiger Kinder in den Volksschulen des Westens.

Vors.: Hugo Rosenfeld, W. 30, Luitpoldstr. 39.

Zweck: Verteilung von Frühstücksportionen (Vollmilch und Schrippe) an die von den Rektoren und Lehrern als bedürftig bezeichneten Gemeindeschüler während der Wintermonate.

1907/08: täglich ca. 800 Portionen.

118. Rudolph-Fonds. Kapital 1908: 27 234 M.

Verwaltung: Städt. Schuldeputation.

Zweck: Verteilung von Frühstück an arme Schulkinder.

Jährlich ca. 970 M. für Frühstück an Gemeindeschulkinder.

Zu Mahlzeiten siehe ferner: Verein zur Speisung armer Kinder und Notleidender Nr. 122, Heimat für Frauen und Mädchen gebildeter Stände Nr. 136, Heimathaus für Stellung suchende Mädchen Nr. 137, Arbeiterinnenheime Nr. 146, Leo-Hospiz Nr. 150, Verein Wohlfahrt der weiblichen Jugend Nr. 151, Verein Jugendschutz Nr. 153, Verein Arbeiterinnenwohl Nr. 158, Wohlfahrtseinrichtungen für Schüler und Schülerinnen der Berliner Gemeindeschulen Nr. 333, Lette-Verein Nr. 355, Pestalozzi-Fröbelhaus Nr. 356, Koch- und Haushaltungsschulen des Provinzialvereins Berlin des Vaterländischen Frauenvereins Nr. 363, Kochschule des Hausfrauenvereins Nr. 364, Israelitische Koch- und Haushaltungsschule Nr. 365, Jüdisches Mädchenstift Nr. 366, Verein für Krankenküchen Nr. 584.

B. Alljährliche festliche Speisungen.

119. L'Abaye-Stiftung. Kapital: 9000 M. Zinsen: 315 M.

Verwaltung: Armendirektion.

Zweck: Speisung 100 Armer am 17. Januar in der Art, daß: a) für jede Person das Essen 1,25 M., b) das Trinken 0,25 M. kosten und c) bar gezahlt werden soll 1,50 M. Der Prediger, der die Gedächtnisrede hält, bekommt 10 M., und was von den Zinsen übrig bleibt, wird den Armen bei der Zahlung der 1,50 M. zugelegt.

120. Justizrat Lazarus-Vermächtnis. Kapital: 50 000 M.

Verwaltung: Armendirektion.

Zweck: Gemeinschaftliche Speisung (Mittagsmahl mit Bier oder Wein) von 100 würdigen Armen ohne Unterschied der Religion am 10. März; Verteilung des Restes der Zinsen an die Teilnehmer.

121. Ludolfsche Stiftung.

Verwaltung: Armendirektion.

Zweck: Verwendung der Zinsen unter anderem zu einem Festmahl am Neujahrstag für 50 würdige Arme. (Jährl. 75 M.)

Siehe ferner: Preußischer Frauen- und Jungfrauen-Verein Nr. 999.

C. Nahrungsmittel.

122. Verein zur Speisung armer Kinder und Notleidender.

1. Vors.: Polizeidirektor Leo Maurer, SW. 68, Markgrafenstr. 25; 2. Vors.: Frau Rosalie Mosler, Schöneberg, Stubenrauchstr. 1.

Zweck: Arme Kinder und sonstige Notleidende zeitweise mit Speisen oder sonstigen Lebensbedürfnissen zu unterstützen.

Der Verein gibt Milch an Säuglinge und Rekonvaleszenten auf 4—6 Wochen, Mietszuschüsse, Feuerung, Strohsäcke und Decken; verteilt warmes Mittagessen, Milch und Frühstück in den städtischen Gemeindeschulen (Vereinbarung mit der städtischen Schuldeputation).

Schriftliche Eingaben an die zweite Vorsitzende.

Geschlossen vom 1. April bis 15. September.

1907/08 wurden gewährt: Lebensmittel für 6375 M., Volksküchenessen für 673 M., Extra-Unterstützungen (Feuerung, Decken usw.) 1352 M., Frühstücksverteilung in den Gemeindeschulen 11 869 M., in Kindergärten für 1215 M.

123. Präsident Alslebensches Vermächtnis. Kapital: 3000 M. Zinsen: 135 M.
Verwaltung: Armendirektion.
Zweck: Ankauf von Kartoffeln für arme Familien im Winter und Förderung
des Kartoffelbaues durch Arme überhaupt.

124. Gustav und Anna geb. Fürstenberg-Rosenheimsche Stiftung. Kapital: ca.
40 000 M.
Verwaltung: Stadt. Stiftungsdeputation.
Zweck: Verteilung der Zinsen je zur Hälfte am Sterbetag des Stifters und dem
seiner Ehefrau (5. Mai und 29. Juni) an Arme der Stadt Berlin ohne Unterschied
der Konfession, wenn angängig in Lebensmitteln, Heizung, Kleidung usw.
Zu A und C siehe ferner: Krankenanstalten, St. Vincenz-Verein Nr. 82, 83,
Frauengroschenverein Nr. 84, Abteilung für Unterstützungen des Provinzialvereins
Berlin, des Vaterländischen Frauenvereins Nr. 85, Armenpflege des Stadtvikariats
Nr. 87, Samariterheim der Heilsarmee Nr. 88, Militärhilfsvereine Nr. 90, 91, Verein
zur christl. Fürsorge für jüd. Proselyten Nr. 98, Städtisches Obdach Nr. 125, Ber-
liner Asylverein für Obdachlose Nr. 127, Herbergen Nr. 129—133, Heimat für Mäd-
chen und Frauen gebildeter Stände Nr. 136, Verein Arbeiterinnenwohl Nr. 158,
Concordia, Verein kath. Kaufleute Nr. 219, Städt. Säuglingsfürsorgestellen Nr. 241,
Berliner Kinderschutzverein Nr. 242, Krippen Nr. 243, 244, Klein-Kinder-Be-
wahranstalten Nr. 250, Kindergärten Nr. 251, Kinderhorte Nr. 252, Berliner
Verein für häusliche Gesundheitspflege Nr. 582, Frauenhilfe des Evangelisch-
kirchlichen Hilfsvereins Nr. 583, Christlicher Männer-Krankenverein Nr. 594, Verein
zur Verpflegung und Unterstützung armer Wöchnerinnen Nr. 607, Verein zur
Beförderung der wirtschaftlichen Selbständigkeit der Blinden Nr. 630, St. Josephs-
Krankenhaus Nr. 671, Verein zur Fürsorge für erwachsene Blinde Nr. 707, Gesell-
schaft zur Bekämpfung der Säuglingssterblichkeit Nr. 787, Verein zur Besserung
der Strafgefangenen Nr. 795, Kaufmännischer Hilfsverein Nr. 945, Österreich-
Ungarischer Hilfs-Verein in Berlin Nr. 1003, Grebbinscher Geschenkfonds Nr. 1035,
Securiusscher Fonds Nr. 1045, Frauenverein zur Unterstützung verschämter
Armer Nr. 1116, Zentralverein für Arbeitsnachweis Nr. 1259, Verein Arbeits-
hilfe Nr. 1270, Verein Dienst am Arbeitslosen Nr. 1271, Berliner Arbeiter-
Kolonie Nr. 1273, Verein Hoffnungstal Nr. 1275, Verein Jüdische Arbeiter-
kolonie Nr. 1277.

3. Kapitel.

Wohnung.

(Miete-Unterstützungen siehe Kapitel 11.)

A. Beherbergung (Unterkunft).

Im allgemeinen.

125. Städtisches Obdach („Palme") in der Fröbelstraße.
Verwaltung: Deputation für das Arbeitshaus und das städtische Obdach,
unter deren Oberaufsicht die Anstalt von einem Inspektor geleitet wird.
Vors.: Stadtrat Fischbeck, Rathaus, Zimmer 87a (10—11).
Das Obdach zerfällt in 2 Abteilungen:
1. Für obdachlose Familien.
Zweck: Familien und Einzelpersonen, die durch Exmission oder aus anderen Grün-
den wohnungslos geworden und unvermögend sind, sich sofort anderweitig Woh-

nung und Mittel zum Unterhalt zu verschaffen, auf kurze Zeit (bis zu 4 Wochen) Obdach und Verpflegung zu bieten und ihnen ev. durch Gewährung einer Beihilfe zur ersten Mietezahlung (in der Regel bis zu 15 M., für höhere Beträge Einwilligung der Armendirektion erforderlich) beim Verlassen des Obdachs die Mittel zur Rückkehr zu geordneten Verhältnissen zu geben. Aufnahme obdach- und mittelloser Schwangerer bis zum 3. Monat vor der Entbindung im nächtlichen Obdach, später im Familien-Obdach. Entbindung im Notfalle im Obdach, sonst in der Charité.

Getrennte Räume für Männer und Frauen; die schulpflichtigen Kinder erhalten Unterricht im Obdach. Alle erhalten morgens Kaffee und Schrippe, eine Mittagsmahlzeit, eine Abendsuppe und eine Portion Brot für den Tag.

Der Hausrat der Obdachlosen wird in der leerstehenden Markthalle XII, N. 20, Badstr. 10, aufbewahrt.

Aufnahmeanträge an die Armenkommission oder das Polizeibureau des Bezirks oder das Polizeipräsidium zu richten; an die Armendirektion nur seitens der aus Krankenhäusern entlassenen Wohnungslosen.

144 Betten für Männer und Knaben, 240 für Frauen und Mädchen.

1908: 6086 Personen beherbergt, an 1228 Personen 16 062 M. Mietunterstützung.

2. Für Nächtlich-Obdachlose.

Jeder Ansuchende findet zwischen 4 Uhr nachmittags und 11 Uhr abends Aufnahme. Aufenthalt bis 7 Uhr morgens. Abends und morgens Suppe und Brot. Der Aufenthalt ist nur fünf Nächte lang und fünfmal im Laufe von 3 Monaten gestattet. 40 Säle, Platz für 2800 Personen, im Notfall bis 3400. Bäder und Desinfektion der Kleidung.

1908: 663300 Personen beherbergt.

Unter Verwaltung des Obdachs, z. Z. ausschließlich für die Zwecke des Obdachs, des Friedrich Wilhelm-Hospitals, des Städt. Siechenhauses und des Städt. Waisenhauses bestimmt, steht die 2. städtische Desinfektions-Anstalt in der Fröbelstraße. Außerdem werden im Obdach die Nachlässe verstorbener Almosenempfänger verwaltet; aus diesen Beständen werden Möbel, Matratzen usw. leihweise an Bedürftige abgegeben.

Mit dem Obdach verbunden sind mehrere Stiftungen zum Besten der Obdachlosen (Kleidung, Weihnachtsbescherung, Hilfe bei der Entlassung).

126. Berliner Jugendhaus, N. 65, Schulstr. 52, errichtet vom Verein Berliner Jugendhaus für die jugendlichen Obdachlosen Berlins.

Vors. des Vereins: Staatsminister z. D. Hentig, W. 15, Kurfürstendamm 63. Hauskurator: Pastor Crüsemann, städtischer Jugendpfleger am nächtlichen Obdach, SW. 11, Kleinbeerenstr. 6.

Zweck: Aufnahme, Schutz und sittliche Hebung jugendlicher Obdachloser; Beschaffung von Erwerb.

Die jugendlichen Obdachlosen werden dem Hause vom städtischen Jugendpfleger am nächtlichen Obdach, von den Jugendrichtern und vom Königl. Polizeipräsidium überwiesen. 32 Zimmer.

127. Asyle des Berliner Asyl-Vereins für Obdachlose.

Vors.: Gustav Thölde, W. 57, Bülowstr. 3.

Zweck des Vereins: Für obdachlose Personen Asyle in Berlin zu gründen und diesen Personen nach Möglichkeit Arbeit nachzuweisen.

Einrichtungen: 1. Männer-Asyl („Wiesenburg"): N. 20, Wiesenstr. 55/59 (Kurator: Paul Singer, NW. 23, Brückenallee 26). Platz für 700 Personen.

2. Frauen-Asyl: N. 39, Kolbergerstr. 30 (Kurator: fehlt z. Z.). Platz für
400 Personen. Die Asyle enthalten nach Altersklassen geschiedene, erleuchtete
und im Winter erwärmte Schlafsäle.

Das Asyl darf von Männern nicht öfter als monatlich viermal, von Frauen fünfmal benutzt werden; im Winter (1. Oktober bis 1. April) von nachmittags 3 bis
morgens 8 Uhr, im Sommer bis morgens 7 Uhr geöffnet. Angabe des Namens
und Standes und der persönlichen Verhältnisse wird von den Besuchern nicht
gefordert.

Abends Suppe mit Brot, morgens Kaffee und Schrippe.

Vollständige Badeeinrichtung zum freiwilligen Gebrauch. Desinfektionsanstalt
für die Kleider der Badenden. Bibliothek (nur Unterhaltungsschriften). Genaue
Hausordnung. Arbeitsnachweis.

1907 wurde das Männerasyl von 241 189 Personen aufgesucht; das Frauen-
asyl von 38 383 Frauen und Kindern.

Arbeit nachgewiesen wurde 1019 Männern und 261 Frauen.

Die Bibliothek des Männer-Asyls wurde von 18 525 Personen benutzt.

128. Asyle der Nachtmission, errichtet von der Berliner Stadtmission (siehe diese
Nr. 79).

1. Asyl für Männer: Johanniterstr. 6; 2. Asyl für Frauen und Mädchen: ebenda.

Zweck: Kostenfreie Aufnahme von in der Nacht umherirrenden obdachlosen oder
sonst gefährdeten Personen, die von der Nachtmission aufgefunden werden.

Der Aufenthalt wird nur für kürzere Zeit gewährt. Zuweisungen derartiger
Leute von anderer Seite können nicht berücksichtigt werden.

1907: 1. April bis 31. Dezember 41 Männer beherbergt.

129. Herbergen zur Heimat des Evangelischen Vereins. (Siehe diesen Nr. 80).

1. SW. 68, Oranienstr. 105. Herbergsvater: Rossow; 2. N. 24, Auguststr. 82.
Herbergsvater: Meyer.

Zweck: Beherbergung von Männern (meist Fremden) ohne Unterschied der Religion gegen geringe Entschädigung.

Betten von 30 Pf. bis 1 M. pro Nacht. Speisen in Portionen zu 10, 20, 25, 30,
40 Pf.

1907: in Herberge 1 13 607 Personen, in Herberge 2 10 765.

In beiden Herbergen Arbeitsnachweis. Dieser vermittelt den Gästen und
anderen arbeitslosen Handwerkern, Landarbeitern, Fabrikarbeitern, ungelernten
Arbeitern kostenlos Arbeit; Arbeitgeber zahlen 20 Pf. für Berlin, 30 Pf. für
die Provinz und Vororte.

1907: wurden von 15 614 gemeldeten offenen Stellen 11 430 besetzt.

130. Herberge zur Heimat der Christlichen Gemeinschaft St. Michael. O. 17, Koppen-
straße 5.

Vors. der Gemeinschaft: Graf Eduard von Pückler.

Geschäftsstelle: NW. 52, Werftstr. 21. Hausvater: Wagner.

Zweck und Einrichtung: wie bei den vorstehenden Herbergen. Betten zu 30,
50, 60 Pf. pro Nacht. Mittagessen zu 30, 40, 50 Pf. Abendessen zu 10, 15, 20 Pf.
Arbeitsnachweis kostenlos durch den Hausvater.

Die Volkskaffeestuben der Gemeinschaft siehe Nr. 116.

131. Herberge des Berliner Gewerkschaftshauses, SO. 16, Engelufer 15, 2. Hof.

Zimmer zu 1, 2, 4, 6 und 11 Betten. Nachtquartier 0,45—1,50 M. Im ganzen
195 Betten. Desinfektion unentgeltlich. Bad, einschl. Seife und Handtuch 10 Pf.
Jeder Zureisende ist gezwungen, ein Bad zu nehmen.

Mit der Herberge ist ein Restaurant und ein Lesesaal verbunden. Benutzung des letzteren unentgeltlich. Es liegen zahlreiche Zeitungen aus.

1907: 57 286 Übernachtungen, 15 788 Bäder, 140 Desinfektionen.

132. Asyl für durchreisende Polen, SO. 16, Köpenickerstr. 43. Unterhalten vom Verein Przytulisko (Zufluchtsstätte).

Vors.: Grajewski, W. 50, Augsburgerstr. 45. Hausverwalter: St. Lichocki.

Zweck: Durchreisenden oder zugereisten Polen (Unbemittelten unentgeltlich) auf drei Tage Nachtlager und Kost zu gewähren. Arbeitsvermittlung nach Möglichkeit.

1907: ca. 300 Gäste.

133. Ricovero Notturno Italiano (Asyl für arme Italiener), N. 58, Raumerstr. 18.

Vors.: Dr. Ezio Rabby, Direktor des Italienischen Arbeiter-Sekretariats, N. 58, Pappelallee 62.

Zweck: Unentgeltliche Aufnahme armer, obdachloser Italiener. Gewährung von Nachtquartier und Frühstück.

20 Betten.

1907: 800 Personen aufgenommen.

134. Home in Berlin for British and American Governesses. W. 35, Potsdamerstr. 28.

Vorsteherin: Miß A. M. Lake (12—3).

Zweck: Aufnahme englischer und amerikanischer Lehrerinnen und Erzieherinnen, hauptsächlich Stellungsuchender für 6 Wochen. Stellenvermittlung.

Kost und Logis 2,50 M. täglich, Einzelzimmer 3 M. täglich, 16,50 M. bis 20 M. wöchentlich, Wäsche und Getränke extra. Benutzung der Bibliothek und des Lesezimmers für Pensionärinnen unentgeltlich, für Nichtpensionärinnen 5 M. jährlich. Stellenvermittlung: 2 M. Einschreibegebühr, 3 M. nach erfolgreicher Vermittlung.

1907: 175 Gäste.

135. Schweizerinnen-Heim, Home Suisse à Berlin, W. 30, Zietenstr. 6.

Gegründet vom Internationalen Verein der Freundinnen junger Mädchen.

Vors.: Frau Generalleutnant von Versen, W. 10, Bendlerstr. 17.

Leiterin: Fräulein Rösli.

Zweck: Frauen und Mädchen — insbesondere Lehrerinnen, Erzieherinnen und Kindermädchen aus der Schweiz, Frankreich und Belgien — eine Heimstätte zu bieten. Rat und Hilfe für Zu- und Abreisende. Stellenvermittlung.

Billiges Nachtquartier (auch unentgeltlich). Gegen monatlichen Beitrag von 25 Pfg. Benutzung der Räume, der Bibliothek, des Klaviers usw. und Teilnahme an den Unterhaltungsabenden (jeden Montag gemeinsamer Tee). Billiges Abendbrot täglich. Ein Krankenfreibett. Mittagstisch 60 Pf., Abendtisch 35 Pf.

1907: 3109 Nachtlogis, davon 341 unbezahlt. 77 Stellen vermittelt bei 325 Nachfragen und 199 Bewerbungen.

136. Heimat für Mädchen und Frauen gebildeter Stände, W. 9, Köthenerstr. 42/43.

Deutscher Zweig des Internationalen Vereins der Freundinnen junger Mädchen.

Vors: Frau Staatsminister von Studt, W. 50, Kurfürstendamm 242.

Stellv. Vors. und Hausvorstand: Oberin H. Vollmar.

Zweck: Frauen und Mädchen, besonders fremden, Hilfe, Auskunft und Rat zu bieten durch: 1. Abholung vom Bahnhof, Wohnung und Kost, Rat, Adressen anständiger Wohnungen (Wohnung (84 Zimmer) 0,80—1,50 M., Beköstigung

1,10 M. täglich, bei längerem Aufenthalt billiger); 2.Gewährung guten, billigen Mittagstisches von 12—2 Uhr, auch für Nichtbewohnerinnen, (Portion 40 Pf.); 3. Gesellige Vereinigungen Sonntag abends; 4. Aufnahme in das Hospiz für Damen (Zimmer von 2—3 M., Platz für ca. 40 Gäste); 5. Stellenvermittlung für Lehrerinnen, Erzieherinnen, Bonnen, Stützen, Kinderfräulein.

Die Stellenvermittlung ist eine Wohlfahrtseinrichtung, sie arbeitet mit dem Internationalen Verein der Freundinnen junger Mädchen und hat infolgedessen zahlreiche verläßliche Adressen und Auskunftstellen im In- und Auslande.

1907/08: 38 416 Nachtquartiere, 54 375 Mittags-, 46 177 Abendgäste. 263 Stellen vermittelt bei 1236 Arbeitsuchenden und 891 Arbeitgebern.

137. Heimathaus für Stellung suchende Mädchen, C. 22, Am Bahnhof Börse. Unterhalten vom Verein gleichen Namens.

Vors.: Schuldirektor Vogler, W. 62, Burggrafenstr. 17.

Vorst.: Frau O. Reischel.

Zweck: Nach Berlin kommenden stellenlosen Mädchen oder solchen, die in Berlin stellenlos geworden sind, ordentliche billige Unterkunft zu gewähren und sie mit Rat und Tat zu unterstützen.

Hauptsächlich für Dienstmädchen, aber auch für Wirtschafterinnen, Erzieherinnen, Krankenpflegerinnen usw. Platz für 115 Personen. Aufenthalt, einschl. Bett, täglich 25—50 Pf., je nach Dauer des Aufenthalts, durchschnittlich 4—5 Tage. Auf Wunsch Beköstigung. Mittagbrot 15 Pf. Stellenvermittlung für Mädchen kostenlos, für Herrschaften 2—3 M.

1907: 3223 Mädchen beherbergt, 551 Stellungen nachgewiesen.

138. Heim- und Bildungsstätte für evangelische Mädchen „Marthashof" (Tochteranstalt der Diakonissenanstalt zu Kaiserswerth), N. 37, Schwedterstr. 37/40.

Vors: Frau Anna von Troschke, W. 62, Lutherstr. 37.

Vorst: Meta Brakebusch.

Zweck: 1. Aufnahme ehrbarer stellenloser Dienstmädchen; 2. Stellenvermittlung; 3. Aufnahme von Dienstmädchen während der Reisen ihrer Herrschaft (Kostgeld täglich 1 M.)

1907 beherbergte die Anstalt 1547 Mädchen, davon waren 155 Zöglinge der Bildungsschule (siehe unten). 77 Stellen vermittelt.

Mit der Anstalt verbunden:

1. Mägdebildungsschule.

Zweck: 1. Ausbildung ehrbarer, nicht mehr schulpflichtiger Mädchen im Schneidern, Waschen, Plätten, Reinigen und in Handarbeiten; 2. Ausbildung zu Kindermädchen in der Kleinkinderschule (siehe unten).

Kostgeld für das 1. Halbjahr monatlich 15 M., für das 2. Halbjahr monatlich 9 M. Eintrittsgeld 15 M.

Aufnahme von Mädchen unter 17 Jahren nur auf mindestens ein Jahr, ältere auch auf ein halbes Jahr. Zum Eintritt erforderlich: 1. beglaubigter Erlaubnisschein des Vaters; 2. Ortsabzugsattest.

2. Kleinkinderschule, zweiklassig
(siehe unter Kleinkinder-Bewahranstalten Nr. 250 V.)

3. Mädchen-Elementarschule, achtklassig.

Elementarfächer und Koch- und Haushaltungsunterricht.

139. St. Antonius-Stift, W. 30, Hohenstaufenstr. 2. (St. Matthias-Gemeinde.)

Vorst.: Schwester M. Bernarda Gehr.

Leiterinnen: Schwestern vom III. Orden des hl. Dominikus.

Zweck: 1. Aufnahme stellenloser katholischer Dienstmädchen. Stellenver-

mittlung; Gebühren richten sich nach den Verhältnissen; 2. Ambulante Armen-
und Krankenpflege; 3. Unterhaltung eines Kinderhorts; (siehe Nr. 252 VII)
4. Unterhaltung einer Kleinkinderbewahranstalt (siehe Nr. 250 IV).
Zweigniederlassung: Elisabethhaus, Schöneberg, Colonnenstr. 39.
        1908: 193 Mädchen aufgenommen, 353 Stellungen vermittelt. 391 Kranke,
115 Wöchnerinnen gepflegt. Den Hort besuchten 265 Schulkinder, die Bewahranstalt im Antoniusstift 259, im St. Elisabethhaus 95 Kinder von 1—6 Jahren.

140. St. Katharinen-Stift. NO. 55, Greifswalderstr. 18.
Oberin: Schwester Cath. Beyer.
Zweck: Aufnahme stellenloser katholischer Dienstmädchen, die als Entgelt für
Obdach und Verpflegung häusliche Arbeiten für die Anstalt verrichten. Stellen-
vermittlung (Möglichkeit der Erfüllung der religiösen Pflichten gesichert), gesellige
Versammlungen von in Stellung befindlichen Mädchen an den Sonntagnach-
mittagen. Möglichst auch Einwirkung zu treuer Pflichterfüllung auf die in Stellung
Gebrachten.
Einmaliges Eintrittsgeld von 3 M. Platz für ca. 30 Mädchen.
Mit der Anstalt verbunden:
        1. Kleinkinder-Pflegeanstalt (siehe Nr. 262).
        2. Kleinkinder-Bewahranstalt (siehe Nr. 250 IV).
        1907: 141 Mädchen aufgenommen, 249 Stellungen vermittelt.

141. St. Marien-Stift in Berlin (Zweiganstalt des Mutterhauses in Breslau).
Vors.: Propst v. St. Hedwig Kleineidam, W. 56, Hinter der katholischen Kirche 4.
1. Anstalt: SO. 16, Michaelkirchplatz 3. 2. Anstalt: N. 31, Ackerstr. 117.
Zweck: 1. Stellenlosen unbescholtenen Dienstmädchen katholischer Konfession
gegen geringe Entschädigung oder unentgeltlich Unterkunft und Verpflegung zu
gewähren. 2. Stellenvermittlung. 3. Unterhaltungsnachmittage für die dem
Verein angehörenden im Dienste befindlichen Mädchen. 4. Ambulante Krankenpflege. 5. Unterhaltung einer Heimstätte für alte schwache Dienstmädchen.
6. Unterhaltung einer Haushaltungsschule für Mädchen aus bürgerlichen Familien. 7. Unterhaltung einer Kleinkinder-Bewahranstalt (siehe Nr. 250 IV).
Die Anstalten werden unterhalten durch Beiträge von Herrschaften und Mädchen,
Geschenke und Kostgelder.

142. St. Vincenz Ferrerius-Stift. NW. 5, Kruppstr. 8.
Vorst.: Schwester M. Ferdinanda te Kamp.
Zweck 1. Aufnahme stellenloser katholischer Dienstmädchen; 2. Ambulante
Krankenpflege; 3. Unterhaltung einer Kleinkinderbewahranstalt (siehe Nr. 250 IV);
4. Unterhaltung einer Kinderbeschäftigungsanstalt (siehe Nr. 251 XIV); 5. Unter-
haltung eines Kinderhorts (siehe Nr. 252 VII).

143. St. Xaveriusstift, C. 25, Kaiserstr. 36 a.
Vorst.: Schwester Elisabeth vom hl. Joseph.
Leiterinnen: Josephsschwestern.
Zweck: 1. Aufnahme katholischer junger Mädchen der erwerbenden Stände.
(Wohnung mit Pension 35—60 M.) 2. Gewährung von Wohnung und Pension
für alleinreisende katholische Damen auf längere oder kürzere Zeit. (Preise je
nach den Ansprüchen. Ausweis erforderlich); 3. Gewährung von Mittag- und
Abendtisch für katholische junge Mädchen zu verschiedenen Preisen; 4. Unterhaltung von Sonntagsvereinen für junge Mädchen; 5. Stellenvermittlung für
alle Stände; 6. Fürsorge für gefallene und gefährdete weibliche Personen.
        1907 wurden 658 Mädchen beherbergt. Fürsorge wurde 507 Mädchen zuteil. —
444 Herrschaften suchten Dienstmädchen, Jungfern, Kinderfräulein, Erzieherinnen
usw. 205 Stellen wurden vermittelt.

Siehe ferner: Katholisches St. Joseph-Hospiz Nr. 149, Verein Wohlfart der weiblichen Jugend Nr. 151, Concordia, Verein katholischer Kaufleute Nr. 219, Amalienhaus Nr. 361, Verein zur Besserung der Strafgefangenen Nr. 795, Asyl für entlassene Strafgefangene der Berliner Stadtmission Nr. 798, Afra-Stift Nr. 809, Kaufmännischer Hilfsverein Nr. 945, Verein Dienst an Arbeitslosen Nr. 1271, Berliner Arbeiterkolonie Nr. 1273, Verein Hoffnungstal Nr. 1275, Verein Jüdische Arbeiterkolonie Nr. 1277, Russischer Wohltätigkeitsverein Nr. 1282.

Tages- und Abend-Aufenthalt.

144. Wärmehallen, C. 25, Dircksenstr. Stadtbahnbogen 97—100. Unterhalten vom Komitee der Wärmehallen. (Vors.: Stadtrat L. Kalisch, W. 10, Matthäikirchstr. 4.)

Während der Wintermonate geöffnet von 7 Uhr morgens bis 6 Uhr abends. Sitzplätze für 1250 Personen, Waschvorrichtungen. An die Besucher werden, zu einem beträchtlichen Teil unentgeltlich, sonst für 2, 4, 5 Pf. Schrippen, bestrichenes Brot, Kaffee, Milch, Suppen verabreicht. Verteilung von Schuhwerk und Kleidungsstücken. Eine Anzahl Arbeitsloser werden gegen Lohn und Kost mit Ausbesserung der Kleidungsstücke und des Schuhwerks der Gäste der Wärmehallen beschäftigt.

1907 wurden 8618 Portionen Suppe, 1513 Tassen Kaffee, 1513 bestrichene, 993 trockene Stullen unentgeltlich verabreicht, 397,92 M. an Arbeitslöhnen (außer Verpflegung der Arbeiter) und 683,88 M. für Materialien gezahlt, für die Verpflegung der Gäste wurden 7782,93 M. ausgegeben.

145. Christlicher Verein junger Männer.

Vors.: Kgl. Forstmeister a. D. von Rothkirch, SW. 48, Wilhelmstr. 34.

Vereinshaus: SW. 48, Wilhelmstr. 34.

Zweck: Jungen Männern, welche von außerhalb kommen und in Berlin ohne Familienanschluß und Bekannte leben, behaglichen Abendaufenthalt zu bieten. Versammlungen religiösen, unterhaltenden oder belehrenden Inhalts. Gesellschafts-, Zeitungs-, Schreib-, Unterhaltungs- und Erfrischungszimmer, Bücherei, Turnhalle. Neben der Männerabteilung bestehen eine Jugend- und fünf Knabenabteilungen.

1907: 134000 Besucher.

146. Verein zur Errichtung von Arbeiterinnenheimen.

Vors.: Frau Elsa Strauß, W. 62, Kurfürstendamm 239.

Zweck: Arbeiterinnen, die in Schlafstelle wohnen, einen behaglichen Abendaufenthalt, guten Mittagstisch, sowie Anregung und Belehrung zu bieten.

1. Heim: SO. 16, Brückenstr. 8. 2. Heim: N. 31, Usedomstr. 7. 3. Heim: SO. 36, Kottbuser Ufer 33, mit Schlafgelegenheit für 20 Mädchen. Betten von 9—12 M. wöchentlich, einschließlich Frühstück.

Geöffnet 12—2 und 6—10; Sonnabend und Sonntag 4—10. Zeitungen, Zeitschriften, Bücher, Spiele aller Art zur Verfügung der Besucherinnen. Vorträge, Turnunterricht, Kurse im Schneidern, Weißnähen, Putzmachen und Kochen, monatlich 1,50 M. Schlafstellennachweis.

Mittagbrot 20, resp. 30 Pf. Warmes Abendbrot. Kompott, Kakao, Tee, Kaffee, belegtes Brot je 5 Pf.

Im 1. Heim 1907: 28 467 Mittags-, 13 606 Abendgäste. Im 2. Heim: 37 676 Mittags-, 7711 Abendgäste. Im 3. Heim: 20 200 Mittags-, 9213 Abendgäste. Das Erholungsheim des Vereins siehe Nr. 726.

Siehe ferner: Verein Arbeiterinnenwohl Nr. 158, Verein Wohlfahrt der weiblichen Jugend (Marienheim IV) Nr. 151, Zufluchtsstätte des Vereins Dienst an Arbeitslosen Nr. 1271 IV.

B. Wohnung zu längerem Aufenthalt.

Für Männer.

147. Gesellenheim, C. 54, Neue Schönhauserstr. 13. Errichtet von der Volks-Kaffee-
und Speisehallen-Gesellschaft (siehe diese Nr. 115).
Hausvater: Götze.
Zweck: Alleinstehenden Handwerksgesellen billige Wohnung zu bieten.
68 Betten. Miete wöchentlich inkl. Frühstück und Beleuchtung 2,50—2,80 M.,
mit Heizung 2,80—3,10 M.
  1907: 243 Bewohner.

148. Gesellenheime des Ostdeutschen Jünglingsbundes. Geschäftsstelle des
Bundes: C. 54, Sophienstr. 19. Der Bund unterhält in Berlin fünf Gesellen-
heime: 1. C. 54, Sophienstr. 19; 2. O. 17, Langestr. 17; 3. S. 14, Stallschreiberstr. 4;
4. NW. 21, Bandelstr. 16; 5. SO. 36, Manteuffelstr. 51 (Sachsenheim).
Zweck: Alleinstehenden jungen Männern billige Wohnung zu bieten.
Miete monatlich 7—8 M. Die fünf Heime haben zusammen 69 Betten. Frühstück,
Vesper- und Abendbrot nach Vereinbarung mit der Hausmutter. Frühstück 85 Pf.
wöchentl.

149. Katholisches St. Joseph-Hospiz, C. 19, Niederwallstr. 32. Vereinshaus des
Kathol. Gesellenvereins.
Zweck: Durchreisenden oder hier in Arbeit tretenden katholischen Handwerksgesellen vorübergehende oder dauernde Unterkunft (Wohnung und Pflege) zu gewähren, gegen mäßige Vergütung oder unentgeltlich.
Versammlungssaal, Vorträge, Unterricht im Zeichnen, Rechnen, Buchführung,
Gesang, Abhaltung von Meisterprüfungskursen usw. Das Hospiz wird unterhalten
von den Überschüssen aus der Verwaltung des Hauses und der Gastwirtschaft,
von den Beiträgen der Wohltäter und den von den Bewohnern gezahlten Ver-
gütungen.

150. Katholisches Leo-Hospiz, O. 34, Rüdersdorfer Str. 45 (Arbeiterheim).
Vors.: Der jeweilige fürstbischöfliche Delegat und Propst von St. Hedwig, z. Z.
Kleineidam.
Leiter: Lic. theol. Journelle.
Zweck: Alleinstehenden katholischen Arbeitern (vorzugsweise Mitgliedern des
katholischen Arbeitervereins) billige Wohnung und Kost zu bieten.
Unterhaltungs- und Versammlungssäle, Lesezimmer und Volksbibliothek.
Preise der Zimmer monatlich 12—15 M. Mittagstisch 40—70 Pf.
Platz für ca. 40 Personen.
1907: 178 Personen aufgenommen.
  Siehe ferner: Israelitisches Heimathaus Nr. 162, Evangelisches Johannes-Stift
Nr. 256, Evangelisches Lehrlingsheim Nr. 353.

Für Frauen.

151. Verein Wohlfahrt der weiblichen Jugend (unter dem Protektorat der Kaiserin).
Vors.: Freiherr v. Behr-Pinnow, NW. 23, Altonaerstr. 36.
Geschäftsstelle N. 4, Tieckstr. 17, I.
Zweck: Auf evangelisch-christlicher Grundlage durch Stärkung bestehender, sowie
Inangriffnahme neuer Einrichtungen das Wohl der weiblichen Jugend zu fördern.
Einrichtungen:

1. Bahnhofsmission.

Etwa 60 Helferinnen des Vereins nehmen sich zu den Quartalszeiten der auf den Fernbahnhöfen ankommenden zuziehenden jungen Mädchen mit Rat und Hilfe an. Warnung vor leichtsinnigem Zuzug durch Flugblätter.

Der Bahnhofsmission schließt sich die „nachgehende Fürsorge" an. Sämtliche zugezogene junge Mädchen werden teils persönlich aufgesucht, teils schriftlich zum Besuch der Heime des Vereins und der evangelischen Jungfrauenvereine aufgefordert.

1907/08: Rat und Hilfe erhielten 2262 junge Mädchen, 132 wurden in die Marienheime geführt.

2. Marienheime.

Zweck: Jungen Mädchen verschiedener Berufsarten ein freundliches Heim zu bieten. Die Hausmütter stehen den Bewohnerinnen fürsorgend und beratend zur Seite.

Marienheim I, N. 4, Borsigstr. 5. Vorst.: Frl. v. Bistram. 100 Betten. Wohnung und volle Pension monatlich 37—60 M.

Mittagstisch für Auswärtige: 45 und 70 (im Abonnement 40 und 60) Pf.

Marienheim II, S. 42, Wassertorstr. 35. Vorst.: Frl. S. Röhrig. 70 Betten. Wohnung und volle Pension 31—56 M.

Mittagstisch für Auswärtige: 35 und 60 (im Abonnement 30 und 55) Pf.

Marienheim III (Charlottenheim), W. 50, Marburgerstr. 4. Vorst.: Gräfin J. Reventlow. Fernspr. Charl. 4770. 51 Betten. Volle Pension 38—70 M.

Mittagstisch für Auswärtige: 45 und 65 Pf.

Stellenvermittlung für Hauspersonal: 11—1 und 5—7. Für Herrschaften 4 M., Stellensuchende 50 Pf.

Mit dem Heim verbunden ist eine Mädchenherberge. Tagespension 1 M., Schlafgeld 70 Pf.

Marienheim IV, N. 4, Tieckstr. 17, Gartenhaus. Vorst.: Frl. C. v. Uslar. 74 Betten. Volle Pension 29—50 M.

Stellenvermittlung für Hauspersonal: 10—1, 5—7. Für Herrschaften 4 M., Stellensuchende 50 Pf.

31 Betten für Passantinnen: Pension täglich 1 M., Schlafstelle 50 Pf.

Abendheim für Auswärtige: Gelegenheit zur Erholung, Unterhaltung, Belehrung und Fortbildung. Kurse im Schneidern, Wäschenähen usw. monatlich 1 M.

1907: 546 Gäste.

3. Klubs für junge Mädchen.

Leiterin: Gräfin Reventlow.

Zweck: Beruflich tätigen jungen Mädchen angenehmen Aufenthalt, gesellige Unterhaltung und Gelegenheit zur Fortbildung zu bieten.

Sprachkurse, Stenographie, Gesang, Turnen, Schneidern, Samariterkurse. Geöffnet werktäglich von 8—10, Sonntag von 4—10 Uhr. Beitrag 1 M. monatlich. 1. Klub: W. 50, Augsburgerstr. 24; 2. Klub: SW. 48, Wilhelmstr. 115. 3. Klub: NW. 23, Schleswiger Ufer 15. 4. Klub: N. 24, Elsasserstr. 83. 5. Klub: Charlottenburg, Grolmannstr. 62. 6. Klub: Gr. Frankfurterstr. 135 a.

4. Klubs für Arbeiterinnen.

Geschäftsführerin: Frl. Elise Wendel.

Zweck: Arbeiterinnen angenehmen Aufenthalt, Verpflegung, Nachtquartier und Gelegenheit zur Fortbildung zu bieten.

Kurse für Literatur, Turnen, Gesang, Schneidern, Weißnähen. Für Mitglieder
unentgeltlich, für Nichtmitglieder 1,20 M. monatlich.
Wöchentlicher Beitrag dem Arbeitsverdienst entsprechend. Mittagstisch 30 Pf.
(12—2 Uhr). Schlafstellen 6 M. monatlich. Geöffnet werktäglich von 6, Sonntag
von 4 Uhr ab.
1. Klub: S. 42, Luisenufer 7, II, mit Schlafstellenheim. (17 Betten.) Vorst.:
Frl. M. Krause. 2. Klub: N. 31, Versöhnungsprivatstr. 7, mit Schlafstellenheim. (25 Betten.) Vorst.: Frl. Reinicke.

     5. Vereinsarbeitsschulen (siehe Nr. 338).
     6. Erholungsheime (siehe Nr. 734).
     7. Erziehungsanstalt Zoar (siehe Nr. 270).
     8. Liebesarbeiten in Kliniken (siehe Seite 198).
     9. Evangelische Arbeiterinnenvereine.
    10. Christliche Hospize.

152. Hermann Vorster-Stiftung. Kapitel: 438 237 M.
Verwaltung: Städt. Stiftungs-Deputation.
Zweck: Begründung eines Frauenasyls zur Unterstützung unverehelichter evan-
gelischer Personen weiblichen Geschlechts nach Vollendung des 15. Lebensjahres.
Ein Stiftshaus ist noch nicht erbaut; vorläufig werden den Stiftungsbedingungen
entsprechende Personen in den Marienheimen des Vereins Wohlfahrt der weiblichen Jugend (siehe diese Nr. 151) auf Kosten der Stiftung verpflegt.
Eventuell Unterbringung in einem auswärtigen Erholungsheim. Jährlich stehen
ca. 5000 M. für die beiden Zwecke zur Verfügung.
Anträge an die Städt. Stiftungsdeputation oder an den Verein zur Wohlfahrt der
weiblichen Jugend.

153. Verein Jugendschutz.
Vors.: Frau Bieber-Böhm, C. 2, Kaiser-Wilhelmstr. 39, II. (9—10 u. 3—4).
2. Vors.: Frau Sophie Michaelis, NW. 6, Luisenstr. 66.
Zweck: Die Jugend vor Leichtsinn und Laster zu schützen durch: 1. Errichtung
von Heimen für alleinstehende, unbescholtene junge Mädchen (Arbeiterinnen,
Stützen, Verkäuferinnen usw.); 2. Rechtsschutz für unbemittelte Frauen und Mäd-
chen; 3. Förderung von Kindergärten und Kinderhorten; 4. Kinderschutz gegen
Verwahrlosung, Mißhandlung und Grausamkeit; 5. Fürsorge für Gefährdete;
6. Vorträge und Verbreitung von aufklärenden und zur Erziehung geeigneten
Schriften. Der Verein unterhält z. Z. 2 Heime.
Heim I. C. 2, Stralauerstr. 52, II; Heim II. SW. 19, Beuthstr. 14, III.
Plätze 6—15 M. monatlich. Mittagstisch 30—40 Pf., auch für Mädchen, die nicht
im Heim wohnen. Ganze Pension monatlich 38—50 M. Lesezimmer, Bade-
einrichtung, Arbeitsnachweis, freier Rechtsschutz. Abendkurse für Putz, Schneiderei,
Maschinenähen, Maschinensticken. Fortbildungskurse in Deutsch, Gesundheits-
lehre, Erziehungslehre, Anstandslehre, Körperpflege. 6—8 Uhr. (Kursus 6 M.).
In beiden Heimen: Koch- und Wirtschaftskurse: 6 Monate. Schulgeld 30 M.
Kochkurse: 3 Monate. Schulgeld 40 M. Unbemittelte erhalten Ermäßigung.
Für ganz junge Mädchen Kursus mindestens 1 Jahr; zugleich Schneidern und
Kinderpflege. Halbe Freistellen (nur für Haushaltungsschülerinnen). Unent-
geltliche Stellenvermittlung für Schülerinnen.
    In Heim I 21, in Heim II 40 Plätze.
    Der Verein unterhält ferner ein
Alkoholfreies Erholungsheim für junge Mädchen auf dem Priorsberge

in Neuzelle (Bahnstation zwischen Frankfurt a. O. und Guben, 2½ Stunde Bahnfahrt von Berlin). Geschützte Lage. Angenehmer Winteraufenthalt, einfache Kost, auf Wunsch vegetarisch. Pension 1,50 bis 2,50 M. täglich. Einige bessere Zimmer für Lehrerinnen usw. Haushaltungs- und Gartenbauschule. Lehrgegenstände: Kochen, Wäschebehandlung, Nähen, Schneidern, Gesundheitslehre, Erziehungslehre. Hühnerzucht, Obst- und Gartenbau. Lehrzeit 1 Jahr. Pension mit Lehrhonorar halbjährlich 240 M. Einige halbe Freistellen. — Tuberkulöse, Bettlägerige und Mädchen mit ansteckenden Krankheiten sind ausgeschlossen. Meldungen im Heim II.

Kindergarten und Kinderhort des Vereins siehe Nr. 251 VI und Nr. 252 IV.

154. St. Elisabeth-Stift, NW. 87, Waldstr. 52.

Leiterinnen: Graue Schwestern von der hl. Elisabeth.

Einrichtungen: 1. Hospiz für katholische Beamtinnen und Kontoristinnen. Pension 40—50 M. monatlich; 2. Damenheim. Pension 75—130 M. monatlich. 3. Ambulante Krankenpflege; 4. Handarbeitsschule (2—5). Monatlich 1 M.; 5. Kinderbewahranstalt (siehe 250 IV); 6. Kinderhorte (siehe Nr. 252 VII).

1907: 98 Kranke unentgeltlich verpflegt.

Siehe auch unter Charlottenburg Nr. 1406.

155. St. Nikolaus-Stift, O. 34, Frankfurter Allee 126.

Leiterinnen: Graue Schwestern von der hl. Elisabeth.

Zweck: 1. Aufnahme katholischer junger Mädchen der erwerbenden Stände (Wohnung und Pension. Preise je nach den Verhältnissen und Ansprüchen); 2. Aufnahme von Hospitaliten; 3. Ambulante Armen- und Krankenpflege; 4. Unterhaltung einer Kleinkinder-Bewahranstalt (siehe Nr. 250 IV).

1907/08: 71 Mädchen aufgenommen; 24 Hospitaliten; 136 Krankenpflegen; 5200 Portionen Essen.

156. Verein Frauenheim.

Vors.: Kommerzienrat Kühnemann, Berlin-Reinickendorf, Verlängerte Koloniestr. 3/6.

Oberin: Frl. Michaelis.

Zweck: Alleinstehenden Damen billige Wohnung zu bieten in 2 Häusern in Gr.-Lichterfelde, Bismarckstr. 4.

Preis der Wohnung jährlich 60—230 M.; keine Freistellen. Mitglieder werden vor Nichtmitgliedern bevorzugt. Gemeinsamer Speise- und Lesesaal, Garten usw. Mittagessen liefert der Kastellan, 65 und 70 Pf. Mitgliedschaft wird erworben durch: a) jährl. Beitrag von mindestens 6 M.; b) Geschenk von mindestens 75 M. Lebenslängliches Mietsrecht wird erworben bei Zahlung von mindestens 300 M. auf Leibrente unter Verrechnung der Rente auf die Miete. Bei Rentenzahlung, ohne von dem Mietsrecht Gebrauch zu machen, tritt eine Geldentschädigung je nach Alter und Höhe der Einzahlung ein. Anfragen sind an den Vorsitzenden zu richten.

157. Damenheim des Vereins zur Errichtung von adligen Damenheimen, Wilmersdorf, Aschaffenburgerstr. 24.

Stellv. Vors. des Vereins: Wirkl. Geh. Oberregierungsrat v. Bremen, Grunewald, Königsallee 34.

Oberin: Fräulein von Rosenberg.

Zweck: Aufnahme von 24 Damen, die in Berlin einen Erwerb haben oder sich für einen solchen ausbilden.

Wohnung, Heizung, Beleuchtung, Wäsche, ärztliche Behandlung 400 M. jährlich. Aufnahmeanträge an die Geschäftsstelle im Heim.

1908: 24 Bewohnerinnen.

Der Verein unterhält außerdem die Damenheime in Jauer, Breslau, Naumburg an der Saale und das Nobilitasstift in Potsdam.

158. Verein Arbeiterinnenwohl, NW. 40, Alt-Moabit 39.

Vors.: Frl. Mathilde Kirschner, NW. 21, Alt-Moabit 90.

Zweck: Den Stand der Arbeiterin in hygienischer, sozialer und ethischer Beziehung zu heben.

Einrichtungen: 1. Schlaf- und Wohnstätte für ca. 100 Arbeiterinnen; 5—9 M. monatlich, Kaffee 3 M. monatlich.

2. Mittagstisch für Arbeiterinnen, wochentags 12—2 Uhr, 35 Pf., Wochen-Abonnement 1,80 M.; für Heimbewohner abends 6—8 Uhr und Sonntags.

3. Abendkurse: 30 Pf.—2 M. monatlich; Kurse in Schneidern, Weißnähen, Putz, Sticken, Plätten, Kochen, Gesang, Deutsch, Englisch, Stenographie, Turnen, Malen, Samariterkurse.

4. Verein Abendheim für Arbeiterinnen: passive Mitglieder 2 M. jährlich; aktive Mitglieder 30 Pf. monatlich.

5. Koch- und Haushaltungsschule für schulentlassene Mädchen und Arbeiterinnen, 6—12. Monatlicher Kursus, für Essen und Lehrgeld im Externat 1 M. wöchentlich, Eintrittsgeld 2 M.; Internat 25 M. monatlich.

6. Settlement für soziale Arbeit studierende Mädchen und Frauen: theoretische und praktische Ausbildung zur sozialen Hilfsarbeit im Heim und anderen Anstalten. Pensionspreis 60—120 M. monatlich.

7. Antialkoholische Kaffeestube für Männer und Frauen.

159. Mädchen-Metropole der Heilsarmee, S. 42, Oranienstr. 51.

Leiterin: Stabskapitänin Prescott.

Zweck: Alleinstehenden anständigen Mädchen (Arbeiterinnen, Handlungsgehilfinnen und stellenlosen Dienstmädchen) eine Heimat zu bieten.

Bett und Kaffee pro Woche 2,25 M. Auf Wunsch auch andere Mahlzeiten zu den billigsten Preisen. 86 Betten. Für Dienstmädchen Stellennachweis.

1907: fanden 1798 Mädchen und Frauen Aufnahme.

160. Mariahilf, N. 37, Schönhauser Allee 182.

Oberin: Schwester J. Oppler.

Leiterinnen: Graue Schwestern von der hl. Elisabeth.

Zweck: 1. Aufnahme katholischer Arbeiterinnen. (Schlafstelle 5,50—20 M. monatlich, Frühstück 10 Pf., Mittagessen 35 Pf. Kostgeld für volle Verpflegung 65 Pf. pro Tag. Betten für 104 Arbeiterinnen); 2. Ambulante Krankenpflege; 3. Unterhaltung einer Kleinkinder-Bewahranstalt. (Siehe Nr. 250 IV.)

1907/08: 140 Pflegen.

Siehe ferner: Verein zur Errichtung von Arbeiterinnenheimen Nr. 146, Mädchenheim des Israelitischen Heimathauses Nr. 162, Säuglingsheim Westend Nr. 246.

Für Männer und Frauen.

161. Verein für die Armen zu Berlin.

Vors.: Polizeirat von Loebell, Charlottenburg, Dernburgstr. 2.

Verwalter: Hosemann, N. 31, Ackerstr. 140 (9—12, 3—6). Fernspr. III 7568.

Zweck: Armen in den Vereinshäusern gesunde, billige Wohnungen zu bieten, arme Kranke zu unterstützen. Fürsorge für die Mieter der dem Verein gehörenden 17 Häuser: N., Ackerstr. 139—142; Bernauerstr. 111—114c; Müllerstr. 53—53a; Türkenstr. 2—5.

Freie ärztliche Behandlung und Arzneien, Bibliothek unentgeltlich; event. Miets=
erlasse bei langwierigen Krankheiten. Unterstützungen für arme Kranke und Sieche
aus dem Armen= und Krankenfonds. Die Mittel werden teils durch Mit=
gliederbeiträge, teils durch Sammlungen aufgebracht. Soweit die Mittel es ge=
statten, werden Arme und Kranke, die nicht Mieter der Vereinshäuser sind, unter=
stützt.

1908: Unterstützungen für bedürftige Mieter 542 M., ärztliches Honorar und
Arzneien 810 M., Armen= und Krankenunterstützungen 2070 M.

162. Verein Israelitisches Heimathaus und Volksküche, C. 54, Gormannstr. 3.
Begründer und Direktor des Heimathauses: Herrmann Abraham, W. 50,
Schaperstr. 34. Sprechst. 11—12 und 5—6 im Heimathause.
Vorsteherin des Hauses: Frau Johanna Abraham.
Einrichtungen: 1. Mädchenheim. Zweck: Alleinstehenden unbescholtenen
jüdischen Mädchen, die einem Berufe nachgehen oder einen solchen erlernen wollen,
billige und angenehme Wohnung zu gewähren.
Zimmer für je zwei Insassen; gemeinsamer Speiseraum, Badezimmer, Bibliothek;
gesellige Veranstaltungen. Pension monatlich pränumerando 35 M.

1908: 95 Bewohnerinnen.
2. Altenheim. Zweck: Alleinstehenden älteren jüdischen Leuten angenehme
Wohnung zu bieten.
Gemeinsamer Speiseraum, Badezimmer, Gesellschaftszimmer. Pension: monat=
lich 40 M. pränumerando.

1908: durchschnittlich 52 Insassen.
3. Männerheim, Grenadierstr 15. Zweck: Jüdischen Männern wohlfeilen
Aufenthalt und Unterhalt zu gewähren. Pension: 25—35 M. monatlich.
4. Israelitische Volksküche. (Siehe Nr. 113.)
5. Haushaltungs= und Kochschule. (Siehe Nr. 365.)

Siehe ferner: Im allgemeinen: Erziehungsanstalten, Waisenanstalten, Diako=
nissen=Mutterhäuser, Anstalten zur Ausbildung von Krankenpflegerinnen, Heim=
stätten für Genesende, Krankenheilanstalten, Anstalten für Erholungsbedürftige.
Im einzelnen: Königliche Blindenanstalt Nr. 271, Lehrlingsheim Pankow,
Nr. 354, Viktoriastift des Lette=Vereins Nr. 355, Viktoria=Mädchenheim des Ber=
liner Vereins für Volkserziehung Nr. 356, Amalienhaus Nr. 361, Heim des Gräfin
Rittbergschen Hilfsschwesternvereins Nr. 588, Blindenheim des Moonschen Blinden=
vereins Nr. 629, Verein zur Fürsorge für erwachsene Blinde Nr. 707, Heimstätten
des Vereins zur Beförderung der Selbständigkeit der Blinden Nr. 708, Hilfs=
verein für Märkisch=Friedland Nr. 1015, Arbeitsstätte für arbeitslose Familien=
väter und =mütter Nr. 1274.

C. Wohnung zu dauerndem Aufenthalt.

Altersheime.

Für Männer und Frauen.

163. Städtisches Friedrich Wilhelms=Hospital und Siechen=Anstalten (siehe auch
2. Teil: „Grundsätze und Praxis der Berliner öffentl. Armenpflege").
Geschäftsstelle: Rathaus, Zimmer 111/114.
Verwaltung durch ein Kuratorium (d. h. eine Verwaltungsabteilung des Ma=
gistrats).
Vors.: Stadtrat Mielenz, Rathaus, Zimmer 32 (11—12).

Anstalt A, NO. 55, Fröbelstr. 17.

Oberinspektor Pieper. 1. Hospital-Abteilung für Männer. 2. Siechen-Abteilung für Männer und Frauen. 3. Pflegehaus für Ehepaare. 4. Depot für aus hiesigen Heilanstalten entlassene unheilbare Obbachlose.

Anstalt B. Friedrich Wilhelms-Hospital, für Frauen, NO. 18, Pallisadenstr. 37.

Inspektor: Sembach.

Anstalt C. Hospital in Buch für Männer und Frauen.

Oberinspektor: Hahn.

In den Anstalten erhalten die Insassen freie Wohnung, Kost, Kleidung, Wäsche, ärztliche Behandlung und Arzneien; sie sind der Hausordnung unterworfen und nach ihren Kräften zur Ausführung leichterer Arbeiten verpflichtet. Aufnahme-antrag ist an die Armendirektion zu richten, welche zunächst die Armenkommission über die Notwendigkeit der Aufnahme befragt und an die Zustimmung des Kura-toriums gebunden ist. Aufnahme gegen Zahlung von Eintrittsgeld oder von Verpflegungskosten nur ausnahmsweise, da die Anstalten grundsätzlich für Arme bestimmt sind.

Ende März 1908 waren in der Hospitalabteilung 169 Männer, in der Siechen-abteilung 477 Männer und 550 Frauen, im Pflegehaus für Ehepaare 29 Paare, im Depot für Obbachlose 43 Männer und 67 Frauen, im Friedrich Wilhelm-Hospital für Frauen 679 Frauen, im Hospital in Buch 430 Personen. In der Anstalt A 2 finden auch vorläufige Aufnahme solche Kranke, die bei ihrer Entlassung aus hiesigen Krankenhäusern obdachlos sind und voraussichtlich der Hospital- oder Siechenhauspflege bedürfen. Sie werden auf Antrag der Kranken-hausdirektionen abgeholt, und wenn ihre Unterbringung in Privatpflege oder bei Angehörigen oder ihre Entlassung gegen Zusicherung einer laufenden Unter-stützung durch die Armenkommission nicht angängig ist, endgiltig in die ihrem Zustand entsprechende Anstalt aufgenommen. Mit den Anstalten sind zahlreiche Stiftungen verbunden.

164. Städtisches Hospital in Rummelsburg.

Verwaltet von der Armendirektion Abteilung für die Verwaltung des Arbeitshauses und des städtischen Obbachs.

Vors.: Stadtrat Fischbeck, Rathaus, Zimmer 87a (10—11).

Zweck: Altersversorgungs- und Siechenanstalt für: a) unheilbare, besonders an chronischen Krankheiten leidende Personen oder hinfällige Leute, die nicht mehr imstande sind, sich selbst zu ernähren, auch bei einer Geldunterstützung außerhalb einer Anstalt nicht bestehen können, die sich aber wegen ihres Vorlebens (Trunk-sucht, Sittenlosigkeit, Verbrechen usw.) für die Aufnahme in die städtischen Siechen-anstalten und in das Friedrich Wilhelms-Hospital nicht eignen, b) solche Personen, welche zwar noch eine Geldunterstützung erhalten könnten, bei welchen es aber mit Rücksicht auf das schlechte Beispiel, das die Bedürftigen durch Trunk, Lieder-lichkeit usw. geben, zweckmäßiger erscheint, sie in eine geschlossene Anstalt auf-zunehmen, oder, wenn begründete Wahrscheinlichkeit besteht, daß sie die ihnen zufließenden Unterstützungen durch Betteln zu ergänzen bestrebt sein werden, c) arbeitsunfähige, altersschwache, sieche oder unheilbare Personen, deren Auf-nahme in das Hospital nach Beendigung oder Aufhebung ihrer Korrektionshaft im Arbeitshause in Rummelsburg von dem Anstaltsarzte empfohlen wird.

In Reinickendorf besteht eine Zweiganstalt für 200 Personen. 1. Dez. 1908 498 Hospitaliten in der Hauptanstalt; 196 in Reinickendorf.

Mit dem Hospital ist die Mette-Stiftung (Kap. 30 000 M.) verbunden (Weihnachtsbescherung für die Hospitaliten).

165. Städtisches Gesinde-Hospital, NO. 18, Koppenstr. 38—40.
Verwaltung: Städtische Deputation zur Verwaltung des Gesinde-Belohnungs- und Unterstützungsfonds. (⅓ zur Unterstützung, siehe unten; ⅔ zur Unterhaltung des Hospitals.)
Vors.: Stadtrat Dr. Weigert, Rathaus, Zimmer 115 (12—1).
Inspektor: Berndt, in der Anstalt.
Zweck: Aufnahme über 50 Jahre alter dienstunfähiger Dienstboten, die keinen eigenen Hausstand haben und bei einem Alter von 60 Jahren die letzten 10 Jahre, bei 55 Jahren die letzten 15 und bei 50 Jahren die letzten 20 ununterbrochen vorwurfsfrei in Berlin gedient haben oder durch außerordentliche Dienstleistungen (Rettung aus Gefahr, treue Pflege in ansteckenden Krankheiten usw.), jedoch nicht durch Leichtsinn sich unheilbare Krankheiten zugezogen.
Jeder Hospitalit erhält Wohnung nebst erforderlichem Mobiliar, Heizung, Licht, Bettwäsche, ärztliche Behandlung, monatliches Verpflegungsgeld von 12 M. nebst Beköstigungszuschuß von 3,50 M., für den Todesfall freies Begräbnis. Die Unterstützung invalider Dienstboten erfolgt auch durch laufende Geldunterstützungen aus obigem „Fonds" bei solchen, die bei Verwandten oder sonst ein Unterkommen finden, bis zu 12 M. monatlich. Bedingungen ebenso wie bei der Aufnahme in das Hospital.
1908: 14 905 M. an 158 Dienstboten. 85 Hospitalitinnen in der Anstalt.
Der „Fonds" betrug 1908: 1 059 367 M. und ist entstanden aus den Beiträgen von 50 Pf., die jeder Dienstbote in Berlin beim ersten Eintritt in den Dienst (Lösung des polizeilichen Erlaubnisscheines) und bei jedem Dienstwechsel dazu zahlt. 140 Annahmestellen.
Aufnahmeanträge an die Deputation.

166. Altersversorgungs-Anstalten der jüdischen Gemeinde.
Vors. des Vorstandes: Leopold Badt, Charlottenburg, Carmerstr. 2.
Zweck: Aufnahme über 60 Jahre alter (bei einem Ehepaar für die Frau nur 55 Jahre erforderlich) Leute, die seit mindestens 15 Jahren Mitglieder der hiesigen jüdischen Gemeinde sind, und deren Gesundheitszustand die anderen Hospitaliten nicht beeinträchtigt.
Vor der Aufnahme Untersuchung durch den Anstaltsarzt. Sie erhalten freie Wohnung, Verpflegung, Bekleidung und monatlich 2—3 M. bar. Nachsuchung von Unterstützung, Betreibung eines Gewerbes, Übernahme eines Dienstes verboten.
Aufnahme auch gegen Einkaufsgeld. Beträgt die Einzahlung über 1500 M., so hat die Anstalt keinen Anspruch auf den Nachlaß.
Anstalten: 1. N. 24, Große Hamburgerstr. 26. — 112 Betten. Inspektion: Ucko und Frau. 2. N. 37, Schönhauser Allee 22. — 83 Betten. Inspektion: Cheim und Frau. 3. N. 65, Exerzierstr. 13. — 100 Betten. Inspektion: Lichtenstein und Frau.
Zahl der Hospitaliten am 1. April 1908: 270.
Die Altersversorgungs-Anstalten besitzen zahlreiche Stiftungen (näheres siehe Jahresberichte).
Das Siechenhaus (Hospital) der jüdischen Gemeinde siehe Nr. 207.

167. Altersversorgungs-Anstalt der Kaiser Wilhelm- und Augusta-Stiftung, N. 65, Schulstr. 97/98.
Verwaltung durch ein Kuratorium, unter Oberaufsicht des Magistrats.

Vorf. des Kuratoriums: Stadtrat Mielenz, Rathaus, Zimmer 32 (11—12).
Hausvater: Brüß, in der Anstalt.
Zweck: Aufnahme würdiger hilfsbedürftiger, über 70 Jahre alter Männer und Frauen, die seit 5 Jahren in Berlin wohnen, ohne Unterschied des Standes und Glaubens.
Aufnahmegesuchen sind beizufügen: 1. Taufzeugnis oder anderweitige Bescheinigung über den Tag der Geburt; 2. ärztliches Attest, daß Petent weder an einer epileptischen, noch an einer ansteckenden Krankheit leidet.
Aufnahme gewöhnlich unentgeltlich; wenn Bedingungen nicht erfüllt, Aufnahme gegen Einkaufsgeld unter Entscheidung des Kuratoriums. Die Hospitaliten erhalten neben freier Wohnung, Heizung, ärztlicher Behandlung und Arznei monatlich 3 M. bar, die meisten auch vollständige Verpflegung. 235 Stellen.

Ende März 1908: 224 Insassen (76 Ehepaare, 124 alleinstehende Frauen, 24 alleinstehende Männer).

168. Hospitäler zum Heiligen Geist und St. Georg. (Unter städt. Patronat.)
Vorf. des Kuratoriums: Stadtrat Selberg, Rathaus, Zimmer 54a (12—1, außer Mittwoch und Freitag).
Rendant: Magistratssekretär Binner, S. 59, Camphausenstr. 30.
Hausvater: Lehr.
Zweck: Aufnahme über 60 Jahre alter, bedürftiger, würdiger, mindestens 5 Jahre ununterbrochen in Berlin wohnhafter evangelischer Personen beiderlei Geschlechts mit Ausschluß von Mitgliedern der französischen Gemeinde gegen ein nach dem Alter festgesetztes Eintrittsgeld von 900—1350 M.
1. Hospital, N. 65, Exerzierstr. 12/13. 2. Hospital, N. 65, Reinickendorferstr. 59. Die Hospitaliten erhalten Wohnung, Heizung, ärztliche Behandlung, monatlich 20 M. bar, sowie ein anständiges Begräbnis. 284 Stellen.
Den Hospitälern steht das Erbrecht auf den Nachlaß der Hospitaliten zu, falls diese nicht beim Eintritt in die Anstalt das Erbrecht durch Zahlung von 50 Proz. ihres Besitztums ablaufen.
Zur Aufnahme erforderlich: a) Taufzeugnis, b) Sittenzeugnis vom Prediger und Bezirksvorsteher, c) ärztliches Attest, daß Bewerber weder epileptisch, noch unheilbar, noch ansteckend krank ist, d) polizeiliches Zeugnis.
Infolge des großen Andranges ist beschlossen worden, Personen unter 68 Jahren vorläufig nicht aufzunehmen. Neue Gesuche können wegen der großen Anzahl bereits zur Aufnahme bestimmten Personen erst nach Ablauf von 2—3 Jahren in Erwägung gezogen werden.
Mit dem Hospital ist eine Anzahl von Stiftungen verbunden.

169. Hospital der Parochial-Gemeinde (siehe diese Nr. 46), C. 2, Waisenstr. 28.
Vorst.: Gemeindekirchenrat der Parochialkirche.
Verwalter: Prediger Heldt, C. 2, Klosterstr. 65 (9—10, Montag und Sonnabend 3—4).
15 Stellen für Gemeindemitglieder. Meldungen an Prediger Heldt.

170. Hôpital français, N. 24, Friedrichstr. 129.
Unter Verwaltung der Französ.-reformierten Gemeinde.
Vorf.: Pred. Devaranne, C. 2, Klosterstr. 43 (Donnerstag 5—6).
Zweck: Aufnahme und Verpflegung armer über 60 Jahre alter Gemeindemitglieder.
Die Anstalt nimmt auch Pensionäre gegen geringe Zahlung und ausnahmsweise leichte Gemütskranke auf.

171. Hôtel de Refuge, W. 35, Derfflingerstr. 19a.
Zweck: Aufnahme 8 Armer der Französischen Gemeinde.

Freie Wohnung und 180 M. bar jährlich an die Insassen.

Außerdem werden die Nachkommen der Réfugiés, welche über die Schweiz nach Preußen gekommen sind, unterstützt.

Anträge an die Direktion des Hôtel de Refuge.

172. St. Hedwigs-Hospital, N. 24, Hamburgerstr. 5/6. (Im St. Hedwigs-Krankenhaus.)

Oberin: Schwester M. Aloysia Schmitz.

Zweck: Aufnahme alter, armer, katholischer Frauen und Männer (nicht Eheleute) gegen Einzahlung eines kleinen Kapitals oder laufender Beiträge, je nach den Verhältnissen. (Auch auf Kosten der Stadt Berlin.)

Anträge an die Verwaltung.

Zahl der Hospitaliten: 130.

Katholische Hospitaliten werden ferner aufgenommen in den beiden Marien-Stiften Nr. 141, im Niklaus-Stift Nr. 155 und im Afra-Stift Nr. 809.

173. Asylhaus der Friedrich Wilhelm-Viktoria-Stiftung der Kaufmannschaft von Berlin, Treptow, Elsenstr.

Verwaltung durch ein Kuratorium. Vors.: Stadtältester J. Kaempf, W. 10, Hohenzollernstr. 8.

Über die Aufnahme entscheidet das Ältesten-Kollegium.

Zweck: Aufnahme von hilfsbedürftigen Kaufleuten und deren Ehefrauen, sowie Witwen und erwerbsunfähigen Töchtern von Kaufleuten und von vereideten Maklern (früheren oder jetzigen Korporationsmitgliedern); auch von nichtinkorporierten Kaufleuten, Handlungsgehilfen und deren Angehörigen, aber nur durch 5 Spezialstiftungen, siehe Friedrich Wilhelm - Viktoria - Stiftung Nr. 925). Allen im Hause Wohnenden werden außer der Verpflegung (für diese besonders die Wilhelm - Augusta Viktoria-Stiftung, siehe Nr. 925) 26 M. Taschengeld jährlich, erforderlichenfalls auch Kleidung gewährt.

Zu der Anstalt gehören verschiedene Stiftungen.

1908: 3 Ehepaare, 2 Männer, 18 Witwen, 9 unverheiratete Damen.

174. Dr Friedrich Wilhelm Kube-Stiftung, N. 39, Müllerstr. 15.

Unter Verwaltung der städtischen Stiftungsdeputation, C. 2, Poststr. 16.

Zweck: Aufnahme von 32 alten bedürftigen christlichen Lehrern und Lehrerinnen, sowie Witwen von Lehrern, die wenigstens 10 Jahre an einer öffentlichen oder privaten Schule Unterricht erteilt und während der letzten zwei Jahre in Berlin gewohnt haben.

Gewährt werden freie Wohnung und die zur Bestreitung des Lebensunterhalts erforderlichen Barmittel (monatlich 60 M.) Gesuche an die Städt. Stiftungsdeputation.

175. J. H. Wehdingersche Stiftungen, NO. 18, Große Frankfurterstr. 24. Kapital: 395 700 M. und das Grundstück.

Verwaltung: Kuratorium unter Oberaufsicht des Magistrats. Vors.: Stadtrat Maaß, Rathaus, Zimmer 115 (11—12 außer Donnerstag und Freitag).

Rendant: Oberstadtsekretär Fiedler, C. 2, Poststr. 16.

Hausvater: Ebertin, im Stiftungshause.

Zweck: Aufnahme von männlichen und weiblichen Personen aus der Familie des Stifters, aus dem Stande der Zeug- und Raschmacher, der Tuchmacher-, Baumwoll- und sonstigen Weber Berlins, die über 60 Jahre alt und nicht durch eigene Schuld in Hilfsbedürftigkeit geraten sind.

Sie erhalten mietsfrei eine einfenstrige Stube, Keller- oder Bodenverschlag, Holzgeld, freie ärztliche Behandlung, ein Benefizium von 12 M. monatlich und am

29. August je 3 M., sowie ein anständiges Begräbnis Das Benefizium kann entzogen werden bei beharrlicher Widersetzlichkeit gegen die Hausordnung, ferner wenn der Benefiziat in dauerndes Siechtum verfällt, endlich, wenn er oder seine unterhaltungspflichtigen Verwandten in bessere Vermögenslage kommen. 50 Stellen. Gesuche an das Kuratorium.

Ende März 1908: 17 Männer, 26 Frauen.

176. Altersheim in Spremberg.

Verwaltet durch ein Kuratorium. Vors.: Stadtrat Schur, Spremberg, Gartenstr. Hausvater: A. Geisler.

Zweck: Aufnahme unbescholtener alter Leute beiderlei Geschlechts aus ganz Deutschland.

Solche, die an ansteckender Krankheit oder Epilepsie leiden, sind ausgeschlossen.

Pension jährlich 350 M.; dafür freie Wohnung (eigenes Zimmer), Kost, Licht, Heizung, Wäsche, Arzt, Apotheke. Betten und Kleidung auf eigene Kosten, Möbel usw. nach Belieben.

Auch Berliner Bürger finden Aufnahme.

Meldungen an den Vorsitzenden des Kuratoriums (siehe oben) unter Hinzufügung eines ärztlichen Attestes.

Für Männer.

177. Invalidenheim zu Neu-Babelsberg.

Gegründet von der Kaiser-Wilhelm-Stiftung für deutsche Invaliden. (Siehe Nr. 988.)

Leiter: Generalleutnant z. D. Hesse.

Zweck: Aufnahme alleinstehender männlicher Personen von guter Führung, die am Feldzuge 1870/71 teilgenommen haben und in ihrer Erwerbsfähigkeit beschränkt sind.

Freie Wohnung, Licht, Heizung, Verpflegung, freie ärztliche Behandlung.

1907: 36 Insassen; viele Bewerber vorgemerkt.

178. Köstersche Stiftung (Männer-Hospital), SO. 16, Köpenickerstr. 47a.

Verwaltung: Städt. Stiftungsdeputation, C. 2, Poststr. 16.

Zweck: Unentgeltliche Aufnahme von 15 über 60 Jahre alten Männern ohne Unterschied der Konfession, welche in Berlin geboren sind und 10 Jahre in Berlin ihren Wohnsitz gehabt haben.

Gewährt werden: Möblierte Wohnung, Heizung, Wäsche, Licht, Bedienung und jährlich einmalige Bar-Unterstützung von ca. 50 M.

179. Nikolaus-Bürger-Hospital, NO. 18, Gr. Frankfurterstr. 21. (Unter städtischem Patronat.)

Vors. des Kuratoriums: Stadtrat Wagner, Rathaus, Zimmer 41 (12—1).

Sekretär: Magistratssekretär Schöttler, NO. 55, Immanuelkirchstr. 2. Hausvater: Schüttler, in der Anstalt.

Zweck: Alten würdigen Bürgern Berlins, die seit 10 Jahren Bürgerrecht besitzen, über 60 Jahre alt sind und sich durch den selbständigen Betrieb eines bürgerlichen Gewerbes ernährt haben, eine Zufluchtsstätte zu bieten.

Die Hospitaliten erhalten Wohnung, Heizung, ärztliche Behandlung und jährlich 198 M. Pflegegeld, sowie ein anständiges Begräbnis.

Ende März 1908: 80 Insassen.

Mit dem Hospital ist eine Anzahl von Stiftungen verbunden.

180. Reuter-Stiftung (Asyl für Kaufleute), N. 65, Schulstr. 91/96. Vermögen: ca. 482 350 M. (Unter städt. Patronat.)

Verwaltung durch ein Kuratorium. Vors.: Stadtrat Mielenz, Rathaus, Zimmer 32a (11—12).

Geschäftsstelle: Stiftungsbureau des Magistrats: C. 2, Poststr. 16, I, Zimmer 24/29.

Hausvater: May, in der Anstalt.

Zweck: Unentgeltliche Aufnahme über 50 Jahre alter bedürftiger Kaufleute und Handlungsgehilfen aller Konfessionen.

Bevorzugt werden in erster Linie geborene Berliner, welche während der längsten Zeit ihrer Berufstätigkeit in Berlin selbständig oder angestellt waren; in zweiter Linie geborene Preußen, die den gleichen Bedingungen entsprechen. Selbständige haben den Vorrang vor Angestellten.

3. 3. finden 34 Personen Aufnahme, von denen 26 ein leeres mietefreies Zimmer zur alleinigen Benutzung, sowie freie Heizung, Licht, Wäsche, Frühstück und Mittagessen erhalten; außerdem erhalten sie jeden Sonntag 3 M., zu Weihnachten 6 M. Die übrigen Zimmer werden an männliche Personen von bisher guter Führung für 102 M. jährlich (einschließlich Heizung und Reinigung) vermietet.

Gesuche, die an das Kuratorium zu richten sind, sind auf Jahre hinaus wegen Vormerkungen aussichtslos.

Ende März 1908: 24 Insassen.

Für Frauen.

181. Dietrichs-Thora-Stiftung, C. 54, Alte Schönhauserstr. 12 und Mulackstr. 41. Unter Verwaltung des Magistrats.

Vors. des Kuratoriums: Stadtrat Mielenz, Rathaus, Zimmer 32a (11—12).
Geschäfsstelle: Städt. Stiftsbureau, C. 2, Poststr. 16 I, Zimmer 24/29.

Zweck: Aufnahme von 7 unbescholtenen, bedürftigen unverheirateten, über 50 Jahre alten Töchtern von Handwerkern.

Töchter hiesiger Bäcker haben den Vorzug. Gewährt wird: Freie Wohnung, bestehend aus 1 Zimmer nebst Kochgelegenheit, eine monatliche Unterstützung von 25 M., eine jährliche Unterstützung von 25 M. zur Beschaffung von Brennmaterial.

182. St. Gertraudt-Hospital, SW. 47, Wartenburgstr. 1—7. (Unter städtischem Patronat.)

Vors. des Kuratoriums: Stadtrat Selberg, Rathaus, Zimmer 54a (12—1 außer Mittwoch und Sonnabend).

Rendant: Oberstadtsekretär Geuder, SW. 47, Kreuzbergstr. 12. Hausinspektor: Rothe.

Zweck: 145 alten alleinstehenden Personen weiblichen Geschlechts gemeinsamen Aufenthalt zu gewähren.

Eintrittsgeld bei 55—59 Jahren 1500 M., 60—64 1275, 65—69 1080, 70 Jahren und darüber 900 M.

Dafür freie Wohnung, Gartenbenutzung, Arznei, Arzt, Begräbnis und monatlich bar 23 M.; jeden Winter 36 M. Holzgeld. Nebenerwerb gestattet.

Ende März 1908: 143 Hospitaliten.

Mit dem Hospital ist eine Anzahl von Stiftungen verbunden.

183. Hollmannsche Wilhelminen-Amalien-Stiftung, C. 54, Linienstr. 163—165 und Koppenplatz 11. (Unter städt. Patronat.)

Vors. des Kuratoriums: Stadtrat Selberg, Rathaus, Zimmer 54a (12—1 außer Mittwoch und Sonnabend.

Rendant: Mag.-Sekretär Gebauer, C. 54, Koppenplatz 11 (Montag, Mittwoch, Freitag 5—6). Vorseherin: Frl. Jacoby, in der Anstalt.

Zweck: Evangelischen, mindestens 55 Jahre alten, unbescholtenen Witwen und Töchtern von verstorbenen königl. und städt. Beamten der höheren Kategorie, wie auch unbescholtenen Witwen und vaterlosen Töchtern aus dem höheren und mittleren Bürgerstande (Kaufleute, Fabrikanten, Handwerker), nachdem sie 15 Jahre ununterbrochen in Berlin gewohnt haben, Aufnahme zu gewähren. Eintrittsgeld 1425 M. und 100 M. Begräbniskosten. Bei höherem Alter niedrigeres Eintrittsgeld; monatlich 15 M. Zuschuß.

Die Stiftsdamen erhalten Stube, Gartenbenutzung, Heizung, freie ärztliche Behandlung und monatlich 12 M. bar.

Neben 131 Zimmern für die Stiftsdamen noch 12 Wohnräume für alleinstehende Damen gegen billige Miete.

Ende 1907: 135 Insassen.

Mit der Anstalt sind 4 Legate verbunden.

184. Sonnenheim, Stift der Dreifaltigkeitskirche (siehe diese Nr. 10), SW. 48, Wilhelmstr. 115.

Zweck: Unentgeltliche Aufnahme von wohlgesinnten Frauen und Jungfrauen der Dreifaltigkeits-Gemeinde.

Die Insassen müssen sich selbst beköstigen. 12 Zimmer.

185. St. Jakobs-Hospital, SW. 68, Oranienstr. 80.

Kuratorium: der Gemeindekirchenrat von St. Petri.

Rendant: Mag.-Sekretär Jung, C. 19, Neue Grünstr. 19. Hausmutter: Frau Teetz.

Zweck: Aufnahme von 23 über 60 Jahre alten Frauen.

12 Freistellen, 11 Kaufstellen. Erstere für arme Bürgerfrauen, die mindestens 20 Jahre der Petri-Gemeinde angehören; Kaufstellen für Frauen aus Berlin ohne Parochialzwang. Einzahlung 1200—1500 M. je nach dem Alter.

Gewährt wird freie Wohnung, ¼ Haufen Holz, ärztliche Behandlung und 20 M. bar monatlich. Vorzulegen bei der Meldung: 1. Taufschein, 2. polizeiliches Führungsattest, 3. ärztliches Attest.

1908: 23 Stellen besetzt.

Dazu gehörig: Neandersche Stiftung (für Witwen von Unterbeamten der Petrikirche).

186. Jerusalem-Stift, SO. 33, Zeughofstr. 12—15. (Unter städt. Patronat.)

Vors. des Kuratoriums: Stadtrat Dr. Hirsekorn, Rathaus, Zimmer 50.

Rendant: Oberstadtsekretär Wiechert, in der Anstalt.

Zweck: Aufnahme 52 bejahrter, bedürftiger, würdiger evangelischer Personen weiblichen Geschlechts, die weder epileptisch, noch ansteckend, noch unheilbar krank sind und mindestens seit zwei Jahren in Berlin wohnen.

Zur Aufnahme erforderlich: a) Geburts- und Taufattest; b) polizeiliches Führungsattest; c) ärztliches Attest des Anstaltsarztes; d) eidesstattliche Angaben über das Vermögen.

Das Eintrittsgeld wird in jedem einzelnen Falle vom Kuratorium nach dem Vermögen der Aufzunehmenden festgesetzt. Der Nachlaß fällt dem Stift zu. Die Insassen erhalten Wohnung, Brennmaterialien, ärztliche Behandlung und Arzneien, monatlich 20 M. in bar und freies Begräbnis.

Aufnahme-Anträge an das Kuratorium.

187. Lange-Schucke-Stiftung, N. 65, Reinickendorferstr. 31, Ecke Exerzierstr.

Verwaltung: Kuratorium. Vors.: Stadtrat Rast, Rathaus, Zimmer 127a.

Rendant: Oberstadtsekretär Maaß, Rathaus, Zimmer 7/8. Hausvater: Lehr.

Zweck: Unbescholtenen evangelischen, mindestens 50 und nicht über 80 Jahre

alten, in Berlin geborenen und zurzeit hier wohnhaften Witwen und Jungfrauen
aus allen Ständen, gegen Einzahlung eines Eintrittsgeldes von 750—1200 M.
(je nach dem Lebensalter) im Stiftshause freie Wohnung (unmöbl. Zimmer mit
Kochgelegenheit), Heizung, freie ärztliche Behandlung und Arznei, monatlich bar
15 M. und außerdem einen baren Betrag für Brennmaterial zu gewähren.
Aufnahme-Anträge an das Kuratorium.

188. Auguste Viktoria-Stiftung zu Havelberg.
Vors. des Vorstandes: Pfarrer Rohr, Sieversdorf.
Einrichtungen: 1. Altersheim für unbescholtene und unversorgte Töchter und
Witwen evangelischen Glaubens aller Stände, vornehmlich der Provinz
Brandenburg; 2. Zufluchtsort und Heimathaus für alleinstehende weibliche
evangelische Personen.
Aufnahme auf Lebenszeit in der Regel nicht vor dem 50. Lebensjahre. Zwei
Klassen: I. 7000 M., II. 5000 M. Einzahlung. Dafür freie Wohnung (Klasse I
zwei Zimmer, Klasse II ein Zimmer), Heizung, Licht, Beköstigung, Reinigen der
Wäsche, ärztliche Behandlung und Arznei, Begräbnis. Jüngere Personen können
durch kleinere Einzahlungen die Einkaufssumme zusammensparen. Die Insassen
haben freie Verfügung über ihr übriges Vermögen; bei Vormerkungen sind 100 M.
zu zahlen, die bei nicht erfolgtem Eintritt verfallen.
Pensionärinnen, die vorübergehend Aufnahme suchen, zahlen an das Stift
pro Tag Klasse I 3 M., Klasse II 1,50 M.
Damen, die sichere Pension oder Renten auf Lebenszeit beziehen, können als
Halbpensionärinnen eintreten, wenn sie wenigstens 50 Jahre alt sind. Sie
genießen dieselben Vorteile wie die Stiftsinsassen unter folgenden Bedingungen:
a) Klasse I: 1. Einzahlung 1000 M. und jährliche Pension von 350 M., 2. Einzahlung 4000 M. und jährliche Pension von 150 M.; b) Klasse II: Einzahlung
1000 M. und jährliche Pension von 210 M.

189. v. Schebesche Stiftung. Versorgungs-Anstalt für Adlige und Bürgerliche
aus höheren Ständen, SW. 12, Friedrichstr. 38.
Verwaltung: Stiftungsdeputation, C. 2, Poststr. 16. Vorst.: Frau von Blücher.
Zweck: 10 unbescholtenen armen, unverheirateten, über 40 Jahre alten Damen
aus adeliger oder höherer bürgerlicher Familie Wohnung für Lebenszeit zu geben;
außerdem monatlich 21 M. Rente und an jedem 1. Oktober 75 M. zu Feuerung.
Heiratet eine Stiftsdame oder fällt einer eine Rente von 600 M. jährlich oder mehr
zu, so verliert sie den Anspruch auf Wohnung und Stiftungsrente.
Siehe auch von Schebescher Fonds Nr. 1085.
Mit der Anstalt ist eine Stiftung verbunden.

190. Feierabendhaus zu Steglitz bei Berlin, Viktoriastr. 11.
Errichtet vom Verein deutscher Lehrerinnen und Erzieherinnen.
Vors. des Kuratoriums des Feierabendhauses: Generaldirektor Heyl,
Berlin, W. 8, Mohrenstr. 62.
Oberin: Frl. Laura Prellwitz.
Zweck: Aufnahme über 55 oder bei nachgewiesener Dienstunfähigkeit mindestens
40 Jahre alter Lehrerinnen und Erzieherinnen (Mitglieder des Vereins deutscher
Lehrerinnen und Erzieherinnen bevorzugt), die wenigstens 5 Jahre berufsmäßig
unterrichtet haben, 400 M. Jahreseinkommen nachweisen und 400 M. Eintritts-
geld entrichten.
2 Freistellen. Mittagstisch 40 Pf. 21 Freitische.
32 Plätze. Viele Bewerberinnen sind vorgemerkt.
Mehrere Stiftungen zum Besten der Stiftsdamen. (Verteilung von Feuerung
usw.) Meldungen an Frau Admiral Stempel, Groß-Lichterfelde, Marienplatz 12.

Siehe auch die Otto-Lange-Stiftung Nr. 961. (Gewährung von Beihilfe zum Eintrittsgeld für das Feierabendhaus.

191. Johanna-Stift in Spandau, Seeburgerstr.

Verwaltung durch ein Kuratorium.   Vors.: der jedesmalige Oberbürgermeister von Spandau.

Zweck: 36 älteren alleinstehenden Damen der gebildeten Stände (frühere Lehrerinnen und Erzieherinnen bevorzugt), ohne Unterschied der Konfession, die eine Jahresrente von 600 M. nachweisen können und 500 M. Einzahlung leisten, eine Heimstätte zu gewähren.

Aufnahmebedingungen: Alter von mindestens 45 Jahren, tadelloser Lebenswandel, beschränkte Vermögensverhältnisse, ärztliches Attest.   Dafür Wohnung im Stiftsgebäude (Wohnzimmer, Kammer, Koch- und Holzgelaß), ein Stück Gartenland, Benutzung des allgemeinen Gartens, Feuerung oder deren Geldwert, freie ärztliche Behandlung, freies Begräbnis.   Die Einzahlung kann bei besonderer Würdigkeit erlassen werden.

Gesuche an den Vorsitzenden (z. Z. Oberbürgermeister Koeltze, Spandau).
    1908: 36 Insassen.

192. Israelitisches Lehrerinnenheim für ganz Deutschland, Groß-Lichterfelde-West, Karlstr. 112a.

Verwaltet vom Verein Israelitisches Lehrerinnen-Heim zu Berlin.
1. Vors.: Dr. Oliven, W. 35, Lützowstr. 89/90.
2. Vors.: Frl. Pauline Münchhausen, W. 10, Friedrich Wilhelmstr. 18.

Zweck: Aufnahme alter und erwerbsunfähiger wissenschaftlicher und technischer israelitischer Lehrerinnen und Erzieherinnen auf Lebenszeit.

Aufnahmebedingungen: Alter von 55 Jahren, bei vollständiger Erwerbsunfähigkeit auch früher; Nachweis einer 10jährigen Lehrtätigkeit; 500 M. einmalige Einzahlung (im Bedürfnisfalle kann die Einzahlung erlassen werden); ärztliches Attest; Lebenslauf.   Aufnahmegesuche an 1. oder 2. Vors.
    1908: 20 Bewohnerinnen.

Mit dem Heim verbunden ist die Fanny Liepmann-Stiftung, Kapital: 15 000 M., und die Philippson-Stiftung, Kapital: 2000 M.

Zweck: Unterhaltung eines Erholungsheims für ruhebedürftige jüdische Lehrerinnen und Erzieherinnen, welche Mitglieder des Vereins sind. (Die Mitgliedschaft wird durch 4 M. Jahresbeitrag erworben.) Aufnahme unentgeltlich oder gegen geringe Vergütung für 4—6 Wochen.
    1908: 20 Damen.
15 Ortsgruppen in anderen Städten.

193. Lutherstift (errichtet vom Verein Lutherstift).   Steglitz, Lutherstr.

Vors.: Konsistorialrat Pfarrer Lahusen, W. 8, Kanonierstr. 4.
Oberin: Frl. Mathilde Scheringer.

Zweck: Hilfsbedürftigen Prediger-Witwen und ledigen verwaisten Predigertöchtern aus der Prov. Brandenburg (soweit Raum vorhanden, auch aus andern Provinzen), die nicht an chronischen Krankheiten oder epileptischen Krämpfen leiden, vom 35. Jahre an Aufnahme, freie ärztliche Behandlung im Stift und nach dem Ableben ein standesgemäßes Begräbnis zu gewähren.

Eintrittsgeld 1000—3000 M. (je nach der Größe der Wohnung).   Begräbnisgeld 100 M.   Das Eintrittsgeld kann in eine jährlich zu zahlende Miete umgewandelt werden (84—180 M. jährlich).

Gesuche an den Vorsitzenden.
    1908: 25 Bewohnerinnen.

194. Cantius de Beynesches Kur- und Neumärkisches reformiertes Prediger- und Schullehrer-Wittwenhaus, NO. 18, Kaiserstr. 19/20.

Vorst.: Hofprediger Konsistorialrat Kritzinger, NW. 40, Hindersinstr. 7.

Zweck: Reformierten Predigerwitwen freie Wohnung zu gewähren.

Meldungen an das Königl. Domkirchen-Kollegium.

1908: 4 Insassen.

195. Friedrich des Zweiten-Stift, Potsdam, Viktoriastr. 15.

Verwaltung durch ein Kuratorium.

Zweck: Aufnahme und Versorgung vermögensloser evangelischer Töchter von Offizieren, Lehrern und anderen Personen aus gebildeten Ständen, welche über 40 Jahre alt sind.

Bewerbungen an das Kuratorium, Potsdam, Viktoriastr. 15.

196. Rothers-Stiftung, Groß-Lichterfelde.

Vors. des Kuratoriums: Präsident der Seehandlung, W. 56, Jägerstr. 21.

Vorst.: des Stifthauses: Pauline Rauchfuß.

Zweck: Aufnahme, resp. Unterstützung unbescholtener, unverheirateter, über 40 Jahre alten Töchter von Beamten und Offizieren aus der ganzen preußischen Monarchie.

Für jede Bewohnerin Wohnzimmer, Schlafzimmer, Küche und Vorplatz.

Aufnahmebedingungen: a) Kirchenattest, daß Bewerberin ehelich geboren und mindestens 40 Jahre alt sei; b) Nachweis, daß ihr Vater verstorben und entweder besoldeter höherer oder mittlerer Beamter im königlichen Dienst oder im Dienst der Berliner Kommune oder preußischer Offizier gewesen sei und vorwurfsfrei gedient habe; c) Bescheinigung der Ortspolizei, daß Bewerberin niemals verheiratet gewesen, unbescholtenen Rufes sei, kein zu ihrem Unterhalt hinreichendes Vermögen besitze und keine zu ihrer Verpflegung verpflichteten Verwandten habe; d) gewissenhafte Angabe über die bisherigen Subsistenzmittel und die ihr etwa noch zufließenden Einnahmen, sowie genaue Angabe ihres Vermögens, deren Richtigkeit sie an Eides Statt zu versichern hat.

Einkünfte von 600 M. jährlich heben den Anspruch auf Stiftsstelle und Jahrgeld auf. 46 Wohnungen und viele Externe. Anträge an das Kuratorium der Stiftung, W. 56, Jägerstr. 21.

1908: 45 Insassen im Stift; 772 bezogen eine laufende Rente.

197. Verein zur Errichtung von Heimstätten für bedürftige Töchter von verstorbenen Offizieren und höheren Beamten.

Vors.: Frau Generalleutnant Küper, W. 62, Kalckreuthstr. 13.

Zweck: Errichtung von Heimstätten für bedürftige Töchter von verstorbenen Offizieren und höheren Beamten mit freier Wohnung und, wenn möglich, kostenlosem Aufenthalt.

Die aufzunehmenden Damen müssen in der Regel das 45. Jahr vollendet haben und unbescholten sein. Mitglieder und deren Angehörige (Jahresbeitrag mindestens 3 M., Beitrag auf Lebenszeit 100 M.) werden bevorzugt.

Einrichtung: Heimstätte Waldheim, Westend, Birkenallee 1. 8 Stellen, sämtlich besetzt.

198. Dom-Hospital, NO. 18, Elisabethstr. 35/36.

Vors.: Hofprediger Ohly, NW. 40, Hindersinstr. 7.

Hausvater: Günther.

Zweck: 40 weiblichen Angehörigen der Dom-Gemeinde, die über 60 Jahre alt sind, freie Wohnung, Licht, Arzt, Holz, Pflege in Krankheit, monatlich 15 M., auch Kleidergelder zu gewähren. Vermietung einiger Stuben für 10 M. monatlich. Meldungen bei dem Dom-Kirchen-Kollegium.

1908: 45 Insassen.

199. Dom-Leibrenten-Haus, C. 25, Kurzestr. 16.

Vorst.: Hofprediger Konsistorialrat Kritzinger, NW. 40, Hindersinstr. 7.

Zweck: 9 Witwen und Jungfrauen aus besserem Stande, Angehörigen der Dom-gemeinde, die mindestens 41 Jahre alt sind, gegen einmalige Einzahlung von 3000 bis 4000 M. oder Zahlung von 250 M. jährlich lebenslänglich freie Wohnung zu gewähren.

Mangels geeigneter Bewerberinnen aus der Domgemeinde können andere evan-gelische Frauen aufgenommen werden. Meldungen an den Vorsteher.

200. v. Götzesches Stiftungshaus, NO. 18, Kaiserstr. 19/20, Hof.

Vorsteher: Hofprediger Schniewind, NW. 40, Hindersinstr. 7.

Zweck: 19 Witwen und ledigen Frauen aus besserem Stande, Angehörigen der Domgemeinde, freie Wohnung und 2 Meter Holz zu gewähren.

Meldungen bei dem Vorsteher.

Bei der großen Zahl der Vornotierungen können neue Meldungen erst nach Jahren berücksichtigt werden.

201. Pensionat der Französischen Gemeinde, N. 24, Friedrichstr. 129.

Zweck: Aufnahme mindestens 50 Jahre alter Witwen und Töchter der Fran-zösischen Gemeinde gegen eine einmalige Einzahlung von 2500 M.

Die Pensionärinnen erhalten freie Wohnung, ärztliche Behandlung und das ein-gezahlte Kapital zu 3½ Prozent verzinst.

Platz für ca. 50 Personen.

Zu **Altersversorgungsanstalten siehe ferner:** Israelitisches Altenheim Nr. 162, Rudolf-Knebel-Stiftung Nr. 414, St. Anna-Stift Nr. 724, St. Afra-Stift Nr. 809, Wilhelms-Stift Nr. 1370.

Siechenhäuser.

Städtische Siechenanstalten siehe bei dem Friedrich Wilhelms-Hospital Nr. 163.

202. Männer-Siechenhaus für Berlin, N. 58, Schönhauser Allee 59.

Vors. des Verwaltungsrats: W. Vorpahl, N. 58, Pappelallee 75.

Hausvater: Bacher.

Zweck: a) Aufnahme von männlichen Siechen ohne Unterschied der Religion, welche der nötigen Pflege entbehren und sich weder für eine Krankenheilanstalt, noch für ein Hospital eignen; b) Aufnahme von solchen Siechen, die Aufnahme gegen Vergütung wünschen oder als besonders würdig und bedürftig von Vereins-mitgliedern vorgeschlagen werden.

Aufnahmegesuche an den Verwaltungsrat.

1908: 30 Insassen.

203. Johanniter-Siechenhaus, Groß-Lichterfelde, Chausseestr. 30.

1. Kurator: Kgl. Kammerherr Freiherr von Bodelschwingh, Charlottenburg, Grolmannstr. 4/5.

Vorst.: Diakonisse Emilie Hammacher.

Zweck: Sieche Männer, vornehmlich aus dem Arbeiterstande, zu verpflegen. Ausgeschlossen von der Aufnahme sind Epileptische, Gemüts- und Syphiliskranke. Die Aufnahme erfolgt ohne Unterschied des religiösen Bekenntnisses, des Alters und der Ortszugehörigkeit. Der Antrag um Aufnahme ist, wenn möglich mündlich, an den ersten Kurator zu richten.

Das Pflegegeld beträgt je nach Übereinkunft 42—60 M. monatl. und ist pränumerando monatl. oder vierteljährl. an die vorstehende Schwester der Anstalt zu entrichten. Die Aufnahme kann auf Antrag gegen einmalige Zahlung eines Kapitals erfolgen, dessen Höhe in jedem einzelnen Falle zu vereinbaren ist und sich nach dem Alter und den Ansprüchen richtet.

Gegen einen zu vereinbarenden Pflegesatz (75—150 M. monatl.) können Männer als Pensionäre aufgenommen werden.

Durchschnittlich werden jährl. 120 Sieche und 10 Rekonvaleszenten verpflegt.

Das Siechenhaus unterhält außerdem jährlich von Mai bis September ein Kinderferienheim (siehe Nr. 752).

204. Altersheim Emmaus in Lichtenrade, a. d. Berlin-Zossener Bahn.

Leiter: Pastor A. Christiansen.

Zweck: Aufnahme von Siechen weiblichen Geschlechts, sowie von alleinstehenden Damen.

Pflegesatz: I. Klasse (Wohn- und Schlafzimmer) 1300—1500 M., II. Klasse (eigenes Zimmer) 650—900 M., III. Klasse (geteiltes Zimmer) 500 M. jährlich. Anmeldungen an das Diakonissenmutterhaus „Salem", Lichtenrade-Berlin. 24 Plätze.

205. Elisabeth-Siechenhaus (für Frauen), N. 58, Eberswalderstr. 17/18.

Vors. des Kuratoriums: Pastor von Ranke, N. 31, Invalidenstr. 4.

Oberin: Emilie Delsner.

Zweck: Aufnahme evangelischer Frauen, für die weder ein Krankenhaus noch ein Hospital geeignet ist.

Die Anstalt ist zunächst für evangelische Christen bestimmt; in dringenden Fällen können auch Angehörige anderer Konfessionen und Personen mosaischen Glaubens Aufnahme finden.

Die monatlich pränumerando zahlbaren Pflegegelder betragen nach Übereinkunft mit dem Kuratorium: 1. Klasse für 1 Zimmer allein 120 M.; 2. Klasse (Zimmer allein) 85 M., (2 in einem Zimmer) 65 M.; 3. Klasse (2—4 Personen zusammen) 40 M. Es kann auch durch eine einmalige Einzahlung die Aufnahme erfolgen.

Aufnahmegesuche an den Vorsitzenden des Kuratoriums.

Z. Z. 166 Sieche.

Das Erholungsheim „Elisabethruh" siehe Nr. 731.

206. Frauen-Siechenhaus „Bethesda", Plötzensee, Südufer.

Vors.: Kgl. Kammerherr Freiherr von Bodelschwingh, Charlottenburg, Grolmannstr. 4/5.

Leiterin: Diakonisse Elisabeth Baumann.

Zweck: Unheilbare Kranke weiblichen Geschlechts, ausgenommen Epileptische, Geistes- und Syphiliskranke, aufzunehmen und zu verpflegen.

Angehörige der Stadt Berlin haben vor Auswärtigen den Vorzug.

Pflegegeld je nach den Ansprüchen. Pfleglinge (Sieche, welche ein Zimmer mit drei anderen teilen) zahlen monatlich 42 M. Pensionärinnen (Sieche, welche allein oder zu zweien ein Zimmer bewohnen und bessere Kost erhalten) zahlen monatlich 60—120 M. Freie ärztliche Behandlung und Medizin.

Auf Wunsch Aufnahme gegen einmalige Zahlung eines Kapitals, dessen Höhe nach dem Alter und den Ansprüchen der Aufzunehmenden festgesetzt wird. Aufnahmegesuche an den Vorsitzenden. Für Arme übernimmt event. die städtische Armenverwaltung die Zahlung des monatlichen Pflegegeldes.

16 Freibetten.

1907: 161 Sieche verpflegt.

207. Hospital der jüdischen Gemeinde, N. 24, Oranienburgerstr. 31.

Vors.: Leop. Badt, Charlottenburg, Carmerstr. 2.

Zweck: Unentgeltliche Aufnahme von Siechen beiderlei Geschlechts, die selbst oder deren Eltern mindestens 7 Jahre Mitglieder der hiesigen jüdischen Gemeinde waren.

Erforderlich zur Aufnahme ein polizeiliches Führungsattest und ein ärztliches Attest, welches Erwerbsunfähigkeit und Siechtum bescheinigt und feststellt, daß das Zusammenleben mit dem Kranken für den Gesundheitszustand der anderen nicht störend oder bedenklich ist. Ausgeschlossen sind Geisteskranke, Epileptische und an ansteckenden Krankheiten Leidende. Für einige Insassen wird Pflegegeld bezahlt, von Verwandten nach Übereinkunft, von der städtischen Armendirektion 30 M. monatlich. Platz für 100 Personen.

1908: 100 Insassen.

208. Thieme-Stiftung für der Siechenanstaltspflege Bedürftige. Kapital: 100 000 M.

Verwaltung: Städt. Stiftungsdeputation.

Zweck: Zahlung von Verpflegungskosten in privaten Siechenhäusern für solche Personen, die der Siechenanstaltspflege zwar bedürftig sind, deren Unterbringung in das städtische Siechenhaus aber nicht angebracht erscheint.

Siehe ferner: Krüppelheim-Nowawes Nr. 276, Altersheim für jüdische Taubstumme Deutschlands Nr. 711.

4. Kapitel.
Heizung.

Über die Winterunterstützung zur Beschaffung von Heizmaterial für Almosen- und Pflegegeldempfänger siehe 2. Teil: „Grundsätze und Praxis der Berliner öffentl. Armenpflege".

Außerdem wird im Winter seitens der Städt. Stiftungsdeputation aus eigens zu diesem Zweck geschenkten Fonds Heizmaterial an Arme verteilt. Gesuche an die Städt. Stiftungsdeputation, C. 2, Poststr. 16, zu richten.

209. Deutsche Gesellschaft zur Versorgung verschämter Armer mit freiem Brenn-material. (Deutsche Holzgesellschaft.)

Vors.: Vize-Präsident Dr. von Glasenapp, W. 56, Oberwallstr. 10.

Rendant: Oswald Reigart, NO. 43, Mehnerstr. 1.

Zweck: In Berlin ansässige, von den Verwaltungsmitgliedern zu ermittelnde verschämte Arme, besonders solche, welche vorübergehend während des Winters in Verlegenheit oder Not geraten, mit Brennmaterial zu unterstützen.

Von der Unterstützung ausgeschlossen sind Arme, welche bereits von der städtischen Armenverwaltung unterstützt werden.

Die Tätigkeit des Vereins erstreckt sich auf 14 Bezirke; für jeden Bezirk übernimmt ein dort wohnendes Verwaltungsmitglied die Verteilung des Brennmaterials an die Armen des Bezirks. Mitglieder, welche mindestens 15 M. Beitrag zahlen, haben das Recht, jährlich einen Armen zur Unterstützung vorzuschlagen. Gesuche an den Vorsitzenden.

Im Winter 1907/08: 3954 Familien mit je 1000 Stück Preßkohlen unterstützt.

210. Französische Gesellschaft zur Verteilung von Brennholz an verschämte Arme.

Schriftführer: Hofrat Biermann, W. 50, Kulmbacherstr. 8.

Zweck: Bedürftige, noch nicht der Armenpflege verfallene Personen der fran-zösischen Kolonie, deutsche Witwen von Franzosen und Französinnen, die an

Deutsche verheiratet sind, im Winter mit 2000—4000 Stück Preßkohlen zu versorgen.

Die Verteilung der Holzkarten erfolgt durch folgende Herren:

a) In der Berliner Parochie: Rektor Royer, S. 14, Annenstr. 1b, H. Humbert, W. 35, Derfflingerstr. 91 (Montag 10—12), Prediger William, N. 24, Friedrichstr. 129.   b) In der Friedrichstädter Parochie: Oberst a. D. Molière, W. 9, Linkstr. 21, George Baudouin, Wilmersdorf, Pragerstr. 5.   c) In der Louisenstädter Parochie: Major z. D. Baudouin, Friedenau, Wilhelmshöherstr. 4, Kaufmann Souchay, SW. 19, Lindenstr. 42, G. Cabanis, SO. 33, Köpenickerstr. 20a.

Im Winter 1907/08: 1 602 000 Briketts verteilt; dafür 12 415 M. verausgabt.

Siehe auch v. Bredowsches Legat Nr. 1130.

211. Gesellschaft Haspakath Ebionim (unter Aufsicht des Vorstandes der jüdischen Gemeinde).

Geschäftsstelle: C. 2, Rosenstr. 2/4.

Vors.: Julius Cohn, W. 62, Landgrafenstr. 9.

Zweck: Jüdische Familien mit Brennmaterial zu unterstützen.

1907: 1049 Familien unterstützt.

212. Ottilie v. Hansemann-Stiftung, Kapital: 90 000 M.

Verwaltung: Städt. Stiftungsdeputation.

Zweck: Verwendung der Zinsen von 80 000 M. zur Unterstützung Hilfsbedürftiger mit Brennmaterial, der Zinsen von 10 000 M. zu Winterunterstützungen für Legatenempfänger.

213. Dr Kaestnersches Vermächtnis. Kapital: 1415 M.

Verwaltung: Städt. Stiftungsdeputation.

Zweck: Gewährung einer Beihilfe an zwei arme Familien aus dem früheren IX. Medizinalbezirk (zwischen Lenné-, Tiergartenstr., Kanal und Hallesches Tor) zum Ankauf von Brennmaterial im Oktober.

214. Witwe Lehmannsches Legat. Kapital: 3900 M.

Verwaltung: Städt. Stiftungsdeputation.

Zweck: Unterstützung 15 frommer armer Witwen und Waisen mit Holz am 29. September.

215. Elias und Friederike Meyer-Stiftung. Kapital: 20 000 M.

Verwaltung: Städt. Stiftungsdeputation.

Zweck: Gewährung von Heizmaterial an Hilfsbedürftige am 24. November und 23. Februar.

216. Winterunterstützungsfonds. Kapital: 66 900 M.

Verwaltung: Städt. Stiftungsdeputation.

Zweck: Unterstützung von Legaten-Empfängern zum Ankauf von Brennmaterial mit je 12 M. im Dezember.

Siehe ferner: St. Vincenz-Verein Nr. 82, 83, Frauengroschenverein Nr. 84, Abteilung für Unterstützungen des Provinzialvereins Berlin des Vaterl. Frauenvereins Nr. 85, Armenpflege des Stadtvikariats Nr. 87, Militär-Hilfsvereine Nr. 90, 91, Verein grünes Kreuz Nr. 114, Verein zur Speisung armer Kinder und Notleidender Nr. 122, Hilfsverein für die jüdischen Taubstummen in Deutschland Nr. 644, v. Kottwitzsche Armenunterstützungsanstalt Nr. 827, Ruben Markussche Nachlaß-Stiftung Nr. 830, Schweizerische Wohltätigkeitsgesellschaft Nr. 1006, Verein Arbeitshilfe Nr. 1270.

5. Kapitel.
Kleidung.

217. Verein zur Beförderung des Schulbesuchs armer Kinder.
Vors.: Geh. San.-Rat Dr Krüger, SW. 11, Tempelhofer Ufer 31.
Zweck: Beförderung des Schulbesuchs armer mit den besten Zeugnissen versehener Kinder durch Gewährung von Kleidung und Schuhen.
1907: 81 Knaben und 6 Mädchen bekleidet; dafür 2347 M. verausgabt.

218. Zentralstelle für die weiblichen Bühnen-Angehörigen Deutschlands.
Komitee: Luise Dumont, Franziska Ellmenreich, Paula Klaar-Eberty, Charlotte Engel-Reimers, Frau von Bülow, Margarethe Michelsen, Margarete Rumpf.
Leiterin: Emmy Rotth.
Geschäftsstelle: W. 57, Bülowstr. 101 (113).
Zweck: Unterstützung minder gutgestellter Schauspielerinnen durch Überlassung von Kleidern, Kostümen, Perücken und sonstigen Toilettengegenständen gegen billiges Entgelt. Annahme von getragenen Kleidern und sonstigen Toilettengegenständen. Gewährung von Darlehen.
1907/08: 34242 M. für Kleider usw. verausgabt, 691 M. als Darlehen gewährt.

219. Concordia, Verein katholischer Kaufleute (kathol. kaufmännischer Hilfsverein).
Vors.: Stephan Peplinski, Weißensee, Langhansstr. 50.
Verwalter der Unterstützungskasse: Otto Holz, C. 2, Spandauerstr. 70/71.
Geschäftsstelle: SO. 16, Ohmstr. 2.
Zweck: Außer Unterhaltung verschiedener Wohlfahrtseinrichtungen für die Mitglieder Beschaffung von Kleidung, Essen, Unterkunft, Eisenbahnfahrkarten u. dgl. für katholische Kaufleute (Mitglieder und Nichtmitglieder). — Keine Barunterstützungen.
1907: Für 11 Nichtmitglieder 167,80 M. verausgabt.

220. Moabiter Sparverein für Konfirmanden.
Vors.: Magistratsbeamter W. Oehlert, NW. 21, Wilsnackerstr. 65.
Zweck: Durch regelmäßige kleine Spareinlagen von wöchentlich 5 Pf. (höhere Beiträge gestattet) Aussteuerungsbeiträge anzusammeln zur Bestreitung des Aufwandes, der bei der Einsegnung, resp. Schulentlassung der Kinder entsteht. Aufgenommen wird jede in Berlin wohnhafte Person zugunsten jedes nicht über 12 Jahre alten Kindes, ohne Unterschied des religiösen Bekenntnisses. Kassenstunden sonntäglich von 8—10 morgens in der 185. Gemeindeschule, NW. 21. Bremerstr. 13/17.
1907: 1265 Quittungsbücher; 241 Auszahlungen von 20 M. bis über 200 M. durchschnittlich für das Buch 110 M., Gesamtbetrag der Auszahlungen 24956 M.

221. Verein zur Bekleidung bedürftiger Personen der jüdischen Gemeinde zu Berlin (Chebrath Malbisch Arumim).
Unter Aufsicht des Gemeindevorstandes.
Geschäftsstelle: C. 2, Rosenstr. 2/4.
Vors.: R. Sachs, NW. 23, Brückenallee 7.
Zweck: Arme jüdische Einwohner, die sich bereits 2 Jahre in Berlin aufhalten, mit Kleidung (Kleider, Wäsche, Stiefel usw.) zu versorgen. (Keine Barunterstützungen.)
1907/08: 8239 M. verausgabt.

222. Israelitischer Kinder-Verein zu Berlin.
Vors.: Schüler Leo Deutschländer, C. 2, Heidereutergasse 4.

Zweck: Arme Kinder mit Kleidung zu versehen oder ihnen Beihilfe zu einer Ferien-
erholung zu gewähren.

Mitglied kann jeder Knabe und jedes Mädchen durch einen monatlichen Beitrag
von 20 Pf. werden.

1907: 83 Kinder bekleidet, 300 M. für die Ferienkolonie des Jüdischen Kinderheims (siehe Nr. 250 IX, 251 XII und 252 IX) beigesteuert, außerdem
17 Kinder aus dem Jüdischen Kinderheim im Winter zur Kur nach Bad Elmen
geschickt.

223. Verein zur Bekleidung armer jüdischer Kinder.
Vors.: Siegbert Würzburg, W. 30, Eisenacherstr. 8.
Geschäftsstelle: Bülowstr. 105.
Zweck: Armen israelitischen Kindern, die zu einer Ferienkolonie zugelassen sind,
die dazu nötige Ausstattung kostenlos zu verschaffen; in zweiter Linie Bekleidung israelitischer Kinder (in der Regel bis zu 14 Jahren), deren Bedürftigkeit
nachgewiesen ist.
1908: 635 Kinder neu eingekleidet, 6000 M. verausgabt.

224. Berliner Fechtverein zur Weihnachtsbescherung armer Kinder.
Vors.: E. Bergmann, NO. 16, Michaelkirchplatz 7.
Zweck: Armen Kindern eine Weihnachtsfreude zu bereiten.
Die Einnahmen werden durch Lotterien, Vergnügungen und Mitgliedsbeiträge
gewonnen.
1907: 230 Kinder erhielten Kleidungsstücke usw. im Werte von 1800 M.

225. Berliner Fechtklub von 1887.
Vors.: R. Bartoll, N. 37, Chorinerstr. 42.
Vereinslokal: NO. 43, Neue Königstr. 26.
Zweck: Alljährliche Weihnachtsbescherung (Kleidung) für 20—60 Waisenkinder
christlicher Religion. In dringenden Fällen auch Unterstützung bedürftiger Witwen
durch geringe Geldbeträge.
Gesuche an den Vorsitzenden oder an das Vereinslokal, für die Weihnachtsbescherung
bereits Ende September einzureichen.
Pro Kind werden 10—12 M. verausgabt.

226. Verein der Sammler von Zigarrenabschnitten.
Vors.: Frau Agnes Mulzer, Schöneberg, Monumentenstr. 3.
Zweck: Aus dem Erlös von Zigarrenabschnitten und von Staniol armen, vater-
losen Kindern eine Weihnachtsfreude durch Geschenke an Kleidung usw. zu be-
reiten.
Gesuche an die Vorsitzende.
Jährlich werden etwa 60—70 Kinder beschenkt.

227. Komitee für Chanukah=Bescherung.
Vors.: Frau Julie Neumann, W. 35, Potsdamerstr. 121e.
Zweck: Arme jüdische Kinder, welche die Kommunalschulen besuchen, zum
Chanukahfeste mit Kleidungsstücken und Lehrmitteln zu beschenken.
Gesuche an die Vorsitzende.
1908: 1383 Kommunalschüler bedacht, 21 076 M. verausgabt.

228. Weihnachtsbescherungsverein Moabit (umfassend die Stadtbezirke 295—304).
Vors.: Stadtverordneter Gericke, NW. 52, Alt=Moabit 13.
Zweck: Schulpflichtige Kinder hilfsbedürftiger Witwen und arbeitsunfähiger
Familienväter zu Weihnachten mit Kleidungsstücken usw. zu beschenken.
Für jedes Kind sind ca. 7 M. bestimmt.
1907: 1241 Kinder beschenkt. Ausgabe: 9048 M.

229. Verein „Weihnachtsfreude", Stadtteil Wedding-Gesundbrunnen.
Vors.: Lehrer Johannes Elsell, N. 20, Schwedenstr. 1.
Zweck: Armen Kindern aus den Stadtteilen Wedding-Gesundbrunnen zur Weihnachtszeit warme Kleidung zu beschaffen.
1908: 175 Kinder eingekleidet.

230. Carl Nicolas-Stiftung. Kapital: 2000 M.
Verwaltung: Städt. Stiftungsdeputation.
Zweck: Weihnachtsbescherung armer Kinder des früheren 40. Stadtbezirkes (Umfang v. J. 1883).

231. Weihnachtsfreude. Vereinigung zur Bescherung armer Kinder der Windmühlenberg-Stadtbezirke (238, 240—242 c).
Vors.: O. Püschel, N. 58, Trescowstr. 47 (6—7).
Zweck: Bedürftige Kinder aus den obengenannten Stadtbezirken zu Weihnachten mit Kleidungsstücken zu versorgen.
1907: 220 Kinder eingekleidet; 2098 M. verausgabt.

232. von Dönhoffsches Legat. Kapital: 600 M.
Verwaltung: Städt. Schuldeputation.
Zweck: Beschaffung von Kleidungsstücken und Schuhwerk für arme Schulkinder der 11. Gemeindeschule.

233. v. Hatzfeldt-Stiftung. Kapital: 60 000 M.
Verwaltung: Städt. Schuldeputation.
Zweck: Beschaffung von Kleidungsstücken für arme katholische Schulkinder zu Weihnachten.

234. Levy-Rubo-Fonds. Kapital: 8888 M.
Verwaltung: Städt. Schuldeputation.
Zweck: Beschaffung von Kleidungsstücken für arme Schulkinder.

235. Vereinigte Stiftungen von Spatzier, Cothenius, Cosmar und Westermann.
Kapital: 4758 M.
Verwaltung: Städt. Schuldeputation.
Zweck: Beschaffung von Kleidungsstücken und Schuhwerk für arme Schulkinder.

236. Wilkesches Legat. Kapital: 600 M.
Verwaltung: Städt. Schuldeputation.
Zweck: Beschaffung von Kleidungsstücken und Schuhwerk für arme Schulkinder der Georgen-Parochie.
Von der Nutznießung ist die 11. Gemeindeschule ausgeschlossen.
Siehe ferner: Evangelischer Verein für kirchliche Zwecke Nr. 80, St. Vincenz-Verein Nr. 82, Frauengroschenverein Nr. 84, Abteilung für Unterstützungen des Provinzialvereins Berlin des Vaterl. Frauenvereins Nr. 85, Evangelischer Frauenverein Edelweiß Nr. 86, Armenpflege des Stadtvikariats Nr. 87, Verein der Gemeindebeamten der 11. Armenkommission Nr. 97, Verein zur christl. Fürsorge für jüd. Proselyten Nr. 98, Verein grünes Kreuz Nr. 114, Frauenhilfe des Evangelisch-kirchlichen Hilfsvereins Nr. 583, Christlicher Männer-Kranken-Verein Nr. 594, Verein zur Verpflegung und Unterstützung armer Wöchnerinnen Nr. 607, Moonscher Blindenverein Nr. 629, Hilfsverein für die jüdischen Taubstummen in Deutschland Nr. 644, St. Maria-Viktoria-Heilanstalt Nr. 672, Frauenhilfsverein für Kinderheilstätten an den deutschen Seeküsten Nr. 721, Verein zur Besserung der Strafgefangenen Nr. 795, Berliner Frauenbund Nr. 800, Kaufmännischer Hilfsverein Nr. 945, Schweizerische Wohltätigkeits-Gesellschaft Nr. 1006, Grebbinscher Geschenkfonds Nr. 1035, Verein Arbeitshilfe Nr. 1270, Verein Dienst an Arbeitslosen Nr. 1271.

6. Kapitel.

Pflege, Beaufsichtigung und Erziehung von Kindern.

Im allgemeinen.

237. Deutsche Zentrale für Jugendfürsorge.

Vors.: Frau Fürstin zu Wied, Staatsminister Hentig, W. 15, Kurfürstendamm 63, Prof. Dr. Freiherr von Soden, SW. 12, Friedrichstr. 213.

Geschäftsstelle: Berlin C. 15, Wallstr. 89 (9—1).

Zweck: 1. In Fällen der Gefährdung und Not von Kindern und jungen Leuten Rechtshilfe, Auskunft, Rat, Unterbringung, Aufsicht und sonstige Fürsorge durch die Mitwirkung der angeschlossenen Vereine. 1908/09: 814 Fälle. 2. Organisatorische Förderung des Zusammenwirkens der hiesigen und auswärtigen Jugendvereine untereinander durch Überleitung von Fällen, die über das Arbeitsgebiet des einzelnen Vereins hinausgehen, an den zuständigen Verein oder die zuständige Behörde. 1909: 85 angeschlossene Vereine. 3. Unterstützung der Behörden, insbesondere der Vormundschaftsgerichte, in Einzelfällen durch Übernahme von Ermittlungen, Bezeichnung von Personen, die als Vormund und Pfleger geeignet erscheinen, durch Heranziehung entsprechender Vereinsfürsorge. 1908/09: 205 Fälle vom Kgl. Polizeipräsidium, 180 Fälle von Vormundschaftsgerichten. 4. Leitung und Organisation der Berliner Jugendgerichtshilfe, welche die Jugendgerichte Berlin-Mitte, Wedding, Tempelhof, und die Jugendstrafkammer am Kgl. Landgericht III unterstützt. 1908/09: 1500 Fälle. 5. Unterhaltung einer Fürsorgestelle beim Kgl. Polizeipräsidium in Berlin, die sich aller jugendlichen Inhaftierten annimmt. 148 Fälle im ersten Monat ihres Bestehens. 6. Förderung des Zusammenwirkens der amtlichen und freiwilligen Jugendfürsorge durch Abhaltung von regelmäßigen Jugendfürsorge-Konferenzen zwischen den Behörden der Vertreter und Vereine. 1908/09: Konferenzen über verbessernde Ausgestaltung des Alimentenprozesses mit Rücksicht auf die Lage der unehelichen Kinder; über die Fürsorge für die zuziehende männliche und weibliche Jugend. 7. Veranstaltung allgemeiner, auf besondere Veranlassung zu berufender Versammlungen und Kongresse. 1908/09: Verhandlungen über die Reform des Strafrechts vom Standpunkt der Jugendfürsorge, über den strafrechtlichen Schutz von Kindern und Jugendlichen, über die Ergebnisse der schulärztlichen Tätigkeit; Veranstaltung des ersten deutschen Jugendgerichtstages. 8. Unterhaltung ständiger Arbeitsausschüsse für besondere Zwecke: Ausschuß für Schwachsinnigen-Fürsorge mit der Gründung eines Heilerziehungsheims für psychopathische Kinder; Ausschuß für Reform des gesetzlichen Kinderschutzes mit der Aufgabe der Schaffung eines umfassenden Jugendschutz- und Jugendfürsorge-Gesetzentwurfs; Ausschuß für die zuziehende Jugend mit der Aufgabe der Vereinigung aller hiesigen Anstalten zur Abwehr unbedachten Zuzugs, zur Vermittlung von Arbeitsgelegenheit und Schlafstellen. 9. Schriftliche und mündliche Auskunfterteilung über allgemeine Fragen der Jugendfürsorge, über bestehende Einrichtungen, Nachweis, gegebenenfalls auch Beschaffung einschlägiger Literatur und sonstigen Materials auf Grund einer umfassenden Materialsammlung. 10. Herausgabe der Monatsschrift „Jugendwohlfahrt" als Vereinsorgan und der vierteljährlich erscheinenden „Mitteilungen".

Der Zentrale gehören zurzeit 7 Vereine und Anstalten Groß-Berlins als korporative Mitglieder an.

238. Jugendfürsorgeverband der Berliner Lehrerschaft.
Vors.: Rektor Pagel, N. 58, Pappel-Allee 40/41.
Schriftführer: Lehrer Otto, N. 58, Schönhauser Allee 109.
Zweck: Interesse und Verständnis für Jugendfürsorge zu erwecken und zu beleben durch Vorträge usw.; Unterstützung der bestehenden amtlichen und privaten Fürsorgeorganisationen durch Zuführung praktisch tätiger Mitglieder; Bildung von Erziehungs= oder Schulausschüssen an den Berliner Gemeindeschulen; Mitwirkung bei Schaffung von Lehrstellennachweisen, bei Veranstaltungen von Familien= und Elternabenden, Lehrlingsversammlungen und Jugendunterhaltungen. Schulausschüsse bestehen zurzeit an folgenden Gemeindeschulen: 1. 2. 3. 8. 9. 10. 11. 12. 13. 14. 15. 17. 19. 20. 21. 25. 28. 30. 31. 33. 35. 39. 42. 43. 47. 49. 50. 52. 53. 54. 55. 63. 69. 77. 81. 87. 90. 94. 95. 96. 101. 102. 104. 105. 109. 110. 112. 116. 120. 122. 124. 125. 128. 137. 139. 144. 146. 149. 156. 158. 165. 166. 167. 169. 171. 173. 178. 184. 189. 191. 192. 193. 195. 196. 203. 204. 207. 208. 209. 210. 211. 217. 218. 221. 223. 231. 232. 236. 238. 240. 241. 244. 245. 247. 248. 249. 251. 257. 258. 261. 266. 267. 272. 275. 282. 283. 287. 288.
Ein Schulausschuß setzt sich zusammen aus dem Lehrerkollegium, den Vertretern der Schulkommissionen, des Waisenrates und der Armenkommission, den Mitgliedern der im Bezirk bereits bestehenden Jugendfürsorgevereine und aus angesehenen und wohlhabenden Männern und Frauen des Schulbezirks, die als Pfleger oder als fachmännische Beiräte tätig sind oder durch einen einmaligen oder jährlichen Beitrag eine zweckmäßige Fürsorge für körperlich, geistig, sittlich und wirtschaftlich gefährdete Schulkinder (auch für Kinder im vor= und nachschulpflichtigen Alter) ermöglichen, und zwar im Bereiche des ganzen Schulbezirks. Zweck der Schulausschüsse: 1. Die Fälle, in denen Jugendliche verlassen, gefährdet, verwahrlost oder sittlich verdorben sind, zu ermitteln, die Ursachen und den Umfang der Gefährdung festzustellen; durch eigene Maßnahmen, Einwirkung auf die Eltern und Erzieher, Gewährung von Unterstützungen in Fällen wirtschaftlicher Not, Unterbringung der Jugendlichen in geeigneten Familien oder Anstalten, die Gefahr zu beseitigen; wenn die eigenen Bemühungen zur Abwendung der Gefahr nicht ausreichen, die gesetzlichen Maßnahmen des Vormundschaftgerichtes auf Grund des § 1666 des BGB. oder des Fürsorgeerziehungsgesetzes vom 2. Juli 1900 in Anregung zu bringen, sowie die richterlichen und Verwaltungsbehörden bei der Durchführung zu unterstützen; 2. bei der Ausführung des Fürsorgeerziehungsgesetzes mitzuwirken; 3. Fürsorge für nicht gefährdete schulentlassene Jugendliche. Rat und Hilfe bei der Berufswahl und Unterbringung in Lehrstellen. Dauernde Pflegschaft für solche, welche in Berlin keinen Familienanschluß haben. Einrichtung von Lehrlingsabenden und Lehrlingsheimen. Vermittlung von Stipendien und Unterstützungen.
Der Zentralstellen=Nachweis für schulentlassene Knaben und Mädchen (Handwerk, Gewerbe, Handel und Haushalt), gegründet vom Jugendfürsorge=Verband der Berliner Lehrerschaft, der Handwerkskammer und dem Berliner Innungsausschuß befindet sich W. 8, Pappelallee 41/42, geöffnet wochentäglich von 4—5 Uhr.
Schriftliche Meldungen sind zu richten an den Vorsitzenden des Jugendfürsorge=Verbandes Rektor Pagel, Berlin N. 58, Lychenerstr. 98.
Die Vermittlung ist für Lehrlinge völlig kostenfrei, ebenso für Mitglieder der angeschlossenen Körperschaften, Vereine, Verbände usw.

239. Verband für weibliche Vormundschaft.

Vors.: Frl. Dr. jur. Frieda Duensing, Baumschulenweg, Eschenbachstr. 10.
Schriftführerin: Frl. Dora Möbius, W. 10, Bendlerstr. 13 (Dienstag und Freitag 9—11).

Zweck: Armen Minderjährigen in Berlin und den Vororten gute Vormünderinnen und gesetzliche Pflegerinnen zu verschaffen. Unentgeltliche Unterweisung der Vormünderinnen über ihre gesetzlichen Rechte und Pflichten, wie auch in der Armenpflege.

Unentgeltliche Auskunft in Rechts- und Unterstützungsangelegenheiten für Vormünderinnen und Mütter im Französischen Dom, Gensdarmenmarkt täglich 6—7, Sonnabend 5—7.

1908: 500 Mündel, 240 Vormünderinnen.

Siehe ferner: Kinder-Rettungs-Verein Nr. 298, Erziehungs- und Fürsorge-Verein für geistig zurückgebliebene Kinder Nr. 313.

Pflege von Säuglingen.

240. Nachweis von Pflegestellen für Kinder, namentlich für Säuglinge im Polizeipräsidium, Alexanderstr. 3—6, Zimmer 285, Abt. II.

241. Städtische Säuglingsfürsorgestellen, errichtet von der Schmidt-Gallisch-Stiftung (siehe Nr. 253).

Zweck: Unentgeltliche ärztliche Beratung unbemittelter Mütter und Pflegemütter von Säuglingen (Kinder im ersten Lebensjahre) über Wartung und Pflege der Kinder.

Bedürftigen können Milch und Nährpräparate bis zur Dauer von 8 Tagen unentgeltlich abgegeben werden. Ortsangehörigen Müttern kann durch die Stiftung eine Beihilfe gewährt werden, um ihnen das Stillen zu ermöglichen.

1. Blumenstr. 78, für die Stadtbezirke 1—10, 145—166, 168—188, 189a—c, 190b, c, e, 195—201. Arzt: Prof. Dr. Neumann.
2. Elsasserstr. 27, für die Stadtbezirke 202—245, 251—253, 255—259, 264—274. Arzt: Prof. Dr. Cassel.
3. Bugenhagenstr. 7 (Markthalle am Arminiusplatz), für die Stadtbezirke 11—14, 279—304. Arzt: Dr. Reyher.
4. Naunynstr. 63, für die Stadtbezirke 15—19, 22—28, 72—74, 76—144, 167a—c. Arzt: Dr. Ballin.
5. Pankstr. 15, für die Stadtbezirke 254, 260—263, 275—278, 305—326. Arzt: Dr. Tugendreich.
6. Großbeerenstr. 10, für die Stadtbezirke 20, 21, 29—71, 75a, b. Arzt: Dr. Schmoller.
7. Prenzlauer Allee 33, für die Stadtbezirke 189d, 190a, d, 191—194, 246—250. Arzt Dr. Schaps.

Sprechstunden werktäglich 2—3.

In mehreren Fürsorgestellen finden unentgeltliche Vorträge über Säuglingspflege statt.

1907: 13 239 Kinder neu aufgenommen, an 5090 Frauen 95 876 M. für Stillprämien, 270 672 Liter Vollmilch, 7933 Liter Buttermilch verausgabt.

242. Berliner Kinderschutz-Verein.

Vors.: Dr. Bütow, W. 62, Kurfürstendamm 250.
Geschäftsstelle: W. 57, Bülowstr. 70, I.
Zweck: Kinder in den drei ersten Lebensjahren (bei besonderer Not bis zum

vollendeten 6. Lebensjahr), welche von ihren Eltern nicht genügend gepflegt werden können, in vom Verein ausgewählten Familien in Pflege zu geben.

Die Pflegeeltern werden von Ehrendamen beaufsichtigt. Der Verein zahlt monatlich 20 M. Pflegegeld, zu welchem die Eltern, je nach Höhe ihrer Einkünfte, gewöhnlich zwischen 6 und 15 M., beisteuern müssen. Bedürftigen Eltern wird ev. auch bare Unterstützung gewährt. Der Verein liefert Arznei und Stärkungsmittel.

Meldungen sind nur an die Geschäftsstelle wochentäglich von 9—1 zu richten. Der Verein steht in enger Fühlung mit der Unterkunft für hilfsbedürftige Wöchnerinnen und deren Säuglinge (siehe Nr. 692, 1).

1908: 208 (69 eheliche, 139 uneheliche) Kinder verpflegt und 22 913 M. Pflegegelder verausgabt; für Arznei und Stärkungsmittel 1594 M.; für Bekleidung 103 M.

Dazu gehörig: Victor Neumann-Stiftung (Kapital 16 000 M.); Pauline Barschall-Stiftung (Kapital 25 000 M.) und Auguste Thölde-Stiftung (Kapital 3000 M.).

243. Berliner Krippenverein (unter dem Protektorat der Kronprinzessin).

Vors.: Geh. Ober-Regierungsrat Dr. Krohne, W. 50, Nürnbergerstr. 25/26. Frau Anna Sallbach, Friedenau, Kaiserallee 138.

Zweck: Errichtung von Säuglingsbewahranstalten (Krippen) in den Arbeitervierteln zur Aufnahme gesunder Kinder im Alter von 6 Wochen bis zu 3 Jahren, ohne Unterschied der Konfession, deren Eltern außer dem Hause beschäftigt sind, gegen Zahlung von täglich 30 Pf. zur Pflege während der Tagesstunden. (Einige Freistellen.)

6 Anstalten (jede für etwa 35—40 Kinder):

Krippe 1: N. 65, Lütticherstr. 5. Vors.: Frau Joh. Schering, N. 4, Chausseestr. 19.
    1907/08: 8684 Verpflegungstage.

Krippe 2: NW. 21, Puttlitzstr. 17. Vors.: Frau O. Niemann, W. 50, Kurfürstendamm 53.
    1907/08: 7724 Verpflegungstage.

Krippe 3: „Auguste-Viktoria-Krippe", W. 30, Kyffhäuserstr. 22. Vors.: Frau Anna Sallbach, Friedenau, Kaiserallee 138.
    1907/08: 9370 Verpflegungstage.

Die dritte Krippe nimmt in Notfällen Kinder auch für Tag und Nacht auf gegen Pflegegeld von 1 M. täglich; für Bedürftige Ermäßigung.

Krippe 4: N. 20, Grünthalerstr. 17. Vors.: Frau Eggebrecht, N. 24, Friedrichstr. 109.
    1907/08: 9265 Verpflegungstage.

Krippe 5: SO. 33, Heckmannufer 8. Vors.: Frau Pfarrer Grauenhorst, W. 62, Courbièrestr. 15.
    1907/08: 8071 Verpflegungstage.

Krippe 6: Oberschöneweide, Laufenerstr. 2. Vors.: Frau Elly Peierls, Oberschöneweide.
    1907/08: 7258 Verpflegungstage.

Ausbildungskurse für Säuglings- und Kinderpflege in der 3. Krippe:

A. Kursus für Mädchen und Frauen im Alter von 20 und 30 Jahren. Dauer 6 Monate. Honorar 100 M. Pension 70 M. monatlich. Vorgeschriebene Ausstattung ist mitzubringen. An Kursus A. können auch Hospitantinnen teilnehmen.

B. Kursus für Mädchen im Alter von 15—20 Jahren mit guter Volksschulbildung. Ausbildung zu Kindermädchen. Dauer 6 Monate. Beginn am ersten Tage jedes

Vierteljahres. Honorar 6 M. monatlich. Unterricht von morgens 8 bis abends 7 Uhr. Verpflegung im Hause.

244. Von evangelischen Kirchengemeinden begründete und unterhaltene Krippen. N. 31, Bernauerstr. 4, Port. I (Versöhnungskirche). NO. 18, Pallisadenstr. 60 (Auferstehungskirche). NO. 18, Friedenstr. 66 (Auferstehungskirche). S. 14, Luisenkirchhof 1 (Luisenstadtkirche). SO. 33, Mariannenufer 3 (Thomaskirche). SW. 47, Wartenburgstr. 19 (Christuskirche), C. 19, Neue Grünstr. 19 (Petrikirche).

245. Kinderasyl, Halensee, Schweidnitzerstr. 5, eingerichtet vom Deutschen Verein für Kinderasyle. Vors. des Vereins: Frau Geh. Ober-Reg.-Rat Freusberg, W. 30, Martin Lutherstr. 79.

Zweck: Sofortige Aufnahme (zu jeder Tages- und Nachtzeit) von Kindern beiderlei Geschlechts bis zum Alter von 1 Jahr, (hauptsächlich aber Säuglingen), ohne Unterschied der Konfession, die wegen Todes der Eltern oder sonstiger Schicksalsschläge einer sofortigen Unterkunft bedürfen. Verpflegung, bis ein neues Heim für sie gefunden. Unterbringung der Kinder in zuverlässigen Pflegestellen und Überwachung. Übernahme der Generalvormundschaft.

In dringenden Notfällen findet auch die Mutter des Kindes vorübergehend Unterkunft und spätere Fürsorge und Unterstützung.

Aufnahmebedingung: Genaue Personalienangaben.

Besonderes Kuratorium für Unterbringung der Kinder und ihre fernere Überwachung, sowie Fürsorge für Mütter, welche sich an das Heim wenden. Platz für 60 Pfleglinge.

1907/08: 233 Kinder verpflegt.

246. Säuglingsheim, Westend, Rüsternallee 24. Unterhalten vom Verein Säuglingsheim mit städtischer Unterstützung. Sprechstunde 3—5. Vors. des Vereins: Dir. Fürstenberg, W. 9, Bellevuestr. 6 a. Vors. des Arbeiterausschusses: Frau Fanny Steinthal, Charlottenburg, Uhlandstr. 191.

Das Heim steht unter Aufsicht von Geh. Rat Prof. Heubner.

Leitender Arzt: Dr Lissauer, im Heim. Oberin: Julie v. Cölln.

Zweck: Weckung und Erhaltung des Verantwortungs- und Mütterlichkeitsgefühls bei unehelichen Müttern.

Unentgeltliche Aufnahme von ehelosen oder schutzlosen Müttern und deren Kindern, sowie Schwangeren und mutterlosen Säuglingen in der Regel auf 3 Monate. Mädchen werden nur nach ihrer ersten Entbindung aufgenommen. Die Mutter ist verpflichtet, ihr Kind selbst zu pflegen und, wenn möglich, zu nähren. Unterweisung der Mütter in der Kinderpflege; zur Erleichterung des späteren Fortkommens Unterricht im Nähen, Schneidern, Putzmachen, Frisieren usw. Vermittlung von Arbeit und Stellen bei der Entlassung von Pflegestellen für die Kinder. Aufnahme von Kindern gegen monatliche Pensionszahlung von 60—80 M.

Platz für 40 Mütter und 40 Kinder. 6 Plätze für Mädchen vor der Entbindung. Die aus dem Säuglingsheim entlassenen Mütter, welche auf Arbeit gehen, finden mit ihren Kindern in den an die Anstalt angeschlossenen Mütterheimen weitere Unterkunft gegen Zahlung von 5 M. monatlich für sich und 20 M. Pflegegeld für ihr Kind. 30 Plätze.

Kurse zur Ausbildung von Säuglingspflegerinnen für Mädchen über 18 Jahre. Dauer 3 Monate. Honorar 100 M. Meldungen an die Oberin. Monatskurse für junge Mütter. Honorar 30 M.

Auskunfterteilung über Entbindungsanstalten, Unterbringung von Kindern usw. täglich 3—4, in dringenden Fällen auch zu jeder anderen Zeit.

1908: 113 Mütter mit 113 Kindern aufgenommen, 40 in das Mütterheim. 24 Teilnehmerinnen an den Kursen.

247. Mütter- und Kinderheim, Schöneberg, Akazienstr. 7.

Leiterin: Emma Gust.

Zweck: Gewährung von Unterkunft für Mütter und deren Kinder im Alter von 1—3 Jahren.

8 Plätze. Monatlich 20 M. Pflegegeld für das Kind und 5 M. Schlafgeld für die Mutter. 2 Plätze für Pensionäre, d. h. Kinder von 1—3 Jahren ohne Mutter gegen 50 M. monatliche Pension.

248. Kaiserin Auguste-Viktoria-Haus zur Bekämpfung der Säuglingssterblichkeit im Deutschen Reiche, Charlottenburg, Sophie-Charlottenstr.

Direktor: Prof. Dr. Keller.

Zweck: Wissenschaftliche Forschung auf dem Gebiet der Säuglingsfürsorge, Erforschung der künstlichen Ernährung von der Produktion der Kuh- und Ziegenmilch zur Säuglingsnahrung bis zu ihrer Wirkung auf die Ernährung der Kinder. Ausbildung von Kinderpflegerinnen.

Einrichtungen:

1. Unterkunftsräume für Schwangere, 2. Entbindungs- und Wöchnerinnen-Station (Entbindungskosten 25 M., für Unbemittelte unentgeltlich), 3. Mütterheim, in welchem die Entbundenen mit ihren Kindern zum Zwecke der natürlichen Ernährung bis zu 3 Monaten bleiben, 4. Säuglingsfürsorgestelle, (siehe auch Nr. 1373), poliklinische Sprechstunden für Kinder bis zu 2 Jahren (Dienstag und Freitag vormittag).

249. Staatssche Stiftung. Kapital: 50 000 M.

Verwaltung: Städt. Waisen-Deputation.

Zweck: Verminderung der Säuglingssterblichkeit in Berlin durch Unterstützung bedürftiger Mütter.

Siehe ferner: Städtisches Kinderasyl Nr. 253, Evangelisches Johannesstift Nr. 256, Kleinkinder-Pflegeanstalt des St. Katharinenstifts Nr. 262, Kinderheim des Fürsorgevereins für hilflose jüdische Kinder Nr. 263, Jaffasches Fürsorge- und Waisenhaus Nr. 285, St. Josephsheim Nr. 289, Verein Unterkunft für hilfsbedürftige Wöchnerinnen und deren Säuglinge Nr. 692, Gesellschaft zur Bekämpfung der Säuglingssterblichkeit Nr. 787, die Wöchnerinnenheime im 8. Kapitel.

250.   Kleinkinder-Bewahranstalten.

Kleinkinder-Bewahranstalten werden von folgenden Institutionen unterhalten:

I. **Verein zur Beförderung der Kleinkinder-Bewahranstalten.** (Unter dem Protektorat der Prinzessin Eitel Friedrich von Preußen.)

Vors.: von Dieskau, Major a. D., W. 57, Steinmetzstr. 77.

Geschäftsstelle: SO. 26, Admiralstr. 33, II.

Zweck: Errichtung von Anstalten zur Aufnahme nicht schulpflichtiger Kinder (2—6 Jahre), ohne Unterschied der Konfession, deren Eltern außer dem Hause arbeiten.

Geöffnet: Wochentäglich von morgens 6 Uhr bis zum Eintritt der Dunkelheit.

Schulgeld: Monatlich 50 Pf.; Freistellen; Mittagessen 10 Pf.

Die Anstalten siehe Seite 85 86.

II. **Verein für die Goßnerschen Kleinkinder-Bewahranstalten.**

Vors.: Konsist.-Rat Büttner, W. 30, An der Apostelkirche 15.

Zweck und Aufnahmebedingungen wie bei Nr. I.

Die Anstalten siehe Seite 85/86.

III. **Von evangelischen Kirchengemeinden begründete und unterhaltene Kleinkinder-Bewahranstalten.**
    Schulgeld: Monatlich 50 Pf. bis 1 M., meist unentgeltlich.
    Die Anstalten siehe Seite 85/86.

IV. **Von katholischen Ordensgenossenschaften unterhaltene Kleinkinder-Bewahranstalten.**
    Schulgeld: Monatlich 50 Pf. bis 1 M., meist unentgeltlich.
    Für Unbemittelte freies Essen.
    Die Anstalten siehe Seite 85/86.

V. **Marthas Hof** (siehe Nr. 138).
    Schulgeld: Monatlich 50 Pf. bis 1 M., event. Freistellen.
    Die Anstalt siehe unten.

VI. **Kinderheim von 1889.**
    Vors. des Komitees: Frl. Jenny Simion, W. 50, Schaperstr. 30. (4—5.)
    Aufnahme vom 3. Jahre an. Geöffnet von 7—7.
    Schulgeld: Monatlich 1 M., Frühstück, Vesper, Abendbrot je 5 Pf. Mittagbrot
    10 Pf.
    Die Anstalt siehe Seite 86.

VII. **Selbständige Kleinkinder-Bewahranstalt.**
    Unter Leitung eines besonderen Komitees. (Vors.: Pastor Wittenberg, N. 58,
    Stargarderstr. 68.)
    Schulgeld: Monatlich 50 Pf. Freistellen.
    Die Anstalt siehe unten.

VIII. **Kinderbewahranstalt des Paul Gerhardt-Stiftes** (siehe Nr. 378) für Kinder von
    3—6 Jahren. Schulgeld monatlich 50 Pf.
    Die Anstalt siehe unten.

IX. **Jüdisches Kinderheim.**
    Vors.: Frau Emma Sieskind, W. 64, Wilhelmstr. 67.
    Kinderstube für bedürftige jüdische Kinder von 1—2 Jahren.
    Geöffnet: 9—6.
    Kein Schulgeld. 2. Frühstück, Mittagessen und Vesper 15 Pf. Ganze und halbe
    Freistellen.
    Vorübergehend obdachlose Kinder finden auch nachts Unterkunft. Verpflegung
    täglich 40 Pf.
    Die Anstalt siehe Seite 86.

Adressen der Kleinkinder-Bewahranstalten.

(Die jeder Anstalt in Klammern folgende römische Ziffer gibt an, von welcher der vorstehend unter I—IX angeführten Institutionen die Anstalt unterhalten wird.)

Im Norden.

Antonstr. 35 (gegr. 1831) (I), Antonstr. 35 (gegr. 1891) (I), Danzigerstr. 77 (I),
Stettinerstr. 52 (I), Swinemünderstr. 40 (I), Brunnenstr. 109 (I), Ackerstr. 139
(I), Kesselstr. 12 (I), Elisabethkirchstr. 21 (I), Koloniestr. 13 (I), Türkenstr. 5 (I),
Versöhnungsprivatstr. 15 (I), Müllerstr. 27 (I), Wriezenerstr. 23 (II), Veteranenstr. 24 (II), Lothringerstr. 33 (II), Neue Hochstr. 55 (Dankeskirche) (III),
Schulstr. 14 (Nazarethkirche) (III), Schönhauser Allee 177 (Zionskirche) (III),
Gr. Hamburgerstr. 28 (Sophienkirche) (III), Graunstr. 38 (Friedenskirche) (III),
Swinemünderstr. 40 (Friedenskirche) (III), Griebenowstr. 16 (Zionskirche) (III),
Schönhauser Allee 182 (Herz Jesu) (IV), für katholische Kinder; Ackerstr. 117
(St. Sebastian) (IV), für katholische Kinder; Graunstr. 32 33 (St. Afra) (IV), für
katholische Kinder; Schwedterstr. 37 (V), Gneiststr. 2 (VII), Müllerstr. 58 (VIII).

Im Nord-Osten.

Elbingerstr. 4/5 (I), Winsstr. 24 (I), Weberstr. 56/57 (Markuskirche) (III), Pallisadenstr. 39 (Auferstehungskirche) (III), Greifswalderstr. 18 (IV), Thornerstr. 64 (IV), Prenzlauer Allee 36 (IX) für jüdische Kinder.

Im Nord-Westen.

Wilhelmshavenerstr. 22 (I), Alt-Moabit 25 und Stephanstr. 58 (Johanneskirche) (III), Ottostr. 17 (Heilandskirche) (III), Waldstr. 52 (St. Paulus) (IV), für katholische Kinder; Kruppstr. 8 (St. Paulus) (IV), für katholische Kinder.

Im Süden.

Wilmsstr. 24 (I), Brandenburgstr. 30/31 (Jakobuskirche) (III), Am Luisenkirchhof 1 (Luisenstadtkirche) (III).

Im Süd-Osten.

Cuvrystr. 39 (I), Waldemarstr. 17 (I), Lausitzerstr. 23 (II), Reichenbergerstr. 97 (II), Mariannenufer 3 (Thomaskirche) (III), Michaelkirchplatz 3 (St. Michael) (IV), für katholische Kinder.

Im Süd-Westen.

Nostizstr. 21 (I), Wilhelmstr. 21 (Dreifaltigkeitskirche) (III), Hagelbergerstr. 8 (Christuskirche) (III), Zossenerstr. 55 (Heiligkreuzkirche) (III), Yorkstr. 88/89 (St. Bonifacius) (IV), für katholische Kinder.

Im Osten.

Weidenweg 22 (I), Koppenstr. 85 (Andreaskirche) (III), Liebigstr. 30 (Samariterkirche) (III), Gubenerstr. 12a (Lazaruskirche) (III), Pallisadenstr. 60 (Auferstehungskirche) (III), Frankfurter Allee 126 (IV).

Im Westen.

Groß-Görschenstr. 29 (I), Gleditschstr. 47 (II), Achenbachstr. 18/19 (Kaiser Wilhelm-Gedächtnis-Kirche) (III), Hohenstaufenstr. 2 (St. Matthias) (IV), für katholische Kinder; Goltzstr. 35 (VI).

Im Zentrum.

Neue Grünstr. 19 (Petrikirche) (III), Holzgartenstr. 7 (Friedrich-Werder-Kirche) (III), Heidereutergasse 10 (Marienkirche) (III).

251.   Kindergärten.

Kindergärten werden von folgenden Institutionen unterhalten:

I. **Berliner Fröbel-Verein** (siehe Nr. 369).
Vors.: Schulrat Stier, Kreis- und Stadtschulinspektor, SW. 61, Johanniterstr. 9.
Unterhält 3 Volkskindergärten für Kinder von 2½—6 Jahren, deren Eltern außer dem Hause arbeiten.
Geöffnet von morgens 8 bis abends 7. Schulgeld monatlich 50 Pf. bis 1,50 M. Mittagbrot und Vesper 10—15 Pf. Freistellen.
Die Anstalten siehe Seite 88/89.

II. **Verein der Volkskindergärten in Berlin.**
Vors.: J. L. Jastrow, Charlottenburg, Joachimsthalerstr. 39/40.
Unterhält 6 Volkskindergärten nur für 3—6 Jahre alte Kinder unbemittelter Eltern; bevorzugt Kinder von Witwen und außer dem Hause arbeitenden Eltern.
Geöffnet im Sommer von morgens 7 bis abends 7, im Winter von morgens 8 bis abends 7 Uhr.

Schulgeld wird nicht erhoben. Mittagbrot für 10 Pf. und Milch für 5 Pf., für
bedürftige Kinder unentgeltlich, außerdem Kleidung und Lehrmittel für Bedürftige. Die Kindergärten stehen unter ärztlicher Aufsicht.
Die Anstalten siehe Seite 88/89.

III. **Pestalozzi-Fröbelhaus** (siehe Nr. 356).
Unterhält 2 Volkskindergärten; verwaltet außerdem die unter IX und X an-
geführten Anstalten.
Geöffnet: von 9—12 und 2—4 mit Ausnahme von Mittwoch und Sonnabend
nachmittag.
Schulgeld monatlich 50 Pf. bis 3 M. Mittagbrot 10 Pf., Frühstücksmilch 5 Pf.
Die Anstalten siehe Seite 89.

IV. **Verein für den Fichte-Kindergarten.**
Vors.: Prof. Dr. Hahn, W. 30, Luitpoldstr. 6.
Unterhält einen Volkskindergarten. Bevorzugt werden nicht schulpflichtige Waisen-
kinder.
Geöffnet von 9—12 und 2—4; Schulgeld nach den Verhältnissen, durchschnitt-
lich 1 M. monatlich. Freistellen.
Die Anstalt siehe Seite 89.

V. **Frauenverein Oktavia Hill.**
Vors.: Frl. Marg. Friedenthal, W. 35, Derfflingerstr. 17.
Unterhält einen Kindergarten. Beschäftigung nach Fröbelscher Methode. Für-
sorge für die Familien der Kinder.
Die Anstalt siehe Seite 89.

VI. **Verein Jugendschutz** (siehe Nr. 153).
Vors.: Frau H. Bieber-Böhm, C. 2, Kaiser Wilhelmstr. 39.
Unterhält eine Kindergartenabteilung in seinem Kinderhort (siehe diesen Nr. 252 VI)
für die kleineren Geschwister der Hortkinder.
Verpflegung monatlich 1,50 M. Ermäßigungen.
Die Anstalt siehe Seite 89.

VII. **Verein zur Errichtung von Kindergärten für taubstumme Kinder.**
Vors.: Dr. Flatau, W. 35, Potsdamerstr. 113, Villa 3.
Unterhält einen Kindergarten. Fachärztliche Überwachung, Erziehung, körper-
liche Ausbildung taubstummer Kinder von 3—7 Jahren. Schulgeld monatlich
5 M. Freistellen. Fahrgeldunterstützungen.
Die Anstalt siehe Seite 89.

VIII. **Kindergarten der Jerusalems-Gemeinde.**
Vorst.: Prediger Prof. D. Freiherr v. Soden, SW. 12, Friedrichstr. 213.
Schulgeld monatlich 50 Pf. bis 1 M. Freistellen.
Die Anstalt siehe Seite 89.

IX. **Kinderheim der Luther-Gemeinde.** Verwaltet vom Pestalozzi-Fröbelhaus
(siehe dieses Nr. 356).
Vors. des Kuratoriums: Aug. Weidling, W. 57, Potsdamerstr. 82 a.
Schulgeld monatlich 75 Pf. bis 3 M. Geöffnet: wochentags 8—6, Sonntag 8—2. Mittagessen 10 Pf., Milch 5 Pf. Entsendung schwächlicher Kinder
in Halbferienkolonien, in Heil- und Erholungsstätten.
Die Anstalt siehe Seite 89.

X. **Kinderheim,** Zweigverein des Pestalozzi-Fröbelhauses (siehe dieses Nr. 356).
Vors.: Frau Kammergerichtsrat Dr. Jungk, SW. 47, Wartenburgstr. 26.
Schulgeld monatlich 75 Pf. bis 3 M. Ermäßigungen. Freistellen. Mittagessen
10 Pf., Milch 5 Pf. Geöffnet von 8—6 Uhr.
Die Anstalt siehe Seite 89.

XI. Verein Israelitischer Kindergarten und Kinderhort.
Vors.: Rabbiner Dr. Blumenthal, N. 24, Monbijou-Platz 4.
Vorst.: Frau Betty Joelsohn, W. 10, Rauchstr. 4.
Unterhält einen Volkskindergarten für jüdische Kinder von 3—6 Jahren, deren Eltern außer dem Hause arbeiten.
Schulgeld monatlich 1 M., Mittagessen 10 Pf., Vesper 5 Pf. Ganze und halbe Freistellen.
Die Anstalt siehe Seite 89.

XII. Jüdisches Kinderheim.
Vors.: Frau Emma Sieskind, W. 64, Wilhelmstr. 67a.
Unterhält einen Kindergarten für bedürftige jüdische Kinder.
Geöffnet von 9—12 und von 2—6, während der großen Ferien von 9—6 Uhr.
Schulgeld monatlich 50 Pf. bis 1 M. Milchkaffee 2 Pf., nötigenfalls Mittagbrot. Ganze und halbe Freistellen. Vorübergehend obdachlose Kinder finden auch nachts Unterkunft. Verpflegung täglich 40 Pf.
Die Anstalt siehe unten.

XIII. Kinderheim von 1889.
Vors. des Komitees: Frl. Jenny Simion, W. 15, Schaperstr. 30 (4—5).
Kindergarten geöffnet 9—12 und 2—4. Handarbeits- und Schularbeitsstunden. Unterweisung in häuslichen Arbeiten. Praktische Ausbildung schulentlassener Mädchen zu besseren Kindermädchen.
Schulgeld monatlich 1 M. Frühstück und Vesper je 5 Pf., Abendbrot 10 Pf., Mittagbrot 10 Pf.
Die Anstalt siehe Seite 89.

XIV. Von katholischen Ordensgenossenschaften unterhaltene Kindergärten.
Schulgeld: 50 Pf. bis 1 M. Meist unentgeltlich.
Die Anstalten siehe Seite 89.

XV. Privatkindergarten von Frl. Magdalene Sasse, N. 20, Koloniestr. 8.
Geöffnet 8—5. Schulgeld 1 M. monatlich; Freistellen. Mittagbrot und Kaffee 20 Pf.
Die Anstalt siehe unten.

XVI. Lazarus-Kranken- und Diakonissenhaus (siehe Nr. 667).
Unterhält einen Kindergarten für Kinder von 3—6 Jahren.
Geöffnet von 8—12 und 1½—4, im Winter bis 5. Schulgeld 75 Pf. monatlich.
Die Anstalt siehe unten.

Die vom Berliner Fröbelverein unterhaltenen Vereinskindergärten für Kinder wohlhabender Eltern, sowie eine große Anzahl von Privatkindergärten, die ein Schulgeld von 2—5 M. monatlich erheben, sind **nicht** mit aufgeführt.

Adressen der Kindergärten.

(Die jeder Anstalt in Klammern folgende römische Ziffer gibt an, von welcher der vorstehend unter I—XVI angeführten Institutionen der Kindergarten unterhalten wird).

Im Norden.

Schönhauser Allee 133 (I), Schulstr. 48 (I), Müllerstr. 178 (II), Koloniestr. 8 (XV), Bernauerstr. 116 (XVI).

Im Nord-Osten.

Höchstestr. 21 (II), Prenzlauer Allee 36 (XII), für jüdische Kinder.

Im Nord-Westen.

Siemensstr. 7 (II), Zwinglistr. 24 (II), Kruppstr. 8 (XIV), für katholische Kinder.

Im Süden.

Urbanstr. 65 (I).

Im Süd-Osten.

Rudolphpl. 5 (II), Wrangelstr. 12 (IV).

Im Süd-Westen.

Charlottenstr. 94 (VIII), Wartenburgstr. 26 (X).

Im Osten.

Grüner Weg 107 (II), Tilsiterstr. 10 (II), Weisbachstr. 7/8 (V).

Im Westen.

Steinmetzstr. 16 (III), Kyffhäuserstr. 21, verbunden mit Elementar- und Vermittlungsklasse (III), Bülowstr. 36 (IX), Goltzstr. 35 (XIII).

Im Zentrum.

Kaiser Wilhelmstr. 39 (VI), Sophienstr. 17/18 (VII), für taubstumme Kinder, Gipsstr. 3 (XI), für jüdische Kinder.

252.   **Kinderhorte.**

Kinderhorte werden von folgenden Institutionen unterhalten:

I. **Hauptverein Kinderhort.**

Vors.: Schulrat Dr H. L. Fischer, N.W 23, Brückenallee 22.

Schriftführer: Rektor Matag, SW. 61, Tempelhofer Ufer 2.

Zweck: Errichtung von Kinderhorten in Berlin zur Aufnahme und Beaufsichtigung schulpflichtiger Kinder unbemittelter, außer dem Hause beschäftigter Eltern in der schulfreien Zeit. Errichtung von Horten für schwachsinnige Kinder.
Anfertigung der Schularbeiten, Handarbeits- und Handfertigkeitsunterricht, Spiele, Spaziergänge. Unentgeltliche Verabreichung von warmen Speisen teils aus den Volksküchen, teils aus den Haushaltungsschulen in den Gemeindeschulen N., Müllerstr. 158/159, N., Prinzenallee 63/64, N., Dunckerstr. 66, O., Gubenerstr. 51/52, SO., Görlitzer Ufer 15.
Geöffnet von 2—7. Verpflegungsbeitrag wöchentlich 20 Pf. Viele Freistellen. Schwächliche Kinder werden in Ferienkolonien untergebracht. Meldungen in den Horten von 2—7. Für bedürftige Hortkinder stehen dem Verein die Dr Zwick-Stiftung (Kapital 3000 M.) und die W. Gericke-Stiftung (Kapital 30 000 M.) zur Verfügung.
Der Verein gliedert sich nach den einzelnen Stadtteilen in 13 Abteilungen, denen die Verwaltung der Horte daselbst obliegt.
1907: 1356 Kinder in 29 Horten. 37 129,22 M. verausgabt.
Die Anstalten siehe Seite 92/93.

II. **Zentralverein Mädchenhort für die Kirchengemeinden Berlins.**

Vors.: D. von Oertzen, Charlottenburg, Knesebeckstr. 3.

Geschäftsstelle: N. 28, Swinemünderstr. 10.

Zweck: Unbeaufsichtigten, schulpflichtigen Mädchen vom Schulschluß bis zum Abend ein Heim zu gewähren (ohne Unterschied des Glaubens). Beaufsichtigung der Schularbeiten, Haus- und Handarbeiten. Mittagbrot und Vesper 10 Pf., für Bedürftige unentgeltlich.

Besonders fleißige, geschickte Mädchen werden in Haushaltungsschulen zu Dienstmädchen ausgebildet.

Die Anstalten siehe Seite 92/93.

III. **Verein Mädchenhort.**

Vors.: Frau Emilie Mosse, W. 9, Leipziger Platz 15.

Geschäftsstelle: SW. 48, Friedrichstr. 239, bei Rechtsanwalt Paul Meyer.

Zweck: Unentgeltliche Aufnahme schulpflichtiger Töchter unbemittelter, in Berlin wohnhafter, außerhalb des Hauses beschäftigter Eltern vom Schulschluß bis zum Abend.

Besonders berücksichtigt werden Töchter von Witwen. Beaufsichtigung der Schul- und Handarbeiten, Spaziergänge, Kochen. Für die Kleinsten Kindergartenarbeiten. In mehreren Horten Mittagbrot, wöchentlich 50 Pf. Kakao, Suppen, Malzkaffee wöchentlich 10 Pf.

Schwächliche Kinder werden den Ferienkolonien überwiesen. Fürsorge auch nach der Konfirmation. Für jeden Hort besteht ein besonderes Komitee.

1907: 977 Mädchen in 18 Horten, 24 648 M. verausgabt.

Die Anstalten siehe Seite 92/93.

IV. **Verein Jugendschutz** (siehe Nr. 153).

Vors.: Frau H. Bieber-Böhm, C. 2, Kaiser Wilhelmstr. 39.

Schulgeld monatlich 50 Pf. bis 1,50 M. Vespersuppe 5 Pf. Freistellen. Freiessen. Geöffnet 2—7.

Die Anstalt siehe Seite 93.

V. **Frauenverein Octavia Hill.**

Vors.: Frl. Marg. Friedenthal, W. 35, Derfflingerstr. 17.

Für Knaben Handfertigkeitsunterricht, für Mädchen Handarbeits- und Nähunterricht. Beaufsichtigung der Schularbeiten. Fürsorge für die Familien der Kinder. Schulgeld monatlich 25 Pf.

Die Anstalt siehe Seite 93.

VI. **Von evangelischen Kirchengemeinden gegründete und unterhaltene Kinderhorte.**

Schulgeld meist monatlich 50 Pf., bei einigen unentgeltliche Aufnahme. Kaffee oder Milch 10—15 Pf. wöchentlich, auch unentgeltlich.

Die Anstalten siehe Seite 92/93.

VII. **Von katholischen Ordensgemeinschaften unterhaltene Kinderhorte.**

Unentgeltliche Aufnahme katholischer schulpflichtiger Knaben und Mädchen an den Nachmittagen. Anfertigung der Schularbeiten unter Aufsicht der Schwestern. Handarbeitsunterricht für die Mädchen. Geöffnet 2—6.

Die Anstalten siehe Seite 92/93.

VIII. **Verein Israelitischer Kindergarten und Kinderhort.**

Vors.: Rabbiner Dr Blumenthal, N. 24, Monbijouplatz 4.

Vorst.: Frau Betty Joelsohn, W. 10, Rauchstr. 4.

Für jüdische Knaben und Mädchen. Beaufsichtigung der Schularbeiten. Handarbeits- und Handfertigkeitsunterricht. Geöffnet 2—7. Schulgeld monatlich 1 M., Mittagessen 10 Pf., Vesper 5 Pf. Ganze und halbe Freistellen.

Die Anstalt siehe Seite 93.

IX. **Jüdisches Kinderheim.**

Vors.: Frau Emma Sieskind, W. 64, Wilhelmstr. 67 a.

Für bedürftige jüdische Kinder. Geöffnet 2—7, während der großen Ferien 9—6 mit Verpflegung. Schulgeld monatlich 50 Pf. bis 1 M. Milchkaffee 2 Pf. Mittagessen 5 Pf. Ganze und halbe Freistellen. Vorübergehend obdachlose Kinder finden auch nachts Unterkunft. Verpflegung täglich 50 Pf.

Die Anstalt siehe Seite 92.

X. **Amalienhaus** (siehe Nr. 361).
Oberin: A. Sahrland, W. 30, Motzstr. 11.
Leiterinnen: 1—2 Schwestern des Amalienhauses.
Aufnahme von evangelischen Mädchen und Beschäftigung während der schulfreien Zeit.
Schulgeld monatlich 50 Pf., Mittagessen und Kaffee unentgeltlich.
Die Anstalt siehe Seite 93.

XI. **Pestalozzi=Fröbelhaus** (siehe Nr. 356).
Nachmittagsheim „Jugendhort", geöffnet 2—6 für Mädchen von 6—14 und Knaben von 6—10 Jahren. Schulgeld 1,50 M. monatlich, einschließlich Vesper und Mittagbrot.
Die Anstalt siehe Seite 93.

XII. **Kinderhort der Luthergemeinde.** (Verwaltet vom Pestalozzi=Fröbelhaus, siehe Nr. 356).
Vors. des Kuratoriums: Aug. Weidling, W. 57, Potsdamerstr. 82 a.
Schulgeld monatlich 50 Pf. bis 1 M.
Entsendung schwächlicher Kinder in Halbferienkolonien, in Heil- und Erholungsstätten.
Die Anstalt siehe Seite 93.

XIII. **Kinderheim,** Zweigverein des Pestalozzi=Fröbelhauses (siehe Nr. 356).
Vors.: Frau Kammergerichtsrat Dr. Jungk, SW. 47, Wartenburgstr. 26.
Schulgeld monatlich 75 Pf.—3 M. Ermäßigungen. Freistellen. Mittagessen 10 Pf., Milch 5 Pf. Geöffnet 8—6.
Die Anstalt siehe Seite 93.

XIV. **Kinderheim von 1889.**
Vors. des Komitees: Frl. Jenny Simion, W. 50, Schaperstr. 30.
Für Kinder bis 14 Jahren während der schulfreien Zeit; Beaufsichtigung der Schularbeiten. Von 4½—6 Uhr Unterweisung der Mädchen in praktischen Handarbeiten, der Knaben in Handfertigkeiten. Ausbildung von Mädchen zu Kinderpflegerinnen.
Schulgeld 50 Pf. bis 1 M., Mittagessen 10 Pf., Frühstück und Vesper je 5 Pf. Abendessen 10 Pf. Ermäßigungen und Freistellen.
Die Anstalt siehe Seite 93.

XV. **Kapellenverein.**
Geschäftsstelle: W. 57, Bülowstr. 88.
Geöffnet 1½—6½ Uhr. Aufnahmegeld 50 Pf. Kein Schulgeld. Kaffee wöchentlich 10 Pf. Kein Mittagessen.
Die Anstalt siehe Seite 92.

XVI. **Erziehungs= und Fürsorgeverein für geistig zurückgebliebene (schwachsinnige) Kinder** (siehe Nr. 313).
Vors.: Stadtschulrat Dr. Fischer, NW. 23, Brückenallee 23.
Unterhält 4 Horte für Schüler und Schülerinnen der Nebenklassen (siehe Nr. 333, 2).
Geöffnet: 2—½7 Uhr. Kein Schulgeld.
Die Anstalten siehe Seite 92/93.

XVII. **Vereinigung zur kirchlichen Fürsorge für die Fluß= und Kanalschiffer** (siehe Nr. 96).
Vors.: Geh. Reg.-Rat Dr. Kirschstein, Groß-Lichterfelde, Promenadenstr. 15 b.
Geschäftsstelle: Charlottenburg, Brauhofstr. 3.
Unterhält außer dem Hort auf dem schwimmenden Schifferheim zwei weitere Horte.
Die Anstalten siehe Seite 92.

Adressen der Kinderhorte.

(Die jeder Anstalt in Klammern folgende römische Ziffer gibt an, von welcher der vorstehend unter I—XVII angeführten Institutionen die Anstalt unterhalten wird.)

Im Norden.

Für Knaben:

Müllerstr. 158/159 (I), Rabenéstr. 12 (I), Wattstr. 16 (I), Dunckerstr. 65/66 (I), Prinzenallee 62/64 (I), Ackerstr. 28 a (I), Gothenburgstr. 1 (VI), Ackerstr. 117 (VII), für katholische Knaben.

Für Mädchen:

Müllerstr. 158/159 (I), Rabenéstr. 12 (I), Prinzenallee 62/64 (I), Ackerstr. 87 (II), Ackerstr. 110 (II), Wriezenerstr. 23 (II), Griebenowstr. 16 (II), Swinemünderstr. 46 (II), Versöhnungsprivatstr. 15 (II), Strelitzerstr. 40 a (III), Dunckerstr. 65/66 (III), Wattstr. 16 (III), Ackerstr. 117 (XIII) für katholische Mädchen.

Für Knaben und Mädchen:

Sonnenburgerstr. 21 (I) für schwachbegabte Kinder, Putbuserstr. 3/6 (XVI), für schwachbegabte Kinder, Kielerstr. 24 (XVII) für Schifferkinder.

Im Nord-Osten.

Für Knaben:

Christburgerstr. 18 (I), Dieftelmeyerstr. 12 (I).

Für Mädchen:

Pasteurstr. 4 (III), Keibelstr. 32 (III), Bötzowstr. 40 (III), Christburgerstr. 18 (III), Friedenstr. 37 (III), Höchstestr. 4 (Bartholomäuskirche) (VI).

Für Knaben und Mädchen:

Prenzlauer Allee 36 (IX) für jüdische Kinder, Friedenstr. 66 (XV).

Im Nord-Westen.

Für Knaben:

Stephanplatz 27 (I), Levetzowstr. 26 (I), Birkenstr. 13 b (VI), Kruppstr. 8 (VII), für katholische Kinder.

Für Mädchen:

Hannoverschestr. 20 (Mädchenhort Cecilie) (I), Stephanplatz 27 (I), Levetzowstr. 26 (I), Wicleffstr. 54 (III), Bochumerstr. 8 c (III), Bremerstr. 1—2 (Heilandskirche) (VI), Stephanstr. 58 (Johanniskirche) (VI), Kruppstr. 8 (VII) für kathol. Mädchen.

Für Knaben und Mädchen:

Waldstr. 33 (Reformationskirche) (VI), Turmstr. 52 (Reformationskirche) (VI), Wicleffstr. 2 (XVI) für schwachbegabte Kinder.

Im Süden.

Für Knaben:

Alte Jakobstr. 56 (Luisenstadtkirche) (VI), Oranienstr. 132 (St. Jakobi-Gemeinde) (VI).

Für Mädchen:

Wassertorstr. 21 a (II), Wilmsstr. 10 (III), Bergmannstr. 60/65 (III), Luisenkirchhof 1 (Luisenstadtkirche) (VI).

Für Knaben und Mädchen:

Planufer 62 (XVII), für Schifferkinder.

Im Süd-Osten.

Für Knaben:
Glogauerstr. 16 (I), Manteuffelstr. 7 (I), Köpenickerstr. 2 (I).
Für Mädchen:
Manteuffelstr. 51 (II), Görlitzer Ufer 15 (III), Glogauerstr. 14 (III), Mariannen-
ufer 1 a (III).
Für Knaben und Mädchen:
Lausitzerstr. 8 (XV).

Im Süd-Westen.

Für Knaben:
Gneisenaustr. 7 (I), Friedrichstr. 228 (Jerusalemskirche) (VI).
Für Mädchen:
Friedrichstr. 213 (Jerusalemskirche) (VI), Wartenburgstr. 26 (XIII).
Für Knaben und Mädchen:
Fürbringerstr. 33 (XVI) für schwachbegabte Kinder.

Im Osten.

Für Knaben:
Mühlenstr. 50 (I), Rigaerstr. 81/82 (I), Hausburgstr. 20 (I).
Für Mädchen:
Mühlenstr. 50 (I), Petersburgerstr. 4 (III), Straßmannstr. 6 (III), Gr. Frank-
furterstr. 11 (Auferstehungskirche) (VI).
Für Knaben und Mädchen:
Blumenstr. 63 a (früher Octavia Hill) (I), Ebertystr. 13 (I), Weißbachstr. 7/8 (V),
Straßmannstr. 5 (XVI) für schwachbegabte Kinder.

Im Westen.

Für Knaben:
Winterfeldtstr. 16 (I).
Für Mädchen:
Pallasstr. 15 (III), Courbièrestr. 3 (III), Regensburgerstr. 3 (III), Motzstr. 11 (X).
Für Knaben und Mädchen:
Kronenstr. 70 (Neue Kirche) (VI), Hohenstaufenstr. 2 (VII) für katholische
Kinder, Kyffhäuserstr. 21 (XI), Dennewitzstr. 19 (XII), Goltzstr. 35 (XIV).

Im Zentrum.

Für Knaben:
Gipsstr. 23 a (I), Neue Grünstr. 19 (Petrikirche) (VI).
Für Mädchen:
Neue Grünstr. 19 (Petrikirche) (VI).
Für Knaben und Mädchen:
Kaiser Wilhelmstr. 39 (IV), Heidereutergasse 10 (Marienkirche) (VI), Gipsstr. 3
(VIII) für jüdische Kinder.

Erziehungs-Anstalten.

Für Knaben und Mädchen.

253. Kinder-Asyl, SW. 68, Kürassierstr. 21/22. (Schmidt-Gallisch-Stiftung.)
Verwaltet durch die Städt. Waisen-Deputation.
Hauskurator: Stadtverordn. Fritsch, N. 20, Uferstr. 12/13 (10—11).
Vorst. des Asyls: Frl. Wegener.
Leitender Arzt: Prof. Dr. Finkelstein, W. 35, Magdeburgerstr. 23.

Verwaltungsdirektor: Schuster, SW. 68, Alte Jakobstr. 34/35.

Zweck: Verpflegung und Erziehung aufgefundener Kinder bis zu ihrem 14. Jahre; auch andere in oder außer der Ehe geborene Kinder, deren Eltern zwar bekannt, sich aber in Krankenhäusern befinden, ausgewandert oder sonst nicht zu ermitteln sind, werden aufgenommen; ferner solche uneheliche Kinder, deren Mütter die Aufnahme nachsuchen.

Die Erziehung und Verpflegung erfolgt nach denselben Gesichtspunkten, wie sie für die städtische Waisenpflege maßgebend sind. Die gesetzlich zum Unterhalt der Pfleglinge verpflichteten Personen werden zu den Pflegekosten herangezogen. Nach einer besonderen Vereinbarung werden im Asyl auch die im armenrechtlichen Sinne (vgl. Anhang) hilfsbedürftig gewordenen Säuglinge untergebracht, bis sie in Familienpflege gegeben werden. Besondere Station für im Hause erkrankende Säuglinge. Aufnahme unentgeltlich.

In Verbindung mit dem Kinder-Asyl steht die Säuglingsstation im Waisenhaus, Alte Jakobstr. 33/35, und das Säuglingshaus in Rummelsburg. Siehe auch Städtische Säuglingsfürsorgestellen Nr. 241.

Aufnahmegesuche an die Städtische Deputation, SW. 68, Alte Jakobstr. 33.

1907/08: 2600 Säuglinge fanden Unterkunft; von diesen wurden 1766 in Außenpflege gegeben.

254. Emilie Rudolf Mosse-Stiftung zu Deutsch-Wilmersdorf (Bahnhof Schmargendorf) bei Berlin, Mecklenburgischestr. 58.

Direktor: Dr. Heinitz, ebenda.

Zweck: 100 bedürftigen Kindern der gebildeten Stände, Knaben und Mädchen, aus ganz Deutschland, ohne Unterschied der Religion, vom 6.—16. Lebensjahre unentgeltlich Verpflegung, Kleidung und Erziehung zu gewähren.

Die jüngeren Kinder werden im Hause selbst unterrichtet, die älteren auf Kosten des Stifters höheren Schulen der Nachbarschaft überwiesen. Für Bedürftige Fürsorge und Unterstützung auch nach der Entlassung.

Aufnahmegesuche sind an den Stifter, Rudolf Mosse, Berlin W. 9, Leipziger Platz 15, zu richten.

1908: 100 Kinder in der Anstalt.

255. Friedrichs-Stift in Steglitz, Birkbuschstr. 18.

Verwaltet durch ein Kuratorium unter Oberaufsicht des Kriegsministeriums.

Inspektor: H. Reinholz.

Zweck: Unentgeltliche Aufnahme armer Soldatenkinder und in deren Ermangelung armer Kinder von Zivilpersonen ohne Unterschied der Konfession. Erziehung zu Handwerkern, resp. Dienstmädchen.

Die Knaben bleiben bis zur Konfirmation, die Mädchen bis zum 16. Lebensjahre in der Anstalt. Aufgenommen werden nur Kinder ehelicher Geburt, nicht unter 6, nicht über 10 Jahre alt, die in Berlin ortsangehörig und nicht mit dauernden körperlichen Übeln behaftet sind. Von der Aufnahme ausgeschlossen sind Voll-Waisen.

Platz für 100 Kinder.

256. Evangelisches Johannes-Stift, Plötzensee, Südufer. (Wird 1910 nach Spandau, Schönwalder Allee, verlegt.)

(Bildet eine eigene kleine Parochie mit eingepfarrter Gemeinde.)

Verwaltet durch ein Kuratorium. Vors.: Caspar, Ministerialdirektor, Berlin W. 15, Kaiserallee 17.

Vorst.: Pfarrer D. Philipps, in der Anstalt.

Einrichtungen:

1. Volksschulabteilung.

Aufnahme und Erziehung von 180 Kindern gegen Kostgeld (30 M. monatlich). Für Unbemittelte Ermäßigung. Unterricht in sechsklassiger Volksschule. Für Mädchen Hand- und Hausarbeits-, für Knaben Garten- und Handfertigkeits-Unterricht.

1908: 146 Knaben, 30 Mädchen.

2. Landwirtschaftliche und gärtnerische Abteilung.

Aufnahme von konfirmierten Knaben aus dem Volke von 14—17 Jahren, die der Erziehung noch bedürfen. Praktische Beschäftigung mit Garten- und Feldarbeit und in den Werkstätten. Fortbildungsschulunterricht.
Pension 25 M. monatlich.

1908: 5 Zöglinge.
Bis zur Übersiedelung nach Spandau ist diese Abteilung fast ganz aufgehoben.

3. Mädchenheim.

Für Mädchen, die nach der Konfirmation in einfachen Arbeiten, in Wäsche und Küche angelernt werden sollen. Vorbildung zu tüchtigen Dienstmädchen. Unterbringung in Dienststellen. Pension 10 M. monatlich.

1908: 8 Mädchen.

4. Kinderheim.

Aufnahme von 30 Kindern beiderlei Geschlechts im Alter von 3—6 Jahren, die schwächlich oder in Gefahr der Verwahrlosung sind. Mit dem schulpflichtigen Alter werden die Kinder in die Volksschulabteilung (siehe 1) aufgenommen. Pension 20—30 M. monatlich.

1908: 30 Kinder.

5. Krippe.

Für Kinder in den ersten 3 Lebensjahren zu dauerndem Aufenthalt (Tag und Nacht). Platz für 20—25 Kinder. Pension 20—30 M.

1908: 19 Kinder.

6. Eulenburg-Abteilung.

Aufnahme von 30 Knaben aus besser situierten Kreisen, welche später einen bürgerlichen Beruf erlernen wollen. Unterricht in der sechsklassigen Volksschule der Anstalt. Pension jährlich 500 M.

7. Lehrlingsheim.

Berlin N. 31, Ackerstr. 52.

Leiter: ein Bruder des Johannes-Stifts.
Platz für 15 Lehrlinge. Pension 30 M.

1908: 14 Bewohner.

8. Pädagogium.

Progymnasium mit Berechtigung, VI—II b. 5 Internate (600—1500 M.) mit ca. 90 Plätzen.

257. Wadzeck-Anstalt, NO. 43, Wadzeckstr. 7/8, Ecke Keibelstr.
Verwaltet durch einen Vorstand von mindestens 9 evangelischen Mitgliedern, der den Namen Verein zur Verwaltung der Wadzeck-Anstalt führt.
Vors.: Wirkl. Geh. Ober-Reg.-Rat Hemptenmacher, C. 2, Kaiser-Wilhelm-str. 3 (11—12).
Inspektor: J. Schulz, in der Anstalt (4—5).

Zweck: Halbwaisen beiderlei Geschlechts, deren Vater oder Mutter unterstützungsbedürftig ist, unentgeltlich nähren, kleiden, unterrichten und erziehen zu lassen.
Aufnahmebedingungen: 1. evangelischer Glaube; 2. Alter von mindestens
6 Jahren; 3. körperliche Gesundheit; 4. Vater oder Mutter müssen in Berlin
wohnen.
Die Kinder besuchen die Gemeindeschulen. Mit der Anstalt ist eine dreiklassige
Elementarschule verbunden. Knaben bleiben bis zur Einsegnung, kommen dann
in die Lehre zu Handwerksmeistern; Mädchen werden bis zum vollendeten 17. Jahre
im Haushalt der Anstalt für den Dienstbotenberuf vorbereitet und erhalten von
der Einsegnung ab jährlichen Lohn von 30 M. und Ausstattung bei der Entlassung.
    Platz für 110 Kinder.
    1908: 57 Knaben, 47 Mädchen.

258. Kinderpflege- und Erziehungsanstalt Zionshilfe, Schöneberg bei Berlin,
Rubensstr.
    Verwaltung durch ein Kuratorium. Vors.: Kaufmann Claus, Schöneberg,
Hauptstr. 140.
    Vorst.: Frau Oberin Martha Ramme.
    Zweck: Armen, vorzugsweise mutterlosen christlichen Mädchen und Knaben aus
Berlin und der Provinz Brandenburg Verpflegung, Erziehung und Unterricht zu
gewähren vom ersten Jahre bis nach erfolgter Einsegnung (ev. bis zum 18. Jahre),
so daß sie als Dienende bei Herrschaften ihren Unterhalt erwerben können.
    Platz für ca. 100 Kinder.
    Pflegegeld: mindestens 15 M., für Kinder unter 1 Jahr 20 M., pränumerando
zu zahlen. Schulgeld für Auswärtige 2,50 M. monatlich. Einige Freistellen.
    1908: 80—90 Kinder.

259. Elisabeth-Stift, Hermsdorf (Mark), Berlinerstr. 117 a. (Unter dem Protektorat
der Prinzessin Heinrich v. Preußen.)
    Vors.: Landrat Graf von Roedern, NW. 40, Friedrich-Karl-Ufer 5.
    Vorst.: Ottilie Rochs, in der Anstalt.
    Zweck: 30 hilfsbedürftigen evangelischen Knaben und Mädchen aus Deutsch-
land (vorzugsweise aus Berlin und dem Kreise Nieder-Barnim) von der Geburt
bis zum 6. Lebensjahre Aufnahme und Pflege zu gewähren.
    Uneheliche Kinder sind nicht ausgeschlossen.
    Pflegegeld monatlich 6—12 M., Freistellen nur ausnahmsweise.
    1908: 30 Kinder in der Anstalt.

260. Kinderheim, SO. 26, Kottbuser Ufer 65.
    Leiterin: Gertrud Gensichen in Fraureuth (Reuß ä. L.).
    Stellv. Leiterinnen: Geschwister Lichterfeld.
    Zweck: Aufnahme, Verpflegung und Erziehung von Kindern, deren Eltern nicht
imstande sind, für sie zu sorgen.
    Verpflegungskosten 15 M. monatlich. 20 Plätze.

**261. Kinderhospiz der französischen Gemeinde (Hospice pour les enfants de
l'Eglise du Refuge),** N. 24, Friedrichstr. 129.
    Die Oberaufsicht führt eine General-Direktion. Über die Aufnahme entscheiden
die Spezial-Direktionen des Waisenhauses (siehe unten) und der Ecole de Charité
(siehe unten). Den Vorsitz führen abwechselnd die Prediger der französischen
Gemeinde.
    Direktor: Gockisch, in der Anstalt.
    Zweck: Kostenfreie Aufnahme und Erziehung armer Kinder aus der preußischen
Monarchie, welche von den Réfugiés abstammen.

Die Knaben werden zu Handwerkern oder Kaufleuten, die Mädchen zu Dienstboten, Kindergärtnerinnen, Buchhalterinnen usw., befähigte zu Lehrern und Lehrerinnen ausgebildet; letztere bleiben dann, ebenso wie die Knaben, welche höhere Schulen besuchen, auch nach der Einsegnung noch in der Anstalt.

Einrichtungen: 1. Waisenhaus: Platz für 75 Kinder; nur gesunde, nicht verwahrloste Kinder ehelicher Geburt werden aufgenommen (vom 6. Jahre an). Entlassung der Knaben nach vollendetem 14., der Mädchen nach vollendetem 16. Jahre.

2. Ecole de Charité: Platz für 120 Kinder bedürftiger Eltern. Aufnahme im 6. Jahre. Aufnahmebedingungen wie bei 1. Für Kinder aus Ehen, bei welchen die Mutter der französischen Kolonie entstammt. 10 Freistellen.

3. Kinderhospital: für 25 noch nicht schulpflichtige Kinder.

Verschiedene Legate zum Besten der Zöglinge.

262. Kinderheim des St. Katharinenstiftes, SO. 55, Greifswaldderstr. 18.

Vorst.: Schwester Catharina Beyer.

Zweck: Aufnahme, Pflege und Erziehung katholischer Kinder, die bei den Eltern nicht genügend verpflegt werden können, vom Säuglingsalter bis zum 16. Lebensjahr.

Schulpflichtige Kinder besuchen die katholische Gemeindeschule und werden dann in Lehr- oder Dienststellen untergebracht. Pflegegeld 10—15 M. monatlich. 282 Plätze.

1 07: 272 Kinder.

Das Katharinenstift siehe Nr. 140.

263. Kinderheim des Fürsorgevereins für hilflose jüdische Kinder (siehe Nr. 312). Nieder-Schönhausen, Kronprinzenstr. 1/2.

Zweck: Aufnahme jüdischer, unbemittelter, ehelicher und unehelicher Kinder vom Säuglingsalter an, denen die nötige Pflege fehlt.

Pflegegeld je nach den Verhältnissen.

Aufnahmegesuche an Fräulein Dorothea Wormann, N. 24, Oranienburger str. 33, Gartenhaus part., (9—10 und 3—4).

Siehe ferner: Jüdisches Kinderheim Nr. 250 IX, 251 XII, 252 IX.

Für Knaben.

264. Erziehungs-Anstalt zum grünen Hause, N. 65, Müllerstr. 52.

Verwaltung durch einen Vorstand. Vors.: Wirkl. Geh. Ober-Reg.-Rat Ministerialdirektor a. D. Dr. Hermes, W. 10, Dörnbergstr. 7.

Anstaltsvorst.: Schröder.

Zweck: Aufnahme 60 armer, evangelischer Knaben, vorzugsweise Berliner, vom vollendeten 6. Lebensjahre an. Erziehung, Verpflegung und Unterricht auf eigener, dreiklassiger Schule im christlichen Geiste bis zur Einsegnung.

Die Zöglinge (nicht nur Waisen, sondern auch im Familienleben der Eltern verwahrlosende, aber nicht über 12 Jahre alte) werden nach der Konfirmation entweder ihren Angehörigen zurückgegeben oder einem Berufe — besonders Handwerk — zugeführt.

Pflegegeld nach Vereinbarung mit den Angehörigen bis zu 20 M. monatlich. Freistellen.

265. Luisen-Stift, SW. 13, Hollmannstr. 15.

Direktion: Vors.: Paul Sieg, W. 35, Schöneberger Ufer 48.

Erziehungsinspektor: Seidel, in der Anstalt.

Zweck: Aufnahme und Erziehung von 42 armen, von christlichen Eltern in

Berlin geborenen Knaben. Unterricht in der einklassigen Anstaltsschule (Lehrziel das der Berliner Gemeindeschule).

Aufnahmebedingungen: a) In der Regel Alter von 8—10 Jahren; b) Die Eltern müssen nachweislich aus physischen oder moralischen Gründen außerstande sein, die Kinder selbst zu erziehen; c) Einreichung eines Gesundheitsattestes, Tauf- und Impfscheines.

Eheliche Kinder haben den Vorzug. Aufnahme von Vollwaisen ausgeschlossen.

Aufenthalt bis zum 14. Jahre. Nach der Konfirmation freie Berufswahl.

Meldungen an die Direktion.

Siehe auch Frau Stadtrat Hollmannsches Legat Nr. 315.

266. Paulinum, Dahlem, Altensteinstr.

Verwaltet vom Zentral-Ausschuß für die innere Mission der deutschen evangelischen Kirche. Präsident des Zentral-Ausschusses: Direktor Albert Spieker, Grunewald, Hagenstr. 11.

Inspektor: Pastor Gerhardt.

Zweck: Gymnasiasten, die körperlich gesund, fleißig und begabt sind, sich sittlich gut geführt haben und mindestens die Reife für Quarta eines Gymnasiums haben, vorzugsweise solchen, die sich später dem Kirchen- oder höheren Schuldienste widmen werden, das christliche Elternhaus zu ersetzen und sie für ihren Beruf vorzubereiten.

Pension 800, 500, 300 M., muß pränumerando in vierteljährigen Raten gezahlt werden. Anträge um Ermäßigung (nicht unter 300 M.) an das Kuratorium.

Schulgeld, Kleidung usw. bezahlen die Eltern.

Anmeldungen schriftlich an das Kuratorium zu Händen seines Vorsitzenden.

1908: 42 Zöglinge.

267. Dina Zadeck-Nauen-Cohnsche Erziehungsanstalt, N. 24, Elsasserstr. 54.

Vors. des Kuratoriums: Rabbiner Prof. Dr. Maybaum, W. 35, Steglitzerstr. 68.

Dirigent: Dr. Götz, in der Anstalt.

Zweck: Unentgeltliche Aufnahme und Erziehung von 18 jüdischen Knaben von 8—11 Jahren.

Die Zöglinge verbleiben bis zum vollendeten 16. Lebensjahre in der Anstalt, besuchen höhere Lehranstalten und sollen beim Verlassen der Anstalt die Berechtigung zum einjährig-freiwilligen Dienst erlangt haben.

Aufnahmebedingungen: 1. Verwandtschaft mit der Stifterin; wenn diese nicht nachweisbar ist, 2. Dürftigkeit, 3. Befähigung.

1908: 18 Knaben.

Für Mädchen.

268. Adolf- und Emilie-Mette-Stiftung, C. 25, Prenzlauerstr. 45.

Verwaltung durch ein Kuratorium unter Oberaufsicht der städtischen Behörden.

Vors.: Stadtrat Mielenz, Rathaus, Zimmer 32a, (11—12).

Vorst.: Frau F. Giese.

Zweck: Unterstützung, Erziehung, Verpflegung und Versorgung armer (z. Z. 7) Mädchen von mindestens 6 und höchstens 15 Jahren durch Aufnahme in das Stiftungshaus.

Sie müssen ehelicher Geburt und Töchter evangelischer, mindestens drei Jahre hier ortsangehöriger Eltern sein, die zeitweilig nicht in der Lage sind, ihre Kinder selbst zu erziehen, ev. auch eheliche Töchter von Witwern und Witwen oder auch elternlose Waisen.

Aufnahme durch das Kuratorium.

269. Moritz und Johanna Simon-Stiftung, Treptow, Hoffmannstr. 11.
Vors. des Kuratoriums: Marie von Freeden, W. 9, Voßstr. 7.
Leiterin: Fräulein Helene Pufahl.
Zweck: Unentgeltliche Aufnahme unvermögender, der elterlichen Fürsorge entbehrender Mädchen der gebildeten Stände im Alter von 12—18 Jahren, in der Regel solcher, deren Eltern mindestens während der letzten zwei Jahre in Berlin oder einem Vorort gewohnt haben.
Christliche und jüdische Mädchen werden in gleicher Zahl aufgenommen. 40 Plätze.
    1908: 20 Zöglinge.

270. Erziehungsanstalt Zoar, N. 4, Borsigstr. 5.   Fernspr. III, 1954.
Unterhalten vom Verein Wohlfahrt der weiblichen Jugend; (siehe Nr. 151).
Vors.: Frl. von Bistram, im Heim.
Hausmutter: Frl. Kiesner.
Zweck: Erziehung 20 armer, evangelischer Mädchen (Halb- oder Ganzwaisen) vom 6.—16. Lebensjahre, ausnahmsweise auch vom 4. an.   Nach der Konfirmation Unterbringung in Dienststellen.
Pflegegeld: monatlich 15 M., pränumerando zu zahlen.   Ermäßigungen und Freistellen.
Zur Aufnahme erforderlich: Impf- und Taufschein; schriftliche Verpflichtung zur Zahlung vom Vater oder Vormund.   Kleine Aussteuer.

Für Kinder mit körperlichen Gebrechen.

271. Königl. Blinden-Anstalt in Steglitz, Rothenburgstr. 14.
Verwaltung: Königl. Provinzial-Schul-Kollegium.
Direktor: Matthies, in der Anstalt.
Zweck: Blindgeborenen oder erblindeten, auch hochgradig schwachsichtigen, körperlich und geistig gesunden Kindern den Schulunterricht zu erteilen und sie für einen Beruf vorzubereiten (Korbmacherei, Stuhlflechterei, Seilerei, Bürstenbinderei, Klavierstimmen, Punktschriftdruckerei, Maschinenstricken, Organistenamt); erwachsenen Blinden die Ausbildung zu einem Beruf zu ermöglichen.
Weder Versorgungs- noch Heilanstalt.
Zöglinge sind: 1. Freizöglinge; sie werden unentgeltlich aufgenommen und verpflegt.   Kleidung wird nicht geliefert.   2. Schulgänger oder Externatszöglinge; sie werden auf Kosten der Angehörigen oder Gemeinden außerhalb der Anstalt untergebracht und zahlen jährlich 96 M. Schul-, bzw. Lehrgeld; Erwachsene finden Wohnung und Kost meistens in den benachbarten Vereinsblindenheimen für 480 M. jährlich.   3. Pensionäre; sie erhalten außer Wohnung, Beköstigung, Wäsche auch Unterrichtsmittel usw.
Vorschule vom 5.—9. Lebensjahr 300 M., Hauptanstalt vom 9. Lebensjahr 600 M., bei Ermäßigung 400 M.
Als Aufnahmealter ist am geeignetsten das 6. Lebensjahr.   Anmeldung beim Provinzial-Schul-Kollegium, für mittellose durch Vermittlung des Landesdirektors.
Freizöglinge müssen Armutsattest beibringen.
29 Freistellen und 5 Stiftungsstellen.
Kurse zur Ausbildung als Blindenlehrer für Lehrer, welche die 2. Lehrerprüfung bestanden haben.   Dauer 1—2 Jahre.   Meldung an den Unterrichtsminister.
Vorbedingung: Einjährige Beurlaubung.
    1907: 149 Zöglinge, davon 20 im Externat.
Siehe auch den Verein zur Beförderung der wirtschaftlichen Selbständigkeit der Blinden Nr. 630 und 708.

272. Blinden-Institut zur Erziehung blinder Kinder, SO. 26, Elisabeth-Ufer 18.
Errichtet vom Verein zur Förderung der Interessen der Blinden.
Vors.: Riemer, Stadtverordneter, C. 2, Bischofstr. 2.
Vorst.: Martha Wolff.
Zweck: Aufnahme von 10—12 blinden Kindern vom 4. Jahre ab, unentgeltliche
Pflege bis zum 14., resp. 15. Lebensjahre.
Keine besonderen Aufnahmebedingungen.

273. Königl. Taubstummen-Anstalt (verbunden mit Taubstummenlehrer-Bildungs-
anstalt), N. 24, Elsasserstr. 86/88.
Verwaltung: Kgl. Provinzial-Schulkollegium.
Direktor: Wende, in der Anstalt.
Zweck: Taubstummen Kindern aus dem Gebiete der ganzen Monarchie Erziehung
und Unterricht angedeihen zu lassen.
Die internen Zöglinge erhalten in der Anstalt Wohnung, Beköstigung usw.,
Unterricht. Pensionäre zahlen jährlich 480 M., halbe Freistellen 240 M. Außerdem
ganze Freistellen. Externe Zöglinge sind Schulgänger und zahlen 96 M.
Schulgeld.
Zur Aufnahme erforderlich: Alter 7—10 Jahre, Geburtsschein, Lebenslauf
des Kindes, ärztliches Attest, Zeugnis vom Lokalschulinspektor über Bildungs-
fähigkeit, Impfschein; für Freistellen Bedürftigkeitsattest. Bei Freistellen wird
keine Kleidung geliefert.
Zulassungsgesuche an das Provinzial-Schulkollegium.

274. Israelitische Taubstummen-Anstalt für Deutschland des Vereins Freunde
der Taubstummen — Jedide Jlmim; Weißensee, Parkstr. 18.
Vors.: Geh. San.-Rat Dr Boas, Berlin W. 35, Kurfürstenstr. 52.
Direktor: Reich, in der Anstalt.
Zweck: Jüdischen taubstummen Kindern aus dem Deutschen Reiche sittlich religiöse
Erziehung und körperliche und geistige Ausbildung zu bieten; in der Anstalt aus-
gebildeten Zöglingen Stellungen oder Unterstützungen zur Begründung eines
Berufes zu gewähren.
Aufnahmebedingungen: 1. Alter von 6—12 Jahren, 2. Impfattest, 3. körper-
liche, geistige und moralische Gesundheit.
Aufnahme unentgeltlich oder gegen vereinbarte Vergütung, Aufenthaltsdauer
in der Regel nicht über das 18. Jahr hinaus.
Platz für 60 Kinder, die Mittel reichen aber noch nicht für Aufnahme so vieler.
3 Stiftungen zum Besten entlassener Zöglinge.
1908: 24 Knaben, 22 Mädchen, davon 12 aus Berlin. 288 M. Unter-
stützung an entlassene Zöglinge.
Unter der Verwaltung des Vorstandes steht die Heinrich Bloch-Stiftung.
Kapital: 4000 M.
Zweck: Gewährung von zinslosen Darlehen an Taubstumme zwecks Begründung
oder Erhaltung ihrer gewerblichen Existenz.

275. Krüppel-Heil- und Fürsorge-Verein für Berlin und Brandenburg.
Vors.: Frau Oskar Pintsch, W. 10, Tiergartenstr. 9a.
Geschäftsstelle: S. 59, Am Urban 10/11, 9—1 und 4—7. Fernspr. IV, 794.
Zweck: Einrichtung von Bezirksgruppen, deren Mitglieder die Pflegschaft für ver-
krüppelte Kinder übernehmen. Überweisung der im Beginn der Krankheit stehenden
Krüppel in geeignete ärztliche Behandlung und Pflege. Beschaffung von Stütz-
apparaten und Krücken. Entsendung in Erholungsstätten. Vermittlung von
Unterstützungen und Arbeitsgelegenheiten. Unterhaltung eines Krüppelheims.

Einrichtung:

Krüppelheim, S. 53, Am Urban 10/11.

Leiter: Dr Biesalski.

Zweck: Aufnahme von Krüppelkindern bis zu 16 Jahren zwecks Heilung und Erziehung (Schule und Handwerksausbildung).

Pflegegeld für Pfleglinge unter 14 Jahren 900 M. jährlich oder 2,50 M. täglich. 120 Betten. Für Nichtbehandlungsbedürftige 500 M. jährlich. Poliklinik (3—4).

    1908: 94 Pfleglinge.

Ausbildung von Kinderpflegerinnen für gesunde und gebrechliche Kinder. Dauer 2 Jahre. Ausbildung, Dienstkleidung, Wohnung und Verpflegung unentgeltlich. 10—20 M. Taschengeld monatlich. Alter mindestens 18 Jahre. 1907/08: 15 Pflegerinnen. Ausbildung von Haus- und Kindermädchen. Dauer 2 Jahre. Alter 14—16 Jahr. Freie Dienstkleidung und 5 M. Taschengeld monatlich. 1907/08: 10 Schülerinnen.

276. Krüppelheim, Nowawes bei Potsdam. Unterhalten vom Zentralvorstande des Oberlinvereins. Vors.: von Wedel, Berlin NW. 23, Altonaerstr. 34. Zur Mithilfe besteht der Krüppelpflegeverein.

Vors.: Frau Clara von Kotze, Berlin W. 9, Schellingstr. 8.

Vorst. des Heims: Pfarrer Hoppe, Nowawes.

Zweck: Aufnahme von bildungsfähigen, verkrüppelten Kindern vom 3. Jahre an, speziell aus Berlin und der Provinz Brandenburg, behufs körperlicher Pflege, orthopädischer Behandlung, Erziehung und Ausbildung in einem passenden Beruf.

Pflegegeld: 42,50 M. monatlich. Beim Eintritt Ausstattung in Kleidung erforderlich.

Nach der Konfirmation, bzw. nach Entlassung aus der Schule Berufsausbildung für Knaben in dem mit der Anstalt verbundenen Handwerkerhaus (Bürstenbinderei, Stuhlflechterei, Schneiderei, Schuhmacherei, Klempnerei, Tischlerei, Anfertigung orthopädischer Apparate, Maschinenstrickerei, Teppichknüpferei). Auch nicht im Hause erzogene Knaben werden als Lehrlinge aufgenommen.

Die Mädchen werden in der Hauswirtschaft beschäftigt oder erlernen die Schneiderei, Flickerei, Kunststickerei und Maschinenstrickerei.

Die angefertigten Arbeiten finden teils im Hause Verwendung, teils werden sie zum Verkauf gebracht.

    1908: 125 Knaben und 75 Mädchen.

Mit dem Heim ist eine Siechenstation für erwachsene Krüppel verbunden.

    1908: 16 Insassen.

Das Taubstummblindenheim siehe Nr. 712.

Siehe ferner: Krüppelheim für Kinder im Paul Gerhardt-Stift Nr. 666.

Für geistig zurückgebliebene Kinder.

277. Israelitische Erziehungsanstalt für geistig zurückgebliebene Kinder „Wilhelm-Auguste Viktoria-Stiftung" in Beelitz.

Verwaltung: Vorstand. Vors.: Prof. Dr Martin Philippson, W. 15, Kurfürstendamm 211.

Geschäftsstelle: Deutsch-Israelitischer Gemeindebund, W. 35, Steglitzerstr. 85, I.

Leiter: Lehrer Bein, in der Anstalt.

Zweck: Pflege und Erziehung geistig zurückgebliebener Knaben und Mädchen jüdischer Religion bis zum 20. Lebensjahr. Berufsausbildung.

Aufnahmealter nicht über 14 Jahr. Pension jährlich 600 M. Ermäßigungen und Freistellen. Platz für 26 Knaben und 20 Mädchen.

Siehe ferner: Erziehungs- und Fürsorge-Verein für geistig zurückgebliebene Kinder Nr. 313, Nebenklassen für Berliner Gemeindeschüler Nr. 333 (2), Städtische Fortbildungsschule für schwachbeanlagte Jünglinge und Mädchen Nr. 341, Anstalt Bethanien in Ketschendorf Nr. 698.

Erziehungsanstalten speziell für Waisen und Halbwaisen.

A. Ohne Konfessionsbeschränkung.

Für Knaben und Mädchen.

278. Städtische Waisen-Erziehungsanstalten. (Allgemeines über die städt. Waisenpflege siehe Anhang „Einiges über die Grundsätze der Berliner städtischen Armenverwaltung".)

Verwaltung: Städt. Waisendeputation.

Vors.: Stadtrat von Düring, Rathaus, Zimmer 86 (Mittwoch 12—1).

1. Waisenhaus Berlin, SW. 68, Alte Jakobstr. 33.

Verwaltungsdirektor: Schuster, daselbst (führt zugleich die Aufsicht über die Kostpflege).

Erziehungsdirektor: Neubauer, daselbst.

Anstaltsarzt: Privatdozent Dr. Finkelstein.

Zweck: Vorläufige Aufnahme der in städtische Waisenpflege kommenden Kinder, soweit sie nicht schon in geeigneter Anstalt oder Familie untergebracht sind, mit Ausnahme der Säuglinge. (Diese finden Aufnahme im Kinderasyl, siehe Nr. 253). Einklassige Anstaltsschule. Zweiklassige Mädchenschule für die über 14 Jahre alten, in hiesiger Kostpflege befindlichen Waisenmädchen, die mindestens die zweite Klasse der Gemeindeschule besucht haben; Unterricht vormittags 4 Stunden in Religion, Deutsch, Rechnen, Handarbeiten, Schneidern, Waschen, Plätten, Gesang, Turnen in einjährigem Kursus.

Das Waisenhaus befindet sich in dem vom Kaufmann Franke der Stadt vermachten Hause, das er als „Waisenhaus für Revierarme" („Frankesche Stiftung") bestimmt hatte; für dessen Zweck sind mindestens 12 Plätze reserviert für evangelische Waisenkinder aus dem Bezirk des 28. Polizei-Reviers zu ihrer dauernden Verpflegung und Erziehung; diese Kinder besuchen die nächstgelegene Gemeindeschule. — Das Asyl des Waisenhauses gewährt entlassenen Mädchen bei eintretender Dienstlosigkeit vorübergehend Zuflucht.

1907/08 wurden dem Waisenhause 4031 Kinder zugeführt.

2. Friedrichs-Waisenhaus zu Rummelsburg.

Direktor: Jahnke, daselbst.

Anstaltsoberarzt: Dr. Erich Müller.

Zweck: Schulpflichtige Knaben, die voraussichtlich nur vorübergehend der öffentlichen Waisenpflege anheimfallen und daher für die Familienpflege nicht geeignet sind, zu verpflegen und zu erziehen.

In das Lazarett des Waisenhauses werden auch die in Kostpflege befindlichen Waisen aufgenommen, die der Anstaltspflege unter ärztlicher Aufsicht bedürfen. Nach der Einsegnung Unterbringung der Knaben in die Lehre bei Handwerkern, Kaufleuten usw.

Waisenmädchen werden stets in Kostpflege ausgegeben in Berlin und der Provinz Brandenburg; nach der Entlassung Unterbringung in Dienststellen. Beaufsichtigung der Pflegestellen in Berlin durch die Gemeinde-Waisenräte

(s. Anhang), außerhalb durch die Waisenväter. Waisenräte und Waisenväter zahlen das Kostgeld aus (monatlich 7,50—21 M. je nach dem Alter).

　　1. April 1908 waren 406 Kinder in der Anstalt, davon 120 Kinder im Lazarett. Anträge zur Aufnahme in die Waisen-Erziehungsanstalten sind an die zuständigen Armenkommissionsvorsteher zu richten.

Mit den Waisenhäusern sind zahlreiche Stiftungen (meist zum Besten der Waisen, einige für die Angestellten) verbunden.

279. Verein Waisenhort (Verband Berlin der Deutschen Reichsfechtschule). Vors.: Geh. Reg.-Rat Geib, Steglitz, Rothenburgstr. 41.

Geschäftsstelle: W. 57, Steinmetzstr. 15 (5—7). (Oberfechtschule in Magdeburg. Verbände in zahlreichen Orten Deutschlands; zu einem Verbande gehören mindestens 20 Fechtschulen.)

Zweck der Reichsfechtschule: Errichtung von Waisenhäusern für arme, deutsche, gut geartete, gesunde Ganz- oder Halbwaisen ohne Unterschied der Konfession, denen von den verpflichteten Gemeinden eine ausreichende Fürsorge nicht zuteil werden kann; eventuell Unterbringung in Familien.

Aufnahme in der Regel nicht vor dem 6., nicht nach dem 12. Lebensjahre, Unterricht in den städtischen Schulen. Aufnahme unentgeltlich, falls eine mäßige Vergütung nicht zu erlangen ist.

5 Waisenhäuser: I. zu Lahr, durchschnittlich 75 Knaben (ein Haus für Mädchen in Vorbereitung); II. zu Magdeburg, durchschnittlich 50 Knaben; III. zu Schwabach, durchschnittlich 34 Knaben und 16 Mädchen; IV. zu Salzwedel, durchschnittlich 50 Knaben; V. zu Nieder-Breisig a/Rhein, durchschnittlich 25 Knaben und 25 Mädchen.

Entlassung der Kinder nach beendeter Schulpflicht. Erziehung zu Lehrlingen; eigene Berufswahl.

Der Verband Berlin hat Besetzungsrecht für 60 Stellen.

Anträge und Anfragen an die Geschäftsstelle.

Siehe auch den Verein Waisenfreund in Charlottenburg (Nr. 1387), den Waisenschutz in Schöneberg (Nr. 1600) und den Verband in Steglitz (Nr. 1648).

280. Potsdamsches großes Militär-Waisenhaus. Direktorium: Berlin W, 66, Wilhelmstr. 82/85.

Zweck: Aufnahme von bedürftigen ehelichen Kindern verstorbener Soldaten vom Feldwebel abwärts in die Erziehungsanstalten Potsdam (evangelische Knaben), Pretzsch (evangelische Mädchen), Haus Nazareth zu Höxter (katholische Knaben und Mädchen) vom Beginn des 7. bis zum vollendeten 12. Lebensjahre oder Zahlung eines jährlichen Pflegegeldes von 90 M. oder für Doppelwaisen 108 M. vom Monat der Bewilligung an bis zum vollendeten 15. Lebensjahr. (Gewährung von Pflegegeld wird durch Waisen-, bzw. Erziehungsgeld ausgeschlossen, kann jedoch in einzelnen Fällen teilweise bewilligt werden.)

Aufnahmen in die Anstalten in Potsdam und Höxter zu Ostern und Michaelis, in Pretzsch nur zu Ostern.

Anspruch haben Waisen im Fall der Bedürftigkeit, wenn der Vater im preußischen oder in einem unter preußischer Verwaltung stehenden Heereskontingent oder in der kaiserlichen Marine zur Zeit der Geburt des Kindes aktiv diente oder während dieses Militärdienstes oder an den Folgen einer Kriegsbeschädigung gestorben ist, ausnahmsweise auch Kinder ehemaliger Soldaten, welche dauernd völlig erwerbsunfähig und ohne genügendes Einkommen sind. Aufnahme in die Anstalten können auch Waisen finden, deren Vater einen Feldzug mitgemacht oder nach Erfüllung der gesetzlichen Dienstpflicht längere Zeit weitergedient hat oder als invalide anerkannt ist.

Bewerbungen an das Direktorium. Dem Gesuche sind beizufügen: Militär-zeugnisse des Vaters, Sterbeurkunde des Vaters, bei Doppelwaisen auch der Mutter, Geburtsurkunde und Taufschein des Kindes, amtliche Bescheinigung der Bedürftigkeit, amtlicher Ausweis über das zuständige Waisen- oder Erziehungsgeld.

1908: Potsdam 713, Pretzsch 184 und Höxter 90 Zöglinge.

Für Knaben.

281. Deutsche Pestalozzi-Stiftung in Lankwitz, Frobenstr.

Vors. des Verwaltungsrates: Staatsminister a. D. Geh.-Rat Hobrecht, Gr.-Lichterfelde-O., Bahnhofstr. 12.

Hausväter: Lehrer Krüger und Lehrer Ulrich.

Zweck: Aufnahme von 25—30 physisch und moralisch gesunden verwaisten Knaben, besonders aus dem Lehrerstande, im Alter von 6—8 Jahren, aus-nahmsweise bis 12 Jahren, ohne Unterschied der Konfession; Erziehung bis zum 14. oder 15. Lebensjahre.

Wenn sie sich zu Lehrern eignen, gewährt die Anstalt während der Präparanden-zeit zunächst Beihilfen von je 250 M. jährlich.

Anstaltsschule in 4 Stufen, Beschäftigung der Zöglinge mit Gartenbau und Haus-arbeit, täglich bis 2 Stunden.

Aufnahme der Zöglinge teils unentgeltlich, teils gegen jährliche Pension; Höhe nach Vereinbarung. Staatliche Waisengelder sind an die Anstalt zu überweisen.

Aufnahmegesuche an den Verwaltungsrat der deutschen Pestalozzi-Stiftung, Berlin SW. 11, Prinz Albrechtstr. 5.

1908: 56 Zöglinge.

282. Jacobsonsche Waisenanstalt in Seesen am Harz.

Verwaltung durch ein Kuratorium. (Vors: der jedesmalige Kreisdirektor des Kreises Gandersheim).

Zweck: Unbemittelte Waisenknaben aus ganz Deutschland unentgeltlich bis zum 14. Lebensjahre zu verpflegen und zu erziehen, auch solche, deren Väter durchaus unfähig sind, für die Erziehung ihrer Kinder zu sorgen.

Hauptsächlich für mosaische Kinder, christliche finden bis zu einem Viertel der Gesamtzahl Aufnahme.

12 Freistellen. Erforderliches Alter für Freischüler: nicht unter 6, nicht über 8 Jahre.

Pensionäre zahlen 450 M. jährlich; dafür auch freier Unterricht in der Anstalt.

Für den Besuch der Jacobson-Schule (berechtigte Realschule) mit real.-progymn. Abteilung) ist extra zu zahlen beim Eintritt in Kl. VI oder V 120 M., in Kl. IV oder III 140 M., in Kl. II oder I 160 M. jährlich durch alle Klassen.

Anmeldungen an den Inspektor. Beizufügen: Geburtsschein, Impfschein, ärzt-liches Attest, obrigkeitliches Führungszeugnis, ev. Schulzeugnis; für Freischüler Armutszeugnis.

1908: 12 Zöglinge, 16 Pensionäre.

Für Mädchen.

283. Johannaheim in Werftpfuhl bei Werneuchen.

Begründerin: Frau Geh. Kommerzienrat Arnhold, W. 10, Regentenstr. 19.

Zweck: Unentgeltliche Aufnahme von Mädchen, Waisen und Halbwaisen, ohne Unterschied der Religion, im Alter von 2—6 (ausnahmsweise bis 10) Jahren, deren Erziehungsrecht der Begründerin abgetreten werden muß. Erziehung bis zur Erwerbsfähigkeit.

Die Mädchen erhalten höhere Töchterschulbildung, den Minderbegabten wird
Volksschulbildung zuteil. 50 Plätze.
    1908: 43 Zöglinge.

284. Kaiserin Augusta=Stiftung, Potsdam, Am Neuen Garten.
Verwaltung durch ein Kuratorium.
    1. Kurator: General der Infanterie z. D. v. Seebeck, Potsdam, Burggrafenstr. 29.
Zweck: Unentgeltliche oder teilweise unentgeltliche Aufnahme und Erziehung
von Töchtern deutscher Offiziere, Militärbeamten, Militärgeistlichen, Ärzte
und ihnen gleichzustellende Vertreter des Roten Kreuzes, welche im Kriege
von 1870 gefallen oder infolge des Feldzuges gestorben sind. In zweiter Linie
werden auch die Töchter aller deutschen Offiziere, Militär- und Zivilärzte, welche
an dem Kriege teilgenommen, sowie die Töchter der in anderen deutschen Kriegen im
Heere oder in der Marine gefallenen oder gestorbenen Offiziere und Militärärzte
aufgenommen; endlich, soweit der Raum es gestattet, auch Töchter von verdienten
Offizieren, Militärärzten, Militärgeistlichen, Militär- und Zivilbeamten.
Der Lehrplan der 5 Klassen entspricht dem der 5 obersten Klassen der höheren
Töchterschulen.
Aufnahme im Alter von 11—13 Jahren; Entlassung nach der Einsegnung. Halbe
Freistellen 1000 M. jährlich; gegen Zahlung von 2000 M. jährlich werden auch
andere Zöglinge aufgenommen.
Bewerbungen um Freistellen an den 1. Kurator, um Aufnahme als Pensionä-
    rinnen an die Oberin der Stiftung: Fräulein von Grünewald.
    1908: 70 Mädchen.

B. Mit Konfessionsbeschränkung.

Für Knaben und Mädchen.

285. Jaffasches Fürsorge= und Waisenheim der Großloge für Deutschland VIII.
U. O. B. B., Charlottenburg, Leibnizstr. 106.
Verwaltung durch ein Kuratorium. Vors.: Bankier Max Jaffa, W. 10,
Rauchstr. 16.
Direktor: Rabb. Dr E. Finkel, in der Anstalt.
Zweck: Unentgeltliche Aufnahme, Erziehung und Verpflegung hilfsbedürftiger
jüdischer Waisen und anderer Kinder im Alter von 6—10 Jahren. Die Zög-
linge verbleiben im Heim bis nach beendeter Schulzeit.
    13 Plätze; Vergrößerung in Aussicht genommen. Aufnahmegesuche an die
Geschäftsstelle des U. O. Bnei Briß, SW. 48, Wilhelmstr. 118.

286. Reichenheimsches Gemeinde=Waisenhaus (Waisenhaus der jüdischen Gemeinde),
N. 54, Weinbergsweg 13.
(Allgemeines über die Waisenpflege der jüdischen Gemeinde siehe Nr. 75.)
Verwaltung durch ein Kuratorium unter Vorsitz eines Mitgliedes des Vor-
standes der Jüdischen Gemeinde.
Vors. des Kuratoriums: San.-Rat Dr Julius Stern, W. 35, Potsdamerstr. 40.
Direktor: Dr Siegm. Feist.
Zweck: Pflege und Erziehung von Halb- und Ganzwaisen aus der Berliner
Synagogen=Gemeinde. Ausnahmsweise auch Aufnahme von unehelichen oder
verlassenen Kindern oder von solchen, deren Vater unfähig ist, sie zu erziehen.
Aufenthaltsdauer vom vollendeten 6. (oder später) bei Knaben bis zum voll-
endeten 16. (ev. länger), bei Mädchen bis zum 16. Lebensjahre. Die befähigten
Zöglinge besuchen höhere Schulen.

Die Anstalt wird unterhalten durch einen jährlichen Zuschuß der Jüdischen Gemeinde, durch die Zinsen von eigenem Vermögen und die Kostgelder, welche das „Friedrichs-Waisenhaus" (siehe dieses Nr. 278) für diejenigen Vollwaisen zahlt, deren Versorgung der Stadt obliegt.

Eine große Anzahl von Fonds und Stiftungen zur Unterstützung entlassener Zöglinge. Fonds für Ferienkolonien usw.

März 1908: 40 Knaben, 30 Mädchen.

Das zweite Waisenhaus der jüdischen Gemeinde (für Knaben) siehe Nr. 293.

287. Baruch Auerbachsche Waisen-Erziehungsanstalten für jüdische Knaben und Mädchen, N. 37, Schönhauser Allee 162.

Vors. des Vorstandes: Berthold Marckwald, W. 9, Bellevuestr. 15.

Direktor: Prof. Dr Strelitz, in der Anstalt.

Zweck: Unentgeltliche Aufnahme und Erziehung von 70 Knaben und 35 Mädchen (ausnahmsweise auch Nichtwaisen) jüdischen Glaubens im Alter von mindestens 6 und höchstens 12 Jahren.

Die Mittel reichen z. Zt. nur zur Aufnahme von 56 Knaben und 30 Mädchen. Erstere werden bis zum vollendeten 15., letztere bis zum 16. Lebensjahre erzogen und unterrichtet. Die Mädchen verbleiben in der Regel bis zur erlangten Erwerbsfähigkeit im Hause; behufs Ablegung des Abiturienten-, resp. Lehrerinnenexamens ist der Aufenthalt in der Anstalt auch bis zum 18. Lebensjahr gestattet.

Zahlreiche Stiftungen und Spezialfonds sind für die entlassenen Zöglinge bestimmt zu den verschiedensten Zwecken (z. B. Badekuren, Stipendien insbesondere für Studierende und Handwerker, zur Selbständigmachung, Verheiratung usw.).

288. Wolf und Clara Hagelberg-Stiftung, Friedenau, Wilhelmshöherstr. 5.

Verwaltung: Kuratorium. Vors.: Direktor Prof. Dr Strelitz, N. 37, Schönhauser Allee 162.

Hausmutter: Fräulein Schöps.

Zweck: Unentgeltliche Aufnahme und Erziehung von 8—10 jüdischen Waisen oder Kindern armer Eltern.

289. St. Josefsheim, N. 58, Pappelallee 61.

Vorst.: M. Paula-Maria Gerke und Frl. Maria Tauscher, daselbst.

Zweck: Heimatlosen katholischen Kindern vom ersten Jahre an (Waisen, unehelichen und solchen, deren Eltern getrennt leben oder nicht imstande sind, sie selbst zu erziehen) eine Heimat, Erziehung und Pflege zu geben.

Aufnahme für Bedürftige unentgeltlich. Katholischer Gottesdienst für sämtliche Zöglinge. Die Anstalt wird durch freiwillige Gaben, die in der ganzen Welt gesammelt werden, erhalten. Z. Z. ca. 200 Kinder.

Zweiganstalten unter Oberleitung der Begründerin, in den Berliner Vororten: 1. St. Josefsheim, Weißensee, Gürtelstr. 8; 2. St. Josefsheim, Charlottenburg, Lützowerstr. 1; 3. St. Josefsheim, Rixdorf, Delbrückstr. 44.

Siehe ferner: Wadzeck-Anstalt Nr. 257, Kinderpflege- und Erziehungsanstalt Zionshilfe Nr. 258, Waisenhaus des Kinderhospizes der französischen Gemeinde Nr. 261.

Für Knaben.

290. Kornmessersches Waisenhaus, Groß-Lichterfelde, Teltowerstr. 7,8.

Besitzt Korporationsrechte und steht unter Aufsicht des Kgl. Provinzial-Schulkollegiums, das auch über die Aufnahme entscheidet.

Vorst.: A. Tomfohrde, in der Anstalt.

Zweck: 40 eltern- oder vaterlose Knaben ehelicher Geburt, evangelischer Konfession, aus dem gebildeten Mittelstande (Ortsangehörigkeit in Berlin nicht erforderlich) aufzunehmen und vom 7. bis 16. Lebensjahre zu erziehen.

Bevorzugt werden Söhne in Berlin verstorbener armer Wundärzte und Geburts-
helfer und in deren Ermangelung Waisen armer Kommunal-Subalternbeamten
und Lehrer. Kinder holländischer Abstammung oder solche armer Hof-
bediener werden besonders berücksichtigt.
Die Zöglinge besuchen Gymnasien oder Oberrealschulen. 32 Freistellen.
Anträge an das Kgl. Provinzial-Schulkollegium, W. 9, Linkstr. 42. In der
Regel ist eine Wartezeit von 2—3 Jahren erforderlich, doch kann gegen Zahlung
von 600 M. jährl. Pension während der Wartezeit die Aufnahme früher erfolgen,
falls Platz vorhanden.
  1908: 39 Zöglinge.

291. Schindlersches Waisenhaus, C. 19, Friedrichsgracht 57.
Verwaltung durch ein Kuratorium, bestehend aus dem jedesmaligen Propst und
dem Archidiakonus der Nikolaikirche, die sich als dritten einen rechtskundigen Beistand wählen.
Leiter: Inspektor Ebel, in der Anstalt.
Zweck: 30 arme vater- oder elternlose evangelische Knaben von 9, höchstens
12 Jahren, aufzunehmen, 6 Jahre lang zu erziehen und Gymnasien oder Real-
gymnasien besuchen zu lassen.
Zöglinge, welche zur Universität oder in die Lehre gehen, werden durch Stipendien
unterstützt. Bewerbungen an Archidiakonus Seydel, C. 19, Friedrichsgracht 57.
Mit dem Waisenhause verbunden sind verschiedene Stiftungen. Die Schindlersche Legatenkasse gibt Stipendien für Gymnasiasten, Theologie-Studierende,
Unterstützungen zur Erziehung von Töchtern armer Witwen bis zum 18. Lebensjahre.

292. Katholisches Waisenhaus für Knaben St. Franziskus, NW. 21, Turmstr. 44.
Begründet vom Frauenverein für die Waisen von St. Hedwig.
Vorstand: Der Propst von St. Hedwig und 9—12 gewählte Vorsteherinnen.
Vorsteher: B. Naß.
Zweck: Aufnahme und Erziehung von ca. 150 Knaben, für deren Unterhalt,
soweit die Mittel des Vereins nicht reichen, die Verpflichteten aufkommen müssen.
Mit 14 Jahren werden die Zöglinge dem Handwerk zugeführt. Freistellen für
40 Zöglinge, für die übrigen 18 M. Pension pro Monat.

293. Zweites Waisenhaus der jüdischen Gemeinde, Pankow b. Berlin, Berlinerstr. 121.
Verwaltung durch ein Kuratorium Vors.: Sanitätsrat Dr. Julius Stern,
W. 35, Potsdamerstr. 40.
Direktor: Grunwald, in der Anstalt.
Zweck: Erziehung von etwa 60 Waisenknaben (auch Halbwaisen oder verlassenen
Kindern) der jüdischen Gemeinde.
Aufnahme vom 6. bis zum 12. Jahre. Die Zöglinge erlernen nach beendeter
Schulzeit ein Handwerk und bleiben während der Lehrzeit, jedoch längstens bis
zum vollendeten 18. Lebensjahre, im Hause wohnen. Aufnahme durch die
Waisenkommission der jüdischen Gemeinde (siehe diese Nr. 75).
9 Stiftungen zum Besten der Zöglinge.

Für Mädchen.

294. Kinderhaus für mutterlose oder ganz verwaiste Mädchen von 3—16 Jahren,
W. 10, Matthäikirchstr. 13, Hof.
Vorst.: Frl. A. v. Le Coq, W. 10, Matthäikirchstr. 24.
Hausmutter: Diakonisse Marie Führich.
Platz für ca. 9 Kinder aus Berlin. Aufnahme möglichst jung. Der Vater muß
auf alle Rechte bis zur Mündigkeit des Kindes verzichten. Einige Freistellen.

Steht unter Aufsicht der kirchlichen Armenpflege der Matthäus-Gemeinde (siehe diese Nr. 40), bei den Aufzunehmenden ist aber Zugehörigkeit zur Gemeinde nicht erforderlich.

295. Waisenhäuser der Hoffbauer-Stiftung, Hermannswerder bei Potsdam.
Verwaltung: Kuratorium. Vors.: von Dittmar, Generalleutnant a. D., Potsdam, Jägerallee 4.
Vorst.: Pastor Schäfer, Hermannswerder.
Zweck: Evangelischen Waisenmädchen gebildeter Stände, vorzugsweise Töchtern von Fabrikanten, Kaufleuten und Ärzten, eine Zufluchtsstätte und Erziehung zu gewähren bis zum 19. und 20. Jahre.
Nur Kinder unter 13 Jahren werden aufgenommen, jüngere bevorzugt. Das Pflegegeld beträgt: 75 M. für Mädchen unter 6 Jahr, 150 M. für Mädchen von 6—9 Jahren, 300 M. für Mädchen über 9 Jahre. Freistellen in beschränkter Anzahl (auf Jahre hinaus vergeben). Gesuche an das Kuratorium unter vorheriger Anfrage bei der Direktion. Fürsorge für die Zöglinge nach erfolgter Entlassung. Mit der Anstalt ist für die konfirmierten Zöglinge ein Lehrerinnenseminar, ein Kindergärtnerinnen-Seminar und eine Haushaltungsschule verbunden; hier werden auch nicht verwaiste Mädchen als Pensionärinnen aufgenommen, die gegen ein jährliches Pflegegeld von 600 M. Unterricht und freie Station erhalten.
Juni 1908: 262 Zöglinge.

296. Mariäschutz (Katholisches Waisenhaus für Mädchen), Deutsch-Wilmersdorf, Pfalzburgerstr. 18/19.
Begründet vom Frauenverein für die Waisen von St. Hedwig.
Vorstand: der Propst von St. Hedwig (Berlin) u. 9—12 gewählte Vorsteherinnen.
Vorst.: Frl. Riefert, in der Anstalt.
Zweck: Aufnahme von ca. 150 katholischen Waisenmädchen im schulpflichtigen Alter und Erziehung durch Unterricht in der zweiklassigen Anstaltsschule.
Nach der Entlassung verbleiben die Zöglinge noch einige Zeit in der Anstalt und werden zu Dienstboten ausgebildet. Unterweisung in Haus- und Handarbeiten. Stellennachweis. Soweit die Mittel des Vereins nicht reichen, müssen die Verpflichteten für den Unterhalt aufkommen.
1908: 125—130 Mädchen in der Anstalt.

297. Erziehungsanstalt des Frauenvereins von 1833 zum Besten israelitischer Waisenmädchen, N. 58, Schönhauser Allee 152.
Vors. des Vereins: Frau Ida Feist, W. 10, Stülerstr. 8.
Leiterin: Frau Joël, in der Anstalt.
Zweck: Unentgeltliche Aufnahme, Erziehung und Verpflegung ehelich geborener jüdischer Mädchen im Alter von 5—12 Jahren, die entweder gänzlich oder väterlicherseits verwaist sind.
Auswärtige Waisen werden nur aufgenommen, wenn keine zur Aufnahme berechtigten Berliner Waisenmädchen vorhanden sind. Entlassung in der Regel nach zurückgelegtem 17. Lebensjahre. Allmonatliche Besuche der Vorstandsdamen bei den entlassenen Zöglingen, die auch nach ihrem Ausscheiden unter Aufsicht bleiben und von ihnen mit Rat und Tat unterstützt werden. Aufnahmeanträge an die Vorsitzende durch den Vormund oder die Mutter.
10 Stiftungen zum Besten der Zöglinge.
1908: 20 Zöglinge.
Siehe ferner: Zionshilfe Nr. 258, Adolf und Emilie Mette-Stiftung Nr. 268, Erziehungsanstalt Zoar Nr. 270, Nanny, Julius und Rosalie Böhm-Stiftung Nr. 359, Mädchenhaus Pankow Nr. 367, St. Afra-Stift Nr. 809.

Fürsorge für verwahrloste Kinder.

(Vgl. auch 2. Teil. „Erziehungsrecht, Fürsorgeerziehung".)

A. Im allgemeinen.

298. Kinder-Rettungs-Verein.

Vors.: Wirkl. Geh. Reg.-Rat Dr jur. et med. von Strauß und Torney, W. 62, Bayreutherstr. 40.

Schriftführer: Pastor W. Pfeiffer, W. 10, Corneliusstr. 1.

Geschäftsstelle: W. 10, Königin Augustastr. 41. Gh. Fernspr.: VI 5531.

Zweck: Allen Kindern Berlins, ohne Rücksicht auf ihr Bekenntnis, die ohne den Halt einer Familie sittlichen Gefahren ausgesetzt oder verfallen sind, beizustehen und ihnen die zu ihrer Pflege, Erziehung und Berufsbildung nötige Hilfe zu gewähren durch

1. Vermittlung aller Anträge an die staatlichen und kommunalen Behörden zur Rettung von Kindern aus Not und Gefahr. (§ 1666 BGB., Fürsorge-Erziehungs-Gesetz, Kinderschutz-Gesetz u. a.) 2. Übernahme des Amtes als Pfleger usw. für sittlich und körperlich gefährdete Kinder. (Berufspflegschaft über etwa 300 Kinder.) 3. Unterbringung dieser Kinder gruppenweise in Familienerziehung oder in kleinen Anstalten auf dem Land. (Einen Teil der Pflegekosten trägt der Verein.) 4. Übernahme der Vormundschaft durch Pastor Pfeiffer für alle unehelichen Kinder, in dem Bezirk von Berlin, der zum Amtsgericht Schöneberg gehört. (Es sollen die Wege gebahnt werden für eine geordnete Beaufsichtigung von der Geburt bis zur Volljährigkeit für alle unehelichen Kinder Berlins.) 5. Heranbildung von beruflichen und freiwilligen Helferinnen zur Beaufsichtigung der Mündel. (Pädagogische, juristische und ärztliche Unterweisung. Monatskonferenz der Mündelpflegerinnen unter Leitung von Frl. Margarete Dittmer.) 6. Mitarbeit bei der Ausführung der Fürsorge-Erziehung. (Übernahme des Amtes als Fürsorger, Einrichtung der Leonhard-Stiftung, siehe diese Nr. 310).

Das evangelische Lehrlingsheim (siehe Nr. 353).

1908: 374 Kinder gemeldet, 108 in Fürsorgeerziehung gebracht. Berufsvormundschaft über etwa 1200 Kinder.

299. Evangelischer Erziehungsverein.

Vors.: Geh. Ober-Reg.-Rat Dr Krohne, W. 50, Nürnbergerstr. 25/26.

Geschäftsstelle: Frau Pfarrer Witte, W. 62, Kleiststr. 32, 10—12.

Zweck: Kinder, die sich in sittlicher Verwahrlosung befinden oder ihr anheimzufallen drohen, aufzusuchen und christlicher Zucht und Erziehung in Familien, Erziehungsanstalten, Rettungshäusern usw. zu übergeben.

Die Knaben erlernen meist ein Handwerk. Die Zöglinge bleiben auch während ihrer Lehrzeit unter der Fürsorge des Vereins.

1906/07: 19 088 M. Pflegegelder gezahlt.

300. Fürsorge-Abteilung des katholischen Charitasverbandes für Berlin und Vororte (siehe diesen Seite 3, B).

Vors.: Dr Saltzgeber, C. 19, Seydelstr. 14. Fernspr. I 3555.

Zweck: In Fürsorgeangelegenheiten Auskunft und Rat zu erteilen, sowie Hilfe zu gewähren; Stellung von Anträgen bei den in Frage kommenden Behörden, sowie Mitarbeit bei der Unterbringung. Verhandlungen mit dem Kgl. Polizeipräsidium, der städt. Waisenverwaltung usw.

Ende 1907: 692 Mündel und Pfleglinge.

Siehe ferner: Deutsche Zentrale für Jugendfürsorge Nr. 237, Fürsorgeverband der Berliner Lehrerschaft Nr. 238.

B. Erziehungsanstalten für verwahrloste Kinder.

301. Städtisches Erziehungshaus für verwahrloste Knaben zu Lichtenberg.
Leiter: Erziehungsinspektor Buth, daselbst.
Zweck: Aufnahme verwahrloster, auf Grund des Gesetzes über die Fürsorge-erziehung oder auf Grund der auszuübenden gesetzlichen Vormundschaft und der Waisenpflege überwiesener Knaben
a) zur vorläufigen Beobachtung, um die Art der künftigen Erziehung zu bestimmen; b) zur Vorbereitung der besser gearteten für die Familienerziehung; c) zur vollen Erziehung zu b ungeeignet Befundener; d) zur Besserung mißratener Burschen zwischen 14 und 21 Jahren.
Überweisung erfolgt durch die städtische Waisen-Deputation.
März 1908: 228 Zöglinge.

302. Städtisches Erziehungshaus für verwahrloste Mädchen zu Kleinbeeren.
Leiterin: Frau Böhme, daselbst.
Zweck: Entsprechend Nr. 301.
März 1908: 25 Zöglinge.

303. Städtisches Erziehungshaus für verwahrloste Knaben und Mädchen in Birkholz bei Lichtenrade.
Leiter: Lehrer Richard Wanke.
Zweck: Entsprechend Nr. 301.

304. Erziehungsanstalt des Vereins zur Erziehung sittlich verwahrloster Kinder,
früher „Am Urban" (unter dem Protektorat der Kaiserin), Zehlendorf bei Berlin, Dorotheenstr.
Vors.: Geh. Oberfinanzrat Krech, Groß-Lichterfelde, Heinersdorferstr. 32.
Geschäftsstelle: Berlin W. 56, Markgrafenstr. 46 a.
Anstaltsdirektor: Pastor Plaß, in der Anstalt.
Zweck: Aufnahme sittlich verwahrloster Kinder, in der Regel zwischen 6 und 10 Jahren, ohne Unterschied des Standes und der Religion.
Nur Kinder preußischer Untertanen finden Aufnahme, bedürftige unentgeltlich. Der Verein übt die elterliche Fürsorge über die Kinder aus. Für die schulpflichtigen Kinder: Volksschulunterricht, Beschäftigung in Haus und Garten und Handfertig-keitsunterricht. Für die schulentlassenen Zöglinge: Fortbildungsschule, Fachschule und Lehrwerkstätten, Haushaltungsschule. Über die Aufnahme, Höhe des Pflege-geldes und Dauer des Aufenthalts entscheidet der Verein, auch bei Aufnahme-anträgen seitens der Behörden (z. B. Armendirektion, Waisenverwaltung). Nach entsprechender Aufenthaltsdauer kommen die Zöglinge in Familienpflege, um den Schulunterricht fortzusetzen, oder sie werden als Lehrlinge oder Dienst-mädchen untergebracht. Platz für 340 Kinder.
Durchschnittlich 250 Zöglinge.
Siehe auch Frau Stadtrat Hollmansches Legat Nr. 315.

305. Goßnerhaus, W. 35, Potsdamerstr. 119 b.
Unterhalten vom Verein zur Erziehung verlassener Kinder weiblichen Geschlechts im Goßnerhaus. Vors.: Geh. Sanitätrat Dr. Riedel, W. 62, Kalckreuthstr. 1.
Vorst.: Sielisch, in der Anstalt.
Zweck: Erziehung evangelischer Mädchen, die infolge ihrer häuslichen Ver-hältnisse in Gefahr der Verwahrlosung sind.
Der Vorstand übernimmt die Fürsorge für den Schulunterricht der Zöglinge, die bis zur Konfirmation in der Anstalt bleiben, aber auch behufs weiterer Vor-

bildung zu ihrem künftigen Lebensberufe noch länger dort behalten werden können. In der Regel werden sie als Dienstmädchen in Stellungen untergebracht. Dreiklassiger Unterricht in der Anstalt in Schulfächern und Handarbeiten. Die entlassenen Zöglinge unterstehen weiter der Fürsorge des Vereins. Platz für 60 Kinder.

1908: 60 Zöglinge.

306. Zellerhaus, Rettungsheim für Trinkerkinder in Groß-Berlin.
Geschäftsstelle: NW. 5, Quitzowstr. 121.
Leiterin: Oberin Anna Zeller.
Zweck: Unentgeltliche Aufnahme. Erziehung, Verpflegung und Bekleidung von Kindern jeder Religion, deren Eltern dem Trunke ergeben sind, und die dadurch sittlichen und physischen Gefahren ausgesetzt sind, vom Säuglingsalter bis zur Mündigkeit.
Die Kinder besuchen Gemeinde- oder höhere Schulen.
1. Heim: Quitzowstr. 121. 16 Plätze. 2. Heim: Erholungsheim für kranke Kinder, Halensee, Joachim Friedrichstr. 7. 14 Plätze.
Anstaltsarzt: Dr. Winsch, Halensee, Westfälischestr. 45.
Es wird beabsichtigt, in allen Gegenden Groß-Berlins Rettungsstationen einzurichten, welche, telephonisch mit der Geschäftsstelle verbunden, jederzeit das Rettungsheim zum sofortigen Einschreiten veranlassen können.

307. Mädchen-Rettungshaus Siloah, Nieder-Schönhausen bei Berlin, Schönholzer Brücke. (Unter dem Protektorat der Kaiserin.) Filiale des Magdalenenstifts (siehe Nr. 802).
Geschäftsführer: Pfarrer Buschmann, Teltow.
Vorstehende Diakonisse: Sophie Wegener.
Zweck: Aufnahme sittlich verwahrloster Mädchen vom 7. Jahre an, ausnahmsweise auch jüngerer, und christliche Erziehung zu brauchbaren Dienstmädchen. Kinder unbemittelter Eltern werden unentgeltlich aufgenommen. Praktische Ausbildung in dem mit der Anstalt verbundenen Pensionat für ältere Damen. Behörden, welche Kinder überweisen, zahlen ein Kostgeld. Die Zöglinge bleiben auch nach der Entlassung unter der Obhut der Anstalt.
Aufnahme durch die Vorsteherin oder den Geschäftsführer.
März 1908: 106 Zöglinge.

308. Fürsorge-Erziehungsanstalt in Repzin bei Schivelbein (Pommern), Eugen und Amalie Rosenstiel-Stiftung.
Verwaltung durch ein Kuratorium. Vors.: Prof. Dr Schaefer, NW. 23, Klopstockstr. 24.
Geschäftsstelle: Deutsch-Israelitischer Gemeindebund, Berlin W. 35, Steglitzerstr. 85 I.
Leiter: Lehrer A. Baronowitz, in der Anstalt.
Zweck: Aufnahme männlicher jüdischer Minderjähriger vom 6. Jahre an, die nach den geltenden gesetzlichen Bestimmungen der Fürsorge-Erziehung überwiesen werden, oder deren Unterbringung in Familienpflege.
Volksschul-Unterricht in der Anstalt. Vermittlung von Lehrstellen. Pflegegeld 30 M. monatlich, für private Zöglinge 45 M. Platz für 35 Pfleglinge. Gesuche an die Geschäftsstelle.
1908: 35 Knaben.

309. Fürsorge-Erziehungsanstalt in Plötzensee bei Berlin.
Verwaltung durch ein Kuratorium. Vors.: Prof. Dr Schaefer, NW. 23, Klopstockstr. 24.

Geschäftsstelle: Deutsch-Israelitischer Gemeindebund, Berlin W. 35, Steglitzerstr. 85, I.

Leiterin: Frl. M. Katz, in der Anstalt.

Zweck: Aufnahme und Erziehung weiblicher jüdischer nicht schulpflichtiger Minderjähriger, die nach den geltenden gesetzlichen Bestimmungen der Fürsorge-Erziehung überwiesen werden, oder deren Unterbringung in Familienpflege. Vermittlung von Dienststellen.

Pflegegeld 30 M. monatlich, für private Zöglinge 45 M. Platz für 32 Zöglinge. Gesuche an die Geschäftsstelle.

1908: 21 Mädchen.

310. Leonhard-Stiftung, Berliner Lehrlingsheim in Vetschau, begründet vom Kinder-Rettungsverein (siehe Nr. 298).

Zweck: Erziehung und Ausbildung von Berliner Fürsorgezöglingen zu gelernten Arbeitern in Fabrikbetrieben.

30 Plätze.

Siehe ferner: Deutsches Nationalkomitee zur internationalen Bekämpfung des Mädchenhandels Nr. 95, Kleinkinder-Pflegeanstalt des St. Catharinenstifts Nr. 262, Evangelisches Johannesstift Nr. 256, Erziehungsanstalt zum Grünen Hause Nr. 264, Evangelischer Erziehungsverein Nr. 299, Mariannen-Stiftung Nr. 318.

Vereine und Stiftungen für Erziehungszwecke.

A. Im allgemeinen.

311. Zentralverein der Deutschen Lutherstiftung. Unter dem Protektorat des Kaisers. (19 Haupt- und 197 Zweigvereine.)

Vors.: Wirkl. Ober-Konsistorialrat D. Koch, W. 9, Köthener Str. 38.

Zweck: a) Erleichterung der Erziehung von Kindern evangelischer Pfarrer und Lehrer, insbesonderer derer auf dem Lande, durch Gewährung von teils einmaligen, teils laufenden Unterstützungen und Stipendien und durch den Nachweis von Pensionen und Unterrichtsanstalten, entsprechend dem für die Kinder erwählten Beruf. b) Gründung eigener entsprechender Anstalten.

Ein Heim für Pfarrer- und Lehrertöchter wird in der Müllenhoffstr. 5 errichtet werden.

1908 wurden an 11 Pfarrer- und 16 Lehrerfamilien im Bezirk des Hauptvereins für Berlin und die Provinz Brandenburg 910 und 1235 M. gewährt.

312. Fürsorgeverein für hilflose jüdische Kinder.

Vors.: Dr. William Levy, W. 30, Maaßenstr. 22.

Zweck: Fürsorge für hilfsbedürftige jüdische Kinder durch: 1. Beratung hilfsbedürftiger Mütter — auch schon vor der Entbindung — in der Auskunftstelle, N. 24, Oranienburgerstr. 33, Gartenhaus, part. Leiterin: Fräulein Dorothea Wormann, 9—10 und 3—4. 2. Einmalige und laufende Unterstützung hilfsbedürftiger Mütter. 3. Aufnahme der Kinder in das Kinderheim (siehe dieses Nr. 263). 4. Unterbringung der Kinder in Pflegestellen auf Kosten des Vereins.

Die Kinder bleiben so lange unter der Obhut des Vereins, wie sie hilfsbedürftig sind. Das Pflegegeld richtet sich nach den Verhältnissen. 10 Freistellen. Gesuche an Fräulein Wormann.

1908: 40 hilfsbedürftige Kinder, 6 hilfsbedürftige Mütter.

313. Erziehungs= und Fürsorgeverein für geistig zurückgebliebene (schwachsinnige) Kinder.

Vors.: Stadtschulrat Dr. L. H. Fischer, NW. 23, Brückenallee 23.

Geschäftsstelle: N. 28, Granseerstr. 7 (Schriftführer: Lehrer R. Troitzsch).

Zweck: Interesse und Verständnis für die Erziehung schwachsinniger Kinder zu wecken durch Vorträge usw. und diese praktisch zu fördern durch Einrichtung von Kinderheimen, Horten und Ferienpflege; Unterbringung in Privat= oder Anstalts= pflege, in Lehr= und Erziehungsanstalten und Lehrstellen; Bestellung von fach= männischen Beiständen als Ratgeber für Eltern und Vormünder; Bildung von Erziehungs= und Schulausschüssen an den beteiligten Gemeindeschulen; Einrichtung von Fortbildungsschulen, Lehrlings= und Mädchenheimen; Vermittlung von Sti= pendien und Gewährung von Beistand in besonderen Notlagen und Gefahren.

Einrichtungen: 1. Kinderhorte (siehe Nr. 252 XVI); 2. Ferienkolonie (1908: 40 Kinder entsandt, dafür 2077 M. verausgabt); 3. Lehrstellennachweis, dauernde Pflegschaft; 4. Verteilung von Frühstücksmilch, Beschaffung von Kleidung. Weih= nachtsbescherung.

1908: 12 Schulausschüsse in den 12 Berliner Schulkreisen.

314. Verein zum Schutz der Kinder vor Ausnutzung und Mißhandlung.

Vors.: Prof. Prediger D. Freiherr von Soden, SW. 12, Friedrichstr. 213.

Geschäftsstelle: W. 8, Im französischen Dom, Gensdarmenmarkt (9—11).

Zweck: Bekämpfung der körperlichen und sittlichen Gefahren, welche für Kinder entstehen: 1. aus vernachlässigter Erziehung und sittlicher Verwahrlosung; 2. aus dem Mißbrauch der elterlichen Gewalt (körperliche Mißhandlung, Verwendung zu schweren oder sittlich gefährdenden Arbeiten); 3. aus der Unterbringung in Pflege bei ungeeigneten Personen.

Der Verein erstreckt sich über ganz Deutschland und hat seinen Sitz in Berlin. Die Vorstandsmitglieder des Vereins sind verpflichtet, ihnen bekannt werdende Vergehungen gegen Kinder bei den zuständigen Zweigvereinen zur Anzeige zu bringen und in geeigneten Fällen die Aufsicht über schutzbedürftige Kinder zu übernehmen, sie in Horten, Heimen usw. unterzubringen. Der Verein setzt sich möglichst in Verbindung mit Behörden, Schulgemeinden, Kirchengemeinden, Ärzten, Lehrern, Geistlichen und verwandten Vereinen.

Kinder, die nicht sofort untergebracht werden können, finden vorläufig in dem von dem Verein gegründeten Asyl in Zossen (12 Plätze) und dem Hause Kinderschutz in Zehlendorf, Ecke Wilhelm= und Adolfstr. (100 Plätze) Aufnahme. Lehrlingskolonie in Salzwedel zur Unterbringung von Knaben bei tüchtigen Handwerkern. Alle Anfragen und Mitteilungen sind an die Geschäftsstelle zu richten.

1908: 399 Fälle mit 726 Kindern behandelt; 200 Kinder in Pflege; 42 in Ferien= kolonien entsandt.

315. Frau Stadtrat Hollmannsches Legat. Kapital: 3000 M.

Verwaltung: Städt. Stiftungsdeputation.

Zweck: Gewährung von Beihilfen zur Erziehung und zum Unterricht armer Kinder, und zwar zu $^9/_{20}$ dem Verein zur Erziehung sittlich verwahrloster Kinder, zu $^9/_{20}$ dem Luisenstift, zu $^2/_{20}$ der Schuldeputation zur Unterstützung armer Schulkinder.

Verteilung im November.

316. Wilhelm Levin=Stiftung. Kapital: 705 000 M.

Verwaltung: Städt. Stiftungsdeputation.

Zweck: Verwendung von $^1/_3$ der Zinsen zum Besten außerehelich geborener be= dürftiger Kinder.

Verteilung durch die Waisenverwaltung.

317. Luisen-Stiftung 1776—1876. Kapital 1907: 338 374 M.
Verwaltung durch ein Kuratorium. Vors.: Oberjägermeister Freiherr von Heintze, W. 9, Potsdamerstr. 22.
Rendant: Postsekretär Schneider, Steglitz, Filandastr. 1.
Zweck: Begabten, würdigen und bedürftigen Kindern beiderlei Geschlechts ohne Unterschied des religiösen Bekenntnisses bis zu ihrer Selbständigkeit zu Erziehungs- und Ausbildungszwecken jährliche Unterstützungen zu gewähren.
Verteilung am 10. März. Gesuche an den Vorsitzenden des Kuratoriums.
   1908: 10 940 M. Unterstützungen.

318. Mariannen-Stiftung. Kapital: 67 000 M.
Verleihung durch das Kuratorium: Jedesmaliger Stadtschulrat für das höhere Schulwesen (z. Z. Stadtschulrat Dr Michaelis), der als Stadtrat ältere Stadt- syndikus und der Direktor des städtischen Friedrichs-Gymnasiums.
Zweck: 3 armen, befähigten, ortsangehörigen, dem sittlichen Untergange aus- gesetzten Kindern Pension vom 10. bis 15., ev. 18. Jahre bei einem Lehrer an hiesiger Schule zu gewähren.

319. Aßlebensche Schenkung. Kapital 2641 M.
Verwaltung: Städt. Schuldeputation.
Zweck: Besoldung eines Lehres, der Knaben, Söhne armer Eltern, beaufsichtigt.

320. Berliner Verein zur Förderung der Blumenpflege in der Schule.
Vors.: Stadtschulrat Dr Fischer, NW. 23, Brückenallee 23.
Zweck: Liebe und Verständnis für die Blumenpflege bei Schulkindern zu ver- breiten durch unentgeltliche oder billige Abgabe von Topfgewächsen. Anleitung in der Blumenpflege durch die Lehrer.
Für jede dem Verein sich anschließende Schule besteht ein Schulausschuß, der von dem Rektor oder einem Lehrer oder einer Lehrerin geleitet wird.
   1908: In 139 Schulen Blumenpflege. Über 52 000 junge Topfpflanzen an die Schulkinder zu häuslicher Pflege abgegeben.

B. Speziell für Waisen und Halbwaisen.

321. Amalie Friederike Engel-Stiftung. Kapital: 23 250 M.
Verwaltung: Konsistorium der Provinz Brandenburg.
Zweck: 1. Unterstützung zweier Waisenmädchen mit je 240 M. bis zum 16. Jahr. (Von den 240 M. werden 120 M. kapitalisiert und den Mädchen nach vollendetem 21. Jahr ausbezahlt, nachdem sie in Marthas Hof (siehe Nr. 138) zu Dienstmädchen ausgebildet worden sind und sich in ihrer Stellung gut geführt haben). 2. Unter- stützung zweier mindestens 55 Jahr alter weiblicher Dienstboten, welche ent- weder zweimal 5 Jahre oder einmal 10 Jahre bei derselben Herrschaft gedient haben, mit je 180 M. jährlich.
Meldungen an Prediger Dorow, N. 65, Reinickendorferstr. 59.

322. Kaiser Wilhelm II. und Kaiserin Auguste Viktoria-Stiftung für Waisen selbst- ständiger Berliner Kaufleute und Gewerbetreibender. Kapital: 150 000 M.
Verwaltung: Vorstand des Vereins Berliner Kaufleute und In- dustrieller, W. 56, Jägerstr. 22.
Zweck: Erziehung von Waisen solcher Kaufleute und Gewerbetreibender aus Groß-Berlin, welche in selbständiger Existenz verstorben oder früher selbständig gewesen sind.
   1908: 2875 M. an 12 Bittsteller.

323. Kronprinz Friedrich Wilhelm und Kronprinzessin Viktoria-Forstwaisen- stiftung. Kapital 1908: 184 200 M.

Verwalter: Der jedesmalige Oberlandforstmeister, z. Z. Ministerialdirektor Wesener, W. 10, Rauchstr. 27.

Geschäftsstelle: W. 9, Leipziger Platz 7.

Zweck: Verwendung von ¾ der Zinsen (z. Z. 4725 M. jährlich) zur Unterbringung von Kindern verstorbener deutscher Forstbeamten des Staats-, Kommunal- oder Privatdienstes in Waisenhäusern oder Familien und zur Fürsorge für diese bis zum vollendeten 16. Jahre.

1908/09: 4670 M. zur Erziehung von Forstwaisen verausgabt.

324. Lindower- und Orange-Waisenstiftung.

Verwaltung: Provinzial-Schulkollegium.

Geschäftsstelle: W. 9, Linkstr. 42.

Zweck: Unterstützung aus der Lindower-Stiftung von 24, aus der Orange-Stiftung von 13 Waisen beiderlei Geschlechts, reformierter Konfession, Kindern preußischer Untertanen, mit je 72 M. jährlich; außerdem erhalten 18 Waisen aus den Überschüssen beider Stiftungen je 108 M. jährlich.

Bei Verleihung der Lindower Stellen werden in Lindow geborene Kinder vorzugsweise berücksichtigt, bei der Orange-Stiftung Soldatenkinder. Vollwaisen haben vor Halbwaisen den Vorzug. In geeigneten Fällen werden aus der Stiftung die Erziehungskosten für in Erziehungs- oder Waisenanstalten untergebrachte Kinder bezahlt. Unterstützung in der Regel bis zum 14. ausnahmsweise bis zum 16. Lebensjahre. Knaben kann nach beendeter Lehrzeit, Mädchen bei der Verheiratung ein Geschenk bis zu 60 M. gewährt werden.

325. Luther-Stiftung für Waisen des Berliner Lehrerstandes. Vermögen 1908: 162 500 M.

Vors.: Lehrer Kröber, NO. 18, Werneuchenerstr. 1.

Zweck: Fürsorge für hilfsbedürftige Waisen des Berliner Lehrerstandes ohne Unterschied der Religion bis zum vollendeten 16. Lebensjahre durch: 1. Unterbringung der Vollwaisen bei geeigneten Pflegeeltern oder in eine Erziehungsanstalt; 2. Überwachung und Leitung der Erziehung; 3. Zahlung einer monatlichen Unterstützung von 10—18 M.

1908: 88 Familien laufend unterstützt mit 13 081 M. Beihilfe zu Einsegnungskleidern: 9300 M., Winterunterstützung: 1125 M.

Mit der Luther-Stiftung verbunden ist die Fürbringer-Stiftung. Kapital: 2300 M.

Zweck: Verwendung der Zinsen (75 M. jährlich) zur Unterstützung einer Lehrerwaise, welche sich dem Lehrerberufe widmet, als Beihilfe zu den Kosten für die Vorbereitung bis zu der Zeit, wo sie in ein Lehramt eintritt.

326. Moses Mendelssohnsche Waisen-Erziehungs-Stiftung. Kapital: 330 000 M.

Geschäftsstelle: W. 56, Jägerstr. 49.

Verwaltung durch ein Kuratorium. Vors.: Generalkonsul Robert von Mendelssohn, W. 56, Jägerstr. 51.

Zweck: Arme Waisen ehelicher Geburt der jüdischen Gemeinde erziehen zu lassen.

In Pflege genommen werden sie von der Geburt an bis zum zurückgelegten 16. Lebensjahre. Bei der Aufnahme sollen sie das 10. Lebensjahr nicht überschritten haben. Sie bleiben gegen angemessene Verpflegungs- und Ernährungskosten bei ihren Müttern oder sind in Pensionen untergebracht. Gesuche an den Vorsitzenden.

1908: 31 Kinder in Pflege.

Hiermit in Verbindung und unter Verwaltung steht die Henrietten-Stiftung. Kapital: 15000 M.

Zweck: Gewährung von Aussteuerbeihilfen für frühere weibliche Zöglinge in Höhe von 600—1500 M., in ganz besonderen Fällen von 2400 M.

327. Propst Karl Reuber-Waisenstiftung.   Kapital: 1500 M.
Verwaltung: Charitas-Verband, C. 19, Seydelstr. 14.
Zweck: Erhaltung eines katholischen Waisenkindes.

328. Ernst Oppermann-Stiftung.   Kapital: 2 000 000 M.
Verwaltung: Kuratorium. Vors.: Stadtrat Geh. Ober-Reg.-Rat v. Fried-berg, W. 35, Potsdamerstr. 118c.
Zweck: Verpflegung, Erziehung, Ausbildung und Unterstützung außerehelicher, in Berlin von daselbst ortsangehörigen, vermögenslosen Mädchen oder Witwen geborener Kinder.

329. Rentier Ottosche Stiftung.   Kapital: 467 100 M.
Verwaltung: Kuratorium, bestehend aus einem Magistratsmitgliede und 4 Stadt-verordneten. Vors.: Stadtrat Marggraff.
Sekretär: Bureaudirektor Grützmacher, Rathaus, Zimmer 45.
Zweck: Laufende Unterstützung hier wohnhafter evangelischer Witwen von Handwerkern, Gewerbetreibenden, kleinen Kaufleuten und Fabrikanten, Handels-leuten, Lehrern, Künstlern, königlichen und Kommunal-Subalternbeamten, die ein oder mehrere Kinder haben, unbescholtenen Rufes sind und ihre Kinder nicht gehörig erziehen können, behufs der besseren Erziehung und Ausbildung der Kinder. Jede Witwe soll bis zu ihrem Tode jährlich 300 M. in vierteljährlichen Raten erhalten, wenn sie bei fortdauernder Unbescholtenheit und Bedürftigkeit im Witwen-stande verbleibt.

330. Marie Seebach-Stiftung.   Kapital: 60 000 M.
Verwaltung: Kuratorium. Vors.: Dr Max Pohl, SW. 68, Charlottenstr. 85.
Zweck: Beihilfe zur Pflege und Erziehung armer Schauspielerkinder vom 8. Lebensjahre an bis zur erlangten Selbständigkeit, längstens bis zum 18. Jahre. Den Vorzug erhalten Voll- und Halbwaisen, die einer Kinderpflegeanstalt in der Nähe Berlins übergeben werden.   4 Freistellen für lungenkranke Schau-spieler in der Heilstätte Belzig.   Gesuche mit Angabe der näheren Verhältnisse an den Vorsitzenden des Kuratoriums.
1907: 3741 M. für Erziehungsbeihilfen.

331. Richtersche Stiftung.   Kapital: 43 400 M.
Verleihung durch das Kammergericht.
Zweck: Unterstützung armer, elternloser oder vaterloser Kinder bürgerlichen Standes, die im Bezirk des Königlichen Kammergerichts wohnen, mit Beträgen von 30—75 M.

332. M. W. Brasch-Stiftung.   Kapital: 10 000 M.
Verwaltung: Vorstand der Israelitischen Synagogengemeinde Adaß Israel, N. 24, Artilleriestraße 31.
Zweck: Erziehung von Waisen der Israelitischen Synagogengemeinde Adaß Israel.

Zu B siehe auch: Wolf und Clara Hagelberg-Stiftung Nr. 288, Albert Meyersche Stiftung Nr. 422, Kluge-Stiftung Nr. 856, Schmetzer-Stiftung Nr. 859, Schle-singersche Stiftung Nr. 1001, Julius und Rosalie Schulvater-Stiftung Nr. 1246.

Zu A und B siehe ferner: Zentral-Hilfsverein der Deutschen Adelsgenossenschaft Nr. 89, Kaiser Wilhelm-Stiftung für die Angehörigen der Reichspost- und Tele-graphen-Verwaltung Nr. 94, Fonthin-Stiftung Nr. 391, Hirsch und Julie Hammer-feldsche Stiftung Nr. 393, Julius Neumannsche Schüler-Stiftung Nr. 510, Wil-

helm Augusta-Stiftung Nr. 927, Kaiser Wilhelm-Stiftung für deutsche Invaliden
Nr. 988, Lissaer Hilfsverein zu Berlin Nr. 1017, Ostrowoer Hilfsverein Nr. 1020,
Schweriner Hilfsverein zu Berlin Nr. 1027.

Zur Förderung von Erziehungszwecken siehe ferner: Oberlin-Ortsverein
Nr. 72, Verein zur Förderung des Schulbesuches armer Kinder Nr. 217, Schindlersche Legatenkasse Nr. 291, Provinzialverein Berlin des Vaterländischen Frauenvereins Nr. 775, von Ritzenbergsche Stiftung Nr. 1103. Fürsorge für Schulentlassene siehe im 7. Kapitel, „Unterricht und Ausbildung" unter „Ausbildung zum Beruf".

7. Kapitel.
Unterricht und Ausbildung.
Schulen.

**333. Wohlfahrtseinrichtungen für Schüler und Schülerinnen der Berliner Ge-
meindeschulen.**

1. In den Gemeindeschulen Berlins erhalten Kinder unbemittelter Eltern auf
   ein an den Rektor der betr. Schule gerichtetes Gesuch gedruckte Lehrmittel,
   sowie Schreib-, Zeichen- und Handarbeitsmaterialien unentgeltlich.
   Befähigte Kinder erhalten auf Befürwortung des Rektors nach Absolvierung
   der Gemeindeschule freien Unterricht auf höheren Schulen, in denen
   bis zu 5 Prozent der Gesamtschülerzahl Freistellen vergeben werden dürfen.
2. 149 Nebenklassen für schwachsinnige Kinder bestehen an folgenden
   Schulen: Nr. 1, 11, 19, 21, 25, 43, 47, 102, 110, 112, 125, 128, 137, 139,
   161, 165, 170, 173, 184, 189, 195, 208, 223, 226, 231, 234, 237, 244, 248,
   259, 262, 263, 268, 274, 277, 292.
       1907: 1219 Knaben, 904 Mädchen.
3. 5 Nebenklassen für schwerhörige Kinder an den Gemeindeschulen 25,
   226, 231, 234, 277.
4. Kurse für stotternde Kinder. 1907: 24 Kurse in Gemeindeschulen, 1 in
   der Städt. Taubstummenschule.
   Leiter: 23 Lehrer, 1 Lehrerin, 1 Arzt.
5. Kinder, die ihres körperlichen Zustandes wegen nicht am Klassenunterricht
   teilnehmen können, werden in ihren Wohnungen unterrichtet.
6. Schulärzte, siehe Nr. 789.
7. Verabfolgung von warmem Mittagessen an bedürftige Gemeindeschulkinder
   in der 165. Gemeindeschule, Dieffenbachstr., und durch den Verein für Kinder-
   volksküchen (siehe Nr. 112) mit städtischer Unterstützung.
   Frühstücksverteilung an arme Schulkinder in den meisten Schulen. Von
   der städtischen Schuldeputation werden dem Verein zur Speisung armer
   Kinder und Notleidender (siehe Nr. 122) jährlich 3000 M. als Beihilfe
   überwiesen. Außerdem werden die Zinsen des Rudolph-Fonds (siehe
   Nr. 118) zu diesem Zwecke verwendet. Zur Verteilung gelangen meistens
   Schrippen, teilweise auch Milch, letztere an schwächliche Kinder.
8. Unentgeltliche Brause- und Flußbäder in den städtischen Badeanstalten.
   (Näheres siehe Nr. 793.)
9. Unentgeltliche Benutzung von Eisbahnen in allen Teilen der Stadt.
   Meldungen an die Rektoren der betr. Schulen.
10. Unentgeltliche Schülervorstellungen im Schillertheater. Schülerkonzerte.

Die Kosten werden aus den Zinsen der Julie Oppenheim-Stiftung bestritten. (Verwaltung: Städt. Schuldeputation.)

11. Kochunterricht für Mädchen siehe Nr. 350.

12. Handfertigkeitsunterricht für Knaben siehe Nr. 336.

13. Ferienausflüge. Die Kosten werden aus der Julius Bleichröder-Stiftung bestritten. Kapital: 200 000 M. Verwaltung: Städt. Schuldeputation.

14. Spielplätze. Volle Verpflegung 20 Pf. täglich. Für Unbemittelte unentgeltlich.

15. Schulzahnklinik des Lokalkomitees Groß-Berlin für Zahnpflege in den Schulen, Brandenburgstr. 78. Für Unbemittelte unentgeltlich (s. Nachtrag).

Siehe auch: Gesundheitspflege für Schüler S. 233.

334. Städtische Blinden-Anstalt, SO. 26, Oranienstr. 26.

Unter Verwaltung der Deputation für die städtische Blindenpflege.
Direktor: Kull, SO. 26, Kottbuser Ufer 57.

Einrichtungen:

1. Blindenschule.

Zweck: Erteilung von unentgeltlichem Unterricht in 5 Klassen an blinde Kinder von 6—15 Jahren, welche in Berlin ihren Wohnsitz haben, und deren Eltern zur Zahlung des Schulgeldes nicht imstande sind. Die Kinder werden in der Anstalt nur unterrichtet und wohnen bei den Eltern. Auswärtige Kinder können die Schule besuchen gegen ein jährliches Schulgeld von 200 M.

Anträge an die Deputation für die städtische Blindenpflege.

1907: 38 Schüler, 22 Schülerinnen. 44 Kinder in die Ferienkolonie Rheinsberg entsandt.

2. Fortbildungs-Anstalt, in der Blinde über 15 Jahre wissenschaftlichen und musikalischen Unterricht erhalten und ein Handwerk erlernen können.

1907: 120 Schüler.

3. Beschäftigungsanstalt, in der Blinde unentgeltlich Arbeitsplatz und Handwerkszeug erhalten. Die Anstalt übernimmt den Verkauf und zahlt den Lohn bar aus. Stuhlflechterei, Korbflechterei, Bürstenbinderei, weibliche Handarbeiten, Druckerei.

Das Verkaufslokal in der Anstalt ist täglich von 8—4 geöffnet.

Ostern 1907: 17 Erwachsene, 5 Schüler der Blindenschule aufgenommen.

Mit der Anstalt verbunden:

1. Bibliothek (Bücher in Blindenschrift) für Kinder und Erwachsene. 2. Verschiedene Stiftungen zum Besten der Zöglinge.

Siehe auch Luise Abegg-Stiftung Nr. 578.

Königl. Blindenanstalt in Steglitz Nr. 271. Blindenanstalt des Vereins zur Fürsorge für erwachsene Blinde Nr. 707.

Blindenheim in Königswusterhausen Nr. 709.

335. Städtische Taubstummenschule, O. 27, Markusstr. 49.

Unter Verwaltung der städtischen Schuldeputation.

Direktor: Gutzmann.

Zweck: Bildungsfähige taubstumme Kinder, welche in Berlin Unterstützungswohnsitz haben, auf Kosten der Stadt unterrichten zu lassen.

Eltern, die ein Einkommen von über 3000 M. haben, zahlen 96 M. Schulgeld jährlich; taubstumme Kinder auswärtiger Eltern 200 M.

1908: 16 Klassen, inkl. 1 Vorbildungsklasse für Kinder vom 5. Jahre an. 91 Knaben und 89 Mädchen. Außerdem werden Kinder auf städtische Kosten in der königlichen Taubstummenanstalt (siehe Nr. 273) unterrichtet. 1908 wurden 10 Kinder in Ferienkolonien entsandt. Schülerbibliothek, ca. 240 Bände. Die Schule hat eine kleine Stiftung (Prämie an einen fleißigen Schüler). Mit der Schule verbunden ist die

Städtische Fortbildungsschule für Taubstumme.

Direktor: Gutzmann.

Zweck: Den erwachsenen Taubstummen, männlichen und weiblichen, welche die Lautsprache erlernt haben, die Befähigung zu erhalten, mit Hörenden zu verkehren, ihre Schulbildung zu sichern und zu ergänzen.

Unterricht unentgeltlich, ev. Unterstützungen. Unterricht abends in Lesen, Deutsch, Rechnen, Handarbeit.

1907/08: 75 Teilnehmer.

Siehe auch Luise Abegg-Stiftung Nr. 578.

Siehe ferner: Verein der Schwerhörigen, genannt Hephata, Nr. 641, Phonetische Abteilung in der Königl. Charité Nr. 642, Unentgeltliche Unterrichtskurse für Schwerhörige und Ertaubte Nr. 643, Taubstummenblindenheim Nowawes Nr. 712.

336. Berliner Hauptverein für Knaben-Handarbeit.

Vors.: Reg.-Assessor Dr Kästner, W. 9, Linkstr. 42.

Stellv. Vors. Dir. Dr P. Jessen, SW. 2, Prinz Albrechtstr. 7 a.

Zweck: Errichtung und Unterhaltung von Schülerwerkstätten zur Erteilung von Handfertigkeitsunterricht an Knaben von 8—17 Jahren.

6 Werkstätten:

1. W., Lützowstr. 84 d im Falk-Realgymnasium. Vorst.: Lehrer Frenkel, Charlottenburg, Spandauer Berg 22. 2. N., Chorinerstr. 74. Vorst.: Lehrer Mählis, O. 34, Wilhelm Stolzestr. 3. 3. SO., Mariannenplatz 28 im Leibniz-Gymnasium. Vorst.: Wackerow, Karlshorst, Stühlingerstr. 9. 4. NW., Alt-Moabit 23, in der 31. Gemeindeschule. Vorst.: Lehrer Herrmann, NW. 21, Oldenburgerstr. 31. 5. SW., Gneisenaustr. 7, in der 91. Gemeindeschule. Vorst.: Lehrer Rosenberg, SW., Großbeerenstr. 56 b. 6. N., Wichertstr., im Hause des Beamten-Wohnungsvereins. Unentgeltlicher Kursus für leichte Holzarbeit, nur für Söhne der Hausbewohner.

Unterrichtsfächer und Schulgeld (inkl. Unterrichtsmaterial): halbjährl. 6—10 M. Freistellen. Anmeldungen an die Vorsteher.

Winters. 1908/09: 20 Abteilungen mit 347 Schülern.

Eingenommenes Unterrichtsgeld: 3065 M. Kosten für die Unterhaltung der Werkstätten: 6551 M.

337. Verein Kinderarbeitsstätten (Lampsonsche).

Vors.: Frau Josephine Lampson, SW. 19, Kommandantenstr. 83.

Zweck: Unentgeltliche Ausbildung schulpflichtiger Mädchen mittelloser Stände in der Anfertigung von Kleidungsstücken und Wäsche.

Die Beschäftigung soll erziehlich auf die Mädchen wirken und ihren Angehörigen, durch Überlassung der angefertigten Arbeiten, Unterstützung bieten. Arbeitsmaterial unentgeltlich.

27 Arbeitsstätten:

Im Norden.

Hussitenstr. 37, Schönhauser Allee 103, Kesselstr. 21, Ruppinerstr. 24, Wriezenerstr. 23, Griebenowstr. 16, Seestr. Kaperaumkirche, Hufelandstr. 8, Nazarethkirchstr. 50.

Im Nord-Osten.

Friedenstr. 66.

Im Osten.

Samariterstr. 41.

Im Süd-Osten.

Glogauerstr. 22,   Wrangelstr. 12,   Skalitzerstr. 67.

Im Süden.

Gneisenaustr. 6.

Im Süd-Westen.

Kommandantenstr. 83, Neuenburgerstr. 3.

Im Nord-Westen.

Alt-Moabit 25.

In **Charlottenburg**: Guerickestr. 4, Schillerstr. 42.

In **Schöneberg**: Sedanstr. 81.

In **Friedenau**: Rheingaustr. 10, Cranachstr. 7.

In **Niederschönhausen**: Marthastr.

In **Lichtenberg**: Pfarrstr. 7/10.

In **Rixdorf**: Herfurthplatz 3, Richardstr. 97.

Im Anschluß an die Arbeitsstätten sind **Haushaltungsschulen** geplant. In der Arbeitsstätte Kommandantenstr. 83 ist eine solche in Betrieb. Kostenfreie Ausbildung nach Schulentlassung. Dauer 1—2 Jahre.

1907: 500 Kinder.

338. Vereinsarbeitsschulen des Vereins Wohlfahrt der weiblichen Jugend. (Siehe diesen Nr. 151.)

Vorf. der Kommission: Freifrau von der Goltz, W. 62, Landgrafenstr. 10.

Zweck: Heranwachsende noch schulpflichtige Töchter (vom 10. Jahre an) des mittellosen Arbeiter- und Handwerkerstandes in allen weiblichen Handarbeiten zu unterrichten, erziehend auf sie einzuwirken, sie nach der Einsegnung an einem halbjährigen Haushaltungs- und Fortbildungskursus teilnehmen zu lassen.

Die Kinder arbeiten für die Eltern und erhalten das Arbeitsmaterial unentgeltlich. 12 Schulen: N.: Bernauerstr. 4, Tieckstr. 17 (Marienheim), Ramlerstr. 3, O.: Naglerstr. 2 (Gemeindeschule), SO.: Schlesischestr. 4, S.: Wassertorstr. 35, W.: Marburgerstr. 4, Nollendorfstr. 41, Großgörschenstr. 38, NW.: Arminiusplatz (Markthalle), Schöneberg, Klixstr. 2, Steglitz, Rothenburgstr. 32.

1907: 375 Schülerinnen.

Siehe ferner: Anstalten zur Pflege und Erziehung von Kindern, Elementarschule auf Marthashof Nr. 138, Evangelisches Johannesstift Nr. 256, Mädchen-Erziehungsanstalt Zoar Nr. 270, Kinderhorte, Waisenanstalten.

Fortbildungsschulen und -Kurse.

339. Städtische Fortbildungsanstalten für Jünglinge.

Zweck: Personen, die in einem praktischen Beruf stehen, die Bildung der Mittelschule zugänglich zu machen.

Kurse in Deutsch, Französisch und Englisch, kaufmännischem Rechnen und Buchführung, Stenographie, Maschineschreiben.

Unterrichtszeit: abends. Schulgeld halbjährlich 2 M. für 2stündigen, 4 M. für 4stündigen Kursus. Meldungen zur Teilnahme und Anträge auf Erlaß des Schulgeldes (schriftlich) an den Leiter.

3 Schulen: N.: in der Pflichtfortbildungsschule, Friedrichstr. 126. Auch für weib-

liche Schüler. Leiter: Prof. Dr Trendelenburg. (Auch Zeichnen und Mathematik); SW.: in der II. Realschule, Weißenburgerstr. 4a. Leiter: Direktor Dr Pohle; NW.: im Dorotheenstädtischen Real-Gymnasium, Georgenstr. 30/31. Auch für weibliche Schüler. Leiter: Direktor Prof. Dr Ulbrich. (Auch Handelskunde und Schreiben).

1907/08: 1271 Teilnehmer.

340. Städtische Wahl-Fortbildungsschulen für Jünglinge.

Zweck: Die Volksschulbildung zu ergänzen, berufsmäßige Tüchtigkeit zu fördern. In allen Schulen Französisch, Englisch, Physik, Chemie, Algebra, Geometrie, Buchführung, Stenographie, Maschineschreiben; in einigen Schulen außerdem kaufmännische Korrespondenz, Wechselkunde, Handels- und Warenkunde, Geschichte, Geographie, Gesetzeskunde, Fachzeichnen, Modellieren, Trigonometrie, Schönschreiben.

Unterrichtszeit: abends. Schulgeld halbjährlich für Französisch, Englisch, Russisch (4stündig) je 4 M., doppelte Buchführung und sonstige kaufmännische Fächer je 1 M., Fachzeichnen (2- oder 4stündig) 2 oder 4 M., Modellieren 1 M., Zirkelzeichnen 2 M. Der Unterricht in den Elementarfächern ist unentgeltlich. Die Kuratorien können Freistellen bis zu einem Zehntel der zahlenden Schüler bewilligen. 9 Schulen: C., Hinter der Garnisonkirche 2. Lehrer Scholz. N., Ravenéstr. 12. Dirigent Schumacher. NO., Heinersdorferstr. 18. Dirigent Haertel. O., Fruchtstr. 38. (Auch Russisch.) Dirigent Wernicke. SO., Reichenbergerstr. 44/45. Dirigent Horstmeier. S., Wassertorstr. 31. Dirigent Kaul (i. Vertr.). SW, Hagelbergerstr. 34. Rektor Berndt III. W., Derfflingerstr. 18a. Rektor Drehmann. NW., Turmstr. 86. Dirigent Hempel.

Winter 1907/08: 8689 Teilnehmer.

341. Städtische Fortbildungsschule für schwachbeanlagte Jünglinge und Mädchen (für Jünglinge obligatorisch).

Zweck: Unentgeltliche Ausbildung im Lesen, Schreiben, Rechnen und Zeichnen, in Papp-, Hobelbank- und Metallarbeiten für Knaben und weiblichen Handarbeiten und Hauswirtschaft für Mädchen. Unterbringung der Schüler in geeigneten Stellen. Entsendung einer Ferienkolonie.

Unterrichtszeit nachmittags und abends. Anmeldungen an den Unterrichtsleiter Rektor A. Fuß, 5—6 im Schulhaus, N. 54, Brunnenstr. 186.

Hauptschule: N., Brunnenstr. 186, 2. Hof, Quergebäude (Schulhaus). Filialen: SW., Flottwellstr. 33/34 und O., Straßmannstr. 63a.

Winter 1907/08: 218 Teilnehmer.

342. Fortbildungsschule des Berliner Handwerker-Vereins, C. 54, Sophienstr. 17/18. Vors. der Unterrichtskommission: Lehrer Christian Wieland, NO. 18, Werneuchenerstr. 2.

Leiter der Schule: Rektor Gustav Leopold, SO. 33, Schlesischestr. 4.

A. Elementar-Unterricht: Deutsch, Rechnen und Schönschreiben, vierteljährlich 2 M. B. Kaufmännisch-gewerblicher Unterricht: Buchführung, Wechselkunde, kaufmännisches Rechnen, Algebra, Korrespondenz, Französisch, Englisch, Stenographie. Kurse 2—4 M. vierteljährlich, Stenographie 1 M. C. Technischer Unterricht: Fachzeichnen, Malen, Projektions- und Zirkelzeichnen, pro Kursus vierteljährlich 3 M. Gesang, Turnen.

Unterrichtszeit: abends 8¼—10, Sonntags im Sommer 8—12, im Winter 9—1. Mehrere Stiftungen für Prämien, Freistellen und zu weiterer fachmännischer Ausbildung, sowie zur Gründung oder Erweiterung eines eigenen Geschäfts. Beihilfen bis 1000 M.

Winter 1907/08: 591 Teilnehmer.

343. Städtische Fortbildungsschulen für Mädchen.

Zweck: Ergänzung der Gemeindeschulbildung, Unterricht in Frauenarbeiten, aber nicht ausschließlich technische Unterweisung.

Unterricht in Deutsch, Rechnen, Buchführung, Englisch, Französisch, Zeichnen, Kochen, Handarbeit, Maschinenähen, Schneidern, Plätten, Wäschezuschneiden, Putzmachen, Stenographie, Schreibmaschine, Schönschreiben, Gesang, Turnen. Unterrichtszeit: abends oder Sonntag vormittags.

Schulgeld: monatlich 50 Pf., inkl. Plätten oder Schneidern 1 M., inkl. Plätten und Schneidern 1,50 M., Kochen 4 M. halbjährlich. Französisch und Englisch je nach der Anzahl der Stunden. Stenographie und Schreibmaschine monatlich 50 Pf. Freistellen bis zu einem Zehntel der Schülerinnen.

9 Schulen: N., Hochstr. 4. Vorst.: i. V. Frl. Streichhan. Danzigerstr. 23. Vorst.: Lehrer Richard Krüger. Elisabethkirchstr. 19. Vorst.: Frau M. Lau. NO., Friedenstr. 23. Vorst.: Lehrer Dietze. O., Langestr. 76. Vorst.: Lehrer Kulke. Gubenerstr. 51. Vorst.: Rektor Ziebarth. SO., Waldemarstr. 77. Vorst.: Lehrer Friedrich. NW., Turmstr. 75. Vorst.: Lehrer Haberland. W., Kulmstr. 15. Vorst.: Lehrer Lietz.

Winter 1907/08: 4803 Teilnehmerinnen.

344. Viktoria-Fortbildungsschule, W. 57, Kurfürstenstr. 160. Geleitet von einem Kuratorium. 1. Vorst.: Frau Geh. San.-Rat Feig, W. 50, Passauerstr. 24; 2. Vorst.: Frl. Margarete Henschke, W. 35, Derfflingerstr. 16.

Tages- und Abendkurse zur allgemeinen Fortbildung, wie zur kaufmännischen, gewerblichen und hauswirtschaftlichen Ausbildung. Für Mädchen.

A. Fortbildungsschule.

1. Tagesschule:

A. Deutsch, Französisch, Englisch, Italienisch, kaufm. Rechnen, einfache Buchführung, doppelte Buchführung und Korrespondenz, Bankbuchführung, Handelsgeographie, Kontorarbeit und Handelskunde, kaufm. Schönschrift, Stenographie, Maschineschreiben (verschiedene Systeme). B. Deutsch, Französisch, Englisch, Rechtsbelehrung, hauswirtsch. Buchführung, hauswirtsch. Rechnen, Schneidern, Maschinenähen, Wäschezuschneiden, Putzmachen, Kochen, Handarbeit, gewerbl. Handarbeit, Kunsthandarbeit, Maschinesticken. C. Gesang, Turnen, Gesundheitslehre, gewerbl. Zeichnen, Fröbelsche Beschäftigungslehre, Ausbessern (mit der Hand), Ausbessern (mit der Maschine).

Einzelkurse von 4 Stunden wöchentlich kosten 3 M. monatlich. Bei einer Beteiligung an mehreren Kursen tritt eine wesentliche Ermäßigung ein. Das Schulgeld ist vierteljährlich pränumerando zu entrichten; ausnahmsweise ist auch monatliche Zahlung gestattet. Für Benutzung der Schreibmaschinen wird eine vierteljährliche Gebühr von 3 M. erhoben; für Benutzung der Nähmaschinen ist eine halbjährliche Gebühr von 3 M. zu zahlen. Honorar für den Kochkursus (Dauer 6 Monate) 10 M. Für Schülerinnen, die nur am Kochunterricht teilnehmen, 15 M. Die unter C angeführten Kurse sind für alle Schülerinnen der Anstalt frei.

2. Geschlossener Handelskursus: Deutsch, Französisch, Englisch, Italienisch, kaufm. Rechnen, Handelslehre und Kontorübungen, einfache Buchführung, doppelte Buchführung, Bankbuchführung, Korrespondenz, Handelsgeographie, Bürgerkunde, Volkswirtschaftslehre, Stenographie, kaufm. Schönschrift, Maschineschreiben (verschiedene Systeme). Der Kursus dauert 1½ Jahr und gliedert sich in 3 aufsteigende Klassen. Zugelassen werden Absolventinnen der höheren Mädchenschule ohne Aufnahmeprüfung, Schülerinnen der Gemeinde-

schule nach Aufnahmeprüfung. Abgangszeugnisse werden nur denjenigen Schülerinnen ausgestellt, die den Handelskursus vollständig durchgemacht haben. Schulgeld 36 M. vierteljährlich, pränumerando zu entrichten, und 3 M. Schreibmaschinengebühr.

3. Berufskursus für Schneiderei. Dauer 1½ Jahr. Schulgeld 36 M. vierteljährlich und 3 M. Nähmaschinengebühr.

4. Kochkurse (Tages- und Abendkurse). Unterkursus ½ Jahr, Oberkursus ½ Jahr. Schulgeld für Schülerinnen der Anstalt 10 M. halbjährlich, für Fremde 15 M. halbjährlich.

5. Abendschule.

A. Deutsch, Rechnen, Einfache Buchführung, Doppelte Buchführung, Kontorübungen und Handelslehre. B. Kaufm. Schönschrift, Stenographie, Maschineschreiben, Schneidern, Maschinenähen, Wäschezuschneiden, Wäschenähen, gewerbl. Handarbeit, Plätten, Kochen. C. Gesang, Turnen, Gesundheitslehre, Zeichnen, Fröbelsche Beschäftigungslehre, Handarbeit, Ausbessern (mit der Hand), Ausbessern (mit der Maschine).

Das Schulgeld für die unter A genannten Kurse zusammen beträgt 1 M. monatlich. Für jeden einzelnen der unter B genannten Kurse sind außerdem monatlich 50 Pf. Die unter C aufgeführten Kurse sind für alle Schülerinnen der Anstalt frei. zu entrichten. Zahlungstermine siehe Tagesschule.

Für bedürftige und würdige Schülerinnen ist eine Anzahl von Freistellen gestiftet. Schriftliche Gesuche um Freistellen sind bis spätestens 15. Februar, resp. 15. August an die Vorsitzende, Frau Geheimrat Feig, (nach dem Amtszimmer des Schulhauses) zu richten.

1907/08: 73 ermäßigte, bzw. Freistellen; dafür 4240 M. verausgabt.

6. Übungskurse nach Geschäftsschluß.

Französisch (Übungskursus und Anfangskursus, Stenographie, Englisch (Übungskursus und Anfangskursus, Turnen, Kursus für Schneidern, Putzmachen, Handarbeit. Diese Kurse sind nur für frühere Schülerinnen der Victoria-Fortbildungsschule eingerichtet und bieten ihnen Gelegenheit, sich neben ihrer Berufstätigkeit in einzelnen Fächern noch weiter zu üben. Schulgeld für den einzelnen Kursus mit 1 Stunde wöchentlich 3 M. pro Semester.

B. Seminarkurse für Lehrerinnen.

1. Ausbildung zur Lehrerin in den Handelsfächern.

a) Kaufmännischer Kursus (für wissenschaftliche und Sprachlehrerinnen): Einfache, doppelte, amerikanische Buchführung, Bankbuchführung, kaufmännisches Rechnen, Handels- und Wechselrecht, Prozeßkunde, Handelslehre, Handelsgeographie, deutsche, französische und englische Korrespondenz, Kontorübungen, Stenographie (Elementarkursus, Debattenschrift und englische Stenographie), kaufmännische Schönschrift, Maschinenschreiben. — Schulgeld 180 M. b) Pädagogischer Kursus (für Damen aus der kaufmännischen Praxis mit Töchterschul- und Handelsschulbildung): Deutsch (Grammatik, Dispositions-, Stilübungen), Psychologie, allgemeine Erziehungslehre, allgemeine Unterrichtslehre, Geschichte der Pädagogik, Lektüre pädagogischer Klassiker, Lehrübungen. Damit verbunden repetitionsweise Beteiligung an den kaufmännischen Disziplinen. Schulgeld 240 M.

2. Ausbildung zur Gewerbeschullehrerin (für geprüfte Handarbeitslehrerinnen).

a) Kursus für Schneidern: Schneidern, Nähmaschinenkunde, Stofflehre, Fachzeichnen, Kostümkunde, Pädagogik, Bürgerkunde und Volkswirtschaftslehre; Lehrübungen. Schulgeld 180 M. b) Kursus für Wäscheanfertigung: Wäscheanfertigen, Nähmaschinenkunde, Stofflehre, Fachzeichnen, Pädagogik, Bürgerkunde und Volkswirtschaftslehre; Lehrübungen. Schulgeld 180 M. c) Kursus für Putzmachen: Putzmachen, Stofflehre, Zeichnen, Kostümkunde. Schulgeld 180 M. 3. Allgemeinbildende Fächer.

Einführung in die Theorie und die Praxis der Fortbildungsschule; Psychologie; Einführung in die Volkswirtschaftslehre; die soziale Gesetzgebung des Deutschen Reiches; Einführung in das Verfassungsrecht.

Gesuche um Ermäßigungen werden in geeigneten Fällen gern berücksichtigt. Auf besondere Empfehlung können einzelne Beihilfen gewährt werden.

Zum Besten der Fortbildungsschulen besteht das

345. Geschenk eines Schulfreundes aus Holland. Kapital 16 700 M.

Verwaltung: Deputation für die städt. Fach- und Fortbildungsschulen.

Zweck: Unterhaltung solcher Kurse in den Fortbildungsschulen, für welche der Etat keine Mittel gewährt.

Siehe ferner: Fortbildungsanstalt der Städt. Blindenanstalt Nr. 334, Städt. Fortbildungsschule für Taubstumme Nr. 335, Demoiselle Gregory-Stiftung Nr. 408, Guhrauersches Legat Nr. 409, Webersche Stiftung des Vereins zur Beförderung des Gewerbefleißes Nr. 431.

Kaufmännische Schulen und Fortbildungsschulen.

346. Kaufmännische Fortbildungsschulen zu Berlin.

Unter Verwaltung der Korporation der Kaufmannschaft von Berlin.

Direktor: Dr Knörk, C. 2, Burgstr. 25 (12½—2).

a) Kurse für männliche und weibliche Handlungslehrlinge und Angestellte. NW, im Friedrichs-Gymnasium, Albrechtstr. 27, im Luisenstädtischen Realgymnasium, S, Sebastianstr. 26, im Köllnischen Gymnasium, Inselstr. 2/5. Rechnen, Schreiben, Korrespondenz, Buchführung, Deutsch, Französisch, Englisch, Spanisch, Russisch, Italienisch, Handels- und Wechselrecht, kaufmännische Prozeßkunde, Wirtschaftsgeographie, Warenkunde, Volkswirtschaftslehre, Stenographie und Maschineschreiben. Unterrichtszeit: abends. Halbjährliche Kurse. Schulgeld: 10 M. für 2, 15 M. für 4 und mehr wöchentliche Unterrichtsstunden. Für Benutzung der Schreibmaschine 3 M. Zuschlag, für Teilnehmer an den Sprachkursen in Italienisch, Spanisch und Russisch Zuschlag von 5 M. Anmeldungen in den Schulen oder bei dem Direktor. b) Buchführungskursus für selbständige Kleinkaufleute im Luisenstädtischen Realgymnasium, Sebastianstr. 26. Unterrichtszeit: abends. Lehrgang ca. 20 Wochenstunden von 8—10 abends. Einfache Buchführung, Kalkulation, Geschäftskunde. Schulgeld: 5 M. für den Kursus. Anmeldungen in der Schule (6—8 abends) oder beim Direktor. Siehe auch Fortbildungsschule des Berliner Handwerker-Vereins Nr. 342.

347. Handelsschulen und kaufmännische Fortbildungsschule für Mädchen.

Unter Verwaltung der Korporation der Kaufmannschaft von Berlin.

Direktor: Dr Knörk, C. 2, Burgstr. 25 (12½—2).

Leiter: Lehrer Rechlin.

a) 2 Handelsschulen, Vorbereitungsschulen für die kaufmännische Laufbahn, C., Weinmeisterstr. 16/17 und NW. 21, Wilhelmshavenerstr. 2/5. 1—1½ jährige Kursus. Handelskunde und Kontorarbeiten, Rechnen, Korrespondenz, Wirtschaftsgeographie, Buchführung, Stenographie, Schreiben, Maschineschreiben, Englisch, Französisch. Für Schülerinnen, die das Zeugnis der 1. Klasse einer höheren Töchterschule besitzen, besonderer Unterrichtsplan mit einjährigem Lehrgang

(Selekta). Schulgeld vierteljährlich: Pflichtfächer 15 M., Schreiben oder Stenographie 3 M., Englisch oder Französisch 5 M., Selekta 30 M. Ganze oder halbe Freistellen nur ausnahmsweise und nur im zweiten Halbjahr. Im Anschluß daran Stellennachweis für weibliche Lehrlinge durch den Kaufmännischen Verband für weibliche Angestellte, SO. 16, Köpenickerstr. 74 (12—2). b) Kaufmännische Fortbildungsschule, C., Weinmeisterstr. 16/17. Deutsch, Englisch, Französisch, Schreiben, Rechnen, Handelskunde und Kontorarbeiten, Stenographie, Buchführung, Korrespondenz, Volkswirtschaftslehre. Halbjährliche Kurse. Schulgeld: 10 M. für 2, 15 M. für 4 und mehr wöchentliche Unterrichtsstunden; für Mitglieder des Kaufmännischen Verbandes für weibliche Angestellte 8 M., bzw. 13 M. c) Schreibmaschinen-Schule, C., Neue Friedrichstr. 56. 14 Systeme. Übungskursus von 120—150 Stunden. Nur für kaufmännisch Vorgebildete. Schulgeld: 10 M., Übungsstunde 20 Pf.

Anmeldungen für a und b in den Schulen oder beim Direktor, für c nur in der Schule.

348. Kaufmännische und gewerbliche Fortbildungsanstalt für die weibliche Jugend, SW. 13, Alte Jakobstr. 127.

Geleitet von einem Kuratorium. Vors.: Herbig, SW. 61, Tempelhofer Ufer 22. Leiter: Rektor Hellermann (11—12, resp. 12—1 und von 5 Uhr ab).

Deutsch, Rechnen, Schreiben, Gesang, Turnen, Französisch, Englisch (in beiden Sprachen Korrespondenz- und Stenographiekurse), Korrespondenz, Handelslehre, Kontorarbeiten, einfache, amerikanische und doppelte Buchführung, Stenographie, Maschineschreiben, kunstgewerbliches Zeichnen, Malen, Modellieren, Handarbeit, Schneidern, Maschinennähen, Wäschezuschneiden, Putzmachen, Plätten. — Tages- und Abendkurse in allen Lehrfächern. Schulgeld: 1—2 M. monatlich pro Kursus. Elementarfächer billiger.

Siehe ferner: Viktoria-Fortbildungsschule Nr. 344, Lette-Verein Nr. 355, Heimathaus für Töchter höherer Stände Nr. 357.

Ausbildung zum Beruf.

A. Männer- und Frauenberufe.

349. Freiwilliger Erziehungsbeirat für schulentlassene Waisen.

Ehrenpräsident: Geh. Admiralitätsrat Dr. Felisch, NW. 21, Stromstr. 36. Vors.: Vortmann, W. 57, Potsdamerstr. 93. Stellv. Vors.: Amtsgerichtsrat Dr. Koehne, W. 15, Joachimsthalerstr. 12. Leiterin des gesamten Lehrstellen- und Pflegewesens: Frau Regierungsbaumeister Wendland, SW. 11, Königgrätzerstr. 50e. Geschäftsstelle: SW. 68, Alte Jakobstr. 20/22 (8½—6). Zweck: Sittliche Hebung und wirtschaftliche Förderung der Waisen Berlins nach ihrem Austritt aus der Schule.

Kinder aus den Vororten werden nur berücksichtigt, wenn sie das Abgangszeugnis einer Berliner Gemeindeschule besitzen.

Die Fürsorge erstreckt sich auf eltern- und vaterlose Kinder, sowie auf außerehelich geborene und solche, die dauernd von ihrem Vater verlassen sind. Die Leitung des Vereins wird von einem Arbeitsausschuß geführt, welchem 5 Kommissionen zur Seite stehen, darunter Ärzte-, juristische, Pflegekommission.

In 293 Bezirksausschüssen, welche an die Gemeindewaisenbezirke angegliedert und wieder in 11 Gruppen zusammengefaßt sind, sind über 1500 Pfleger und Pflegerinnen tätig, die den heranwachsenden Knaben und Mädchen in engster

Zusammenarbeit mit der Schule, der Waisen- und Armenverwaltung und den einschlägigen bereits bestehenden Vereinen, sowie mit den Familien, Vormündern und Arbeitgebern mit Rat und Tat in allen Lebenslagen zur Seite stehen. Besonderes Gewicht legt der Verein darauf, den Kindern zur Ergreifung eines Berufs, der ihren Neigungen und Fähigkeiten entspricht, behilflich zu sein. Mädchen werden in Haushaltungsschulen geschickt, einem gewerblichen oder kaufmännischen Berufe zugeführt, zu Lehrerinnen und Kindergärtnerinnen ausgebildet usw. Knaben werden in Lehrstellen untergebracht.

Landaufenthalt für schwächliche Kinder. Eigenes Erholungsheim für weibliche Pfleglinge in Miersdorf bei Zeuthen.

Unterstützung zur Beschaffung von Kleidung, Lehrgeld, Lehrmitteln usw.

Lehrstellen-Nachweis für Knaben und Mädchen, SW. 68, Alte Jakobstr. 20/21.

Leiterin: Frau Wendland.

1. Gruppe	C.	mit 28 Bezirksausschüssen.	Vors.:	Superint. Frädrich, NW. 6, Philippstr, 10
2. „	N.	„ 31	„	„ Prediger Köhler. N 4, Invalidenstr. 4.
3. „	Wedding	„ 18	„	„ Pastor Kotterba, N. 65, Müllerstr. 131a.
4. „	Gesundbr.	„ 11	„	„ Frau Prediger Apitz, N. 20, Pankstr. 32d.
5. „	NO.	„ 48	„	„ Pastor Heinze, N. 28, Ramlerstr. 3.
6. „	O.	„ 56	„	„ Rosenbaum, O. 17, Stralauerallee 22.
7. „	SO.	„ 30	„	„ Pastor Hölzel, SO. 36, Skalitzerstr. 96.
8. „	S.	„ 25	„	„ Polizeileutn. Altrogge, SO. 16, Michaelkirchpl. 24.
9. „	SW.	„ 14	„	„ Dr. Nast, W. 57, Potsdamerstr. 82d.
10. „	W.	„ 8	„	„ Löwenstein, W. 15, Meinekestr. 11.
11. „	NW.	„ 24	„	„ Landgerichtspräs. a. D. Braun, W. 62, Kurfürstenstr. 113.

1907: Unterstützungsgelder verausgabt 13 940 M. Für Landaufenthalt 4036 M. verausgabt; 618 Pfleglinge untergebracht; 22 besuchten Lehrerbildungsanstalten, 7 höhere Schulen.

350. Verein für das Wohl der aus der Schule entlassenen Jugend.

Vors.: Stadtschulrat Dr. Fischer, NW. 23, Brückenallee 23.

Geschäftsstelle: C. 2, Hinter der Garnisonkirche 2.

Zweck: Unterstützung der aus der Schule entlassenen Knaben und Mädchen in ihrer geistigen und sittlichen Weiterbildung durch:

1. Unterbringung der Knaben in Lehrstellen bei solchen Meistern, die sich verpflichten, eine gründliche Fachausbildung zu gewähren. Lehrlingsunterbringung im Februar und März, sowie vom 15. August bis 1. Oktober durch die Hauptgeschäftsstelle und die Herren Lehrer Battré, NO. 55, Rykestr. 15, und Fortbildungsschuldirigent Schumacher, N. 39, Ravenéstr. 12. Der Verein

bleibt durch Pfleger mit den untergebrachten Lehrlingen dauernd in Verbindung.

1907: 224 Stellen vermittelt.

2. Ausbildung der Mädchen für die hauswirtschaftlichen Aufgaben in den von
dem Verein errichteten und von der Stadt subventionierten
5 Schulküchen, welche in den Räumen von Gemeindeschulen untergebracht sind:
N., Müllerstr. 158/159, Prinzenallee 62/64, Auguststr. 67/68, Hussitenstr. 5,
SO. Görlitzer Ufer 15.
Unterricht außerhalb der Schulzeit für im letzten Schuljahr stehende Gemeindeschülerinnen aus 27 Schulen.

1908: 450 Schülerinnen in 18 Kursen. Ausgaben für die Schulen 1907:
6127 M.

3. Veranstaltung von sonntäglichen Unterhaltungsabenden für Lehrlinge zur
Erholung und Belehrung.

1907 fanden 11 Unterhaltungsabende statt.

351. Marie Seebach=Schule des Königl. Schauspielhauses.
Zweck: Herren und Damen im Alter von 16—22 Jahren praktisch zu Schau-
spielern und Schauspielerinnen unentgeltlich auszubilden.
Die Aufnahme kann nur erfolgen, wenn die Prüfung hervorragendes Talent
vermuten läßt. Kursus 10 Monate. Aufnahme gewöhnlich April.
Anmeldungen an das Direktorium, NW. 7, Dorotheenstr. 2. Beizufügen: Nachweis über den Unterhalt während der Schulzeit.

1907: 4 Schüler, 4 Schülerinnen.

Siehe ferner: Brunöhler=Stiftung Nr. 1057.

B. Männerberufe.

**352. Gesellschaft zur Verbreitung der Handwerke und des Ackerbaues unter den
Juden im Preußischen Staate.**
Vors.: Moritz Rosenow, S. 42, Ritterstr. 87.
Zweck: Unterhaltung und Unterstützung jüdischer Jünglinge unter 17 Jahren,
welche ein Handwerk oder technisches Gewerbe lernen oder sich dem Ackerbau
widmen wollen.
Unterbringung bei tüchtigen Meistern; während der Lehrzeit werden die Schützlinge mit Handwerkszeug und Kleidung versehen und ihnen der Besuch von
Fortbildungsanstalten ermöglicht. Zur selbständigen Niederlassung Geldvor-
schüsse unter Bürgschaft und unter der Bedingung der Zurückzahlung bei guten
Verhältnissen. Erfordernisse: Die nötige Schulbildung, Sittlichkeitszeugnis, schriftliche Einwilligung der Eltern zur Erlernung eines bestimmten Handwerks. Anträge an den Vorsitzenden, darauf Beaufsichtigung und vorläufige Unterstützung,
später laufende während der Lehrzeit. Mitglieder haben Vorschlagsrecht.
3 Stiftungen für die Zwecke der Gesellschaft.

1908: 62 Lehrlinge. Ausgaben für Bekleidung der Zöglinge 5780 M.; für
Utensilien 1359 M.; für Unterstützung 955 M.; für Darlehen 1723 M.

353. Evangelisches Lehrlingsheim, C. 54, Sophienstr. 19, begründet vom Kinder-
Rettungsverein (siehe Nr. 298).
Zweck: Aufnahme unbescholtener junger Leute, die in Berlin keinen Familien-
anschluß haben, um ihnen die Erlernung eines Handwerks zu ermöglichen.
Wohnung und Verpflegung 30 M. monatlich.

354. Lehrlingsheim Pankow, Pankow bei Berlin, Mühlenstr. 24.
Unterhalten vom Verein Lehrlingsheim Pankow.

Vors. des Kuratoriums: Geh. Kommerzienrat J. Loewe, Berlin NW. 7, Dorotheenstr. 43/44.

Direktor der Anstalt: O. Israel.

Zweck: Handwerkslehrlinge jüdischen Glaubens aus ganz Deutschland während der Lehrzeit durch Gewährung von Wohnung, Bekleidung und Beköstigung zu unterstützen.

Besuch von Fach- und Fortbildungsschulen. Anstaltsbibliothek. 1100 Bücher. Aufnahmegesuche an den Direktor (3—4).

1907: 36 Zöglinge.

Siehe ferner: Evangelisches Johannes-Sstift Nr. 256, Krüppelheim Nowawes Nr. 276, Städtische Waisen-Erziehungsanstalten Nr. 278.

C. Frauenberufe.

355. Lette-Verein zur Förderung höherer Bildung und Erwerbsfähigkeit des weiblichen Geschlechts. (Unter dem Protektorate der Kaiserin.)

Vors.: Frau Prof. Kaselowsky, W. 30, Viktoria Luisen-Platz 6.

Zweck: Beförderung von Lehranstalten zur Heranbildung der Frauen für einen gewerblichen oder kommerziellen Beruf, Wohnungsnachweis, Darlehnskassen für weibliche Personen.

Eigentum des Vereins ist das Lettehaus, W. 30, Viktoria Luise-Platz 6.

Verwaltungsstelle geöffnet wochentäglich 9—6. Vorst: Frl. Gertrud Balthasar.

Einrichtungen:

1. Handelsschule.

Vorst.: Frl. Coßmann, Oberlehrerin. 2. Klassen: Vorbereitungs- (2. Klasse) und kaufmännische (1.) Klasse. Letztere 1jähriger Kursus; vollendetes 16. Lebensjahr, Abgangszeugnis einer höheren Töchterschule, Aufnahmeprüfung erforderlich. Die Vorbereitungsklasse hat halbjährliche Versetzung. Schulgeld für die 1. Klasse 200 M., für die 2. Klasse 160 M. jährlich, 6 M. Einschreibegeld. Aufnahme April und Oktober.

1907: 103 Schülerinnen entlassen; 27 Freistellen.

2. Kursus zur Ausbildung von Bureaubeamtinnen

für Rechtsanwälte, Notare, Berufsgenossenschaften usw. Rechts- und Bureaukunde, Rechnen, Stenographie, Schreibmaschine, deutsche Korrespondenz, Schreiben. 6 monatlicher Kursus. Gute Schulbildung und Alter von mindestens 18 Jahren erforderlich. Schulgeld 150 M., 1 M. Einschreibegeld. Aufnahme nur Oktober.

1907: 31 Schülerinnen.

3. Gewerbeschule.

A. Einzelkurse: Handarbeit, Maschinennähen, Schneidern und Nähen, Wäscheanfertigung, Putz, Frisieren, Kunststickerei, Einrichtung von Kunststickereien, Kunststickerei auf der Nähmaschine, Musterzeichnen und Entwerfen, Pflanzenzeichnen und Stilisieren, Waschen, Plätten, Spitzenwäsche, Kochen, Kursus für Krankenkost für Ärzte, Servierkursus, Obst- und Gemüseverwertung, Hausarbeit, einfache Buchführung, häusliche Buchführung und Wirtschaftslehre.

1907: 2502 Schülerinnen.

B. Zusammengesetzte Kurse: Ausbildung als Kammerjungfer. 8 Monate. Alter von 16 Jahren erforderlich. Schulgeld 236 M. Einschreibegeld 3 M. Aufnahme am 1. jeden Monats.

1907: 12 Schülerinnen.

C. Zusammengesetzte Kurse in der Koch- und Gewerbeschule.
1. Ausbildung für die Leitung der eigenen Häuslichkeit. 8—9 Monate.
Aufnahme an jedem Ersten. Alter von 16 Jahren erforderlich. Honorar 220 M.
Putzkursus extra monatlich 32 M., Hausarbeit extra 24 M.
 1907: 88 Schülerinnen.
2. Wirtschaftsschule, einjähriger Kursus, Aufnahme zu Ostern und Michaelis.
Alter von 16 Jahren erforderlich. Honorar 500 M. Einschreibegeld 3 M.
 1907: 38 Schülerinnen.
3. Wirtschaftsschule, halbjähriger Kursus (nur mit Pension im Hause).
Aufnahme zu Ostern und Michaelis. Honorar 650 M. (inkl. Pension). Einschreibegebühr 3 M.
 1907: 28 Schülerinnen.
 D. Lehrerinnenbildungsanstalten.
1. Seminar zur Vorbereitung für das staatliche Handarbeitslehrerinnen-
Examen. Vorst.: Frl. Mary Becker. Einjähriger Kursus. Aufnahme April
und Oktober. Alter von mindestens 18 Jahren. Abgangszeugnis der 1. Klasse
einer höheren Töchterschule, Geschick im Anfertigen weiblicher Handarbeiten erforderlich. Honorar 140 M. Einschreibegeld 3 M.
 1907: 241 Schülerinnen das Examen bestanden.
2. Seminar zur Vorbereitung für die staatliche Hauswirtschaftslehrerinnen-
Prüfung.
Vorst.: Frl. Elise Hannemann. Einjähriger Kursus. Aufnahme April und
Oktober. Alter von mindestens 18 Jahren. Abgangszeugnis der 1. Klasse einer
höheren Töchterschule. Honorar 400 M. Einschreibegeld 3 M.
 1907 bestanden 32 Schülerinnen das Examen.
3. Seminar zur Vorbereitung für das staatliche Gewerbeschullehrerinnen-
Examen. a) Für Kochen und Hauswirtschaft (1 Jahr); b) für einfache und feine
Handarbeiten sowie Maschinenähen (1 Jahr); c) Wäscheanfertigung (1 Jahr);
d) Schneidern (1 Jahr); e) Putz (nur im Anschluß an eine andere Fachausbildung,
½ Jahr); f) Kunsthandarbeiten (2 Jahre). Nach bestandenem Examen folgt
½jährige praktische Tätigkeit und dann ein Probelehrjahr. Das Unterrichts-
honorar beträgt für die Ausbildung bei a pro Semester 200 M., bei b—f pro
Semester 80 M. Einschreibegebühr 3 M. Vorbedingung zur Aufnahme in das
Gewerbeschullehrerinnen-Seminar ist das Hauswirtschafts- resp. Handarbeits-
lehrerinnen-Examen mit einjähriger Vorbildung.

4. Kunststickerei-Schule

zur Ausbildung gewerblicher Stickerinnen. Geöffnet 9—6.
Vorst.: Frl. Eugenie Hoffmann.
Unentgeltliche systematische Ausbildung von Kunststickerinnen. Lehrzeit 1½ Jahr
bei täglicher Arbeitszeit von 8 Stunden. Für Maschinenstickerei ½ Jahr.

5. Buchbinderei-Werkstätte.

Leiterin: Frl. Maria Lühr, Buchbindermeister. Geöffnet wochentäglich 9—4.
1. Unentgeltliche Ausbildung von weiblichen Lehrlingen, die nach 3 Jahren ihre
Gesellenprüfung machen müssen und während dieser Zeit für den Verein arbeiten.
Dafür Vergütung: im ersten Jahr 3 M., im zweiten 4 M., im dritten 5 M. pro
Woche. 8 Stunden Arbeitszeit. 2. Ausbildung von Fachschülerinnen gegen
Unterrichtsgeld. Lehrzeit 3 Jahre. Honorar 250 M. vierteljährlich. 3. Unter-
richt für Amateure.
 1907: 32 Schülerinnen.

6. Pensionat der Kochschule.

Vorst.: Frl. E. Hannemann. Für die Schülerinnen der wirtschaftlichen Ausbildungskurse. Pension monatlich 65 M.

7. Photographische Lehranstalt.

Direktor: D. Schultz-Hencke. Montag, Freitag 12—2. Ausbildung von Pho-
tographengehilfinnen, Kopiererinnen, Retoucheurinnen, Röntgenschwestern, pho-
tographische Assistentinnen, Illustratorinnen. Unterricht für Amateure und
Hospitanten. Dauer 2½ Jahr. Zeugnis der 1. Klasse einer höheren Töchterschule erforderlich. Aufnahme April und Oktober. Pro Jahr 220 M., bei der
Anmeldung 20 M. Einschreibegebühr. Persönliche Meldung beim Direktor.
Sommersemester 1907: 190 Schülerinnen.

8. Viktoriastift (Pensionat).

Nur für Schülerinnen des Lette-Vereins.
Vorst.: Frl. v. Bentivegni, 10—12 und 4—6.
Pension monatlich 70—90 M. Aufnahme nur nach Anmeldung und Einreichung
eines Gesundheitsattestes und Sittenzeugnisses oder von Stellenzeugnissen.

9. Speiseanstalt (im Anschluß an die Kochschule).

Vorst.: Frl. E. Hannemann. Mittwoch, Freitag, Sonnabend 4—5.
Guter kräftiger Mittagstisch für Frauen und Mädchen von 1—2½ Uhr, 80 Pf.,
im Abonnement 70 Pf.

10. Stellenvermittlung.

Vorst.: Frl. Marg. Kabisch, wochentäglich 9—6 .
Vermittlung fester Stellen und zeitweiliger Beschäftigungen für alle weiblichen
Berufszweige für Berlin und nach außerhalb. Einmaliger Mitgliedsbeitrag (für
Familien 5 M., für Firmen und Stellungssuchende 3 M.) von beiden Parteien
als Entgelt zu zahlen. Erstattung der Portoauslagen. Für abgehende Schülerinnen untengeltlich.
1907: 1142 vermittelte Stellen bei 3438 Stellesuchenden und 3073 Stelle-
bietenden.

11. Haushaltungsschule, Eingang Neue Bayreutherstr. 6.

Vorst.: Frl. Elise Panzerbieter.
Für die schulentlassene weibliche Jugend des Bürgerstandes. Unterweisung in
hauswirtschaftlichen Arbeiten und Handarbeiten, Fortbildung in Elementarkennt-
nissen. Aufnahme April und Oktober. Kleine Aussteuer erforderlich. Wohnung,
Verpflegung, Wäsche und Unterricht jährlich 600 M.
1907: 115 Schülerinnen.

12. Speiseanstalt II (im Anschluß an die Haushaltungsschule).

Mittagstisch für Frauen und Mädchen 45 und 55 Pf., von 12—1¼ Uhr.

In allen Kursen Freistellen aus Vereins- und Stiftungsmitteln (die Stiftungen
siehe unten).
1907: Im ganzen 52 ganze und 13 halbe Freistellen.
Mit dem Verein ist eine Anzahl von Stiftungen verbunden:
1. Charlottenstiftung. Kapital: 60 000 M. Zinsen für 2 Freistellen im
Viktoriastift (siehe 8) und weitere Freistellen in den Lehranstalten. Die Verleihung der zwei Freistellen im Viktoriastift (Pensionat) erfolgt durch die
Kaiserin direkt.

2. Eulner-Stipendinm. Kapital: 18 000 M. Einmaliges Stipendium von je 300 M. an 2 Schülerinnen der Handels- oder Gewerbeschule.

3. Jacob Plaut-Stiftung. Kapital: 25 000 M. Zinsen (900 M.) für Freistellen an den verschiedenen Unterrichtsanstalten des Vereins.

4. Borchertsches Legat. Kapital: 15 000 M. Zinsen für Unterrichtsfreistellen in den verschiedenen Schulen des Vereins.

5. Pauline Büchsenschütz-Stiftung. Kapital: 10 000 M. Zinsen für Unterrichtsfreistellen in den verschiedenen Schulen des Vereins.

6. v. Hansemann-Stiftung. Kapital: 20 000 M. Zinsen für Unterrichtsfreistellen in der Handelsschule.

7. Lette-Stiftung (Darlehnskasse und Nähmaschinenfonds).
Vors.: Frau Geh. Sanitätsrat Feig, W. 50, Passauerstr. 24.
Zweck: 1. Unverheirateten oder sonst alleinstehenden Frauen in Berlin und Schöneberg zur Einrichtung oder Förderung eines selbständigen Geschäftsbetriebes Darlehen zu gewähren.
Ein Darlehn nicht über 150 M., 2⁴/₅ % Zinsen, Abzahlungen 4 Wochen nach Empfang des Darlehns. Ein sicherer Bürge erforderlich. Gesuche unter genauer Darlegung der Verhältnisse an die Vorsitzende.
2. Überlassung von Nähmaschinen an alleinstehende Frauen. Anzahlung 6 M. Abzahlung monatlich 3—4 M. Sicherer Bürge erforderlich. Schriftliche Gesuche an die Vorsitzende des Nähmaschinenfonds, W. 30, Viktoria Luisen-Platz 6.
    1907: 4230 M. als Darlehen gewährt.

356. Pestalozzi-Fröbelhaus, W. 30, Kyffhäuserstr. 20/21.
Unterhalten vom Berliner Verein für Volkserziehung.
Vors. des Vorstandes: Wirkl. Geh. Rat Reichardt, W. 30, Neue Winterfeldtstr. 28.

Haus I.

Vors. des Damenkomitees: Frau Generaldirektor Elise Heyl, W. 10, Friedrich Wilhelmstr. 8.
Vorst. des Hauses: Frau Clara Richter, Kyffhäuserstr. 21 (Montag und Donnerstag ½3—4, Dienstag und Freitag 10—½12.)

A. Kursus zur Ausbildung von Kindergärtnerinnen und Erzieherinnen. Kursus 1—2 Jahre, je nach Alter, Reife und Ziel der Eintretenden. Eintritt und Entlassung April und Oktober. 3 M. Eintrittsgeld. Honorar für Deutsche 50 M. pro Quartal, für Ausländerinnen 77,50 M., für die weitere Ausbildung in den Elementarklassen nach abgelegtem Examen pro Semester 50 M. Aufnahmebedingung: Abgangszeugnis einer höheren Mädchenschule.
    1907: 152 Schülerinnen.

B. Kursus zur Ausbildung von Leiterinnen für Horte, Kinderheime und ähnliche Anstalten. Kursus: 1—1½ Jahre. Eintritt Oktober. 3 M. Eintrittsgeld, für Deutsche 50 M. Schulgeld vierteljährlich, für Ausländerinnen 77,50 M. Aufnahmebedingung: Bildung einer 9—10klassigen höheren Mädchenschule.
    1907: 8 Schülerinnen.

C. Soziale Frauenschule (siehe Nr. 384).

D. Kursus zur Ausbildung von Kinderpflegerinnen (Bonnen). Kursus: 1—2 Jahre. Eintritt und Entlassung: April und Oktober. 3 M. Eintrittsgeld. 15 M. Schulgeld vierteljährlich. Abgangszeugnis der 1. Klasse einer Gemeindeschule erforderlich.
    1907: 36 Schülerinnen.

E. Viktoriaheim I. Heim für gebildete junge Mädchen, welche sich im Pestalozzi-Fröbelhaus ausbilden wollen. Pension 195 M. vierteljährlich.

F. Viktoriaheim II, Berlin W. 57, Steinmetzstr. 16. Ausbildung tüchtiger
Kinderpflegerinnen. Ganz- oder Halbwaisen bei der Aufnahme bevorzugt.
Pension inkl. Wäsche 420 M. pro Jahr.

Haus II. Seminar, Koch- und Haushaltungsschule „Hedwig Heyl".

Vors. des Damenkomitees: Frau Komm.-Rat Heyl, W. 10, Hildebrandstr. 14.
Vorst. des Hauses: Frl. Dora Martin, 11—1, außerdem Montag und
Donnerstag 3—5.

A. Seminar:
1. für Hauswirtschaftslehrerinnen. Kursus: 1 Jahr. Eintritt April und
Oktober. Eintrittsgeld 3 M. Honorar 100 M. vierteljährlich. 18. Lebensjahr erforderlich.
1907: 8 Schülerinnen.
2. für Gewerbeschullehrerinnen für Kochen und Haushalt. Kursus 2 Jahre,
ferner ½ Jahr praktische Arbeit und 1 Probejahr. Eintrittsgeld 3 M. Honorar
100 M. vierteljährlich. Eintritt April und Oktober.
1907: 7 Schülerinnen.
3. für Lehrerinnen für häusliche Krankenpflege. Kursus ½ Jahr,
erforderlich 180 M. Vollendetes 20. Lebensjahr.
4. für Landpflegerinnen. Kursus 2 Jahre. Honorar 86 M. vierteljährlich.
Eintrittsgeld 3 M. 22. Lebensjahr erforderlich.
5. Fortbildungskurse für Haushaltungslehrerinnen. Kurse 3—6
Monate. Beginn April und Oktober. Honorar 90 M. vierteljählich.

B. Haushaltungskurse:
1. für das eigene Haus. Kursus ½—1 Jahr. Eintrittsgeld 3 M. Honorar 335 M. halbjährlich, 640 M. jährlich (ohne Pension). Mindestalter: 16
Jahre. Bildung höherer Töchterschule erforderlich.
2. für Hausbeamtinnen. Kursus ½—1 Jahr. Eintrittsgeld 3 M. Honorar
250 M. halbjährlich, 350 M. jährlich. 18. Lebensjahr, Bildung einer mittleren
oder höheren Töchterschule erforderlich.

C. Fachkurse: Kochen, Plätten, Handarbeit, Hausarbeit. Kursus 3 Monate.
Honorar verschieden.
1907: 315 Schülerinnen.

D. Hauswirtschaftliche Fortbildungskurse für Gemeindeschülerinnen.
1. Für das eigene Haus. Dauer ½ Jahr. Honorar 20 M.
2. Für Dienstmädchen. Kursus ½ Jahr. Von morgens 8 bis abends 7 Uhr,
monatlich 5 M. (inkl. Mittag und Vesper). Nach der Lehrzeit erhalten die
Schülerinnen einen Dienst nachgewiesen.

E. Pensionat I und Pensionat II (Elisabetheim). Heim für gebildete
junge Mädchen. Pension vierteljährlich 200—250 M.

Anmeldungen für A—E an die Vorsteherin von Haus II (siehe oben).

In einzelnen Fällen werden halbe Freistellen und Ermäßigungen gewährt, doch nur solchen Schülerinnen, die schon mindestens ein Vierteljahr am
Unterricht teilnehmen und sich für den erwählten Beruf eignen.

1907: In A—E 133 Kurse von 592 Personen belegt.

Für die abgehenden Schülerinnen von Haus I und Haus II Stellenvermittlung.
Die 4 Volkskindergärten siehe Nr. 251 III, IX, X, den Kinderhort (Nach-
mittagsheim) Nr. 252 XI, die Krippe Nr. 243, die Vermittlungsklasse und
Elementarklasse Nr. 251 III.

357. Heimatshaus für Töchter höherer Stände, SW. 13, Neuenburgerstr. 1a.
Vors.: Stadtrat Dr. Münsterberg, C. 2, Am Mühlendamm 1, Zimmer 23.
Vorst. des Hauses: Frl. E. Andersch, daselbst (10—1).
Zweck: Töchter höherer Stände erwerbsfähig zu machen.
1. Handelsschule. Einjähriger Kursus. Aufnahme April und Oktober. Schulgeld 30 M. vierteljährlich, ohne Sprachen 21 M., 3 M. Einschreibegebühr. Für Schülerinnen höherer Töchterschulen und solche aus Gemeindeschulen.
April 1908: 30 Schülerinnen entlassen.
2. Gewerbeschule. Kurse 1—6 Monate. Unterrichtsfächer: Schneiderei, Wäschezeichnen und -nähen, Maschinenähen, Handarbeitsunterricht, Maschinesticken, Putzfach. 3 monatlicher Kursus mit 3 Fächern 30 M., Einschreibegeld 3 M.
April 1908: 45 Schülerinnen entlassen.
3. Seminar für Handarbeitslehrerinnen. Kursus 1 Jahr. Aufnahme April und Oktober. Schulgeld monatlich 12 M. Einschreibegebühr 3 M. Alter von 18 Jahren erforderlich.
April 1908: 22 Schülerinnen entlassen.
4. Kochschule. Kursus 1—3 Monate. Erlernung guter bürgerlicher Küche. Täglich 9—1. Lehrgeld 5 M. monatlich. Einschreibegebühr 1 M.
April 1908: 30 Schülerinnen entlassen.
5. Pensionat für Damen aller Berufszweige. Pension monatlich 55—75 M.
1908: 68 Pensionärinnen, davon 3 ganze und 5 halbe Freistellen.

358. Mädchenheim (Reichenheim-Stiftung), SW. 61, Tempelhofer Ufer 21, Gartenhaus.
Verwaltung: Kuratorium. Vors.: der jedesmalige Oberbürgermeister.
Leiterin: Frl. Feig.
Zweck: Unvermögenden, seit zwei Jahren in Berlin wohnhaften, elternlosen oder vaterlosen 14—15jährigen Mädchen von guter Führung und aus den gebildeten Ständen, ohne Unterschied des religiösen Bekenntnisses zur Ergreifung eines Erwerbszweiges Unterstützung zu gewähren. Die Unterstützung besteht in: a) Aufnahme in das für 20—22 Mädchen Raum bietende, der Stiftung gehörige Haus. Gänzliche Unterhaltung daselbst; b) Gewährung des Schulgeldes und der Lehrmittel für die im Heim wohnenden Mädchen, die sich in Schulen, Seminaren usw. zu Lehrerinnen, Erzieherinnen, Buchhalterinnen, Kindergärtnerinnen usw. ausbilden.
Über die Dauer des Aufenthalts besteht keine Bestimmung (in der Regel 4—5 Jahre).
Aufnahmeanträge an Frau Reichenheim, W. 10, Tiergartenstr. 16.
Für die Zöglinge bestehen verschiedene Nebenfonds, z. B. zur Entsendung von Zöglingen zum Kurgebrauch nach Kolberg (zurzeit für 6 Mädchen), zur Gewährungen von Unterstützungen beim Ausscheiden aus dem Mädchenheim in Höhe von 50 M., zur alljährlichen Zahlung von etwa 400 M. an einen erholungsbedürftigen ehemaligen Zögling zu einer Kur usw., ferner die
Fanny und Ferdinand Reichenheim-Stiftung. Kapital: 40 000 M.
Zweck: Unterstützung erholungsbedürftiger ehemaliger Zöglinge.

359. Nanny, Julius und Rosalie Böhm-Stiftung, Charlottenburg, Schlüterstr. 23.
Kapital: 254 375 M.
Vors. des Kuratoriums: Alfred Böhm, SO. 16, Köpenickerstr. 74.
Zweck: Unentgeltliche Aufnahme und Beköstigung von 14 aus der Waisenpflege der jüdischen Gemeinde entlassenen Waisenmädchen während dreier Jahre, um ihnen die Erlernung und Ausübung eines Berufs zu ermöglichen, der sie später zur eigenen Ernährung befähigt.

Speziell Hauswirtschaft und Dienstmädchen.

360. Verein zur unentgeltlichen Erziehung schulentlassener Mädchen für die Haus=wirtschaft.

Vors.: Frau Oberstabsarzt Dr. Tiburtius, Kolonie Marienfelde, Emilienstr. 7.

Einrichtung: Haushaltungsschule, Kolonie Marienfelde, Adolphstr.

Hausmutter: Frau Kohfahl.

Zweck: Schulentlassene unbemittelte Mädchen zu brauchbaren Dienstmädchen und für häuslichen Erwerb auszubilden.

Unterricht in häuslichen Arbeiten, Elementarfächern und Handarbeiten.

Aufnahme 20 M., welche für die Ausstattung bei der Entlassung verwendet werden. Die Eltern müssen sich verpflichten, die Mädchen 1—2 Jahre in der Anstalt zu lassen. Bei der Entlassung wird für einen guten Dienst gesorgt. Platz für 24 Mäd-chen. Meldungen an die Vorsitzende.

1907: 23 Mädchen aufgenommen.

361. Amalienhaus, W. 30, Motzstr. 11.

Vors.: Frau von Egleben, Tankow, Neumark.

Stellv. Vors.: Frau Berta Martens, W. 15, Kurfürstendamm 217.

Oberin: A. Sahrland.

Zweck: Sittliche und wirtschaftliche Hebung der weiblichen Jugend im evangeli-schen Geiste durch Unterhaltung folgender Einrichtungen:

1. Haushaltungsschule für evangelische schulentlassene Mädchen. Aus-bildung von ca. 70 Mädchen. Waschanstalt. Nähschule. Schulstunden. Auf-enthalt mindestens 1—1½ Jahre; kleine Aussteuer erforderlich. Kostgeld mo-natlich 25 M.

   1907: durchschnittlich 50 Schülerinnen.

2. Evangelisches Diakonissen=Mutterhaus zur Ausbildung von Schwestern für weibliche Jugendpflege, daneben auch für Krankenpflege.

3. Mädchenhort für 40—50 Kinder (siehe Nr. 252 X).

4. Herberge für zuziehende oder zeitweilig stellungslose Mädchen und Frauen. 40 Betten. Nachtquartier 50 Pf. Tagesbeköstigung 1 M. Stellenver-mittlung für Dienstmädchen.

   1907: 1200 Gäste.

5. Hospiz für Damen. Wohnung: 3,50 M. täglich.

362. Städtische Kochschule, N. 58, Dunckerstr. 65/66.

Leiterin: Frl. Hedwig Grube.

Zweck: Verständnis für hauswirtschaftliche Tätigkeit zu erwecken und Mädchen und Frauen Gelegenheit zu bieten, die gute bürgerliche Küche zu erlernen.

Theoretischer und praktischer Unterricht zweimal wöchentlich von 8½—1½ Uhr. Schulgeld 6 M. halbjährlich. Anmeldungen in der Kochschule Montag, Mittwoch, Donnerstag und Sonnabend von 1½—2½ Uhr (ausgenommen während der Schulferien.)

   1908: 87 Schülerinnen.

363. Abteilung für Haushaltungsschulen des Provinzialvereins Berlin des Vater=ländischen Frauenvereins. (Siehe Nr. 775.)

Vors.: Herzogin von Ratibor, NW. 7, Unter den Linden 78, und Frau Oberst v. d. Knesebeck, W. 9, Königgrätzerstr. 7.

Zweck: Sechsmonatlicher theoretischer und praktischer Unterricht für nicht mehr schulpflichtige Mädchen.

Unterrichtszeit: 8—3. Eintrittsgeld: 3 M., Lehrgeld wöchentlich: 1 M. Die Schüle-rinnen erhalten das Mittagessen unentgeltlich, desgleichen Kopftücher und Schürzen.

In jeder Schule sind 2 Freistellen vorhanden.

Mit den Schulen verbunden ist ein Mittagstisch für weibliche Personen, Portion 35 Pf., im Abonnement 30 Pf. auch außer dem Hause. Essenszeit von 12 Uhr ab. Anmeldungen von Schülerinnen an die Lehrerinnen von 10—2 Uhr.

10 Schulen: 1. W., Frobenstr. 1; 2. NW., Turmstr. 19; 3. S., Planufer 88; 4. N., Metzerstr. 38; 5. SO., Neanderstr. 16; 6. SW., Wilhelmstr. 30/31; 7. O., Tilsiterstr. 87; 8. O., Alexanderstr. 15; 9 N., Ackerstr. 143; 10. N., Schönhauser Allee 141.

1907: 248 Schülerinnen, 20 Freistellen, 349 928 Portionen ausgegeben, davon 1273 unentgeltlich.

364. Kochschule des Berliner Hausfrauen=Vereins, C. 2, Breitestr. 6.
Vors.: Frau Dr. Eugenie Quaritsch, W. 15, Pfalzburgerstr. 8.
Verwalterin: Frl. Klische.
Zweck: Wirtschaftliche und häusliche Ausbildung für junge Damen, Ausbildung von Köchinnen, Wirtschafterinnen und Kochlehrerinnen.
Einjähriger Kursus 300 M., obligatorische Lehrbücher 12 M. Für Unbemittelte Ermäßigungen und Freistellen.
Mittagstisch für Herren und Damen. Im Abonnement 60, 70, 90 Pf., auch werden einzelne Portionen verabreicht.
1907: 98 Schülerinnen, darunter 4 Freischülerinnen.

365. Israelitische Koch= und Haushaltungsschule, C. 54, Gormannstr. 3. Zweiganstalt des Israelitischen Heimathauses (siehe Nr. 162.)
Vorst.: Frau Johanna Abraham, W. 50, Schaperstr. 34.
Zweck: Erteilung von praktischem Unterricht im Kochen, Braten, Backen, Waschen, Plätten, Zimmerreinigen.
6= und 12 monatliche Kurse. Unentgeltliche Stellenvermittlung.
Mittagstisch für Kostgängerinnen 12—2; 10—40 Pf. Abendtisch 6—9; 10 bis 30 Pf. Bedürftigen teils unentgeltlich, teils gegen geringes Entgelt.
Meldungen an die Leiterin der Schule.
1908: 8 Schülerinnen ausgebildet. 150 482 Portionen verabfolgt, davon 46 530 unentgeltlich.

366. Jüdisches Mädchenstift, N. 54, Lothringerstr. 16.
Vors.: Waisenhausdirektor Prof. Dr. Strelitz, N. 37, Schönhauser Allee 162.
Frau Julie Neumann, W. 35, Potsdamerstr. 121e.
Hausmutter: Frl. Amanda Grün.
Zweck: Unentgeltliche Pflege, Erziehung und Ausbildung ca. 15 armer jüdischer Mädchen für den Dienstbotenberuf. Hauswirtschaftliche Ausbildung, Unterricht in Religion, Deutsch, Rechnen, Wirtschaftskunde.
Aufnahme nicht vor dem 14., nicht nach dem 18. Jahre. Aufenthalt in der Regel 2 Jahre.
Ritueller Mittagstisch für Frauen und Mädchen. Portion 60 Pf.
1908: 15 Zöglinge.

367. Mädchenhaus Pankow, Pankow bei Berlin, Mühlenstr. 86.
Unterhalten vom Verein Mädchenhaus Pankow. Vors.: Frau Landgerichtsrat Löwe, W, 15, Uhlandstr. 30.
Leiter des Hauses: Herr und Frau Stern.
Zweck: 1. Schulentlassene deutsche Mädchen jüdischen Glaubens, insbesondere Waisen, 1—2 Jahre unentgeltlich aufzunehmen, zu unterhalten und zu dienstlichen Stellungen zu erziehen. 2. Schulpflichtige, jüdische Mädchen, vornehmlich Waisen, gegen Pensionszahlung von 400 M. aufzunehmen. Ermäßigungen vorbehalten.

Anleitung in allen Hausarbeiten, Kochen, Waschen, Nähen, Ausbessern, Ergänzung der Schulbildung. Die Schulpflichtigen besuchen die Gemeindeschule. Bewerbungen an die Vorsitzende. Es werden auch von Behörden und anderen Vereinen überwiesene Mädchen gegen zu vereinbarende Entschädigung aufgenommen. Die Eltern müssen vor der Aufnahme bewilligen, daß ihre Töchter nach der Entlassung mindestens ein Jahr in dienstlichen Stellungen bleiben. Platz für 35 Zöglinge. Die Mädchen werden meist von der Anstalt aus in Stellen untergebracht. Ein Schutzdamenkomitee beaufsichtigt die in Stellung untergebrachten Mädchen. Mit der Anstalt ist ein Fonds für Entlassene verbunden.

1908: 27 Zöglinge, 7 in einen Dienst entlassen. 8 schulpflichtige Mädchen.

368. Haushaltungs= und Kochschulen, resp. =Unterricht, siehe ferner bei folgenden Wohlfahrtseinrichtungen:

Evangelische Mägdeherberge auf Marthas Hof Nr. 138, St. Marien=Stift Nr. 141, Verein Wohlfahrt der weiblichen Jugend Nr. 151, Verein Jugendschutz Nr. 153, Verein Arbeiterinnenwohl Nr. 158, Evangelisches Johannes=Stift Nr. 256, Wadzeck=Anstalt Nr. 257, Krüppel=Heil= und Fürsorge=Verein Nr. 275, Waisenhäuser der Hoffbauer-Stiftung Nr. 295, Mariaschutz, kathol. Waisenhaus Nr. 296, Mädchen=Rettungshaus Siloah Nr. 307, Viktoria=Fortbildungschule Nr. 344, Verein für das Wohl der aus der Schule entlassenen Jugend Nr. 350, Lette=Verein Nr. 355, Pestalozzi=Fröbelhaus Nr. 356, Heimathaus für Töchter höherer Stände Nr. 357, Diakonissen=Mutterhaus der Hoffbauer=Stiftung Nr. 380, Magdalenen=Stift Nr. 802.

Speziell Kindergärtnerinnen, Kinderpflegerinnen und Säuglings=
pflegerinnen.

369. Berliner Fröbel=Verein.

Vors.: Schulrat Stier, SW. 61, Johanniterstr. 99.

Geschäftsstelle: SW. 61, Johanniterstr. 19 (3—5).

Der Verein unterhält außer den von ihm begründeten und geleiteten Volks=kindergärten (siehe Nr. 251 I) und Kindergärten für bemittelte Familien folgende beiden Anstalten:

1. Kindergärtnerinnen=Seminar. S. 53, Wilmsstr. 10 (Schulhaus).

Leiter: Schulrat Stier und Frau Anna Wiener=Pappenheim, S. 14, Alexandrinenstr. 70 (1—2).

A. Kursus zur Ausbildung von Kindergärtnerinnen. Einjährig. Aufnahme April und Oktober. Wöchentlich 18—20 Unterrichtsstunden, nachmittags. Alter von 16 Jahren und erfolgreicher Besuch einer höheren Töchterschule erforderlich. Eintrittsgeld 5 M. Unterrichtsgeld vierteljährlich 40 M., für einzelne Fächer je 4 M.

1907: 36 Schülerinnen entlassen.

B. Fortbildungskursus. Halbjährig. (Später ganzjährig.) Fortbildung geprüfter Kindergärtnerinnen. Ausbildung von Kindergartenleiterinnen und Lehrerinnen an Kindergärtnerinnen=Seminaren. 10—12 Unterrichtsstunden an 3—4 Nachmittagen, einige Vormittage Tätigkeit in Kindergärten. Gebühren wie bei A.

C. Kursus für Mütter, Lehrer und Lehrerinnen. Nur im Winterhalbjahr. Förderung und Verbreitung der Fröbelschen Erziehungsweise in den Familien. Freitag nachmittags 5—7. Ganzer Kursus 10 M., Einzelvorträge 1 M., für Lehrer und Lehrerinnen Ermäßigung.

Winter 1908/09: 37 Teilnehmerinnen.

Anmeldungen zu A, B und C an Frau Anna Wiener-Pappenheim (siehe oben) oder an die Geschäftsstelle.

2. Kinderpflegerinnen-Schule. S. 14, Stallschreiberstr. 54.

Leiter: Rektor O. Janke, NO. 18, Elbingerstr. 4 (11—12); und Frl. Anna Zehrfeld, Gr.-Lichterfelde, Steglitzerstr. 40/41. (Mittwoch 6—7 Uhr in der Schule.)

Zweck: Junge Mädchen, welche die Volksschule besucht haben, zur Beschäftigung jüngerer Kinder in Fröbelscher Weise und zu wirtschaftlichen Hilfeleistungen für die Familie vorzubereiten.

Für Schülerinnen von mindestens 14 Jahren einjähriger, für jüngere 1½ jähriger Kursus. Schulgeld monatlich 4 M., im 2. Halbjahr monatlich 3 M.; für Material halbjährlich 3 M., Aufnahmegeld 1 M. Aufnahme April und Oktober. Für unbemittelte Schülerinnen Erlaß des Schulgeldes nach dem 1. Halbjahr.

Theoretische Ausbildung durch Unterrichtsstunden, praktische Ausbildung in einem Kindergarten und in Familien bei tüchtigen Hausfrauen (Schutzdamen). Auf Wunsch: Säuglingspflege im Kinder-Asyl, SW. 68, Kürassierstr. 22 (siehe Nr. 253).

1908: 34 Schülerinnen.

3. Stellenvermittlung. In der Geschäftsstelle.

Für Schülerinnen unentgeltlich, für suchende Familien 1 M., nach erfolgter Vermittlung 5 M.

1907: 80 Stellungen vermittelt.

370. Oberlinseminar, C. 19, Neue Grünstr. 19.

Unterhalten vom Oberlinhaus in Nowawes.

Zweck: Ausbildung von evangelischen Erzieherinnen an Klein-Kinderschulen und Bewahranstalten.

Verpflichtung zum Diakonissenberuf ist mit der Ausbildung nicht verbunden. Einjähriger Kursus. Halbjährlich 45 M. 5 M. Einschreibegebühr. Meldungen an Pastor Hoppe, Nowawes, Oberlinhaus, oder persönlich bei Pastor Kursch, C. 19, Neue Grünstr. 19, 2. Eingang I (Dienstag 11—12).

Zur Ausbildung von Kindergärtnerinnen, Kinderpflegerinnen und Säuglingspflegerinnen **siehe ferner:** Evangel. Mägdeherberge auf Marthas Hof Nr. 138, Verein Jugendschutz Nr. 153, Berliner Krippenverein Nr. 243, Säuglingsheim Westend Nr. 246, Kaiserin Auguste Viktoria-Haus zur Bekämpfung der Säuglingssterblichkeit im Deutschen Reiche Nr. 248, Kinderheim von 1889 Nr. 251 XIII und Nr. 252 XIV, Krüppel-Heil- und Fürsorge-Verein Nr. 275, Pestalozzi-Fröbelhaus Nr. 356, Verein Säuglingskrankenhaus Nr. 677, Kinderhaus Nr. 692, Provinzialverein Berlin des Vaterländischen Frauenvereins Nr. 775.

Speziell Lehrerinnen und Erzieherinnen.

371. Königin-Luise-Stiftung, Steglitz-Dahlem, Podbielski Allee 78. (Unter dem Protektorat der Kaiserin.)

Verwaltung durch ein Kuratorium: Wirkl. Geh. Ober-Reg.-Rat Gruhl, W. 30, Frobenstr. 24; Geh. Ober-Reg.-Rat Schöppa, Charlottenburg, Leibnizstr. 80. Oberin: Frl. von dem Hagen, in der Anstalt.

Zweck: A. 12 junge Mädchen aus gebildeten Kreisen (hauptsächlich Töchter von höheren Staatsbeamten und Offizieren), die an ihrem Heimatorte kein Seminar in erreichbarer Nähe haben, unentgeltlich zu Erzieherinnen und Lehrerinnen an höheren Mädchenschulen auszubilden.

Mädchen aus Berlin und Vororten sind von der Aufnahme ausgeschlossen.

Aufnahmebedingungen: 1. Evangel. Konfession, 2. Alter von 18 Jahren an, 3. Absicht, sich dauernd dem Lehrfach zu widmen, 4. Gesundheit und unbescholtener Ruf, 5. Zeugnis eines Schulmannes über Kenntnisse oder Abgangszeugnis einer höheren Mädchenschule. Gesuche an Geh. Ober-Reg.-Rat Schöppa. Beizufügen: a) Tauf- und Konfirmationsschein, b) Gesundheits- und Wiederimpfschein, c) Schulabgangszeugnis, d) Lebenslauf. Dauer des Aufenthalts 4 Jahre, Probezeit 2—3 Monate. Unterhalt mit Ausnahme der Kleider unentgeltlich.
B. Pensionat für junge Mädchen höherer Stände. Pensionspreis 1500 M. 6 Freistellen, welche von der Kaiserin auf Immediateingabe verliehen werden. Anmeldungen bei Wirkl. Geh. Ober-Reg.-Rat Gruhl.
1908: 72 Zöglinge.

372. Julius Bleichröder-Stiftung.   Kapital: 10 000 M.
Verwaltung: Vorstand der jüdischen Gemeinde.
Zweck: Unterstützung tüchtiger und hilfsbedürftiger jüdischer Mädchen, die sich als Religionslehrerinnen ausbilden wollen.

Zur Ausbildung von Handarbeitslehrerinnen siehe: Lette-Verein Nr. 355, Heimathaus für Töchter höherer Stände Nr. 357. Zur Ausbildung von Fortbildungsschul-Lehrerinnen: Viktoria-Fortbildungsschule Nr. 344. Zur Ausbildung von Haushaltungsschul-Lehrerinnen: Lette-Verein Nr. 355, Pestalozzi-Fröbelhaus Nr. 356.

Speziell Krankenpflegerinnen und Hebammen.

373. Städtische Pflegerinnenschulen.
a) Im Städtischen Krankenhaus Moabit, NW., Turmstr. 21. Oberin: Edith Köhler.
b) Im Städtischen Rudolf Virchow-Krankenhause, N., Augustenburger Platz. Oberin: Martha Klewer.
Die Schulen unterstehen der Deputation für die städtischen Krankenanstalten.
Zweck: Ausbildung von Krankenpflegerinnen für den Dienst in den städtischen Kranken- und Pflegeanstalten. (Städtische Schwesternschaft.)
Als Schülerinnen, Probeschwestern und Schwestern werden Mädchen und unabhängige Frauen ohne Unterschied des Bekenntnisses aufgenommen. Aufnahmebedingungen: Unbescholtener Ruf, Alter zwischen 20 und 35 Jahren, guter Gesundheitszustand, ausreichende allgemeine Bildung. Die Anmeldung zur Aufnahme geschieht durch schriftlichen Antrag und persönliche Vorstellung bei den Direktionen der genannten Krankenhäuser. Dauer der Lehrzeit 1 Jahr; die Schülerin muß sich verpflichten, nach Ablauf ihres Ausbildungsjahres noch 2 Jahre der städtischen Schwesternschaft anzugehören. Alle der Schwesternschaft Angehörige erhalten freie Kost, Wohnung und Dienstkleidung, die Schülerinnen im 1. Halbjahr Taschengeld von 10 M., im 2. Halbjahr 15 M. monatlich, die Probeschwestern 30 M. monatlich. Die Schwestern erhalten ein Gehalt von 420—600 M., Oberschwestern 600—780 M., sie sind ruhegeldberechtigt, Oberinnen 1200—1800 M.

374. Evangelischer Diakonie-Verein.
Direktor: P. Großmann.
Geschäftsstelle und Schwesternhaus: Zehlendorf, Beerenstr. 8.
Zweck: Erziehung berufsloser Frauen zur materiellen und sittlichen Selbständigkeit und zum Gemeinsinn; Ausbildung, Anstellung und Sicherstellung in der weiblichen Diakonie.

Einrichtungen: 1. Diakoniekurse. Zweck: Einführung gebildeter Frauen in die Aufgaben der weiblichen Wohlfahrtspflege. Jeden Winter 3—4 Monatskurse im Schwesternhause des Vereins, siehe oben. 1908: durchschnittlich 20 Teilnehmer.

2. Diakonie-Seminare. Zweck: Unentgeltliche Ausbildung gebildeter Frauen in der Krankenpflege, Wirtschaftsführung, Fürsorgeerziehung und sozialer Arbeit, in einjährigem Kursus in 7 auswärtigen städtischen Krankenanstalten Aufnahmebedingungen: Evangelische Konfession, Alter von 18—35 Jahren, höhere Töchterschulbildung. Bevorzugt werden diejenigen, die im Alter von 30 Jahren stehen und einen Diakoniekursus (siehe oben) bereits besucht haben. Die Ausbildung in 1 und 2 verpflichtet nicht zu Diensten für den Verein; auch Ausübung privater Erwerbstätigkeit in der Krankenpflege ist gestattet (ohne Schwesternnamen und ohne Schwesterntracht).

3. Schwesternschaft des Diakonievereins. Zweck: Die ideelle und materielle Sicherstellung derjenigen vom Verein ausgebildeten Pflegerinnen, welche dem Verein als „Schwestern" beitreten. Anstellung nach einjähriger Lehrzeit gegen Gehalt. Aufnahme nach mindestens einem Probejahr. Dauernde Fürsorge. 1908: 1254 Schwestern.

4. Heilerziehungsheim in Zehlendorf für junge Mädchen neuro- und psychopathischer Konstitutionen. Nur für Bemittelte.

375. Viktoriahaus für Krankenpflege, NO. 18, Landsberger Allee 19/20.
(Unter dem Protektorat der Frau Prinzessin Adolph von Schaumburg-Lippe und Frau Prinzessin Friedrich Carl von Hessen.)
Vors.: General v. Perthes, W. 15, Kurfürstendamm 26.
Oberin: Viktoria Gervinus, in der Anstalt.
Zweck: Geeignete weibliche Personen zu Krankenschwestern auszubilden.
Beginn der Kurse: 1. April und 1. Oktober. Dauer der Lehrzeit 1 Jahr; jedoch müssen sich die Bewerberinnen verpflichten, dem Haus 4 Jahr lang als Schwestern anzugehören. Bewerberinnen müssen zwischen 21 und 30 Jahre alt sein und bei der Aufnahme 300 M. Lehrgeld hinterlegen; sie erhalten während des Kursus freie Wohnung, Verpflegung, Kleidung und Unterricht in der Anstalt, nach der Lehrzeit außerdem ein von 400 M. an steigendes Gehalt. Die Schwestern übernehmen die Pflege in Krankenhäusern. Einige übernehmen Privatpflege gegen Vergütung an das Viktoriahaus von 5 M. für Tag und Nacht. Erholungsbedürftige Schwestern finden Aufnahme im Schwesternheim.

Ende 1907: Zahl der zum Viktoriahaus gehörigen Schülerinnen 71, Schwestern 290, davon 177 in städtischen Krankenhäusern.

376. Zentral-Diakonissenhaus Bethanien, SO. 26, Mariannenplatz 1/3 (Aufsichtsbehörde: der Evangelische Oberkirchenrat).
Vors. des Kuratoriums: von Goßler, Staats- und Kriegsminister a. D., W. 5, Joachimsthalerstr. 12.
Oberin: Fräulein v. Bethmann-Hollweg.
Zweck: Ausbildung für alle Zweige der evangelischen Diakonie und Beschäftigung in dieser.
Unentgeltliche Aufnahme finden Jungfrauen und kinderlose Witwen von 18 bis 36 Jahren. Der Meldung sind hinzuzufügen: Selbstverfaßter und selbstgeschriebener Lebenslauf, versiegeltes Sittenzeugnis des Seelsorgers, ärztliches Attest, Taufschein und schriftliche Einwilligung der Eltern, bzw. Stellvertreter. Während der Probezeit, die in der Regel 1 Jahr dauert, nur freie Wohnung und Beköstigung. Später sorgt das Mutterhaus für alle Bedürfnisse. Meldung an die Oberin oder den ersten Geistlichen.

1908: 376 Schwestern, die im Mutterhaus, dem dazugehörigen Krankenhaus (siehe Nr. 533) und auf 53 Außenstationen wirken.

Das Krankenhaus Bethanien siehe Nr. 664, das Kinderasyl in Heringsdorf Nr. 722.

377. Elisabeth-Diakonissenhaus, W. 35, Lützowstr. 24/26.

Vors. des Kuratoriums: D. Braun, Gen.-Superintendent, W. 10, Matthäikirchstr. 22.

Oberin: Diakonisse Auguste Freiin v. Zedlitz.

Zweck: Ausbildung von Diakonissen für Krankenpflege und andere Zweige der christlichen Liebestätigkeit.

Aufnahme von Probeschwestern unentgeltlich. Alter 18—36 Jahre. Meldungen an die Oberin.

1908: 179 Schwestern, die im Mutterhaus und auf Außenstationen arbeiten.

Das Elisabeth-Krankenhaus siehe Nr. 665.

378. Diakonissen-Mutterhaus Paul Gerhardt-Stift, N. 65, Müllerstr. 57.

Vors. des Kuratoriums: Gen.-Superintendent von Berlin Propst D. Faber, C. 2, Propststr. 7 (Dienstag und Freitag 9—11).

Direktor: Pastor C. Schlegel.

Oberin: Diakonisse H. von Broecker, beide in der Anstalt.

Zweck: Ausbildung von Diakonissen, besonders für Berlin, für Gemeindepflege, Privatpflege, Krippen, Kleinkinderschulen, Mädchenhorte, Jugendpflege.

Nach etwa zweijähriger Ausbildung (unentgeltlich) im Mutterhaus Entsendung in die Gemeinden. Nach 4—5 Jahren Einsegnung als Diakonissen. In Krankheitsfällen und im Alter Versorgung im Mutterhaus (Feierabendheim). Aufnahmegesuche an den Direktor mit Lebenslauf, Gesundheitsattest, Sittenzeugnis des Seelsorgers, Einwilligung der Eltern oder Vormünder. Altersgrenze zur Aufnahme 18—39 Jahre.

1908: 360 Schwestern.

Mit dem Diakonissenhaus verbunden ist ein Krankenhaus, (siehe Nr. 666) und eine Kleinkinderbewahranstalt, (siehe Nr. 250 VIII).

379. Pflegerinnen-Asyl des Augusta-Hospitals (siehe dieses Nr. 663), NW. 40, Scharnhorststr. 3.

Vorst.: Henriette v. Nostiz.

Zweck: Krankenpflegerinnen aufzunehmen und auszubilden für Krankenpflege in Familien oder Hospitälern (gegen Vergütung).

Aufnahmebedingungen: Mindestalter 20 Jahre. Papiere: Taufschein, Schulzeugnis, Einwilligung der Eltern, Gesundheitsattest, zwei Sittenzeugnisse (Polizei und Geistlichkeit). Unterhaltungskosten für 3 Monate pränumerando 150 M.; eventuell unentgeltlich gegen die Verpflichtung, nach erfolgter Ausbildung 9 Monate im Asyl zu bleiben; dafür 15 M. monatlich Entschädigung, nach 6 Monaten 18 M. monatlich, aufsteigend bis 30 M. nach 2 Jahren.

Feierabendhaus für die Pflegerinnen auf demselben Grundstück.

1907: 12 Pflegerinnen ausgebildet.

380. Diakonissen-Mutterhaus der Hoffbauer-Stiftung, Hermannswerder bei Potsdam.

Vors. des Kuratoriums der Stiftung: v. Dittmar, Generalleutnant z. D., Potsdam, Jägerallee 4.

Vorst.: Pastor Schäfer, in der Anstalt.

Zweck: 1. Ausbildung evangelischer Jungfrauen oder kinderloser Witwen, in der Regel von 18—40 Jahren (geschiedene Frauen sind ausgeschlossen), zu Lehr- und Pflege-Diakonissen, erstere im Lehrerinnen-Seminar, bzw. im Kindergärtnerinnen-Seminar, letztere in der Krankenpflegeschule des Krankenhauses (N. 668).

Lehrzeit: Einige Jahre. Im ersten Jahr außer freier Kost, Wohnung und Oberkleidung ein Taschengeld von 72 M. Von da ab beträgt das Taschengeld 96 M. jährlich. Nach vollendeter Probezeit haben sich die Schwestern wenigstens auf 5 Jahre zum Diakonissenamt zu verpflichten; sie erhalten nach der Einsegnung 120 M. jährlich und freie Hauskleidung. Bei der Meldung einzureichen: Tauf- und Konfirmationsschein, Kirchen- und Sittenzeugnis des Ortspfarrers, versiegeltes ärztliches Zeugnis, etwaige Zeugnisse über bisher innegehabte Stellungen, selbstverfaßter Lebenslauf, schriftliche Einwilligung der Eltern oder des Vormundes. 2. Ausbildung evangelischer Jungfrauen (als Hilfsschwestern) in der Kranken- und Kinderpflege ohne Verpflichtung des Eintrittes in die Schwesternschaft. 50 Schwesterstellen. (1908: 44 Schwestern, 3 Hilfsschwestern.) 3. Ausbildung junger Mädchen in der Hauswirtschaft.

Sie haben als Wirtschafts-Lehrlinge eine Lernzeit von 2 Jahren durchzumachen und erhalten gegen ein jährliches Pflegegeld von 200 M. freie Station und Unterweisung in allen Dingen des Haushaltes durch Diakonissen.

381. Verein für jüdische Krankenpflegerinnen zu Berlin.
Geschäftsstelle: N. 24, Auguststr. 17, im Schwesternheim des Vereins.
Vors.: Stadtv. Louis Sachs, NW. 23, Brückenallee 1.
Oberin: Frl. R. Blau, in der Anstalt.
Zweck: 1. Jüdische Mädchen und Frauen bis zur staatlichen Prüfung für Krankenpflegerinnen auszubilden; 2. ausgebildete Krankenpflegerinnen gegen Honorar dem Publikum (Armen unentgeltlich), ohne Unterschied der Konfession, sowie hiesigen und auswärtigen Anstalten zur Verfügung zu stellen; 3. bei Erwerbsunfähigkeit usw. der Schwestern für diese zu sorgen.
Aufnahmebedingungen: Alter 20—35 Jahre, Gesundheits- und Geburtsattest; selbstgeschriebener Lebenslauf; Schulabgangszeugnis. Lehrzeit: (möglichst im jüdischen Krankenhause) 1½ Jahr bei freier Station und im 1. und 2. Semester 10 M., im 3. Semester 15 M. monatlich Taschengeld. Die Schwestern haben freie Station, 360—600 M. jährlich, im Erkrankungsfalle usw. entsprechende Verpflegung und Fürsorge. Pensionsberechtigung bei Invalidität bis 800 M. Meldung möglichst persönlich, sonst schriftlich beim Vorstand.
Unter Verwaltung des Vereins eine Anzahl von Stiftungen.

Januar 1909: 69 Schwestern, 10 Schülerinnen. 1908: 403 Pflegen, davon 76 ermäßigte, 111 unentgeltliche.

Zur Ausbildung von Diakonissen und Krankenpflegerinnen **siehe ferner:** Oberlinhaus Nr. 72, Amalienhaus Nr. 361, Gräfin Rittbergischer Hilfsschwesternverein Nr. 588, Verband katholischer weltlicher Krankenschwestern und Pflegerinnen Nr. 589, Märkisches Haus für Krankenpflege Nr. 590, Diakonissenheim Bethel Nr. 592, Diakonissenheim Talitha-kumi, Nr. 593, Städt. Krankenhäuser Nr. 650/55, Lazarus-Krankenhaus Nr. 667, Elisabeth-Kinder-Hospital Nr. 678, Frauen-Lazarettverein Nr. 773, Berliner Verein vom Roten Kreuz Nr. 774, Provinzialverein Berlin des Vaterländischen Frauenvereins Nr. 775, Paulinenhaus für Kranken- und Kinderpflege Nr. 1405, Auguste Viktoria-Krankenhaus in Weißensee Nr. 1688.

Ausbildung von Krankenpflegern **siehe:** Berliner Verein vom Roten Kreuz Nr. 774, Freiwillige Sanitätskolonne Berlin Nr. 779, Genossenschaft freiwilliger Krankenpfleger im Kriege Nr. 780.

382. Hebammen-Lehranstalt in der Königl. Charité, NW. 6, Schumannstr. 21/22.
Direktor: Geh. Medizinalrat Prof. Dr Bumm, NW. 90, Herwarthstr. 5.
Lehrer: Prof. Dr Kroemer.

Alter der Teilnehmerinnen nicht unter 20 und nicht über 30 Jahre. Für Wohnung und Beköstigung sind beim Eintritt 260 M., für Bücher und Instrumente 37,10 M. zu entrichten. Keine Freistellen. Kursus in der Charité vom 1. Oktober bis Ende März. Meldung zur Erlangung eines Vorprüfungszeugnisses bei dem für den Wohnort der Hebammen zuständigen Kreisarzt und demnächst bei dem Königl. Polizeipräsidium.

Siehe auch: Frauenverein „Wöchnerinnenheim" Nr. 686.

Unterricht und Ausbildung in der Armen- und Wohlfahrtspflege.

383. Mädchen- und Frauengruppen für soziale Hilfsarbeit.

Vors.: Dr. Frl. Alice Salomon, W. 50, Neue Ansbacherstr. 7, Montag und Mittwoch 3—4.

Schriftführerin: Frl. Adele Beerensson, Charlottenburg, Mommsenstr. 3.

Zweck: Mädchen und Frauen theoretisch und praktisch auf den verschiedenen Gebieten der Armen- und Wohlfahrtspflege auszubilden.

Die theoretische Ausbildung wird durch die von den Gruppen in Gemeinschaft mit dem Pestalozzi-Fröbelhaus I begründeten und erhaltenen Sozialen Frauenschule (siehe Nr. 384) gegeben. Der praktischen Ausbildung dienen die regelmäßigen Besichtigungen von Wohlfahrtseinrichtungen und die Hilfstätigkeit in gemeinnützigen Anstalten (Krippen, Kinderhorten, Kindergärten, Waisenhäusern, Vereinen für Armenpflege, Volksküchen, Krankenanstalten, Arbeiterinnenheimen u. a. m.).

5 Gruppen: Armen- und Wohlfahrtspflege, Blindenpflege, Fürsorge für Kinder, Krankenfürsorge, Fürsorge für Arbeiterinnen.

Vermittlung von Stellungen für soziale Arbeit.

1907/08: 902 Mitglieder, 196 Helferinnen für Anstalten und Vereine vermittelt.

384. Soziale Frauenschule, W. 30, Kyffhäuserstr. 21, begründet vom Berliner Verein für Volkserziehung (Pestalozzi-Fröbelhaus) (siehe Nr. 356), und den Mädchen- und Frauen-Gruppen für soziale Hilfsarbeit (siehe Nr. 383).

Leiterin: Frl. Dr Alice Salomon, W. 50, Neue Ansbacherstr. 7.

Zweck: Junge Mädchen systematisch für ihre Aufgaben in der Familie anzuleiten und sie in die sozialen Arbeitsgebiete einzuführen. Mädchen und Frauen für freiwillige und berufsmäßige soziale Arbeit auszubilden.

1. Unterstufe: Erziehungslehre, Leben und Wirken bedeutender Pädagogen, Hygiene, Volkswirtschaftslehre, Bürgerkunde, Einführung in die soziale und pädagogische Literatur, Handfertigkeit, Handarbeit, Arbeit im Kindergarten, Übungen in Hauswirtschaft und Kinderpflege. 19 Stunden wöchentlich. Unterrichtszeit 9—1 Uhr. Abgangszeugnis einer höheren Mädchenschule erforderlich.

2. Oberstufe: Volkswirtschaftslehre, Bürgerkunde, Familienrecht, Sozialethik, Pädagogik, soziale Hygiene, Einführung in die pädagogische und soziale Literatur, Einführung in die Probleme der sozialen Arbeit, Armenwesen, Armenpflege, Jugendfürsorge. 11 Stunden wöchentlich. Unterrichtszeit 9—1 Uhr. Aufnahmebedingung: Absolvierung der Unterstufe oder vollendetes 18. Lebensjahr und Nachweis hauswirtschaftlicher, pädagogischer oder sozialer Ausbildung.

Kursus für beide Stufen einjährig. Schuljahr Oktober—Juli. Honorar für alle Schülerinnen 150 M. jährlich. Für Hospitantinnen 20 M. jährlich oder 8 M. vierteljährlich für jeden Unterrichtsgegenstand.

3. Fortbildungskursus: Weiterbildung des in der Oberstufe erlangten Wissens. 4 Stunden wöchentlich. Honorar 50 M. jährlich, für Hospitantinnen 8 M. pro

Wochenstunde für das Vierteljahr. Meldungen bis 1. Oktober an Frau Clara
Richter, W. 30, Kyffhäuserstr. 21 oder an Frl. Dr. Alice Salomon.
1908/09: 57 Schülerinnen.

385. Instruktionskurse für christliche weibliche Liebestätigkeit.
Leiterin: Frl. A. v. Müller, Charlottenburg, Uhlandstr. 194, Gh. II.
Zweck: Alljährliche Veranstaltung von 6wöchentlichen Lehrkursen zur Einführung
in die christliche Liebesarbeit und gesetzmäßige Armenpflege.
Kursus Anfang September bis Mitte Oktober. Honorar 10 M. Für auswärtige Teilnehmerinnen Pension (monatlich 75—100 M.), Ermäßigungen für
weniger Bemittelte.
1907/08: 16 an allen, 14 an einzelnen Veranstaltungen Teilnehmende.

386. Ausbildungskursus für christliche weibliche Liebestätigkeit.
Veranstaltet vom Kapellenverein und dem Verein Wohlfahrt der weib-
lichen Jugend (siehe diesen Nr. 151).
Zweck: Theoretische und praktische Ausbildung gebildeter evangelischer Frauen
und Mädchen für berufsmäßige oder freiwillige Arbeit in der Innern Mission und
sozialen Wohfahrtspflege.
Der theoretische Kursus wird abgehalten im Kapellenheim, Bülowstr. 88. Dauer
3—5 Monate. Die praktische Ausbildung erfolgt durch Einstellung in Anstalten.
Meldungen an Gräfin von der Schulenburg, W. 57, Bülowstr. 88 oder an
Pastor Burckhardt, N. 4, Tieckstr. 17 (Geschäftsstelle).
Siehe ferner: Kinder-Rettungsverein Nr. 298, Evangelischer Diakonie-Verein
Nr. 374, Diakonissenhaus Evang. Magdalenenstift Nr. 802.

Unterstützungen für Schüler und Schülerinnen.

387. Kaspar Arnsteinsche Stiftung. Kapital: 209 300 M.
Verwaltung durch den Vorstand der Auerbachschen Waisenanstalten und den
Schul- und Talmud-Torah-Vorstand der jüdischen Gemeinde.
Zweck: Die Hälfte der Zinsen soll zur Aufnahme hilfsbedürftiger jüdischer Waisen
aus der Verwandtschaft des Stifters in das Auerbachsche Waisenhaus (siehe
Nr. 287), die andere Hälfte zum Besten armer Schüler der jüdischen Gemeinde-
schule beiderlei Geschlechts verwendet werden, wobei gleichfalls Verwandte des
Stifters oder seiner Ehefrau den Vorzug haben.

388. von Dörfflingersches Legat. Kapital: 9200 M.
Verwaltung: Städt. Schuldeputation.
Zweck: Verwendung der Zinsen zur Hälfte als Stipendium für ein evangelisches
Gemeinde-Schulkind aus Alt-Berlin, zur anderen Hälfte für ein solches aus Alt-Kölln
nach Absolvierung der Gemeindeschule beim Eintritt in eine andere Schule.
Verleihung auf Vorschlag des Schulinspektors.

389. Erwerbschul-Stiftung. Kapital: 81 259 M.
Verwaltung: Städt. Schuldeputation.
Zweck: Prämiierung von Schülerinnen, die sich in Handarbeiten ausgezeichnet.
Schaffung von Freistellen an Lehrinstituten, welche Mädchen im Nähen, Schneidern,
Waschen usw. ausbilden.
Jeder Schulkreis eine Prämie von 250 M. jährlich auf die Dauer von 3 Jahren.

390. Fickersches Legat. Kapital: 13 151 M.
Verwaltung: Städt. Schuldeputation.
Zweck: Gewährung eines Stipendiums für je ein Kind aus Berlin und Kölln,
das nach Absolvierung der Gemeindeschule eine weitere Schule besucht.

391. Fonthin-Stiftung. Kapital 2000 M.; dazu jährlich ca. 300 M. Mitgliederbeiträge. Vors.: G. Westphal, NO. 55, Prenzlauer Allee 219.

Zweck: Fähigen Söhnen unbemittelter Eltern freies Lehrmaterial und freien Unterricht zu ihrer Ausbildung an höheren Schulen zu gewähren.

Jedes Mitglied hat das Recht, einen Zögling vorzuschlagen. Die Wahl der Zöglinge wird nach voraufgegangener Untersuchung von den Mitgliedern ausgeübt. Es können zu gleicher Zeit immer nur 3 Zöglinge unterstützt werden; Neuaufnahme sind daher nur möglich, wenn ein Zögling durch Ergreifung des gewählten Berufes ausscheidet.

Ausgaben 1907/08 für Schulgeld: 220 M., für Geschenke an die Zöglinge: 105 M.

392. Assessor Gregorysches Legat. Kapital: 13 716 M. Verwaltung: Städt. Schuldeputation.

Zweck: Evangelischen Kindern, und zwar 2 aus Alt- und Neu-Kölln und 2 aus der Sophienparochie, welche nach Absolvierung der Gemeindeschule in höheren Lehranstalten Unterricht erhalten, Stipendien zu gewähren.

393. Hirsch und Julie Hammerfeldsche Stiftung. Kapital: 30 000 M. Verwaltung durch ein Kuratorium. Kurator: Martin Levy, W. 10, Rauchstraße 17/18.

Zweck: Arme Kinder, die in Berlin ihren Wohnsitz haben und daselbst Schule oder Gymnasium besuchen, sowie Studenten der Berliner Universität bis zum vollendeten 24. Lebensjahre zu unterstützen.

12 Stiftungsberechtigte erhalten nicht unter je 90 M. Verteilung am 2. Juni. Bekanntmachung im März durch die Zeitung. Meldungen mit Geburtsattest, Armutszeugnis und Bezeichnung der besuchten Schulanstalt bis spätestens 15. Mai bei Paul Droste, O. 27, Blumenstr. 67b.

394. Jensensches Legat. Kapital 300 M. Verwaltung: Städt. Schuldeputation.

Zweck: Erleichterung des Schulbesuchs für eine Gemeindeschülerin.

395. Verein zur Unterstützung jüdischer Schüler. Vors.: Geh. Sanitätsrat Dr. Blumenthal, W. 10, Bendlerstr. 20.

Zweck: Bedürftigen und würdigen jungen Leuten, besonders solchen, die Rabbiner oder Lehrer werden wollen, das Schulgeld für eine höhere Lehranstalt oder die Mittel zu privatem Vorbereitungs-Unterricht für eine höhere Schule, ein Seminar oder eine Hochschule, sowie besondere Geldunterstützungen zu gewähren.

1907: 1821 M. verausgabt.

396. Köhlersche Stiftung. Kapital: 27 744 M. Verwaltung: Städt. Schuldeputation.

Zweck: Beschaffung freien Schulunterrichts auf höheren und Mittelschulen für bedürftige würdige Kinder der St. Georgen-, Markus-, Andreas- und Bartholomäus-Parochie; Beschaffung von Unterrichtsmitteln für solche.

Parochialschullehrer Schultz und dessen Erben bestimmen, wieviel Kinder, welche und an welcher Anstalt sie freien Unterricht haben sollen.

397. Kretschmarsches Legat. Kapital: 4381 M. Verwaltung: Städt. Schuldeputation.

Zweck: Zwei armen Mädchen aus dem Berliner Viertel freien Unterricht zu verschaffen.

398. Walter Kühne-Stiftung. Kapital: 6848 M. Verwaltung: Städt. Schuldeputation.

Zweck: Errichtung von Freischulstellen auf höheren Berliner Privat-Knabenund -Mädchenschulen für arme, besonders befähigte evangelische Kinder.

399. Eduard Lasker=Stiftung. Kapital: 1000 M.

Verwaltung: Vorstand der jüdischen Gemeinde.

Zweck: Unterstützung eines würdigen und bedürftigen Zöglings der jüdischen Gemeindeschule am 14. Oktober.

400. Lechem=Bachurim=Verein.

Vors.: Meier Strauß, N. 24, Oranienburger Str. 64.

Zweck: Unterstützung armer jüdischer Schüler, Seminaristen und Studenten.

401. F. und C. Liebermann=Stiftung. Kapital: 100 000 M.

Verwaltung durch besonderes Kuratorium. Städt. Stiftungsbureau.

Zweck: Strebsame und befähigte Personen im Alter von 14—30 Jahren, die infolge ihrer Erziehung an eine bessere Lebenshaltung gewöhnt sind, während der Zeit ihrer Ausbildung für einen angemessenen Beruf zu unterstützen, um ihnen die Erlangung wirtschaftlicher Unabhängigkeit zu ermöglichen.

Schüler höherer Schulen werden nur unterstützt, wenn sie fleißig und für einen wissenschaftlichen oder künstlerischen Beruf ausnehmend begabt sind, Studenten auf Hochschulen mit guten Zeugnissen vom 3. Semester an. Bewerber müssen seit 3 Jahren in Berlin oder einem Vorort wohnen oder im letzten Jahrzehnt 3 Jahre dort gewohnt haben und während der Berufsvorbereitung nicht mehr als 2000 M. jährlich benötigen. Höhe der Einzelunterstützungen 250—1000 M.

402. Reichardtsches Legat. Kapital: 6500 M.

Zweck: Zahlung von Schulgeld für arme Kinder, die höhere Schulen besuchen, auf Vorschlag des jedesmaligen Propstes zu St. Petri.

Siehe ferner: Militär-Hilfsvereine Nr. 90/91 Schindlersche Legatenkasse Nr. 291, Justizrat Heidenfeld-Stiftung Nr. 411, Stipendien der Friedensgesellschaft in Potsdam Nr. 519, Österreichisch-Ungarischer Hilfs-Verein in Berlin Nr. 1003, Brunöhler-Stiftung Nr. 1057.

Unterstützungen für Fortbildungs- und Fachschüler, für Seminaristen und für technische und gewerbliche Ausbildung.

403. Darlehns= und Unterstützungskasse des Vereins zur Förderung des Frauenerwerbs durch Obst= und Gartenbau. Kapital: 2000 M.

Vors.: Frl. Castner, Dr. D. S., Marienfelde bei Berlin.

Zweck: 1. Durch Gewährung von Darlehen ausgebildete und auszubildende Berufsgärtnerinnen zu unterstützen. 2. Lehrerinnen, die an Gartenbaukursen teilnehmen wollen, zu unterstützen.

Die Darlehne sind während der Studienzeit zinsfrei, später mit 2 Prozent, solche zur Anlage einer Gärtnerei aufgenommenen mit 3½ Prozent zu verzinsen. Bei Darlehen bis 1000 M. ein sicherer Bürge erforderlich, bei höheren Darlehen 2 Bürgen.

1907: 1 Darlehn von 89,40 M.

404. Friedrichs=Gewerbe=Stipendium.

Außer den Zinsen eines Vermächtnisses der Frau Prof. Dr. Möller von 3000 M. zahlt die Stadthauptkasse jährlich 1800 M.

Verwaltung und Verleihung durch ein Kuratorium, bestehend aus dem Oberbürgermeister resp. Bürgermeister, 3 Magistratsmitgliedern, welche der Gewerbedeputation angehören, und 6 Stadtverordneten.

Zweck: Gewährung von Beihilfen in Beträgen von 150—300 M. an ortsangehörige, in Berlin geborene, zwischen 18 und 30 Jahren alte Gewerbegehilfen (Gesellen) zu ihrer weiteren Ausbildung, falls sie würdig sind und nach Vervollkommnung in ihrem Handwerk streben.

Auszahlung in der zweiten Hälfte des Januars. Gesuche bis spätestens Ende Juni an das Kuratorium, C. 2, Stralauerstr. 3—6, I.

405. Gewerks-Ausstellungsfonds von 1840. Kapital: 22 500 M.

Verwaltung: Kuratorium, bestehend aus zwei Magistratsmitgliedern (Stadtrat Maas und Stadtrat Gehrcke) und drei Innungs-Obermeistern. Zweck: Unterstützung 10 inländischer, mit guten Zeugnissen versehener, vorzugsweise in Berlin geborener Gesellen von 49 Gewerken, wenn sie wenigstens zwei Jahre lang als solche in hiesigen Werkstätten gearbeitet haben, in Raten von 60 M. als Beihilfe zu ihrer weiteren gewerblichen Ausbildung.

Diesem Fond ist im Jahre 1874 das Restvermögen der aufgelösten Kunst-, Wand-, Schön- und Seidenfärberinnung in Höhe von 2210,96 Mk. überwiesen worden mit der Bedingung, daß in Höhe der Jahreszinsen im Falle der Bewerbung von Färbern vorzugsweise diesen Unterstützungen zu gewähren sind. Gesuche wie bei Nr. 404 bis September.

406. Fonds für gewerbliche Ausstellungen. Kapital: 16 200 M.

Zweck: Unterstützung bedürftiger Lehrlinge, Schüler der städtischen Fachschulen, mit Lehrmitteln.

407. Hugo und Therese Götze-Stiftung. Kapital: 50 000 M.

Verwaltung: Städt. Stiftungsdeputation.

Zweck: Bedürftigen jungen Leuten der technischen Gewerbe die Mittel zur theoretischen Weiterbildung als Werkmeister, Techniker u. dgl. zu gewähren. Unterstützung bis zur Dauer von 3 Jahren.

408. Demoiselle Gregory-Stiftung. Kapital: 700 M.

Verwaltung: Deputation für die städtischen Fach- und Fortbildungsschulen. Zweck: Beschaffung freien Unterrichts an Mädchen-Fortbildungsschulen.

409. Guhrauersches Legat. Kapital: 1400 M.

Verwaltung: Deputation für die städtischen Fach- und Fortbildungsschulen. Zweck: Beschaffung von Prämien für Fortbildungsschüler und Fortbildungsschülerinnen.

410. Adolf v. Hansemann-Stiftung. Kapital: 50 000 M.

Zweck: Unterstützung junger Kaufleute, um ihnen die weitere allgemeine oder fachwissenschaftliche Fortbildung zu erleichtern und ihnen insbesondere den zeitweiligen Aufenthalt im Auslande zu ermöglichen. Die Vergebung erfolgt am 9. Dezember in längstens zweijährigen Zwischenräumen. Gesuche an die Handelskammer zu Berlin, NW. 7, Dorotheenstr. 7/8.

411. Justizrat Heidenfeld-Stiftung für Arbeitersöhne. Kapital: 120 000 M. und Wert eines Grundstücks (Jägerstr. 61a) 405 000 M.

Verwaltung: Städt. Stiftungsdeputation.

Zweck: Gewährung von Stipendien für Söhne von Fabrikarbeitern und Handwerksgesellen, auch von kleinen Handwerkern, die entweder: a) die erste Klasse einer Berliner Gemeindeschule vor vollendetem 14. Jahre absolviert haben und sich dem Gewerbe- oder Kaufmannsstande widmen, und die vor dem Eintritt in die Lehre noch eine weitere Schule (höhere Bürgerschule) besuchen wollen; oder b) hierselbst die Lehrzeit bei einem Handwerksmeister oder Fabrikanten durchgemacht haben und eine Handwerker-Fachschule usw. zur weiteren Ausbildung besuchen wollen; oder c) hierselbst eine gute handwerksmäßige Ausbildung bereits erlangt haben und dann eine Instruktionsreise unternehmen wollen. Höhe und Dauer der einzelnen Unterstützung nach Ermessen der Stiftungsdeputation.

412. Heise-Stiftung. Gesamtkapital: 209 950 M.

Verwaltung: Städt. Stiftungsdeputation.

Zweck: Verteilung eines Teiles der Zinsen durch die Gewerbedeputation als Stipendien, zur Unterstützung von Fachschulen, sowie von talentvollen Schülern und Handwerkern.

413. Herzheimer-Stiftung. Kapital: 7297 M.
Verwaltung: Die „Lehrabteilung" des Deutsch-Israelitischen Gemeindebundes, W. 35, Steglitzerstr. 85.
Zweck: Gewährung von Stipendien an unbemittelte jüdische Seminaristen, die Religionslehrer werden wollen.

414. Rudolf-Knebel-Stiftung. Kapital: 198 100 M.
Verwaltung: Städt. Stiftungsdeputation.
Zweck: Verwendung von ⅓ der Zinsen zur Unterstützung von Waisenknaben von guter Führung und Befähigung zu besserer Ausbildung, insbesondere durch Besuch von Fortbildungsschulen und technischen Lehranstalten.

415. Knoblauchsches Legat. Kapital: 1600 M.
Verwaltung: Städt. Stiftungsdeputation.
Zweck: Gewährung einer Prämie für einen hilfsbedürftigen Tischlerlehrling. Die zu Unterstützenden werden vom Vorstande des Gewerks, bzw. dem Direktor der Handwerkerschule vorgeschlagen.

416. Dr. Samuel Kristeller-Stiftung. Kapital: 26291 M.
Verwaltung: Deutsch-Israelitischer Gemeindebund, W. 35, Steglitzerstr. 85.
Zweck: Gewährung von: a) Stipendien an jüdische Handwerkslehrlinge und Techniker; b) Darlehen an jüdische Handwerker.

417. Rudolf Löwenstein-Stiftung. Kapital: 30 000 M.
Verwaltung: Städt. Stiftungsdeputation.
Zweck: Verteilung eines Teiles der Zinsen als Stipendien an begabte Schüler zu deren Fortbildung.

418. Schulvorsteher M. C. Luther-Stiftung. Kapital: 1050 M.
Verwaltung: Berliner Lehrerverein (Vors.: Herter, N. 31, Brunnenstr. 76.
Zweck: Unterstützung in der Ausbildung begriffener Lehrer, Lehrerinnen oder Kindergärtnerinnen, und zwar jährlich einer Person mit mindestens 30 M.

419. Julius Mappes-Stiftung. Kapital: 311 400 M.
Verwaltung: Städt. Gewerbedeputation.
Zweck: Anschaffung von Lehrmitteln für die 1. und 2. Handwerkerschule. Gewährung von Stipendien für Schüler und zu Studienreisen für Lehrer.

420. Friedrich Martin-Stiftung. Kapital: 17 600 M.
Verwaltung: Städt. Stiftungsdeputation.
Zweck: Einem fähigen jungen Kaufmann eine Reise ins Ausland behufs weiterer kaufmännischer Ausbildung zu ermöglichen.
Bewerber darf höchstens 24 Jahre alt sein, muß aus einer der beiden obersten Klassen einer hiesigen höheren Lehranstalt mit vorzüglichen Zeugnissen abgegangen sein und seine Lehrzeit als Kaufmann gut absolviert haben.

421. Albert-Menzel-Stiftung. (Siehe auch Nr. 455.) Kapital: 16 800 M.
Verleihung durch Magistrat und Stadtverordneten-Versammlung.
Zweck: Zahlung von jährlich 300 M. an ein bedürftiges Mädchen, welches sich zur Lehrerin oder Erzieherin ausbildet, für die Zeit des Studiums.
Verwandte des Stifters bevorzugt.

422. Albert Meyersche Stiftung.
Verwaltung: Kuratorium. Vors.: Dr. Ludwig Flatau, Charlottenburg, Niebuhrstr. 78.

Zweck: 1. Unterstützung von bedürftigen jüdischen Knaben zur Ausbildung für das Kunsthandwerk und die technischen Wissenschaften. 2. Unterstützung zur Erziehung jüdischer Waisenmädchen in Familien mit Ausschluß der Ausbildung für den musikalischen Beruf.

Die Betreffenden können nur dreimal bedacht werden.

Die Stiftung bleibt nur 15 Jahre in Kraft; alsdann fällt das Kapital an die jüdische Gemeinde.

423. Minna Meyerbeer-Stiftung. Kapital: 13 421 M.

Verwaltung: Vorstand der jüdischen Gemeinde.

Zweck: Unterstützung aus der Waisenpflege entlassener jüdischer Mädchen zur Ausbildung als Erzieherinnen, Lehrerinnen od. dgl.

424. Berthold Schäffer-Stiftung. Kapital: 60 000 M.

Verwaltung: Gewerbedeputation des Magistrats.

Zweck: Verwendung eines Teiles der Zinsen zu Beihilfen an Gürtlerlehrlinge zum Besuche einer Kunst-, Fachgewerbe- oder Handwerkerschule (Siehe auch Nr. 897.)

425. Zweite Schmidtsche Stipendien-Stiftung. Kapital: 8900 M.

Verwaltung: Magistrat.

Zweck: Gewährung von Prämien an 2 vom Gymnasium abgehende Schüler, welche sich einem Handwerke, dem Kaufmannsstand, der Ökonomie usw. widmen.

426. Stiftung der Berliner Gewerbeausstellung von 1879 (juristische Person). Gesamtkapital 1. April 1908: 541 285 M.

Verwaltung und Aufsicht über das Vermögen führt der Magistrat.

Zweck: Den Aufschwung der Berliner Industrie zu fördern. 1. Die Zinsen von 300 000 M. werden verwendet, um die der Industrie und dem Gewerbe sich widmende Jugend durch Stipendien zu befähigen, sich eine gediegene Ausbildung für ihren Beruf anzueignen. Stipendien können auf ein oder mehrere Jahre vom Kuratorium verliehen werden. 2. Die Zinsen von 50 000 M. werden verwendet zu populären Vorträgen, welche die Kenntnisse der hiesigen Handwerker fördern. Den Betrag erhält die hiesige Polytechnische Gesellschaft zur entsprechenden Verwendung. 3. Die Zinsen von 50 000 M. sollen dauernd zur Verfügung des Kuratoriums bleiben zur Unterstützung von Fachschulen für jugendliche Handwerker und Industrielle nach den Grundsätzen des Berliner Fortbildungsschulwesens.

Gesuche zu 1 zwischen 1. Dezember und 15. Januar an das Kuratorium, C. 2, Stralauerstr. 3–6, I. Die Verleihung geschieht durch ein Kuratorium (Oberbürgermeister, Stadtverordnetenvorsteher, je einem Mitgliede der städtischen Schul-, bzw. Gewerbedeputation, dem Vorsitzenden der Polytechnischen Gesellschaft usw.).

427. Stiftung von 1799. Kapital: 60 000 M.

Verwaltung: Kuratorium. Vors.: Geh. Oberjustizrat Greiff, W. 62, Nettelbeckstr. 10.

Zweck: Gewährung von Stipendien für talentvolle und gut empfohlene junge Handwerker, besonders zum Besuch technischer Fortbildungsanstalten.

Meldungen zu Weihnachten an Prof. Dr Dielitz, Direktor des Sophien-Gymnasiums, C. 54, Weinmeisterstr. 15.

428. Institut Talmud Torah nebst dessen Zweig- und Spezialstiftungen. Kapital: Ein Grundstück (Spandauerstr. 64), sowie Fonds im Betrage von 4800 M.

Verwaltung: Vorstand der jüdischen Gemeinde durch einen besonderen Schul- und Talmud-Torah-Vorstand. Vors.: San.-Rat Dr Julius Stern, W. 35, Potsdamerstr. 40.

Zweck: Förderung des Unterrichts in den jüdischen Religionswissenschaften und Unterstützung von Seminaristen.

429. Leopold Sophie Troppau-Stiftung. Kapital: 6984 M.
Verwaltung: Vorstand der jüdischen Gemeinde Berlin.
Zweck: Unterstützung eines jüdischen, nicht unter 14 Jahre alten, im Bezirk der Synagogengemeinde Berlin wohnhaften Mädchens am 8. Oktober zur Berufsausbildung oder Verheiratung.

430. Geh. Medizinalrat Dr. Wolff Cohn-Stiftung. Kapital: 400 000 M. (Die Zinsen von 100 000 M. sind vorläufig als Legat auszuzahlen.)
Verwaltung: Vorstand der jüdischen Gemeinde.
Kurator: Dr. Wilhelm Feilchenfeld, Charlottenburg, Berlinerstr. 154.
Zweck: 1. Unterstützung jüdischer junger Leute, die ein Handwerk erlernen wollen, besonders solcher, die eine höhere Vorbildung als die der Gemeindeschule besitzen und aus der Provinz Posen stammen. 2. Unterstützung junger jüdischer Handwerker nach beendeter Lehrzeit zur Fortbildung, aber nicht zum Besuch von Hochschulen.
Bedingung: Arbeitsaussetzung nur an den 3 hohen jüdischen Feiertagen.

431. Verein zur Beförderung des Gewerbfleißes.
Vors.: Unterstaatssekretär Geh. Rat Fleck, Charlottenburg, Fasanenstr. 19.
Der Verein verwaltet 4 Stiftungen:
1. v. Seydlitzsche Stiftung. Siehe unter Stipendien für Studierende der Technischen Hochschule. Nr. 535.
2. Webersche und Geygersche Stiftung. Kapital: 3480 M.
Zweck: Ausbildung von Handwerkern an den Berliner Fortbildungsschulen.
3. Jubiläums-Stiftung. Kapital: 30 000 M.
Zweck: Ausbildung junger Techniker an technischen Mittelschulen.
4. Rathenau-Stiftung: Kapital: 20 000 M.
Zweck: Beihilfe zur Heranbildung mittlerer Techniker, die eine preußische Maschinenbauschule oder eine andere entsprechende deutsche technische Schule besuchen. (Aufforderung zur Bewerbung durch die Zeitung.)

432. Emil Zeitlers Fachschulen-Stiftung. Kapital: 200000 M. und Grundstück Linienstr. 20.
Verwaltung: Städt. Stiftungsdeputation.
Zweck: Bedürftigen und fleißigen Handwerkern und Künstlern während ihrer Ausbildung auf Berliner gewerblichen Unterrichtsanstalten oder Kunstschulen entweder freie Wohnung oder Barunterstützungen in Höhe von monatlich 20 M., später 30 M. längstens auf 2 Jahre zu gewähren.
Stifter hat noch den Nießbrauch. Z. Z. werden 3 Stipendien gewährt.

433. Dr. Bernhard Weiß-Stiftung. Kapital: 160 000 M.
Verwaltung: Vorstand der jüdischen Gemeinde.
Zweck: Verwendung der einen Hälfte der Zinsen zur Unterstützung mittelloser jüdischer Zöglinge technischer und gewerblicher Anstalten, der anderen Hälfte für Wohltätigkeitsanstalten der jüdischen Gemeinde.
Siehe ferner: Militär-Hilfsvereine Nr. 90 und 91, Erwerbschul-Stiftung Nr. 389, Darlehns- und Unterstützungskasse des Vereins zur Förderung des Frauenerwerbs durch Obst- und Gartenbau Nr. 403, Lewald Stahr-Stiftung Nr. 502, Julius Neumannsche Schülerstiftung Nr. 510, Zweigverein des Hilfsvereins für jüdische Studierende Nr. 555, Simon Bladsche Stiftung Nr. 556, König Wilhelm-Stiftung für erwachsene Beamtentöchter Nr. 865, Hilfsverein für Märkisch-Friedland Nr. 1015, Lissaer Hilfsverein Nr. 1017, Ostrowoer Hilfsverein Nr. 1020.

Unterstützungen für Studierende.

Stipendien werden stets am schwarzen Brett ausgeschrieben. Allgemeine Bewerbungen sind zwecklos.

Außer den Stipendien verfügt die Universität über Fonds, deren Zinsen halbjährlich zur Gewährung von Freitischen verwandt werden.

Nähere Auskunft über Stipendien erteilt die Akademische Auskunftstelle (siehe Nr. 1299).

Unterstützungen für katholische weibliche Studierende gewährt der Hildegardis-Verein (Vors.: Oberlehrerin M. Schmitz, Aachen, Heinrichsallee 9).

Über Unterstützungen für jüdische Studierende erteilt die Auskunftstelle des Verbandes für jüdische Wohltätigkeitspflege (siehe Nr. 1287) Auskunft.

Studierende der Theologie.

434. Conardsches Stipendium für evangelische Theologie Studierende. Kapital: 3400 M.

Zweck: Gewährung eines Stipendiums von jährlich 150 M. auf 3 Jahre an einen preußischen bedürftigen und würdigen Studierenden der evangelischen Theologie. Verwandter des Stifters, nächstdem der Sohn des Predigers zu St. Georgen bevorzugt. Die Kollation steht dem Magistrat zu.

435. Evangelisches Säkular-Stipendium. Kapital: 10 025 M.

Verwaltung und Verleihung durch ein Kuratorium, bestehend aus dem Oberbürgermeister und dem ältesten Stadtschulrat, 3 Stadtverordneten, den Dekanen der theologischen und philosophischen Fakultät und einem evangelischen Geistlichen Berlins.

Zweck: Verleihung eines Stipendiums von 900 M. auf 2 Jahre an einen Theologen, der das triennium academicum absolviert und die Universität nicht länger als seit 4 Jahren verlassen hat.

Der Empfänger muß im Laufe der Stipendienjahre den Lizentiatengrad an einer preußischen Universität erwerben und vor Perzeption des Stipendiums das Doktorexamen machen. Berliner haben den Vorzug. Meldungen an die Geschäftsstelle, Rathaus, bis 15. Dezember.

436. Guretzkysche Stiftung. Kapital: 9150 M.

Verwaltung: Königl. Friedrich Wilhelms-Universität; besondere Kommission.

Zweck: Unterstützung bedürftiger Studierender der Theologie; freie Benutzung der zur Stiftung gehörenden Bibliothek.

437. Hengstenbergsche Stipendium-Stiftung.

Verwaltung: Theologische Fakultät der Königl. Friedrich Wilhelms-Universität.

Zweck: Unterstützung Studierender der evangelischen Theologie.

Bevorzugt werden Söhne von Geistlichen.

438. Immediat-Stipendium.

Verwaltung: Königl. Friedrich Wilhelms-Universität; besondere Kommission.

Zweck: Unterstützung von drei evangelischen Studierenden der Theologie mit halbjährlich je 140 M.

439. Johnsonsche Stiftung für israelitische Theologen. Kapital: 12 000 M.

Verwaltung: Vorstand der jüdischen Gemeinde.

Zweck: Unterstützung von 4 armen Studierenden der israelitischen Theologie, je 2 am 17. Schebath und 24. Cheschwan.

440. Kirchhoff-Franke-Stiftung. Kapital: 25 150 M.

Verwaltung: Rektor und Senat der Königl. Friedrich Wilhelms-Universität.

Zweck: Gewährung von Stipendien an einen Studierenden der Theologie und einen der klassischen Philologie.

441. Sara Levysches Stipendium. Kapital: 5200 M.

Verwaltung: Rektor und Senat der Königl. Friedrich Wilhelms-Universität.

Zweck: Gewährung von Stipendien an je einen jüdischen Studierenden der Theologie und der Medizin auf die Dauer von 3—4 Jahren.

442. Ranzensches Stipendium. Kapital: 4375 M.

Verwaltung und Verleihung: Magistrat.

Zweck: Gewährung von Stipendien für bedürftige Studierende der Theologie oder Jurisprudenz auf 2 Jahre.

443. A. C. Schwarzsche Stipendien-Stiftung. Kapital: 23300 M.

Verwaltung: Theologische Fakultät und Rektor und Senat der Königl. Friedrich Wilhelms-Universität.

Zweck: Gewährung von Stipendien in Höhe von 400 M. auf 1 Jahr an evangelische Studierende der Theologie.

Stipendiaten müssen preußische Untertanen und Söhne von Berliner Beamten sein und bereits ein Semester studiert haben.

444. Schleiermachersche Stiftung.

Verwaltung: Königl. Friedrich Wilhelms-Universität; besonderes Kuratorium.

Zweck: Gewährung eines Stipendiums an einen Studierenden der Theologie, welcher nach gründlicher philologischer Vorbildung sich besonders auszeichnet.

Bewerber müssen eine das Wirken Schleiermachers betreffende Arbeit abfassen.

445. Siebenbürgisches Stipendium.

Verwaltung: Stiftung Mons Pietatis, W. 9, Köthenerstr. 38 (Evangel. Ober-kirchenrat).

Zweck: Gewährung von Stipendien für Studierende der Theologie, welche aus Siebenbürgen stammen; in Ermangelung solcher auch für preußische Staats-angehörige.

Bewerber müssen der reformierten Kirche angehören. Siebenbürgen müssen Zöglinge des Kollegiums in Enyed gewesen sein.

446. Simonsche Stiftung.

Verwaltung: St. Nikolai- und Marien-Kirchkasse. Verleihung durch den Magistrat.

Zweck: Gewährung eines Stipendiums von 66 M. für einen Studierenden der Theologie.

Verwandte haben den Vorzug.

447. Sorgatz-Stiftung. Kapital: 17250 M.

Verwaltung: Rektor und Senat der Königl. Friedrich Wilhelms-Universität.

Zweck: Gewährung eines Stipendiums an einen Studierenden der Theologie, der sich mit der wissenschaftlichen Bibelforschung beschäftigt.

448. Twesten-Stiftung. Kapital: 38000 M.

Verwaltung: Theologische Fakultät der Königl. Friedrich Wilhelms-Universität.

Zweck: Gewährung eines Stipendiums von 1200 M. jährlich an einen evangelischen Theologen.

Bewerber muß preußischer Staatsangehöriger sein, sich zur evangelischen Union bekennen und als Studierender der hiesigen Universität im vorgerückten Stu-diensemester stehen, oder sich auf die Habilitation an hiesiger theologischer Fakul-tät vorbereiten. Verleihung des Stipendiums kann auf 3 Jahre gewährt werden.

449. Unterstützungs-Fonds des Kultus-Ministeriums.

Verwaltung: Kultus-Ministerium und Senat der Königl. Friedrich-Wilhelms-Universität.

Zweck: 1. Verteilung von Unterstützungen und kleinen Prämien für gelieferte Arbeiten an Studierende der theologischen Fakultät; 2. Gewährung von Unterstützungen an Prediger- und Lehrersöhne aller Fakultäten; 3. Gewährung von Unterstützungen an Studierende der Rechte, Medizin und Philosophie; 4. Gewährung von Freitischen (siehe Vorbemerkung).

450. Waldenser Stipendium.
Verwaltung: Stiftung Mons Pietatis, W. 9, Köthenerstr. 38 (Evangel. Oberkirchenrat).
Zweck: Gewährung von Stipendien an Theologie studierende Waldenser auf 2 Jahre.
Siehe ferner: Schindlersche Legatenkasse Nr. 291, Lechem Bachurim-Verein Nr. 400, Agathon Benary-Stiftung Nr. 469, Baer Philipp Goldschmidtsche Familien-Stiftung Nr. 821, Isaak Heymann Levysche Stiftung Nr. 839, Ephraim Veitel-Stiftung Nr. 1192.

Studierende der Jurisprudenz.

451. Adolph Arnsteinsche Stiftung. Kapital: 30 000 M.
Verwaltung: Senat der Königl. Friedrich Wilhelms-Universität.
Zweck: Gewährung von Stipendien an bei der Berliner Universität immatrikulierte Studierende der Rechtswissenschaft, der Medizin und der Geschichte ohne Unterschied des Glaubens auf 1—4 Jahre, jährlich nicht unter 300 M. und nicht über 900 M. und zwar die eine Hälfte der Zinsen alljährlich an Juristen, die andere Hälfte abwechselnd an Mediziner und Historiker.
Bewerbungsgesuche bis 15. Januar auf dem Universitäts-Sekretariat abzugeben.

452. Burschsches Stipendium. Kapital: 10 700 M.
Verwaltung: Rektor und Senat der Königl. Friedrich Wilhelms-Universität.
Zweck: Unterstützung armer Studierender der Jurisprudenz und Medizin unter möglichster Berücksichtigung der Verwandten der Erblasserin.

453. Joseph Jausel-Stiftung. Kapital: 120 000 M.
Verwaltung durch ein Kuratorium, bestehend aus dem Präsidenten und den beiden dem Dienstalter nach ältesten Richtern des Königl. Landgerichts I Berlin.
Zweck: Verwandte des Stifters, mangels solcher Söhne von Richtern und Gerichtsschreibern des Königl. Land- und Amtsgerichts I, welche an der Universität Berlin Jura studieren, zu unterstützen.
Jährlich 3 Stipendien zum gleichen Betrage. Verleihung am 8. April.

454. Markwaldsche Stipendien-Stiftung. Kapital: 58 900 M.
Verwaltung: Rektor und Senat der Königl. Friedrich Wilhelms-Universität.
Zweck: Gewährung von 6 Stipendien an mittellose Studierende der Rechte, Medizin und Philosophie, ohne Unterschied der Konfession.
Die Stipendien werden auf ein Jahr verliehen, können aber einem und demselben Stipendiaten wiederholt gewährt werden.

455. Albert Menzel-Stiftung. (Siehe auch Nr. 481). Kapital: 16 800 M.
Verleihung durch Magistrat und Stadtverordneten-Versammlung.
Zweck: Gewährung eines Stipendiums von 300 M. an einen hilfsbedürftigen Studenten der Jurisprudenz für die Zeit seiner Universitätsstudien.
Verwandte des Stifters haben den Vorzug.

456. von Schebe 1. Stiftung. Kapital: 4300 M.
Verwaltung: Königl. Kammergericht.
Zweck: Gewährung eines Stipendiums auf 1 oder 2 Jahre für ein Mündel des

Kammergerichtsbezirks adliger Geburt, das Jurisprudenz studiert, oder für ein solches, das sich einem anderen Fache widmet.

Beim Nichtvorhandensein eines adligen Verleihung an ein bürgerliches Mündel.

Siehe ferner: Ranzensches Stipendium Nr. 442, Unterstützungs-Fonds des Kultusministeriums Nr. 449, Berth. Langner-Stiftung Nr. 466, Mandt-Ackermannsche Stipendien-Stiftung Nr. 506.

Studierende der Medizin.

457. Blumenbachsches Stipendium.

Verwaltung: Universität Göttingen.

Zweck: Gewährung von 1800 M. an einen Doktor der Medizin, damit er für seine weitere Ausbildung und zur Erreichung eines bestimmten wissenschaftlichen Zwecks eine Reise unternehmen kann.

Das Stipendium wird abwechselnd von der medizinischen Fakultät Göttingen und Berlin vergeben.

458. Gräfin Rose-Stiftung. Kapital: 733 500 M.

Verwaltung: Medizinische Fakultät an der Königl. Friedrich Wilhelms-Universität.

Zweck: Gewährung von Stipendien an Studierende der Medizin.

459. Heimann Breßler-Stiftung. Kapital: 50 000 M.

Verwaltung durch ein Kuratorium von 3 Personen (Vorsitzender: Stadtrat Dr Straßmann.)

Zweck: Gewährung von Stipendien zu 300 M. an deutsche Studierende der Medizin der hiesigen Universität, zur Hälfte an Christen, zur Hälfte an Juden.

Gewährung des Stipendiums in der Voraussetzung, daß der Betreffende die ihm gewährte Unterstützung zurückerstattet, sobald er eine auskömmliche Praxis gefunden hat. Verteilung am 1. Mai, Bewerbungen bis 10. März.

460. Fidicin-Stiftung. Kapital: 17 700 M.

Verwaltung: Senat der Königl. Friedrich-Wilhelms-Universität.

Zweck: Gewährung von zwei Stipendien zu je ca. 300 M. an evangelische Studierende der Medizin.

Bewerbung im Juni, Zahlung am 1. August.

461. Dr. med. Heinrich Gobureck-Stiftung. Kapital: 250 000 M.

Verwaltung: Magistrat Berlin, Verein zur Gewährung zinsfreier Darlehen an studierende Frauen (siehe Nr. 523), sowie 2 Ärztinnen aus Berlin.

Zweck: Gewährung von Darlehen an deutsche weibliche Studierende der Medizin, die an einer deutschen Universität immatrikuliert sind und die ärztliche Vorprüfung bestanden haben.

Gesuche sind zu richten an Frau Dr Lydia Rabinowitsch-Kempner, W. 50, Augsburgerstr. 43.

462. Dr August Hammersche Stiftung. Kapital: 28 700 M.

Zweck: Gewährung eines Stipendiums während 4 Jahre an einen deutschen Studierenden der Medizin.

Bevorzugt werden diejenigen, welche bereits ein Semester an hiesiger Universität studiert haben.

463. Hecker-Stiftung. Kapital: 12 300 M.

Verwaltung: Senat der Königl. Friedrich Wilhelms-Universität.

Zweck: Gewährung eines Stipendiums in jedem 4. Jahre an einen bedürftigen Studierenden der Medizin zur Vornahme einer Studienreise.

Bewerber muß die vorgeschriebene Studienzeit ganz oder nahezu vollendet haben. Bevorzugt werden solche, die bereits das Doktorexamen bestanden haben.

464. Helfftsche Stiftung. Kapital: 50 940 M.
Verwaltung: Der Dekan der medizinischen Fakultät der Königl. Friedrich Wilhelms-Universität.
Zweck: Unterstützung armer Studierender der Medizin.

465. Dr. Henkelsches Stipendium.
Verwaltung: Medizinische Fakultät der Königl. Friedrich Wilhelms-Universität.
Zweck: Gewährung eines Stipendiums an einen Studierenden der Medizin. Studierende der Kaiser Wilhelm-Akademie sind von dem Genusse des Stipendiums nicht ausgeschlossen. Die Verleihung geschieht nur auf 2 Jahre, und zwar auf die zweite Hälfte des Studiums.

466. Berth. Langner-Stiftung. Kapital: 15 000 M.
Verwaltung: Städt. Stiftungsdeputation.
Zweck: Verwendung der Zinsen je zur Hälfte 1. um Studierenden der Medizin, Jurisprudenz und Philosophie an der Berliner Universität die Fortsetzung des Studiums zu ermöglichen; 2. einer jüdischen Braut, welche den Nachweis sittlicher Führung beibringt, eine Beihilfe zur Aussteuer zu gewähren.

467. Immanuel Munk-Stiftung. Kapital: 12 000 M.
Verwaltung: Senat der Königl. Friedrich Wilhelms-Universität.
Zweck: Gewährung eines Stipendiums von 420 M. für einen Studierenden der Medizin.
Meldung bis 10. Mai.

468. Rudolphsches Stipendium. Kapital: 14 700 M.
Verwaltung und Verleihung: Magistrat.
Zweck: Gewährung von 2 Stipendien zu 300 M. an Studierende der Medizin auf die Dauer der vorgeschriebenen Universitätsstudien.
Bewerber müssen preußische Untertanen, würdige, bedürftige Abiturienten von einem preußischen Gymnasium sein (von einem nichtpreußischen nur mit Genehmigung des Ministers der geistlichen Angelegenheiten). Das Studium muß auf einer preußischen Universität stattfinden. Der Magistrat ist befugt, aus vakantem Stipendium dem bereits mit einer Rate Beliehenen außerordentliche Unterstützung, z. B. zur Bestreitung der Kosten des Doktorexamens zu bewilligen.
Siehe ferner: Sara Levysches Stipendium Nr. 441, Unterstützungs-Fonds des Kultusministeriums Nr. 449, Adolf Arnsteinsche Stiftung Nr. 451, Burschsches Stipendium Nr. 452, Markwaldsche Stipendien-Stiftung Nr. 454, Mandt-Ackermannsche Stipendien-Stiftung Nr. 506.

Studierende der Philosophie.

469. Agathon Benary-Stiftung.
Verwaltung: Königl. Friedrich Wilhelms-Universität; besondere Kommission.
Zweck: Unterstützung Studierender der philosophischen oder theologischen Fakultät, die sich mit indischer Philologie beschäftigen, ohne Unterschied des Bekenntnisses und der Nationalität.
Bewerber müssen mindestens ein halbes Jahr auf einer deutschen Universität Vorlesungen gehört haben.

470. Moses Mendelssohn-Stiftung. Kapital: 155 000 M.
Verwaltung: Philosophische Fakultät der Königl. Friedrich Wilhelms-Universität.
Zweck: Verteilung von 8 Stipendien an unterstützungsbedürftige, tüchtige Studierende der philosophischen Fakultät, ohne Unterschied des religiösen Bekenntnisses.
Siehe ferner: Unterstützungs-Fonds des Kultusministeriums Nr. 449, Markwaldsche Stipendien-Stiftung Nr. 454, Berth. Langner-Stiftung Nr. 466.

Studierende der Mathematik.

471. Dr Gotthold Eisensteinsches Stipendium. Kapital: 9900 M.

Verwaltung: Philosophische Fakultät der Königl. Friedrich Wilhelms-Universität.

Zweck: Unterstützung von einem oder zwei würdigen Studierenden der Mathematik, ohne Unterschied des Glaubens und des Vaterlandes.

Die Verleihung des Stipendiums geschieht auf ein Jahr und kann einem Studierenden höchstens dreimal gegeben werden.

472. Gustav Magnus-Stiftung. Kapital: 76 600 M.

Verwaltung: Philosophische Fakultät der Königl. Friedrich Wilhelms-Universität.

Zweck: Gewährung von 2 Stipendien zu je 1200 M. an bedürftige Studierende der Mathematik oder der Naturwissenschaften.

Siehe ferner: Kleemansche Stipendien-Stiftung Nr. 473.

Studierende der Naturwissenschaften.

473. Kleemannsche Stipendien-Stiftung.

Verwaltung: Armendirektion der Stadt Berlin.

Zweck: Verleihung von 2 Stipendien an Studierende der Naturwissenschaften und Mathematik, ohne Unterschied der Religion.

474. P. Rohrbachsche Stiftung. Kapital: 9000 M.

Verwaltung: Rektor und Senat der Königl. Friedrich Wilhelms-Universität.

Zweck: Gewährung eines Stipendiums an einen deutschen Studierenden der Naturwissenschaften, insbesondere der Botanik, der auf der Berliner Universität immatrikuliert ist.

Bewerbung bis zum 30. April an den Dekan der philosophischen Fakultät. Verleihung im Mai. Wiederholte Gewährung des Stipendiums zulässig.

Siehe ferner: Gustav Magnus-Stiftung Nr. 472.

Studierende der Geschichte.

475. Stipendium des Generalleutenants Hermann von Gansauge. Kapital: 15 200 M.

Verwaltung: Philosophische Fakultät der Königl. Friedrich Wilhelms-Universität.

Zweck: Verleihung eines Stipendiums an evangelische Studierende der Geschichte und Archäologie, insbesondere der Numismatik.

Bewerber muß an der Berliner Universität mindestens 2 Semester als Hauptfach Geschichte oder Archäologie studiert haben. Das Stipendium wird auf 1 Jahr verliehen, kann aber wiederholt gewährt werden.

476. Köpkesches Stipendium. Kapital: 45 000 M.

Verwaltung: Philosophische Fakultät der Königl. Friedrich-Wilhelms-Universität.

Zweck: Verleihung von Stipendien an Studierende der Geschichte, die preußische Staatsangehörige evangelischer Konfession sind, mit Beginn des 6. Semesters auf 3—4 Jahre.

Siehe ferner: Stipendium Laurentianum Nr. 479.

Studierende der Philologie.

477. Boeckh-Stiftung. Kapital: 16 00 M.

Verwaltung: Philosophische Fakultät der Königl. Friedrich-Wilhelms-Universität.

Zweck: Gewährung von Stipendien auf 1 Jahr an Studierende der klassischen

Philologie, welche mindestens ½ Jahr auf einer deutschen Universität studiert haben, ohne Unterschied der Konfession.

Bevorzugt werden preußische, nächstdem deutsche Staatsangehörige. Das Stipendium kann mehrmals an denselben Bewerber verliehen werden.

478. Eduard Gerhardsches Stipendium. Kapital: 26 400 M.

Verwaltung: Rektor und Senat der Königl. Friedrich Wilhelms-Universität.

Zweck: Gewährung eines Stipendiums von 900 M. an einen christlichen Studierenden der klassischen Philologie oder Archäologie.

Die Unterstützung wird während der ganzen Studienzeit bewilligt. Verwandte des Stifters werden bevorzugt.

479. Stipendium Laurentianum. Kapital: 13 900 M.

Verwaltung: Philosophische Fakultät der Königl. Friedrich Wilhelms-Universität.

Zweck: Gewährung von Stipendien an Studierende der klassischen Philologie und der das klassische Altertum betreffenden historischen Wissenschaften auf die Dauer von 3 Jahren.

480. Dr. John Muir-Stiftung. Kapital: 8800 M.

Verwaltung: Königl. Friedrich Wilhelms-Universität; besonderes Kuratorium.

Zweck: Verleihung eines Stipendiums an Studierende der indischen Philologie oder der vergleichenden Sprachforschung, ohne Unterschied des religiösen Bekenntnisses und der Staatsangehörigkeit.

Die Gewährung des Stipendiums kann auch nach Erwerbung eines akademischen Grades fortgesetzt werden.

481. Schweiggersche Stiftung. Kapital: 11 800 M.

Verwaltung: Königl. Friedrich Wilhelms-Universität; besondere Kommission.

Zweck: Gewährung von Stipendien auf 1—3 Jahre an Studierende, welche Missionare oder Lehrer an einer Schule für europäische Wissenschaft im Orient werden wollen.

Siehe ferner: Kirchhoff-Franke-Stiftung Nr. 440, Agathon Benary-Stiftung Nr. 469.

Studierende aller Fakultäten.

482. Heinrich Alexander-Stiftung. Kapital: 7500 M.

Verwaltung: Vorstand der jüdischen Gemeinde.

Zweck: Gewährung je eines Stipendiums an einen jüdischen und einen christlichen bedürftigen Studierenden im Januar.

483. Frau Geheimrat Becker-Stiftung. Kapital: 10 000 M.

Verwaltung: Vorstand der jüdischen Gemeinde.

Zweck: Unterstützung jüdischer Studentinnen.

484. Bendemannsche Stiftung. Kapital: 7400 M.

Verwaltung: Rektor und Senat der Königl. Friedrich Wilhelms-Universität.

Zweck: Unterstützung von 5 armen würdigen Studierenden.

485. Beuthsche Stipendien-Stiftung. Kapital: 103 900 M.

Verwaltung: Rektor und Senat der Königl. Friedrich Wilhelms-Universität.

Zweck: Gewährung von Stipendien an würdige Studierende der Königl. Friedrich Wilhelms-Universität zu Berlin oder der Königl. techn. Hochschule auf die Dauer von 5 Jahren.

Das Stipendium kann nach Beendigung des Studiums zur weiteren Ausbildung belassen werden. Bewerber müssen mindestens 1 Jahr die Universität in Berlin besuchen, die übrige Zeit können sie an einer anderen deutschen Universität studieren. Bevorzugt werden Eingeborene der Stadt Cleve.

486. Wilhelm Borchert-Stiftung für die städtischen Realgymnasien und Oberrealschulen Berlins. Kapital: 450 000 M.

Verwaltung: Kuratorium, Vors.: Stadtschulrat Michaelis, W. 57, Kurfürstenstr. 14.

Zweck: Befähigten, unbemittelten Schülern der unter städtischem Patronat stehenden Real-Gymnasien und Oberrealschulen, die der Prima angehört und die Reifeprüfung bestanden haben, unabhängig von der Konfession einmalige Beihilfen oder Stipendien zu 600—1500 M. auf 1 oder mehrere Jahre zu gewähren, damit sie sich in Wissenschaft, Technik oder Kunst weiterbilden können.

487. Böffel-Stipendium. Kapital: 7560 M.

Verwaltung: Heilgegeist- und Georg-Hospitalkasse.

Zweck: Gewährung eines Stipendiums auf 1 Jahr für einen Studierenden an der Universität Halle, in erster Reihe für einen Verwandten des Stifters, in zweiter für Studierende aus der Stadt Aken im Magdeburgischen, sonst für arme Studierende aus Berlin.

488. Caspersche Stiftung. Kapital: ca. 2 000 000 M.

Verwaltung: Senat der Königl. Friedrich Wilhelms-Universität.

Zweck: Verwendung der Hälfte der Zinsen zu Stipendien für evangelische, bürgerliche, preußische Studierende aller Fakultäten der Universität Berlin, der anderen Hälfte zur Gewährung von Jahresrenten an über 40 Jahre alte unverheiratete Töchter und Witwen von Professoren und Privatdozenten der Berliner Universität, sowie zur Gewährung von Jahresrenten und Unterstützungen an über 40 Jahre alte, bedürftige und unverheiratete Töchter von Berliner Beamten, Gewerbetreibenden und Handwerkern.

Die Vergebung des letzten Viertels erfolgt durch die städtische Stiftungsdeputation, jedoch sollen die Zinsen zunächst 10 Jahre kapitalisiert werden.

489. Goldbecksche Stipendien-Stiftung. Kapital: 302 800 M.

Verwaltung: Königl. Friedrich Wilhelms-Universität; besonderes Kuratorium.

Zweck: Gewährung von 16 Stipendien an evangelische bedürftige Studierende aller Fakultäten bis zur Beendigung des Studiums.

Bevorzugt werden elternlose oder solche junge Leute, deren Eltern ein Einkommen von weniger als 1200 M. jährlich haben. Verleihung in der ersten Hälfte des Juni.

490. Griechen-Stipendium. Kapital: 14 400 M.

Verwaltung: Rektor und Senat der Königl. Friedrich Wilhelms-Universität.

Zweck: Unterstützung eines griechischen Staatsangehörigen, welcher an der Universität zu Berlin studiert.

Der Stipendiat muß sich durch öffentliche Zeugnisse aus seiner Heimat über seine Unbescholtenheit, sowie über seine Bildung und Befähigung zum Studium ausweisen können.

491. von Distelmeyersche Schenkung. Kapital: 10 300 M.

Verwaltung Magistrat.

Zweck: Gewährung von Stipendien für Verwandte des Stifters, demnächst für Söhne Berliner Einwohner, vornehmlich solcher, die im Dienste der Kirche und Schule stehen und der lutherisch-augsburgischen Konfession zugetan sind. 2 Stipendien durch den Magistrat; Kollator des dritten ist der nächste von Distelmeyersche Deszendent, zurzeit Graf von Lynar auf Lübbenau, welcher dem Magistrat von der jedesmaligen Verleihung Anzeige macht.

492. Grochsches Legat. Kapital: 1500 M.

Verwaltung und Verleihung: Magistrat.

Zweck: Gewährung eines Stipendiums für einen in Berlin geborenen Studierenden.

493. Hackersche Stiftung.
Verleihung durch den Magistrat.
Zweck: Gewährung eines Stipendiums von 75 M. für einen armen Studierenden.
Verwandte haben den Vorzug.

494. Heerbrandtsches Stipendium.   Kapital: 4250 M.
Verwaltung: Magistrat.
Zweck: Gewährung von Beihilfen für Verwandte des Stifters, in deren Ermangelung für 2 arme Bürgersöhne, welche zum Studieren Lust haben, und wenn solche nicht vorhanden sind, zur Ausstattung armer Bürgertöchter und Waisen.

495. Hilfsverein für jüdische Studierende.
Vors.: Justizrat Dr. A. Seligsohn, W. 50, Kurfürstendamm 24.
Schriftführer: Prof. F. Liebermann, W. 10, Bendlerstr. 10.
Zweck: Jüdische Studierende der Universität Berlin und der anderen staatlichen höheren akademischen Lehranstalten in Berlin (Technische Hochschule, Bergakademie, Kunstakademie usw.) zu unterstützen zur Fortsetzung des Studiums vom 3. Halbjahre an und zur Ablegung der nötigen Examina, letzteres nur nach mindestens einjährigem Studium in Berlin.
Unterstützung entweder einmalig oder laufend. Die Unterstützten verpflichten sich schriftlich, bei Besserung ihrer Verhältnisse die ihnen gezahlten Beträge, eventuell ratenweise, zurückzuzahlen. Höhe der Unterstützung 200—300 M. jährlich. Zahlreiche Spezialstiftungen (laufende und einmalige Stipendien). Preisaufgaben. Schriftliche Gesuche mit Dürftigkeitszeugnis, Zeugnis der Reife und Matrikel an den Schriftführer.
    1908: 113 laufende Unterstützungen mit 18 245 M., 47 einmalige 7160 M.; aus den Spezialstiftungen 4289 M. Verteilung eines Preises von 300 M.
Den Zweigverein für Kunstakademiker siehe Nr. 555.

496. Hoffmeistersches Legat.   Kapital: 900 M.
Verwaltung: Magistrat.
Zweck: Gewährung eines Stipendiums für einen hiesigen Studierenden.

497. Jüngkensche Stiftung.   Kapital: 557 900 M.
Verwaltung: Königl. Friedrich Wilhelms-Universität; besonderes Kuratorium.
Zweck: Unterstützung von Studierenden.
Bevorzugt werden Söhne von Universitäts-Professoren und höheren Staatsbeamten. Stipendien nicht unter 900 und nicht über 1800 M. auf ein Jahr. Ein Stipendiat kann 4—5 Jahre hintereinander bedacht werden.

498. Kohle-Cosmar-Stipendium.   Kapital: 5400 M.
Verwaltung durch den Magistrat.
Zweck: Gewährung von Stipendien für arme Studierende der Berliner Universität.
Verwandte der Stifterin bevorzugt.

499. Unterstützungs-Fonds des Königl. Universitäts-Kuratoriums.   Unterstützungssumme jährlich 1000 M.
Verwaltung: Universitäts-Kuratorium.
Zweck: Gewährung von Unterstützungen in besonders berücksichtigungswerten Fällen an notleidende und würdige Studierende.

500. Kuczynskische Stiftung.   Kapital: 12 400 M.
Verwaltung: Rektor und Senat der Königl. Friedrich Wilhelms-Universität.
Zweck: Gewährung eines Stipendiums an einen bedürftigen Studierenden.

501. Kurmärkisches Stipendium.
Verwaltung: Kultusministerium.
Zweck: Gewährung von 15 Stipendien zu je 300 M. für Studierende der Universität Berlin, und zwar 4 für Altmärker und 11 für Kurmärker.

502. Lewald Stahr-Stiftung. Kapital: 30 000 M.
Verwaltung: Kuratorium, städt. Stiftungsbureau.
Zweck: Unterstützung tüchtiger und begabter junger Leute beiderlei Geschlechts zur Ausbildung in wissenschaftlichen Studien, Künsten oder auch in jedem anderen bürgerlichen, militärischen oder gewerblichen Berufe.
In erster Linie werden Verwandte der Stifterin berücksichtigt.

503. Lindemannsches Stipendium. Kapital: 1275 M.
Verwaltung: Magistrat.
Zweck: Gewährung eines Stipendiums für einen Studierenden.
Verleihung durch den Magistrat und den Senior der Lindemannschen Familie in Buckau gemeinschaftlich.

504. Salomon Littauersche Stiftung. Kapital: 1800 M.
Verwaltung: Vorstand der jüdischen Gemeinde.
Zweck: Unterstützung eines jüdischen Studierenden.

505. Albertus Magnus-Verein, Ortsgruppe Berlin.
Vors.: Fehlt z. Z.
Schriftführer: Amtsrichter Sterling, O. 112, Finowstr. 1.
Zweck: Unterstützung bedürftiger katholischer Studierender der weltlichen Fakultäten und technischen Fächer durch zinsfreie Darlehen.

506. von Mandt-Ackermannsche Stipendien-Stiftung. Kapital: 72 000 M.
Verwaltung: Kuratorium: Rektor, Dekane der medizinischen und philosophischen Fakultät und Richter der Friedrich Wilhelms-Universität zu Berlin.
Zweck: Gewährung von Stipendien an junge Männer christlicher Religion, welche sich wissenschaftlichen Studien auf Universitäten oder der höheren Ausbildung auf akademischen Anstalten widmen, und zwar ein Drittel der Zinsen für einen Studierenden der Arzneiwissenschaft, zwei Drittel für drei junge Männer, welche sich entweder juristischen, philosophischen oder technischen Studien widmen. Zu letzteren werden Architekten, Ingenieure usw. gezählt, Maler und Bildhauer sind ausgeschlossen.
In erster Linie werden Verwandte und Freunde der Stifter berücksichtigt; wenn Bewerbungen von dieser Seite nicht vorliegen, auch andere preußische Studierende. Ausschreibung erfolgt durch das Kuratorium.

507. Felix Meyer-Wende-Stiftung. Kapital: 10 000 M.
Verwaltung: Armenkommission der jüdischen Gemeinde.
Zweck: Unterstützung jüdischer bedürftiger Studierender der hiesigen Universität oder, wenn solche sich nicht bewerben, Studierender der Hochschule für die Wissenschaft des Judentums, am 3. Juli.

508. Mosersches Stipendium. Kapital: 4300 M.
Verwaltung: Senat der Königl. Friedrich Wilhelms-Universität.
Zweck: Unterstützung eines armen Studierenden ohne Unterschied der Konfession und Nationalität.
Derselbe Stipendiat kann zwei- bis dreimal berücksichtigt werden. Verwandte des Stifters werden bevorzugt.

509. Müllersche Stipendien-Stiftung. Kapital: 50 000 M.
Verwaltung: Senat der Königl. Friedrich Wilhelms-Universität.
Zweck: Gewährung von Stipendien von 300—600 M. an würdige und bedürftige

evangelische, bürgerliche Studierende deutscher Abkunft ohne Unterschied der Fakultät.

Verleihung auf ein Jahr. Genuß der Stipendien in der Regel auf die Dauer der gesetzlichen Studienzeit beschränkt.

510. Julius Neumannsche Schülerstiftung. Kapital: 24 300 M.
Verwaltung durch ein Kuratorium. Vors.: Prof. Dr H. Neumann, W. 35, Potsdamerstr. 121 e.
Zweck: Unterstützung jüdischer Gemeindeschüler, in erster Linie Zöglingen der jüdischen Gemeinde-Knabenschule, zum Besuche höherer wissenschaftlicher, technischer oder gewerblicher Anstalten.

511. Reichenheim-Böckhsches Stipendium. Kapital: 6800 M.
Verwaltung: Rektor und Senat der Königl. Friedrich Wilhelms-Universität.
Zweck: Gewährung von Stipendien an je einen Studierenden christlichen und jüdischen Bekenntnisses zu gleichen Teilen und zu gleicher Zeit auf 1 Jahr. Preußische Staatsangehörige und Angehörige deutscher Bundesstaaten werden bevorzugt.

512. Reichertsche milde Stiftung.
Verwaltung: Zu a): Rektor und Senat der Königl. Friedrich Wilhelms-Universität; zu b): Kultus-Ministerium.
Zweck: a) Unterstützung armer Studierender durch 20 Freitischportionen zu je 1,50 M. b) Gewährung von 2 Stipendien zu je 600 M.

513. von Scheve 2-Stiftung. Kapital: 945 M.
Verleihung durch den Präsidenten des Kammergerichts.
Zweck: Gewährung eines Stipendiums auf 3 Jahre an ein studierendes oder an ein anderes armes Mündel des Kammergerichtsbezirks.

514. v. Schliebensche Schenkung. Kapital: 3700 M.
Verwaltung und Verleihung: Magistrat.
Zweck: Gewährung von Stipendien für 2 hiesige Studierende, namentlich Söhne von Geistlichen und armen Bürgern, auf 3 Jahre, ev. auf längere Zeit.

515. Schoepke-Jubiläums-Stiftung. Kapital: 11 000 M.
Verwaltung: Rektor und Senat der Königl. Friedrich Wilhelms-Universität.
Zweck: Gewährung von Stipendien an hilfsbedürftige Söhne verstorbener oder außer Dienst befindlicher Rechtsanwälte, Advokaten-Anwälte, Advokaten und Notare des Deutschen Reichs ohne Unterschied des Glaubens.

516. Dr Paul Schultze-Stiftung. Kapital: 107 500 M.
Verwaltung: Senat der Königl. Friedrich Wilhelms-Universität.
Zweck: Gewährung von 4 Stipendien zu je 900 M. auf ein Jahr an Studierende aller Fakultäten der hiesigen Universität.
Bewerber haben eine wissenschaftliche Arbeit einzureichen (bis zum 1. Mai).

517. Städtische Stipendien-Stiftung. Kapital: 18 000 M. und jährlich 90 M. Kommunalzuschuß.
Verwaltungs-Kuratorium: Oberbürgermeister, Vorsteher und ein Mitglied der Stadtverordnetenversammlung.
Zweck: Gewährung von jährlich 6 Stipendien zu je 150 M. auf 3, bei Medizinern auf 4 Jahre an ortsangehörige, würdige bedürftige Studierende der hiesigen Universität.

518. Stiftung des städtischen Unterstützungsfonds für Studierende.
Verwaltung: Kommission. Vors.: Der Oberbürgermeister von Berlin.
Zweck: Gewährung von Stipendien zu je 90 M. an Studierende der Universität Berlin.

519. Stipendien der Friedensgesellschaft in Potsdam.

Vors.: Geh. Regierungsrat von Trinius, Potsdam, Luisenplatz 6.

Zweck: Unbemittelte Studierende, die durch eine wissenschaftliche Arbeit den Beweis liefern, daß sie die Universität mit Erfolg besuchen, durch Geldbeträge zu unterstützen.

Nur für den Regierungsbezirk Potsdam und die Stadt Berlin. Bewerbungsgesuche bis spätestens September.

520. Carl Twesten-Stiftung für deutsche Studierende. Kapital: 8400 M.

Verwaltung: Rektor und Senat der Königl. Friedrich Wilhelms-Universität.

Zweck: Gewährung eines Stipendiums an einen deutschen Studenten ohne Beschränkung der Fakultät oder Konfession.

Bei mehreren Bewerbern sollen diejenigen Studierenden, welche Siebenbürgener Sachsen oder Deutsche aus den baltischen Provinzen des Russischen Kaiserreichs sind, bevorzugt werden. Gesuche bis 15. November.

521. Stipendienverein Frauenstudium.

Vors.: Frau Geheimrat v. Leyden, W. 10, Bendlerstr. 30.

Zweck: Förderung des Frauenstudiums auf Universitäten und technischen Hochschulen durch Gewährung von Stipendien an Gymnasiastinnen und Studentinnen.

522. Unterstützungskasse für Studentinnen des Vereins studierender Frauen an der Universität zu Berlin.

Vors.: stud. med. dent. Alice Konicki, W. 57, Elßholzstr. 8.

Zweck: Gewährung von Stipendien an bedürftige studierende Frauen. Gesuche an die Vorsitzende.

523. Verein zur Gewährung zinsfreier Darlehen an studierende Frauen.

Vors.: Frau Dr Lydia Rabinowitsch-Kempner, W. 50, Augsburgerstr. 43.

Zweck: Studierenden Frauen deutscher Staatsangehörigkeit, die schon mindestens zwei Semester an einer Universität des In- oder Auslandes studiert haben und zur Zeit des Gesuches an einer deutschen Universität zugelassen sind, durch Gewährung zinsfreier Darlehen das Studium zu erleichtern.

Ausnahmsweise wird von einer dieser Bedingungen Abstand genommen. Rückzahlung geschieht, sobald ein staatssteuerpflichtiges Einkommen vorhanden ist, in vierteljährlichen Raten, 5 Prozent des Gesamteinkommens betragend. Gesuche an den Vorstand. Bei Darlehen bis zu 100 M. Vorzeigung der Vorlesungstestate, bei größeren Darlehen sind vorzulegen: Zeugnis über die Vorbildung, ordnungsmäßige Testate im Testierbuche, Zeugnis eines Dozenten über Fleiß und Fähigkeiten, Angaben aller bezogenen öffentlichen Stipendien und rückzahlbarer Darlehen von Vereinen.

1907/08: 22 Darlehen im Betrage von 8200 M.

Siehe auch Goburek-Stiftung Nr. 461.

Siehe ferner: Kaiser Wilhelm-Stiftung für Angehörige der Reichspost- und Telegraphenverwaltung Nr. 94, Hirsch und Julie Hammerfeldsche Stiftung Nr. 393, Lechem Bachurim-Verein Nr. 400, F. und C. Liebermann Stiftung Nr. 401, Unterstützungs-Fonds des Kultus-Ministeriums Nr. 449, von Scheve 1-Stiftung Nr. 456, Simon Bladsche Stiftung Nr. 556, Zentralhilfsverein zur Förderung der Berufstätigkeit der Blinden Deutschlands Nr. 631, Louis Liebermann-Stiftung Nr. 817, Spenersche Stiftung Nr. 818, König Wilhelm-Stiftung für erwachsene Beamtentöchter Nr. 865, Verein zur Unterstützung jüdischer Gelehrter in Berlin Nr. 879, Österreichisch-Ungarischer Hilfs-Verein in Berlin 1003, Hilfsverein für Märkisch-Friedland Nr. 1015, Lissaer Hilfsverein Nr. 1017, Verein der Pommern Nr. 1021.

Stipendien und Unterstützungen für Studierende an der Königlichen technischen Hochschule zu Berlin.

Für alle staatlichen Stipendien dürfen dem Minister nur solche Bewerber vorgeschlagen werden, welche preußische Staatsangehörige sind, ein Reifezeugnis besitzen und mindestens ein einjähriges Studium hinter sich haben. Bewerbungen sind, falls keine andere Bestimmung angegeben ist, an das Sekretariat der Königl. technischen Hochschule, Charlottenburg, Berlinerstr. 171, zu richten.

524. Deutsche Stipendien-Stiftung siehe Nr. 485.

Zweck: Gewährung von Stipendien zu je 1200 M. jährlich auf 5 Jahre an Studierende der Universität Berlin oder der Abteilungen für Architektur und für Bau-Ingenieurwesen bei der technischen Hochschule.

Meldungen an den Senat der Königl. Friedrich Wilhelms-Universität zu Berlin.

525. Louis Boissonet-Stiftung.

Zweck: Gewährung eines Reisestipendiums von 3000 M. für Architekten und Bauingenieure.

526. Benny Burchardsches Stipendium.

Zweck: Gewährung eines Stipendiums von 600 M. für einen jüdischen Studierenden der Abteilung für Maschinen-Ingenieurwesen, für Schiff- und Schiffmaschinenbau oder für Chemie und Hüttenkunde.

Vergebung auf höchstens 3 Jahre zulässig. Gesuche an den Rektor der Technischen Hochschule.

527. Friedrich Eggers-Stiftung.

Zweck: Gewährung von Stipendien im Betrage von wenigstens 500 M. jährlich abwechselnd für Kunstgelehrte, Architekten, Bildhauer, Maler, Kunstgewerbebeflissene.

528. Eytelweinsche Stiftung.

Zweck: Gewährung von Stipendien zu je 600 M. für Studierende der Abteilungen für Architektur und Bau-Ingenieurwesen, deren Väter preußische Staats- oder Kommunalbaumeister sind.

Eytelweinsche Deszendenten werden bevorzugt. Bewerbungsgesuche an das Kuratorium der Eytelweinschen Stipendien-Stiftung (Königliche Akademie des Bauwesens, Berlin W. 66, Leipzigerstr. 125) zu richten.

529. Kommerzienrat Fraenckelschen Stiftungen in Breslau.

Zweck: Gewährung von Stipendien für Studierende aller Abteilungen jüdischen Glaubens aus Breslau, bzw. Schlesien.

Bewerbungen an das Kuratorium der genannten Stiftung in Breslau, Junkerstr. 11.

530. Hagenschen Stiftung.

Zweck: Gewährung von Stipendien zu je 600 M. für Studierende der Abteilungen für Architektur und für Bau- und Maschineningenieurwesen.

Die Verleihung erfolgt immer für ein Studienjahr. Meldungen bis zum 1. August an die Kommission der Königlichen Akademie des Bauwesens für die Verwaltung der Hagenschen Stipendienstiftung in Berlin, W. 66, Leipzigerstr. 125, zu richten.

531. Julius-Adelheid-Stiftung.

Zweck: Gewährung von Stipendien zu je 240 M. jährlich für talentvolle und bedürftige jüdische Studierende des Baufaches.

Meldungen an das Kuratorium, Charlottenburg, Berlinerstr. 171 bis 15. Juli.

532. Reichertsche Stiftung.

Zweck: Gewährung von Stipendien zu je 600 M. für talentvolle Leute, die sich der Malerei, Bildhauerkunst, Musik, Baukunst oder Kupferstechkunst gewidmet haben.

Gesuche von Studierenden der technischen Hochschule um Verleihung sind an den Minister der geistlichen, Unterrichts- und Medizinalangelegenheiten zu richten und behufs Übermittlung an diesen an Rektor und Senat der Technischen Hochschule bis spätestens den 1. Oktober einzureichen. (Siehe auch Nr. 552).

533. Jacob Salingschen Stiftung.

Zweck: Gewährung von 3 Stipendien zu je 600 M. jährlich für Studierende der Abteilungen für Maschinen-Ingenieurwesen, für Schiff- und Schiffmaschinenbau und für Chemie und Hüttenkunde.

534. Rentier Carl August Schwarzsche Stipendienstiftung.

Zweck: Gewährung von 2—3 Stipendien zu je 600 M. an Söhne von preußischen Beamten oder von besoldeten Beamten der Stadtgemeinde Berlin. Verwandte des Stifters bevorzugt.

Meldungen bis zum 30. Juni an das Kuratorium einzureichen. Berechtigt zur Meldung sind Studierende aller Abteilungen.

535. Seydlitzsche Stiftung.

Zweck: Gewährung von Stipendien zu je 600 M. an Studierende der Abteilungen für Maschinen-Ingenieurwesen, für Schiff- und Schiffmaschinenbau und für Chemie und Hüttenkunde, vorzugsweise für Söhne aus den höheren Ständen.

Bewerbungen an das Kuratorium der Stiftung bis zum 12. Juni. Mit dem Stipendium ist Honorarerlaß verbunden. Gesuche an Sekretär Karwath, Charlottenburg, Berlinerstr. 171.

536. 32 Staatsstipendien von je 600 M. jährlich für Studierende sämtlicher Fachabteilungen. Die Verleihung erfolgt immer für ein Studiumjahr (Oktober bis Ende September).

537. Stiftungsfonds der Stadt Charlottenburg zugunsten der Studierenden der Technischen Hochschule.

Zweck: Verwendung der Zinsen, gegenwärtig 1400 M., nach dem Ermessen des Senats zu allgemeinen Unterstützungen an Bedürftige, oder zu Reisestipendien, Preisen und Auszeichnungen für hervorragende Leistungen.

538. 3 Stipendien von 600 M. jährlich, bewilligt vom Landtage der Provinz Sachsen für Studierende der Abteilungen der Maschinenbau-Ingenieurwesen, für Schiff- und Schiffmaschinenbau, für Chemie und Hüttenkunde. Die Bewerber müssen der Provinz Sachsen angehören.

539. Emil Wentzelsche Stiftung.

Zweck: Gewährung von Studien- und Reisestipendien für Studierende der Technischen Hochschule zu Berlin zu je 1000 M.

Die Verleihung erfolgt stets für das Studienjahr. Bewerbungsgesuche bis zum 30. Juni an das Kuratorium der Stiftung (Technische Hochschule, Charlottenburg, Berlinerstr. 171).

Siehe ferner: Wilhelm Borchert-Stiftung für die städtischen Realgymnasien und Oberrealschulen Berlins Nr. 486, Mandt-Ackermannsche Stipendien-Stiftung Nr. 506, Staatlicher Stipendien- und Unterstützungsfonds der Königlichen Akademie der Künste Nr. 545, Reichertsche Stipendien-Stiftung Nr. 552, von Rohrsche Stiftung Nr. 553, Zweigverein des Hilfsvereins für jüdische Studierende für Gewerbe-, Bau- und Kunstakademiker Nr. 555.

Stipendien für Studierende an der Königl. tierärztlichen Hochschule zu Berlin.

540. Küster-Stiftung preußischer Tierärzte. Kapital: 10 000 M.

Verwaltung: Vorstand. Vors.: Oberregierungsrat Schroeter, Charlottenburg, Uhlandstr. 22/23.

Zweck: Gewährung von Stipendien zur wissenschaftlichen und praktischen Ausbildung von Studierenden oder jungen Tierärzten.

541. Staatsstipendien für Studierende der Tiermedizin.
Verwaltung: Königl. Tierärztliche Hochschule, NW. 6, Luisenstr. 56.
Zweck: Gewährung von je 2 Stipendien zu 300 M. und 150 M. in jedem Semester.

542. Veterinär-Assessor Wolffsche Stipendien-Stiftung. Kapital: 14 000 M.
Verwaltung: Königl. Tierärztliche Hochschule, NW. 6, Luisenstr. 56.
Zweck: Gewährung eines Stipendiums von 300 M. jährlich an einen Studierenden der Tierheilkunde.

Vergünstigungen für Studierende an der Königl. landwirtschaftlichen Hochschule zu Berlin.

543. Mittellosen, dem preußischen Staate angehörenden Studierenden kann, sofern sie sich durch Verhalten und Fortschritte auszeichnen, das Honorar erlassen werden. Auch werden diesen Studierenden vom Minister für Landwirtschaft, Domänen und Forsten Stipendien in Höhe von 100—250 M. pro Semester gewährt. Die betreffenden Studierenden müssen sich jedoch einem Fleißexamen unterziehen, von dessen Ausfall die Gewährung der Vergünstigung abhängig gemacht wird. Außerdem wird vom Landwirtschaftsminister ein jährliches Reisestipendium von 1500 M. ausgesetzt, welches demjenigen Studierenden der Landwirtschaft an der hiesigen Hochschule verliehen werden soll, welcher dem Minister seitens des Lehrerkollegiums als der Würdigste in Vorschlag gebracht wird.

Stipendien für Studierende an der Handelshochschule zu Berlin.

544. Handelshochschul-Stipendienfonds 1906. Kapital: 70 000 M.
Verwaltung: Älteste der Kaufmannschaft von Berlin, C. 2, Börse.
Zweck: Gewährung von Stipendien an Studierende der Handelshochschule von Berlin.

Unterstützungen für Kunst-Akademiker.

Kunst-Akademiker im allgemeinen.

545. Staatliche Stipendien- und Unterstützungsfonds der Königl. Akademie der Künste zu Berlin, W. 64, Pariser Platz 4.
Zweck: Gewährung von Studien-Unterstützungen an deutsche immatrikulierte Studierende und zwar an Maler, Bildhauer, Architekten und Kupferstecher, welche in den selbständigen Meisterateliers ihre Ausbildung fortsetzen.
Außerdem kann von 5 Schülern einer Honorarerlaß bewilligt erhalten. Bewilligungen auf Vorschlag des betr. Meisterateliersvorsteher durch den Präsidenten bzw. den Senat der Akademie der Künste.

546. Stiftung der Stadt Charlottenburg. Kapital: 30 000 M.
Verwaltung: Senat der Königl. Akademie der Künste, W. 64, Pariser Platz 4.
Zweck: Gewährung von Stipendien für Studierende der akademischen Kunstlehranstalten.

547. Unterstützungs- und Stipendienfonds der Königl. Akademischen Hochschule für die bildenden Künste.
Zweck: 1. Verwendung von 5000 M. jährlich zu einmaligen Unterstützungen und Stipendien an deutsche immatrikulierte Studierende und zu Stipendien im Betrage von 200—300 M. (in 10 Monatsraten) an hervorragend begabte, würdige und bedürftige Schüler. (Mit dem Genuß eines Stipendiums ist Honorarfreiheit verbunden.) 2. Gewährung von 50 Freistellen. 3. Verwendung von 1800 M.

alljährlich zu Prämien in bar und Preismedaillen. 4. Unterstützung von Meister-
schülern; (vgl. Stiftungsfonds der Königl. Akademie der Künste Nr. 545).

548. Großer akademischer Staatspreis der Königl. Akademie der Künste zu Berlin,
W. 64, Pariser Platz 4.
Verwaltung: Senat.
Zweck: Gewährung von 2 Stipendien zu einjährigen Studienreisen nebst einer
Entschädigung von 300 M. für Hin- und Rückreise für Maler (nicht über 35 Jahre),
Bildhauer (nicht über 30 Jahre), Architekten (nicht über 32 Jahre).
Die Bewerber müssen Preußen sein. Die öffentliche Ausschreibung erfolgt in
der Regel im Herbst.

549. Michael Beersche Stiftungen. Kapital: 178 000 M.
Verwaltung: Kuratorium, W. 64, Pariser Platz 4.
Zweck: Gewährung eines Stipendiums von 2250 M. zu einer Studienreise nach
Italien und zwar aus der ersten Stiftung für Maler und Bildhauer jüdischer Her-
kunft, aus der zweiten Stiftung für Maler, Bildhauer, Musiker und Kupferstecher
ohne Unterschied der Religion.

550. Wilhelm Louis Bier-Legat. Kapital: 3000 M. (1500 M. für die Akademische
Hochschule für die bildenden Künste, 1500 M. für die Akademische Hochschule
für Musik).
Zweck: Unterstützung von 4 armen würdigen Studierenden auf Vorschlag der
Direktionen beider Hochschulen am 23. März.

**551. Karl Haase-Stiftung für die akademische Hochschule für die bildenden Künste
zu Berlin.** Kapital: 30 000 M.
Verwaltung: Kuratorium. Vors.: Der jeweilige Direktor der Königl. Akademischen Hochschule.
Zweck: Gewährung eines Stipendiums an einen jungen deutschen Künstler,
welcher die Königl. Akademische Hochschule für die bildenden Künste in Berlin
besucht.
Meldung bis 1. Juni.

552. Reichertsche Stipendien-Stiftung. (Siehe auch Nr. 532.)
Verwaltung: Königl. preuß. Ministerium der geistl.-, Unterrichts- und Medi-
zinal-Angelegenheiten.
Zweck: Gewährung von jährlich 2 Stipendien zu je 600 M. an talentvolle und gebildete junge Leute deutscher Abkunft, welche sich der Malerei, Bildhauerei, Baukunst, Musik oder Kupferstecherkunst gewidmet haben, zur Unterstützung bei ihrer
weiteren Ausbildung in der Heimat oder auf Reisen.
Bewerbungen schriftlich bis Ende Oktober.

553. von Rohrsche Stiftung. Kapital: 58 600 M.
Verwaltung: Senat der Königl. Akademie der Künste, W. 64, Pariser Platz 4.
Zweck: Gewährung eines Stipendiums von 3600 M. abwechselnd für Maler,
Bildhauer und Architekten zu einer Studienreise ins Ausland.
Gelangt alle 2 Jahre zur Verteilung.

554. Emil Wentzelsche Stiftung. Zinsen gegenwärtig 5000 M.
Verwaltung: Kuratorium, W. 64, Pariser Platz 4.
Zweck: Gewährung von Studienstipendien an Studierende der Unterrichtsanstalten der Königl. Akademie der Künste und von Reisestipendien nach Abschluß
des Studiums an diesen Anstalten.

555. Zweigverein des Hilfsvereins für jüdische Studierende.
Unter Verwaltung des Vorstandes des Hilfsvereins (siehe diesen Nr. 495).
Vors. des Hilfsvereins: Justizrat Seeligsohn, W. 50, Kurfürstendamm 24.

Zweck: Jüdische Studierende der Berliner Kunst-Akademie, der Technischen Hochschule und der Hochschule für Musik einmal oder laufend zu unterstützen.

Im allgemeinen nur für Deutsche, ausnahmsweise für Ausländer. Unterstützungsgesuche mit Aufnahmezeugnis der betreffenden Akademie, Dürftigkeitszeugnis, bei Kunstakademikern Zeugnis der besonderen Befähigung seitens des Direktors. Verschiedene Spezial-Stiftungen.

1908: 2685 M. für 26 laufende, 1530 M. für einmalige Unterstützungen.

556. Simon Bladsche Stiftung.　Kapital: 492 750 M.

Verwaltung: Städt. Stiftungsdeputation.

Zweck: Unterstützung und Ausbildung von in Berlin wohnhaften deutschen Stammesangehörigen beiderlei Geschlechts ohne Unterschied der Konfession: a) von talentvollen Künstlern und Künstlerinnen (Malerei, Bildhauerkunst, Architektur, Musik. Literatur ausgeschlossen). (Jährlich nicht unter 500, nicht über 1000 M.); b) von Personen, die wissenschaftlichen und technischen Studien obliegen, deren Befähigung zu der Hoffnung auf hervorragende Leistungen berechtigt. (Jährlich nicht unter 300, nicht über 500 M.); c) von Handwerkern und Kleingewerbetreibenden. (Jährlich nicht unter 150, nicht über 250 M.)

Keine Unterstützung soll länger als 3 Jahre derselben Person gewährt werden.

Siehe ferner: F. und C. Liebermann-Stiftung Nr. 401, Hilfsverein für die jüdische Studierende Nr. 495, Lewald-Stahr-Stiftung Nr. 502, Stipendien der Friedensgesellschaft in Potsdam Nr. 519, Louis Liebermann-Stiftung Nr. 817, Spenersche Stiftung Nr. 818, König Wilhelm-Stiftung für erwachsene Beamtentöchter Nr. 865, Hilfsverein für Märkisch-Friedland Nr. 1015, Verein zur Förderung der Kunst Nr. 1321.

Maler, Kupferstecher, Bildhauer.

557. Freiherr von Biel-Kalkhorst-Stiftung.　Kapital: 60 000 M.

Verwaltung für Berlin: Königl. Akademische Hochschule für die bildenden Künste.

Zweck: Preisausschreibung für ein Stipendium von 3000 M. zur Ausführung von Freskomalereien in Privathäusern.

Die Stiftung ist für Künstler aus ganz Deutschland bestimmt, kommt in Zwischenräumen von je 5 Jahren (1910, 1915 usf.) für einen Schüler der Königl. Akademischen Hochschule für die bildenden Künste zu Berlin zur Verwendung.

558. Professor Karl Blechensches Legat.　Kapital: 46 300 M.

Verwaltung: Königl. Akademie der Künste zu Berlin, W. 64, Pariser Platz 4.

Zweck: Gewährung eines Reisestipendiums von 1500 M. für Landschaftsmaler zu einer Studienreise nach Italien.

559. Albert Louis Funckche Stiftung.　Kapital: 30 000 M.

Verwaltung: Königl. Akademische Hochschule für die bildenden Künste.

Zweck: Unbemittelten, hervorragend begabten Malern und Bildhauern künstlerische Ausbildung zu ermöglichen.

Verteilung am 14. März.

560. Adolf-Ginsberg-Stiftung.　Kapital: 60 000 M.

Verwaltung: Kuratorium. Vors.: der jeweilige Direktor der Hochschule.

Zweck: Jungen, befähigten Künstlern, vorzugsweise Malern deutscher Abkunft ohne Unterschied der Konfession durch Verleihung von Stipendien die Mittel für ihre weitere Ausbildung, entweder in Meisterateliers der Akademie oder auf auswärtigen Akademien oder durch Studienreisen in das Ausland zu gewähren. Jährlich 2000 M. an einen oder je 1000 M. an 2 Bewerber. Nur solche Bewerber werden berücksichtigt, die ihre Studienzeit beendet und davon mindestens das

letzte Semester die Königl. Akademische Hochschule für die bildenden Künste zu
Berlin besucht haben. Verleihung am 29. Dezember. Bewerbungen sind bis zum
15. Oktober an den Vorsitzenden des Kuratoriums einzureichen.

561. Dr. Hermann-Günther-Stiftung.   Kapital: 100 000 M.
Verwaltung; Kuratorium. Vors.: der jeweilige Direktor der Königl. Akade-
mischen Hochschule.
Zweck: Gewährung von Stipendien an Maler und Kupferstecher, welche die
Königl. Akademische Hochschule für die bildenden Künste zu Berlin besuchen oder
besucht haben.

562. Konsul Johann Friedrich Maurersches Legat.   Kapital: 5300 M.
Verwaltung: Königl. Akademie der Künste in Berlin, W. 64, Pariser Platz 4.
Zweck: Gewährung eines Stipendiums an einen hilfsbedürftigen talentvollen
Maler zur Förderung seiner Studien.

563. Adolf Menzel-Stiftung.   Kapital: 20 000 M.
Verwaltung: Ministerium der geistlichen, Unterrichts- und Medizinalangelegenheiten. Vors. des Kuratoriums: der jeweilige Direktor der Königl. Akademischen
Hochschule für die bildenden Künste.
Zweck: Jungen, befähigten Künstlern deutscher Abkunft, vorwiegend Malern,
ausnahmsweise Bildhauern, ohne Unterschied der Konfession, welche die Unterrichtsanstalten für die bildenden Künste der Kunstakademie zu Berlin besuchen,
eine Unterstützung für ihre Studienzeit auf ein oder mehrere Jahre zu gewähren.
Verleihung am 3. Dezember. Gesuche bis zum 15. Oktober an den Vorsitzenden
des Kuratoriums.

564. Dr. Hugo Rautzendorff-Stiftung.   Kapital: 100 000 M.
Verwaltung: Senat der Königl. Akademie der Künste, W. 64, Pariser Platz 4.
Zweck: Unterstützung tüchtiger, unbemittelter, deutscher bildender Künstler und
Musiker christlicher Religion durch Gewährung von Beihilfen und Verleihung
eines Reisepreises für bedürftige Maler und Bildhauer.
Zu Bewerbungen wird durch den Senat am 6. Februar aufgefordert. Verleihung
am 18. November.

565. Ernst Reichenheimsche Stiftung.   Kapital: 30 000 M.
Verwaltungsbehörde und Preisrichter: Der jedesmalige Direktor der Hochschule für die bildenden Künste, ein Vorstandsmitglied des Hilfsvereins für jüdische
Studierende (siehe diesen Nr. 495) und der Stifter oder ein Stellvertreter.
Zweck: Gewährung von jährlich 2 Stipendien von je 600 M. auf ein Jahr an
junge, befähigte Schüler einer der höheren Malklassen der akademischen Hochschule für die bildenden Künste zu Berlin, ohne Rücksicht auf das religiöse Bekenntnis.
Ausschreibung am 18. Juli.

566. Dr. Paul Schultze-Stiftung.   Kapital: 100 000 M.
Verwaltung: Senat der Königl. Akademie der Künste. W. 64, Pariser Platz 4.
Zweck: Gewährung eines Stipendiums von 3000 M. zu einer einjährigen Studien-
reise nach Italien für einen Bildhauer deutscher Abkunft, der als immatrikulierter
Schüler an dem Unterrichte bei einer der bei der Akademie der Künste bestehenden
Unterrichtsanstalten für Bildhauer teilnimmt.

Siehe ferner: Staatlicher Stipendien- und Unterstützungsfonds der Königl. Akademie
der Künste Nr. 545, Großer akademischer Staatspreis der Königl. Akademie der
Künste Nr. 548, Michael Beersche Stiftungen Nr. 549, Wilhelm-Louis-Bier-Legat
Nr. 550, Reichertsche Stipendien-Stiftung Nr. 552, von Rohrsche Stiftung Nr. 553,
Simon Blochsche Stiftung Nr. 556.

Musiker.

567. Carl Haase-Stiftung. Kapital: 80 000 M.
Verwaltung: Kuratorium, Charlottenburg, Fasanenstr. 1.
Zweck: Gewährung von Stipendien für bedürftige Schüler der Akademischen Hoch-
schule für Musik.

568. Haupt-Stiftung. Kapital: 4300 M.
Verwaltung: Direktor des Akademischen Instituts für Kirchenmusik, Charlottenburg, Hardenbergstr. 36.
Zweck: Gewährung von Stipendien an Schüler des Königl. akademischen Instituts
für Kirchenmusik.

569. Nathalie Hirsch-, geb. Wolff-Stiftung. Kapital: 10 300 M.
Verwaltung: Senat der Königl. Akademie der Künste, W. 64, Pariser Platz 4.
Zweck: Unterstützung jüngerer, talentvoller, fleißiger und strebsamer Schülerinnen
der mit der Akademie der Künste verbundenen Lehranstalten für Musik, unter Be-
vorzugung jüdischer Bewerberinnen bei annähernd gleichen Leistungen.
Ausschreibungen im Dezember, Auszahlung des Stipendiums am 5. Mai.

570. Joseph Joachim-Stiftung. Kapital: 20 000 M.
Verwaltung: Kuratorium, Charlottenburg, Fasanenstr. 1.
Zweck: Gewährung von Prämien abwechselnd in bar oder in Streichinstrumenten
(Geigen und Celli) an Schüler der Akademischen Hochschule für Musik.

571. Felix Mendelssohn-Bartholdy-Staats-Stipendien.
Verwaltung: Kuratorium, Charlottenburg, Fasanenstr. 1.
Zweck: Gewährung zweier Stipendien von je 1500 M., eins für Komponisten,
eins für ausübende Tonkünler, die Schüler eines vom Staate subventionierten
Musikinstituts sein müssen.
Ausnahmsweise können preußische Staatsangehörige, auch ohne diese Bedingungen
zu erfüllen, ein Stipendium erhalten, wenn das Kuratorium auf Grund eigener
Prüfung ihrer Befähigung sie dazu für qualifiziert erachtet.

572. Radecke-Stiftung. Kapital: 7000 M.
Verwaltung: Direktor des Königl. akadem. Instituts für Kirchenmusik, Charlottenburg, Hardenbergstr. 36.
Zweck: Gewährung von Stipendien an Schüler der Königl. akademischen Instituts
für Kirchenmusik.

573. Adolph Schulze-Stiftung. Kapital: 14 000 M.
Verwaltung: Kuratorium, Charlottenburg, Fasanenstr. 1.
Zweck: Gewährung von Stipendien für bedürftige Schüler der akademischen
Hochschule für Musik.

574. Anna Schultzen-Asten-Chor und Schultzen-Asten-Stiftung. Kapital der
Stiftung: 20 000 M.
Vors.: Frl. Anna Wolff, Wilmersdorf, Nassauischestr. 4.
Zweck: Verwendung der Reinerträge der Chorkonzerte zur Vergrößerung des
Stiftungkapitals und der Zinsen dieses Kapitals zur Unterstützung junger, talent-
voller und einer Beihilfe bedürftiger Sängerinnen.
1907/08: 600 M. Stipendien und Unterstützungen.

Siehe ferner: Michael Beersche Stiftungen Nr. 549, Wilhelm Louis Bier-Legat
Nr. 550, Reichertsche Stipendien-Stiftung Nr. 552, Zweigverein des Hilfsvereins
für jüdische Studierende Nr. 555, Simon Bladsche Stiftung Nr. 556, Zentral-
hilfsverein zur Beförderung der Berufstätigkeit der Blinden Deutschlands Nr. 631.

Kunstgewerbe-Schüler.

575. Prinz Wilhelm-Stiftung preußischer Städte für Gold- und Silberschmiede.
Kapital: 42 000 M.
Verwaltung: Kuratorium: Die jedesmaligen Oberbürgermeister von Berlin,
Köln a. Rh., Frankfurt a. M., Breslau, Danzig.
Kassenverwaltung: Haupt-Stiftungskasse des Magistrats zu Berlin.
Zweck: Gewährung von 2 Stipendien zu 700 M. an Gold- und Silberschmiede
zum Besuch von Kunstgewerbeschulen.

576. Stipendien der Unterrichtsanstalt des Königl. Kunstgewerbemuseums für
begabte, aber mittellose Schüler und Schülerinnen der Fachklassen.
  a) Staatsstipendien. Jährlich bis zu 16 Stipendien im Betrage von 750 M.
    Die Verleihung auf Vorschlag der Anstalt erfolgt durch den Minister für Handel
    und Gewerbe.
  b) Stiftungsstipendien.
    Jährlich 12—14 Stipendien in Beträgen von rund 360—550 M., deren Ver-
    gebung aus den Erträgnissen verschiedener Stiftungen mit einem Gesamt-
    kapital von rund 200 000 M. direkt durch die Unterrichtsanstalt erfolgt.
Gesuche um Verleihung eines Stipendiums sind schriftlich am 1. Januar der
Direktion der Unterrichtsanstalt einzureichen.

Schüler der Königl. Kunstschule.

577. Die Königliche Kunstschule besitzt keine staatlichen Stipendienfonds. Fleißigen
würdigen und bedürftigen Schülern und Schülerinnen darf von Semester zu
Semester Freiunterricht gewährt werden.
Bewerbungen mit amtlichem Zeugnis über Mittellosigkeit sind bis zum 15. März
resp. 15. September einzureichen.
Siehe ferner: Berthold Schäffer-Stiftung Nr. 424.

Förderung von bestehenden Bildungsanstalten.

578. Luise Abegg-Stiftung. Kapital: 85 000 M.
Verwaltung: Städt. Stiftungsdeputation.
Zweck: Unterstützung von Anstalten und Einrichtungen, welche Not und Krankheit
lindern wollen, ferner solcher, welche der Volksbildung dienen, und solcher, welche
Hebung der arbeitenden Klassen bezwecken.
Je ein Drittel der Zinsen werden überwiesen: 1. der Gewerbedeputation zur
Unterstützung von Anstalten und Einrichtungen, welche die Hebung der arbeiten-
den Klassen bezwecken; 2. der Schuldeputation für die Städt. Taubstummenschule; vorzugsweise Fahrgeld für die Schüler, Lehr- und Kostgeld für entlassene Schüler, Beihilfen zu Nähmaschinen für entlassene Schülerinnen; 3. dem
Kuratorium der Blindenschule zum besseren Fortkommen der Zöglinge; vorzugsweise Führergeld für Schüler und Erwachsene der Beschäftigungsanstalt, Ankauf
von Schreibapparaten, Blindenschriften für die Bibliothek usw.
Von diesem Drittel erhält außerdem die Armendirektion 400 M. zur Unterstützung
armer Blinder.

579. Berliner Schulverein für Fortbildung von Mädchen der arbeitenden Klassen.
Vors.: Geh. Ober-Reg.-Rat Altmann, W. 10, Hohenzollernstr. 19.
Zweck: Unterstützung der Berliner privaten Fortbildungsschulen für Mädchen
durch Geldbeiträge. Bildung und Förderung neuer Anstalten.
  1907: 1800 M. an die Viktoria-Fortbildungsschule und das mit ihr verbundene
Seminar für Fortbildungsschullehrerinnen (s. diese Nr. 344).

580. Carl Eduard Hertelſches Legat. Kapital: 41 400 M.

Verwaltung: Vorſtand der jüdiſchen Gemeinde.

Zweck: Gewährung von Beihilfen für Bildungsanſtalten nach dem Ermeſſen des Vorſtandes der jüdiſchen Gemeinde.

Seit 1874 regelmäßig 3 Anſtalten unterſtützt.

Siehe ferner: Stiftung der Berliner Gewerbeausſtellung von 1897 Nr. 426.

8. Kapitel.

Fürſorge für Kranke, Wöchnerinnen und Perſonen mit Gebrechen.

A. In ihren Wohnungen und in Fürſorgeſtellen.

Behandlung durch „Armenärzte" ſiehe 2. Teil, Tätigkeit der „Gemeindeſchweſtern" ſiehe Vorbemerkung zu Abſchnitt III Seite 4.

1. Allgemein.

581. Vereinigte Fürſorge für Kranke und Wöchnerinnen.

Nachfolgende 11 Vereine haben im Intereſſe der Fürſorge für Wöchnerinnen eine engere Verbindung untereinander geſchloſſen: 1. Berliner Verein für häusliche Geſundheitspflege Nr. 582, 2. Verein Hauspflege Nr. 776, 3. Verein zur Verpflegung und Unterſtützung armer Wöchnerinnen Nr. 607, 4. Verein Wöchnerinnenheim Nr. 686, 5. Unterkunft für hilfsbedürftige Wöchnerinnen Nr. 692, 6. Verein Mädchenhort Nr. 252, III, 7. Volksheilsſtätten-Verein vom Roten Kreuz Nr. 703, 8. Verein gegen Verarmung Nr. 77, 9. Verein für Kinder-Volksküchen Nr. 112, 10. Verein der Berliner Volksküchen Nr. 111, 11. Zentral-Komitee der Auskunfts und Fürſorgeſtellen für Lungenkranke in Berlin und Vororten Nr. 619.

Die Vereine haben ſich verpflichtet, ſich in der Art wechſelſeitig zu helfen, daß jeder die ihm nach ſeinen Satzungen obliegende Hilfe leiſtet, und außerdem in Fällen, in denen weitere oder andere Hilfe noch notwendig erſcheint, den hierfür zuſtän bigen Verein benachrichtigt. Die Vereine haben ſich ferner verpflichtet, jeden an ſie herantretenden Fall ſorgfältig zu prüfen und die Ermittlungen eines der 11 Vereine als genügend zu erachten.

582. Berliner Verein für häusliche Geſundheitspflege.

Geſchäftsſtelle: SW. 48, Königgrätzerſtr. 97.

Vorſ.: Frau Oberbürgermeiſter Kirſchner, NW. 21, Alt-Moabit 90.

Zweck: Förderung der Geſundheitspflege in der Familie durch Verbreitung richtiger Kenntniſſe und praktiſche Veranſtaltungen, auch auf volkserziehlichem Gebiete. Insbeſondere perſönliche Fürſorge und Gewährung von Heil- und Stärkungsmitteln, von Bädern, ärztlichem Rat und Pflege, namentlich für Frauen und Kinder, Ermöglichung von Land- und Kuraufenthalten.

Der Verein hat das Recht, jährlich 50 Kinder dem Berliner Verein für Ferien kolonien (ſiehe Nr. 756) zu überweiſen.

9 Bezirks-Komitees.

1. B.-K. für die Stadtbezirke 1—20. (Kloſterſtr.)

Vorſ.: Frau Lemp, C. 2, Breiteſtr. 5 (Montag und Donnerstag 12—1).

Speziell für die Stadtbez. 9—20: Prediger D. Kind, W. 8, Kronenſtr. 70 (10—11).

Tätigkeit: 1. Besuch und Pflege Bedürftiger und Kranker. 2. Verabreichung von Stärkungsmitteln, besonders Milch, und Krankenkost aus der Küche: Brüderstraße 10, an Bedürftige unentgeltlich. Für Selbstzahler zu 25, 50, 75 Pf., 1,25 M. und 2 M. Meldungen hierfür in der Küche.

2. B.-K. in der Steinmetzstr. 16. (Stadtbez. 31—53.)
Vors.: Baurat Ditmar, W. 62, Landgrafenstr. 11.
Stellv. Vors. der Frauengruppe: Frau Oberst Werner, W. 35, Schöneberger Ufer 42.
Gesuche am besten persönlich mit ärztlichem Attest Mittwochs 11—1, Steinmetzstraße 16, Hof I; schriftliche Gesuche an Frau Baurat Rospatt, W. 10, Lützow-Ufer 1 a.
Tätigkeit: 1. Verabreichung von Milch, Medikamenten, Stärkungsmitteln, Krankenkost. Hellersdorfer Milch unentgeltlich und gegen Teilzahlung auf ärztliches Attest. 2. Besuche bei den Bedürftigen. 3. Beschaffung künstlicher Solbäder und warmer Wasserbäder für Frauen und Kinder. Unentgeltlich oder zu ermäßigten Preisen auf ärztliches Attest, sonst gegen geringes Entgelt (20—35, 15—25 Pf.), im Abonnement billiger. Badeanstalt Steinmetzstr. 16, geöffnet Dienstag, Freitag, Sonnabend 3—7½, im Sommer auch Donnerstag. Aufsicht durch Ehrendamen, den leidenden Frauen Hilfe. 4. Kostenloses Verleihen von Hilfsmitteln zur Kranken- und Kleinkinderpflege.

3. B.-K. Süden. (Stadtbez. 21—30, 54—78, 114—127.)
Vors.: Dr. Hugo Horwitz, S. 53, Tempelherrenstr. 12.
Vors. der Frauengruppe: Frau H. May, SW. 11, Königgrätzerstr. 97/98 (9 Uhr vorm.). Gesuche am besten mündlich mit ärztlichem Attest Sonnabend 4—5, Wassertorstr. 4, part. Schriftliche Gesuche (möglichst gleichfalls mit ärztlichem Attest) an Frau May.
Tätigkeit: 1. Verabreichung von Milch, Stärkungsmitteln, Volksküchenmarken, Bademarken, Badesalz usw. 2. Besuche bei den Pfleglingen und Linderung der häuslichen Not unter Heranziehung anderer Wohlfahrtseinrichtungen. 3. Gewährung der Mittel zum Landaufenthalt an Erholungsbedürftige, die von anderer Seite diese Unterstützung nicht erhalten können.

4. B.-K. Südosten. (Stadtbez. 79—113, 128—144.)
Vors.: Direktor Dr. Pohle, SW. 13, Alexandrinenstr. 5/6.
Vors. der Frauengruppe: Frau Dir. Pohle. Mündliche Gesuche jeden 1. und 3. Mittwoch des Monats 5—6 in der Gemeindeschule, Lausitzer Platz 9, part. Schriftliche Gesuche an Frau Dir. Pohle.
Tätigkeit: 1. Verabreichung von Milch, Stärkungsmitteln (auch Bouillon), Feuerung, Volksküchenmarken usw. Milchmarken größtenteils unentgeltlich. Lebertran, Arzneimittel und Wein nur auf ärztliche Verordnung. 2. Besuche bei Bedürftigen und Kranken. 3. Unterbringung von Kindern in Bewahranstalten und Horten.

5. B.-K. Stralauer und Königs-Viertel. (Stadtbez. 145—181, 183—195.)
Vors.: Pfarrer Fischer, NO. 18, Weberstr. 56/57 (5—6).
Vors. der Frauengruppe: Frau Dr. Clara Birnbaum, O. 112, Frankfurter Allee 171 a.
Mündliche und schriftliche Gesuche an den Vorsitzenden oder in den Sitzungen der Frauengruppen bei Pfarrer Dr. Fischer, jeden 2. und 4. Dienstag des Monats 5—6 Uhr.
Tätigkeit: 1. Verabreichung von Milch und Stärkungsmitteln, Feuerung, Bädern usw. 2. Besuche bei den Bedürftigen und Kranken. 3. Verleihung von Gerät-

schaften zur Krankenpflege gegen geringe Gebühren aus dem Verleihinstitut für Krankengerätschaften, Depot im Drogengeschäft Weberstr. 15.

6. B.-K. Spandauer Viertel. (Stadtbez. 182 und 196—217.)
Vors.: Prediger Zimmer, C. 25, Kurzestr. 2 (9—10).
Mündliche und schriftliche Gesuche an den Vorsitzenden.
Tätigkeit: 1. Besuch und Pflege Armer und Kranker. 2. Gewährung von Milch und Stärkungsmitteln.

7. B.-K. der Rosenthaler Vorstadt. (Stadtbez. 218—254, 320—324.)
Vors.: Rentier Hindenberg, N. 28, Rheinsbergerstr. 61.
Vors. der Frauengruppe: Frau Pastor Rewald, N. 58, Schönhauser Allee 73.
Gesuche schriftlich an Frau Pastor Rewald, mündlich am 2. Dienstag jedes Monats, Kastanien-Allee 81 (4—6).
Tätigkeit: 1. Gewährung von Milch und Lebensmitteln (erstere zum Teil unentgeltlich). 2. Pflege Armer und Kranker.

8. B.-K. Norden. (Stadtbez. 255—282, 305—319, 325—326.)
Vors.: Frau Generalkonsul Schlesinger, W. 15, Lietzenburgerstr. 2.
Gesuche schriftlich an die Vorsitzende oder mündlich Sonnabend nachm. 3½—5 Uhr Friedrichstr. 126, Querg. I.
Tätigkeit: 1. Verabreichung von Milch und Stärkungsmitteln, meist unentgeltlich. 2. Besuch und Pflege bedürftiger Kranker.

9. B.-K. Moabit. (Stadtbez. 283—304.)
Vors.: Prediger Dr. Runze, NW. 21, Alt-Moabit 106.
Vors. der Frauengruppe: Frau Marie Winckler, NW. 21, Turmstr. 12.
Mündliche Gesuche Montag 5—6 in der Gemeindeschule Alt-Moabit 23, schriftliche an die Vorsitzende der Frauengruppe.
Tätigkeit: 1. Verabreichung von Milch, Medikamenten, Stärkungsmitteln, Gegenständen für Kranke. 2. Linderung der häuslichen Not durch Pflege und Heranziehung der verschiedenen anderen Wohlfahrtseinrichtungen und der Gemeindeschwestern. Schwestern der Pflegestation des Evangelisch-kirchlichen Hilfsvereins (siehe diesen Nr. 583) und einige Ärzte beteiligen sich an den Arbeiten. 3. Dauernde Besuche bei den Pfleglingen.
1907/08: verausgabt für Milch 46 921 M., für Fleisch 180 M., für Nahrungsmittel 3178 M., für Stärkungsmittel 385 M., für Arznei und Bäder 516 M., für Feuerung 623 M., für Essen aus der Krankenküche 9 M., für Verpflegung 851 M., für Krankengeräte 73 M., für Ferienkolonien 260 M.

Kommission für Erholungsaufenthalt.
Vors.: Frau Oberbürgermeister M. Kirschner, NW. 21, Alt-Moabit 90.
Schriftstelle: Frau Henriette May, SW. 48, Königgrätzerstr. 97.
Zweck: Erholungsbedürftigen Frauen und Mädchen erwerbstätiger Kreise durch Vermittlung eines Landaufenthalts die Möglichkeit zu geben, ihre Arbeitsfähigkeit wiederzuerlangen.
Sommer 1908: Ausgabe an Pflegegeldern ca. 2500 M., 78 Personen wurde Erholungsaufenthalt vermittelt.

583. Evangelisch-kirchlicher Hilfsverein (unter dem Protektorat der Kaiserin), Berliner Lokalverein.
Vors.: Oberhofprediger D. Dryander, N. 24, Oranienburgerstr. 76 a (Dienstag und Freitag 4—5).
Geschäftsstelle: N. 24, Oranienburgerstr. 76 a.
Zweck: 1. Unterstützung kirchlicher Zwecke und Wohlfahrtseinrichtungen (Stadtmission, Verein Wohlfahrt der weiblichen Jugend, Verein Dienst an Arbeits-

losen usw.). 2. Errichtung von Krankenpflegestationen in den Kirchengemeinden Berlins. Durch diese Fürsorge für häusliche Krankenpflege durch Diakonissen.

Z. Z. bestehen 15 Stationen. Jede Station übernimmt die häusliche Krankenpflege in mehreren bestimmten Kirchengemeinden. Die Pflege wird unentgeltlich und ohne Unterschied der Konfession ausgeübt und erstreckt sich hauptsächlich auf Frauen und Kinder. (Die Adressen der betreffenden Pflegestationen siehe bei den einzelnen Kirchengemeinden Nr. 1—71.) Z. Z. sind 116 bis 120 Diakonissen tätig.

1907 wurden für die Pflegestationen 112 080 M. verausgabt. In 3439 Familien wurde gepflegt: 36 925 Tagpflegen, 7496 Nachtpflegen.

Zur Unterstützung der Pflegestationen besteht die:

Frauenhilfe für die Pflegestationen des evangelisch-kirchlichen Hilfsvereins.

Zweck: 1. Tatkräftige Unterstützung der Diakonissen durch Versorgung der Pfleglinge mit guter Kost, Wein, Kleidungsstücken, Wäsche, Pflegemitteln und Geräten und durch Heranziehung von Hilfskräften. 2. Beschaffung von Geldmitteln zur Erhaltung der Pflegestationen.

Die Damen der Frauenhilfe bilden 15 Bezirkskomitees, welche sich den 15 Stationen anschließen.

1907: 81 962 M. aufgebracht.

Unter Verwaltung des Vereins stehen 2 Unterstützungsfonds, beide von der Kaiserin gestiftet:
1. Wöchnerinnen-Pflege-Fonds.
    1907: 1909 M. an arme Wöchnerinnen.
2. Unterstützungsfonds für hilfsbedürftige Familien in Berlin, seinen Vororten und Potsdam. Kapital: 264 700 M.
    1907: 290 Unterstützungen von 5—50 M. = 5032 M.
    Das vom Verein errichtete Diakonenheim siehe Nr. 595, die Arbeits-Vermittlungsstelle Nr. 1268.

584. Krankenküche, C. 2, Brüderstr. 10.
Unterhalten vom Verein für Krankenküchen im Anschluß an den Evangelisch-kirchlichen Hilfsverein.
Vors.: Frau Anna vom Rath, W. 10, Viktoriastr. 6.
Zweck: Solchen Kranken und Genesenden, denen im eigenen Haushalt nicht passende Nahrung bereitet werden kann, diese nach ärztlicher Anordnung herzustellen und ev. warm ins Haus zu liefern.
Mittagessen von 25 Pf. bis 2 M. (Genaueres Verzeichnis unentgeltlich durch die rankenküche zu beziehen.) Speisemarken für Bedürftige werden unentgeltlich von verschiedenen anderen Vereinen oder Privatpersonen verteilt, vom Verein selbst nur ausnahmsweise. Warme Speisen in der Küche selbst von 12—2, kalte Speisen, Erfrischungen, gewärmte Suppen von 9—6, Sonntags nur von 12—2. Versendung der Speisen von 12—2, bis zu 2 km im Umkreis der Küche direkt, bei weiteren Entfernungen müssen die Speisen an folgenden Stellen abgeholt werden:

Im Norden.
Chausseestr. 108, Frl. Dr. Drewes. Putbuserstr. 23, Fr. Rektor Klebe. Schönhauser Allee 177, Schwestern der Zionsgemeinde.

Im Nord-Osten.
Friedenstr. 22, Frau Pfarrer Baethke. Weberstr. 56/57, Schwester Friederike.

Im Osten.

Straßmannstr. 31, Frau Pfarrer Sylvester. Memelerstr. 47, Schwestern der Lazarus-Gemeinde.

Im Süd-Osten.

Mariannen-Ufer 3, Schwester Elise. Brücknerstr. 16, Frau Boehme.

Im Süd-Westen.

Plan-Ufer 34, Schwester Magdalene. Wilhelmstr. 9, Frau Dir. Goldheim.

Im Westen.

Maaßenstr. 27, Frau Sanitätsrat Meyer (Meldestelle). Steinmetzstr. 16, Viktoriaschwester.

Im Nord-Westen.

Gemeindeschwester, Alt-Moabit 19, Gemeindeschwester, Arminiusplatz, Markthalle, Wilsnackerstr. 1/2, Frau Direktor Kuchenmüller (Meldestelle).

1908: 75646 Portionen verabreicht.

Im Anschluß an den Verein besteht die

585. Adolph vom Rath-Stiftung für Tuberkulose. Kapital: 500 000 M.

Vors.: Frau Anna vom Rath, W. 10, Viktoriastr. 6.

Zweck: Tuberkulosen Kranken, die sich keine angemessene Kost beschaffen können, solche nach ärztlicher Anweisung zu verabreichen.

Mahlzeit für Erwachsene 50 Pf., für Kinder 25 Pf. Gesuche um unentgeltliche Kost mit ärztlichem Attest an die Stiftung, C. 2, Brüderstr. 10.

1908: 180 Familien Kost gewährt.

586. Zentral-Krankenpflege-Nachweis für Berlin und Umgebung.

Vors.: Sanitätsrat Dr. S. Alexander, W. 35, Genthinerstr. 39.

Leiter: Dr. P. Jacobsohn.

Geschäftsstelle: W. 35, Steglitzerstr. 57. Fernspr.: VI, 2849.

Zweck: Die Bevölkerung Berlins und seiner Umgebung für alle Arten der Krankenpflege und für Wochenpflege jederzeit geeignetes Personal in bequemer und schneller Weise nachzuweisen, soweit möglich, den weniger bemittelten Kranken zu ermäßigten Preisen (2—3 M. täglich), den armen ganz unentgeltlich.

1908: 1303 Vermittlungen, davon 474 zu ermäßigten Preisen, 53 unentgeltlich.

587. Diakonissenheim der Diakonissenanstalt Bethesda zu Elberfeld, Zweiganstalt Berlin, S. 59, Dieffenbachstr. 41.

Oberin: K. Räuchle.

Zweck: a) Krankenpflege in Anstalten und Familien usw. ohne Unterschied des Glaubensbekenntnisses mit besonderer Berücksichtigung der Armen. (Ev. Unterstützung mit Lebensmitteln und Kleidern); b) Hebung des sittlichen Volkslebens in verwahrlosten Familien und unter den Gesunkenen des weiblichen Geschlechts; c) Pflege in Kleinkinderbewahranstalten, Waisen und Rettungshäusern.

Ende 1907: 34 Schwestern. 1907: 378 Pflegen, davon 110 ermäßigt, 52 unentgeltlich.

588. Gräfin Rittberg Schwestern-Verein vom Roten Kreuz, W. 10, v. d. Heydtstr. 8. Fernspr. VI, 4510.

Verwaltung: Kuratorium. Vors.: Generalarzt z. D. Werner, W. 50, Passauerstr. 26.

Oberin: Elsbeth von Keudell.

Zweck: 1. Ausübung allgemeiner Kranken- und Wohlfahrtspflege. Ausübung der Privatpflege mit besonderer Berücksichtigung Unbemittelter.   2. Ausbildung von Pflegerinnen durch Besetzung des städtischen Auguste Viktoria-Krankenhauses in Schöneberg. (Keine Kaution. Ausbildungszeit ein Jahr mit abschließendem staatlichen Examen und Verpflichtung für weitere zwei Jahre. Anmeldung an die Oberin.) 3. Unterhaltung eines Alters- und Erholungsheims für die Vereinsschwestern in Neu-Babelsberg. (Soweit Platz vorhanden ist, Aufnahme von Pensionärinnen gegen geringes Entgelt.)

Ein Haus für unbemittelte Kranke soll errichtet werden.

1907: 103 Schwestern. 5268 Pflegen, 144 Besuche, davon 136, bzw. 144 unentgeltlich.

589. Verband katholischer weltlicher Krankenschwestern und Pflegerinnen.

Vors.: Frl. Elisabeth v. Bertrab.

Geschäftsstelle: NW. 21, Turmstr. 44.

Zweck: 1. Ambulante Kranken- und Wochenpflege ohne Unterschied der Religion auszuüben. Anstellung von Gemeindeschwestern. 2. Gebildete Damen in der Krankenpflege bis zur Reife für die staatliche Prüfung auszubilden. Dauer der Kurse 1 Jahr. 3. Gemeinsame Bestrebungen zum Wohle der Mitglieder.

1909: 74 Mitglieder, 158 unentgeltliche Pflegetage.

590. Märkisches Haus für Krankenpflege, SW. 11, Kleinbeerenstr. 7, Fernspr. VI, 2519 (gehört zum Verband deutscher Krankenpflege-Anstalten vom Roten Kreuz).

Vors.: Dr. phil. Olshausen, SW. 11, Anhaltstr. 5.

Oberschwester: Anna Bartel.

Zweck: 1. Armenpflege durch ausgebildete Krankenpflegerinnen, soweit solche nicht durch die gegen Entgelt ausgeübte Krankenpflege in Anspruch genommen sind. 2. Ausbildung von Pflegerinnen.

Gesunde, unbescholtene, gebildete Damen von 20—35 Jahren werden in 12 Monaten im Krankenhaus zu Hirschberg i. Schl. ausgebildet (Kaution 150 M.). Nach vollendeter Lehrzeit sind sie verpflichtet, 2 Jahre für das Haus zu pflegen; dafür Pension, Wäsche, Kleidung usw. frei und Gehalt (von 5 M. monatlich bis 600 M. jährlich). In Krankheitsfällen und Alter Ruhegehalt. Die Pflegerinnen stehen für den Mobilmachungsfall dem Zentralkomitee der deutschen Vereine vom Roten Kreuz zur Verfügung.

1908: 51 Schwestern, darunter 3 Schülerinnen.

591. Schwesternheim Ebenezer, W. 35, Steglitzerstr. 74, Fernspr. VI, 1205. Zweigverein vom Bethanienverein (Verein für allgemeine Krankenpflege.) Sitz des Vereins in Frankfurt a. M.

Vors. der Station Berlin: Prediger Schell, W. 57, Groß-Görschenstr. 36.

Oberin: Katharina Ostertag.

Zweck: Neben Privat-Krankenpflege unentgeltliche Pflege armer Kranker.

1907: In 290 Familien gepflegt, davon in 130 gegen Ermäßigung; unentgeltlich: 174 Tag- und Nachtpflegen. Außerdem widmet sich eine Schwester dauernd nur der Armenkrankenpflege. 750 Mahlzeiten an Bedürftige. 1050 M. Unterstützungen.

592. Diakonissenheim Bethel, NW. 21, Embenerstr. 15, Fernspr. II, 813.

Vorst.: C. Weiß, Zehlendorf, Königstr. 35.

Zweck: Ausbildung von Diakonissen und Entsendung dieser zur häuslichen Krankenpflege ohne Unterschied der Konfession; bei Unbemittelten unentgeltliche und ermäßigte Pflege.

Aufnahmealter: 18—30 Jahre.

1908: 107 Schwestern, 12 646 Tag- und Nachtpflegen, 883 Tagpflegen, 1728 Nachtpflegen.

593. Diakonissenheim Talitha-kumi, Verein für allgemeine Krankenpflege, SO. 16, Schmidstr. 17, Fernspr. IV, 6242.
Vorst.: Prediger F. W. Simoleit.
Zweck: Ausbildung von geeigneten Personen speziell für Privat-Krankenpflege. Ausführung von Pflegen jeder Art, bei Kranken jeder Art.
15 Schwestern im aktiven Dienst:.

594. Christlicher Männer-Krankenverein.
Geschäftsführer: Magistr.-Sekretär a. D. Fiebelkorn, NO. 18, Friedenstr. 17.
Zweck: Hilfsbedürftige männliche Kranke, auch Nichtmitglieder in ihren Wohnungen aufzusuchen und zu unterstützen.
Die Unterstützung besteht in Bargeld (in der Regel wöchentlich 75 Pf. bis 1 M.), Leibwäsche, Kleidung.
1907/08: 237 Kranke unterstützt und besucht. Barunterstützungen 8079 M. Leibwäsche für 125 M.

595. Evangelisches Diakonenheim, W. 30, Goltzstr. 37, Fernspr. VI, 11 713.
Errichtet vom Evangelisch-kirchlichen Hilfsverein (siehe Nr. 583).
Vors.: Oberhofprediger D. Dryander, N. 24, Oranienburgerstr. 76 a.
Hausvater: Heinrich Frunder.
Zweck: Pflege kranker Männer ohne Unterschied der Konfession durch 8 Diakonen gegen angemessene Entschädigung.
Für Unbemittelte Ermäßigungen und unentgeltliche Pflegen.
1907: 550 Tag- und Nachtpflegen, 1250 Nachtpflegen, 200 Tagpflegen, 1550 Hilfeleistungen.

596. Katholische ambulante Krankenpflege.
N.: Schönhauser Allee 182 (Herz Jesu), Ackerstr. 117 (St. Sebastian), Graunstr. 31/32 (St. Afra).
NO.: Thornerstr. 64 (Corpus Christi).
O.: Rüdersdorferstr. 45 (St. Pius), Frankfurter Allee 126 (St. Pius).
SO.: Michaelkirchplatz 3 (St. Michael), Lausitzerstr. 36 (St. Maria).
SW.: Gneisenaustr. 100 (St. Bonifacius).
W.: Hohenstaufenstr. 2 (St. Matthias).
NW.: Karlstr. 30 (St. Hedwig), Kruppstr. 8 (St. Paulus), Waldstr. 52 (St. Paulus).
C.: Niederwallstr. 8/9 (St. Hedwig).

597. Chewra Kadischah der Israelitischen Synagogengemeinde Adass Jrsroel.
Vors.: M. Knoller, N 24, Gartenstr. 2.
Zweck: 1. Besuche bei jüdischen Kranken. —(Unterstützungen, nur an Mitglieder.) 2. Sorge für die rituelle Bestattung Verstorbener (bei Mitgliedern teilweise oder vollständige Deckung der daraus entstandenen Kosten, ausnahmsweise auch bei Nichtmitgliedern).
Anträge um Hilfe an ein Vereinsmitglied oder den Vorsitzenden.
Das von dem Verein begründete Israelitische Krankenheim siehe Nr. 675.

598. Israelitischer Verein Nächstenliebe für die Stadtteile Hansaviertel und Moabit.
Vors.: Bernhard Cohn, NW. 23, Lessingstr. 19.
Zweck: Vereinsmitgliedern, ev. auch Nichtmitgliedern, bei Krankheits- und Todesfällen persönliche und materielle Hilfe zu gewähren.
1907: Unterstützungen an Nichtmitglieder 495 M.

599. Wohltätigkeits=Vereinigung jüdischer Frauen und Mädchen „Judas Töchter".
Geschäftsstelle: SW. 6; Johanniterstr. 12.
Vors.: Frau Rabbiner Dr. Eschelbacher, N. 24, Oranienburgerstr. 17.
Zweck: Unterstützung bedürftiger jüdischer Kranker.
1907: 750 M. verausgabt.

600. Frauenverein innerhalb der israelitischen Synagogen=Gemeinde Adass Jisroel.
Vors.: Frau Rabbiner H. Biberfeld, C. 2, Heidereutergasse 4.
Zweck: Außer Betätigung des Gefühls der Zusammengehörigkeit auf jüdisch=
religiösem Boden besonders Hilfeleistungen in Krankheits= und Todesfällen.
Krankenbesuche, Nachtwachen, Waisenunterstützung, Beerdigungszuschuß usw.
Zwei Drittel der Jahreseinnahme kann der Vorstand in dringenden Fällen zu
Badereisen, Brautausstattungen usw. auch für Nichtmitglieder des Vereins
resp. der Gemeinde verwenden.
1907: Ausgaben für Waisenpflege 520 M., für Armenpflege 716 M., an das
Krankenheim (s. Nr. 675) 100 M.

601. Frau Bergemann= (geb. Beuth) Stiftung.   Kapital: 74 400 M.
Verwaltung: Städt. Stiftungsdeputation.
Zweck: Verwendung der Zinsen nach Abzug einer Rente von 1800 M. zur Unter=
stützung unheilbarer kranker Frauen und Mädchen, nicht nur der ärmsten, sondern
auch sogen. verschämter Armer.

602. Pauline und Franziska Bud=Stiftung.   Kapital: 7200 M.
Verwaltung: Vorstand des Krankenhauses der jüdischen Gemeinde.
Zweck: Gewährung von Unterstützungen in Höhe von 50—100 M. für der jüdischen
Gemeinde angehörende Frauen und Mädchen, welche sich im letzten Jahre einer
größeren Operation unterzogen haben, oder denen eine solche in nächster Zeit be=
vorsteht.
Verteilung am 3. Tischri nach Bekanntmachung in der „Vossischen Zeitung".

603. Flora Cohn=Stiftung.   Kapital: 65 000 M.
Verwaltung: Vorstand der jüdischen Gemeinde.
Zweck: Unterstützung skrofulöser jüdischer Kinder.

604. Max und Rosalie Michaelis=Stiftung.   Kapital: 5000 M.
Verwaltung: Armenkommission der jüdischen Gemeinde.
Zweck: Unterstützung bedürftiger jüdischer Kranker, möglichst am 29. Juli.
Die Stifterin hat das Vorschlagsrecht.

605. Jeanette Salomon geb. Pincson=Stiftung.   Kapital: 450 M.
Verwaltung: Armenkommission der jüdischen Gemeinde.
Zweck: Unterstützung je eines jüdischen bedürftigen Kranken am 11. Februar
und 16. Oktober.

606. Zeihesches Legat.   Zinsen: 1192,50 M.
Verwaltung: Armendirektion.
Zweck: Unterstützung kranker, bedürftiger, würdiger Familienväter oder Witwen
aus der arbeitenden Klasse, die sich vom Tagelohn nähren, sowie auch armer Fabri=
kanten, z. B. Weber, die keinen eigenen Laden haben, und zwar jedem Kranken
täglich 1 M., bei vorhandenen Mitteln noch 50 Pf. mehr für ihre Kinder.
Unheilbare Kranke haben den Vorzug. Die Armenkommissionen stellen die Anträge
auf Gewährung der Unterstützung für eine bestimmte Anzahl von Tagen an die
Armendirektion.
Siehe ferner: Verein gegen Verarmung Nr. 77, Frauengroschenverein Nr. 84,
Evangelischer Frauenverein Edelweiß Nr. 86, Samariterheim der Heils=
armee Nr. 88, Verein für die Armen Nr. 161, Viktoriahaus für Krankenpflege
Nr. 375, Verein für jüdische Krankenpflegerinnen Nr. 381, Rudolf Knebel=Stiftung

Nr. 681, Israelitischer Frauen-Unterstützungsverein Nr. 610, Israelitischer Frauenverein der Oranienburger Vorstadt Nr. 611, St. Maria Viktoria-Heilanstalt Nr. 672, Krankenhaus der jüdischen Gemeinde Nr. 674, Louis Liebermann-Stiftung Nr. 817, Scheelsches Legat Nr. 944, Geschenkfonds Königs Friedrich II. Nr. 991, Frauen-Verein Westen Nr. 1048, Georg und Hedwig Schönfließ-Stiftung Nr. 1067, Antonie Herrmann Fricke-Stiftung Nr. 1094, Friebesches Legat Nr. 1095, von Ritzenbergsche Stiftung Nr. 1103, Moritz Samuel Jacob-Stiftung Nr. 1110, Karl Abraham Leo und Frau Dorothea geb. Kohtz-Stiftung Nr. 1112, Wilhelmine Lewinsohn geb. Spiro-Stiftung Nr. 1113, M. Pollack-Stiftung Nr. 1114, Magnus Levy-Stiftung Nr. 1232, Verein Paulinenhaus für Kranken- und Kinderpflege Nr. 1405.

2. Wöchnerinnen.

Vereinigte Fürsorge für Kranke und Wöchnerinnen siehe Nr. 581. Es empfiehlt sich, bedürftige Wöchnerinnen zunächst an die Bezirksdamen des nachstehenden Vereins zu weisen.

607. Verein zur Verpflegung und Unterstützung armer Wöchnerinnen.

Vors.: Frau Prediger Hoßbach, W. 35, Kurfürstenstr. 56.

Zweck: Armen Wöchnerinnen Berlins (nur Ehefrauen) ohne Unterschied der Religion nach ihrer Niederkunft Unterstützung und Verpflegung zu gewähren (erst vom zweiten Kinde an).

Die Wöchnerinnen erhalten 8 Tage lang Suppen (in größeren Notfällen auch länger), die sie sich zur bestimmten Stunde von Hausfrauen abholen lassen, welche sich zur Lieferung verpflichtet haben. In der Regel 1 Liter Brühsuppe von ½ Pfund oder mehr Fleisch. Ev. Unterstützung mit Kinderwäsche, in besonderen Fällen auch mit Milchmarken. Rekonvaleszente Wöchnerinnen finden mit ihren Kindern in der städtischen Heimstätte zu Blankenburg Aufnahme (siehe Nr. 661). Meldungen einige Zeit vor der Niederkunft persönlich mit ärztlichem Attest oder Bescheinigung einer Hebamme bei den unten genannten Bezirksvorsteherinnen. Die zu den Bezirken gehörigen Straßen siehe in den Jahresberichten des Vereins.

Bezirk 1. Vorst.: Frl. Toni Weser, C. 2, Bischoffstr. 4.
„ 2. Vorst.: Frau Oberstadtsekretär Fiedler, C. 2, Poststr. 16.
„ 3. Vorst.: Frau Superintendent Steinbach, W. 56, Oberwallstr. 21.
„ 4. Vorst.: Frau Pastor Habicht, C. 19, Friedrichsgracht 53/55.
„ 5. Vorst.: Frau Konsistorialrat Lahusen, W. 8, Kanonierstr. 4.
„ 6. Vorst.: Frau Prediger v. Soden, SW. 68, Friedrichstr. 213.
„ 7. Vorst.: Frau Präsident Jonas, W. 10, Tiergartenstr. 7.
„ 8 und 9. Vorst.: Frau Flügge, SW. 29, Gneisenaustr. 6a.
„ 10. Vorst.: Frau Gerlich, SO. 26, Admiralstr. 21.
„ 11. Vorst.: Frau Stadtmissionar Scharpff, S. 59, Gräfestr. 36.
„ 12. Frau Geh. Sanitätsrat Odebrecht, SW. 46, Königgrätzerstr. 98.
„ 13. Vorst.: Frau Sackur, W. 35, Genthinerstr. 30.
„ 14. Vorst.: Frau Justizrat Mengel, W. 35, Potsdamerstr. 55.
„ 15. Vorst.: Frau Philipowski, SO. 36, Liegnitzerstr. 18.
„ 16. Vorst.: Frau Dr. Loewe, SO. 16, Köpenickerstr. 141.
„ 17. Vorst.: Frau Kern, SO. 33, Muskauerstr. 25.
„ 18. Vorst.: Frau Pfarrer Köster, O. 34, Königsbergerstr. 17.
„ 19. Vorst.: Frl. Elisabeth Baethke, NO. 18, Landsbergerstr. 9.
„ 19a. Vorst.: Frau Knorr, NO. 18, Kniproderstr. 122.
„ 20. Vorst.: Frau Pastor Koch, O. 34, Samariterstr. 41.
„ 21. Vorst.: Frau Gueffroy, NO. 43, Höchstestr. 3.

Bezirk 22.   Frau Postdirektor Rosenstiel, SO. 33, Mariannen-Ufer 1.
  „   23.   Vorst.: Frau Prediger Bayrhoffer, SO. 33, Mariannen-Ufer 1.
  „   24.   Vorst.: Frau Pastor Baumann, SO. 36, Wienerstr. 43.
  „   24 a.   Vorst.: Frl. Bartsdorf, SO. 16, Köpenickerstr. 141.
  „   25.   Vorst.: Frau Prediger Thießen, S. 14, Sebastianstr. 56.
  „   26.   Vorst.: Frau Rektor Hellermann, SW. 13, Alte Jakobstr. 127.
  „   27.   Frau Prediger Nieblich, NO. 18, Große Frankfurterstr. 87.
  „   28.   Frl. Quandt, O. 17, Grüner Weg 55.
  „   28 a.   Vorst.: Frau Pastor Lehmpfuhl, O. 17, Rotherstr. 3.
  „   29.   Vorst.: Frau Stern, O. 27, Blankenfeldestr. 10.
  „   30.   Vorst.: Frau Prediger Friedrich, NO. 18, Am Friedrichshain 16.
  „   31.   Vorst.: Frau Superintendent Wuttke, C. 22, Sophienstr. 3.
  „   32.   Vorst.: Frau Pastor Müller, N. 37, Schönhauser Allee 163 a.
  „   33.   Vorst.: Frau H. Bötzow, N. 37, Prenzlauer Allee 248.
  „   34.   Vorst.: Frau Pfarrer Rewald, N. 58, Schönhauser Allee 73.
  „   35.   Vorst.: Frau Krüger, N. 58, Kastanienallee 11.
  „   36 und 36 a.   Vorst.: Frau Pastor Frensche, N. 58, Gleimstr. 9.
  „   37.   Vorst.: Frau Schmidt, N. 58, Danzigerstr. 77.
  „   38.   Vorst.: Frau Klinder, N. 58, Dunckerstr. 11.
  „   39.   Vorst.: Frau Pastor Wittenberg, N. 58, Stargarderstr. 68.
  „   40.   Vorst.: Frau Pastor Hörnicke, N. 58, Kuglerstr. 34.
  „   41.   Vorst.: Frau Klunge, N. 58, Wörtherstr. 5.
  „   42.   Vorst.: Frau Dr Krause, N. 58, Kastanienallee 11.
  „   43.   Vorst.: Frau Pastor Käding, N. 58, Wißbyerstr. 72.
  „   44.   Vorst.: Frau Pastor Maschmeyer, NO. 55, Prenzlauer Allee 27.
  „   45.   Vorst.: Frau Mennigke, NO. 43, Neue Königstr. 74.
  „   46.   Vorst.: Frau Pastor Zimmer, C. 25, Kurzestr. 2.
  „   47.   Vorst.: Frau Pastor Gelderblom, N. 37, Schönhauser Allee 173.
  „   48.   Vorst.: Frau Pastor Franke, N. 37, Schönhauser Allee 5.
  „   49.   Vorst.: Frau Pastor v. Ranke, N. 28, Invalidenstr. 4.
  „   50.   Vorst.: Frau Pastor Dirksen, N. 31, Bernauerstr. 4.
  „   51.   Vorst.: Frau Dittrich, N. 39, Müllerstr. 11.
  „   52.   Vorst.: Frau Sanitätsrat Dr Drewes, N. 4, Chausseestr. 115.
  „   53.   Vorst.: Frau Pastor Schulze, N. 4, Invalidenstr. 23.
  „   54.   Vorst.: Frau Pastor Schultze, NW. 6, Luisenstr. 47.
  „   55.   Vorst.: Frau Pastor Flöß, N. 20, Koloniestr. 18.
  „   56.   Vorst.: Frau Pastor Riemschneider, N. 28, Swinemünderstr. 31.
  „   57.   Vorst.: Frau Pastor Heinze, N. 28, Ramlerstr. 3.
  „   58.   Vorst.: Frau Pastor Kohlweyer, N. 20, Koloniestr. 3/4.
  „   59.   Vorst.: Frau Pastor Neubauer, N. 65, Nazarethkirchstr. 50.
  „   59 a.   Vorst.: Frau Pastor Waßmund, N. 65, Seestr. 60.
  „   60.   Vorst.: Frl. Hertell, NW. 87, Zinzendorfstr. 3.
  „   60 a.   Vorst.: Frl. E. Zollern, NW. 5, Putlitzstr. 13.
  „   61.   Vorst.: Frau Dr Calließ, NW. 52, Alt-Moabit 18.
  „   62.   Vorst.: Frl. Burchard, NW. 21, Wilhelmshavenerstr. 64.
  „   63.   Vorst.: Frau Lieverenz, NW. 52, Spenerstr. 21.

1908: 5271 Wöchnerinnen verpflegt; besonders schwache Frauen erhielten für 751 M. Milchmarken. 29 Frauen fanden in der städtischen Heimstätte Aufnahme. Für Kinderwäsche wurden 2474,60 M. verausgabt.

608. Organisation der zur Unterstützung von jüdischen Wöchnerinnen tätigen Vereine. Geschäftsstelle: C. 2, Rosenstr. 2/4.

Die nachstehenden Vereine (Nr. 609, 609—612) haben folgende Grundsätze vereinbart: 1. Jeder Verein beschränkt seine Tätigkeit, soweit Wöchnerinnen in Frage kommen, auf festgesetzte Bezirke (siehe diese bei den einzelnen Vereinen). 2. Alle Vereine verpflichten sich, die an sie gerichteten Gesuche (betr. Wöchnerinnen) zunächst zur Auskunfterteilung an die Zentralstelle für die Wohltätigkeitsanstalten in der Jüdischen Gemeinde (siehe Nr. 1304) zu senden.

Die die einzelnen Vereine betreffenden Grundsätze sind bei diesen selbst angeführt.

609. Verein zur Unterstützung armer jüdischer Wöchnerinnen (Sandikin).

Vors.: Frau Bertha Mayer, W. 30, Martin Lutherstr. 87.

Zweck: Unterstützung armer jüdischer Wöchnerinnen im Zentrum und Norden. Unterstützungsgesuche (nebst Geburtsurkunde des Kindes) an Frau Rosa Meyer, W. 23, Lessingstr. 23, oder an die Geschäftsstelle der Organisation (siehe Nr. 608).

1907: 187 Unterstützungen mit insgesamt 5130 M.

610. Israelitischer Frauen-Unterstützungsverein.

Vors.: Frau Henriette May, SW. 11, Königgrätzerstr. 97.

Stellv. Vors.: Frau Fanny Arndt, NW. 52, Calvinstr. 2.

Zweck: 1. Unbemittelte jüdische Wöchnerinnen und kranke jüdische Frauen durch Geldgeschenke zu unterstützen. 2. Entsendung einer Krankenpflegerin zu Kranken, bei welchen dauernde Pflege nicht erforderlich ist, zur pflegerischen Hilfe und hygienischen Belehrung. Unterstützung von Wöchnerinnen in den Stadtteilen W., NW., S., SW. (mit Ausschluß der Stadtbezirke 114—142) und in den der Religionsgemeinde angeschlossenen Vororten. Unterstützungsgesuche an die stellvertretende Vorsitzende oder an die Geschäftsstelle der Organisation (siehe Nr. 608). Gesuche um den Besuch der Krankenpflegerin an Frau Henriette May.

1908: 10 330 M. Unterstützungen.

611. Israelitischer Frauenverein der Oranienburger Vorstadt in Berlin.

Vors.: Jenny Cassirer, N. 39, Fennstr. 47.

Zweck: 1. Unterstützung in Not geratener jüdischer Familien und einzelner Personen im Norden Berlins und im Stadtteil Moabit. 2. Unterstützung jüdischer Wöchnerinnen im Stadtteil Moabit.

Maximalunterstützung 15 M.; wo höhere Unterstützung angebracht, wird der Fall nach erfolgter Unterstützung dem Verein zur Unterstützung armer jüdischer Wöchnerinnen (siehe Nr. 609) zur weiteren Fürsorge überwiesen. Einmalige Geldunterstützungen (ausnahmsweise auch dauernde), Kleidung, Wäsche. Gesuche schriftlich oder mündlich an die Vorsitzende oder an die Geschäftsstelle der Organisation (siehe Nr. 608).

1907/08: 1100 M. Barunterstützungen.

612. Jüdischer Frauenverein der Luisenstadt.

Geschäftsstelle: C. 2, Rosenstr. 2/4.

Vors.: Frau Minna Egers, S. 14, Prinzenstr. 49.

Zweck: 1. Unterstützung seiner hilfsbedürftig gewordenen Mitglieder; 2. Unterstützung hilfsbedürftiger Glaubensgenossen; 3. Unterstützung jüdischer Wöchnerinnen innerhalb der Stadtbezirke 114—142 einschl. Maximalunterstützung 15 M. (wo höhere Unterstützung angebracht, wird der Fall nach erfolgter Unterstützung dem Verein zur Unterstützung armer jüdischer Wöchnerinnen (siehe Nr. 609) zur weiteren Fürsorge überwiesen).

In dringenden Fällen kann eine sofortige Unterstützung bis 6 M. durch die Vorsitzende angewiesen werden, größere Beträge und laufende Unterstützungen werden in der Vorstandssitzung (einmal monatlich) bewilligt. Unterstützungsgesuche schriftlich an den Vorstand oder an die Geschäftsstelle der Organisation (siehe Nr. 608).

1908: 3471 M. Unterstützungen.

613. Frauenverein der Berliner Logen U. O. B. B. (Unabhängiger Orden Bnei Briß) zur Pflege armer jüdischer Wöchnerinnen.
Vors.: Frau Minna Schwarz, NW. 21, Bundesratsufer 7.
Zweck: Unterstützung armer jüdischer Wöchnerinnen durch unentgeltliche Entsendung von Wochenpflegerinnen; Verabfolgung von Lebensmitteln, hygienischen Artikeln, Säuglingswäsche und Milch.
Der Verein ist der Organisation (siehe Nr. 608) bisher nicht beigetreten.
1907: 272 Pflegen. Dafür verausgabt 9396 M.
In Aussicht genommen ist die Gründung eines eigenen Heims für arme jüdische Wöchnerinnen, die ihr Wochenbett nicht in eigener Behausung abhalten können.

614. Frauen- und Jungfrauen-Wohltätigkeits-Verein Mathilde Caro.
Vors.: Frau Doris Lichtenstein, O. 27, Holzmarktstr. 8.
Zweck: Unterstützung armer jüdischer Wöchnerinnen in Berlin und den Vororten mit Geld (in der Regel 10 M.), Stärkungsmitteln, Wäsche usw. und Chanukah-Bescherung für Kinder (meist nicht über sechsjährig) und alte Frauen und Witwen.
Der Verein ist der Organisation (siehe Nr. 608) nicht beigetreten.
1908: 2500 M. Unterstützungen, 7000 M. für Chanukah-Bescherung.

615. Schlesingsche Stiftung für hilfsbedürftige Wöchnerinnen. Kapital 100 000 M.
Verwaltung: Armendirektion.
Zweck: Unterstützung hilfsbedürftiger Wöchnerinnen, Frauen oder Mädchen, welche mindestens 1 Jahr in Berlin waren, vor, während oder nach ihrer Entbindung mit barem Geld, Kinderwäsche usw.
Die Zinsen von ferneren 20 000 M. (Schlesingsches Vermächtnis) sollen zu Unterstützungen von Stadtarmen dienen.

616. L'sche Stiftung für Wöchnerinnen. Kapital: 50 000 M.
Verwaltung: Kuratorium bei der jüdischen Gemeinde.
Zweck: Unterstützung jüdischer Wöchnerinnen, welche noch nicht städtische oder jüdische Armenunterstützung erhalten haben, durch Geldgeschenke oder Darlehen. Gesuche nur schriftlich an die Zentralstelle für die Wohltätigkeits-Anstalten in der jüdischen Gemeinde zu Berlin, C. 2, Rosenstr. 2/4.

617. Regina Ephraimsohn geb. Berliner-Stiftung. Kapital: 500 M.
Verwaltung: Armenkommission der jüdischen Gemeinde.
Zweck: Unterstützung einer armen jüdischen Wöchnerin am 25. September nach Bestimmung von Frau Regina Ephraimsohn.

618. Betty Lachmann-Stiftung. Kapital: 9991 M.
Verwaltung: Armenkommission der jüdischen Gemeinde.
Zweck: Unterstützung jüdischer armer Wöchnerinnen (Ehefrauen).

Für Wöchnerinnen **siehe ferner:** Wöchnerinnen-Pflegefonds des Evangel.-kirchlichen Hilfsvereins Nr. 583, Städt. Heimstätten Nr. 661, Frauenverein Wöchnerinnenheim Nr. 686, Stiftung Heimstätte in Berlin Nr. 687, Beth-Elim Nr. 688, Wöchnerinnenheim der Heilsarmee Nr. 690, St. Monika-Stift Nr. 691, Verein Unterkunft für hilfsbedürftige Wöchnerinnen Nr. 692,1, Verein Hauspflege Nr. 776, Eduard Steinthal-Stiftung Nr. 1254.

3. Lungenkranke.

619. Auskunft- und Fürsorgestellen für Lungenkranke, unterhalten vom Zentralkomitee der Auskunft- und Fürsorgestellen für Lungenkranke in Berlin und Vororten.
Vors.: Geh. Regierungsrat Pütter, NW. 6, Luisenstr. 16b.

Zweck: Unentgeltliche ärztliche Untersuchung Lungenkranker, Unterweisung in den zur Bekämpfung der Tuberkulose erforderlichen Maßnahmen, dauernde Fürsorge für die Kranken.

Wer in ärztlicher Behandlung steht, hat zur Erlangung der Untersuchung einen Überweisungsschein seines Arztes mitzubringen. Ärztliche Behandlung findet nicht statt.

Einrichtungen: 1. für C., NW., W. und die entsprechenden Vororte in der Charité, Schumannstr. 21, Montag und Freitag 4—6.

2. für SW., S., SO. und die entsprechenden Vororte: Neuenburgerstr. 23, Mittwoch und Sonnabend 4—6.

3. für O. und die entsprechenden Vororte: Pallisadenstr. 25, Dienstag 4—6 und Donnerstag 10—12.

4. für NO. und die entsprechenden Vororte: Palissadenstr. 25, Dienstag 10—12 und Donnerstag 4—6.

5. für N. und die entsprechenden Vororte Luisenstr .8, I, Montag und Freitag 4—6.

1908/09: 28 860 Personen untersucht, 32 827 Besuche in den Wohnungen.

Siehe auch Charlottenburg Nr. 1407; Rixdorf Nr. 1556; Schöneberg Nr. 1609; Weißensee Nr. 1690; Wilmersdorf Nr. 1708.

Siehe ferner: Städtische Heimstätten Nr. 661 Heilanstalten für Lungenkranke 700—704, Julius und Rosalie Schulvater-Stiftung Nr. 1246.

4. Krebskranke.

620. Fürsorgestellen für Krebskranke in der Charité, NW. 6, Schumannstr. 21, Montag 3—4 und NO. 18, Palisadenstr. 25, Donnerstag 3—4.

Leitender Arzt: Prof. Dr Ferdinand Blumenthal.

Zweck: Untersuchung weniger bemittelter Patienten durch Spezialärzte.

Falls es die wirtschaftlichen Verhältnisse erfordern, werden die Kranken durch Pflegerinnen besucht und materiell unterstützt. Überweisung durch den behandelnden Arzt.

1908/09: 33 Patienten.

5. Unfallverletzte.

621. Verein für Unfallverletzte.

Vors.: Magistratsrat von Schulz, NW. 52, Thomasiusstr. 21.

Geschäftsstelle: C. 19, Roßstr. 7. Montag, Mittwoch, Freitag 7—9 abends.

Fernspr.: Ia, 6148.

Zweck: Fürsorge für Unfallverletzte und deren Familien; Vermittlung geeigneter Arbeitsstellen für Mindererwerbsfähige; Erteilung von Rat und Auskunft; Gewährung von Rechtsschutz; Anfertigung von Schriftsätzen.

Die Inanspruchnahme des Vereins ist kostenlos, er gewährt aber keine Geldunterstützungen.

Der Verein unterhält Werkstätten für Bürstenwaren und für Feilerei, für geeignete unfallverletzte Arbeiter. Wochenlohn: Anfangs 7—9 M., später 10—14 M. bei 8stündiger Arbeitszeit.

1907: 669 Gesuche. 161 Personen erhielten Auskunft und Rechtsbelehrung. 153 Schriftsätze wurden verfaßt. 6 Personen erhielten Beschäftigung in verschiedenen Betrieben. Arbeiterbestand der Werkstatt Januar 1908: 29.

Siehe ferner: Hermann Alexander Sommer-Stiftung Nr. 1190.

6. Alkoholkranke.

622. Auskunft- und Fürsorgestelle für Alkoholkranke, errichtet vom Zentral-
komitee der Auskunft- und Fürsorgestellen für Alkoholkranke in
Berlin und der Provinz Brandenburg.
Vors.: Dr. Waldschmidt, Nikolassee.
Zweck: Erteilung unentgeltlicher Auskunft über die Alkoholfrage, unentgeltliche
Untersuchung Alkoholkranker, Gewährung von Rat und Beistand für solche Per-
sonen, welche bereits die Folgen des Alkoholmißbrauchs an sich und ihrer Umgebung
wahrgenommen haben.
Fürsorgestelle in der Poliklinik für Nervenkranke der Charité, Eingang Alexander-
ufer. Montag und Donnerstag 5—7. Leiter: Dr. Kapff.
1908/09: 400 Patienten.
Siehe auch: Charlottenburg Nr. 1410 und Schöneberg Nr. 1611.

623. Internationaler Guttempler-Orden (International Order of good Templars).
Internationale Gesellschaft.
Zweck: Sittliche Hebung der Bevölkerung durch Bekämpfung des Alkoholgenusses
in jeder Form, Schutz der Jugendlichen, Rettung der Gefährdeten und Gefallenen.
Organisation ähnlich der des Freimaurerordens; vollständige Enthaltsamkeit
vom Alkoholgenuß. Männer und Frauen gehören mit gleichen Rechten den Logen an.
Es ist Pflicht aller Mitglieder, die Alkoholkranken aufzusuchen, sie aufzuklären über
die Natur ihres Leidens, ihnen zu helfen und die Familien wieder aufzubauen,
sowie dem Genuß alkoholischer Getränke in allen Ständen mit allen Mitteln ent-
gegenzuwirken. Veranstaltung von öffentlichen Versammlungen und „offenen
Abenden", die der Propaganda und der Pflege edler Geselligkeit dienen.
Die Mitglieder gehören den verschiedensten Kreisen und Berufsständen an. —
Über 60 Logen für Erwachsene in Groß-Berlin. Nähere Auskunft erteilen:
Heinrich Abrahms, NO. 18, Friedensstr. 59; Arthur Niemann, SO. 36,
Maybachufer 44/45 und Heinrich Gerken, Redakteur, Friedenau, Rubensstr. 37.
Jugendwerk. 14 Jugendlogen (10—14 Jahre) und 2 Wehrlogen (14—17 Jahr).
Leiter der Jugendlogen: O. Raasch, N. 58, Pappelallee 59.

624. Kreisverband des Blauen Kreuzes (Berlin und Umgegend).
Vors.: Pastor Hölzel, SO. 36, Skalitzerstr. 96.
Zweck: Den Mißbrauch berauschender Getränke auf religiöser Grundlage zu
bekämpfen und für die Rettung der Opfer der Trunksucht und des Wirtshaus-
lebens zu wirken. (Die Mitglieder sind zur Abstinenz verpflichtet.)
Zum Kreisverband gehören in Groß-Berlin 27 Vereine mit 778 Mitgliedern,
davon 230 gerettete Trinker.
Vors.: N.: A. Erdmann, Reinickendorferstr. 66, J. Appel, Weißen-
burgerstr. 54, W. Wienkoop, Amsterdamerstr. 17, K. Joerns, Neue Hochstr. 37,
Brucks, Chorinerstr. 51, NO.: Pastor Schlegelmilch, Elbingerstr. 19; O.: F. Ort-
mann, Goßlerstr. 18, Jänicke, Ebelingstr. 2, J. Peßlys, Proskauerstr. 34;
SO.: Pastor Hölzel, Skalitzerstr. 96; S.: W. Calaminus, Hasenheide 94;
SW.: Feckert, Neuenburgerstr. 6, C. Langer, Belle-Alliancestr. 71, H. Britz,
Johanniterstr. 3; C.: Weil, Kaiserstr. 17; W.: Jahnke, Gleditschstr. 24; NW.:
A. Puhle, Emdenerstr. 42.
Das Asyl des Verbandes siehe Nr. 706.
Siehe auch unter Charlottenburg, Karlshorst, Gr.-Lichterfelde, Rixdorf, Weißensee.

625. Verein abstinenter Katholiken. Ortsgruppe Berlin.
Vors.: Julius Rieger, C. 25, Gontardstr. 5.
Geschäftsführer: F. Reinold, C. 25, Gontardstr. 5.

Zweck: Bekämpfung des Mißbrauchs geistiger Getränke und der damit verbundenen Mißstände; Trinkerrettung und -fürsorge; gesellige Zusammenkünfte.

626. Auch die **Heilsarmee** übernimmt die Rettung Trunksüchtiger. Meldungen an das Nationale Hauptquartier, C. 19, Handelsstätte Kölnischer Fischmarkt.

Siehe ferner: Bezirksverein gegen den Mißbrauch geistiger Getränke Nr. 705.

7. Genesende.

627. Löwe-Calbe-Stiftung. Kapital: 188 000 M.

Verwaltung Kuratorium: Städt. Stiftungsbureau.

Zweck: Fürsorge für von Krankheiten genesene oder genesende Arbeiter und Arbeiterinnen.

Völlige körperliche und wirtschaftliche Rehabilitierung einer kleinen Anzahl von Personen ist als Ziel vorgesehen.

628. Wwe. Strauß geb. Massenbach-Stiftung. Kapital: 20 000 M.

Verwaltung: Städt. Stiftungsdeputation.

Zweck: Unterstützung bedürftiger Rekonvaleszenten ohne Unterschied des Glaubens, Alter und Geschlechts.

Siehe ferner: Verein gegen Verarmung Nr. 77.

8. Blinde.

Der **Allgemeine Blindenverein** (Vors.: Organist H. Wichmann, N. 4, Kesselstr. 38) ist eine von Blinden für Blinde gegründete und geleitete Vereinigung zur Förderung der gemeinsamen Interessen der Mitglieder.

Das gleiche Verhältnis liegt bei dem **Zentralverein für das Wohl der Taubstummen** vor (Vors.: K. Rumpf, NO. 18, Elisabethstr. 45a, Geschäftsstelle: NO. 18, Elisabethstr. 45a.)

629. Moonscher Blinden-Verein in Berlin. (Unter dem Protektorat des Kaisers.)

Vors.: Wirkl. Geh. Ober-Reg.-Rat Elsasser, SW. 11, Bernburgerstr. 22.

Vereinsdiakon: W. Menke, SO. 33, Cuvrystr. 33. Dienstag und Freitag 2—4.

Zweck: Hilfsbedürftigen, insbesondere den in späteren Lebensjahren erblindeten, kranken, schwachen und erwerbsunfähigen Blinden, ohne Unterschied der Religion, leibliche und geistige Fürsorge zu gewähren.

Laufende Geldunterstützungen, Kleidungsstücke, Arbeitsbeschaffung für Arbeitsfähige, Bibliothek, gesellige Zusammenkünfte, Leseabende, Bibel- und Erbauungsstunden für die Blinden evangel. Konfession.

In dem dem Verein gehörigen Blindenheim, SO. 33, Cuvrystr. 33, werden 40 Wohnungen gegen mäßigen Mietspreis an Blinde abgegeben. Dort auch Annahme von Aufträgen und Meldungen. (Stuhl- und Korbflecht- und Strickarbeit, Klavierstimmen, Massieren.)

1908: 475 Blinde laufend unterstützt (monatlich 4 M.), im Heim 46 Pfleglinge. Weihnachtsbescherung: 5022 M. Arbeitsvermittlung in 1665 Fällen.

630. Verein zur Beförderung der wirtschaftlichen Selbständigkeit der Blinden.

Vors.: Vizepräsident des Königl. Provinzial-Schulkollegiums Dr. Mager, W. 9, Linkstr. 42.

Geschäftsführer: Matthies, Direktor der königl. Blindenanstalt, Steglitz, Rothenburgstr. 14.

Zweck: Den aus der Königl. Blindenanstalt in Steglitz (siehe Nr. 271) oder anderen Blindenanstalten der Provinz Brandenburg und der Stadt Berlin entlassenen Blinden zu helfen, ihre (in der Anstalt) gewonnene Erwerbsfähigkeit zu verwerten und sich durch Arbeit selbständig zu machen:

1. Durch Beschaffung von Arbeitsgeräten und Rohstoffen oder durch Aufnahme in ein Arbeitsheim.
2. Durch väterliche Fürsorge:
    a) bei Aufsuchen eines Wohnortes und bei Verwertung der Arbeitskraft; b) Vermittlung von Arbeitsgelegenheit und Absatz der Ware; c) Gewährung von Arbeitsrohstoff auf Kredit und Darlehen; d) Abnahme von Arbeiten; e) Stellung von ständigen freiwilligen Pflegern als persönliche Berater der ihnen Anvertrauten; f) Unterstützung in Krankheits- und sonstigen Notfällen.

Die Fürsorge des Vereins erstreckt sich auch auf in ihre Heimat zurückgekehrte, selbständig beschäftigte Handwerker.

Verkaufsstelle und Annahme von Bestellungen: Königl. Blindenanstalt, Steglitz, Rothenburgstr. 14.

Der gewerbliche Betrieb des Vereins ist auf Grund eines Vertrages mit dem Handarbeitsbetriebe der Königl. Blindenanstalt vereinigt.

1907/08: von 71 Vereinspfleglingen und 74 als Lehrlinge tätigen Zöglingen der Königl. Blindenanstalt Waren im Werte von über 121 000 M. hergestellt. Die gesamte Lohnzahlung betrug rund 25 800 M. — 50 auswärtige erwerbstätige Pfleglinge, die mit dem Geschäftsführer des Vereins in schriftlichem und persönlichem Verkehr stehen.

Vom Verein begründet sind in der Nähe der Königl. Blindenanstalt in Steglitz zwei Heimstätten (siehe Nr. 708) und ein Feierabendhaus in Rehbrücke bei Potsdam.

631. Zentralhilfsverein zur Förderung der Berufstätigkeit der Blinden Deutschlands.
Vors.: Staatsminister a. D. Freiherr von Rheinbaben, C. 2, Am Festungsgraben 2.
Geschäftsführer: Matthies, Direktor der Königl. Blindenanstalt in Steglitz, Rothenburgstr. 14.
Zweck: Blinden Handwerkern Hand in Hand mit Blindenanstalten und Fürsorgevereinen Arbeitsgelegenheit und Arbeitsabsatz zu verschaffen; musikalisch oder wissenschaftlich begabten Blinden zum Abschluß ihrer Studien und zur Erlangung einer angemessenen Berufsstellung zu verhelfen und sich solcher strebsamer Blinder anzunehmen, die in keiner Beziehung zu einer Anstalt stehen. (Keine Geldunterstützungen bei Krankheits- und Notfällen.)

632. Arbeitsvermittlung für blinde Frauen und Mädchen.
Vors.: Frau Samosch, W. 57, Bülowstr. 18 (2—3).
Zweck: Blinden Frauen und Mädchen Arbeit zu geben oder ihnen ihre Erzeugnisse abzukaufen.
1907: 20 Mädchen beschäftigt; die Arbeiten wurden durch eine Lotterie verkauft.

633. Ferdinand Alslebensches Legat.   Kapital: 3000 M.
Verwaltung: Deputation für die städtische Blindenpflege.
Zweck: Unterstützung armer Blinder, vorzugsweise ortsangehöriger, mit Beträgen nicht unter 6 M. am 2. Juli.
Ein Teil der Zinsen dient zur Unterstützung von Zöglingen der Blindenschule.

634. Baumgartensche Stiftung.   Kapital: 750 000 M.
Verwaltung: Königl. Kammergericht.
Zweck: Gewährung einer Jahresrente von 600 M. auf Lebenszeit an unbemittelte Witwen und unversorgte Damen aus dem Adels- oder höheren Bürgerstande, die das vierzigste Jahr zurückgelegt haben und ohne eigene Schuld verarmt sind. Blinde oder mit Blindheit Bedrohte haben ein Vorrecht.   In den letzten

Jahren konnten nur Erblindete oder vor der Erblindung Stehende berücksichtigt werden. Selbst schwer an den Augen leidende Bewerberinnen haben z. Z. wenig Aussicht auf Berücksichtigung. Bei der Bewerbung einzureichen: Darstellung der Lebensverhältnisse, Taufschein, ortspolizeiliches Würdig- und Bedürftigkeitsattest, ärztliches Attest über den Zustand der Augen.

635. Vorstel-Stiftung für Blinde und Erblindete. Kapital: 307 700 M.
Verwaltung: Kuratorium, bestehend aus dem 2 .Bürgermeister und 3 Stadtverordneten.
Zweck: Unterstützung von hilfsbedürftigen blinden Personen ohne Rücksicht auf religiöses Bekenntnis, die in Berlin gebürtig und wohnhaft sind, mit wenigstens 30 M. vierteljährlich.
Etwaige Verwandte sollen vorzugsweise reichlich unterstützt werden. Drei lebenslängliche Renten werden zurzeit noch mit 4200 M. gezahlt.
1908: 64 Personen laufend unterstützt.

636. Eckardt-Levyscher Fonds.
Verwaltung: Städt. Stiftungs-Deputation.
a) Eckardtsches Legat.
Zweck: Jährlich laufende Unterstützung einiger blind geborener oder blind gewordener Armer bürgerlichen Standes. Verbunden mit dem
b) Levyschen Legat.
Gesamtkapital: 6300 M.
Zweck: Laufende Unterstützung armer Blinder und Taubstummer mit monatlich 5—15 M.; der eventuelle Rest für Extra-Unterstützungen.

637. Otto Heß-Stiftung. Kapital: 4000 M.
Verwaltung: Armenkommission der jüdischen Gemeinde.
Zweck: Unterstützung eines jüdischen bedürftigen erblindeten Familienvaters am 27. März.

638. Lübecksche Stiftung. Kapital: 32 500 M.
Verwaltung: Städt. Stiftungsdeputation.
Zweck: Unterstützung alter, unverschuldet in Armut geratener Einwohner Berlins, besonders alter Blinder, in monatlichen Raten von 12—15 M.

639. Dr. Reineckesches Legat. Kapital: 10 018 M.
Verwaltung: Deputation für die städt. Blindenpflege.
Zweck: Laufende Unterstützung bedürftiger Blinder.

640. Theodor Zeibig-Stiftung. Kapital 3000 M.
Verwaltung: Städt. Stiftungsdeputation.
Zweck: Unterstützung armer Blinder.

Siehe ferner: Evangelischer Frauenverein Edelweiß Nr. 86, Stadtvikariat von Berlin Nr. 89, Königl. Blindenanstalt Nr. 271, Blinden-Institut zur Erziehung blinder Kinder Nr. 27?, Städt. Blindenanstalt Nr. 334, Anstalt Bethanien in Ketschendorf Nr. 698, Becker-Stiftung Nr. 710, Ferienkolonie und Winterkolonie für arme, kranke, blinde Kinder Nr. 764.

9. Taube und Taubstumme.
Siehe auch die Vorbemerkung zu Abschnitt 8 „Blinde".

641. Verein der Schwerhörigen genannt Hephata, N. 4, Tieckstr. 17.
Vors.: Frl. Margarethe von Witzleben.
Zweck: 1. Einführung gesonderter evangelischer Gottesdienste für Schwerhörige; 2. Unterstützung Unbemittelter und Erteilung von Ratschlägen; 3. Arbeitsnachweis für Schwerhörige; 4. Förderung schwerhöriger Schüler und Schülerinnen; 5. Erleichterung der Berufsausbildung Schwerhöriger; 6. Pflege geistiger An-

regung und Geselligkeit; 7. Sommerpflege für Erholungsbedürftige; 8. Herausgabe des Monatblattes „Hephata".

642. Phonetische Abteilung in der Königl. Charité (Nr. 656), Luisenstr. 13a.
Leiter: Geh. Rat Prof. Dr. Passow.
Geöffnet: Montag, Dienstag, Donnerstag, Freitag 12¼—1½.
Zweck: Phonetische Behandlung von Ertaubten und hochgradig Schwerhörigen zur Stimm- und Spracherhaltung und Sprachkorrektur. Ständige Übungen und Kurse zur Erlernung des Ablesens der Sprache vom Gesicht.

643. Unentgeltliche Unterrichtskurse für Schwerhörige, Ertaubte und Stotternde.
Leiter: Königl. Taubstummenlehrer C. Lenz, S. 59, Hasenheide 20.
Zweck: Schwerhörigen und Ertaubten besserer Kreise unentgeltlichen Unterricht im Absehen des Gesprochenen vom Munde zu erteilen. Sprechunterricht für Stotternde. Dauer 4 Wochen. Anmeldungen sind zu richten an den Leiter. Die Kurse finden nur gelegentlich statt und werden stets vorher im „Berliner Lokal-Anzeiger" bekannt gegeben. — Auch für Kinder.

644. Hilfsverein für die jüdischen Taubstummen in Deutschland.
Vors.: Theodor Löwenberg, SO. 16, Köpenicker Str. 124.
Zweck: Förderung der Interessen der jüdischen Taubstummen durch a) Vermittlung von Arbeitsgelegenheit; b) Unterstützungen in Fällen bringender Not mit baren Geldmitteln, Vorschüssen, Feuerung, Kleidung; für durchreisende arme Taubstumme Freitisch und kostenloses Nachtlogis; c) Vorträge und Abhaltung von Gottesdienst an den hohen Festtagen; d) Unterhaltung des Altersheims siehe Nr. 711.
1908: 1793 M. Unterstützungen.

645. Eger-Stiftung für taubstumme Mädchen. Kapital: 34 900 M.
Verwaltung: Kuratorium. Städt. Stiftungsbureau.
Zweck: Zahlung lebenslänglicher Renten von 6—900 M. an vaterlose, unverheiratete unversorgte und unbescholtene taubstumme Töchter gebildeten Standes im Alter von mindestens 40 Jahren, ohne Unterschied des religiösen Bekenntnisses.
Die ersten vom Stifter bestimmten Rentenempfängerinnen leben noch.
Siehe ferner: Armenpflege des Stadtvikariats Nr. 87, Kindergarten für taubstumme Kinder Nr. 251 VII, Königl. Taubstummenanstalt Nr. 273, Israelitische Taubstummenanstalt Nr. 274, Städt. Taubstummenanstalt Nr. 335, Luise Abegg-Stiftung Nr. 578, Anstalt Bethanien in Ketschendorf Nr. 698, Altersheim für jüdische Taubstumme Deutschlands Nr. 711.

10. Krüppel.

646. Herrmann Abraham-Stiftung. Kapital: 10 000 M.
Verwaltung: Kuratorium. Vors.: Herrmann Abraham, W. 50, Schaperstr. 34.
Zweck: Unterstützung notleidender Krüppel.

647. Hilfsverein für notleidende Krüppel.
Vors.: Herrmann Abraham, W. 50, Schaperstr. 34.
Zweck: Fürsorge für Krüppel durch Einrichtung von Pflegschaften mit Hilfe der Frauen-Abteilung des Vereins. Gewährung von Nahrungs- und Kurmitteln, von Krücken, Rollstühlen usw. Entsendung nach Heil- und Erholungsstätten. Arbeitsnachweis. Einrichtung von Arbeitsstätten und Krüppel-Asylen. Rechtsschutz bei unverschuldeten Unfällen.

648. Frauen-Wohltätigkeitsverein Helfende Hand.
Vors.: Frau Anna Fleminger, Charlottenburg, Bleibtreustr. 12.
Zweck: Unterstützungen jüdischer verkrüppelter und siecher Kinder.
1907/08: 1208 M. Unterstützungen.

649. Alexander Herz-Stiftung. Kapital: 10 000 M.
Verwaltung: Armenkommission der jüdischen Gemeinde.
Zweck: Unterstützung jüdischer verkrüppelter oder siecher Kinder.
Siehe ferner: Krüppel-Heil- und Fürsorge-Verein Nr. 275.

B. In Anstalten.

1. Allgemein.

A. Krankenhäuser und Heilanstalten.

650/55. Städtische Krankenhäuser:
Vorsitzender der Deputation für die städtischen Krankenanstalten:
Stadtrat Dr. Weigert, Rathaus, Zimmer 115 (1—2).
Geschäftsstelle: Rathaus, Zimmer 111/115.

650. a) Allgemeines Krankenhaus im Friedrichshain, NO. 18, Landsberger Allee 159.
Ärztliche Direktoren: Prof. Dr. Neumann (äußere Station), Prof. Dr. Stabelmann (innere Station).
Verwaltungsdirektor: Metke, in der Anstalt.
Zweck: Aufnahme: 1. Von Kranken, die durch den Armenarzt oder eine Krankenkasse überwiesen werden. 2. Von in Berlin wohnhaften Kranken bei Zahlung eines Kostenvorschusses für 1 Monat. 3. Von Kranken, deren Zustand eine Zurückweisung nicht zuläßt.
Kurkosten: Für in Berlin wohnhafte Kranke 3 M., für nicht in Berlin wohnhafte Kranke 3,50 M. Nicht aufgenommen werden: 1. Kinder unter 1 Jahr ohne Mutter, bzw. Pflegerin. 2. Geistes-, Geschlechts-, Augen-, Cholera-, Flecktyphus-, Krätz-, Pocken-Kranke, Epileptische und Schwangere im 8. Monat.
Besuchszeit: Sonntag, Mittwoch, Sonnabend 2—3.
900 Betten. — 1907: 11 298 Personen behandelt.
Mit dem Krankenhause sind verschiedene Stiftungen für Freibetten und zur Unterstützung bei der Entlassung verbunden.

651. b) Krankenhaus Moabit, NW. 21, Turmstr. 21.
Ärztliche Direktoren: Prof. Dr. Klemperer (innere Station); Geh. Med.-Rat Prof. Dr. Sonnenburg (äußere Station):
Verwaltungsdirektor: Borchart, in der Anstalt.
965 Betten.
Zweck, Kurkosten und Besuchszeit wie bei A.
1907: 11 820 Personen behandelt.
Mit dem Krankenhause sind verschiedene Stiftungen für Freibetten, Unterstützung bei der Entlassung, eine für arme Kranke der Kinderstation der chirurgischen Abteilung verbunden, ferner eine Poliklinik für Unbemittelte: Für chirurgische Kranke 9—10, für innere Krankheiten 9—9½, für Nervenkranke Dienstag und Freitag 12—12½.
Städtische Pflegerinnenschule siehe Nr. 373.

652. c) Krankenhaus am Urban, S. 59, am Urban, Grimmstr. 10—16.
Ärztliche Direktoren: Prof. Dr. Fränkel (innere Station), Geh. San.-Rat Prof. Dr. Körte (äußere Station).
Verwaltungsdirektor: Diesener, in der Anstalt.
Zweck, Kurkosten und Besuchszeit wie bei A.
Filiale mit 120 Betten im ehemaligen Erziehungshause am Urban.
1907: 9293 Personen behandelt.

Mit dem Krankenhause sind verschiedene Stiftungen für Freibetten und zur Unterstützung bei der Entlassung verbunden.

653. **d) Städtisches Krankenhaus Gitschinerstr.,** SW. 61, Gitschinerstr. 104/105.

Dirigierender Arzt: fehlt z. Z., i. V. Dr Bleichröder.

Administr. Leiter: Mundt I, Magistratssekretär.

Zweck: Aufnahme weiblicher Kranker mit inneren, aber nicht ansteckenden Krankheiten, in erster Linie solcher, die von den städtischen Krankenhäusern überwiesen werden.

Aufnahme- und Verpflegungsbedingungen und Besuchszeit wie bei **A.**

1907: 2381 Personen behandelt.

654. **e) Rudolf Virchow-Krankenhaus,** N. 65, Augustenburger Platz.

Ärztliche Direktoren: Geh. Med.-Rat Prof. Dr Goldscheider (innere Abteilung), Prof. Dr Otto Hermes (äußere Abteilung).

Verwaltungsdirektor: Geh. Reg.-Rat Dr Ohlmüller.

Zweck: Aufnahme aller Arten von Kranken mit Ausnahme von Geisteskranken und Epileptikern.

Aufnahmebedingungen, Kurkosten und Besuchszeit wie bei **A.**

1907: 13 756 Personen behandelt.

Mit dem Krankenhause ist eine Stiftung für Freibetten verbunden.

Städtische Pflegerinnenschule siehe Nr. 337.

655. **f) Kaiser und Kaiserin Friedrich-Kinder-Krankenhaus,** N. 65, Reinickendorfer Str. 32.

Ärztlicher Direktor für die innere Station: Geh. Med.-Rat Prof. Dr Baginski.

Dirigierender Arzt für die äußere Station: Prof. Dr Gluck.

Leiter des Bureaus: Magistratssekretär Reicke.

Zweck: Aufnahme kranker Kinder vom Tage der Geburt an bis zu 14 Jahren.

Verpflegungsgeld täglich 3 M., für nicht in Berlin wohnhafte 3,50 M.

Besuchszeit: Sonntag und Mittwoch 2—3.

Verbunden mit dem Krankenhause ist eine Poliklinik: Für innerlich kranke Kinder 10—11, orthopädische Chirurgie 3—4, äußerlich kranke Kinder 2½—3½, Nasen-, Ohren-, Rachenleidende Montag und Donnerstag 2—3.

1907: 3292 Kinder behandelt.

Eine Station für geschlechtlich kranke Kinder wird errichtet.

Eine größere Anzahl von Stiftungen für Freibetten, Badekuren, Rekonvaleszentenpflege usw.

656. **Charité, Königl. Heilanstalt,** NW. 6, Schumannstr. 21/22.

Ärztlicher Direktor: Generalarzt Dr Scheibe.

Verwaltungsdirektor: Geh. Reg.-Rat Pütter.

1. Heilanstalt für Kranke aller Art.

2. Medizinische Unterrichtsanstalt und Lehranstalt für Militärärzte und Studenten.

Verpflegungskosten täglich 3 M., Unfallverletzte, die mit Massage oder Elektrizität behandelt werden, 3,50 M. Arme heilbare Geisteskranke aus Berlin werden unentgeltlich behandelt und verpflegt.

Freistellen nur für klinisch interessante Fälle, die dann ausschließlich Unterrichtszwecken dienen. Vergebung durch die Charitédirektion oder den dirigierenden Arzt der Station. (Für Unbemittelte übernimmt die städtische Armenverwaltung die Kosten.)

Besuchszeit: Mittwoch, Sonnabend, Sonn- und Feiertage 2—3, bei Geisteskranken nur Sonntags 2—3.

Polikliniken siehe Nr. 683/85.

Verbunden mit der Königl. Charité:

I. Universitäts-Kinderklinik, NW. 6, Schumannstr. 22.
Ärztlicher Direktor: Geh. Med.-Rat Prof. Dr Heubner.
Verpflegungskosten siehe oben.
Poliklinik siehe Nr. 685 f.

II. Krankenwartschule für Männer und Frauen. Kursus 3—4 Monate. Beginn
1. April und 1. Oktober. 150 M. bei freier Station.

III. Hebammenlehranstalt, siehe Nr. 382.

657/58 Königl. Kliniken.
Verwaltungsdirektor: Geh. Ob.-Reg.-Rat Naumann.

657. I, N 24, Ziegelstr. 5/9.
a) Chirurgische Universitätsklinik: Geh. Med.-Rat Prof. Dr Bier.
b) Augenklinik: Geh. Med.-Rat Prof. Dr v. Michel.
c) Ohrenklinik: Geh. Med.-Rat Prof. Dr Passow.
Verpflegungsgelder: 1. Kl. 9 M., 2. Kl. 6 M., 3. Kl. 3 M. pro Tag, für einen
Monat voraus zu zahlen. Für Arme und Kassenkranke auf Antrag der Stadt
2,50 M. pro Tag, für Kinder bis zu 12 Jahren 2 M. Für klinisch interessante
Kranke kann der ärztl. Direktor ganze und halbe Freistellen geben.
Besuchszeit: Sonntag, Mittwoch, Freitag 12—1½.

658. II, N. 24, Ziegelstr. 19. Klinische Stationen:
a) der Königl. medizinischen Universitäts-Poliklinik.
Direktor: Geh. Med.-Rat Prof. Dr Senator.
b) des Universitäts-Instituts für Hydrotherapie.
Direktor: Geh. Rat Prof. Dr Brieger.
Bedingungen wie bei I.
Die Polikliniken siehe Nr. 683.

659. Königl. Universitäts-Frauenklinik, N. 24, Artilleriestr. 20.
Direktor: Geh. Med.-Rat Prof. Dr Olshausen.
4 Klassen à 10 M., 7,50 M., 5 M., 2,50 M. täglich, pränumerando für einen Monat
zu zahlen und für jede Entbindung und nachfolgende Pflege während des Wochen-
betts ohne tageweise Berechnung 36 M.
Solchen Schwangeren, welche in klinischem Interesse längere Zeit vor der Auf-
bindung Aufnahme finden, kann das Pflegegeld ganz oder teilweise erlassen werden.

660. Königl. Institut für Infektionskrankheiten, N. 39, Nordufer, Eingang Föhrerstr. 2.
Direktor: Dr Gaffky.
a) Abteilung für Tropenkrankheiten.
Leiter: Dr Schilling.
b) Wutschutz-Abteilung.
Leiter: Dr Lentz.
Sprechstunde: ½10. Dauer der Behandlung (ambulant): 21 Tage;
Gebühren nach den Vermögensverhältnissen der Patienten; für Unbemittelte un-
entgeltlich.

661. A. Städtische Heimstätten.
Verwaltung: Kuratorium der städtischen Heimstätten.
Geschäftsstelle: Stadthaus, Eingang Stralauerstr., Mitte, III. Stock, Zimmer
292/293; geöffnet 8—3.
Vors.: Stadtrat Marggraff (Dienstag, Mittwoch und Sonnabend 2—3).
Zweck: 1. Aufnahme in Berlin wohnhafter und ortsangehöriger Personen, welche
nach einer überstandenen Krankheit oder zur Verhütung einer solchen zwecks
schnellerer Wiederherstellung ihrer Gesundheit oder ihrer Erwerbsfähigkeit der

Ruhe und Pflege bedürfen und diese in ihrer Häuslichkeit nicht finden können.
2. Aufnahme von Wöchnerinnen mit ihren Kindern.
Ausgeschlossen sind Epileptische, Schwindsüchtige, Syphilitische und Trunksüchtige.
Auch nicht in Berlin wohnenden Personen kann Aufnahme gewährt werden,
wenn sie bei einer Berliner Krankenkasse versichert sind.

I. **Blankenburg.**
Für Mädchen und Wöchnerinnen. 70 Betten.
Arzt: Dr. Wendt in Malchow.

II. **Upstall-Blankenburg.**
Für Frauen. 94 Betten. Arzt wie vorstehend.

III. **Heinersdorf.**
Für männliche Personen. 72 Betten.
Arzt: Dr. Hindenburg.

IV. **Gütergotz.**
Für männliche Personen. 98 Betten.
Arzt: Dr. Elkan.

B. Städtische Heimstätten für Brustkranke.
Verwaltung usw. siehe oben.
Zweck: Aufnahme in Berlin wohnhafter und ortsangehöriger Brustkranker, deren
Krankheit zum Stillstand gekommen ist, die fieberfrei sind, und bei denen die
Herstellung der Erwerbsfähigkeit erwartet werden kann.
Ausgeschlossen sind Epileptische, Syphilitische, Trunksüchtige und Schwerkranke.
Auch nicht in Berlin wohnhaften, aber bei einer Berliner Krankenkasse ver-
sicherten Personen kann Aufnahme gewährt werden.

I. **Blankenfelde.**
Für brustkranke Frauen. 78 Betten.
Arzt: Dr. Leopold.

II. **Malchow.**
Für brustkranke Frauen. 104 Betten.
Arzt: Dr. Wendt.

III. **Buch.**
Für brustkranke Männer. 150 Betten.
Arzt: Dr. Reuter.

Verpflegungskosten 2,50 M. täglich. Zur Bewilligung von Freistellen stehen
dem Kuratorium alljährlich 2000 M. für jede Heimstätte zur Verfügung.
1907: wurden im ganzen verpflegt: 4835 Personen.
Mit den Heimstätten verbunden:
a) Albert Arons-Stiftung. Kapital: 30 000 M.
Verwaltung: Kuratorium der Heimstätten.
Zweck: Zinsen zur kostenfreien Aufnahme und Verpflegung von bedürftigen
Rekonvaleszenten beiderlei Geschlechts.
1907: 2298 M. für Frauen und Männer verwendet.
b) Zuwendungen Ihrer Majestät der Kaiserin und Königin.
Kapital: 51 000 M.
Verwaltung: Frau Prediger Hoßbach, W. 35, Kurfürstenstr. 56.
Zweck: Die Zinsen werden an den Verein zur Verpflegung und Unter-
stützung armer Wöchnerinnen Berlins (siehe Nr. 607) gezahlt zur
Unterbringung von Wöchnerinnen in den Heimstätten für 2—6 Wochen
und zur Verteilung von Milchmarken an besonders schwache und kranke Wöchnerinnen.
1907: 20 Wöchnerinnen verpflegt.

c) **August-Emilie Schlösser-Stiftung.** Kapital: 95 900 M.
Verwaltung: Kuratorium der Heimstätten.
Zweck: Bedürftigen Personen beiderlei Geschlechts ohne Ansehung der Religion Freistellen in den Heimstätten zu beschaffen. Gesuche an die Geschäftsstelle der Heimstätten (siehe oben) unter Beifügung des vorgeschriebenen, von beliebigem Arzt auszufüllenden Formulars, das in der Geschäftsstelle der Heimstätten kostenfrei verabfolgt wird. (Geldunterstützungen gibt die Stiftung nicht.)
   1907: 4064 M. für Frauen und Männer verwendet.
d) **Wilhelm Meyersches Vermächtnis.** Kapital: 5000 M.
Verwaltung: Kuratorium der städtischen Heimstätten.
Zweck: Verpflegung und Heilung bedürftiger Lungenkranker.
   1907: 184,80 M. für Männer.
Freistellen sowohl aus dem städtischen Freistellenfonds, wie aus den Stiftungsmitteln werden nur an in Berlin Ortsangehörige vergeben.

662. Arbeiterheilstätten der Landesversicherungsanstalt Berlin bei Beelitz (Mark).
Chefarzt: Dr. W. Pielicke.
Zweck: Kostenlose Heilbehandlung solcher Versicherter beiderlei Geschlechts, die an chronisch verlaufenden Krankheiten leiden, wie Nervenschwäche, Blutarmut, Magenkrankheiten, Bronchialkatarrh, Rheumatismus, Gicht, körperliche Entkräftung nach akuten Krankheiten, oder sich bereits in der Rekonvaleszenz befinden, und bei denen die Wiederherstellung der Erwerbsfähigkeit, oder die Verhütung vorzeitiger Invalidität in absehbarer Zeit mit großer Wahrscheinlichkeit zu erwarten ist.
Während des Heilverfahrens wird solchen Angehörigen des Versicherten, deren Unterhaltung dieser aus seinem Arbeitsverdienst bestritten hat, eine wöchentliche Unterstützung gezahlt.
Einrichtungen: 1. Sanatorium für männliche Kranke. 225 Betten im Sommer und 209 im Winter.
2. Sanatoriums für weibliche Kranke. 102 Betten im Sommer und 96 im Winter.
Die Heilstätten sind das ganze Jahr hindurch geöffnet.
Aufnahmegesuche an den Vorstand der Landesversicherungsanstalt Berlin, SO. 16, Am Köllnischen Park 8.
   1907: 2126 Personen aufgenommen.

663. Augusta-Hospital (siehe Frauen-Lazarett-Verein Nr. 773), NW. 40, Scharnhorststr. 3 am Invalidenpark. (Unter dem Protektorat der Kaiserin.)
Vors. des Kuratoriums: Frau Staatssekretär von Delbrück, NW. 40, Roonstr. 2.
Vorst.: Geh. Med.-Rat General-Oberarzt Prof. Dr. R. Köhler, SW. 11, Charlottenburg, Schlüterstr. 53/54.
Oberin: Frl. Caroline v. Stemann.
Direktoren: Innere Station: Prof. Dr. Ewald, Geh. Med.-Rat. Chirurg. Station: Prof. Dr. Fedor Krause.
Aufnahme findet:
a) Jeder an akuter körperlicher Krankheit Leidende, laut ärztlichem Attest, mit Ausnahme von Siechen, Unheilbaren, Pocken- und Cholerakranken; b) Jeder, für den die Zahlung der Kurkosten von Behörden oder Korporationen durch Revers versprochen wird, oder c) Jeder, für den auf 1 Monat pränum. das Verpflegungsgeld gezahlt wird.
Verpflegungskosten: 12, 6, 3 M. Die Kinderabteilung schließt infektiös Er-

krankte von der Aufnahme aus. Zahl der Betten: 167. 15 Freibetten; im übrigen für jeden Bedürftigen, soweit Platz ist.

Besuchszeit: Mittwoch, Sonnabend, Sonntag 2—4. Verschiedene Stiftungen für unentgeltliche Verpflegung, zum Besten der Pflegerinnen usw.

1908: 17 Schwestern. 1721 Kranke behandelt.

Verbunden mit dem Krankenhause:

1. Innere Poliklinik, an allen Wochentagen von 10—12. 2. Äußere Poliklinik, an allen Wochentagen von 12—2. 3. Mediko-mechanisches Institut. 4. Pflegerinnen-Asyl des Augusta-Hospitals (siehe Nr. 379).

Im Anschluß an das Augusta-Hospital besteht ein Frauenverein.

Zweck: Bedürftige Familien von Patienten des Hospitals während der Krankheit und Rekonvaleszenz mit Geld und Naturalien zu unterstützen.

1908 wurden 28 Familien und 5 alleinstehende Personen unterstützt, ferner an 76 Familien Weihnachtsgeschenke verteilt.

664. Krankenhaus Bethanien, SO. 26, Mariannenplatz 1/3.

Vors. des Kuratoriums: General von Goßler, W. 5, Joachimsthalerstr. 12.

Verwaltung: Oberin Fräulein v. Bethmann-Hollweg.

Dirigierende Ärzte: Innere Abteilung: Oberstabsarzt Dohrndorff; Chirurgische Abteilung: Prof. Dr Max Martens.

Aufnahme finden Kranke, deren Leiden nicht chronisch oder unheilbar sind. Ausgeschlossen sind Geisteskranke, Epileptische, Pockenkranke, Flecktyphus-, Cholera-, syphilitische und Krätz-Kranke. Isolierbaracken für Diphtherie-, Masern- und Scharlachkranke, Frauen und Kinder.

Verpflegungssätze: 14, 7, 3 M. täglich. Für Unbemittelte übernimmt die Armendirektion die Kosten.

Besuchszeit: für die Kranken der I. Kl. werktäglich 9—11 und 2—6, Sonntags 2—3 und 4—6; der II. Kl. werktäglich 2—4, Sonntag 2—3; der III. Kl. Sonntag, Dienstag, Freitag 2—3.

Das Diakonissenhaus Bethanien siehe Nr. 376; das Kinderasyl in Heringsdorf Nr. 722.

665. Elisabeth-Krankenhaus (des Frauen-Krankenvereins), W. 35, Lützowstr. 24/26.

Vors. des Kuratoriums: D. Braun, Gen.-Superintendent, W. 10, Matthäikirchstr. 22.

Oberin: Auguste Freiin von Zedlitz.

Dirigierende Ärzte: Privatdozent Dr Burghart (innere Abteilung); Geh. Rat Prof. Dr Rinne (chirurgische Abteilung).

Für männliche und weibliche Kranke.

1. Kl. 10, 12, 15 M.; 2. Kl. 6, 7 M.; 3. Kl. 3 M.; Kinder bis zu 12 Jahren 2,50 M. 192 Betten, davon 32 für Kinder.

Besuchszeit: Mittwoch und Sonntag 3—4. Freibetten werden vergeben, wenn der Pastor der betreffenden Gemeinde Würdigkeit und Bedürftigkeit beglaubigt. Für Unbemittelte übernimmt die städtische Armenverwaltung die Kosten.

1908: 2072 Kranke.

Poliklinik. Für innere und äußere Krankheiten: 12—1 außer Sonntag.

1908: 1089 neue Patienten.

Mit dem Krankenhause ist ein Diakonissenhaus verbunden, siehe Nr. 377.

666. Paul Gerhardt-Stift, N. 65, Müllerstr. 56/57 a.

Vors. des Kuratoriums: Generalsuperintendent von Berlin Propst D. Faber, C. 2, Propststr. 7. Dienstag und Freitag 9—11.

Direktor: Pastor C. Schlegel, in der Anstalt.

Oberin: Diakonisse H. v. Broecker.

Ärztliche Leiter: Prof. Dr. de Ruyter, Generalarzt Dr. v. Jlberg, Prof.
Dr. Mackenroth für die äußere, innere und gynäkologische Abteilung.

Zweck: Ausbildung der Diakonissen des Stifts, Johanniterinnen u. a. Aufnahme
und Pflege von Kranken. (160 Betten.)

    1908: 363 Schwestern.

Isolierhaus für an Infektionskrankheiten Leidende.

Krüppelheim für Kinder (Dr Krause).

Pflegesätze: 1. Kl. 10 M., 2. Kl. 6 M., 3a Kl. 4 M., 3. Kl. 3 M., Kinder 1,75 M.
täglich. Besuchszeit: Mittwoch und Sonntag 1—3.

    Mit dem Krankenhause ist eine Poliklinik und orthopädische Turnanstalt
verbunden.

Das Diakonissenmutterhaus siehe Nr. 378.

667. Lazarus-Kranken- und Diakonissenhaus, N. 31, Bernauerstr. 115/117.
Fernspr. III, 1901.

Vors. des Kuratoriums: Geh. Justizrat Winterfeldt, W. 10, Bendlerstr. 40.

Hausvorstand: Pastor Hochbaum, Oberin Diakonisse Gräfin v. Hertzberg,
Sanitätsrat Dr Löhlein.

Dirigierender Arzt: Sanitätsrat Dr Löhlein.

Aufnahme finden Kranke ohne Unterschied der Religion, ausgenommen solche,
welche an primärer Syphilis oder an Gemütskrankheiten leiden.

Verpflegungsgeld: 1. Kl. 10 M., 2. Kl. 6 M., 3. Kl. 3 M., Kinder 2,50 M.
täglich. Für einen Monat vorauszahlbar, in Ausnahmefällen Freibetten. Für
Arme übernimmt die Stadt die Kosten.

Besuchszeit: Sonntag, Mittwoch 3—4. Außerdem Diakonissenmutterhaus
mit 148 Schwestern, die in Berlin und außerhalb in Kranken-, Armen-, Gemeinde-
Jugendpflege, Kleinkinderschule usw. arbeiten. Ausbildung von Pensionärinnen.

Poliklinik täglich 1—2 außer Sonntag.

    1908: 2025 Kranke aufgenommen, in der Poliklinik 3746 Kranke behandelt.

Die Kleinkinderschule der Anstalt siehe Nr. 257, XVI.

668. Krankenhaus der Hoffbauer-Stiftung zu Hermannswerder bei Potsdam.

Verwaltung durch das Kuratorium der Hoffbauer-Stiftung.

Vors.: von Dittmar, Generalleutnant z. D., Potsdam, Jägerallee 4.

Vorst. der Anstalt: Pastor Schäfer, daselbst.

Leitender Arzt: Prof. Dr Wolff.

Die Aufnahme eines Patienten erfolgt nach vorangegangener Untersuchung und
Begutachtung durch die Ärzte. Kur- und Verpflegungskosten täglich: I. Kl. 8 M.,
II. Kl. 4 M., III. Kl. 2,50 M., für Kinder unter 12 Jahren 1,75 in Kl. III. Kosten-
ermäßigung nur für Patienten III. Kl. Gesuche um Ermäßigung an die Direktion der Hoffbauer-Stiftung.

    1907/08: 651 Patienten.

669. Krankenpflegestation für unbemittelte Frauen, W. 30, Kyffhäuserstr. 22.

Unterhalten vom Berliner Frauenverein.

Unter Leitung einer Kommission; Vors.: Frau Dr Simson, Charlottenburg,
Friedrich Carl-Platz 17.

Leitende Ärztin: Frl. Dr Edenhuizen, in der Anstalt.

Zunächst berücksichtigt werden von Vereinsmitgliedern empfohlene arme Patienten;
von diesen insbesondere diejenigen, die keiner Krankenkasse angehören.

Ausgeschlossen sind Kranke mit ansteckenden und unheilbaren Leiden. 19 Betten.

Aufnahme durch Frl. Dr Margarete Breymann, Potsdamerstr. 99 (10—12 und
2—4 in der Station). Empfehlungskarte des Überweisers mitzubringen.

1907/08 wurden 136 Kranke verpflegt; davon zahlten 127 einen kleinen Zuschuß; 9 wurden auf Kosten des Vereins verpflegt.
Mit der Station in Verbindung steht die
Poliklinik für Frauen, W. 30, Gleditschstr. 48, Gths. part.
Geöffnet: Dienstag und Freitag nachm. von 4½ an.
Ärztinnen: Frl. Dr Edenhuizen, Frl. Dr Profé, Frl. Dr Brehmann.
Konsultation 10 Pf. Für Unbemittelte freie Arznei.
1907/08: 720 neue Patientinnen, 2100 Konsultationen.

670. Katholisches St. Hedwigs-Krankenhaus, N. 24, Gr. Hamburgerstr. 5/6, 8, 10/11.
Präs. des Kuratoriums: Propst Kleineidam.
Oberin: Schwester M. Aloysia Schmitz.
Dirigierender Arzt: Innere Station: Sanitätsrat Dr Wirsing; äußere Station: Prof. Dr Rotter, Oberarzt Dr Eschenbach.
Zweck: Krankenhauspflege für Personen jeder Konfession und beiderlei Geschlechts; nur Syphilitische, Pocken-, Krätze-, Geisteskranke und Unheilbare ausgeschlossen.
Verpflegungskosten: 1. Klasse 10 M., 2. Klasse 5 M. und 6 M., 3. Klasse 3 M. täglich. Bei der Aufnahme für 1 Monat im voraus zu zahlen. 500 Betten.
Besuchszeit: Für 1. und 2. Klasse täglich 1—6, 3. Klasse Sonntag und Mittwoch 1—3.
Einige Freisteller.. Für Arme übernimmt die städtische Armenverwaltung die Kosten.
1908: 5683 Kranke aufgenommen, 226 unentgeltlich.
Das St. Hedwigs-Hospital siehe unter Altersversorgungsanstalten Nr. 172.

671. St. Joseph-Krankenhaus der Grauen Schwestern von der hl. Elisabeth. C. 19, Niederwallstr. 8/9. Fernspr. I, 377.
Oberin: Chrysostoma Volkmer.
Zweck: Behandlung von innerlichen und äußerlichen Krankheiten, Augenleiden und Frauenleiden.
Ansteckende Krankheiten sind ausgeschlossen.
Mitglieder von Krankenkassen werden zu den üblichen Preisen aufgenommen.
Poliklinik: Für innere Krankheiten: Dienstag, Donnerstag und Sonnabend von 9½—10½ Uhr. Für äußere Krankheiten: Mittwoch und Sonnabend von 12—1 Uhr. Für Frauenleiden: werktäglich, außer Sonnabend von 9—10½ Uhr.
Besuchszeit im Krankenhause täglich, außer Sonnabend von 3—4 Uhr.
1908: 744 Kranke.
Ambulante Krankenpflege.
1908: 2178 Kranke.

672. St. Maria Viktoria-Heilanstalt, NW. 6, Karlstr. 30.
Leiterinnen: Schwestern-Orden vom Heil. Dominikus.
Oberin: M. Dolores Feinen, daselbst.
Anstaltsarzt: Dr Alesch.
Zweck: 1. Aufnahme von Kranken ohne Unterschied der Konfession. (Die Wahl des Arztes ist freigestellt. Auf Wunsch übernimmt auch der Hausarzt die Behandlung). 2. Ambulante Krankenpflege. 3. Armenpflege (ohne Unterschied der Konfession, besonders für verschämte arme Familien) durch Krankenpflege, Lebensmittel- und Kleidungsunterstützung, Arbeitsvermittlung, Weihnachtsbescherung, Freispeisungen.
Zweiganstalten: St. Anna-Stift (Nr 724), St. Dominikus-Stift (Nr. 753).
1907: 1102 Kranke aufgenommen.

673. St. Marien-Krankenhaus, SO. 36, Lausitzerstr. 41.
Leiterinnen: Marienschwestern.
Oberin: Schwester Agnes Winkler.

Oberärzte: Innere Station: Prof. Lazarus; äußere Station: Dr Scheuer; gynäkologische Station: Dr Moraller.

Zweck: Aufnahme Kranker (auch Kassenkranker) beiderlei Geschlechts (innerlich-, chirurgisch- und gynäkologisch-Kranke).

Ansteckende Krankheiten ausgeschlossen.

1., 2., 3. Klasse 10, 8, resp. 3 M. täglich.

Besuchszeit: Mittwoch und Sonntag 2—4. Für 1. und 2. Klasse täglich 2—6.
1907: 481 Kranke aufgenommen.

Mit dem Krankenhaus ist eine Kleinkinder-Bewahranstalt verbunden (siehe Nr. 250 IV).

674. Krankenhaus der jüdischen Gemeinde, N. 24, Auguststr. 14/16.

Vors. des Krankenhausvorstandes: Stadtverordn. Louis Sachs, NW. 23, Brücken-allee 1.

Dirigierende Ärzte: Prof. Dr J. Israel (äußere Station) und Prof. Dr H. Strauß (innere Station).

Zweck: Pflege und Heilung von Kranken, hauptsächlich der hiesigen jüdischen Gemeinde.

Ausgeschlossen sind: Geistes-, Pocken-, Cholera-, Flecktyphus- und Pestkranke. Chronisch Kranke und Epileptiker werden nur dann und so lange zugelassen, als Aussicht auf erfolgreiche ärztliche Behandlung vorhanden ist.

Extrastation: 12,50, 10, 8 und 6 M., je nach den Zimmern.

Allgemeine Station: 3 M., Auswärtige 3,50 M., für Erwachsene und Kinder. Unentgeltlich für bedürftige Gemeindemitglieder auf Grund eines motivierten Antrags für andere bedürftige Personen nur nach Maßgabe der vorhandenen Mittel oder bei Lebensgefahr.

Besuchszeit: Mittwoch, Sonnabend, Sonntag und an allen Festtagen 3—4. Die Krankenhausverwaltung unterstützt auch arme Familien, deren Ernährer im Krankenhause behandelt werden, und bewilligt armen Glaubensgenossen gegen ärztliches Attest Stärkungs- und Pflegemittel, Bandagen, Brillen, künstliche Glied-maßen, Medizinalbäder und die Mittel zum Gebrauch von Badekuren usw.

1908: 2065 Patienten aufgenommen.

Mit dem Krankenhause verbunden:

Poliklinik nur für Unbemittelte, für Frauen- und Augenkranke 8½—9½; für andere Kranke 12—1.

Pneumatisches Kabinett (für Anstaltskranke und andere).

Das Krankenhaus der jüdischen Gemeinde verfügt über zahlreiche Stiftungen, darunter viele besonders für Rekonvaleszenten; siehe auch Dr Josef Linderer-Stiftung Nr. 1233 und Karl Abraham Leo-Stiftung Nr. 1112.

Das Hospital der jüdischen Gemeinde siehe Nr. 207.

Der Bau eines neuen Krankenhauses mit 200 Betten und Entbindungsanstalt an der Exerzier- und Schulstraßen-Ecke soll demnächst in Angriff genommen werden.

675. Israelitisches Krankenheim der Chewra Kadischah der Israelitischen Syn-agogen-Gemeinde Adass Jisroel, N. 24, Elsasserstr. 85.

Vors. des Kuratoriums: M. Knoller, N. 24, Gartenstr. 2.

Leitende Ärzte: Äußere Station: Dr S. Adler; innere Station: Prof. Dr Ferd. Blumenthal; gynäkolische Station: Dr S. Hirsch.

Zweck: Aufnahme jüdischer Kranker ohne Unterschied des Standes, des Geschlechts, und der Heimat.

Rituelle Verpflegung. Kurkosten: I. Klasse 12 M., II. Klasse 8 M., Station 4 M. pro Tag. Für Wohltätigkeitsvereine und Logen Preisermäßigung. 50 Betten.

1907: 355 Kranke aufgenommen, davon Kassenkranke und auf Rechnung des Vereins 206.

676. Heilstätte für geschlechtskranke Männer in Lichtenberg, Dorfstr. 62/69.

Leitender Arzt: Dr O. Zielicke.

Zweck: Geschlechtskranken Versicherten kostenlose gründliche Heilbehandlung in geschlossener Anstalt zu gewähren, ihre völlige Genesung herbeizuführen und dadurch die Kranken selbst vor dem möglichen Eintreten dauernder Erwerbsunfähigkeit zu bewahren, sowie die Weiterverbreitung der Geschlechtskrankheit zu verhüten.

Während des Heilverfahrens wird solchen Angehörigen des Versicherten, deren Unterhalt dieser aus seinem Arbeitsverdienst bestritten hat, eine wöchentliche Unterstützung gezahlt. 55 Betten. Meldungen um Aufnahme in der Universitäts-Poliklinik für Geschlechtskranke, NW. 6, Luisenstr. 19, wochentäglich 10—11 unter Vorlegung der Quittungskarte.

1907: 437 Personen aufgenommen.

Zu Krankenhäusern siehe ferner: Siechenhäuser Nr. 163 und 202—207, Lazarett des Friedrichswaisenhauses Nr. 278, Lazarett der Berliner Arbeiterkolonie Nr. 1273, Auguste Viktoria-Krankenhaus in Neu-Weißensee Nr. 1688.

Für Kinder.

677. Verein Säuglingskrankenhaus.

Vors. und leitender Arzt: Dr Julius Ritter, W. 15, Joachimsthalerstr. 37.

Zweck: Errichtung von Heilanstalten für schwache und kranke Säuglinge. Ausbildung von Damen in der Säuglingspflege.

Einrichtung:

Säuglingsklinik, N. 4, Invalidenstr. 147.

Pflegegeld 2,50 M. täglich. Ermäßigungen auf 1,50 M. Freistellen. 18 Betten. 1908: 108 Säuglinge verpflegt.

Säuglingspflegekurse für Damen gebildeter Stände in der Klinik. Dauer 6 Wochen. Gebühr 5 M.

Siehe auch die Säuglingsklinik in Weißensee Nr. 1689.

678. Elisabeth-Kinderhospital, S. 59, Hasenheide 80. Wird im Jahre 1910 nach der Wuhlheide bei Oberschöneweide verlegt als **Königin Elisabeth-Hospital.** (Unter dem Protektorat der Kaiserin.)

Vors. des Kuratoriums: General von Hammerstein-Loxten, W. 15, Kurfürstendamm 53.

1. Kinderkrankenhaus.

Oberin: Gräfin Reventlow.

Dirigierender Arzt: San.-Rat Dr Görges.

Zweck: Kranke Kinder von 1½—12 Jahren, die nicht an ansteckenden Krankheiten, Epilepsie oder Blödsinn leiden, gegen Pflegegeld (täglich 2,50 M.) aufzunehmen. 90 Betten; 12 Freibetten; soweit die Stifter nicht selbst bestimmen, meist für Kinder von kleinen Beamten, die sich nicht an die Armendirektion wenden wollen. Ermäßigung der Pflegekosten häufig auf Antrag. Bei Kindern von Unbemittelten übernimmt die städtische Armenverwaltung die Kosten.

Besuchszeit: Sonntag und Mittwoch 2—3.

Verbunden mit dem Krankenhause ist eine Poliklinik, geöffnet täglich 9—10. 1908/09: 979 Kinder im Hospital verpflegt, 8000 in der Poliklinik behandelt.

2. Diakonissen-Mutterhaus.

Zweck: Ausbildung von Diakonissen, die im Verbande des Mutterhauses bleiben.

Aufnahmebedingung: Alter zwischen 18 und 28 Jahren. Kenntnis in häuslichen Arbeiten. Gesundheitsattest. Einwilligung der Eltern oder des Vormunds. Mehrjährige Lehrzeit bei freier Wohnung und Kost, sowie Taschengeld.

1909: 50 Diakonissen.

Nach der Verlegung der Anstalt wird ein Krankenhaus für Erwachsene (zunächst 80 Betten) angeschlossen werden.

Zum Hospital gehört das Seehospiz „Colberger Deep" (siehe dieses Nr. 719).

679. Albert Charlottenheim, Heilanstalt für arme Augenkranke aus der Provinz Brandenburg, W. 35, Potsdamerstr. 29.

Ärztliche Leiter: Geh. Sanitätsrat Dr Katz und Dr Türk.

Zweck: Behandlung und Verpflegung armer augenkranker Erwachsener und Kinder aus der Provinz Brandenburg.

Meldung schriftlich oder mündlich. Zur Erlangung einer Freistelle ist amtliches Armutszeugnis erforderlich.

Besuchszeit: Sonntag und Mittwoch 2—3.

680. Klinik für arme augenkranke Kinder, W. 62, Lutherstr. 17.

Privatanstalt von Dr Paul Cohn, W. 10, Von der Heydtstr. 12.

Sprechstunden in der Klinik 10—12.

Zweck: Unentgeltliche Aufnahme und Behandlung augenkranker Kinder. (25 Betten.)

Siehe ferner: Kaiser und Kaiserin Friedrich-Kinderkrankenhaus Nr. 655, Kinderhaus Nr. 692.

Krankenbesuche in Krankenhäusern und Siechenanstalten mit anschließender Fürsorge für Hilfsbedürftige und deren Angehörige, Vorlesen, Unterhaltung durch musikalische Vorträge werden veranstaltet von folgenden Vereinen:

1. **Mädchen- und Frauengruppen für soziale Hilfsarbeit** (siehe Nr. 383), Gruppe für Krankenfürsorge. Leiterin der Gruppe: Frau Lina Basch, W. 30, Bambergerstr. 19.
2. **Evangelischer Verein für kirchliche Zwecke** (siehe Nr. 80). Krankenhaus-Missionsleiter: Pastor Dietrich, SW. 68, Oranienstr. 104/105.
3. **Verein Wohlfahrt der weiblichen Jugend** (siehe Nr. 151).

B. Unterstützung zur Aufnahme in Heilanstalten.

(Unterstützung zur Aufnahme in bestimmten Heilanstalten siehe bei den Anstalten selbst.)

681. Rudolf Knebel-Stiftung. Kapital: 200 000 M.

Verwaltung: Städt. Stiftungsdeputation.

Zweck: Verwendung von einem Drittel der Zinsen zur Unterstützung unbemittelter, kranker, erwachsener Personen ohne Unterschied des Glaubens, besonders zwecks Aufnahme und Verpflegung in einem Krankenhaus, sowie zur Unterstützung nach der Entlassung bis zur Erwerbsfähigkeit.

682. Gabriele Clausius-Stiftung. Kapital: 4081 M.

Verwaltung: Städt. Stiftungsdeputation.

Zweck: Bestreitung der Kosten für die Aufnahme und Verpflegung armer Kranker — Männer, Frauen und Kinder — in Heilstätten.

C. Polikliniken.

683/685. Öffentliche (Königliche) Polikliniken.

683. I. **Im Königlichen Klinikum,** N. 24, Ziegelstr. 5/9 (siehe Nr. 657).

a) Poliklinik für Augenkranke (9½—11).

Dir.: Geh. Med.-Rat Prof. Dr von Michel.

   b) Poliklinik für Chirurgie (9—12).
     Dir.: Geh.-Rat Prof. Dr Bier.
   c) Poliklinik für Ohrenkranke (9—10).
     Dir.: Geh. Med.-Rat Prof. Dr Passow.

684. II. **Universitäts-Poliklinik.**
   a) für innerlich Kranke: Ziegelstr. 19 (12—1).
     Dir.: Geh. Med.-Rat Prof. Dr Senator.
   b) für Frauen: Artilleriestr. 18 (9—11).
     Dir.: Geh. Med.-Rat Prof. Dr Bumm.
   c) für orthopäd. Chirurgie: Luisenstr. 3 (12—2).
     Dir.: Prof. Dr Joachimsthal.
   d) für Zahn- und Mundkrankheiten: Dorotheenstr. 40 (11—1).
     Dir.: Prof. Dr Busch. Füllabteilung 2—4. Dir.: Prof. Dr Dieck.
   e) für Lungenkranke: Luisenstr. 8 (10—11½).
     Dir.: Geh. Rat Prof. Dr Wolff.
   f) für Hydrotherapie: Ziegelstr. 19 (11—1).
     Dir.: Geh.-Rat Prof. Dr Brieger.
   g) Ambulatorium für Sprachstörungen: Ziegelstr. 19. (Montag, Dienstag,
     Donnerstag, Freitag 3—4).
     Dir.: Privatdozent Dr Gutzmann.

685. III. In Verbindung mit der **Königl. Charité** (siehe Nr. 656).
   a) In der Charité (Dienstag, Donnerstag, Sonnabend 9—11)⎫
     Dir.: Geh. Med.-Rat Prof. Dr His.　　　　　　　　　　⎬ Für innere
   b) In der Charité (Montag, Mittwoch, Freitag 9—11)　　⎭ Krankheiten.
     Geh. Med.-Rat Prof. Dr Kraus.
   c) für Chirurgie: Luisenstr. 13 (10—2).
     Dir.: Geh. Med.-Rat Prof. Dr Hildebrand.
   d) für Frauenkrankheiten: Invalidenstr. 80, Eingang: Alexanderufer (10—11).
     Dir.: Geh. Med.-Rat Prof. Dr Bumm.
   e) für Haut- und Geschlechtskrankheiten: Luisenstr. 2 (10½—12, Lichtbehandlung
     9½—11).
     Dir.: Geh. Med.-Rat Prof. Dr Lesser.
   f) für Kinderkrankheiten: In der Charité (10—11½).
     Dir.: Geh Med.-Rat Prof. Dr Heubner.
   g) für Nervenkrankheiten: in der Charité (10—12).
     Dir.: Geh. Med.-Rat Prof. Dr Ziehen.
   h) für Hals- und Nasenkrankheiten: Luisenstr. 13a (9½—11).
     Dir.: Geh. Med.-Rat Prof. Dr B. Fränkel.
   i) für Ohrenkrankheiten: in der Charité (9—11).
     Dir.: Geh. Med.-Rat Prof. Dr Passow.
     Phonetische Abteilung siehe Nr. 642.
   k) für Augenkrankheiten: In der Charité (10—11).
     Dir.: Prof. Dr Greeff.
   l) für orthopädische Chirurgie: Luisenstr. 3 (12—2).
     Dir.: Prof. Dr Joachimsthal.
   m) für Nerven-Massage: Luisenstr. 6 (12—2 außer Donnerstag).
     Dir.: Ober-Stabsarzt a. D. Dr Cornelius.
Das Königl. Institut für Infektionskrankheiten siehe Nr. 660.

Private Polikliniken bestehen in Berlin und den Vororten in großer Zahl, siehe
diese im Berliner Adreßbuch. In diesen behandeln Spezialärzte in täglichen

Sprechstunden die erscheinenden Kranken unentgeltlich, zum Teil unter unentgeltlicher Verabreichung von Medizin. (Eine große Anzahl Spezialisten haben sich der städtischen Armenverwaltung gegenüber zur unentgeltlichen poliklinischen Behandlung der ihnen von den Armenärzten zugeschickten Armen bereit erklärt (siehe 2. Teil).

2. Wöchnerinnen.

686. Frauenverein Wöchnerinnenheim.
Vors.: Frau Ellen von Siemens, Charlottenburg, Berlinerstr. 36.
Zweck: 1. Begründung von Pflegestätten zur unentgeltlichen Aufnahme von bedürftigen Berliner Ehefrauen (ausnahmsweise auch unverehelichten Wöchnerinnen) ohne Unterschied der Konfession, bei deren Niederkunft und Pflege während des Wochenbettes, in der Regel 10—18 Tage, ausnahmsweise länger. 2. Ausbildung von a) Wochenpflegerinnen. (Dauer der Ausbildung 3 Monate. Lehrgeld 150 M. bei freier Station.) b) Hebammen. (Dauer der Ausbildung 9 Monate. Lehrgeld 500 M.)

Einrichtung:
Wöchnerinnen-Heim, S. 59, Müllenhoffstr. 17/18.
Oberin: E. Schramm. (11—12 und 4—5.)
45 Betten. Kranke Frauen sind von der Aufnahme ausgeschlossen. In erster Reihe aufgenommen werden durch den Armenkommissions-Vorsteher, den Armenarzt oder die Gemeindeschwester empfohlene Wöchnerinnen. Sprechstunden des Anstaltsarztes täglich von 11½—12½ im Heim selbst.

1907 wurden 569 Frauen im Heim entbunden, davon 184 ledige.

Über die Verbindung des Vereins mit andern, ähnlichen Zwecken dienenden siehe Vereinigte Fürsorge für Wöchnerinnen und Kranke Nr. 581.

687. Stiftung Heimstätte in Berlin, N. 20, Drontheimerstr. 39.
Vorst.: Prof. D. Frhr. v. Soden, Prediger, SW. 12, Friedrichstr. 213.
Leiterin der Anstalt: Frau Alt.
Zweck: Bedürftigen, zum erstenmal gefallenen Mädchen und deren Kindern auf 1—8 Monate ein Heim zu gewähren.
Vorzugsweise für evangelische, aber auch für Mädchen anderen Glaubens. Bei Entbindungen Vorauszahlung von 35 M. Stellenvermittlung.
Die Stiftung wird erhalten durch Beiträge, Geschenke usw., Kostgelder, die geeignetenfalls erhoben werden, Pflegegelder für die in der Anstalt untergebrachten Kinder.

1908: 267 Mädchen aufgenommen. 200 Entbindungen in der Anstalt, 188 Kinder.

688. Beth-Elim, Weißensee, Albertinenstr. 20.
Vors.: Pfarrer Berendt, NO. 43, Barnimstr. 16, oder Weißensee, Parkstr. 15.
Vorst.: Frau H. Nöldechen.
Zweck: 1. Mädchen (hauptsächlich zum erstenmal gefallene) 1—3 Monate vor der Entbindung gegen 33 M. Entschädigungskosten bei meist unentgeltlicher Pflege aufzunehmen; 2. nach der im Hause erfolgten Entbindung die Mädchen anzuhalten, ihre Kinder mindestens 3 Monate selbst zu pflegen und sie dann wo möglich in der eigenen Familie unterzubringen; 3. Stellenvermittlung für die Mütter, die bei ca. 120 M. jährlichem Lohn monatlich 5 M. Pflegegeld für das Kind zu zahlen haben.
Gesuche an den Vorsitzenden.

1906/07: 73 Mädchen, 60 Kinder.

689. Bund für Mutterschutz.

Vors.: Frl. Dr Helene Stöcker, Friedenau, Sentastr. 5.

Geschäftsstelle: Wilmersdorf, Trautenaustr. 20, Gh. (9—1, Dienstag und Freitag auch abends 7—9).

Leiterin: Frau Schulz.

Zweck: Ledigen Müttern Hilfe angedeihen zu lassen, besonders ihnen eine die Existenz sichernde Tätigkeit zu verschaffen.

Einrichtungen:

1. Schwangeren- und Mütterheim, Wilmersdorf, Trautenaustr. 20.

Zweck: Vorübergehende Aufnahme von obbachlosen Schwangeren und von Müttern mit ihren Säuglingen.

6 Betten. Verpflegungskosten 1 M. täglich; für Personen, die im Haushalt tätig sind, 50 Pf.

2. Auskunftstelle für ledige Mütter, daselbst.

Zweck: Unterbringung unehelicher Mütter während der Entbindung, Arbeitsnachweis, Rechtsschutz und Fürsorge für die Kinder.

1907: 800 Fälle behandelt.

690. Wöchnerinnenheim der Heilsarmee, N. 58, Kastanienallee 11.

Zweck: Aufnahme und Verpflegung gefallener Mädchen bei der Niederkunft. Entbindung und Verpflegung (10 Tage) 27 M., nur in Ausnahmefällen kostenlos. 21 Betten.

Das Haus steht unter Leitung einer Hebamme und unter Aufsicht eines approbierten Arztes.

1907: 283 Mädchen aufgenommen.

691. St. Monika-Stift, Gr.-Lichterfelde-Ost, Frobenstr. 1. Unterhalten vom Verein Wöchnerinnenzuflucht.

Vors.: Frau Gräfin Fugger-Kirchberg, W. 62, Lützowplatz 2, III.

Oberin: Schwester Maria Augustina.

Zweck: Mittellosen Wöchnerinnen und Mädchen, welche zum erstenmal gefallen sind, zur Zeit ihrer Niederkunft Aufenthalt und Pflege zu gewähren, die Kinder der Mädchen in Pflegestellen unterzubringen und den Müttern passende Stellen zu vermitteln.

Neben Katholiken werden auch andersgläubige Pfleglinge aufgenommen.

Anzahlung 10, ev. 5 M.; Pflegegeld für 6 Wochen vor und 6 Wochen nach der Entbindung 75, bzw. 60 M. bei Verrichtungen von Hausarbeiten, 100 M. bei Verrichtung von Handarbeiten für das Stift. Kosten in Sterbefällen, bei schweren Erkrankungen und für außergewöhnliche Hilfe eines zweiten Arztes werden extra gerechnet. Meldungen an die Vorsteherin. Hinzuzufügen: standesamtliche Urkunde und polizeilicher Abmeldeschein, ev. Heimatsschein.

1907: 79 Wöchnerinnen aufgenommen.

692. Kinderhaus, O. 27, Blumenstr. 78.

Einrichtungen:

1. Wöchnerinnen-Unterkunft des Vereins für hilfsbedürftige Wöchnerinnen und deren Säuglinge.

Vors.: Frau Bianca Israel, W. 50, Rankestr. 34.

Leitender Arzt: Dr Oberwarth.

Zweck: Gewährung unentgeltlicher Unterkunft und Nachpflege für hilf- und obdachlose Wöchnerinnen nebst ihren neugeborenen Kindern, Erleichterung ihres weiteren Fortkommens, Arbeitsvermittlung und Verhandlung mit unterstützungspflichtigen Personen, Unterbringung der Kinder und ihre weitere Beaufsichtigung.

Aufgenommen werden nur Wöchnerinnen, die seit mindestens 10 Monaten ununterbrochen in Berlin gelebt haben, unverheiratete nur nach ihrer ersten Entbindung.

1908: 162 Mütter und 164 Kinder unentgeltlich verpflegt.

Verbunden mit der Wöchnerinnen-Unterkunft ist die Säuglingsstation mit natürlicher Ernährung.

Leitender Arzt: Dr. E. Oberwarth.

Zweck: Behandlung von Ernährungsstörungen, Ernährung frühgeborener und schwächlicher Säuglinge, welche die Ammenbrust nicht in Gang halten können, mit Frauenmilch.

Infektiöse Kranke ausgeschlossen. Pension 2—8 M. täglich.

2. Station für kranke Säuglinge.

Leitende Ärzte: Prof. Dr. Hugo Neumann und Dr. E. Oberwarth. Pflegekosten 2,50—3 M. täglich.

3. Auskunftstelle für Mütter.

Leiterin: Frau Clara Birnbaum.

Zweck: Müttern Rat zu erteilen behufs Unterstützung, Arbeitsnachweis, Unterkunft in Entbindungsanstalten, Unterbringung von Säuglingen bei Pflegeeltern, Unterbringung kränklicher Kinder in Heilstätten und Ferienkolonien. Sprechstunden wochentäglich 2—4½.

4. Mütterkurse.

Zweck: Unentgeltliche Ausbildung junger Mütter in der Säuglingspflege, verbunden mit praktischen Übungen.

Jeder Kursus dauert 1 Monat. Unterricht einmal wöchentlich. Die gleichen Kurse werden für Bemittelte gegen ein Honorar von 10 M. abgehalten. Meldungen täglich 2—4 in der Geschäftsstelle.

5. Säuglingspflegekurse.

a) Für junge Mädchen, die Säuglingspflegerinnen werden wollen. Lehrzeit 3 Monate. Wohnung und Verpflegung in der Anstalt. Gebühr 50 M. Stellenvermittlung.

b) Für Damen, die in der Waisenpflege, Haltekinderaufsicht u. dgl. tätig sind. Lehrzeit 1 Monat. Vormittags 9—1. Gebühr 50 M.

6. Städt. Säuglingsfürsorgestelle I (siehe Nr. 241).

7. Geschäftsstelle der Vereins Berliner Kinderheilstätte (siehe Nr. 745).

8. Geschäftsstelle des Elisabeth-Kinderheims (siehe Nr. 746).

Siehe ferner: Kinderasyl-Halensee Nr. 245, Säuglingsheim-Westend Nr. 246, Kaiserin Auguste Viktoria-Haus zur Bekämpfung der Säuglingssterblichkeit im Deutschen Reiche Nr. 248, Zufluchtsheim für gefallene Mädchen Nr. 806.

Wöchnerinnen finden außerdem Aufnahme in der Königl. Charité Nr. 656, der Königl. Universitäts-Frauenklinik Nr. 659 und im Städtischen Krankenhause Moabit Nr. 651.

3. Geistes- und Nervenkranke.

693/696. Städtische Irrenanstalten.

Verwaltung durch die Deputation für die städtische Irrenpflege.

Geschäftsstelle: Rathaus, Zimmer 111/114.

Vors.: Stadtrat Geh. San.-Rat Dr. Straßmann, C. 2, Rathaus, Zimmer 108, (1—2).

693. A. Irrenanstalt zu Dalldorf.

Direktor: Geh. Med.-Rat Dr Sander.

Oberinspektor: Colas.

Bestand Dezember 1908: 1066 Personen, außerdem in Privatanstalten 1629, in Privatpflege 343.

694. B. Irrenanstalt Herzberge zu Lichtenberg.

Direktor: Geh. Med.-Rat Prof. Dr Moeli, daselbst.

Bestand Dezember 1908: 1234 Personen, außerdem in Privatanstalten 300, in Privatpflege 183.

695. C. Irrenanstalt Buch (Mark).

Direktor: San.-Rat Dr Richter.

Bestand Dezember 1908: 1565 Personen; außerdem in Privatanstalten 96, in Familienpflege 73.

Die drei Anstalten sind hauptsächlich bestimmt für die dem Orts- oder Landarmenverband zur Last fallenden Geisteskranken. Kur- und Verpflegungskosten täglich 2,80 M. Zahlende Kranke finden nur mit Genehmigung der Deputation und nur dann Aufnahme, wenn sie hier ortsangehörig sind, und wenn die Kosten ihrer Kur und Verpflegung in einer Privatirrenanstalt ohne zu befürchtende Vermögenszerrüttung weder von ihnen selbst, noch von ihren Angehörigen aufgebracht werden können; die Deputation darf für diese Kranken den Verpflegungssatz bis auf 1 M. täglich, bei mindestens monatlicher Vorauszahlung, herabsetzen. Aufnahme finden ferner Kranke, für die von Krankenkassen, Berufsgenossenschaften u. dgl. die vollen Kosten bezahlt werden. Anträge zur Aufnahme armer Geisteskranker an die zuständige Armenkommission.

Mit der Irrenanstalt zu Dalldorf (siehe oben) unter derselben Direktion verbunden ist die

696. D. Idiotenanstalt zu Dalldorf.

Erziehungs-Inspektor: Piper.

Verpflegung und Erziehung hier ortsangehöriger, bildungsfähiger, idiotischer Kinder vom vollendeten 7. Lebensjahre ab. Verpflegungssatz 2,40 M.; doch kann durch die Deputation ein geringerer Kostensatz bestimmt werden. Unterricht in sechs aufsteigenden Stufen.

Bestand Dezember 1908: 83 Kinder, außerdem in Privatpflege 60 Kinder. Erwachsene Idioten finden in den Irrenanstalten Aufnahme.

Aufnahmegesuche an die Deputation.

Besuchszeit für alle 4 Anstalten: Für Männer Dienstag, für Frauen Donnerstag 2—3, für beide Sonntag 10—11.

697. Städtische Anstalt für Epileptische Wuhlgarten bei Biesdorf.

Direktor: Dr Hebold, daselbst.

Aufnahmebedingungen wie bei den Irrenanstalten.

Die Anstalt ist für ortsangehörige epileptische Kinder und Erwachsene bestimmt. Kosten: täglich 2,30 M. Die Kosten können von der Deputation für die städtische Irrenpflege bis auf die Hälfte ermäßigt werden.

Besuchszeit: Für Männer Dienstag 3—4, für Frauen Donnerstag 3—4, für beide Sonntag 10—11.

Bestand Dezember 1908: 1158 Personen, außerdem in Privatanstalten 314, in Privatpflege 3.

698. Anstalt Bethanien in Ketschendorf bei Fürstenwalde a. d. Spree.

Vorsteher: Pastor Burgdorf, Fürstenwalde, Promenadenstr. 42.

Zweck: Aufnahme bildungsfähiger und nichtbildungsfähiger Schwachsinniger, Idioten und Epileptiker beiderlei Geschlechts und jedes Alters, ferner besonders abnormer Kinder, nämlich taubstumm-blinder und geistesschwacher taubstummer oder geistesschwacher blinder Kinder, endlich auch mit Sprachgebrechen behafteter Kinder. Pflegegeld für Schwachsinnige, Idioten und Epileptiker für Erwachsene 1400 M. I. Kl., 900 M. II. Kl., 450 M. III. Kl., für Kinder 1200 M., 720 M., 400 M., für besonders abnorme Kinder 1200, M., 800 M., 600 M.; in besonderen Fällen Ermäßigung auf 450 M.

699. Haus Schönow, Zehlendorf bei Berlin.
Errichtet und unterhalten vom Verein Heilstätte für Nervenkranke Haus Schönow.
Geschäftsführender Vorstand: Reg.- und Geh. Medizinalrat Dr. Roth, Potsdam, Spandauerstr. 2a; Bankier L. Berl, Berlin W. 8, Jägerstr. 9; Geh. Ober-Justizrat Ule, Berlin SW. 11, Königgrätzerstr. 28.
Kuratorium: Vors.: Generalstabsarzt Prof. Dr Schjerning, Charlottenburg, Grolmannstr. 42.
Leitender Arzt: Prof. Dr M. Laehr, in der Anstalt.
Zweck: Aufnahme und Behandlung von solchen männlichen und weiblichen minderbemittelten Nervenkranken, welche durch geeignete Anstaltsbehandlung erhebliche Besserung und zum mindestens teilweise Erwerbsfähigkeit erlangen können.
Auf ärztliche Anordnung Beschäftigung der Kranken in Garten, Feld, Haus, Küche, Bureau, in mechanischer, künstlerischer, literarischer und Handarbeit.
Ausgeschlossen sind Geisteskranke, Epileptiker und lediglich Pflegebedürftige.
Pflegegeld: täglich 4 M., Ermäßigungen auf 3 oder 2 M., in besonderen Ausnahmen Freistellen, worüber der Vorstand des Vereins beschließt. Sonderabteilung für bemittelte Kranke täglich 8 M. Kranke unter 14 Jahren täglich 3 M., in der Sonderabteilung 4,50 M.; 4 Freibetten. Platz für 120 Patienten.
Besuchszeit: Mittwoch und Sonnabend 4—6 und Sonntag 2—5.
Alle Anfragen an den leitenden Arzt. Bei der Anmeldung ärztlicher Krankheitsbericht erwünscht, bei auswärtigen Personen erforderlich. Kostenlose Voruntersuchung in der Anstalt wochentags vorm 10—11.
Mit der Anstalt verbunden ist der Birkenhof in Stahnsdorf, Kr. Teltow (Gärtnerei und Rekonvaleszentenheim).
    1908: 774 Kranke aufgenommen.
Mit der Anstalt in Verbindung steht eine Poliklinik für Nervenkranke, geöffnet Dienstag und Freitag 10—11.
    1908: 110 Kranke untersucht.
Damengruppe. Ehrenvors.: Frau Staatsminister Gräfin von Posadowsky-Wehner.
Vors.: Frau Oberbürgermeister Kirschner, NW. 21, Alt-Moabit 90.
Zweck: Prüfung der Bedürftigkeitsfrage von in Haus Schönow Aufnahme suchenden und stationierten Kranken. Sorge für deren Angehörige, Beistand und Überweisung passender Arbeit nach der Entlassung. Beirat in wirtschaftlichen Fragen, Beschäftigung und Unterhaltung der Kranken.

700. St. Josephs-Heilanstalt der Alexianer, Weißensee, Gartenstr. 1/4.
Vorst.: Tresp.
Dirigierender Arzt: Dr Maxen.
Zweck: 1. Aufnahme 100 männlicher Gemütskranker jeder Konfession gegen Entgelt je nach den Verhältnissen. (1. 2., 3. Klasse: 180—240 M., 85—120 M., 60 M. monatlich; Unbemittelte werden nach Möglichkeit berücksichtigt). 2. Übernahme privater Pflege bei Kranken außerhalb der Anstalt durch die Brüder, soweit solche zur Verfügung stehen.
Siehe ferner: Hôpital français Nr. 170.

4. Lungenkranke.

701/702. Berlin=Brandenburger Heilstätten=Verein für Lungenkranke. (Unter dem Protektorat der Kaiserin.)

Vors.: Wirkl. Geh.=Rat Prof. Dr. Leyden, W. 10, Bendlerstr. 30.

Schriftführer: Geh. Med.=Rat Prof. Dr. B. Fränkel, W. 9, Lennéstr. 5 und Prof. Dr. Nietner, W. 9, Königin Augustastr. 11.

Zweck: Errichtung und Unterhaltung von Heilstätten für Lungenkranke des Stadtkreises Berlin und der Provinz Brandenburg ohne Unterschied des Standes und des religiösen Bekenntnisses.

Einrichtungen:

701. Lungenheilstätte in Belzig bei Berlin.

Dirigierender Arzt: Dr. Freymuth.

Zweck: Aufnahme solcher Lungenkranker, bei denen eine Heilung oder doch wesentliche Besserung zu erwarten ist.

Die Anstalt ist vorwiegend für Personen aus dem Mittelstande (Männer und Frauen) bestimmt. 136 Plätze. Verpflegungskosten 3,75 M. täglich. 5½ Freistellen. Die meisten Freistellen werden durch die Stifter vergeben. Aufnahmegesuche, auch Gesuche um Freistellen an die Verwaltung der Heilstätte. Ärztliches Attest beizufügen. Unentgeltliche Untersuchungen erfolgen in der Poliklinik der Herren Geheimräte His in der Charité, Berlin NW. 6, Schumannstr. 21/22, Dienstag, Donnerstag, Sonnabend 12—1½, und B. Fränkel, Berlin NW. 6, Luisenstr. 13 a (9—11). Erfolgt auf ein Freistellengesuch ablehnender Bescheid, so ist daraus nicht auf eine Ablehnung im Hinblick auf das Stadium der Krankheit zu schließen.

Mit der Heilstätte verbunden:

702. a) Samuel Bleichröder=Stiftung, Heilstätte für 26 Lungenkranke beiderlei Geschlechts, nur Freistellen.

Zweck: Aufnahme besonders solcher Kranker, die auf eigene Kosten oder auf Kosten von Kassen sich in der Heilstätte Belzig aufhalten, aber aus Mangel an Mitteln vorzeitig ausscheiden müßten, während ihr Zustand sich zur Besserung neigt.

b) Kinderheilstätte.

Zweck: Aufnahme tuberkulöser Kinder von 5—16 Jahren.

36 Plätze. Verpflegungskosten 2,50 M. täglich. Freistellen. Aufnahmegesuche an die Verwaltung.

1908: 126 Kinder aufgenommen. Durchschnittliche Kurdauer 4 Monate.

7 Damengruppen (Vors.: Frau Wirkl. Geh.=Rat von Leyden, W. 10, Bendlerstr. 30).

Zweck: Aufbringung von Mitteln für die Anstalten, Überwachung des Betriebes, Unterstützung von Angehörigen der Kranken, Gründung neuer Freistellen, Sorge für Lektüre, Unterhaltung und Komfort in den Heilstätten.

1908: 674 Erwachsene, 126 Kinder aufgenommen.

1907: 9949,51 M. Einnahme, 7445 M. für Freistellen.

703. Volksheilstätten=Verein vom Roten Kreuz. (Unter dem Protektorat der Kaiserin.)

Geschäftsstelle: Charlottenburg Berlinerstr. 137 (Cecilienhaus).

Vors. des Zentralvorstandes: B. v. dem Knesebeck, NW. 40, Roonstr. 6.

Schriftführer: Prof. Dr. Pannwitz, Charlottenburg, Knesebeckstr. 29.

Abteilung I. **Heilstätten.**

Geschäftsstelle: Charlottenburg, Knesebeckstr. 29.

Vors.: Generalarzt Dr. Werner, W. 50, Passauerstr. 6.

Volksheilstätte am Grabowsee bei Oranienburg. (Vorortverkehr der Nordbahn).

Ärztl. Leiter der Anstalt: General-Ober-Arzt a. D. Dr. Groschke.

Zweck: Aufnahme männlicher Lungenkranker, deren Leiden Aussicht auf Wiederherstellung oder erhebliche Besserung der Erwerbsfähigkeit bietet.

Die Bewerber haben einen behördlichen (Ortsbehörde, Krankenkasse, Versicherungsanstalt usw.) Ausweis über ihre Person, sowie eine ärztliche Bescheinigung, insbesondere über die Möglichkeit einer wesentlichen Besserung der Erwerbsfähigkeit beizubringen und den Nachweis über die Sicherstellung der Pflegekosten zu führen. Vor der Aufnahme ärztliche Untersuchung entweder in der Poliklinik von Geheimrat Prof. Dr. Kraus in der Königl. Charité NW. 6, Unterbaumstr. 7 (Montag, Mittwoch, Freitag 8—10 morgens) oder durch den Chefarzt der Heilstätte am Grabowsee zu jeder Zeit. Pflegegeld pro Tag 3,75 M. In den meisten Fällen übernehmen Kassen, bzw. Versicherungsanstalten die Kosten. Ermäßigungen und Freistellen, soweit der Freistellenfonds die Mittel bietet. Platz für 190 Kranke.

Aufnahmegesuche an die Direktion der Volksheilstätte. Gesuche um Ermäßigung an den Zentralvorstand.

1907: 1038 Personen, davon 9 in ganzen, 25 in halben Freistellen.

Abteilung II. **Familienfürsorge.**

Fürsorgestelle: Charlottenburg, Berlinerstr. 137 (Cecilienhaus).

Vors.: Frau Oberst von dem Knesebeck, W. 9, Königgrätzerstr. 7.

Zweck: Unterstützung der Familien der in den Heilstätten untergebrachten Personen, Durchführung vorbeugender Maßnahmen in den Familien.

Abteilung III. **Arbeitsvermittlung.**

Vors.: Frau Konsul Staudt, W. 10, Tiergartenstr. 9 a.

Zweck: Vermittlung geeigneter Arbeit für entlassene Pfleglinge.

Abteilung IV. **Erholungsstätten.**

Geschäftsstelle: SW. 12, Friedrichstr. 207, Hof r. II. (10—1).

Vors.: Frau Minister von Studt, W. 50, Kurfürstendamm 242.

Zweck: Erholungsbedürftigen Erwachsenen und Kindern aus der Arbeiterbevölkerung, vorwiegend Lungenkranken, während der Sommermonate Tagesaufenthalt in freier gesunder Waldluft zu gewähren.

Geöffnet von morgens 9 bis abends 7. Pflegegeld 55 Pf. pro Tag (meist durch die Krankenkasse bezahlt). Brausebäder. Preisermäßigung auf Stadt-, Ringund Straßenbahn.

7 Erholungsstätten unter Leitung je einer Schwester:

Für Männer: in der Jungfernhaide und bei Johannistal (Luise v. Studt: Erholungsstätte) (auch im Winter geöffnet).

Für Frauen: in Eichkamp (Leopold Koppel-Erholungsstätte) und in Schönholz; Frauen dürfen ihre kleinen Kinder in Eichkamp nur im Winter, in Schönholz im Sommer und Winter mitbringen.

Für schulpflichtige Kinder: in Schönholz, in Sadowa und Eichkamp (Wolf Becher-Erholungsstätte).

In der Erholungsstätte in Schönholz, die vom Vaterl. Frauenverein Pankow-Niederschönhausen-Schönholz (siehe Nr. 1530) eingerichtet ist, sind 30 Betten für den Nachtaufenthalt von Säuglingen vorhanden.

Kinder erhalten volle Verpflegung (tägl. 50 Pf., für Minderbemittelte 30 Pf.); Freistellen. Gymnastische Übungen, Schularbeiten, Spiele unter Leitung einer Kindergärtnerin.

Anmeldungen an die Geschäftsstelle. Die städtische Armenverwaltung entsendet Kinder auf armenärztliche Anordnung und übernimmt die Kosten.

1907: 2903 Erwachsene, 1010 Kinder. 3649 freie Pflegetage für Erwachsene, 5427 ganze, 2254 halbe Freistellen für Kinder.

Abteilung V. Kinderheilstätten.

Vors.: Frau Minister von Thielen, W. 62, Kurfürstenstr. 114.

Viktoria Luise-Kinderheilstätte vom Roten Kreuz zu Hohenlychen (Uckermark).

Zweck: Aufnahme und Behandlung tuberkulöser und tuberkuloseverdächtiger Kinder, besonders solcher, deren Eltern sich in der Heilstätte am Grabowsee befinden. In der Regel mehrmonatliche Pflege. Pflegesatz 2 M. 90, im Sommer 130 Plätze. Gesuche an Prof. Pannwitz, Charlottenburg, Berlinerstr. 137.

Abteilung VI. Ländliche Kolonien.

Vors.: fehlt z. Z.

Königin Luise-Andenken, im Anschluß an die Kinderheilstätte.

Zweck: Aufnahme von Kindern, die nach der Behandlung in der Heilstätte weiterer Kräftigung bei hauswirtschaftlicher oder gärtnerischer Beschäftigung bedürfen. Pflegesatz 1,50 M. Ermäßigungen und Freistellen. 15, im Sommer 50 Plätze. Gesuche an Prof. Benn, Grunewald, Bismarckallee 14.

Abteilung VII. Verein Berliner Kindererholungsheim.

Vors.: Frau Minister von Budde, W. 15, Kurfürstendamm 190, Frau Prof. Baume, W. 15, Uhlandstr. 157.

Cecilienheim, Heilstätte für Kinder mit Knochen- und Gelenktuberkulose in Hohenlychen (im Anschluß an die Viktoria Luise-Kinderheilstätte).

Ärztlicher Leiter: Stabarzt a. D. Dr. Carl Pannwitz.

Zweck: Kindern, die wegen tuberkulösen Leidens chirurgischer, namentlich orthopädischer Behandlung bedürfen, die Vorteile der hygienisch-diätetischen Anstaltsbehandlung zukommen zu lassen.

Pflegesatz 1,50 M. Gesuche um Freistellen an Handelsrichter A. Landsberger, W. 50, Rankestr. 3.

Abteilung VIII. Stern-Kreuz-Büchsensammlung.

Vors.: Frau Bankier Stern, W. 9, Lennéstr. 8.

Zweck: Für die Zwecke und Ziele des Vereins in weitesten Kreisen Freunde zu gewinnen und zugleich die Mittel für Freistellen zu erhöhen durch Aufstellen von Sammelbüchsen.

Abteilung IX. Arbeitergärten siehe Nr. 782.

Abteilung X. Seeheim siehe Nr. 744.

Abteilung XI. Helferinnen-Schule am Zenssee bei Hohenlychen.

Vors.: Frau Staatssekretär Delbrück, W. 64, Wilhelmstr. 74. Rittergutsbesitzer Dr. Tust, Basthorst b. Crivitz (Meckl.).

Zweck: Ausbildung junger Mädchen besserer Stände in der Kinderpflege und Hauswirtschaft für den Dienst in den Anstalten des Vereins.

Dauer der Kurse 6 Monate. Gebühr 75 M. monatlich, freie Wohnung und Verpflegung. Meldungen an den Zentralvorstand. 20 Plätze.

Abteilung XII. Ferienkolonien siehe Nr. 761.

Abteilung XIII. Kurhotel in Hohenlychen, für Besucher der Pfleglinge.

704. Lungenheilstätten der Landesversicherungsanstalt Berlin bei Beelitz (Mark).

Chefarzt: fehlt z. Z.

Zweck: Kostenlose Heilbehandlung von solchen versicherten Lungenkranken beiderlei Geschlechts, deren Zustand Aussicht auf Wiederherstellung oder erhebliche Besserung der Erwerbsfähigkeit bietet.

Während des Heilverfahrens wird solchen Angehörigen des Versicherten, deren Unterhaltung dieser aus seinem Arbeitsverdienst bestritten hat, eine wöchentliche Unterstützung gezahlt.

A. Heilstätte für männliche Lungenkranke, 500 Betten im Sommer, 480 im Winter.

B. Heilstätte für weibliche Lungenkranke, 346 Betten.

Die Heilstätten sind das ganze Jahr hindurch geöffnet. Aufnahmegesuche an den Vorstand der Landesversicherungsanstalt Berlin, Berlin SO. 16, Am Köllnischen Park 8.

1907: 2071 Personen aufgenommen.

Zur Fürsorge für die in ihren Wohnungen verbleibenden Kranken und deren Angehörige hat die Landesversicherungsanstalt Tuberkulosestationen eingerichtet. Sie sollen der Weiterverbreitung der Tuberkulose in Berlin entgegenarbeiten.

Tuberkulös Erkrankte vorgeschrittenen Stadiums finden auch in den städtischen Siechenanstalten (siehe Nr. 163) in besonderen Zimmern Aufnahme.

Siehe ferner: Städtische Heimstätten für Brustkranke Nr. 661.

5. Alkoholkranke.

705. Bezirksverein gegen den Mißbrauch geistiger Getränke (Berlin und Umgegend).
Zweigverein des Deutschen Vereins gegen den Mißbrauch geistiger Getränke.
Vors.: Dr W. Sander, Geh. Med.-Rat, Direktor der Irrenanstalt Dalldorf.
Geschäftsstelle: W. 30, Nollendorfstr. 17. Schriftführer: Pastor Scheffen.
Zweck: Dem Mißbrauch geistiger Getränke, insbesondere des Branntweins mit allen zu Gebote stehenden Mitteln, und zwar sowohl in aufklärender und vorbeugender Weise, wie auch im Kampfe gegen das bereits zutage getretene Übel, zu steuern. Errichtung und Förderung von Heilstätten für Trunksüchtige.
Der Bezirksverein sammelt zu dem vorbezeichneten Zweck Mittel und verschafft sich Kenntnis von denjenigen in Berlin und Umgegend etwa vorhandenen Zuständen und Einrichtungen, deren Beseitigung unter den oben bezeichneten Zweck fällt.

Einrichtung:
Trinkerheilstätte Waldfrieden bei Fürstenwalde a. d. Spree.
Vors. des Verwaltungsausschusses: Geh. Med.-Rat Dr Sander, Direktor der Irrenanstalt zu Dalldorf.
Schriftführer: Dr med. Waldschmidt, Nikolassee, dem die Aufsicht obliegt.
Zweck: Aufnahme männlicher Alkoholkranker, deren Zustand Heilung (Wiedererlangung der geistigen und körperlichen Kräfte und der früheren Erwerbsfähigkeit) erhoffen läßt. Ärztliche Behandlung, Beschäftigung der Patienten, hauptsächlich mit Garten- und landwirtschaftlichen Arbeiten.
Verpflegung täglich 4 M. (Einzelzimmer 5 M.), für Kranke auf öffentliche Kosten 2,50 M. Zur Aufnahme von Alkoholkranken, deren Verhalten eine zwangsweise Unterbringung bedingt, sind Häuser mit geschlossenem Charakter eingerichtet. Platz für 180 Patienten. Kurzeit in der Regel 6 Monate. Nach der Entlassung möglichst Überweisung an Abstinenzvereine.
1907: 273 Patienten aufgenommen, davon 78 auf eigene Kosten, 99 auf Kosten der Provinz Brandenburg verpflegt, 82 von Krankenanstalten, die übrigen von Gemeindeverwaltungen, Landesversicherungsanstalten und Berufsgenossenschaften überwiesen.

706. Berliner Blaukreuzasyl, Rixdorf, Karpfenteichstr.
Begründet vom Berliner Kreisverband der Blaukreuz-Vereine (siehe
Nr. 426).
Zweck: Arbeitswillige Trinker durch fleißige Arbeit, völlige Enthaltsamkeit und
christliche Gemeinschaft wieder zu nüchternen Menschen zu erziehen.
20 Plätze.
Siehe ferner: Auskunft- und Fürsorgestellen für Alkoholkranke Nr. 622, Guttempler-
Orden Nr. 623, Kreisverband des Blauen Kreuzes Nr. 624, Verein abstinenter
Katholiken Nr. 625, Berliner Frauenverein gegen den Alkoholismus Nr. 786.
Zufluchtshaus Sichar Nr. 800 II, Bethabara-Stiftung Nr. 805.

Eine Heilstätte für weibliche Alkoholkranke besteht in Berlin z. Z. nicht. Von
den verschiedenen derartigen Anstalten in Deutschland nehmen einige auch Unbemittelte auf, z. B. das Frauenheim in Elberfeld, Straßburgerstr. 45. Nähere
Auskunft erteilen Dr. Bonne, Klein Flottbeck in Holstein und H. Gerken,
Friedenau b. Berlin, Rubensstr. 37.

6. Blinde.

**707. Blindenanstalt des Vereins zur Fürsorge für erwachsene Blinde, SW. 48, Wil-
helmstr. 4.**
Vors. des Verwaltungsrates: Otto Brendel, SW. 13, Neuenburgerstr. 27.
Zweck: Blinde erwerbsfähig zu machen und männlichen, konfirmierten Blinden
längere Zeit unentgeltlich Wohnung, Kost, Pflege und Unterricht in Stuhlflechten,
Bürsten- und Besenbinderei, ev. auch in Musik zu gewähren.
Zwei Dritteile des Erwerbs verbleiben den Blinden.
Aufgenommen werden: a) solche Blinde, die noch nicht in einer Blindenanstalt
gewesen, 15 Jahre alt und gesund und fähig für einen Beruf sind; b) die in
einer Anstalt gewesen, Unterricht gehabt haben, aber ohne Eltern oder Angehö-
rige leben und zur selbständigen Beschaffung von Arbeit unfähig sind.
Jahrgeld für Pensionäre 180 M.; auch Freistellen. Nach der Entlassung der
Blinden übernimmt der Verein fortgesetzte Fürsorge durch Vertrauensmänner.
Meldung an den Vorsitzenden.

1908: 9 Blinde in der Anstalt; davon 6 unentgeltlich verpflegt.

**708. Heimstätten des Vereins zur Beförderung der wirtschaftlichen Selbständigkeit
der Blinden. (Den Verein siehe Nr. 630.)**
Männerheim, Steglitz, Rothenburgstr. 15; Mädchenheim, Steglitz, Fichte-
str. 37/38.
Zweck: Aufnahme erwachsener, blinder Arbeiter und Arbeiterinnen, die in einer
Blindenanstalt der Provinz Brandenburg oder der Stadt Berlin ausgebildet und
auf eigenen Erwerb angewiesen sind.
Platz für ca. 90 Blinde (Seiler, Korbmacher, Bürstenbinder und -binderinnen).
Außerdem Aufnahme von Pensionären, die für Wohnung, Beköstigung, Heizung
und Wäsche monatlich 40 M. und jährlich 96 M. Schulgeld an die Blindenanstalt
zahlen. Miete für einfenstriges Zimmer 60—72 M., zweifenstriges 120 M. jährlich. Im Männerheim volle Beköstigung 75 Pf. täglich; im Mädchenheim 30 Pf.
für Mittagessen, das die Hausmutter besorgt. Die Bewohner werden vom Verein mit Beschäftigung versorgt und bestreiten von ihrem Verdienst Miete und
Lebensunterhalt. Für erwerbsschwache Pfleglinge muß ein Unterhaltszuschuß
gezahlt werden.
Feierabendhaus für erwerbsunfähige Pfleglinge in Rehbrücke bei Potsdam.
30 Plätze. Aufnahme bemittelter älterer Blinden nach Vereinbarung.

1907/08: 23 männliche, 49 weibliche Vereinspfleglinge und 8 männliche, 6 weibliche Schulgänger als Mitbewohner.

709. Blindenheim in Königswusterhausen (unter dem Protektorat des Kaisers).
Zweck: Aufnahme von arbeitsfähigen Blinden beiderlei Geschlechts zwischen 20 und 40 Jahren aus allen Teilen Deutschlands.
Die Blinden müssen die Bürstenmacherei, Korbmacherei oder Flechterei erlernt haben, können aber auch ausnahmsweise eins dieser Handwerke im Heim selbst erlernen. Monatliche Pension 30 M., für nicht ausgebildete Blinde 37,50 M. Außerdem werden auch ältere Blinde als Pensionäre aufgenommen. Pensionspreis nach Übereinkunft. Meldungen an die Direktion. Beizufügen sind: Geburtsschein, Gesundheitszeugnis, Impfschein, Zeugnis über die Ausbildung in einem der oben genannten Handwerke, amtliches Führungszeugnis.
1908: 60 Insassen.

710. Wilhelm und Jda Becker=Stiftung, Blindenheim der Stadt Berlin, Weißensee, Berlinerstr. 138/139.
Verwaltung: Deputation für die städtische Blindenpflege.
Zweck: Aufnahme und kostenlose Verpflegung von Blinden aller Stände und Glaubensbekenntnisse.
15—20 Plätze, die aber vorerst noch nicht sämtlich besetzt werden können. Anträge an die Deputation für die städtische Blindenpflege, Berlin C. 2, Rathaus.
1907: 9 weibliche Insassen.

Erziehungsanstalten für blinde und taubstumme Kinder siehe im 6. Kapitel „Pflege, Beaufsichtigung und Erziehung von Kindern".
Blinden= und Taubstummen=Schulen siehe im 7. Kapitel „Unterricht und Ausbildung".
Siehe ferner: Blindenheim des Moonschen Blindenvereins Nr. 629.

7. Taubstumme.

711. Altersheim für jüdische Taubstumme Deutschlands zu Pankow, Schloßstr. 8.
Unterhalten vom Hilfsverein für die jüdischen Taubstummen Deutschlands (siehe Nr. 644).
Inspektor: Lehrer Hugo Metz.
Zweck: Aufnahme erwerbsunfähiger, taubstummer jüdischer Männer und Frauen aus dem Deutschen Reiche, die in der Regel das 50. Lebensjahr zurückgelegt haben sollen.
Pflegegeld: Je nach der Vermögenslage, bei Mittellosigkeit ev. Freistellen.
10 Plätze, im Bedarfsfalle auch mehr.
1908: 12 Insassen.

8. Taubstummblinde.

712. Taubstummblindenheim, Nowawes bei Potsdam. Verbunden mit dem Krüppelheim (Nr. 276).
Leiter: Pfarrer Hoppe.
Zweck: Aufnahme und Ausbildung von Erwachsenen und Kindern aus dem Deutschen Reiche, welchen Gesicht, Gehör und Sprache fehlen oder welche in Gefahr stehen, diese Sinne zu verlieren.
Pflegegeld: 730 M. jährlich und 60 M. für Ausstattung, falls diese nicht selbst beschafft wird. 15 Plätze.
1908: 8 Knaben und 5 Mädchen.

C. In Kurorten, auswärtigen Heilstätten, Erholungsheimen, Ferienkolonien.

1. Kurorte.

713. Über freie Kur, Fahrpreisermäßigungen und auswärtige Heilstätten.

Unbemittelte Kranke erhalten in fast allen Badeorten Ermäßigungen.

Behufs Erlangung von freier Kur (bzw. Ermäßigung der Kurtaxe) oder Aufnahme im Kurhospital werden auf Antrag Armutsatteste von der Armendirektion ausgestellt.*)

In den meisten Kurorten bestehen besondere Anstalten (Hospitäler, Asyle usw.) speziell zur Aufnahme unbemittelter Kranker. Auskunft darüber erteilt die betr. Badeverwaltung.

Näheres über die Vergünstigungen in den einzelnen Kurorten findet sich in der Schrift der Zentralstelle für Armenpflege und Wohltätigkeit): Badeeinrichtungen und Vergünstigungen für Minderbemittelte und Arme in deutschen und einigen österreichischen Bädern. Verlag Carl Heymann, Berlin 1904, und der Schrift. Billige Badereisen von A. Kankeleit, Sterzels Buchhandlung, Gumbinnen 1905.

Ein Verzeichnis der deutschen Lungenheilstätten mit Angabe der Pflegesätze gibt das deutsche Zentralkomitee zur Bekämpfung der Tuberkulose heraus. Berlin 1908 (Verlag des Zentral-Komitees).

Ausführliche Auskunft über Kinder-Solbäder siehe Th. Schäfer: Die Kinder-solbäder in Deutschland. Verlag Bertelsmann, Gütersloh 1901.

Bedürftige Kranke, denen die gänzlich oder teilweise kostenfreie Aufnahme in auswärtigen Heilanstalten (Kranken-, Irren-Anstalten u. dgl.) oder freie Kur an einem Badeort seitens des Vorstandes der betr. Anstalt oder der Badedirektion bewilligt ist, können auf Grund eines von der Armendirektion zu erbittenden Armutsattests Fahrpreis-Ermäßigungen auf den preußischen Staatsbahnen erlangen. (Näheres darüber ist bei den Fahrkarten-Ausgaben zu erfragen.)

In einer Anzahl von Kurorten bestehen Wohlfahrtseinrichtungen speziell zum Besten jüdischer bedürftiger Kranker. Von diesen kommen die folgenden auch für jüdische Kranke aus Berlin in Betracht:

Kurhospitäler in Marienbad, Karlsbad, Teplitz, Warmbrunn, Salzbrunn, Franzensbad, Soden a. Taunus, Langenschwalbach, Kolberg, Meran, Davos; ferner die Emser Heilquelle (Unterstützungsverein für arme jüdische Kurbedürftige), der Verein Israelitisches Krankenheim in Bad Neuenahr, der Israelitische Unterstützungsverein in Wiesbaden, der Unterstützungsverein für israelitische Kurbedürftige in Bad Nauheim, die Israelitische Bade-Armenkasse in Kissingen und die Kinderheilstätten in Elmen, Nauheim, Königsdorff-Jastrzemb und Kissingen. Nähere Auskunft erteilt die Armenkommission der jüdischen Gemeinde (siehe diese Nr. 73).

714. Friedrich Wilhelm-Stiftung für Marienbad. Kapital: 70 000 M.

Vors.: Adolf Engelhard sen., C. 2, An der Schleuse 13.

Zweck: Personen der gebildeten Stände, welchen die Mittel zu einer Badekur ganz oder teilweise fehlen, den Gebrauch der Kurmittel in Marienbad i. B. zu ermöglichen durch Geldunterstützungen bis zu 200 M., Erwirkung des Erlasses der Kurtaxe und Erteilung ärztlichen Rates.

Bewerber haben ihre Gesuche mit den nötigen Zeugnissen bis Anfang März an den Vorsitzenden einzureichen.

---

*) Vgl. auch 2. Teil: „Grundsätze und Praxis der Berliner öffentl. Armenpflege." S. 402 ff.

715. Jubiläumsstiftung der Offiziere der Königlichen Schutzmannschaft in Berlin. Kapital: 194 750 M.

Vors. der Verwaltungskommission: Regierungsrat Rebling, Charlottenburg, Schlüterstr. 33.

Zweck: Gewährung einmaliger Unterstützungen an Frauen und Kinder, auch Stief- und Adoptivkinder, nur ausnahmsweise an andere zum Hausstande gehörige Verwandte von aktiven Wachtmeistern und Schutzleuten, um ihnen bei kassenärztlich anerkannter gesundheitlicher Bedürftigkeit den Kur- oder Erholungsaufenthalt zu erleichtern.

Unterstützungsanträge sind vom 1. März bis 15. April auf dem Dienstwege einzureichen unter Beifügung eines kassenärztlichen Gutachtens und einer Bescheinigung des Bezirkshauptmanns oder Abteilungsführers über Würdigkeit und Bedürftigkeit.

1907: 6800 M. Unterstützungen.

716. Max Kügler-Stiftung. Kapital: 51 000 M.

Verwaltung: Kuratorium. Vors.: Frau Wirkl. Geh.-Rat Dr. Kügler, Charlottenburg, Knesebeckstr. 85.

Zweck: Preußischen Lehrern Beihilfen zu Kur- und Badereisen zu gewähren.

717. Magnus und Helene Lewy-Stiftung. Kapital: 40 000 M.

Verwaltung: Armenkommission der Jüdischen Gemeinde.

Zweck: Unterstützung jüdischer, würdiger, weiblicher Personen zur Ermöglichung von Badereisen.

718. Stiftungsfonds des Stadtältesten Franke. Kapital: 12 000 M.

Verwaltung: Städt. Stiftungsdeputation.

Zweck: Verwendung der Zinsen, jährlich 600 M., zur Unterstützung hilfsbedürftiger siecher, kranker oder sonst erwerbsunfähiger Einwohner der Stadt Berlin, vorzugsweise bedürftiger städtischer Unterbeamten in Krankheitsfällen zu Badekuren usw. im Betrage von möglichst nicht unter 75 M.

Verteilung bis auf weiteres Anfang Mai. Außerdem werden die Zinsen eines zweiten Kapitals (275 M. von 7024 M.) bis 22. Juni 1910 zum Kapital geschlagen, von da ab zur Unterstützung Hilfsbedürftiger verwendet.

Siehe ferner: Verein gegen Verarmung Nr. 77, Frauenverein innerhalb der israelitischen Synagogengemeinde Adass Jisroel Nr. 600, Louis Liebermann Stiftung Nr. 817, Ruben Markussche Nachlaß-Stiftung Nr. 830, M. J. Liebmannsche Stiftung Nr. 842, Lissaer Hilfsverein Nr. 1017, Carl Abraham Leo und Frau Dorothea, geb. Kohtz-Stiftung Nr. 1112.

2. Auswärtige Heilstätten für Kinder.*)

719. Seehospiz Kolberger Deep. Unterhalten vom Elisabeth-Kinderhospital (siehe Nr. 678).

Zweck: Schwächliche und kränkliche Kinder jeden Bekenntnisses (Knaben von 5—9, Mädchen von 5—12 Jahren) zu vierwöchigem Aufenthalt aufzunehmen. Von der Aufnahme ausgeschlossen sind bettlägerige Patienten und Kinder aus Familien, in denen 6 Wochen vor der Aufnahme ansteckende Krankheiten vorgekommen sind. 35 Betten. Drei Kurzeiten von Mitte Juni bis Mitte September. Anmeldungen bis Anfang Mai. Kurkosten 45 M., für 4 Wochen im voraus zu zahlen. Ermäßigte Reisekosten (zwei Kinder auf eine Fahrkarte). Anmeldungen an das Elisabeth-Kinderhospital.

1907: 100 Kinder in drei vierwöchentlichen Kurzeiten.

---

*) Vgl. Nr. 713.

720. Verein für Kinderheilstätten an den deutschen Seeküsten.
Vors.: Bankdirektor Dr Gelpcke, W. 8, Französischestr. 7.
Zweck: Unterhaltung von Heilstätten an deutschen Seeküsten, um schwächlichen und kranken Kindern von 4—14 Jahren aus ganz Deutschland gegen geringes Verpflegungsgeld (ev. auch unentgeltlich) Wohnung, Beköstigung, Leitung, Pflege und ärztliche Behandlung zu gewähren.

Einrichtungen:
1. Seehospiz Kaiserin Friedrich in Norderney.
    Kurator: Konsul H. v. Gröning, Bremen.
        1908: 1288 Pfleglinge, davon 49 aus Berlin.
2. Hospiz in Wyk auf Föhr.
    Kurator: Prokurist Adler, Hamburg.
        1908: 445 Pfleglinge, davon 259 aus Berlin.
3. Friedrich Franz-Hospiz in Groß-Müritz.
    Kurator: Prof. Dr Martius, Rostock.
        1908: 391 Pfleglinge, davon 141 aus Berlin.
4. Hospiz in Zoppot.
    Kurator: Stadtrat Rodenacker, Danzig.
        1908: 249 Pfleglinge, davon 58 aus Berlin.

Pflegegeld wöchentlich 15—25 M., für bedürftige Kinder 12,50 M., pränumerando auf 6 Wochen zu zahlen. Freistellen. Hin- und Rückreise auf Kosten der Eltern oder Angehörigen, ev. ermäßigte Fahrpreise; für Bedürftige zahlt zuweilen der Verein die Reisekosten. In Norderney auch Winterkuren. Anmeldungen mit ärztlichem Attest an die Verwaltung der betr. Heilstätte. Nähere Aufnahmebedingungen durch die Herren Kuratoren zu erfahren. Bei Unterbringung von Kindern in Freistellen oder zu ermäßigten Preisen empfiehlt es sich, die Frühjahrs- und Herbstmonate zu wählen, da in den Sommermonaten stets großer Andrang ist.
        1908: Für Freistellen verausgabt 20 202 M.
Der Verein wird unterstützt durch den

721. Frauen-Hilfsverein für Kinderheilstätten an den deutschen Seeküsten.
Vors.: Frau Geheimrat von Leyden, W. 10, Bendlerstr. 30.
Zweck: Den Verein für Kinderheilstätten an den deutschen Seeküsten (siehe Nr. 720) in seiner Wirksamkeit zu unterstützen durch: a) ganze und teilweise Zahlung der Pflegegelder für skrofulöse oder schwache Kinder armer Eltern; b) Lieferung von Kleidungsstücken für ungenügend ausgestattete Kinder; c) Beschaffung von Unterrichts- und Beschäftigungsmitteln für die Seehospize; d) Förderung aller Zwecke der Kinderheilstätten.
Persönliche Meldungen bei nachstehenden Vorstandsmitgliedern: Frau Geh.-Rat Friedheim, W. 10, Tiergartenstr. 14 (Montag 9—11). Gräfin Hardenberg, W. 10, Friedrich Wilhelmstr. 13 (Dienstag 9—11). Frau Geh.-Rat Ewald, W. 10, Rauchstr. 4 (Mittwoch 9—11). Frau Prof. Virchow, W. 62, Keithstr. 4 (Donnerstag 9—11). Frl. v. Rauch, W. 9, Schellingstr. 9 (Freitag 9—11). Frau Geh.-Rat von Kaufmann, W. 62, Maaßenstr. 5 (Sonnabend 9—11).
        1908: Entsendung von 397 Kindern (durchschnittlich sechswöchentliche Kur), darunter 74 verlängerte Kuren.

722. Kinderasyl in Heringsdorf. Unterhalten vom Diakonissenhaus Bethanien in Berlin (siehe Nr. 376).
Leiterin: Schwester Mathilde Kratzenstein.
Zweck: Schwächlichen und kränklichen Kindern, vorzugsweise der unbemittelten

Stände, einen Sommeraufenthalt in frischer See- und Waldluft und Gebrauch des Seebades zu ermöglichen.

Aufnahme finden Kinder jeden Bekenntnisses, Knaben im Alter von 3—7, Mädchen im Alter von 3—14 Jahren, Pensionspreis für die Kurzeit 45 M., dazu 6,50 M. Reisekosten im voraus zu bezahlen. Freie Seebäder. Jährlich 3 Kurzeiten von vierwöchentlicher Dauer (Juni, Juli, August). Einige Plätze für erwachsene Pensionärinnen zu 1,50—3 M. täglich. Anmeldungen möglichst in den ersten Monaten des Jahres bei dem 1. Geistlichen des Diakonissenhauses Bethanien, SO. 26, Mariannenplatz 1/3.

1908: 100 Kinder, 27 Erwachsene; für Pflege wurden 2180 M., für Reisegelder 572 M. verausgabt.

3. Erholungsheime.

a) Für Erwachsene.

Billigen Erholungsaufenthalt weisen nach:

1. Der Deutsche Verein für Volkshygiene im Kaufhaus des Westens, Reisebureau.

2. Die Vereinigung der Wohltätigkeitsbestrebungen in Charlottenburg, Berlinerstr. 137 (Sonnabend 10½—1.) (Siehe Nr. 1351).

723. Luisenheim, Altmärkisches Erholungsheim im Königl. Forst Ferchau bei Kuhfelde i. Altmark. Unterhalten vom Luisenverein in Salzwedel.

Vors.: Frau Erda Kaehrn, Salzwedel.

Leitender Arzt: Kreisarzt Dr. Holthoff, Salzwedel.

Zweck: Aufnahme von erholungsbedürftigen Personen der weniger bemittelten Stände.

Solche mit ansteckenden Krankheiten sind ausgeschlossen Pflegezeit nicht unter 2 Wochen. Pflegegeld: 2,50 M. täglich, für Kinder 1,50, resp. 1,75 M. (Einzelzimmer für eine Person 3,50 M.). Kinder unter 6 Jahren werden nicht ohne Begleitung aufgenommen. Ermäßigungen und Freistellen bei zeitiger Meldung. 50 Betten. Geöffnet vom 1. Mai bis Oktober. Meldungen an die Vorsitzende.

1907: 114 Pfleglinge.

724. St. Anna-Stift, Südende bei Berlin, Anhaltstr. 6. Zweiganstalt der St. Maria Viktoria-Heilanstalt (Nr. 672).

Leiterinnen: Dominikanerinnen.

Zweck: 1. Aufnahme von weiblichen Rekonvaleszenten und Erholungsbedürftigen jeder Konfession gegen Pension. 2. Aufnahme von arbeitsunfähigen oder altersschwachen katholischen Dienstboten und Arbeiterinnen.

725. Ernst Böhme-Stiftung, Buckow (märkische Schweiz), Wriezenerstr. 6. Unterhalten vom Verein Erholungshäuser für Heimarbeiterinnen. Vors.: Frau Staatsminister Möller, W. 10, Hohenzollernstr. 25.

Zweck: Aufnahme und Verpflegung von erholungsbedürftigen Heimarbeiterinnen (in erster Linie von Mitgliedern des Gewerkvereins für Heimarbeiterinnen) auf die Dauer von 4 Wochen.

2 M. täglich. Unentgeltlich für Mitglieder des Gewerkvereins der Heimarbeiterinnen. Platz für 24 Personen. Meldungen an Frl. Scheringer, Steglitz, Lutherstift. (Donnerstag 2—4, N. 24, Friedrichstr. 129, bei Frl. Tournier); oder an die Vorsitzenden der Gruppen des Gewerkvereins der Heimarbeiterinnen Deutschlands.

1907: 198 Personen.

726. Erholungsheim für Arbeiterinnen in Freienhagen bei Nassenheide (Nordbahn).
Begründet vom Verein zur Errichtung von Arbeiterinnenheimen (siehe
Nr. 146).
Zweck: Aufnahme erholungsbedürftiger, nicht kranker, Arbeiterinnen während
des Sommers.
Pensionspreis täglich 1,50 M., für Mitglieder 1,25 M. Anmeldungen mündlich
im Arbeiterinnenheim II, Kottbuser Ufer. 33.

727. Erholungsheim für Heimarbeiterinnen in Neuhof, Kreis Teltow.
Begründet von der Frauenhilfe des Evangel.-kirchlichen Hilfsvereins
(siehe diesen Nr. 583).
Vors.: Frau von Manteuffel, W. 66, Leipzigerstr. 3, Herrenhaus.
Zweck: Heimarbeiterinnen und Frauen aus anderen Berufen billigen Erholungs-
aufenthalt zu bieten.
Pflegegeld für 4 Wochen 40 M.

728. Buchenhaus, Höhenluftkurort Grenzdorf bei Schwarzbach i. Schlesien.
Oberin: Frau von Saldern.
Zweck: Aufnahme erholungsbedürftiger, besonders alleinstehender Damen.
Auch Winteraufenthalt. Pensionspreis 2,50—3,50 M. täglich, für Kinder unter
12 Jahren 1,50 M.
Anfragen und Anmeldungen an die Oberin.
1907: 56 Gäste.

729. Christliches Erholungsheim Wilhelmshöhe in Buckow, Kreis Lebus.
Unterhalten vom Evangelischen Verein für kirchl. Zwecke (siehe Nr. 80).
Kurator: Emil Schwabe, Berlin NO. 18, Weberstr. 16.
Zweck: Erholungsbedürftigen Damen und Herren angenehmen und billigen Auf-
enthalt zu gewähren.
Pensionspreis 3—5½ M., im Winter 3—3½ M. Das ganze Jahr geöffnet.
60 Betten. Anmeldungen an die Vorsteherin.
1908: 752 Gäste.

730. Deutsches Lehrerheim in Schreiberhau i. Riesengeb. Begründet vom Verein
Deutsches Lehrerheim.
Vors. der geschäftsführenden Kommission: Oberrealschullehrer Weißbrot,
Hirschberg i. Schl.
Ökonom: Borrmann.
Zweck: Wenig bemittelten Vereinsmitgliedern (jährlicher Beitrag 1 M.) und deren
Familien billigen Erholungsaufenthalt zu gewähren (bettlägerig kranke und tuber-
kulöse Personen sind ausgeschlossen).
Vorübergehendes Quartier für Touristen. Einige Freistellen. Nachtquartiere
für Lehrer und Angehörige 1 Bett pro Nacht 0,75 M. bis 1 M., für Nichtlehrer
1,25 M. Für Lehrer eigene oder Haus-Verpflegung nach freier Wahl, für Nicht-
lehrer nur vollständige Verpflegung im Hause. Preis pro Tag 2,50 M. In der
Hochsaison 6,50—12 M., in der Vor- und Nachsaison 4,50—7,50 M. Zimmermiete
wöchentlich; für Nichtlehrer (außer in der Zeit vom 1. Juli bis 15. August)
7—9,50 M.; in der Zeit vom 1. November bis 1. Mai die Hälfte dieser Preise.
Aufnahmegesuche für die Sommerferien sind bis zum 1. Juni einzureichen an
Lehrer Gabel in Hirschberg i. Schl. (Die hierzu erforderlichen Schriftstücke sind
für 20 Pf. ebendaselbst zu beziehen.) Gesuche für die übrige Zeit an den Ökonom.

731. Elisabethruh, Erholungshaus in Fischerwall bei Dannenwalde (Nordbahn).
Unter Verwaltung des Kuratoriums des St. Elisabeth-Siechenhauses
(siehe Nr. 205).

Vorsteherin: Eine Schwester des St. Elisabeth-Siechenhauses.

Zweck: Erholungsbedürftigen während des Sommers und Herbstes angenehmen, gesunden, billigen Aufenthalt zu gewähren.

Pension (ohne Getränke) 3—4 M. täglich, für 2 Personen in einem Zimmer je 2,50—3,50 M., für Kinder von 7—10 Jahren 2 M. täglich. Ermäßigungen können nicht gewährt werden. Kranke und in Genesung begriffene Personen sind von der Aufnahme ausgeschlossen. Meldungen an .die Vorsteherin oder an die Verwaltung des St. Elisabeth-Siechenhauses, N. 58, Eberswalderstr. 17/18.

732. Erholungshaus des Krankenpflege-Vereins Kaiser Friedrich zu Schönebeck in Braunlage i. Harz.

Verwaltet durch die Pflegerinnen des Vereins unter Leitung des Vereinsarztes.

Zweck: Personen der weniger bemittelten Stände Erholungsaufenthalt zu bieten. Kranke, besonders Lungenkranke sind ausgeschlossen.

Pflegegeld 2,50 M. täglich, für Kinder unter 10 Jahren die Hälfte. Meldungen unter Einsendung einer ärztlichen Bescheinigung über Bedürftigkeit und Gesundheitszustand an den Vorstand.

733. Erholungsheim des Vereins Erda, (Frauen-Erwerb) (siehe diesen Nr. 1289) in Borgsdorf a. d. Nordbahn.

Geschäftsstelle: W. 15, Lietzenburgerstr. 12 (Sonnabend 2—4).

Zweck: Erwerbstätigen Frauen und Mädchen zwecks Erholung freie möblierte Wohnung einschließlich Küchenbenutzung zu gewähren. (Keine Beköstigung.) Kinder werden nur aufgenommen, wenn sie dem Jugendbund zu Schutz und Pflege von Pflanzen und Tieren (siehe diesen Nr. 1379) beitreten. Während der Ferien werden Mütter bevorzugt, welche sich eine Erholung nicht gönnen können, ohne ihre Kinder mitzunehmen.

20 Plätze. Sommer und Winter geöffnet.

734. Erholungsheime des Vereins Wohlfahrt der weiblichen Jugend. (Siehe diesen Nr. 152.)

Vorst.: Frl. v. Bismarck.

Zweck: Jungen Mädchen der arbeitenden Stände einen Erholungsaufenthalt zu bieten.

Heime: 1. Voßfeld i. Meckl. Pension 1 M. täglich. 2. Havelberg. Pension 1,50 M. täglich. 50 Plätze. 3. Radebeul b. Dresden. Pension 3—3,50 M. täglich. 4. Blankenburg a. Harz. Pension 2 M. täglich, Einzelzimmer 3 M. Geöffnet von Mai bis September. Anmeldungen an die Geschäftsstelle N. 4, Tieckstr. 17.

1907: 309 Gäste, darunter 24 zum Teil ganze Freistellen.

735. Erholungsheim der Deutschen Heilstätte für Invaliden und Kranke in Loschwitz bei Dresden.

Verwaltet vom Direktorium des Sächsischen Landvereins vom Roten Kreuz. Im Kriegsfall Vereinslazarett. In Friedenszeiten:

Zweck: 1. Aufnahme von Invaliden, die im Dienste dienstuntüchtig geworden, und von im Kriege Verwundeten, die noch nicht wiederhergestellt sind; von anderen militärischen Rekonvaleszenten und freiwilligen Krankenpflegern und -pflegerinnen gegen Verpflegungsgeld. 2. Aufnahme erholungsbedürftiger Zivilpersonen (Ruhebedürftigen, Genesenden, älteren Leuten) gegen einen täglichen Pensionspreis von 3—6 M.

Bei jahrelangem Aufenthalt Preisermäßigung. Ausnahmsweise auch kostenfreie Aufnahme von Zivilpersonen.

1907: 162 Personen aufgenommen.

736. Erholungsheim des Heimverbandes für Berufsarbeiterinnen in Misdroy.
Vorstand: Superintendent a. D. A. Pippow, Frankfurt a. O., Frl. Eva Quistorp, Misdroy.
Vorsteherin: Frl. Dora Hagmann.
Hausarzt: Hofrat Dr. Röchling.
Zweck: Berufsarbeiterinnen, Versicherten und Kassenmitgliedern der verschiedenen staatlichen und privaten Betriebe Erholungsaufenthalt zu bieten; auch für Selbstzahlerinnen mit besonderer Berücksichtigung von Berufsarbeiterinnen der inneren Mission, für Anhängerinnen aller Konfessionen, soweit sie sich der christlichen Hausordnung unterwerfen.
Geöffnet das ganze Jahr hindurch. Pensionspreis täglich 3 M., für Selbstzahlerinnen 3,50 M. bis 4,50 M. bei eigenem Zimmer. Ermäßigte Preise für Bäder und Kurtaxe. Halbe und ganze Freistellen sind für später in Aussicht genommen. Platz für 50—60 Gäste. Anmeldungen an die Vorsteherin unter Beifügung eines ärztlichen Attestes, daß eine ansteckende oder eine die anderen Pfleglinge belästigende Krankheit nicht vorliegt.
1908: 325 Personen.

737. Erholungsheim der Jesuskirchengemeinschaft (siehe diese Nr. 64) in Kersdorf-Briesen.
Vors.: Pastor Braun, S. 42, Wassertorstr. 37 a.
Zweck: Erholungsbedürftigen billigen Landaufenthalt zu bieten.
Wohnung und Verpflegung täglich 1,50—2 M., für Kinder 1 M.

738. Ferienheim im Mühlental bei Wernigerode.
Leiter: Stadtmissionsinspektor Pastor von Scheven. (Montag, Mittwoch und Sonnabend 10—11.)
Geschäftsstelle: SW. 61, Johanniterstr. 6 (9—1).
Zweck: Unbemittelten Erholungsbedürftigen aus Berlin und den Vororten eine drei- bis vierwöchige unentgeltliche Sommerfrische zu gewähren.
Ausgeschlossen sind Kinder, Kranke und Pflegebedürftige. Geöffnet 1. Mai bis 15. Oktober. Meldungen persönlich an den Stadtmissionar des Wohnbezirks oder an die Geschäftsstelle.

739. Christliches Erholungsheim Harzfriede im Mühlental bei Wernigerode.
Leiter: Stadtmissionsinspektor Pastor von Scheven. (Montag, Mittwoch und Sonnabend 10—11).
Geschäftsstelle: SW. 61, Johanniterstr. 6.
Zweck: Weniger Bemittelten einen billigen Sommeraufenthalt zu gewähren.
Pension 2,75—3,50 M. täglich.
Leidende mit übertragbaren Krankheiten sind ausgeschlossen.
Näheres durch den Leiter oder das Erholungsheim Harzfriede in Wernigerode.

740. Jüdisches Genesungsheim, Lehnitz bei Oranienburg.
Begründet und verwaltet vom Verein Jüdisches Genesungsheim Berlin.
Geschäftsstelle: C. 2, Rosenstr. 2—4.
Vors.: Dr. Feilchenfeld, Charlottenburg, Berliner Str. 154.
Oberin: Emilie Neumann.
Zweck: Unentgeltliche Aufnahme und Verpflegung jüdischer in der Genesung befindlicher oder sonst erholungsbedürftiger, unbemittelter Frauen und Mädchen bei ritueller Verpflegung, in der Regel auf 4 Wochen.
In erster Reihe werden Mitglieder der jüdischen Gemeinde in Berlin berücksichtigt. Gegen Vergütung werden auch von Behörden, Wohltätigkeitsanstalten oder Privatpersonen überwiesene aufgenommen. Geöffnet März bis November. Anträge

an das Bureau mit ärztlichem Attest. Da in den Sommermonaten das Heim meist überfüllt ist, empfiehlt es sich, bereits im Januar die Aufnahmeanträge zu stellen.

4 Stiftungen für die Zwecke des Vereins.

1908: 439 Pfleglinge.

741. Kaiser Friedrich-Stiftung, Amalienhof bei Spandau.

Verwaltung: Magistrat zu Spandau.

Oberin: Selma von Helldorf.

Zweck: Aufnahme und Verpflegung von bedürftigen Rekonvaleszenten (abwechselnd Männer und Frauen) für die Dauer von 4 Wochen.

Lungenkranke sind ausgeschlossen. Raum für 30 Pfleglinge. Pflegegeld 2 M. täglich; Ermäßigungen und Freistellen für Unbemittelte nach Prüfung der Verhältnisse. Für Selbstzahler Vorausbezahlung für 30 Tage, für Kassenkranke Aufnahmeschein der Kasse erforderlich. Aufnahmegesuche mit ärztlichem Attest und Bescheinigung, daß kein Lungenleiden vorliegt, an den Oberbürgermeister Koeltze zu Spandau. Gesuchen um Freistellen ist eine Befürwortung einer bekannten glaubhaften Persönlichkeit beizufügen, welche bescheinigt, daß keine Ansprüche auf Kassenunterstützung vorhanden.

1907: ca. 100 Pfleglinge.

742. Katharinenheim in Schreiberhau. Unterhalten vom Verein Pflegehaus in Schreiberhau.

Vors.: Rittergutsbesitzer Rittmeister Viktor v. Websky auf Karlsdorf.

Geschäftsstelle: Breslau I, Am Ohlau-Ufer 21.

Zweck: Aufnahme und Pflege schwächlicher und kränklicher Mädchen und Frauen unbemittelter Stände, namentlich Industriearbeiterinnen.

In erster Linie werden von Mitgliedern Empfohlene berücksichtigt. Mitglieder, die einen laufenden Beitrag von mindestens 30 M. oder einen einmaligen von mindestens 500 M. zahlen, erlangen für ihre Pfleglinge Preisermäßigung (1,25 M. Tagespension). Gemütskranke und Tuberkuloseverdächtige, nicht aber Lungenschwache, sind ausgeschlossen. Pflegegeld täglich 2 M. Fahrpreisermäßigungen. Freistellen. Geöffnet von 15. Mai bis 15. Oktober. Platz für 30 Pfleglinge. Aufnahmeanträge sind so zeitig wie möglich vom 1. Mai bis Anfang Oktober an die Leiterin des Katharinenheims, Johanniter-Ordensschwester Clara Nernst, Mittel-Schreiberhau, Kreis Hirschberg, oder an die Geschäftsstelle zu richten unter Beifügung eines Attestes des Gemeindevorstehers über Ortsangehörigkeit und eines ärztlichen Attestes.

Juli bis Oktober 1908: 127 Erholungsbedürftige.

743. Marienhaus mit dem **Luisenhaus** auf der Lenzheimhöhe zu Schreiberhau im Riesengebirge.

Leiterin: Frau Pastor Riehm, Mittel-Schreiberhau, im Marienhaus.

Zweck: Alleinstehenden Damen der gebildeten Stände — in der Ferienzeit hauptsächlich Lehrerinnen — zu mäßigen Preisen Erholungsaufenthalt zu bieten, in der Regel nicht unter einer Woche.

Pension pro Tag und Bett 2,75—4,50 M. für Unbemittelte 2,50 M. Geöffnet vom 1. Mai bis Mitte Dezember. Platz für 45 Personen. Anträge um Aufnahme an die Leiterin oder an Pastor Lenz, Hohendobeleben bei Magdeburg.

1907: 148 Personen aufgenommen.

744. Seeheim für Unteroffiziers-Frauen und -Kinder in Osternothafen bei Swinemünde. Abteilung X des Volksheilstätten-Vereins vom Roten Kreuz (siehe Nr. 703).

Vors.: Frau Generalstabsarzt Schjerning, Charlottenburg, Grolmanstr. 42/43. Frau Apothekerbesitzer Schering, N. 4, Chausseestr. 24.

Zweck: Unentgeltliche Aufnahme erholungsbedürftiger Frauen und Kinder von Unteroffizieren während der Monate Mai bis Oktober.

46 Plätze.

1907: 78 Pfleglinge (58 Frauen, 20 Kinder).

Zu Erholungsaufenthalt siehe ferner: Verein gegen Verarmung Nr. 77, Evangelischer Frauenverein Edelweiß Nr. 86, Vorster-Stiftung Nr. 152, Fanny Liepmann-Stiftung des Israelitischen Lehrerinnenheims Nr. 192, Mädchenheim Nr. 358, Verein für häusliche Gesundheitspflege Nr. 582, Heim des Gräfin Rittbergschen Hilfsschwesternvereins Nr. 588, Städtische Heimstätten Nr. 661, Erholungsstätten vom Roten Kreuz Nr. 703, Jubiläumsstiftung der Offiziere der Königl. Schutzmannschaft in Berlin Nr. 715, Ferienkolonie-Fürsorge Nr. 762; Ruben Markussche Nachlaßstiftung Nr. 830, Erholungsheim in Mariendorf Nr. 1524.

b) Für Kinder.

745. Berliner Kinderheilstätte in Borgsdorf an der Stettiner Vorortbahn. Begründet vom Verein Berliner Kinderheilstätte.

Vors.: Prof. Dr. Hugo Neumann, W. 35, Potsdamerstr. 121 e.

Geschäftsstelle: O. 27, Blumenstr. 78.

Zweck: Schwächlichen und pflegebedürftigen Kindern, vorzugsweise im nichtschulpflichtigen Alter, aber nicht unter 3 Jahren, Stärkung und Erholung unter ärztlicher Aufsicht in einem ländlichen Heim zu bieten.

Verpflegungssatz 1.50 M., für Kinder über 12 Jahre 2 M. täglich. Aufenthalt 6—12 Wochen; Sommer und Winter geöffnet.

1908: 43 Knaben, 108 Mädchen in 7659 Pflegetagen verpflegt.

746. Elisabeth-Kinderheim zu Borgsdorf an der Stettiner Vorortbahn.

Leiter: Dr. Paul Croner, Charlottenburg, Leibnizstr. 87.

Geschäftsstelle: O. 27, Blumenstr. 78.

Zweck: Schwächliche, besonders skrofulöse und rachitische Kinder im Alter von 9 Monaten bis 4 Jahren zur Erholung aufzunehmen.

Kinder mit ansteckenden Krankheiten sind von der Aufnahme ausgeschlossen. Pflegesatz nach Übereinkunft, für Unbemittelte 1,50 M. Kleidung erhalten die Kinder in der Anstalt. Dauer der Kur 6 Wochen. 20 Betten.

747. Hundert-Eichen in Osterode bei Jlfeld im Südharz. Unterhalten vom Pestalozzi-Fröbelhaus (siehe Nr. 356).

Vors.: Heinrich Maas, W. 10, Hildebrandstr. 23.

Zweck: Aufnahme erholungsbedürftiger Kinder im Alter von 3—8 Jahren aus weniger bemittelten Familien.

Pflegegeld 50 M. monatlich einschließlich Reisegeld. 20 Plätze. Meldungen an Frl. Hildegard Gierke, W. 30, Kyffhäuserstr. 21, Pestalozzi-Fröbelhaus I. Montag 7—8 abends, Mittwoch 8—9 morgens, Freitag 12—1.

748. Kinderheim Birkeneck in Neu-Babelsberg. Privatanstalt von Dr. Paul Abraham.

Zweck: Unentgeltliche Aufnahme ganz unbemittelter Kinder von 5—14 Jahren auf 1—2 Monate zur Erholung und Kräftigung, sowie zur Heilung von Skrofulose und Bleichsucht.

8 Plätze. Meldungen in der Poliklinik Steinmetzstr. 11 (1—2).

749. Schülerferienheim Lehnitz b. Oranienburg.

Vors.: Sanitätsrat Dr. Dengel, NW. 52, Spenerstr. 31.

Zweck: Erholungsbedürftigen Schülern höherer Lehranstalten Erholungsaufenthalt zu mäßigen Preisen zu gewähren.

Geöffnet während der Sommerferien. Pflegegeld 1,50 M., auf Antrag Freistellen und Ermäßigungen. Meldungen an den Vorsitzenden.

1908: 23 Schüler.

750. Sommerpflegehäuser Lenzheim in Schreiberhau und Kolberger Deep. Errichtet vom Heilstätten-Verein Lenzheim.

Vors.: Bürgermeister Buhrow, Steglitz, Arndtstr. 33.

Leiterinnen des Heims: Schwester Elisabeth Schmidt und Schwester Ada von Königsegg.

Zweck: Aufnahme unbemittelter pflegebedürftiger Kinder (Knaben von 5—11, Mädchen von 5—12 Jahren) aus den Provinzen Brandenburg und Schlesien, vorzugsweise aber aus dem Kreise Teltow, besonders solcher, die an mäßiger Blutarmut, leichtem Herzfehler oder Neigung zur Lungentuberkulose leiden, ferner solcher, die Anfälle von Skrofulose durchgemacht haben oder an leichter Rachitis oder Neurasthenie leiden.

In Schreiberhau 5 Kurperioden (Anfang Mai bis Mitte Oktober) zu je 60 Kindern und ca. 30 Tagen. In Kolberger Deep 4 Kurperioden (Mitte Mai bis Mitte September) zu je 60 Kindern und 30 Tagen. Versuchsweise Winterkuren in Schreiberhau. Pflegekosten für die normale Kurzeit inkl. Reisegeld 50 M. Keine Freistellen. Meldungen mit ärztlichem Attest an Obersekretär Kaufmann, Steglitz, Rathaus, für die ersten beiden Kurzeiten bis 1. Mai, für die übrigen bis 1. Juli.

1908: 591 Kinder, davon 117 aus Berlin, 454 aus den Vororten.

Die im Anschluß an den Verein Lenzheim bestehende Frauenvereinigung Lenzheim (Vors.: Frau Sanitätsrat Dr Alberts, Steglitz, Schloßstr. 41) beschafft Wäsche und Kleidungsstücke für die Lenzheim-Pfleglinge, die der Verwaltung des Vereins zur Verfügung gestellt werden.

Das Katharinenheim und Marienhaus siehe Nr. 742 und 743.

751. Kinder-Erholungsheim Groß-Lichterfelde-West, Albrechtstr. 14a.

Vors.: Geheimrat Pütter, NW. 6, Luisenstr. 13b.

Zweck: Aufnahme schwächlicher, blutarmer, skrofulöser, unter erblicher Tuberkulosebelastung stehender oder sonst der Erholung nach schwerer Krankheit bedürfender Kinder im Alter von 4—14 Jahren.

Pflegesatz 1,75 M. täglich. 2 Freistellen. Geöffnet während des ganzen Jahres. 57 Betten. Anmeldungen im Heim und durch die Berliner Auskunft- und Fürsorgestellen für Lungenkranke (siehe diese Nr. 619).

1907: 287 Kinder aufgenommen.

752. Kinder-Ferienheim des Johanniter-Siechenhauses, Groß-Lichterfelde bei Berlin, Chausseestr. 30 (siehe dieses Nr. 203).

Zweck: Aufnahme und Verpflegung von schwächlichen Kindern jeden Alters in den Monaten Mai bis September auf 6 Wochen.

Jährlich 3 Raten von je 50 Kindern. Pflegegeld: 0,75 M. pro Tag; ausgeschlossen sind Kinder, die besondere Kuren gebrauchen sollen. Meldungen an den 1. Kurator, Königl. Kammerherrn von Bodelschwingh, Charlottenburg, Grolmanstr. 4/5.

753. Kinderheim St. Dominikus-Stift, Hermsdorf in der Mark. Zweiganstalt der St. Maria-Viktoria-Heilanstalt (Nr. 672).

Leiterinnen: Dominikanerinnen.

Zweck: Aufnahme katholischer Kinder vom 2. Jahre an zur Erholung und Pflege. Pflegegeld je nach den Verhältnissen. Einige Freistellen.

1907: 126 Kinder aufgenommen.

754. Genesungshaus St. Johannesberg, Oranienburg, Berlinerstr. 28.
Leiterinnen: Dominikanerinnen.
Zweck: Aufnahme und Verpflegung von erholungsbedürftigen katholischen Kindern, auch mit ihren Müttern.
Pflegegeld je nach den Verhältnissen. Für Bedürftige unentgeltlich.
1907: 120—150 Kinder aufgenommen.

755. Jüdisches Genesungsheim Elmen, unterhalten vom Verein jüdisches Kindergenesungsheim Berlin.
Vors.: Moritz Manheimer, W. 10, Tiergartenstr. 5 a.
Zweck: Unentgeltliche Aufnahme schwächlicher und der Erholung bedürftiger Kinder von Mitgliedern der jüdischen Gemeinde in Berlin.
Geöffnet Sommer und Winter. Schriftliche Meldungen mit ärztlichem Attest an B. Behrens, W. 19, Friedrich Wilhelmstr. 7. 30 Plätze.
1908: 234 Kinder aufgenommen.

Siehe ferner: Rettungsheim für Trinkerkinder Nr. 306, Verein für häusliche Gesundheitspflege Nr. 582, Erholungsstätten vom Roten Kreuz Nr. 703.

4. Ferienkolonien.

756. Berliner Verein für Ferien-Kolonien.
Vors.: Stadtrat Selberg, Rathaus, Zimmer 54 a (12—1 außer Mittwoch und Freitag).
Schatzmeister: Geh. Komm.-Rat W. Kopetzky. Kasse: NW. 7, Unter den Linden 52.
Geschäftsstelle: NW. 6, Luisenstr. 36 (4—6).
Zweck: a) Schwächlichen und in der Genesung begriffenen Kindern würdiger und in bedürftigen Verhältnissen lebender Eltern, sowie Waisen einen Erholungs- oder Kuraufenthalt unter geeigneter Aufsicht zu bieten; b) fleißige bedürftige Kinder von normaler Gesundheit in Wanderkolonien auszusenden, sofern dazu besondere Mittel zur Verfügung stehen.
Die Kinder werden unter Führung eines Lehrers oder einer Lehrerin in See-, Sol-, Stahlbäder usw. oder Landaufenthalt geschickt. Meldungen bei den Vorsitzenden der Lokalkomitees, deren Namen in der zweiten Hälfte des April durch Säulenanschlag bekannt gemacht werden.
Ganz arme Kinder erhalten das ihnen an Kleidung Fehlende, wenn ihnen die Mitnahme in eine Kolonie zugesichert ist, durch Vermittlung der Vorsitzenden der Lokalkomitees oder der recherchierenden Lehrer und Lehrerinnen.
Dem Verein steht zur Verfügung das von James Simon in Kolberg errichtete Kaiser und Kaiserin Friedrich-Berliner-Sommerheim und das Heim in Bad Elmen.
1908 wurden 4095 Kinder in 95 Kolonien, darunter 1215 Kinder in Solbäder und 1191 in Seebäder, 1686 in Landkolonien und Freistellen auf dem Lande entsandt. Gesamtkosten ca.: 224 253 M. Für die aus der Constant Sala-Stiftung (siehe Nr. 766) überwiesenen 5537 M. wurden 117 Kinder entsandt und teilweise die erforderlichen Kleidungsstücke für ganz arme Kinder beschafft. Im ganzen wurden für Beschaffung von Kleidungsstücken 1419 M. ausgegeben.
Ein Zweigkomitee ist das

757. Komitee für Ferien-Kolonien jüdischer Kinder.
Vors.: Rabbiner Dr. L. Blumenthal, N. 24, Monbijouplatz 4.
Zweck: Wie Nr. 756.

Zur Verfügung des Komitees stehen:

1. Das Erholungs- und Genesungsheim im Solbad Elmen, Stiftung von Eugen Rosenstiel, für 30 Kinder; 2. Die Adolph Mayer-Heine-Stiftung der Berliner Logen Bnei Briß für 45 Kinder in Misdroy.

1908: 409 Kinder entsandt, davon 98 in Freistellen bei Familien in den Provinzen, 95 in Elmen und 135 in Misdroy. Ausgaben: 22 000 M.

758. Ferienkolonie der Provinzial-Großloge von Hamburg.

Schriftführer: M. Ascher, C. 19, Spittelmarkt 8/10.

Zweck: Unentgeltliche Entsendung unbemittelter erholungsbedürftiger Kinder jeder Konfession von 7—14 Jahren in Ferienkolonien.

Anmeldung Anfang April.

1908: 54 Kinder entsandt.

759. Oswiata, Verein für polnische Ferienkolonien.

Vors.: F. Krysiak, O. 27, Raupachstr. 6.

Zweck: Polnischen erholungsbedürftigen armen Kindern im Alter von 6 bis 14 Jahren Gelegenheit zu einem Erholungsaufenthalt zu verschaffen, meist durch Erstattung der Reisekosten.

24 Freistellen bei polnischen Gutsbesitzern.

1907: 250 Kinder entsandt. 1800 M. verausgabt.

760. Riesengebirgs-Ferienkolonie-Fürsorge.

Vors.: Lehrer Rud. Dieckmann, Wilmersdorf, Uhlandstr. 102 (wochentäglich 3—4, Sonntag 12—1, vom 1. Juni bis Anfang Juli zu jeder Tageszeit).

Zweck: 1. Kinder aus dem Mittelstande einen Ferienaufenthalt im Riesengebirge, an der Nordsee, in Familienpensionen, auf dem Lande, bei Förstern, Predigern, Lehrern, Gutsbesitzern usw. zu verschaffen.

Pension für 5 Wochen einschließlich Reise III. Klasse 125—155 M. je nach dem Alter; für kürzere Zeit nach Vereinbarung. Ermäßigungen und Freistellen. Im Riesengebirge zwei eigene Heime.

2. Beamtinnen und Geschäftsdamen zu jeder Jahreszeit einen zweiwöchigen Erholungsaufenthalt im Riesengebirge oder an der Nordsee zu bieten.

Pension einschließlich Reise III. Klasse im Gebirge 58 M., an der Nordsee 72 M.

1907: 45 Kinder, davon 18 in ganzen und teilweisen Freistellen. 100 Erwachsene. Aufnahme junger Kaufleute und nichtschulpflichtiger Kinder mit Pflegerinnen in Aussicht genommen.

761. Ferienkolonien vom Roten Kreuz in Hohenlychen (Abteilung XII des Volks-heilstätten-Vereins vom Roten Kreuz (siehe Nr. 703).

Vors.: Frau Staatsminister Breitenbach, W. 66, Wilhelmstr. 79; Staatsminister von Möller, W. 10, von der Heydtstr. 12.

Zweck: Aufnahme tuberkulose-verdächtiger schulpflichtiger Kinder für die Dauer von 4 Wochen.

Während der Sommermonate geöffnet. Pflegegeld 50 M. für 4 Wochen. Meldungen an den Schriftführer: Oberingenieur Budérus, Charlottenburg, Bleibtreustr. 47.

1908: 110 Kinder.

762. Ferienkolonie-Fürsorge des Pflege-Vereins Berlin.

Leiterin: Frl. Emmy Hübner, W. 50, Augsburgerstr. 17 (Mittwoch und Sonnabend 9—12).

Zweck: Bedürftigen Kindern und Erwachsenen einen Erholungs-Sommeraufenthalt unentgeltlich oder ihren Mitteln gemäß zu verschaffen und auch nötigenfalls im Winter durch Verabfolgung von Milch, Malzextrakt u. dgl. deren Gesundheit zu stärken.

Zur Verfügung der Ferienkolonie=Fürsorge steht ein Haus für erholungs=
bedürftige Frauen in Eldenburg bei Waren in Mecklenburg. (1907: Je
21 Pfleglinge in 2 vierwöchigen Kurzeiten.)

1908 wurden 176 Erholungsbedürftige untergebracht, darunter 64 Erwachsene;
Ausgaben: 8275 M., davon 2430 M. Zuschuß seitens der Eltern der Schützlinge.

763. Schülerferienheim zu Koserow an der Ostsee.

Leiter: Lehrer Ohm, N. 58, Schönhauser Allee 66 (3—6).

Zweck: Pflege und Bewachung erholungsbedürftiger schulpflichtiger Kinder
besserer Stände und höherer Schulen, deren Eltern behindert sind, selbst mit ihren
Kindern einen längeren Aufenthalt an der See nehmen zu können.

Kranke und mit ansteckender Krankheit behaftete Kinder sind von der Aufnahme
ausgeschlossen. Pensionspreis für Kinder von 7—10 Jahren 125 M., ältere Kinder
pro Jahr 5 M. steigend, ausschließlich Reisekosten, im voraus zahlbar. Meldungen
bis spätestens eine Woche vor Schulschluß.

1908: 30 Kinder.

764. Ferienkolonie und Winterpflege für arme schwache blinde Kinder.

Vors.: Frau Natalie Samosch, W. 57, Bülowstr. 18 (2—3).

Zweck: 1. Arme schwache blinde Kinder nach Harzburg zu schicken. 2. Winter=
pflege durch Milch, Wein, Stärkungsmittel auf Grund ärztlichen Attestes.

Die entsandten Kinder sind Zöglinge der Königl. Blindenanstalt (siehe diese Nr. 271).
Gegen tägliche Pension von 1,25 M. können in Harzburg auch sehende Kinder
Aufnahme finden.

Meldungen an Schwester Christine Angerstein, Kinderheilanstalt, Harzburg,
Wiesenstraße.

1908: 12 blinde Mädchen nach Harzburg geschickt.

765. Ferienkolonie der Gruppe Berlin des Deutschen Bundes der Vereine für
naturgemäße Lebens= und Heilweise. (Naturheilkunde).

Geschäftsstelle: SW. 11, Halleschestr. 20.

Zweck: Unterhaltung einer Ferienkolonie für schulpflichtige Kinder in Mahlow
(an der Zossener Bahn).

Vollkolonie mit Übernachtung und Tageskolonie; gewissenhafte Beaufsichtigung
durch geprüfte Lehrkräfte. Naturgemäße Verpflegung; Luftbäder. Pflegekosten
für die Vollkolonie täglich 1,80 M., für die Halbkolonie (Tagesverpflegung ohne
Nachtaufenthalt) täglich 1,35 M. 20 Freistellen.

1908: 43 Kinder mit 912 Verpflegungstagen, davon kommen 575 auf Frei=
stellenkinder.

766. Constant Sala=Stiftung. Kapital: 300 000 M.

Verwaltung: Kuratorium. Städt. Stiftungsbureau.

Zweck: Die nach Zahlung von 4000 M. lebenslänglicher Renten verbleibenden
Zinsen sollen dazu dienen, bedürftigen und kränklichen Gemeindeschülern ohne
Unterschied des Geschlechts und des Glaubens einen mindestens vierwöchentlichen
Aufenthalt in gesunder, frischer Luft auf dem Lande oder an der See zu ermög=
lichen.

Verteilung am 15. Mai oder 14 Tage früher. Die Zinsen werden z. Z. dem
Berliner Verein für Ferienkolonien (siehe Nr. 756) und verschiedenen Vereinen
mit gleichen Bestrebungen überwiesen.

1907: 5920 M. an den Berliner Verein für Ferienkolonien zur Entsendung von
104 Kindern, ferner 460 M. zur Beschaffung fehlender Kleidungsstücke. 700 M.
zur Entsendung von 9 Mädchen nach Bad Salzbrunn.

767. Verein für Kinderausflüge.

Vors.: Dr Max Cohn, W. 62, Lutherstr. 7/8.

Schriftführerin: Fräulein Lilli Jannasch, W. 50, Tauenzienstr. 9 (Sonnabend 5—7).

Zweck: Bedürftige und schwächliche Kinder durch Veranstaltung von Nachmittags-Ausflügen in kleinen Abteilungen unter Begleitung von Helferinnen körperlich und geistig zu fördern.

Im Anschluß an die Ausflüge Fröbelarbeiten, Spiele usw. in privaten Schulräumen.

1907/08: 28 Ausflüge mit 240 Kindern.

Zu Ferienkolonien und Erholungsheimen für Kinder **siehe ferner**: Evangelischer Frauenverein Edelweiß Nr. 86, Verein der Gemeindebeamten der 11. Armenkommission Nr. 97, Israelitischer Kinderverein zu Berlin Nr. 222, Hauptverein Kinderhort Nr. 252 I, Zentralverein Mädchenhort Nr. 252 II, Verein Mädchenhort Nr. 252 III, Evangelisches Johannes-Stift Nr. 256, Krüppel-Heil- und Fürsorge-Verein Nr. 275, Fürsorge- und Erziehungsverein für geistig zurückgebliebene Kinder Nr. 313, Wohlfahrtseinrichtungen für Schüler und Schülerinnen der Berliner Gemeindeschulen Nr. 333, Mädchenhaus Pankow Nr. 367, Verein für häusliche Gesundheitspflege Nr. 582, Elmenfonds des Kaiser und Kaiserin Friedrich-Kinderkrankenhauses Nr. 655, Ferienkolonie des Volksheilstätten-Vereins vom Roten Kreuz Nr. 703, Verein für Kinderheilstätten an den deutschen Seeküsten Nr. 720, Verein für ärztliche Nachthilfe in Alt-Berlin Nr. 772, Berliner Verein zur Förderung des Jugendwanderns Nr. 790, Zentralverein für Schülerwanderungen Nr. 791, Töchterhort Nr. 869.

D. Bei plötzlichen Unfällen und zur Nachtzeit.

768. Berliner Rettungswesen.

Vors.: Bürgermeister Dr. Reicke, Rathaus, Zimmer 49 (12½—2).

Geschäftsstelle: Rathaus, Zimmer 114 a.

Zweck: Erste ärztliche Hilfeleistung bei Unfällen und plötzlichen Erkrankungen, schnelle Unterbringung Kranker in Krankenhäusern.

Der ärztliche Dienst in den Hilfsstellen wird ausgeübt vom Ärzteverein des Berliner Rettungswesens.

Die erste Hilfe wird jedem zunächst unentgeltlich geleistet. Vorherige Angabe des Namens und Standes wird nicht gefordert.

Einrichtungen:

a) Zentralmeldestelle für den Nachweis freier Betten in den Krankenhäusern von Groß-Berlin, C. 2, Rathaus, Zimmer 131, III. Telephon-Anruf: Magistrat. Tag und Nacht geöffnet.

b) Hauptwachen in den Berliner städtischen Krankenhäusern.

Die Adressen siehe Seite 226/227.

c) Städtische Rettungswachen.

1908: 10 371 Hilfeleistungen.

Die Adressen siehe Seite 226/227.

d) Hauptwachen in den Königlichen und Privatkrankenhäusern.

Die Adressen siehe Seite 226/227.

e) Städtische Sanitätsstube.

Die Adressen siehe Seite 226.

Die Hauptwachen in Britz, Charlottenburg, Gr.-Lichterfelde, Rixdorf siehe unter den Vororten.

23 Verbandkästen und 19 Tragbahren sind vom Magistrat 23 Polizeibureaus, welche nicht in der Nähe von Stellen für erste Hilfe gelegen sind, überwiesen.

769. Verband für erste Hilfe.

Vors.: Geh. Kommerzienrat Emil Jacob, W. 62, Landgrafenstr. 12.

Schriftführer: Dr. Paul Frank, Charlottenburg, Hardenbergstr. 37.

Geschäftsstelle: NW. 6, Schiffbauerdamm 20, Fernspr. III, 2424, 2417.

Das Kuratorium der Berliner Unfallstationen vom Roten Kreuz (siehe Nr. 770) und die Vorstände von 12 der bestehenden Sanitätswachen (siehe Nr. 771) sind zu einem Verband für erste Hilfe zusammengetreten.

Zweck: Einheitliche Gestaltung des Berliner Rettungswesens, unbeschadet der Organisation der angeschlossenen Institutionen.

Im einzelnen sollen sich die Bemühungen des Verbandes insbesondere erstrecken auf Anregungen betreffend Einrichtungen für erste Hilfe und betreffend Unterbringung von Bewußtlosen in Krankenhäusern. Dem Verband ist die Regelung des Krankentransportwesens und die Beschaffung erster Hilfe bei Massenunfällen, Volksansammlungen usw. übertragen, insbesondere führt er sämtliche behördlichen Transporte aus. 3 Krankenwagendepots: Schiffbauerdamm 20, Belle Allianceestr. 105, Landsberger Allee 52. 23 Krankenwagen und -Automobile. Eigene Desinfektionsanstalten. Bestellungen an die Hauptstelle des Verbandes. Preis eines Transportes für Berlin und die näheren Vororte für Private von 10 M. an. Für Unbemittelte Ermäßigung. Jeder Transport wird ohne Rücksicht auf die Zahlungsfähigkeit des Kranken ausgeführt.

1907: 14 175 Krankentransporte.

770. Berliner Unfallstationen vom Roten Kreuz.

Kuratorium: W. 63, Mohrenstr. 13/14. Vors.: Kommerzienrat B. Knoblauch, NO. 18, Landsberger Allee 11/13.

Ärztlicher Direktor: Dr. Paul Frank, Charlottenburg, Hardenbergstr. 37.

Zweck: Unterhaltung von Unfallstationen (modern-chirurgisch eingerichteten Verbandstätten) in allen Stadtteilen Berlins.

Die Unfallstationen, von einer Anzahl von Berufsgenossenschaften begründet, um im Betriebe verunglückten Arbeitern auf Kosten der Berufsgenossenschaften schnelle und gute erste Hilfe, event. auch weitere Behandlung in den mit einigen Stationen verbundenen Kliniken zu gewähren, gewähren allen Verunglückten und plötzlich Erkrankten zu jeder Zeit — Tag und Nacht —, auch erforderlichenfalls außerhalb der Stationen erste Hilfe. Die Hilfeleistung wird nicht von der Bezahlung abhängig gemacht, sondern in jedem Falle gewährt.

In Gemeinschaft mit der Vereinigung der Berliner Sanitätswachen (siehe Nr. 771) bilden die Unfallstationen den Verband für erste Hilfe (siehe Nr. 769), dessen Krankenwagen jederzeit zur Verfügung stehen.

Einige Stationen sind mit bereits früher bestehenden Sanitätswachen (siehe Nr. 771) verbunden, und zwar in der Weise, daß für den betr. Stadtteil die nächtliche Hilfe den Sanitätswachen obliegt, während bei Tagesunfällen die Unfallstationen die ärztliche Hilfe übernehmen. — Der ärztliche Dienst wird durch den Ärzteverein des Berliner Rettungswesens versehen.

Unentgeltliche Eisabgabe bei Krankheitsfällen.

1907: 58 560 Fälle, davon ca. 9800 unentgeltlich behandelt.

Frauen-Komitee. Vors.: Frau Staatsminister v. Moltke, NW. 17, Unter den Linden 72.

Zweck: Fürsorge für unbemittelte Verletzte und Erkrankte, bzw. deren Familien. Die Adressen der Unfallstationen siehe Seite 226/227.

771. Vereinigung der Berliner Sanitätswachen.

Vors.: — Stellvertreter: Königl. Reg.- und Baurat Höpfner, N. 58, Schönhauser Allee 41.

Schriftführer: Polizei-Hauptmann von Carnap, SO. 33, Manteuffelstr. 107.
Zweck: Nächtliche erste ärztliche Hilfe bei Unfällen und plötzlichen Erkrankungen. Für Unbemittelte unentgeltlich.
Die Sanitätswachen sind teils mit Rettungswachen des Berliner Rettungswesens (siehe Nr. 768), teils mit Unfallstationen vom Roten Kreuz (siehe Nr. 770) verbunden, so daß zu jeder Tages- und Nachtzeit Hilfe möglich ist.
In Gemeinschaft mit den Unfallstationen vom Roten Kreuz bilden die Sanitätswachen den Verband für erste Hilfe (siehe 769), dessen Krankenwagen jederzeit zur Verfügung stehen.
1907: 7888 mal in Anspruch genommen.
Die Adressen der Wachen siehe Seite 226/227.

Verzeichnis sämtlicher Stellen für erste Hilfe bei Unfällen und plötzlichen Erkrankungen. Unter städtischer Aufsicht Tag und Nacht geöffnet.
Näheres siehe Nr. 768—771.

Im Zentrum.
Spittelmarkt 2, Unfallstation und Sanitätswache.
Fischerstr. 37, Feuerwache. Städt. Sanitätsstube.
Rathaus (geöffnet 8—3) Städt. Sanitätsstube.
Brüderstraße 16/18, Sanitätswache.

Im Norden.
Rudolf Virchow-Krankenhaus, Augustenburger Platz. Hauptwache.
Königl. Klinik, Ziegelstr. 5/9. Hauptwache.
Lazarus-Krankenhaus, Bernauerstr. 115/116. Hauptwache.
Jüdisches Krankenhaus, Auguststr. 14/16. Hauptwache.
Kathol. St. Hedwig-Krankenhaus, Hamburgerstr. 10. Hauptwache.
Paul Gerhardt-Stift, Müllerstr. 56. Hauptwache.
Gaudystr. 41, Städt. Rettungswache und Sanitätswache.
Badstr. 67, Unfallstation.
Lindowerstr. 10/11, Unfallstation und Sanitätswache.
Eichendorffstr. 14, Unfallstation und Sanitätswache.

Im Nord-Osten.
Krankenhaus am Friedrichshain, Hauptwache.
Koppenstr. 36/37, Städt. Rettungswache.
Keibelstr. 23, Unfallstation und Sanitätswache.

Im Osten.
Warschauerstr. 2, Unfallstation.
Grüner Weg 17, Unfallstation und Sanitätswache.

Im Süd-Osten.
Krankenhaus Bethanien, Mariannenplatz 1/3, Hauptwache.
Görlitzer Bahnhof, Städt. Rettungswache und Sanitätswache.
Adalbertstr. 10, Städt. Rettungswache und Sanitätswache.

Im Süden.
Kommandantenstr. 40, Unfallstation und Sanitätswache.
Krankenhaus am Urban, Grimmstr. 10/16, Hauptwache.

Im Süd-Westen.
Schönebergerstr. 20, Feuerwache. Städt. Sanitätsstube.
Tempelhofer Ufer 1a, Unfallstation.

Im Westen.

Elisabeth-Krankenhaus, Lützowstr. 24/26. Hauptwache.

Köthenerstr. 47, Städt. Rettungswache.

Steglitzerstr. 60, Städt. Rettungswache und Sanitätswache.

Kurfürstendamm 9, Unfallstation.

Kronenstr. 56, Unfallstation und Sanitätswache.

Im Nord-Westen.

Krankenhaus Moabit, Turmstr. 21, Hauptwache.

Königl. Charité, Schumannstr. 21. Hauptwache.

Augusta-Hospital, Scharnhorststr. 1. Hauptwache.

Städt. Sanitätsstuben befinden sich auch in den Markthallen. Sie sind nur während der Verkaufszeit geöffnet.

772. Verein für ärztliche Nachthilfe in Alt-Berlin. Vermögen: 9000 M.

Vors.: Friedrich Krause, NO. 43, Am Friedrichshain 13.

Zweck: Bestmögliche Beschaffung ärztlicher Hilfe während der Nachtzeit für jedermann in Alt-Berlin (Stadtbezirke 1—5, Polizeireviere 14 und 21). Für Unbemittelte unentgeltlich; Beschaffung von Arzneien, Verbandmitteln und Stärkungsmitteln für letztere.

Für jede Nacht (10 Uhr abends bis 6 Uhr morgens) haben sich 2 in Alt-Berlin wohnende Ärzte verpflichtet, auf Erfordern jedem Hilfesuchenden ärztliche Hilfe zu gewähren.

Seit Bestehen der Sanitätswachen und wegen der ständigen Abnahme der Bevölkerung in Alt-Berlin werden die Ärzte fast garnicht mehr in Anspruch genommen. Die Mittel des Vereins werden daher für andere wohltätige Zwecke verwendet: jährlich 260 M. an ten Berliner Verein für Ferienkolonien (siehe Nr. 756), ca. 50 M. an den Verein für Kindervolksküchen (siehe Nr. 112), 220 M. für Milch an arme Schulkinder und 60 M. Beihilfe für Schulausflüge. Sämtliche Unterstützungen für Kinder aus Alt-Berlin.

E. Im Kriege.

773. Frauen-Lazarett-Verein. (Unter dem Protektorat der Kaiserin.)

Vors.: Frau Staatsminister v. Delbrück, NW. 40, Roonstr. 2.

Zweck: a) im Kriege: Die Militärverwaltung in der Pflege verwundeter und erkrankter Krieger durch Privathilfe zu unterstützen; b) im Frieden: 1. Ausbildung von freiwilligen und bezahlten Pflegerinnen, 2. Sammlung von Erfahrungen für die im Kriegsfall nötige Tätigkeit, 3. Bereithaltung von Geldmitteln, Fürsorge für Lazarette für den Kriegsfall, 4. Abhaltung von Unterrichtskursen in der Krankenpflege für die Schwestern, Pflegerinnen und Damen, die sich nicht ausschließlich der Krankenpflege widmen, 5. Verwaltung des Augusta-Hospitals und Pflegerinnen-Asyls. (Siehe Nr. 663 und 379.)

774. Berliner Verein vom Roten Kreuz. Gehört zum Verband der deutschen Vereine vom Roten Kreuz.

Vors.: Geh. Kommerzienrat Emil Jacob, W. 62, Landgrafenstr. 12.

Geschäftsstelle: W. 56, Jägerstr. 22.

Zweck: 1. in Kriegszeiten im Anschluß an die königliche und militärische Lazarett- und Hospital-Verwaltung bei der Heilung und Pflege der im Felde Verwundeten und Erkrankten mitzuwirken. Bei ausbrechendem Kriege die militärischen Sanitätsbehörden mit Mitteln und Kräften zu unterstützen (Errichtung und Leitung von Annahmestellen, Depots, Lagerräumen, Beschaffung von Material zur Pflege

und Ernährung der Verwundeten, Erfrischungsstationen usw. 2. in Friedenszeiten die dazu geeigneten Vorbereitungen zu treffen durch Sammlung von
Beiträgen, Ausbildung von Pflegern, Pflegerinnen und Krankenträgern, Bildung
von Bezirks- und Zweigvereinen. Freiwillige und unentgeltliche Kurse zur Ausbildung in der freiwilligen Kriegskrankenpflege für Kaufleute; einmal wöchentlich
abends 8—10 Uhr. Ausbildung in der Klinik, NW., Karlstr. 19. Anschließende
Übungen in den Unfallstationen vom Roten Kreuz. Dauer der Kurse: 12 Wochen.
Anmeldungen in der Geschäftsstelle des Vereins Berliner Kaufleute und Industrieller, W. 56, Jägerstr. 22 (9—1, 4—7).

   1907: 80 Teilnehmer.

3. Unterstützung von bedürftigen Kriegsinvaliden und invaliden Krankenpflegern,
sowie von Angehörigen und Hinterbliebenen solcher.

   1907: 3300 M. an 160 Personen.

Der Verein unterhält die Sanitätswache Brüderstr. 16/18 (siehe S. 226).

775. Provinzialverein Berlin des Vaterländischen Frauenvereins.
Vors.: Herzogin von Ratibor, NW. 7, Unter den Linden 78, und Frau Oberst
v. d. Knesebeck, W. 9, Königgrätzerstr. 7.
Geschäftsstelle: SW. 11, Dessauerstr. 14 (8—1 und 4—7, Sonnabends 8—2
und 5—6). Fernspr.: VI, 9190.
Zweck: 1. In Kriegszeiten die gesamte Fürsorge für die im Felde Verwun-
deten und Erkrankten. 2. In Friedenszeiten Vorbereitung für den Kriegsfall,
Linderung außerordentlicher Notstände.

   Einrichtungen:

1. Kurse zur Ausbildung von Kriegs-Krankenpflegerinnen. Jährlich etwa 9 theoretische und 5 praktische Kurse, erstere in verschiedenen Stadtgegenden, letztere
in den Unfallstationen und in den königl. Garnisonlazaretten. Theoretische Kurse
für Mitglieder kostenlos, Nichtmitglieder zahlen 3 M. Praktische Kurse auch
in Massage und Röntgenlehre nur für Mitglieder. Nähere Auskunft durch Frau
Oberverwaltungsgerichtsrat Perkuhn, Wilmersdorf, Uhlandstr. 108/109, und
die Geschäftsstelle.
2. Auguste Viktoria-Krankenhaus vom Roten Kreuz in Weißensee (siehe Nr. 1688).
3. Privatpflegestation, W. 30, Frobenstr. 1 (nur in Ausnahmefällen für Arme).
4. Haushaltungsschulen (siehe Nr. 363).
5. Seminar für Hauswirtschafts- und Handarbeitslehrerinnen.
6. Abteilung für Säuglingspflege.
   Zweck: Abhaltung unentgeltlicher Abendkurse für Frauen und Mädchen über
sachgemäße Ernährung und Pflege gesunder Säuglinge, sowie über die Zube-
reitung von Kinder-Nahrungs- und -Kräftigungsmitteln.
   Die Kurse finden in verschiedenen Teilen der Stadt in den Haushaltungsschulen des Vereins statt. Nähere Auskunft in der Geschäftsstelle.
7. Abteilung für Unterstützungen (siehe Nr. 85).
Siehe ferner: Märkisches Haus für Krankenpflege Nr. 590, Freiwillige Sanitätskolonne Berlin Nr. 779, Verband Berlin der Genossenschaft freiwilliger Krankenpfleger im Kriege Nr. 780.

F. Fürsorge für die Familien Kranker.

776. Verein Hauspflege, Abteilung des Berliner Frauenvereins.
Vors.: Frau Oberbürgermeister Kirschner, NW. 21, Alt-Moabit 90.
Geschäftsstelle: SW. 11, Königgrätzerstr. 97/99. (Dienstag und Sonnabend
   11—12½.)

Zweck: Anstellung zuverlässiger Frauen, die in unbemittelten Familien den Haushalt besorgen, wenn die Hausfrau durch Krankheit oder Wochenbett behindert ist.

Die Hauspflege erstreckt sich nur auf die Führung der Wirtschaft und die Versorgung der Kinder, nicht auf die Krankenpflege. Die Pflegerinnen werden von den Vorsitzenden der Lokalkomitees (siehe unten) ausgewählt, bezahlt und kontrolliert. In zahlungsfähigen Familien wird ein Beitrag für die Pflege erhoben.

Mit 72 größeren industriellen Unternehmungen sind Abkommen getroffen, wonach die Geschäftsleitung zum Wohle ihrer Angestellten zu den Kosten beisteuert.

12 Lokal-Komitees:

NW. (Stadtbezirke 279—304). Bezirksleiterin: Frau Rektor Lieverenz, NW. 52, Spenerstr. 21.

W. (Stadtbezirke 31—49, 56 b). Bezirksleiterin: Frau Sackur, W. 35, Genthinerstr. 30. (8—10).

SW. (Stadtbezirke 52—56 a, 57—81, 87, 88). Bezirksleiterin: Frau Flora Fränkel, SW. 11, Kleinbeerenstr. 5 (9—10, 3—4).

S. (Stadtbezirke 21—30, 114—128, 131—136). Bezirksleiterin: Frau Direktor May, SW. 11, Königgrätzerstr. 97 (½9—10).

SO. (Stadtbezirke 82—86, 89—113 b, 137—142). Bezirksleiterin: fehlt z. Z. Vertreterin: Frau Geweyer, SO. 36, Lausitzerstr. 40 (8—10, 3—4).

O. (Stadtbezirke 145—153, 157—181, 189—191). Bezirksleiterin: Frau Dr Birnbaum, O. 112, Frankfurter Allee 171 a (8—10).

NO. (Stadtbezirke 154—156, 182—188, 192—206, 208, 218, 219, 237—240, 242 a). Bezirksleiterin: Frau Rektor Kalischer, NO. 18, Kl. Frankfurterstr. 6 (8—9).

N. (Stadtbezirke 207, 209—217, 220—236, 241, 242 b—278, 305—326 b). Bezirksleiterin: Frau Anna Wallich, Charlottenburg, Uhlandstr. 8 (3—4).

C. (Stadtbezirke 1—20, 50, 55, 129, 130, 143, 144). Bezirksleiterin: Frau Justizrat Friedmann, W. 8, Kronenstr. 415 (3—4).

Meldungen an die Vorsitzenden der Lokal-Komitees und an die Meldestelle in der Geschäftsstelle des Zentral-Krankenpflegenachweises, N. 24, Ziegelstr. 10.

1908: 5346 Pflegen, davon betrafen 2953 Fälle Wochenbetten. Ausgaben für Hauspflegen: 43 016 M.

777. Verein Vorübergehende Hilfe im Haushalt.
(Abteilung des Vereins Hauspflege (siehe Nr. 776).

Zweck: Nachweis von Helferinnen im Falle von Erkrankung oder anderer Behinderung der Hausfrau zur Pflege und Versorgung des Haushalts unter mäßigsten Bedingungen.

Gebühren für Auftraggeber 1 M., für Stellensuchende 50 Pf.

Meldestellen: Frau Justizrat Friedmann, W. 8, Kronenstr. 4/5 (½10 bis 10 und 3½—4 außer Sonnabend). Frau Landgerichtsrat Loewy, W. 35, Buchenstraße 3 (Dienstag und Freitag ½10—½11). Frau Dr. Mosler, Schöneberg, Grunewaldstr. 106 (Montag und Donnerstag 10—11).

1908: 182 Vermittlungen, vorwiegend für Krankenpflege.

Siehe ferner: Abteilung für Unterstützungen des Provinzialvereins Berlins des Vaterländischen Frauenvereins Nr. 87, Frauenverein des Augusta-Hospitals Nr. 663, Krankenhaus der jüdischen Gemeinde Nr. 674, Frauenverein Wöchnerinnenheim Nr. 686, Haus Schönow Nr. 699, Berlin-Brandenburger Heilstätten-Verein für Lungenkranke Nr. 701—702, Volksheilstätten-Verein vom Roten Kreuz Nr. 703.

G. Unterricht in der Krankenpflege.

Berufsmäßige Ausbildung von Krankenpflegerinnen siehe Kapitel „Unterricht und Ausbildung" Nr. 373—381.

778. Samariter-Verein vom Roten Kreuz Berlin.

Vors.: Generalleutnant z. D. Graf Kanitz, NW. 23, Brückenallee 8.

Geschäftsstelle: W. 10, Königin Augustastr. 25/26.

Zweck: 1. Abhaltung theoretischer Samariterkurse mit praktischen Verbandsübungen für Damen unter Leitung von Stabsärzten im Kaiserin Friedrich-Haus für das ärztliche Fortbildungswesen, NW. Luisenplatz 2/4. (Gebühr: 4 M.) (1907: 435 Teilnehmerinnen.) 2. Unentgeltliche Ausbildung freiwilliger Kriegskrankenpflegerinnen nach Absolvierung eines theoretischen Kursus durch 4—6 wöchentliche praktische Krankenpflegekurse in den Berliner Unfallstationen vom Roten Kreuz, im Augusta-Hospital und Auguste Viktoria-Krankenhaus in Schöneberg, sowie durch Vorträge in der Kaiser Wilhelm-Akademie für das militärärztliche Bildungswesen. (1907: 84 Teilnehmerinnen.) 3. Abhaltung vierwöchentlicher Samariterlehrkurse mit Verbandsübungen im Kaiserin Friedrich-Haus und Abhaltung von sechsstündigen praktischen Wiederholungsübungen im Dorotheenstädtischen Realgymnasium, Georgenstr. 30/31, für Männer der arbeitenden Stände. (Gebühr: 3 M. für Samariterlehrkurse, unentgeltlich für die praktischen Wiederholungsübungen.) (1907: 355 Teilnehmer.)

Eine Abteilung des Vereins bildet der

Samariter-Verein Berliner Radfahrer.

Vors.: Kaufmann R. Eichner, W. 20, Stettinerstr. 4, II.

Schriftführer: Kaufmann F. Kühnemann, NW. 87, Gotzkowskystr. 4.

Zweck: Unentgeltliche Ausbildung von Herren und Damen in der ersten Hilfeleistung bei Unfällen jeder Art.

Der Lehrkursus umfaßt 7 Abende und wird im Königstadt-Kasino, Holzmarktstr. 72, abgehalten.

1907: 100 Teilnehmer.

Radfahrende Herren dieser Kurse finden Aufnahme in den Verein.

779. Freiwillige Sanitäts-Kolonne vom Roten Kreuz Berlin.

Vors.: San.-Rat Dr Max Schultze, NW. 23, Altonaerstr. 33.

Kolonnenführer: P. Wolter, Schöneberg, Hauptstr. 142.

Zweck: Durch persönliche Hilfeleistung bei dem Transport der Verwundeten und Kranken im Kriege mitzuwirken; im Frieden bei Unglücksfällen gelegentlich größerer festlicher Veranstaltungen und bei Massenunglücksfällen Hilfe zu leisten.

Theoretische und praktische Ausbildung der Mitglieder zu Krankenträgern.

Theoretischer Unterricht während der Wintermonate in den Räumen des Französischen Gymnasiums, NW. 7, Reichstagsufer 6, in den Abendstunden.

Praktische Übungen im Frühjahr oder Sommer Sonntag morgens in einem Exerzierhause und auf dem Übungsplatze der Königl. Eisenbahnbrigade in Schöneberg. Jährlich 4—5 größere Übungen im Freien und Felddienstübungen. Die Kolonne untersteht dem Zentralkomitee der Deutschen Vereine vom Roten Kreuz.

1907/08: 70 Teilnehmer.

780. Verband Berlin der Genossenschaft freiwilliger Krankenpfleger im Kriege.

Stadtabteilung. Vors.: Bankdirektor Dr Gelpcke, NW. 23, Brückenallee 4.

Meldestelle: Lehrer Eger, SW. 47, Yorkstr. 70.

Hochschülerabteilung. Vors.: Kammergerichtsrat Dr Boethke, W. 30, An der Apostelkirche 1.

Meldestelle: Pfarrer Behse, W. 57, Bülowstr. 51.

Zweck: Unentgeltliche Ausbildung von Männern deutscher Staatszugehörigkeit für die Pflege im Felde verwundeter und erkrankter Krieger.

Die Mitglieder absolvieren zunächst einen Vorbereitungskursus, der 12 Abende umfaßt, und werden dann zu einem vierwöchigen Pflegekursus in einem Krankenhause zugelassen. Der Weiterbildung dienen Depotverwalter-, Transport- und Desinfektionskurse. Mitgliederbeiträge werden nicht erhoben. Mitglieder, die arm und zum Dienste bei dem Feldheere geeignet sind, können für die Dauer der Pflegekurse eine angemessene Entschädigung erhalten. Die Genossenschaft beteiligt sich sowohl an dem Rettungsdienst in Berlin als auch an den Expeditionen vom Roten Kreuz.

1907: 84 Teilnehmer.

781. Arbeiter-Samariter-Kolonne.

Vors.: E. Stein, Charlottenburg, Kaiser Friedrichstr. 40.

Zweck: 1. Die Teilnehmer in der ersten Hilfe bei Unglücksfällen und drohenden Gefahren und in den Grundzügen der Krankenpflege zu unterrichten. 2. Eine Abteilung ausgebildeter Mitglieder, mit allen nötigen Hilfsmitteln (Verbandmaterial, Tragen usw.) versehen, für eventuelle Hilfeleistungen, namentlich bei großen Arbeiterfesten in Bereitschaft zu halten.

Über 18 Jahre alte Arbeiter und Arbeiterinnen können Teilnehmer werden.

Kursus von 12 Unterrichtsabenden in der Zentrale im Restaurant „Dresdener Garten", S. 14, Dresdenerstr. 45, und in der Filiale bei Daase, N. 31, Brunnenstr. 154 („Concordia"). Einschreibegeld 25 Pf., monatlicher Beitrag 25 Pf.

1908: 263 Mitglieder, 28 Mitglieder der diensttuenden Abteilung.

Siehe ferner: Vereinigung zur kirchl. Fürsorge für die Fluß- und Kanalschiffer Nr. 96, Diakonissen-Mutterhaus der Hoffbauer-Stiftung Nr. 380, Kaiser und Kaiserin Friedrich-Kinderkrankenhaus Nr. 655, Verein Unterkunft für hilfsbedürftige Wöchnerinnen und deren Säuglinge Nr. 692, Frauen-Lazarett-Verein Nr. 773, Provinzialverein Berlin des Vaterländischen Frauenvereins Nr. 775, Auguste Viktoria-Krankenhaus Nr. 1688.

9. Kapitel.

Gesundheitspflege.

Erholungsheime siehe im 8. Kapitel.

A. Allgemein.

782. Arbeitergärten vom Roten Kreuz. Abeitung IX des Volksheilstättenvereins vom Roten Kreuz (siehe Nr. 703).

Vors.: Frau von Carnap, W. 35, Lützowstr. 64/65.

Schriftführer: Reg.-Rat v. z. Westen, W. 35, Genthinerstr. 13.

Zweck: Vermietung von Gelände in der Umgebung Berlins an kinderreiche Familien, namentlich aus der Lungenkranken-Fürsorge, als Gartenland, um Aufenthalt und Bewegung in frischer Luft zu ermöglichen. Gewährung von Unterstützungen an Bedürftige. Genossenschaftliche Beschaffung von Haushaltungsbedürfnissen.

1909: 525 Gärten in Berlin N., Uckermarkstr., 160 in Rixdorf, 100 in Treptow.

783. Verein für Familiengärten und gesundheitsgemäße Erziehung der Jugend.

Vors.: Direktor A. Gutzmann, O. 27, Markusstr. 49.

Zweck: Förderung der Volksgesundheit und besonders der Hygiene des Kindes.

Einrichtungen:
1. Zwei Schulgärten: Gleimstr., Ecke Sonnenburgerstr., und Pankow, Ber-
    linerstr. 100.
    Leiter: H. Mrozeck, N. 58, Sonnenburgerstr. 25.
2. Abgabe von Land nebst Lauben und Sträuchern an Kinderhorte.
3. Turn- und Spielplätze für Kinder.
    Leiter: J. Falkenberg, SO. 33, Lübbenerstr. 12.

784. Gemeinnütziger Verein für Milchausschank zu Berlin.
Vors.: Kommerzienrat Conrad von Borsig, Tegel, Veitstr. 12.
Geschäftsführerin: Frau Liska Gerken-Leitgebel, Friedenau, Rubensstr. 37.
Zweck: Durch Belehrung, durch Einrichtung von Milchschankhäuschen, durch För-
derung des Werkausschanks in industriellen und kaufmännischen Betrieben, der
Verwendung von Milch als eines Volksnahrungsmittels weiteste Verbreitung zu
schaffen.
Der Verein soll lediglich der Volkswohlfahrt dienen, dem Alkoholismus entgegen-
wirken. Ein beim Betriebe sich etwa ergebender Überschuß muß für Zwecke des
Vereins wieder Verwendung finden.
4 Milchhäuschen: 1. Am Stettiner Bahnhof; 2. am Bahnhof Beusselstr.; 3. am
Lehrter Stadtbahnhof; 4. am Bahnhof Stralau-Rummelsburg.

785. Verein für Volkskaffeestuben und Erfrischungskarren.
Vors.: Frau Kommerzienrat Lucas, W. 10, Drakestr. 1.
Geschäftsstelle: NW. 6, Luisenstr. 59.
Zweck: Den Alkoholismus in den arbeitenden Ständen praktisch zu bekämpfen;
der auf Straßen usw. tätigen Bevölkerung Gelegenheit zum Kauf von alkohol-
freien Getränken, Suppen und billigen Eßwaren zu geben.
Einrichtungen:
1. Erfrischungshalle, N., Schönhauser Allee 141.
2. Erfrischungshäuschen am Wittenberg Platz (Charlottenburg), Stuttgarter Platz,
    Friedrich Karl-Platz.
3. 8—10 Erfrischungskarren an verkehrsreichen Stellen.
4. 3 Büfets im Königl. Kriminalgericht Moabit.
5. Betrieb in der Wärmehalle von Charlottenburg (siehe Nr. 1362).

786. Berliner Frauenverein gegen den Alkoholismus (Berliner Frauengruppe des
Deutschen Vereins gegen den Mißbrauch geistiger Getränke).
Vors.: Oberin von Broecker, N. 65, Müllerstr. 56/57 a.
Geschäftsführerin: Frau Liska Gerken-Leitgebel, Friedenau, Rubensstr. 37.
Zweck: 1. Aufklärung über die Natur, die Entstehung, die Verhütung des Alkoho-
lismus über seine Einwirkung auf Volkswohl und Volksgesundheit. Aufklärung
über den verhängnisvollen Einfluß der Trinksitten aller Stände, insbesondere der
Frauen und der Jugend. 2. Einrichtung von Kaffeeküchen, Erfrischungshallen,
Milchschankstellen, Lehrlingsheimen, Haushaltungsschulen usw., die den Alkoholis-
mus einschränken. 3. Trinkerfürsorge. 4. Öffentliche Versammlungen, Verbreitung
von Schriften, Vorträge in Mädchenschulen und Seminaren, Mütterabende.
Die erste Erfrischungshalle (insbesondere für Freiluftarbeiter) mit halbstündigem
Aufenthalt ohne Verzehrzwang, mit Gelegenheit zum Wärmen des mitgebrachten
Essens, ist am Stettiner Bahnhof eröffnet worden.

787. Gesellschaft zur Bekämpfung der Säuglingssterblichkeit.
Vors.: Frl. Betty von Ravenstein, W. 30, Frobenstr. 26 (Dienstags und
Freitags 11—12½).
Zweck: Förderung der natürlichen Säuglings-Ernährung und Unterstützung stil-

lender Mütter: 1. Durch Gewährung von Stillprämien für Mütter; 2. durch freie ärztliche Behandlung von Säuglingen und stillenden Müttern; 3. durch kostenlose Verabreichung von Nähr- und Heilmitteln.

Die Gesellschaft will ferner durch öffentliche und private Belehrung in weiten Kreisen das Bewußtsein von der Wichtigkeit der natürlichen Säuglingsernährung stärken und verbreiten.

1908: Stillprämien an 241 Frauen im Betrage von 4219 M., Pflegeartikel und Stärkungsmittel für 380 M., an 60 Frauen Weihnachtsgaben im Werte von 680 M.

788. Lucie Maenicke-Stiftung. Kapital: 71 320 M.

Verwaltung: Städt. Stiftungs-Deputation.

Zweck: Förderung des Gesundheitszustandes der Einwohner Berlins, namentlich durch Unterstützung von Volksbade-Anstalten oder Ferienkolonien.

B. Für Schüler.

789. Schulärzte an den Berliner Gemeindeschulen.

Seitens der städtischen Schuldeputation sind 44 Schulärzte für sämtliche Gemeindeschulen angestellt. Sie sind verpflichtet, jede ihnen unterstellte Schule mindestens zweimal in jedem Semester zu besuchen. Zu prüfen sind die hygienischen Verhältnisse der Schule und der Gesundheitszustand der Schüler. Krank erscheinende Kinder werden den Ärzten vor der Einschulung zugewiesen, desgl. sämtliche neu eingeschulten Kinder innerhalb der ersten 6 Wochen. Die Schulärzte dürfen die Kinder in Krankheitsfällen nicht behandeln.

790. Berliner Verein zur Förderung des Jugendwanderns.

Vors.: E. Falk, SO. 16, Köpenickerstr. 58.

Schriftführer: Richard Kretschmer, O. 17, Hohenlohestr. 16.

Zweck: Förderung des Jugendwanderns durch regelmäßige Veranstaltung ein- und mehrtägiger Wanderfahrten und Reisen, an denen Schüler aller Lehranstalten und Lehrlinge teilnehmen können.

Beitrag für Jugendwanderer monatlich 20 Pf. Außerdem ist das Reisegeld und 30 Pf. Zehrgeld täglich zu zahlen.

1907: 221 Wanderfahrten mit 3291 Personen.

791. Zentralverein für Schülerwanderungen.

Vors.: Albrecht Guttmann, Charlottenburg, Bleibtreustr. 15/16.

Zweck: Veranstaltung mehrtägiger Wanderungen für Gemeindeschulkinder von Groß-Berlin unter Führung städtischer Lehrer und Lehrerinnen. Förderung und Unterstützung ein- und zweitägiger Ausflüge in die nächste Umgebung Berlins. Auswahl der Kinder nach Vorschlag der Lehrerkollegien. Beiträge nach den Verhältnissen der Eltern. Unbemittelte nehmen unentgeltlich teil und erhalten die erforderliche Ausrüstung.

1909: 2500 Kinder in 120 Gruppen ausgesandt.

792. Fürstsches Legat. Kapital: 5000 M.

Verwaltung: Städtische Schuldeputation.

Zweck: Gewährung von Beihilfen zu Schulausflügen.

Siehe ferner: Wohlfahrtseinrichtungen für Schüler und Schülerinnen der Berliner Gemeindeschulen Nr. 333, Erholungsheime, Ferienkolonien.

C. Bäder.

793. Städtische Badeanstalten.

Verwaltung: Magistrat. Deputation für das städtische Turn- und Badewesen. Geschäftsstelle: Rathaus, Zimmer 111/114.

Mittellose Lehrlinge, Fortbildungsschüler und -schülerinnen und Gemeindeschüler und -schülerinnen (über 10 Jahre) erhalten Freikarten. Meldungen an die Rektoren der betreffenden Schulen.

1908: 100 000 Freikarten.

I. Fluß-Badeanstalten. (19 Bassins).
Erwachsene 10, Kinder 5 Pf.

1. SO. Oberhalb der Cuvryftr. (Oberspree). (Für beide Geschlechter.) 2. O., Mühlenftr. 50. (Desgl.) 3. O., Fruchtftr. (Für männliche Personen.) 4. O., An der Schillingsbrücke. (Für weibliche Personen.) 5. S., An der Waisenbrücke. (Für beide Geschlechter.) 6. N., An der Ebertsbrücke. (Desgl.) 7. NW., An der Moabiterbrücke. (Für männliche Personen.) 8. C., Im Werderschen Mühlgraben an der Jungfernbrücke. (Für männliche Personen.) 9. NW., An der Lessingbrücke. (Für weibliche Personen.)

1908: 823 489 Bäder, davon 521 449 frei.

II. Volks-Badeanstalten.

Schwimm-, Wannen-, Brausebäder; für beide Geschlechter; während des ganzen ganzen Jahres geöffnet. Preise nach Tarif bis zu 30 Pf.

1. NW., Turmftr. 85 a. 2. O., An der Schillingsbrücke. 3. S., Bärwaldftr. 65. 4. W., Dennewitzftr. 24 a. 5. N., Oberbergerftr. 57/59. 6. N., Gerichtftr. 65/69. 7. N., Gartenftr. 5. (Ohne Schwimmbad.) 8. SO., Wallftr. 50. (Ohne Schwimmbad.)

1908: 3 195 138 Bäder.

D. Desinfektion.

794. Städtische Desinfektions-Anstalten.

Magistrats-Kommissar für Desinfektions-Angelegenheiten: Stadtrat Dr. Straßmann, Rathaus, Zimmer 108 (1—2).

Anstalt Nr. I. SO. 36, Grünauerftr. 23/24 und Reichenbergerftr. 66.

Vorsteher der Anstalt: Paulyn, Magistrats-Sekretär, daselbst.

Meldungen sind zu richten an die Anstalt entweder persönlich oder durch Postkarte oder durch Vermittlung des Polizeireviers; bei Pflichtdesinfektion nur durch das Polizeirevier.

Inhalt der Meldungen: 1. Name und Stand des Meldepflichtigen; 2. genaue Angabe der Lage der zu desinfizierenden Wohnung; Zahl der Zimmer, Angabe, ob tapeziert, gestrichen, Parkett- oder anderer Fußboden; 3. Bezeichnung der Krankheit, wegen der desinfiziert werden soll.

Soll die Desinfektion am folgenden Tage erfolgen, so muß die Meldung bis 4 Uhr nachmttags in der Anstalt eingegangen sein. Abholung und Zurückschaffung der in der Anstalt zu desinfizierenden Sachen nur durch den Transportwagen der Anstalt. Desinfektionsgebühren werden bei den auf gesetzlicher Verpflichtung beruhenden Desinfektionen nicht erhoben; in den übrigen Fällen muß bei Bestellung der Desinfektion ein von der Verwaltung der Desinfektionsanstalt zu bestimmender Vorschuß gezahlt werden.

Anstalt Nr. II. NO. 55, auf dem Grundstück des Städt. Obdachs in der Fröbelftr.

Verwaltung: Inspektion des städt. Obdachs.

Dient nicht dem öffentlichen Verkehr.

10. Kapitel.

Bessernde Fürsorge.

Die Erziehungsanstalten für verwahrloste Kinder siehe im 6. Kapitel (Pflege, Beaufsichtigung und Erziehung von Kindern).

795. Verein zur Besserung der Strafgefangenen. (Unter dem Protektorat des Kaisers.) Präsident des Direktoriums: Generalstaatsanwalt Dr Isenbiel, W. 50, Augsburgerstr. 27.

Geschäftsstelle: C. 2, Grunerstr. 1, im Justizpalast, Eing. an der Stadtbahnseite.

Zweck: Die in den Gefängnissen und Strafanstalten befindlichen Strafgefangenen womöglich zu frommen und nützlichen Staatsbürgern umzuschaffen.

Der Verein will:

1. den Behörden zur Kenntnis und Entfernung alles dessen behilflich sein, was in der Einrichtung oder Verwaltung der Straf- und Korrektionsanstalten der sittlichen und bürgerlichen Besserung ihrer Bewohner hinderlich ist; 2. für die Besserung der Gefangenen sorgen durch Verbindung mit den Gefängnissen, Verteilung geeigneter Schriften, Anleitung zu Arbeiten, die nach der Entlassung dienlich sein können usw.; 3. dafür sorgen, daß die entlassenen Sträflinge nicht durch Hilflosigkeit wieder zu Verbrechen verleitet, sondern möglichst auf dem Wege der Besserung erhalten werden; 4. für Rettung der bestraften, verwahrlosten Jugend sorgen a) durch Schutzaufsicht über bedingt begnadigte Jugendliche, b) durch Unterbringung von verwahrlosten Knaben als Schiffsjungen.

Der Verein ist bereit, jedem Strafentlassenen, ohne Unterschied des Religionsbekenntnisses, der ernstlich bestrebt ist, sich in Zukunft rechtschaffen zu führen, tatkräftigen Beistand zu leisten. Dieser Beistand besteht hauptsächlich darin, daß der Verein der Entlassenen die Quellen ehrlichen Erwerbes zu eröffnen und sie in Verhältnisse zu bringen sucht, die ihrer äußeren und inneren Individualität angemessen sind; daß er sie ferner durch Mitglieder der Gesellschaft, welche sich ihren Verhältnissen, Einsichten und Gesinnungen nach dazu eignen, in einer Art von beobachtender Aufsicht erhält. Der Verein drängt grundsätzlich niemand seine Hilfe auf, ist aber bereit, jedem, der die Vereinsfürsorge nachsucht, nach Kräften beizustehen, ohne Rücksicht auf sein religiöses Bekenntnis oder etwaige Vorstrafen.

Einrichtungen:

I. Arbeitsnachweis für entlassene erwachsene und jugendliche Strafgefangene: C. 2, Grunerstr. 1, Eing. an der Stadtbahnseite. Geöffnet täglich 9—1 Uhr, außer an Sonn- und Feiertagen.

Dirigent: E. Neckes, N. 37, Prenzlauer Allee 240. Sprechstunde in der Geschäftsstelle (siehe oben); zu Hause 7—8 abends.

Legitimation erforderlich. Nachweis von Arbeitsstellen möglichst außerhalb Berlins, und zwar meist Beschäftigung auf dem Lande. Die Kosten für Stellenvermittlung und Reise werden als Darlehen betrachtet. Auch für Unbestrafte.

Beschaffung von Schlafstellen, Unterstützung mit Volksküchenspeisemarken, Bekleidung und Arbeitsgerät. Frühere Beamte und Schreiber, die aus besonderen Gründen nicht versandt werden können, werden in der bei der Geschäftsstelle befindlichen Schreibstube mit Schreibarbeiten für Arbeitgeber beschäftigt. Anträge sind an die Geschäftsstelle zu richten. Für die in Stellung Untergebrachten wird eine Pflegertätigkeit ausgeübt. Die Pfleger berichten darüber in den Monatssitzungen. Auch die außerhalb Untergebrachten stehen unter Aufsicht des Vereins.

1908: 4957 nachgewiesene Stellen (4781 für erwachsene, 472 für jugendliche Personen). Die Beschäftigung erfolgte in Berlin bei 478, außerhalb bei 4476, darunter 4174 Landarbeiter. Nachgesucht war Arbeit von 5687 Personen. Für Schreibarbeiten wurden 7113 M. an 150 Entlassene gezahlt.

II. Abteilung für Familienfürsorge und weibliche Strafentlassene.

Vors.: Frau Landgerichtsrat Langerhans, W. 15, Kaiserallee 221.

Zweck: Fürsorge für weibliche Strafentlassene und für diejenigen Angehörigen von Strafgefangenen, welche gesetzliche Ansprüche auf Unterhalt gegen diese haben und durch die Abwesenheit ihres Ernährers oder ihrer Mutter in Not geraten oder von solcher bedroht sind, durch:

a) Beschaffung von Arbeitsgelegenheit für die Erwachsenen, b) Bewahrung und Pflege der Kinder, c) Erteilung von Rat aller Art, d) Unterstützungen in Form von Darlehen oder Geschenken in besonders dringenden Fällen.

1907: 269 Fälle erledigt; in 5 Familien Fürsorgeerziehung beantragt, mehrere Kinder in Krippen und Kindergärten untergebracht. Verschiedene Fälle an geeignete Vereine überwiesen; ca. 2076 M. für Unterstützung mit Lebensmitteln, Feuerung und Kleidung verausgabt. 111 Familien erhielten Weihnachtsbescherung für 716 M.

Ein Heim für weibliche Strafentlassene ist errichtet worden.

III. Fürsorge-Aufsicht über entlassene Strafgefangene.

Leitung: Der Vereinsvorstand.

Zweck: Übernahme der Aufsicht über Polizeiobservaten, welche hiermit von der Aufsicht durch Polizeibeamte befreit werden, durch einen besonderen Observaten-Inspektor und eine Anzahl Pfleger des Vereins (laut Erlaß vom 30. Juni 1900) Fälle, in denen sich die Aufsicht nicht als genügend erweist, werden der Polizei zur Beaufsichtigung überwiesen.

1907: 275 Personen unter Fürsorge-Aufsicht, davon 74 der Polizei überwiesen.

IV. Abteilung zur Fürsorge für katholische Strafentlassene.

Vors.: Justizrat Modler, W. 8, Friedrichstr. 71.

Zweck: Fürsorge nach den Grundsätzen des Vereins für entlassene Sträflinge katholischer Konfession in Verbindung mit den Konferenzen des Vincenz-Vereins (siehe Nr. 82 und 83). Weibliche Strafentlassene werden der Fürsorge des Afra-Stifts (siehe Nr. 809) überwiesen.

Meldungen nur beim Anstaltsgeistlichen, Pfarrer Nikel, Plötzensee, Königsdamm 9 a.

1907: 204 Pfleglinge; 32 Personen Obdach verschafft (Kosten 257 M.), 155 Geldunterstützungen im Betrage von 566 M., für 56 M. Speisemarken. Fürsorge speziell für entlassene israelitische Straf- und Untersuchungsgefangene siehe Nr. 73 IV und 74.

Verschiedene Stiftungen für die Zwecke des Vereins unter dessen Verwaltung.

Vom Verein ins Leben gerufen ist die Zentralstelle für das Gefangenen-Fürsorgewesen der Provinz Brandenburg.

Vorst.: Landforstmeister a. D. Waechter, W. 50, Schaperstr. 2/3.

Geschäftsstelle: im Arbeitsnachweis (siehe oben).

Zweck: Das Fürsorgewesen für entlassene Strafgefangene zu fördern, auf das Zusammenarbeiten zwischen den verschiedenen Vereinen gleicher Richtung, insbesondere auch zwischen diesen und den kirchlichen Organen hinzuwirken, eine zweckmäßige Verwaltung der Arbeitsverdienstanteile der entlassenen Gefangenen und Korrigenden herbeizuführen usw.

Von Berliner Körperschaften sind angeschlossen außer dem oben genannten Verein: die Evangelisch-kirchliche Vereinigung zur Fürsorge für entlassene Strafgefangene (siehe Nr. 796), die Berliner Stadtmission (siehe Nr. 79) und die Fürsorgekommission der jüdischen Gemeinde in Berlin (siehe Nr. 74).
Siehe auch die Ortsgruppe Rixdorf Nr. 1571.

796. Evangelisch-kirchliche Vereinigung zur Fürsorge für entlassene Strafgefangene im Stadtsynodalkreis Berlin.
Vors.: Pastor Heldt, C. 2, Klosterstr. 65/67, (9—10, Montag und Donnerstag 3—4).
Zweck: Fürsorge für die Entlassenen, sowie für die Angehörigen der Gefangenen durch Besuch, Beratung und Unterstützung.
1907: Geldunterstützungen 1787 M.

797. Katholischer Mädchen-Fürsorgeverein.
Geschäftsstelle: C. 25, Kaiserstr. 36 a.
Zweck: Schutz und Rettung katholischer weiblicher Strafentlassener, sittlich gefährdeter und gefallener Mädchen, sowie der verwahrlosten und versäumten Kinder.
1907: 507 Fälle.

798. Asyl für entlassene Strafgefangene, SW. 61, Johannistisch 6. Errichtet von der Berliner Stadtmission (siehe Nr. 79.)
Leiter: Stadtmissionsinspektor Pastor v. Scheven.
Vorst.: Stadtmissionar Siepmann.
Zweck: Fürsorge für entlassene Gefangene und deren Familien; Arbeitsvermittlung und Vermittlung der Rückkehr in die Heimat, bzw. in die Familie.
Im Asyl vorläufige unentgeltliche Aufnahme der Entlassenen gegen Arbeitsleistung. Interessenten, die Entlassene zuweisen, zahlen ein Pflegegeld von 1 M. pro Tag.
1907, 1. April bis 31. Dezember: 31 Mann.

799. Heim für entlassene Sträflinge, Freienwalde a. O., Johannisstr. 1. Errichtet von der Heilsarmee.
Leiter: Kapitän Prange.
Zweck: Unentgeltliche Aufnahme hilfsbedürftiger, besserungswilliger entlassener Sträflinge.

800. Berliner Frauenbund.
Vors.: Frau Minister v. Goßler, W. 15, Joachimsthalerstr. 12.
Zweck: Gefährdete Frauen und Mädchen zu behüten, verlorene zu retten durch: a) Unterstützungen des am Polizeipräsidium tätigen Geistlichen mit weiblichen Hilfskräften (Vorasyl); b) durch Unterhaltung eines Zufluchthauses, c) Fürsorge für kranke in der Charité und in der städt. Krankenstation für Geschlechtskranke untergebrachte Gefallene.
Einrichtungen:
I. Vorasyl (Auskunftstelle), C. 25, Alexanderstr. 37 a.
Vorst.: Fräulein Barby. 11—3 und Sonntag 3—4.
Zweck: Fürsorge für zum erstenmal öffentlich verwarnte gefährdete oder gefallene Mädchen, welche von dem im Polizeipräsidium tätigen Geistlichen, z. B. Pastor Onasch, dem Vorasyl zugeführt werden.
Die Fürsorge besteht zunächst in freundlichem Zuspruch, ferner je nach den Verhältnissen in Benachrichtigung der Eltern, Zurückbeförderung in die Heimat, Besuchen, Unterbringung in geeigneten Anstalten (Zufluchtsstätte, Mariannenhaus, Magdalenenstift, Asyl in Brandenburg usw.), Beschaffung von Schlafstellen, Unterstützung mit Miete, Kleidung, Lebensmitteln.

Diejenigen, welche aus den verschiedensten Gründen in den oben genannten Anstalten nicht aufgenommen werden können, werden überwiesen an das von der
Stadtmission errichtete Vorasyl, SW., Johanniterstr. 4 (siehe dieses Nr. 801).

II. Zufluchtshaus Sichar, Plötzensee, Seestr.
Leiterin: Diakonisse Emilie Hille.
Zweck: Aufnahme von ungefähr 75 gefährdeten oder gefallenen Mädchen. (Zwei
Drittel Fürsorgezöglinge, ein Drittel unentgeltlich aufgenommen.) Beschäftigung
mit Waschen, Nähen, Plätten und Gartenarbeit.
Auch entlassene Strafgefangene und Trinkerinnen finden Aufnahme.
Die Annahme erfolgt auch eigenes Ersuchen, auf Wunsch Angehöriger, auf Ver-
anlassung der Inneren Mission. Bei Fürsorgezöglingen auf Anordnung der ver-
schiedenen Behörden.
1907: 160 Insassen. In Fürsorge des Vereins 1908: 780 Mädchen und
Frauen, davon 56 in die Heimat zurückbefördert, 165 in Anstalten untergebracht.

801. Vorasyl für gefallene und obdachlose Mädchen, SW. 61, Johanniterstr. 4. Errichtet
von der Berliner Stadtmission (siehe Nr. 79).
Leiterin: Fräulein Barby, SW. 61, Johanniterstr 3, part.
Vorst.: Schwester Auguste Harleß.
Zweck: Vorläufige unentgeltliche Aufnahme der Mädchen und Unterbringung in
Anstalten, Dienst- oder sonstige Arbeitsstellen, Vermittlung zur Rückkehr in die
Heimat bzw. Familie.
Interessenten, die Mädchen zuweisen, zahlen ein Pflegegeld von 1 M. täglich.
1907: 88 Mädchen.

802. Diakonissenhaus Evang. Magdalenenstift zu Berlin in Teltow.
Vors. des Kuratoriums: Frau Staatsminister von Goßler, Wilmersdorf,
Kaiserallee 23.
Leiter der Anstalt: Pfarrer Buschmann in Teltow.
Oberin: Diakonisse Frieda Kröger.
Einrichtungen:
1. Diakonissen-Mutterhaus.
Zweck: Ausbildung und Stationierung von Diakonissen für Erziehungsarbeit
unter der gefährdeten weiblichen Jugend, sowie für Kinder-, Kranken- und Ge-
meindepflege.
1908: 48 Schwestern.
2. Magdalenenstift.
Zweck: Gefährdete oder gefallene schulentlassene Mädchen zu erziehen und ihnen
einen angemessenen Lebensberuf zu vermitteln.
Erziehung unentgeltlich, wenn zahlungsfähige Angehörige fehlen. Vielseitige
Arbeitsausbildung: Land- und Viehwirtschaft, Gärtnerei, Hausarbeit, Waschanstalt und Feinplätterei, Weißnähen, Schneiderei, Maschinenstrickerei, Kochküche.
Kostgeld monatlich 36 M. 150 Plätze. Familien-System unter Verteilung der
Zöglinge in einzelne Häuser (Pavillons). Nur Einzelzimmer. Krankenstation.
1907: Fast andauernd besetzt.
3. Mädchenrettungshaus Siloah in Pankow, Tochteranstalt von Nr. 1, zur
Aufnahme schulpflichtiger gefährdeter Mädchen, siehe Nr. 307.

803. Mariannenhaus, Dahlem, Goßlerstr.
Vors. des Kuratoriums: Polizeipräsident von Berlin, C. 25, Alexanderplatz 5/6.
Leiterin: Schwester Pauline Lehmann.
Zweck: 44 gefährdeten und gefallenen Mädchen eine Zufluchtstätte zu bieten
und zu ihrem weiteren Fortkommen behilflich zu sein.

Aufnahme meist unentgeltlich. Aufenthalt in der Regel etwa ein Jahr. Beschäftigung der Mädchen in der Wasch- und Plättanstalt und mit Gartenarbeit. Nachweis von Dienststellen oder Hilfe zur Rückkehr in die Heimat. Die Zöglinge bleiben auch nach der Entlassung in der Fürsorge der Anstalt.

1907: 37 Mädchen aufgenommen.

804. Zufluchtstätte der Berliner Stadtmission (siehe diese Nr. 79), Friedenau, Albestr. 8.

Leiterin: Fräulein v. Lancizolle, W. 35, Steglitzerstr. 53.

Vorst.: Schwester A. Krausbauer.

Zweck: Unentgeltliche Aufnahme gefallener und gefährdeter Frauen und Mädchen. Arbeit, bzw. Ausbildung im Hause. Unterbringung in geeigneten Dienststellungen, in sonstiger Tätigkeit oder im Elternhause.

1908: 76 Pfleglinge. 22 Stellen vermittelt.

805. Bethabara-Stiftung zu Berlin, Weißensee, Albertinenstr. 21/23 und Parkstr. 14/16.

Verwaltung: Kuratorium. Vors.: Pfarrer Berendt, NO. 43, Barnimstr. 10.

Vorst.: Frl. Elisabeth Burgmann, Albertinenstr. 23; Frl. Frieda Berendt, Parkstr. 14; Frl. Helene Weber, Albertinenstr. 21.

Zweck: Prostituierte, bestrafte oder gefährdete Mädchen und Frauen, auch Trinkerinnen aufzunehmen, ihnen weiterzuhelfen, sie in auswärtigen Dienstboten-Stellungen unterzubringen oder zu den Eltern in die Heimat zu befördern. Besondere Abteilungen für Fürsorge-Pfleglinge der städt. Verwaltung und Krankenhaus für syphilitische Fürsorgezöglinge.

1908: 450 Mädchen aufgenommen, 82 in Dienst gebracht, 21 in die Heimat zu den Eltern gebracht. Das Krankenhaus nahm 189 Mädchen auf.

Siehe auch die Anstalt Beth-Elim Nr. 688.

806. Zufluchtsheim St. Michael, N. 59, Dallldorferstr. 24. Unterhalten von der Christlichen Gemeinschaft St. Michael. Vors.: Graf Pückler; Geschäftsstelle: NW. 52, Werftstr. 21.

Leiterin: Frau Behrendt.

Zweck: Aufnahme gefallener, durch Evangelisation gewonnener Mädchen bis zu ihrer anderweitigen anständigen Versorgung.

Aufnahme finden auch für kurze Zeit schwangere Mädchen.

1907/08: 124 Mädchen aufgenommen.

807. Rettungsheim für gefallene Mädchen, Friedenau, Fregestr. 53. Errichtet von der Heilsarmee.

Leiterin: Adjutantin Petereit.

Zweck: 25 gefallenen Mädchen, die willig sind, ihre bisherige Lebensführung zu ändern, unentgeltlich Aufenthalt und Beschäftigung (Schneidern, Hausarbeit usw.) im Rettungsheim zu gewähren, bis sie fähig sind, in eine Stellung einzutreten.

Die Anstalt wird durch Gaben und teilweise von der Arbeit der Mädchen erhalten.

1907: 144 Mädchen aufgenommen.

808. Komitee für Rettungsarbeit unter der weiblichen Jugend in Berlin.

Geschäftsführer: P. Lic. Bohn, Generalsekretär, Plötzensee.

Geschäftsstelle: NW. 87, Beusselstr. 44b.

Zweck: Rettungsarbeit unter sittlich gefährdeten Mädchen und Prostituierten. Errichtung von Heimstätten und Arbeitsstätten.

Heimstätten in Ober-Schöneweide, Frischenstr. 3 und bei Erkner.

Aufnahme gegen Bezahlung, für Unbemittelte unentgeltlich.

1908: 317 Fälle, 23 Mädchen und 5 Kinder aufgenommen.

809. St. Afra-Stift, N. 28, Graunstr. 31.

Oberleitung: Kleineidam, Propst von St. Hedwig.

Oberin: Mansueta Krömer.

Leiterinnen: Graue Schwestern von der hl. Elisabeth.

Zweck: 1. Aufnahme und Besserung weiblicher Strafgefangener katholischer Konfession; 2. Aufnahme, Besserung und Erziehung sittlich verwahrloster, schulpflichtiger katholischer Mädchen, meist Fürsorge-Erziehungszöglinge; 3. Aufnahme und Erziehung unbescholtener katholischer Waisenmädchen. (Die städtische Waisenverwaltung bringt katholische Waisen in der Anstalt unter.) 4. Unterhaltung eines Heims für stellenlose katholische Dienstmädchen und Arbeiterinnen; 5. Aufnahme von Hospitaliten; 6. Ambulante Krankenpflege; 7. Unterhaltung einer Kleinkinder-Bewahranstalt (siehe Nr. 250 IV).

Die Anstalt wird durch freiwillige Beiträge, durch die für eine kleine Anzahl der Zöglinge gezahlten Pensionen und die Erträge ihrer Wasch- und Nähanstalt unterhalten. 230 Plätze für Zöglinge.

810. Kloster zum guten Hirten, Marienfelde, Lankwitzstr. 48.

Leitung: Schwestern vom guten Hirten.

Zweck: Gefallenen und sittlich gefährdeten katholischen Mädchen Zuflucht zu gewähren und sie zu bessern oder zu schützen.

Wasch-, Plätt- und Nähanstalt. Aufnahme meist unentgeltlich.

Eine zweite Anstalt in Reinickendorf, Residenzstr. 90/91.

Zweck wie oben.

1907: 101 Mädchen aufgenommen.

11. Kapitel.

Gewährung von Darlehen und Geldgeschenken.

Vorbemerkung.

In diesem Kapitel haben nicht alle Wohlfahrtseinrichtungen Aufnahme gefunden, welche es sich zur Aufgabe machen, durch Geldgeschenke zu unterstützen, sondern nur solche Wohlfahrtseinrichtungen, welche Geldgeschenke ohne einen bestimmten Zweck gewähren, oder aber mit einer Zweckbestimmung, welche keiner der in den übrigen Kapiteln genannten Zweckbestimmungen entspricht.

A. Darlehen.

811. Friedrich Wilhelms-Anstalt für Arbeitsame. Kapital: 661 852 M.

Verwaltung: Kuratorium (Vors.: Stadtrat Jacoby) unter Oberaufsicht des Magistrats.

Geschäftsstelle: Rathaus, Zimmer 21 (Mag.-Sekr. Schulz).

Zweck: Solchen Personen, die durch Unglücksfälle, Krankheiten oder verbüßte Vergehen arbeitslos geworden sind, nach Maßgabe ihrer Kräfte und Fähigkeiten Beschäftigung zu verschaffen oder sie durch angemessene Beihilfen in den Stand zu setzen, sich selbst damit zu versehen; dies geschieht durch Gewährung von zinslosen Darlehen ohne Verlangen einer Bürgschaft (überlicherweise nicht über 300 M.). Die „Anstalt" ist lediglich eine Geldstiftung. Die Prüfung der Gesuche erfolgt durch besondere, von dem Magistrat bestätigte Prüfungskommissarien. (Verzeichnis siehe Personal-Nachweisung der Berliner Gemeinde-Verwaltung.)

1907 wurden an 344 Personen Darlehen im Gesamtbetrage von 32 200 M. gegeben.

812. v. Biedersee-Stiftung. Kapital: 34 269 M.

Verwaltung durch ein Kuratorium (Vors.: Stadtrat Jacoby) unter Oberaufsicht des Magistrats.

Geschäftsstelle: Rathaus, Zimmer 21 (Mag.-Sekr. Schulz).

Zweck: Gewährung zinsfreier Darlehen von 15—75, ausnahmsweise bis 150 M. an verheiratete Handwerker und Arbeiter, sowie an selbständige Arbeiterinnen in Berlin, die ohne ihr Verschulden in ihrem Gewerbe zurück- und vorübergehend außer Nahrungsstand gekommen sind, falls ihnen dadurch emporzuhelfen ist, und falls sie nicht dem eigentlichen Almosen anheimgefallen sind.

Wer ein Darlehen nicht vollständig zurückgezahlt hat, darf nicht wieder ein solches erhalten. Rückzahlung in der Regel monatweise, und zwar mit 20 Pf. pro 3 M. des Darlehns.

1908 an 100 Personen Darlehen im Gesamtbetrage von 6665 M.

813. Verein Bürger-Rettungs-Institut. Kapital: 1 284 109 M.

Geschäftsstelle: C. 2, Gr. Präsidentenstr. 7 (4—6). (Mag.-Sekr. Höhne.)

Zweck: Gewährung zinsfreier, in kleinen Raten rückzahlbarer Darlehen an Personen, die in Berlin seit 6 Jahren ununterbrochen dasselbe Gewerbe selbständig betrieben haben und nicht über 60 Jahre alt sind.

Unter Verwaltung des Instituts stehen folgende Stiftungen:

a) **Friedrich Nicolaische Stiftung.** Kapital: 51 390 M.

Zweck: Gewährung von Darlehen bis 150 M. an Bürger, welche mindestens 4 Jahre selbständig sind, gegen 3⅓ Proz. Zinsen und durch Bürgen zu stellende Sicherheit.

Die Darlehen sind in monatlichen Raten zurückzuzahlen. Bewerber, welche das 60. Lebensjahr überschritten haben, finden keine Berücksichtigung.

b) **Hachesche Stiftung.** Kapital: 191 957 M.

Zweck: Unterstützung hilfsbedürftiger Personen über 50 Jahre, welche mindestens 10 Jahre in Berlin ansässig und noch nicht aus Armenfonds unterstützt worden sind.

Gewerbetreibende bevorzugt. Höhe der einzelnen Geschenke 75 M. Austeilung am 7. August. Bewerbungen bis Ende März an Magistr.-Sekretär Lukow, NO. 55, Braunsbergerstr. 24.

c) **von Kircheisensche Stiftung.** Kapital: 18 717 M. und Ertrag des Hauses Gr. Präsidentenstr. 7.

Zweck: Unterstützung bedürftiger Berliner Greise, welche 50 Jahre Bürger hiesiger Stadt sind, durch laufende monatliche Spenden von 6—15 M. bis an ihr Lebensende.

d) **Cosmar-Stiftung.** Kapital: 1800 M.

Zweck: Geschenke zu 36 M. auf Lebenszeit an 2 unverheiratete Personen, die das 50. Lebensjahr überschritten haben.

e) **Schäfersches Legat.** Kapital: 4500 M.

Zweck: Geschenke an verarmte Tischlermeister zu geben.

f) **Lademannsche Stiftung.** Kapital: 25 000 M.

Zweck: Nach Abzug einiger Legate Gewährung von einmaligen Unterstützungen und Darlehen an Personen, die vom Bürger-Rettungs-Institut satzungsgemäß nicht berücksichtigt werden können.

1907: 69 400 M. an 111 Bittsteller.

814. Berliner Frauenverein zur Abhilfe der Not unter den kleinen Fabrikanten und Handwerkern.

Vors.: Frau Ida Salomonsohn, W. 15, Joachimsthalerstr. 11.

Zweck: Gewährung von Darlehen in Höhe von 15—150 M. an Familienväter und Familienmütter, an selbständige Handwerker oder Gewerbetreibende. Stellung eines sicheren Bürgen ist erforderlich. Rückzahlung der Darlehen in wöchentlichen Ratenzahlungen von 10 Pf. pro 3 M. Beginn der Rückzahlungen 4 Wochen nach Empfang des Darlehns. Zum zweitenmal kann ein Darlehn nur gewährt werden, wenn das frühere vollständig zurückgezahlt ist, oder wenn dem Bürgen sein Verlust von dem Darlehnsempfänger zurückgezahlt worden ist. Gesuche sind an die Vorsitzende zu richten.

1908/09: 289 Darlehen im Betrage von 29 370 M.

815. Vorschuß=Verein für hilfsbedürftige Mitglieder der jüdischen Gemeinde zu Berlin.

Vors.: Oscar Rathenau, W. 10, Bendlerstr. 25/26.

Zweck: Hilfsbedürftigen Mitgliedern der jüdischen Gemeinde zinsfreie Darlehen zu gewähren zur Aushilfe im Geschäft, um sie vor Verarmung zu schützen. Der Verein gewährt zinsfreie Darlehen bis 800 M. bei Stellung eines sicheren Bürgen. Jedes unbescholtene Mitglied der jüdischen Gemeinde, das seit wenigstens drei Jahren in Berlin ansässig ist und selbständig einen Handel oder ein Gewerbe treibt oder einem Beruf obliegt, kann ein Darlehn erhalten, wenn Aussicht vorhanden ist, daß ihm dadurch eine Aufhilfe gewährt wird. In außergewöhnlichen Fällen kann auch von der Bedingung eines zweijährigen Aufenthaltes in Berlin Abstand genommen werden. Das Darlehen soll in 30 gleichen wöchentlichen Teilzahlungen zurückgezahlt werden. Mit der Rückzahlung ist spätestens vier Wochen nach Empfang des Darlehns zu beginnen. Das Gesuch ist schriftlich einzureichen.

1908: 610 gewährte Darlehen in Gesamthöhe von 175 100 M. (darunter 104 Darlehen zu 400 M., 42 zu 500 M. und 13 zu 600 M.).

816. Joel Wolff=Meyer=Stiftung. Kapital 5400 M.

Verwaltung: Armenkommission der jüdischen Gemeinde.

Zweck: a) Unterstützung von verschämten jüdischen Armen; b) Aufhilfe für jüdische Handwerker und Gewerbetreibende.

Die Unterstützungen zu b werden in Beträgen von 300—450 M. an steuerzahlende und der Gemeinde mindestens fünf Jahre angehörende Mitglieder als Darlehen gegen Schuldschein ohne Zahlungstermin gegeben. Die Rückzahlung kann auch in Raten geschehen, soll jedoch nicht gerichtlich erzwungen werden. Wiederholung des Darlehens nur nach Tilgung der Schuld. Außer den Zinsen kommen vom Kapital noch jährlich 300 M. für a und b gemeinsam zur Verwendung, daher erlischt die Stiftung 1915.

Siehe ferner: Verein gegen Verarmung Nr. 77, Zentralstelle für die weiblichen Bühnenangehörigen Deutschlands Nr. 218, Lette=Verein (Lette=Stiftung) Nr. 355, Darlehns= und Unterstützungskasse des Vereins zur Förderung des Frauenerwerbs durch Obst= und Gartenbau Nr. 403, Dr. Samuel Kristeller=Stiftung Nr. 416, Israelitischer Miete=Hilfsverein Nr. 829, Mendelssohn=Bartholdy=Stiftung Nr. 858, Kaufmännischer Hilfsverein Nr. 945, Unterstützungskasse des Vereins Berliner Kaufleute und Industrieller Nr. 947, Verein Berliner Presse Nr. 986, Association for the relief of British subjects Nr. 1002, Österreichisch=ungarischer Hilfsverein Nr. 1003, Schwedischer Unterstützungsverein zu Berlin Nr. 1004, Schweizerverein Nr. 1007, Verein der Grätzer in Berlin Nr. 1016, Lissaer Hilfsverein Nr. 1017, Ostpreußischer Unterstützungsverein Nr. 1019, Ostrowoer Hilfsverein Nr. 1020, Verein der Pommern Nr. 1021, Verein der Posener Nr. 1022,

Hilfsverein für Rawitscher Nr. 1023, Verein der Schlesier Nr. 1025, Schweriner Hilfsverein Nr. 1027.

B. Geldgeschenke.

I. Geldgeschenke für bestimmte Zwecke.

1. Existenzbegründung, Aufhilfe im Geschäft, Gewerbe, Handwerk usw.

a) Ohne Konfessionsbeschränkung.

817. Louis Liebermann-Stiftung. Kapital: 114 300 M.
Verwaltung: Städt. Stiftungsdeputation.
Zweck: Gewährung von Unterstützungen zu 100—1000 M., in der Regel am 29. April, bei sehr dringenden Fällen auch zu anderen Terminen, ohne Unterschied der Konfession, vorzugsweise zur Aufhilfe oder zur Begründung einer wirtschaftlichen Existenz, zur Aussteuer bei Verheiratung, zu unumgänglicher ärztlicher Kur hier oder außerhalb, oder zur Ausbildung hervorragend Begabter in Kunst und Wissenschaft.
Dieselbe Person kann 3 Jahre nacheinander selbst mit dem Höchstbetrage bedacht werden. Die Stifter haben sich das Vorschlagsrecht vorbehalten.

818. Spenersche Stiftung. Kapital: 300 000 M.
Verwaltung: F. Marchand, W. 35, Magdeburgerstr. 11, Mag.-Sekr. G. Busch, SW. 47, Hagelbergerstr. 27.
Zweck: „Hilfsbedürftige Personen, die in der Jugend ihres Lebens einer würdigen Selbständigkeit entgegengehen, also zu irgend einem ehrenwerten Stande sich vorbereiten, oder die über die Jahre der Vorbereitung zur Selbständigkeit in der bürgerlichen Gesellschaft hinaus dem Ziele ihres Lebens mehr oder weniger nahe sind", ohne Rücksicht auf Geschlecht, Alter, Stand, Religion zu unterstützen.
Gewährt werden: widerrufliche Zuschüsse zur Ausbildung (auf eine bestimmte Zeit — Stipendien) oder zum Unterhalt (auf unbestimmte Zeit — Altersrenten) ev. auch einmalige Unterstützungen geringeren Umfanges.
Zu a siehe ferner: Simon Bladsche Stiftung Nr. 556, Rentier August Schultzesche Aussteuer-Stiftung Nr. 836, Lissaer Hilfsverein Nr. 1017, Ostrowoer Hilfsverein Nr. 1020, Schweriner Hilfsverein Nr. 1027, Simon, Hermann und Ella Böhm-Stiftung Nr. 1092.

b) Speziell für jüdische Personen.

819. Kauffmann-Bendix-Stiftung. Kapital: ca. 170 000 M.
Vors. des Kuratoriums: Justizrat Dr. Eisenmann, N. 4, Chausseestr. 3.
Zweck: Unterstützung armer jüdischer Familienväter zur Aufhilfe in ihrem Gewerbe; Mieteunterstützungen.

820. M. J. Bodensteins Aufhilfe-Fonds. Kapital: 5200 M.
Verwaltung: Armenkommission der jüdischen Gemeinde.
Zweck: Unterstützung eines unverschuldet in Not geratenen unbescholtenen verheirateten Handwerkers oder Künstlers, der keine laufende Armenunterstützung erhält, am 1. Ijar.

821. Baer Philipp Goldschmidtsche Familienstiftung. Kapital: ca. 400 000 M.
Vors. des Kuratoriums: Julius Kalmus, W. 30, Eisenacherstr. 98.
Zweck: Unterstützung jüdischer Familienväter zur Aufhilfe in ihrem Gewerbe; Unterstützung auf der Durchreise befindlicher Talmudisten; Unterstützung von Krankenhäusern, Lehrhäusern und einzelnen Talmudisten nach speziellen testamentarischen Bestimmungen.

822. Oppenheims Aufhilfe-Fonds. Kapital: 7400 M.
Verwaltung: Armenkommission der jüdischen Gemeinde.
Zweck: Unterstützung von Mitgliedern der jüdischen Gemeinde in Beträgen von mindestens 100 M. zur Aufhilfe.

823. Stiftung eines Ungenannten. Kapital: 42 500 M.
Verwaltung: Armenkommission der jüdischen Gemeinde.
Zweck: Unterstützung zur geschäftlichen Aufhilfe oder fortlaufend für hiesige unbescholtene jüdische Familienväter nicht unter 50 Jahren; ev. auch für Witwen, die den gleichen Bedingungen entsprechen.
Die zu Berücksichtigenden müssen spätestens seit dem 15. August 1888 ortsangehörig oder geborene Berliner sein.

824. Lippmann-Meyer-Wulf-Stiftung. Kapital: 85 400 M.
Verwaltung: Kuratorium. Vors.: Aug. J. Meyer, SW. 12, Charlottenstr. 82.
Zweck: Unterstützung jüdischer Familienväter zur Aufhilfe im Geschäft oder Handwerk.
Jährliche Unterstützungssumme 1850 M. Verteilung im November.
Siehe ferner: M. J. Liebmannsche Stiftung Nr. 842.

2. Miete-Unterstützung.

a) Ohne Konfessionsbeschränkung.

825. Präsident Alslebensches Vermächtnis. Kapital: 900 M.
Verwaltung: Armendirektion.
Zweck: Gewährung eines Mietsbeitrages an eine arme Familie.

826. Henrietten-Fonds. Kapital: 2900 M.
Verwaltung: Städt. Stiftungsdeputation.
Zweck: Unterstützung armer hiesiger Einwohner, die vorzüglich wegen Mietschulden unter Exekution stehen und durch den Weg eines Vergleichs mit ihren Gläubigern gerettet werden können.

827. von Kottwitzsche Armenunterstützungsanstalt (juristische Person). Kapital: 228 600 M., Staatszuschuß 10 464 M. Jahresausgabe ca. 20 000 M.
Verwaltung: Kuratorium. Städt. Stiftungsbureau.
Zweck: Arbeitsfähigen, unbescholtenen und fleißigen armen Leuten mit mehreren unversorgten Kindern bei eintretender Obdachlosigkeit vorübergehend ein Unterkommen zu sichern durch Gewährung von Beihilfen zur Bezahlung der Miete, um es ihnen dadurch zu ermöglichen, für ihren Broterwerb selbst zu sorgen. Außerdem im Winter Unterstützung mit Brennmaterial.
1908: 421 Unterstützungen im Betrage von 15 449 M. Brennmaterial an 529 Personen für 4999 M.

828. Witwe Rode-Stiftung. Kapital: 4500 M.
Verwaltung: Städt. Stiftungsdeputation.
Zweck: Gewährung von Unterstützungen zur Tilgung von Mietsschulden.
Siehe ferner: Weber Johann Jakob Zeitler-Stiftung für Weber und andere Handwerker Nr. 903.

b) Speziell für jüdische Personen.

829. Israelitischer Miete-Hilfsverein zu Berlin.
Vors.: Jlia Ber, N. 24, Elsasserstr. 93.
Zweck: Israelitischen Armen, welche seit einem Jahre in Berlin wohnen, Beihilfe zur Miete zu gewähren als Schenkung oder Darlehen.
Selbst wenn das Darlehen noch nicht zurückgezahlt ist, ist in demselben Jahre eine weitere Unterstützung möglich. Bei Exmissionsklage und in Krankheits- oder

Todesfällen usw. kann Unterstützung von 20 M. und mehr bewilligt werden. Die Verteilung findet jeden Monat statt. Gesuche bis zum 15. d. Mts. an den Vorsitzenden.

1907: 477 Unterstützungen im Betrage von 8325 M.

830. Ruben Markussche Nachlaß-Stiftung. Kapital: 305 000 M.

Verwalter: Willy Bamberger, W. 35, Steglitzerstr. 36.

Zweck: Unterstützung jüdischer Armer am Sterbetage des Testators; Gewährung von Beihilfeu zu Badereisen für Kranke aus kleinen Gemeinden, die ihre Mitglieder nicht unterstützen können; Unterstützung jüdischer Einwohner mit Beträgen von 15—20 M. vierteljährlich zur Zahlung der Miete und Beschaffung von Brennmaterial, einige Tage vor dem Quartal.

831. Lion Eduard Tausk-Stiftung.

Verwaltung: Armenkommission der jüdischen Gemeinde.

Zweck: Verteilung von 150 M. an jüdische Arme, die wegen Mieterückstände in Bedrängnis sind, am 11. Juli.

832. Miets-Unterstützungsanstalt der jüdischen Gemeinde (Chebrat Ohel Jescharim).

Vors.: Emil Pincus, W. 15, Joachimsthalerstr. 17.

Geschäftsstelle: C. 2, Rosenstr. 2/4.

Zweck: Armen hier wohnenden Juden eine Beihilfe zur Miete zu gewähren. Der zu Unterstützende muß in der Regel seit mindestens zwei Jahren in Berlin wohnen.

1907: ca. 7500 M. verausgabt.

Siehe ferner: Kaufmann-Bendix-Stiftung Nr. 819.

3. Braut-Aussteuern.

a) Ohne Konfessionsbeschränkung.

833. Charlotte Elisabeth-Stiftung. Kapital: 11 100 M.

Verwaltungsvorf.: Geh. Reg.-Rat Müller, W. 64, Wilhelmstr. 73.

Zweck: Unterstützung armer würdiger Brautpaare mit einer Aussteuer von 385 M. am 18. Februar, und zwar sollen in gehöriger Abwechslung Angehörige der evangelischen und katholischen Konfession, sowie des jüdischen Glaubens, resp. des Zivil- und Militärstandes berücksichtigt werden.

834. Lange-Schuckesche Aussteuer-Stiftung.

Verwaltung: Städt. Stiftungsdeputation.

Zweck: Gewährung von 1500 M. jährlich zu einer Aussteuer für eine bedürftige würdige Kaufmannstochter im Juli.

Töchter solcher Kaufleute, die einen Materialwarenhandel hier betrieben haben oder betreiben, haben den Vorzug. Bewerbungen sind bis zum 30. Juni einzureichen. Verteilung durch ein Kommission, bestehend aus je einem Deputierten der Armendirektion, der hiesigen Kaufmannschaft und der Servisverordneten.

835. Luisen Friedrich-Stiftung. Kapital: 16 900 M.

Verwaltungsvorf.: Geh. Reg.-Rat Müller, W. 64, Wilhelmstr. 73.

Zweck: Unterstützung armer würdiger Brautpaare mit einer Aussteuer von je ca. 300 M. am 20. September, und zwar sollen in gehöriger Abwechslung Angehörige der evangelischen und katholischen Konfession, sowie des jüdischen Glaubens, resp. des Zivil- und Militärstandes berücksichtigt werden.

836. Rentier August Schultzesche Aussteuer-Stiftung. Kapital: 18 100 M.

Verwaltung: Städt. Stiftungsdeputation.

Zweck: Verwendung der Zinsen in Beträgen von 150 M. zu gleichen Teilen 1. für Mädchen zur Aussteuer; 2. für junge Männer zur Etablierung.

Vornehmlich für Bewohner desjenigen Armenkommissionsbezirks, zu dem das Haus Weydingerstr. 1 gehört (z. Z. 133). Auszahlung am 19. September. Der zuständige Armen-Kommissionsvorsteher und der Stadtverordnete des Bezirks haben ein Vorschlagsrecht. Nach Beschluß vom 23. Januar 1908 ist die Tätigkeit der Stiftung auf 3 Jahre eingestellt.

837. Frl. Therese Wolff-Stiftung. Kapital: 42 800 M.
Verwaltung: Städt. Stiftungsdeputation.
Zweck: Verleihung zweier Aussteuerbeihilfen zu je 600 M. jährlich an ein christliches und ein jüdisches Mädchen.
Bewerbungen sind bis zum 30. September einzureichen. Der Zinsenrest wird am 4. April jährlich zur Hälfte an christliche, zur Hälfte an jüdische Arme verteilt, letztere Hälfte durch die Armenkommission der jüdischen Gemeinde (jährlich ca. 144 M.).
Siehe ferner: Louis Liebermann-Stiftung Nr. 817, Heerbrandtsches Stipendium Nr. 494.

b) Speziell für christliche Bräute.

Siehe: Albrechtsche Stiftung Nr. 1072.

c) Speziell für jüdische Bräute.

838. Gesellschaft Hachnassath Kallah. (Zur Ausstattung von Bräuten). (Unter Aufsicht des Vorstandes der jüdischen Gemeinde.)
Vors.: Emil Pincus, W. 15, Joachimsthalerstr. 17.
Geschäftsstelle: C. 2, Rosenstr. 2/4.
Zweck: Unbemittelten israelitischen Jungfrauen bei ihrer Verheiratung mit einem Israeliten eine Unterstützung in barem Gelde zu gewähren.
Ausgeschlossen sind Witwen, geschiedene Frauen und Personen, die keinen unbescholtenen Lebenswandel haben. Zwei Schwestern können nicht zu gleicher Zeit unterstützt werden. Für die Höhe der Unterstützungen vier Stufen. Töchter von lebenden oder verstorbenen Mitgliedern der Gesellschaft bevorzugt; Töchtern von Nichtmitgliedern können Unterstützungen bis 300 M. gewährt werden. Die Ehe muß nach jüdischem Ritus erfolgen, die Auszahlung darf erst einen Tag nach der Trauung geschehen. Eingaben unter eigenem Namen oder durch den gesetzlichen Vertreter schriftlich an den Vorstand.
Mit der Gesellschaft in Verbindung: 7 Spezialstiftungen mit gleichen Zwecken (teilweise für Verwandte der Stifter).
1907: 7200 M. Unterstützungen aus der Hauptkasse.

839. Isaak Heymann Lebysche Stiftung. Kapital: 26 400 M.
Vors. des Kuratoriums: Felix Struck, C. 2, Neue Friedrichstr. 47.
Zweck: Außer Unterstützung eines Talmudisten und seiner Schüler alle 2 Jahre. Gewährung einer Beihilfe von 248 M. für eine arme jüdische Braut.
Eingaben für letzteren Zweck an ein Mitglied des Kuratoriums.

840. Heymann Simonsche Stiftung. Kapital: 17 000 M.
Verwaltung: Vorstand der jüdischen Gemeinde.
Zweck: Unterstützung eines religiös-jüdischen bedürftigen Mannes oder einer religiös-jüdischen bedürftigen Braut.
Alljährlich im Dezember Aufforderung zur Anmeldung durch die Zeitungen.

841. Friederike Lachmann-Stiftung. Kapital: 30 000 M.
Verwaltung: Vorstand der jüdischen Gemeinde.
Zweck: Ausstattung von zwei unbemittelten jüdischen Bräuten (auch Witwen) im Mai.

842. M. J. Liebmannsche Stiftung. Kapital: 373 000 M.
Verwaltung: Kuratorium. Vors.: Komm.-Rat Alfred Loewenberg, NW.
17, Unter den Linden 42.
Zweck: Unterstützung unbescholtener israelitischer Familien, die mindestens 10 Jahre
in Berlin wohnen und Beitrag zur jüdischen Gemeinde gezahlt haben, insbesondere
jüdischer Bräute durch Mitgift, schuldlos heruntergekommener Familienväter zur
Aufhilfe im Geschäft, Handwerker (in Berlin geboren) zur Etablierung, Kranker
aus armen jüdischen Gemeinden zu einer Badekur.
Gesuche Januar oder Februar an den Vorsitzenden zu richten. Geburtsattest
und genaue Angabe über Erwerbsverhältnisse usw. beizufügen.
Siehe ferner: Troppau-Stiftung Nr. 429, Berth. Langner-Stiftung Nr. 466,
Frauenverein innerhalb der israelitischen Synagogen-Gemeinde Adass Jisroel
Nr. 600.

II. Geldgeschenke ohne Zweckbestimmungen.
für bestimmte Personen.

Alle Geldunterstützungen für Schüler, Seminaristen, Studierende, Aka-
demiker usw., auch solche, welche nicht ausdrücklich für Unterrichtszwecke bestimmt
sind, haben im Kapitel „Unterricht und Ausbildung" der besseren Übersicht halber
im Zusammenhange Aufnahme gefunden.

1. Angehörige bestimmter bürgerlicher Berufe und deren Familien-
mitglieder und Hinterbliebene.

Apotheker.

843/848. Wohltätigkeitsanstalten des Deutschen Apotheker-Vereins.
Geschäftsstelle: NW. 87, Lewetzowstr. 16b.
Vors.: Dr Salzmann, W. 15, Joachimsthalerstr. 22/23.

843. Albes-Stiftung.
Zweck: Unterstützung hilfsbedürftiger, ehrbarer Pharmazeuten, sowie deren Witwen
und Waisen durch Gewährung von Geldmitteln.

844. Allgemeine Unterstützungskasse und

845. Gehilfen-Unterstützungskasse des Deutschen Apotheker-Vereins.
Zweck: Mittellose, würdige, durch Alter, Krankheit oder Unglücksfälle ganz oder
teilweise erwerbsunfähig gewordene Fachgenossen und deren in gleichen Verhältnissen befindlichen Witwen und unversorgten Kinder zu unterstützen.
1907: 17 565 M. Unterstützungen.

846. Bucholz-Gehlen-Trommsdorff-Stiftung.
Zweck: Unterstützung ausgedienter, würdiger, hilfloser alter Apothekergehilfen.
1907: 7800 M. Unterstützungen.

847. Dr Gustav Mankiewicz-Stiftung.
Zweck: Unterstützung bedürftiger Witwen und Waisen von Apothekern.
Bittsteller, welche aus der Provinz Posen stammen, werden in erster Linie berück-
sichtigt.
Jährlich 350 M. Unterstützungen.

848. Die Stipendienkasse des Deutschen Apotheker-Vereins und eine Reihe außer den
vorstehenden noch im Besitz des Vereins bestehenden Stiftungen verleihen Stipendien, Preise und Prämien.
1907: 5420 M Stipendien; 205 M. Prämien.

Ärzte.

849. Unterstützungskasse der Ärztekammer für die Provinz Brandenburg und den Stadtkreis Berlin.

Geschäftsstelle: C. 2, An der Spandauer Brücke 6.

Vors. des Kuratoriums und des Prüfungsausschusses für Berlin: San.-Rat Dr S. Davidsohn, W. 9, Schellingstr. 13.

Zweck: Ärzten der Provinz Brandenburg und des Stadtkreises Berlin und deren Hinterbliebenen im Falle der Bedürftigkeit einmalige und laufende Unterstützungen zu gewähren.

Beschäftigungsnachweis für arbeitswillige Hinterbliebene von Ärzten. Für letztere Gewährung von Rat und Hilfe bei Berufswahl, Unterbringung in Waisenhäusern usw.

Gesuche um Unterstützung zur Existenzbegründung seitens arbeitsfähiger beschäftigungsloser Ärzte können nicht berücksichtigt werden. Alle Gesuche sind an den Vorsitzenden des Prüfungsausschusses zu richten; Gesuche um Geldunterstützungen bis spätestens 10. März, 10. Juni, 10. September, 10. Dezember.

1908 wurden innerhalb Berlins und der Vororte 59 fortlaufende und 18 einmalige Unterstützungen gewährt an 16 Ärzte, 50 Ärztwitwen, 10 Ärztwaisen, 1 Ärztschwester.

850. Dr Ignatz Braunsche Stiftung. Kapital: 13 500 M.

Geschäftsstelle: W. 64, Unter den Linden 4.

Zweck: Unterstützung hilfsbedürftiger Ärzte jüdischen Glaubens, die in Berlin oder in Hirschberg i. Schl. ansässig sind.

Gesuche an das Direktorium der Hufelandschen Stiftungen Berlin, W. 64, Unter den Linden 4.

Unterstützungen für Zahnärzte siehe Nr. 987.

Beamte.

851. Beamtenwitwen-Unterstützungsfonds. Kapital: 24 200 M.

Verwaltung: Städt. Stiftungsdeputation.

Zweck: Laufende Unterstützung unbemittelter Beamtenwitwen mit 6—11 M. monatlich.

852. Bethgescher Fonds. Kapital: 86 200 M.

Verwaltung: Städt. Stiftungsdeputation.

Zweck: Unterstützung bedürftiger, kränklicher, ortsangehöriger, würdiger, unverheirateter Beamtentöchter mit jährlich 300 M., monatlich pränumerando zahlbar.

853. Eisenbahn-Töchterhort. Kapital: 426 179 M.

Vors.: Ober- u. Geh. Reg.-Rat Dr Koch, SW. 11, Askanischer Platz 5.

Verwaltung: Hauptausschuß W. 66, Wilhelmstr. 79, Bezirksausschuß, W. 35, Schöneberger Ufer 1/4.

Zweck: Gewährung von einmaligen und laufenden Unterstützungen für ledige Töchter von verstorbenen Beamten und Arbeitern der preußischen und hessischen Staatseisenbahnen und der Reichseisenbahnen im Falle der Bedürftigkeit und Würdigkeit, besonders zum Zweck ihrer Ausbildung und zur Förderung ihrer Erwerbstätigkeit.

1907: 8582 M. im Bereich des Bezirksausschusses Berlin verausgabt.

Der Bau eines Töchterheims in Erfurt ist beabsichtigt.

854. Elisabeth-Stiftung für Witwen und Waisen unbesoldeter Kommunalbeamter (einschließlich der Stadtverordneten und Schiedsmänner). (Jurist. Person.) Kapital: 194 100 M. Der städtische jährliche Zuschuß beträgt bis 1909: 10 000 M.

Die Verwaltung der Stiftung wird (unter Aufsicht des Magistrats) von einem Vorstand von 7 Mitgliedern und 9 Beisitzern geführt.

Vors.: Stadtverordneter Paul Ulrich, SW. 13, Neuenburgerstr. 38 (3—4).

Schriftführer: Bürgerdeputierter Driesemann, W. 62, Kurfürstenstr. 76/77.

Zweck: Unterstützung hilfsbedürftiger Witwen und Waisen solcher unbesoldeter Berliner Kommunalbeamten, die 6 Jahre lang ein unbesoldetes Ehrenamt verwalten; auch für Kommunalbeamte selbst, wenn sie ohne ihr Verschulden in Bedürftigkeit geraten.

Mitglied der Stiftung, bzw. Stiftungsgesellschaft ist jeder, der einen jährlichen Beitrag (mindestens 3 M.) oder einen einmaligen von 150 M. zahlt. Anspruch auf Unterstützung von Beiträgen zur Stiftungskasse nicht unbedingt abhängig, doch haben Mitglieder und deren Hinterbliebenen den Vorzug.

1907: 20 433 M. an 137 bedürftige Personen.

855. Feuerwehr-Stiftung. Kapital: 87 250 M.

Verwaltung: Polizei-Präsident in Berlin.

Zweck: Unterstützung von im Dienst verunglückten Beamten und Mannschaften der Berliner Feuerwehr und deren Hinterbliebene.

856. Kluge-Stiftung. Kapital: 45 900 M.

Verwaltung: Königl. Polizei-Präsident in Berlin.

Zweck: Gewährung von laufenden oder einmaligen Unterstützungen an Witwen und Waisen der Feuerwehr-Mannschaften vom Feldwebel abwärts.

Anträge sind an das Königl. Polizei-Präsidium, Abteilung für die Feuerwehr zu richten.

857. Königin Augusta-Stiftung für die Berliner Feuerwehr. Gesamtvermögen 1907 (einschl. 3 Spezialstiftungen): 511 737 M. und das Grundstück, Langestr. 3.

Vors. des Kuratoriums: Stadtrat Mugdan, W. 35, Kurfürstenstr. 55.

Geschäftsstelle: SW. 19, Lindenstr. 41.

Zweck: Unterstützung der Hinterbliebenen von Feldwebeln, Obermaschinisten (Maschinenmeistern), Oberfeuermännern und Feuermännern.

Unterstützung der Witwen monatlich 21 M.; für jedes Kind unter 14 Jahren monatlich 3 M. Außerdem einmalige Unterstützungen.

1908 wurden 5 invalide Feuerwehrleute mit 590 M. und 97 Witwen mit 23 901 M. unterstützt; 225 M. Leibrenten.

858. Mendelssohn-Bartholdy-Stiftung. Kapital: 25 800 M.

Verwaltung: Königl. Polizei-Präsident in Berlin.

Zweck: Gewährung von Unterstützungen und zinslosen Darlehen an Beamte und Mannschaften der Berliner Feuerwehr.

859. Schmetzer-Stiftung. Kapital: 6000 M.

Verwaltung: Polizei-Präsident in Berlin.

Zweck: Unterstützung von im Dienst verunglückten Mannschaften der Berliner Feuerwehr und Gewährung von Erziehungsbeihilfen für deren minderjährige Waisen.

860. v. Zaleska-Stiftung. Kapital: 1800 M.

Verwaltung: Polizei-Präsident in Berlin.

Zweck: Unterstützung von bei Bränden verletzten Mannschaften und der Hinterbliebenen von im Dienst tödlich verunglückten Mannschaften der Berliner Feuerwehr.

861. v. Forckenbeck-Zelle-Stiftung. Kapital: 520 000 M.

Verwaltung durch ein Kuratorium unter Vorsitz des Oberbürgermeisters.

Geschäftsstelle: Rathaus, Zimmer 44.

Zweck: Unterstützung von ehemaligen städtischen Beamten (besoldeten wie unbesoldeten), Angestellten und Hilfsarbeitern, sowie deren Hinterbliebenen.

862. Heilmannsche Stiftung. Kapital: 32 000 M.
Verwaltung: Königl. Kammergericht.
Zweck: Unterstützung von unverheirateten Töchtern armer, noch lebender Kammergerichts-Beamten.

863. Holtzendorffsches Legat. Kapital: 1600 M.
Verwaltung: Städt. Stiftungsdeputation.
Zweck: Unterstützung armer Beamtenwitwen in Beträgen von mindestens 36 M.

864. Martin Kirschner-Stiftung. Kapital: 10 000 M.
Verwaltung: Kuratorium der v. Forckenbeck-Zelle-Stiftung (siehe diese Nr. 861).
Zweck: Unterstützung bedürftiger Angehöriger und Nachkommen von Magistratsmitgliedern und Stadtverordneten.

865. König Wilhelm-Stiftung für erwachsene Beamtentöchter. Gesamtvermögen 1907: 565 000 M.
Verwaltung durch ein Kuratorium. Vors.: fehlt z. Z.; stellv. Vors.: Geh. Ober-Finanzrat Fernow, Groß-Lichterfelde, Bismarckstr. 5.
Adresse der Stiftung: Berlin C. 2, Königl. Schloß, Lustgarten 3.
Zweck: Unterstützung von über 17 Jahre alten Töchtern von verstorbenen preuß. höheren und mittleren Staats-Beamten und Gewährung von Stipendien zur Ausbildung in einem wissenschaftlichen, technischen oder artistischen Fache.
Bevorzugt werden Beamtentöchter, deren Väter Beiträge gezahlt oder ein Ehrenamt bekleidet haben. Etwa ein Zehntel der jährlichen Bewilligungssumme entfällt auf Berlin.
Mit der Stiftung verschmolzen ist die Wilhelm-Stiftung Beamtendank (Kapital 43 000 M.).
1907: 27 165 M. einmalige Unterstützungen, 23167 M. laufende, 7825 M. Stipendien.

866. Philippson-Stiftung. Kapital: 37 654 M.
Verwaltung: Deutsch-Israelitischer Gemeindebund, W. 35, Steglitzerstr. 85.
Kuratoren: Prof. Dr. M. Philippson, W. 50, Kurfürstendamm 211; Dr. med. Apfel-Cöln; D. Magnus-Leipzig.
Zweck: Unterstützung jüdischer Gemeindebeamter und Lehrer in unverschuldeter Not und zum Einkauf in Hilfskassen.
1908: 1604 M. an Unterstützungen gezahlt.

867. v. Schkopp-Stiftung. Kapital: 40 500 M.
Verwaltung: Städt. Stiftungsdeputation.
Zweck: Verwendung der Zinsen von 30 000 M. zur Unterstützung zweier hilfsbedürftiger, würdiger, elternloser Töchter aus dem Beamten-, Offizier-, Gelehrtenoder Kaufmannsstande; Verwendung der Zinsen von 10 500 M. zu je 600 M. für hilfsbedürftige Töchter gebildeter Eltern.

868. Stiftung für Witwen und Waisen von Beamte, sowie für dienstunfähige Beamte der jüdischen Reformgemeinde. Kapital: 244 600 M.
Verwaltung: Vorstand der jüdischen Reformgemeinde (derz. Vors.: Rud. Mosse, W. 9, Leipziger Platz 15).
Zweck: Dienstunfähige Beamten, sowie Witwen und Waisen von Beamten der jüdischen Reformgemeinde laufend zu unterstützen.

869. Töchterhort. Stiftung für verwaiste Töchter von Reichs-Post- und -Telegraphenbeamten. Kapital 1907: 1 277 435 M. Unter dem Protektorat der Kaiserin.
Verwaltung: durch den Hauptausschuß W. 66, Leipzigerstr. 15, und 42 Bezirksausschüsse.

Zweck: Fürsorge für unverheiratete Töchter von verstorbenen Reichs-Post- und -Telegraphenbeamten und -unterbeamten im Fall der Hilfsbedürftigkeit durch Gewährung von Unterstützungen. Fürsorge für Kinder von Beamten.

Solche bevorzugt, deren Väter Beiträge zur Stiftung geleistet haben. Die Bezirksausschüsse ziehen in ihrem Bezirk Beiträge ein und dürfen die Hälfte der eingehenden fortlaufenden Beträge zu einmaligen Gewährungen an Beamten- und Unterbeamtentöchter von über 18 Jahre selbständig verwenden. Dem für jede Verkehrsanstalt von den beitragenden Mitgliedern gewählten „Vertrauens- mann" liegt es ob, hilfsbedürftige Töchter zu ermitteln, sie zur Unterstützung vor- zuschlagen, ihnen mit Rat und Tat zu Hilfe zu kommen. Zur Unterstützung von Töchtern unter 18 Jahren, sowie zur Bewilligung von fortlaufenden Unter- stützungen an dauernd oder für längere Zeit Erwerbsunfähige ist nur der Haupt- ausschuß berechtigt.

1908: 302 fortlaufende Unterstützungen mit 47 670 M. und 2800 einmalige mit 117 515 M.

870. Witwen- und Töchter-Fonds. Kapital: 3100 M.

Verwaltung: Städt. Stiftungsdeputation.

Zweck: Laufende Unterstützung kränklicher unverheirateter Beamtentöchter.

Zu Beamten siehe ferner: Kaiser Wilhelm-Stiftung für die Angehörigen der Reichs- Post- und Telegraphenverwaltung Nr. 94, Caspersche Stiftung Nr. 488, Henoch- Stiftung Nr. 885, Rudolf Bach-Stiftung Nr. 941, Hilfskasse der Königl. Friedrich Wilhelms-Universität Nr. 972, Friedrich Althoff-Stiftung Nr. 973.

Buchhändler.

871. Unterstützungsverein deutscher Buchhändler und Buchhandlungsgehilfen.

Vors.: Rudolf Hofmann, SW. 68, Zimmerstr. 8.

Zweck: Unterstützung deutscher Buchhändler, sowie der Gehilfen und Lehrlinge deutscher Buchhändler und der Witwen, Waisen und sonstigen Hinterbliebenen deutscher Buchhändler und Buchhandlungsgehilfen im Falle der Bedürftigkeit. Mitglieder haben vor Nichtmitgliedern den Vorzug. Alte, Kranke, Witwen und Waisen werden vorzugsweise berücksichtigt. Fortlaufende Unterstützungen werden bis zum Ende des Kalenderjahres bewilligt und müssen im Dezember neu nach- gesucht werden. In bringenden Fällen kann eine vorläufige Unterstützung bis zu 30 M. sofort erfolgen. Die Empfänger sind verpflichtet, alle Unterstützungen wieder zu ersetzen, sobald sie dazu imstande sind.

1907 wurden 396 Personen mit 64 309 M. unterstützt, davon fortlaufend 259 Personen oder Familien mit 52 228 M., einmalig 137 Personen mit 12 080 M. Der Verein verwaltet 18 Stiftungen für den gleichen Zweck.

Dienstboten.

Siehe: Amalie Friederike Engel-Stiftung Nr. 321, Oktobervereins-Stiftung Nr. 888, Gebrüder Theodor und Carl Kutzner-Stiftung Nr. 982, Fanny Liepmann- Stiftung Nr. 983.

Geistliche.

(Siehe auch die Stiftungen bei den einzelnen Kirchengemeinden Nr. 1—71.)

872. Deutsche Pfarrerhilfe. Kapital: 31 300 M.

Verwaltung: Evangel. Oberkirchenrat, Berlin, W. 9, Köthenerstr. 38.

Zweck: Unterstützung deutscher evangelischer Pfarrer in Fällen schweren kör- perlichen Unfalls oder von Krankheit.

873. Michael Markus Müller-Stiftung. Kapital: 15 050 M.

Verwaltung: Vorstand der jüdischen Gemeinde.

Zweck: Unterstützung eines Rabbinatskandidaten.

874. Pfarrertöchter-Fürsorge-Stiftung des Berliner Pfarrer-Vereins. Kapital: 14000 M.

Vors.: Herr P. em. Basche, NW. 21, Stromstr. 22.

Zweck: Unterstützung bedürftiger, über 18 Jahre alter, lediger Pfarrertöchter, deren Väter am Ende ihrer Amtszeit innerhalb des Generalsuperintandanturbezirks Berlin angestellt und als Gemeinde-, Vereins- oder Anstaltsgeistliche oder auch als Hilfsprediger der Landeskirche tätig waren, besonders zur Erlangung einer Erwerbstätigkeit.

875. Reichardtsches Legat. Kapital: 6200 M.

Verwaltung: Städt. Stiftungsdeputation.

Zweck: Unterstützung zweier bedürftiger evangelischer Predigerwitwen Berlins zu gleichen Teilen.

Verleihung durch den Propst von Berlin.

876. Seiffertsches Legat. Kapital: 7650 M.

Verwaltung: Konsistorium der Provinz Brandenburg.

Zweck: Unterstützung von 3 würdigen und hilfsbedürftigen unverheirateten Predigertöchtern mit jährlich 92 M. auf Lebenszeit.

Meldungen zu richten an Prediger Göhrke, C. 2, Poststr. 15.

877. Sydow-Stiftung. Kapital: 4300 M.

Verwaltung: Kuratorium. Städt. Stiftungsbureau.

Zweck: Gewährung von Pensionen an die Witwen und unverheirateten Töchter ehemaliger Geistlichen der Neuen und (in zweiter Reihe) der Jerusalemskirche.

878. Samuel Simonsche Stiftung. Kapital: 6000 M.

Verwalter: San.-Rat Dr. Julius Stern, W. 35, Potsdamerstr. 40.

Zweck: Unterstützung jüdischer Theologen.

Gelehrte.

879. Verein zur Unterstützung jüdischer Gelehrter zu Berlin (Machsike Thora).

Vors.: Meyer Strauß, N. 24, Oranienburgerstr. 64.

Zweck: Unterstützung armer Talmudisten, besonders durchreisender.

880. Ruben Samuel Gumpertz-Stiftung. Kapital: 7267 M.

Verwaltung: Vorstand der jüdischen Gemeinde.

Zweck: Verwendung eines Teils der Zinsen (240 M.) zur Unterstützung von fünf Talmudisten.

Siehe ferner: Caspersche Stiftung Nr. 488, von Schkopp-Stiftung Nr. 867, Wilhelm-Stiftung für Gelehrte Nr. 973.

Im Gewerbe und in der Industrie tätige Personen.

881. Heine-Dürfeld-Stiftung. Kapital: 125 000 M.

Verwaltung: Städt. Stiftungsdeputation.

Zweck: Unterstützung von Männern und Frauen, welche in Deutschland geboren sind, seit 20 Jahren in Berlin wohnen und während dieser Zeit auf industriellem oder gewerblichen Gebiete tätig waren, wenn sie durch Krankheit oder unverschuldete Umstände geschädigt wurden.

882. Cäsar Wollheim-Stiftung. Kapital: 8000 M.

Verwaltung: Städt. Stiftungsdeputation.

Zweck: Unterstützung bei den städtischen Gasanstalten beschäftigter Personen (Hilfsarbeiter, Arbeiter, Schlosser, Boten, Wächter usw.) auf Vorschlag der Verwaltungsdirektion der städt. Gaswerke.

Siehe ferner: Bürger-Rettungs-Institut Nr. 813b, Lüddicke-Naumann-Stiftung Nr. 887, Eduard Heinrich Schnellsche Stiftung Nr. 889, Kaufmann Friedrich

Wilhelm Schultze=Stiftung Nr. 890, Gebrüder Theodor und Karl Kutzner=Stiftung Nr. 982, Opera d'assistenza per gli operai italiani Nr. 1008.

Handwerker.

Im allgemeinen.

883. Bäckermeister Dietrichscher Fonds. Kapital: 754 M.
Verwaltung: Städt. Stiftungsdeputation.
Zweck: Unterstützung eines bedürftigen alten Handwerksmeisters am 30. März.

884. Louis Friedberg=Stiftung. Kapital: 10 000 M.
Verwaltung: Vorstand der Posamentier=Innung, Obermeister E. Prager, SW. 19, Jerusalemerstr. 52.
Zweck: Unterstützung hilfsbedürftiger Handwerksmeister, welche der Innung angehören oder angehört haben und deren Witwen.

885. Henoch=Stiftung. Kapital: 100 100 M.
Verwaltung: Kuratorium. Städt. Stiftungsbureau.
Zweck: Unterstützung von 40 armen Leuten jeder Konfession mit 87,50 M., insbesondere von kleinen Beamten (z. B. Schutzleuten) und Handwerkern, die durch Krankheit oder sonstiges unverschuldetes Unglück in Not geraten sind, im November.
Mehr als dreimal soll keiner unterstützt werden. Ältere haben den Vorzug.

886. Kaiser Wilhelm=Auguste Viktoria=Stiftung der Handwerkskammer zu Berlin. Kapital: 20 740 M.
Vors.: M. Bernard.
Zweck: In der Regel einmalige Unterstützung würdiger alter Handwerksmeister und deren Witwen im Bezirk der Handwerkskammer, welche in unverschuldete Not geraten sind, am 27. Februar.
1909: 515 M. für 26 Unterstützungen verausgabt.

887. Lübbicke=Naumann=Stiftung. Kapital: 23 700 M.
Verwaltung: Städt. Stiftungsdeputation.
Zweck: Unterstützung hier wohnhafter, bedürftiger, unbescholtener, über 60 Jahre alter Personen, die selbständig ein Handwerk, ein Gewerbe oder eine Kunst betreiben resp. betrieben haben, oder deren Witwen in Beträgen von 30 M. Am 6. Mai.

888. Oktobervereins=Stiftung. Kapital: 9300 M.
Verwaltung: Städt. Stiftungsdeputation.
Zweck: Zahlung lebenslänglicher Unterstützungen von 9 M. monatlich, am 15. jedes Monats, an Handwerker und männliche Dienstboten, die durch Verunglückung, unverschuldete Krankheit oder Altersschwäche arbeitsunfähig und hilfsbedürftig geworden sind.

889. Eduard Heinrich Schnellsche Stiftung. Kapital: 22 000 M. und das Haus Melchiorstr. 16.
Verwaltung: Städt. Stiftungsdeputation.
Zweck: Am 20. Dezember hilfsbedürftigen Witwen und Witwern mit Kindern, sowie solchen verheirateten Arbeitern und Handwerkern mit Kindern, welche in den Monaten Dezember bis Februar inkl. gewöhnlich nach der Natur ihres Erwerbszweiges keine Arbeit haben, 50 M. zu geben.
Dieselbe Person soll in 3 Jahren nur einmal unterstützt werden.

890. Kaufmann Friedrich Wilhelm Schultze=Stiftung. Kapital: 119 000 M.
Verwaltung: Städt. Stiftungsdeputation.
Zweck: Unterstützung armer Gesellen und Arbeitsleute mit monatlich 9 M.

891. Eduard Spargnapani-Stiftung. Kapital: 23 200 M.
Verwaltung: Städt. Stiftungsdeputation.
Zweck: Unterstützung verarmter Handwerker.
Siehe ferner: Caspersche Stiftung Nr. 488, Simon Blab-Stiftung Nr. 556, M. J.
Bodensteins Aushilfe-Fonds N. 820, M. J. Liebmannsche Stiftung Nr. 842.

Bäcker.

892. Schultzesches Legat für die Bäckerinnung. Kapital: 49 680 M.
Verteilung nach Ermessen der Altmeister des Gewerkes und des Dezernenten
des Magistrats-Kollegiums.
Zweck: Unterstützung hiesiger hilfsbedürftiger, würdiger Gewerks-Bäckermeister
und Gesellen sowie Witwen solcher, welche in Berlin das Meisterrecht bei dem
Gewerke erworben und entweder die Bäckerprofession hier erlernt haben und
beim Berliner Gewerke als Gesellen ausgeschrieben sind oder doch als Gesellen
in Berlin 20 Jahre gearbeitet haben.

Brauer.

893. Brauereibesitzerfonds. Kapital: 3100 M.
Verwaltung: Städt. Stiftungsdeputation.
Zweck: Zahlung von Unterstützungen in Höhe von 30 M. am 25. Januar an würdige
bedürftige Männer oder Witwen; ehemalige Brauer oder Brauerknechte und deren
Witwen haben den Vorzug.

Buchdrucker.

894. Gutenberg-Stiftung. Kapital: 23 000 M.
Verwaltung: Kuratorium. Vors.: Rentier Paul Starcke, Gr.-Lichterfelde-
West, Karlstr. 24.
Zweck: Unterstützung von hilfsbedürftigen, hauptsächlich invaliden Buchdruckern
und Schriftgießern, die als solche mindestens 20 Jahre in Berlin tätig gewesen
(Ausnahmen nur in seltenen Fällen) und in Berlin oder einem zum weiteren
Polizeibezirk Berlin gehörigen Orte ansässig sind, durch vierteljährliche Geld-
zahlungen.

Gerber.

895. Fonds der aufgelösten Weißgerber-Innung. Kapital: 31 400 M.
Verwaltung: Städt. Stiftungsdeputation.
Zweck: Unterstützung bedürftiger Meister des Weißgerber-Gewerbes zu Berlin.

Glaser.

896. Meerschützsches Legat für das Glasergewerk. Kapital: 30 000 M.
Zweck: Verteilung der Zinsen jährlich zu gleichen Teilen an verarmte oder bedürf-
tige Meister und Witwen des Glasergewerbes, wenn erstere, bzw. die verstorbenen
Ehegatten der letzteren hier als Lehrlinge und Gesellen gearbeitet und das Meister-
recht in Berlin erworben haben.
Dem Gewerke ist die Verwendung überlassen. Gesuche an Obermeister Carl Jost,
S. 42, Prinzenstr. 26.

Gürtler.

897. Berthold Schäffer-Stiftung. Kapital: 64 200 M.
Verwaltung: Gewerbedeputation.
Zweck: a) Unterstützung bedürftiger und würdiger Witwen von Gürtlermeistern
und -gesellen; b) siehe Nr. 424.

Klempner.

898. Adolf Langenbucher-Stiftung. Kapital: 10 000 M.
Verwaltung und Verleihung durch ein Kuratorium, dessen Vorsitzender der je-

weilige Obermeister der Berliner Klempner-Innung ist; z. B. Obermeister
Richard Berger, SW. 29, Zossenerstr. 43.
Zweck: Unterstützung hilfsbedürftiger Klempnermeister.

Tischler.

Siehe Schäfersches Legat beim Bürgerrettungs-Institut Nr. 813e.

Töpfer.

899. Hampel-Stiftung. Kapital: 12000 M.
Verwaltung: Städt. Stiftungsdeputation.
Zweck: Unterstützung würdiger und bedürftiger, mindestens 55 Jahre alter, verheirateten Töpfergesellen in den ersten 8 Tagen jedes Jahres in Beträgen von
24 bis 45 M.

Weber.

900. Dreßlersche Stiftung. Zinsen: jährlich 300 M.
Verwaltung: Städt. Stiftungsdeputation.
Zweck: Laufende Unterstützung armer alter Weber und Spuler mit 10—15 M.
monatlich.

901. J. W. Meyerscher Stiftungsfonds für Seidenwirker. Kapital: 500 M.
Verwaltung: Städt. Stiftungsdeputation.
Zweck: Unterstützung eines in Berlin einheimischen, durch unverschuldetes Unglück heruntergekommenen Seidenwirkermeisters am 31. Mai.
Wenn Krieg oder böse Krankheiten dem Seidenwirkergeschäft im allgemeinen
fühlbaren Eintrag getan haben sollten, so sollen in demselben Jahre 10 Hilfsleistungen
zu 60 M. aus dem Kapitalfonds an 10 Meister, gleichviel, ob der Innung angehörig
oder nicht, gewährt werden dürfen, soweit der Kapitalfonds reicht.
Die Wahl der zu unterstützenden Personen wird von dem Altmeister des Gewerks
getroffen unter Bestätigung des Magistrats-Kommissars.

902. von Reichenbachsches Legat. Kapital: 3100 M.
Verwaltung: Städt. Stiftungsdeputation.
Zweck: Laufende Unterstützung armer Stuhlarbeiter, und zwar der aller not-
leidendsten.

903. Weber Johann Jakob Zeitler-Stiftung für Weber und arme Handwerker.
Kapital: 94000 M.
Verwaltung: Städt. Stiftungsdeputation.
Zweck: Außer Erhaltung des Zeitlerschen Erbbegräbnisses Unterstützung von
Webern, Wirkern, Taschmachern, Zeugmachern, Tuchmachern, Strumpf- und
Seidenwirkern, namentlich als Beihilfe zur Miete mit 30—100 M.
Nach Ableben einer Rentenempfängerin kommt dazu noch ein Kapital von 16000 M.

Zimmerleute.

**904. Zimmermeister Eggerts Unterstützungsgeld für rechtschaffene fremde Zimmer-
gesellen.** Kapital: 3000 M.
Verwaltung: „Fremde Zimmer-Gesellschaft" unter Oberaufsicht der Gewerbedeputation des Magistrats.
Zweck: Unterstützung rechtschaffener fremder in Berlin zuwandernder Zimmer-
gesellen.

Hebeammen.

905. Hebeammen-Unterstützungsfonds.
Verwaltung: Städt. Stiftungsdeputation.
A. Hauck-Welczescher Fonds. Kapital: 3400 M.
Zweck: Lebenslängliche Unterstützung alter kranker, unglücklicher, sittlicher Hebe-
ammen mit 60 M. jährlich.

B. Anteil der Provinz Berlin an dem Zentral-Hebeammen-Unterstützungsfonds. Kapital: 10 300 M.

Zweck: Unterstützung hilfsbedürftiger Hebeammen.

Juristen.

906. Eugen Apolant-Stiftung. Kapital: 51 500 M.

Verwaltung: ein Kuratorium, N. 23, Oranienburgerstr. 29.

Zweck: Unterstützung von Juristen jüdischen Glaubens. (Von Referendaren erst im letzten Jahre des Vorbereitungsdienstes.)

907. Bode-Stiftung. Kapital: 52 400 M.

Verwaltung: Vorstand der Anwaltskammer, SW. 11, Prinz Albrechtstr. 3.

Zweck: Unterstützung von Rechtsanwälten und Notaren in Berlin.

Mit der Stiftung verbunden sind die Wilmowski-, v. Simson- und Ornold-Stiftung.

908. Justizrat Heidenfeld-Stiftung. Kapital: 30 000 M.

Verwaltung: Kuratorium unter Vorsitz des Präsidenten des Königl. Landgerichts I.

Zweck: Zwei bedürftigen und würdigen Referendaren, die sich im Bezirk des Kammergerichts im Vorbereitungsdienst befinden, Stipendien zu gewähren.

Beim Vorhandensein gleichbedürftiger und würdiger Bewerber sollen Söhne verstorbener Richter, Rechtsanwälte oder Justizbeamter des Kammergerichts-Bezirks bevorzugt werden. Gewährung meist auf ein Jahr.

909. Laué-Stiftung. Kapital: 10 700 M.

Verwaltung: Vorstand des Berliner Anwaltvereins; Vors.: Justizrat E. Heinitz, W. 8, Mohrenstr. 56.

Zweck: Unterstützung von hilfsbedürftigen Angehörigen verstorbener oder dienstunfähig gewordener Rechtsanwälte oder Notare im Bezirke des Kammergerichts.

910. Levy-Stiftung. Kapital: 3000 M.

Verwaltung: wie vorstehend.

Zweck: Unterstützungen, die vom Anwaltvereine zu bestimmen sind.

911. Woldermann-Stiftung. Kapital: 28 200 M.

Verleihung durch den Präsidenten des Kammergerichts.

Zweck: Unterstützung von Söhnen unbemittelter Justizbeamten der Untergerichte des Kammergerichtsbezirks während der Ausbildung als Referendar.

Kaufleute.

A. Stiftungen bei der Korporation der Kaufmannschaft von Berlin.

Gesuche um Unterstützungen sind an die Ältesten der Kaufmannschaft von Berlin, C. 2, Börse, zu richten, welche über die Bewilligung endgültig entscheiden.

Vors.: Stadtältester J. Kaempf, W. 10, Hohenzollernstr. 8.

I. Die Unterstützungsfonds der Korporation.

Vorprüfung der Gesuche um Unterstützungen durch die Kommission für das Unterstützungswesen der Korporation der Kaufmannschaft.

Vors.: Komm.-Rat Siegmund Pincus, W. 10, Hohenzollernstr. 9.

912. a) Korporations-Unterstützungs-Kassenfonds. Kapital: 70 600 M.

Zweck: Gewährung von laufenden und außerordentlichen Unterstützungen an Mitgliedern der Korporation, deren Ehefrauen und erwerbsunfähige Kinder. Dem Korporations-Unterstützungs-Kassenfonds wird ferner alljährlich durch den Etat ein außerordentlicher Beitrag zugewiesen; von diesem wird eine bestimmte Summe zur Unterstützung von nicht inkorporierten Kaufleuten und deren

Angehörigen, sowie von Handlungsgehilfen verwendet; ferner finden Verwendung die Jahresbeiträge der Mitglieder der Korporation.

1908: 77 650 M. Unterstützungen.

913. b) **Alexander Mendelssohn-Stiftungsfonds.** Kapital: 56 500 M.

Zweck: Gewährung von außerordentlichen Unterstützungen an Witwen von Kaufleuten.

Von den z. B. zu verteilenden acht Stipendien drei an Witwen verstorbener Korporationsmitglieder, die Ehemänner der übrigen müssen in das Handelsregister eingetragene Kaufleute gewesen sein.

1908: 2200 M. Unterstützungen.

914. c) **Joh. Heinrich Scheelscher Stiftungsfonds.** Kapital: 16 400 M.

Zweck: Gewährung von Unterstützungen an Mitglieder der Korporation.

1908: 360 M. Unterstützungen.

915. d) **Bercht- und Fride-Stiftungsfonds.** Kapital: 3150 M.

Zweck: Unterstützung zweier in Berlin etabliert gewesener Kaufleute im Juli.

1908: 110 M. Unterstützungen.

916. e) **Walther Bauendahl-Stiftungsfonds.** Kapital: 72 300 M.

Zweck: Unterstützung hilfsbedürftiger Handlungsgehilfen.

Diesem Fonds sind zwei Zweigstiftungen, der Gustav Müllersche und Mendelssohnsche Fonds, zugewendet worden mit der Bestimmung, auch Witwen und Waisen von Handlungsgehilfen, sowie weiblichen Handlungsbeflissenen Unterstützungen zu gewähren.

1908: 2369 M. Unterstützungen.

917. f) **Herrmann Gerson-Stiftungsfonds.** Kapital: 26 000 M.

Verwaltung: Kuratorium.

Zweck: Tätigen und tätig gewesenen Kaufleuten und Handlungsgehilfen der Textilbranche Unterstützungen zu gewähren.

Zinserträge jährlich an vier Bewerber zu gleichen Teilen zu verteilen. Auf zwei Stipendien haben besonderen Anspruch im Hause Herrmann Gerson tätig gewesene Männer oder die Witwen solcher. Über die Gewährung entscheidet das Ältesten-Kollegium auf Vorschlag des Kuratoriums.

1908: 1040 M. Unterstützungen.

918. g) **Junge-Stiftungsfonds.** Kapital: 24 400 M.

Zweck: Die Zinsen des Legats werden angesammelt zur Gründung eines Hospitals für arme Kaufmanns-Witwen und -Töchter.

919. h) **Emil Rubensscher Stiftungsfonds.** Kapital: 25 000 M.

Zweck: 1. Unterstützung Hinterbliebener von Wechsel-, Fonds- und Geldmaklern, 2. Unterstützung von Maklern selbst.

1908: 1051 M. Unterstützungen.

920. i) **Schwabachscher Fondsbörsen-Stiftungsfonds.** Kapital: 30 500 M.

Zweck: Unterstützung zurückgekommener Korporationsmitglieder, die an der Fondsbörse tätig waren.

Im allgemeinen ist nur ein Mitglied, resp. eine Witwe zu bedenken.

1908: 620 M. Unterstützung.

921. k) **Felix Meyer-Stiftungsfonds.** Kapital: 25500 M.

Zweck: wie vorige.

1908: 1020 M. Unterstützung.

922. l) **Julius Bleichröderscher Stiftungsfonds.** Kapital: 5000 M.

Zweck: Unterstützung von Mitgliedern der Fondsbörse.

923. m) **Robert Warschauer u. Co.scher Stiftungsfonds.** Kapital: 40 000 M.
Zweck: 1. Unterstützung korporierter und nichtkorporierter Kaufleute, sowie deren Angehörigen. (1908: Laufende Unterstützungen 600 M.) 2. Unterstützungen an Handlungsgehilfen und deren Hinterbliebene. (1908: 594 M. Unterstützungen.)

924. n) **Josef Pinkusscher Stiftungsfonds.** Kapital: 30 000 M.
Zweck: Unterstützung korporierter und nichtkorporierter Kaufleute und deren Hinterbliebenen.
    1908: 1449 M. Unterstützung.

II. Selbständige Stiftungen.

Vorprüfung der Gesuche durch die zu I genannte Kommission und die Kuratorien.

925. a) **Friedrich Wilhelm-Viktoria-Stiftung.** Kapital 1907: 989 980 M.
Vors.: des Kuratoriums Stadtältester J. Kaempf, W. 10, Hohenzollernstr. 8. (Besteht aus den vereinigten Unterstützungs- und Asylfonds, den Albert Hahn-, Wilhelm Herz-, Gerson v. Bleichröder-, Moritz Simon-, Robert Warschauer u. Co., Carl Schwartz-, Hohenzollern-Jubiläums-, Gebrüder Simon-Jubiläums- und Mathilde Weigert-Stiftungsfonds.)
Zweck: 1. Erwerbsunfähigen Kaufleuten, hilflosen Kaufmannswitwen und erwerbsunfähigen Kaufmannstöchtern fortlaufende Unterstützungen zu gewähren. Berücksichtigt werden die Hinterbliebenen korporiert gewesener Kaufleute.
2. Unterhaltung eines Asyls (siehe Nr. 173) für unverschuldet verarmte Kaufleute und deren Angehörige.
    1908: 2800 M. Unterstützungen.

    Zweigstiftungen: 1. Wilhelm-Augusta Viktoria-Stiftung. Kapital: 57 950 M.
Zweck: Bestreitung des Lebensunterhalts von solchen Asylinsassen (siehe oben), die Mitglieder der Korporation waren, sowie von deren Ehefrauen, Witwen und erwerbsunfähigen Töchtern.

    2. Wiener-Hagen-Fonds. Kapital: 10 000 M.
Zweck: Unterstützung würdiger korporierter Mitglieder der Fondsbörse.
    1908: 350 M. Unterstützungen.

    3. Adolf Moser-Fonds. Kapital: 10 000 M.
Zweck: Unterstützung korporierter und nichtkorporierter Besucher der Berliner Börse und deren Hinterbliebenen.
    1908: 371 M. Unterstützungen.

926. b) **Conrad-Stiftung.** Kapital: 200 500 M.
Vors. des Kuratoriums: Geh. Komm.-Rat Edmund Helfft, NW. 7, Unter den Linden 78.
Zweck: Unterstützung hilfsbedürftiger Kaufleute und vereideter Makler, gleichviel, ob Korporationsmitglieder oder nicht, sowie hilfloser Witwen und erwerbsunfähiger Töchter solcher. Nur selbständige Kaufleute, die aber nicht im Handelsregister zu stehen brauchen. Einmalige und laufende Unterstützungen, bisher aber meist nur einmalige.
    1908: 9100 M. Unterstützungen.

Zweigstiftungen:
    1. Julius Cunow-Fonds. Kapital: 10000 M.
Zweck: Unterstützung korporierter und nichtkorporierter Mitglieder der Produktenbörse.
    1908: 400 M. Unterstützungen.

2. **Karl Friedrich Wilke-Fonds.** Kapital: 1900 M.

Zweck: Unterstützung hilfsbedürftiger Kaufleute am 19. März und 6. November.
1908: 76 M. Unterstützungen.

3. **Louis Liepmannscher Fonds.** Kapital: 10 000 M.

Zweck: wie Hauptfonds.
1908: 400 M. Unterstützungen.

4. **Franz Grietelscher Fonds.** Kapital: 1500 M.

Zweck: wie Hauptfonds.
1908: 53 M. Unterstützungen.

5. **Meyer Cohnscher Fonds.** Kapital: 10 000 M.

Zweck: Unterstützung bedürftiger Mitglieder der Fondsbörse am 1. September.
1908: 1200 M. Unterstützungen.

927. c) **Wilhelm-Augusta-Stiftung.** Kapital: 112 900 M.

Vors. des Kuratoriums: Komm.-Rat Siegmund Pincus, W. 10, Hohenzollernstr. 9.

Zweck: Erziehungsgelder zu gewähren für Kinder selbständiger Kaufleute, welche ihres Ernährers beraubt sind, und für hinterbliebene Kinder verstorbener Handlungsgehilfen.

Nur für Kinder von Mitgliedern der Korporation oder in das Handelsregister von Berlin eingetragen Gewesener oder solcher Handlungsgehilfen, die zehn Jahre in ein und demselben Berliner Geschäft angestellt waren, und ferner für solche Kinder, für deren Erziehung nicht sonst ausreichende Mittel zu Gebote stehen, und die nicht bereits der öffentlichen Armenpflege verfallen sind. Für einen Pflegling nicht mehr als 600 M. und nicht weniger als 300 M. jährlich; in Quartalsraten zu zahlen.
1908: 4500 M. Erziehungsgelder.

928. d) **Sigismund Born-Stiftung.** Kapital: 125 000 M.

Vors. des Kuratoriums: Stadtrat Dr. Weigert, W. 35, Genthinerstr. 30.

Zweck: Einmalige, zeitweise oder dauernde Unterstützung hilfsbedürftiger, in Berlin oder in den Vororten oder in Charlottenburg wohnhafter oder wohnhaft gewesener Kaufleute, gleichviel, ob Korporationsmitglieder, sowie hilfsbedürftiger Hinterbliebener solcher Kaufleute.
1908: 3530 M. Unterstützungen.

929. e) **Jakob Plaut-Stiftung.** Kapital: 50 000 M.

Zweck: Unterstützung von hilfsbedürftigen Mitgliedern der Korporation oder von Witwen oder Waisen solcher ohne Unterschied der Konfession.
1908: 1970 M. Unterstützungen.

930. f) **Gustav Güterbocksche Stiftung.** Kapital: 57 500 M.

Zweck: 1. Jungen deutschen Kaufleuten und Industriellen, die sich in deutschen Kolonien außerhalb Europas niederlassen wollen, Stipendien zur Reise und zum ersten Unterhalt zu gewähren. 2. Stipendien zur Vorbereitung im orientalischen Seminar zu gewähren.

931. g) **Johann Ludwig Rex-Stiftung.** Kapital: 75 000 M.

Vors. des Kuratoriums: Komm.-Rat Siegmund Pinkus, W. 10, Hohenzollernstr. 9.

Zweck: Unterstützung hilfsbedürftiger Waisen von Berliner Kaufleuten, bevorzugt Hinterbliebene von Angestellten der Firma Rex.

932. h) **Hermann und Doris Nathansohn-Stiftung.** Kapital: 10 000 M.

Zweck: Unterstützung hilfsbedürftiger Mitglieder der Fondsbörse, sowie deren Witwen und Waisen am 6. November.

B. Stiftungen bei der Handelskammer zu Berlin.

933. Leopold Friedmann-Stiftung.   Kapital: 30 000 M.

Zweck: Unterstützung 1. von hilfsbedürftigen ehemaligen Angestellten der Brauerei Königstadt A.-G., 2. von hilfsbedürftigen Mitgliedern oder ehemaligen Mitgliedern der Berliner Fondsbörse.

Gesuche an die Handelskammer zu Berlin, NW. 7, Dorotheenstr. 7/8.

934. Reichenheim-Stiftung.   Kapital: 120 000 M.

Zweck: Unterstützung hilfsbedürftiger Hinterbliebener (Frauen und Kinder) von im Handelskammerbezirk Berlin ansässig gewesenen Kaufleuten durch Gewährung einmaliger oder laufender Unterstützungen in Beträgen von nicht weniger als 300 M. und nicht mehr als 600 M. jährlich.

Gesuche an die Handelskammer zu Berlin, NW. 7, Dorotheenstr. 7/8.

935. S. Bleichröder-Stiftung.   Kapital: 200 000 M.

Zweck: Unterstützung hilfsbedürftiger Personen, die im Bezirke der Handelskammer selbständige Kaufleute sind oder gewesen sind, und deren Hinterbliebenen, mit der Maßgabe, daß die Hälfte des Zinsertrages hilfsbedürftigen Börsenbesuchern und ehemaligen Börsenbesuchern zugute kommen soll.

Gesuche an die Handelskammer zu Berlin, NW. 7, Dorotheenstr. 7/8.

936. Wilhelm Herz-Stiftung.   Kapital: 55 300 M.

Zweck: Unterstützung hilfsbedürftiger Kaufleute, Prokuristen und Handlungsgehilfen im Bezirke der Handelskammer zu Berlin.

Gesuche an die Handelskammer zu Berlin, NW. 7, Dorotheenstr. 7/8.

937. Louis Simon-Stiftung.   Kapital: 110 000 M.

Zweck: Unterstützung ortsangehöriger würdiger Kaufleute und Handlungsgehilfen und deren Witwen, die in ihren Verhältnissen zurückgekommen sind mit Beträgen nicht unter 2 0 M.

Gesuche an die Handelskammer zu Berlin, NW. 7, Dorotheenstr. 7/8.

938. Louis Liepmann-Stiftung.   Kapital: 50 000 M.

Zweck: Unterstützung von im Handelskammerbezirk ansässigen oder ansässig gewesenen selbständigen Kaufleuten und deren Witwen und Waisen.

Gesuche an die Handelskammer zu Berlin, NW. 7, Dorotheenstr. 7/8.

939. Salomon Mosse-Stiftung.   Kapital: 50 000 M.

Zweck: Unterstützung von in Not geratenen Kaufleuten sowie deren Witwen und Waisen.

Gesuche an die Handelskammer zu Berlin, NW. 7, Dorotheenstr. 7/8.

940. Wilhelm- und Auguste Viktoria-Fonds.   Kapital: 70 700 M.

Zweck: Unterstützung von Kaufleuten, welche im Handelskammerbezirk ihre gewerbliche Niederlassung haben oder gehabt haben, sowie von Witwen und Waisen solcher Kaufleute.

Gesuche an die Handelskammer zu Berlin, NW. 7, Dorotheenstr. 7/8.

Siehe auch die Adolf v. Hansemann-Stiftung Nr. 410.

C. Sonstige Stiftungen und Vereine für Kaufleute.

941. Rudolf Bach-Stiftung.   Kapital: 1 028 800 M.

Verwaltung: Städt. Stiftungsdeputation.

Zweck: a) Unterstützung christlicher, gebildeter, unbescholtener und hilfsbedürftiger, über 50 Jahre alter Kaufleute, die ihren Lebensunterhalt nicht selbst erwerben können; b) Unterstützung gebildeter, unbescholtener, unverheirateter, hilfsbedürftiger, über 50 Jahre alter Töchter, (ausnahmsweise auch Witwen) von Kaufleuten und Beamten.

Bewerber müssen seit 10 Jahren ihren Wohnsitz in Berlin haben.
Jährliche Renten von 1000 M.

942. Oskar Geuder=Stiftung. Kapital: 78 000 M.
Verwaltung: Städt. Stiftungsdeputation.
Zweck: Unterstützung früherer kaufmännischer Angestellter, die erwerbsunfähig geworden sind.

943. Joseph Löwenthal=Stiftung. Kapital: 250 000 M.
Verwaltung: Vorstand der jüdischen Gemeinde; besonderes Kuratorium.
Zweck: Unterstützung über 60 Jahre alter jüdischer Kaufleute, die nicht in die Altersversorgungsanstalt aufgenommen sind.

944. Scheelsches Legat. Kapital: 17 200 M.
Verwaltung: Städt. Stiftungsdeputation.
Zweck: Laufende monatliche Unterstützung von Personen aus dem Kaufmanns=
stande, die nicht durch eigenes Verschulden heruntergekommen sind, und zwar
mindestens 2 männlichen und 4 weiblichen, erstere nicht unter 50 (ausnahmsweise
auch 40) und letztere nicht unter 40 Jahre alt, in Beträgen von höchstens 75 M.
jährlich.
Zinsenrest für obige Personen in Krankheitsfällen.

945. Kaufmännischer Hilfsverein zu Berlin.
Geschäftsstelle: C. 19, Seydelstr. 30 (8—8).
Vors.: Siegfried Putzig, S. 53, Bärwaldstr. 69. Sprechstunden in der Ge=
schäftsstelle werktags abends 7—8.
Zweck: Unterstützung von Handlungsgehilfen, auch Nichtmitgliedern, welche sich
in Berlin befinden und sich als würdig und bedürftig ausweisen, durch Nahrung,
Kleidung, Obdach, Beschäftigung in der Schreibstube des Vereins, Reisegeld.

Unter der Verwaltung des Vereins stehen die:
1. Joelsohn= u. Brünn=Stiftung. Kapital: 12 200 M.
Zweck: Unterstützung hilfsbedürftiger Handlungsgehilfen.
2. Gebrüder Simon=Jubiläums=Stiftung. Kapital: 200 000 M.
Zweck: Unterstützung invalider und arbeitsunfähig gewordener Handlungsgehilfen.
3. Alters= und Invaliditäts=Stiftung des Kaufmännischen Hilfs=
vereins zu Berlin. Kapital: 264 960 M.
Zweck: Handlungsgehilfen männlichen Geschlechts, welche bis zum Eintritt des
Unterstützungsfalles in Berlin oder seinen Vororten ansässig und tätig sind, eine
Alters= oder Invaliditäts=Versorgung zuteil werden zu lassen.
1907: 814 Nichtmitglieder mit 6431 M. unterstützt.
Stellenvermittlung: siehe Nr. 1263.

946. Unterstützungskasse des Vereins Berliner Kaufleute der Kolonialwarenbranche.
Kapital: 9000 M.
Vors.: Otto Schulze, W. 36, Motzstr. 93.
Zweck: Verarmten Kaufleuten der Kolonialwarenbranche, deren Witwen oder
erwerbsunfähigen Kindern einmalige oder laufende Unterstützungen zu gewähren.
Mitglieder oder gewesene Mitglieder des Vereins bevorzugt.
Gesuche an den Vorstand des Vereins.

Dazu gehörig:
Waldenius=Stiftung. Kapital: 3000 M.
Zweck: Unterstützung von verarmten Kaufleuten der Kolonialwarenbranche, deren
Witwen und erwerbsunfähigen Kindern.
Gesuche an den Vorstand des Vereins.

947. Unterstützungskasse des Vereins Berliner Kaufleute und Industrieller. Kapital: 202 596 M.
Geschäftsstelle: W. 56, Jägerstr. 22.
Vors.: Emil Mosse, SW. 19, Jerusalemerstr. 46/47.
Zweck: Kaufleute, in erster Linie Mitglieder, die durch Krankheit oder sonstige unglückliche Umstände im Erwerb behindert und in Not geraten sind, durch Darlehen und Geschenke zu unterstützen, um ihnen die Erhaltung oder den Wiederaufbau ihrer Existenz zu ermöglichen.
1908: 8000 M. Darlehen von 300—3000 M., 4715 M. Geschenke von 20—600 M.

948. Unterstützungskasse des Vereins für Handlungskommis von 1858. Bezirk Berlin.
Geschäftsstelle: S. 14, Neue Roßstr. 5.
Zweck: Unterstützung stellungsloser Handlungsgehilfen.
1908: 554 M. Unterstützungen an Nichtmitglieder.

949. Unterstützungskasse für notleidende Handlungsgehilfen. Sonderabteilung des Kreisvereins Berlin im Verbande Deutscher Handlungsgehilfen.
Vors.: Artur Rettig, SW. 47, Großbeerenstr. 75.
Zweck: Unterstützung notleidender Handlungsgehilfen (auch Nichtmitglieder).
1907: 1092 M. Unterstützungen an Nichtmitglieder.

950. Verein junger Kaufleute von Berlin.
Direktor: Paul Eisner, Adr. Adolf Pitsch, C. 19, Hausvogteiplatz 6.
Geschäftsstelle: SW. 19, Beuthstr. 20; werktäglich 8—8. Fernspr.: I, 5981.
Zweck: Außer Unterstützung der Mitglieder und sonstiger Vergünstigungen, sowie Versorgung ihrer Hinterbliebenen Unterstützung erwerbsunfähiger Kaufleute (Nichtmitglieder).
1908: 87 Unterstützungen an Nichtmitglieder im Betrage von 993 M.
Die Stellenvermittlung des Vereins siehe Nr. 1264.

951. Viktoria- und Friedrich Wilhelm-Stiftung zur Unterstützung alter und hilfsbedürftiger Handlungsdiener. Kapital: 22 000 M.
Unter Kontrolle der Ältesten der Kaufmannschaft.
Verwaltung durch ein Kuratorium.
Zweck: Unterstützung solcher Handlungsdiener, die in Berlin konditioniert haben und durch Alter oder außerordentliche Unglücksfälle in hilfsbedürftige Lage gekommen sind.
Wegen Alters zu Unterstützende müssen mindestens 5 Jahre in Berlin gedient haben. Gesuche an den Schatzmeister: J. Philipp i. Hause Friedr. W. Dietz, C. 2, Breitestr. 12.

Zu Kaufleuten siehe ferner: Kaiser Wilhelm II.- und Kaiserin Auguste Viktoria-Stiftung für Waisen selbständiger Berliner Kaufleute und Gewerbetreibender Nr. 322, von Schkopp-Stiftung Nr. 867, Thomas Arnold-Stiftung Nr. 1106.

Künstler.

952. Buchhorn-Fonds. Kapital: 32 000 M.
Verwaltung: Senat der Königl. Akademie der Künste, W. 64, Pariser Platz 4.
Zweck: Gewährung von einmaligen und laufenden Unterstützungen für hilfsbedürftige bildende Künstler.
1907/08: 1185 M. Unterstützungen.

953. Jubiläums-Präsidial-Fonds der Königl. Akademie der Künste zu Berlin. Kapital: 30 000 M.
Verwaltung: Senat der Königl. Akademie der Künste, W. 64, Pariser Platz 4.
Zweck: Außer Ehrungen von Künstlern und Repräsentationsausgaben Gewährung

von Unterstützungen, für welche im Etat der Akademie keine Mittel ausgeworfen sind, nach Bestimmung des jeweiligen Präsidenten.

954. Kunstausstellungsgelder-Fonds der Königlichen Akademie der Künste. Kapital: 560 000 M.

Verwaltung: Senat der Königl. Akademie der Künste, W. 64, Pariser Platz 4.

Zweck: Unterstützung solcher hilfsbedürftiger Künstler, die sich an den Ausstellungen der Akademie beteiligt haben, und zur Unterstützung von Witwen und Waisen derartiger Künstler.

955. Bertha Toepffer-Stiftung. Kapital: 9000 M.

Verwaltung: Senat der Königl. Akademie der Künste, W. 64, Pariser Platz 4.

Zweck: Unterstützung von hilfsbedürftigen Künstlern, namentlich Malern.

1907/1909: je eine laufende Unterstützung von 315 M.

956. Künstler-Unterstützungs-Verein Berlin.

Vors.: Prof. Hans Meyer, W. 15, Schaperstr. 17.

Schriftf.: Prof. Günther-Naumburg, Charlottenburg, Wielandstr. 8.

Zweck: Einmalige und laufende Unterstützung von bildenden Künstlern und deren Hinterbliebenen.

Siehe ferner: M. J Bodensteins Aufhilfe-Fonds Nr. 820, Lübbicke-Naumann-Stiftung Nr. 887, Verein zur Förderung der Kunst Nr. 1321.

Lehrer und Lehrerinnen.

957. Allgemeiner Unterstützungsfonds der Schuldeputation. Kapital: 51 904 M. Außerdem 11 000 M. jährlich aus der Stadthauptkasse.

Zweck: Unterstützung hilfsbedürftiger Lehrer, Lehrerinnen und Handarbeitslehrerinnen an den Gemeindeschulen.

Dazu gehörig: Die vom Magistrat mit dem Fonds verbundene Splittgerbersche Donation, das Jonassche und Roeselsche Legat.

958. Marianne Bretersche Stiftung für Privatlehrerinnen. Kapital: 30 000 M.

Verwaltung: Zentral-Ausschuß für die innere Mission der Deutschen evangelischen Kirche.

Zweck: Unterstützung bedürftiger, würdiger, lediger Privatlehrerinnen evangelischer Konfession, welche mindestens 5 Jahre in Berlin oder in den Vororten Schöneberg, Friedenau, Steglitz und Charlottenburg in Privatschulen, Zirkeln, Familien usw. in Wissenschaften oder freien Künsten oder auf technischem Gebiet unterrichtet haben oder auch als Erzieherin tätig gewesen sind.

Ausnahmsweise werden auch verwitwete oder verheiratete Privatlehrerinnen, bei denen die übrigen genannten Bedingungen zutreffen, unterstützt.

Geschäftsstelle: Dahlem, Altensteinstr. 50.

959. Frohmüllersches Legat. Kapital: 933 M.

Verwaltung: Städt. Schuldeputation.

Zweck: Verwendung der Zinsen das eine Jahr für einen Schullehrer, das andere Jahr zum Ankauf nützlicher Bücher.

960. Grünesches Legat. Kapital: 50 626 M.

Bestimmungsrecht: Magistrat auf Vorschlag der Schuldeputation.

Zweck: Bessere Besoldung der Armen-Schullehrer.

An den Zinsen partizipieren sämtliche mit Gehalt angestellten Elementar-Gemeinde-Schullehrer so, daß nicht absolute Dürftigkeit entscheidet, sondern sonstige Vermögensumstände, wie Größe der Familie, Gesundheitszustand usw., auch Würdigkeit. Unterstützung nicht dauernd, sondern nach Maßgabe der veränderten Verhältnisse.

961. Otto Lange-Stiftung. Kapital: 8700 M.

Verwaltung: Kuratorium. Vors.: der jedesmalige Direktor der Königl. Augusta-Schule, z. Z. Prof. Dr. Engwer, SW. 11, Kleinbeerenstr. 16/19.

Zweck: a) Alten und dienstunfähigen deutschen Lehrerinnen und Erzieherinnen den Eintritt in das Feierabendhaus zu Steglitz (siehe Nr. 190) zu ermöglichen durch Anweisung der daselbst seitens der Stiftung erworbenen Wohnung oder ganze oder teilweise Zahlung der Einkaufssumme; b) Lehrerinnen und Erzieherinnen ohne Rücksicht auf ihr Alter in Notfällen zu unterstützen.

1907: 400 M. Unterstützungen.

962. Marggraff-Stiftung. Kapital: 300 M.

Verwaltung: Städt. Schuldeputation.

Zweck: Unterstützung eines hilfsbedürftigen Lehrers oder in Ermangelung eines solchen seiner Witwe oder Kinder am 5. Februar.

963. Pestalozzi-Frauenverein zu Berlin.

Vors.: Frau Staatsminister v. Trott zu Solz, W. 64, Unter den Linden 4.

Stellv. Vors.: Rektor Schrabach, NO. 18, Distelmeyerstr. 59.

Zweck: 1. Unterstützung von Lehrerwitwen und -waisen, die von anderen Vereinen und Kassen nicht oder nur ungenügend unterstützt werden können, sowie von erwerbsunfähigen Lehrerinnen und Erzieherinnen der Provinz Brandenburg. 2. Zahlung von Beiträgen zur Unterhaltung der Pestalozzi-Waisenhauses zu Eberswalde.

1908: 68 Unterstützungen im Betrage von 2956 M.; an das Waisenhaus in Eberswalde 100 M.

964. Pischonsche Pensions-Stiftung. Kapital: 210 836 M.

Verwalter: Schulvorsteher F. Böhm, N. 4, Invalidenstr. 11 (10—11).

Zweck: Gewährung von Pensionen von 108—600 M. jährlich an alte in Berlin wohnhaft und tätig gewesene Schulvorsteher und -vorsteherinnen, Elementarlehrer und -lehrerinnen ohne Rücksicht auf deren Glaubensbekenntnis, wenn sie, ohne Anspruch auf dienstliche Pension erworben zu haben, dienstunfähig werden; sofern die Mittel es erlauben, werden auch Witwen und Waisen solcher Lehrer unterstützt.

1908: Pensionen und monatliche Unterstützungen 5900 M. Unterstützungen an Lehrerwitwen und -Familien 3155 M.

965. Reichenheimsches Vermächtnis. Kapital: 150 000 M.

Verwaltung: Städt. Schuldeputation.

Zweck: Unterstützung von Witwen und Waisen der bei den städtischen Schulen angestellt gewesenen Elementarlehrer ohne Unterschied der Konfession.

966. von Schultzsche Schenkung. Kapital: 3277 M.

Verwaltung: Städt. Schuldeputation.

Zweck: Unterstützung zweier Lehrer der Berliner Gemeindeschulen.

967. Thiermann-Waldenburg-Stiftung zur Unterstützung würdiger und bedürftiger Lehrerinnen. Kapital: 183 000 M.

Verwaltung: Kuratorium. Städt. Stiftungsbureau.

Zweck: Gewährung lebenslänglicher Stipendien von je 600 M. jährlich für würdige und bedürftige unverheiratete oder verwitwete evangelische Lehrerinnen, die über 40 Jahre alt und mindestens 10 Jahre in Berlin tätig sind. Kränkliche Personen werden vor arbeitsfähigen bevorzugt. Vakanzen werden in den Zeitungen bekannt gemacht.

968. Verein zur Unterstützung jüdischer Lehrer in Preußen.

Vors.: Alexander Löwenberg, NW. 40, Alsenstr. 4.

Kapital: 50 000 M. Hierzu aus acht Sonderstiftungen: 93 000 M.

Zweck: Hilfsbedürftigen jüdischen Lehrern (die ein vorschriftsmäßiges Examen gemacht und in den letzten 5 Jahren ein Lehramt versehen haben) und Lehrerinnen (die in den letzten 5 Jahren mit Genehmigung der Behörden unterrichtet haben) in Preußen, auch den Witwen und Waisen der ersteren Unterstützungen zu gewähren.

Laufende Unterstützungen, in der Regel nicht unter 150 M., welche für ein Jahr bewilligt und in vierteljährlichen Raten pränumerando ausgezahlt werden, einmalige den Verhältnissen entsprechend. Mitglieder bevorzugt.

1907: 6000 M. Unterstützungen.

969. Weishansches Legat. Kapital: 35 700 M. Ertrag des Hauses Charitéstr. 4. Verwaltung: Städt. Schuldeputation.

Zweck: Laufende Unterstützung mindestens 59 Jahre alter Lehrer und mindestens 40 Jahre alter Lehrerinnen, die 10 Jahre an Berliner Privatschulen angestellt waren, mit Beträgen nicht unter 450 M. jährlich.

970. Wilhelm=Augusta=Stiftung der Berliner Lehrerschaft. Kapital: 15 600 M. Vors. des Kuratoriums: Seminardirektor W. Tomuschat, SW. 48, Friedrichstr. 229.

Zweck: Lehrer und Lehrerinnen an Gemeinde= und Privatschulen Berlins, sowie die Witwen und Waisen der ersteren in dringenden Not= und Krankheitsfällen zu unterstützen (20—60 M.).

Verteilung Anfang Juni und Anfang Dezember. Gesuche an das Kuratorium, zu Händen des Vorsitzenden.

1908: 97 Unterstützungen (3000 M.).

971. Dr. jur. Wolffsche Stiftung. Kapital: 25 600 M. Verwaltung: Städt. Schuldeputation.

Zweck: Verteilung der Zinsen an 4 über 50 Jahre alte, nicht mehr erwerbsfähige Lehrerinnen ohne Unterschied der Religion, mangels solcher an 4 arme Witwen nach Bestimmung des dazu eingesetzten Kuratoriums am 14. August.

Siehe ferner: Friedrich Althoff=Stiftung Nr. 973, Hilfsausschuß des Lehrer=Verbandes der Provinz Brandenburg Nr. 1265.

Universitätslehrer (Dozenten).

972. Hilfskasse bei der Königl. Friedrich Wilhelms=Universität. Verwaltung: der Vorstand der Professoren=Witwen= und =Waisen=Versorgungsanstalt der Universität.

Zweck: Unterstützung von Hinterbliebenen (Witwen, Söhne, Töchter, andere nähere Verwandte, welche mit dem Verstorbenen einen Hausstand gebildet und in ihm den Ernährer verloren haben), der Dozenten (Professoren, Privatdozenten, Lektoren) und Beamten der Universität und der Universitätskasse.

Hinterbliebene von Mitgliedern der Kasse werden vor solchen von Nichtmitgliedern bevorzugt. Einmalige und fortlaufende Unterstützungen; letztere werden auf höchstens 3 Jahre bewilligt, können aber wiedergewährt werden.

973. Friedrich Althoff= (früher Wilhelm=) **Stiftung für Gelehrte.** Kapital: 100 000 M. Verwaltung: Königl. Kultusministerium. Kommissar: Wirkl. Geh. Oberregierungsrat Dr. F. Schmidt, Steglitz, Schillerstr. 7.

Zweck: Unterstützung von Lehrern der Universitäten und Technischen Hochschulen, wissenschaftlicher Beamten der Königl. Bibliothek in Berlin, der Universitätsbibliotheken und anderer wissenschaftlicher Staatsinstitute, Direktoren und Oberlehrern der höheren Lehranstalten, sowie von Hinterbliebenen der genannten Berufsangehörigen.

Siehe ferner: Caspersche Stiftung Nr. 488.

Militärpersonen.

974. Oberst Emil und Karoline, geb. von Dehn-Knorrsche Stiftung. Kapital: 300000 M.

Verwaltung: Kuratorium, städt. Stiftungsbureau.

Zweck: Verwendung von 6/8 der Zinsen zur Unterstützung von Familienangehörigen des Stifters, von 2/8 zur Unterstützung bedürftiger Witwen und unverheirateter Töchter preußischer Offiziere.

975. von Drygalski-Stiftung. Kapital: 512 900 M.

Verwaltung: Kuratorium beim Königl. Kammergericht, SW. 68, Lindenstr. 14.

Zweck: Gewährung von lebenslänglichen Jahresrenten zu 600 M. für über 40 Jahre alte hilfsbedürftige Mädchen adeligen Standes und Töchter von Stabsoffizieren und Generalen nichtadeligen Standes, welche preußische Staatsangehörige lutherischer, reformierter oder evangelischer Konfession sind und einen untadelhaften moralischen Lebenswandel führen.

Bewerbungen an das Kuratorium.

976. Marine-Stiftung Frauengabe Berlin—Elberfeld.

Zweck: Unterstützung von Personen, die der Kaiserl. Marine angehören, und von deren Hinterbliebenen im Falle der Bedürftigkeit und Würdigkeit.

Einmalige Unterstützungen nicht über 300 M. für aktive Marineangehörige, für Marineinvaliden und deren Witwen; nicht über 150 M. für deren Kinder. Laufende nur in Ausnahmefällen.

Gesuche an den Vorstand der Stiftung, W. 9, Leipziger Platz 13.

Siehe ferner: Militär-Hilfsvereine Nr. 90, 91, Verein inaktiver Offiziere der deutschen Armee und Marine Nr. 92, Invalidenbank Nr. 93, von Schkopp-Stiftung Nr. 867.

Musiker.

977. Louis Theodor Gouvy-Stiftung. Kapital: 9300 M.

Verwaltung: Senat der Königl. Akademie der Künste, W. 64, Pariser Platz 4.

Zweck: Gewährung einer Rente an einen würdigen und bedürftigen Musiker, Orchestermitglieder bevorzugt.

978. Paul Kuczynski-Stiftung. Kapital: 250 000 M.

Vors.: Geh. Rat Dr Paul Schubart, W. 62, Keithstr. 13.

Zweck: Unterstützung hilfsbedürftiger Dichter und Musiker zu Berlin, ohne Unterschied der Konfession am 26. Mai und 10. November.

979. Siegfried Ochs-Stiftung. Kapital: 25 000 M.

Verwaltung: Senat der Königl. Akademie der Künste, W. 64, Pariser Platz 4.

Zweck: Verwendung der Hälfte der Zinsen zur Unterstützung ausgebildeter, selbständig wirkender deutscher Musiker (Komponisten, Dirigenten, Sänger und Instrumentalisten).

Stipendien zu Studienzwecken ausgeschlossen.

Siehe ferner: Hofmusikhändler Bocksche Spezial-Stiftung Nr. 990.

Näherinnen.

980. Sophie Bahn-Stiftung. Kapital: 103 500 M.

Verwaltung: Kuratorium. Städt. Stiftungsbureau.

Zweck: Unterstützung erwerbsloser schwacher oder kranker Näherinnen und Handarbeiterinnen in Beträgen von 250—300 M.

981. Kraftsche Stiftung für hilflose Arbeiterinnen. (Juristische Person.) Kapital: 1 291 224 M.

Verwaltung: Kuratorium. Städt. Stiftungsbureau.

Zweck: Unterstützungen von geistig herabgekommenen, siech gewordenen, verkrüppelten, gelähmten, erwerbsunfähigen, unverheirateten über 36 Jahre alten Näherinnen, resp. Handarbeiterinnen ohne Unterschied der Konfession, die mindestens 10 Jahre in Berlin bei ordentlicher, rechtschaffener Führung tätig gewesen sind, mit lebenslänglichen, vierteljährlich im voraus zahlbaren Jahresbeträgen von 200—250 M.

Verwandte des Stifters haben den Vorzug. Aus den Zinsen werden noch 10 800 M. lebenslängliche Renten gezahlt.

982. Gebrüder Theodor und Carl Kutzner-Stiftung. Kapital: 2 485 000 M.
Verwaltung: Kuratorium. Städt. Stiftungsbureau.

Zweck: Unterstützung von in Berlin ortsangehörigen, hilflosen Näherinnen, Handarbeiterinnen, weiblichen Dienstboten und Fabrikarbeiterinnen, die mindestens 10 Jahre in Berlin bei ordentlicher und rechtschaffener Führung tätig waren und das 36. Lebensjahr überschritten haben, mit Jahresraten zu 250 M.

983. Fanny Liepmann-Stiftung. Kapital: 200 000 M.
Verwaltung: Kuratorium. Vors.: Frau Anna Meyer-Liepmann, W. 10, Viktoriastr. 31.

Zweck: Unterstützung bedürftiger und würdiger Frauen und Mädchen, besonders handarbeitender, in Berlin und Vororten, namentlich in Krankheitsfällen und bei Verminderung oder Aufhören der Erwerbsfähigkeit.

Bevorzugt werden Angestellte der Stifter.

984. Adelheid Neo-, Sophie Neo-Stiftung. Kapital: 6000 M
Verwaltung: Städt. Stiftungsdeputation.
Zweck: Unterstützung armer Handarbeiterinnen.

Siehe ferner: Verein gegen Verarmung Nr. 77.

Schriftgießer.

Siehe Gutenberg-Stiftung Nr. 894.

Schriftsteller.

985. Deutsche Schiller-Stiftung. (Sitz in Weimar, Schillerhaus.) Berliner Zweigverein. Kapital der Zweigstiftung: 65 500 M.
Verwaltung durch den Vorstand. Vors.: Prof. Dr Karl Frenzel, SW. 11, Dessauerstr. 19.

Zweck: Gewährung von Ehrengaben für Dichter und Dichterinnen, welche Verdienste um die National-Literatur haben, sowie für deren Angehörigen durch: a) lebenslängliche Pensionen; b) auf ein oder mehrere Jahre bewilligte Pensionen, c) einmalige Zuwendungen.

Gesuche, nur schriftliche, an den Schriftführer: Waldeck Manasse, NO. 43, Friedenstr. 13. Der Zweigverein gibt nur kleinere Spenden in Fällen dringender Not, wo die Zentrale nicht genügend helfen kann.

1908: Unterstützungssumme der Berliner Zweigstiftung: 2852 M.

986. Verein Berliner Presse.
Vors.: Chefredakteur Karl Vollrath, W. 35, Lützowstr. 105.
Geschäftsstelle: W. 70, Maaßenstr. 15.
Zweck: Außer Pflege von geselligen und Berufsinteressen und Fürsorge für die Mitglieder durch verschiedene Unterstützungs- und Pensionskassen Unterstützung hilfsbedürftiger Schriftsteller (Nichtmitglieder).
In bringenden Fällen kann der Schatzmeister eine sofortige Unterstützung bis zu

20 M. bewilligen. Laufende Unterstützungen dürfen nur auf 6 Monate gewährt werden, können aber für denselben Zeitraum erneuert werden.

Gesuche sind an Max Bäckler, W. 35, Potsdamerstr. 123 B zu richten.

1907: 1299 M. an Nichtmitglieder.

Siehe ferner: Paul Kuczynski-Stiftung Nr. 978.

Zahnärzte.

987. Unterstützungskasse für deutsche Zahnärzte.

Vors.: M. Lipschitz, prakt. Zahnarzt, W. 8, Mohrenstr. 26.

Zweck: Unterstützung hilfsbedürftiger deutscher Zahnärzte und deren Hinterbliebener.

1908: 2490 M. an 16 Bittsteller gezahlt.

2. Ehemalige Krieger, deren Angehörige und Hinterbliebene.

988. Berliner Verein der Kaiser Wilhelm-Stiftung für deutsche Invaliden.

Vors.: Stadtrat Namslau, Rathaus, Zimmer 19.

Geschäftsstelle: SO. 16, Josephstr. 14.

Zweck: Unterstützung derjenigen hilfsbedürftigen Soldaten (vom Feldwebel abwäts), die infolge ihrer Teilnahme an dem Feldzuge 1870/71 erwerbsunfähig geworden sind, sowie der Hinterbliebenen der im Kriege Gefallenen.

Unterstützung einmalig oder laufend; auch Erziehung bedürftiger Kinder. Unterstützung besonders in Lebenslagen, in denen Staatshilfe nicht eintritt. Unterstützung erfolgt nur, wenn Erhöhung der etwaigen Pension vergeblich beantragt, oder wenn keine Unterstützung aus Allerhöchsten Dispositionsfonds gewährt wird.

Gesuche an die Geschäftsstelle. Beizufügen: Militärpaß oder Entlassungsschein, Bescheide der Militärbehörden, ärztliche Zeugnisse, Dürftigkeitsatteste usw.

1908: 659 Personen mit 16 267 M. unterstützt.

989. Berliner Verein der Viktoria-National-Invaliden-Stiftung.

Vors.: Stadtrat Namslau, Rathaus, Zimmer 19.

Geschäftsstelle: SO. 16, Josephstr. 14.

Zweck: Unterstützung von Militärpersonen (vom Feldwebel abwärts), die durch den Krieg von 1866 ganz oder teilweise erwerbsunfähig geworden sind, sowie der Familien der Gefallenen oder erwerbsunfähig gewordenen Personen.

Bare Unterstützungen (einmalige und laufende), wenn die staatlichen Pensionen und Unterstützungen nicht ausreichen oder auf solche kein Anspruch erhoben werden kann. Den Gesuchen sind beizufügen: 1. die etwa schon empfangenen Bescheide; 2. von den Invaliden: Militär-Entlassungsschein, von den Hinterbliebenen: die Militärpapiere der Verstorbenen; 3. beglaubigtes Attest über die Bedürftigkeit unter Darlegung ihrer Ursachen; 4. Angaben über sonstige fortlaufend gewährte Bezüge.

1908: 76 Personen mit 4690 M. unterstützt.

990. Hofmusikhändler Bocksche Spezial-Stiftung. Kapital: 26 850 M.

Verwaltung: Kriegsministerium, Versorgungs- und Justiz-Departement. ment.

Zweck: Unterstützung von invaliden Militärmusikern, sowie deren Witwen und Waisen.

991. Geschenkfonds König Friedrich II. Kapital: 55 000 M.

Verwaltung: Städt. Stiftungsdeputation.

Zweck: Laufende Unterstützung alter armer Witwen, auch anderer armer kranker

Personen, besonders invalider Soldaten und armer alter Soldatenwitwen mit
6—22 M. monatlich.

992. Joh. Hoff=Schenkung. Kapital: 6200 M.
Zweck: Unterstützung verdienter preußischer Invaliden mit Beträgen von 15 M.
am 22. März.
Bewerbungen an das zuständige Königl. Generalkommando.

993. Invaliden=Unterstützungsfonds (Jüngkensches Legat). Kapital: 2800 M.
Verwaltung: Städt. Stiftungsdeputation.
Zweck: Unterstützung von Militär=Invaliden.

994. v. König=Legat. Kapital: 34 900 M.
Zweck: Unterstützung bedürftiger schwer verwundeter Krieger der Berliner Garnison.
Bewerbungen an das zuständige Königl. Generalkommando.

995. König Wilhelm=Verein. (Unter dem Protektorat des Kaisers.)
Stellv. Vors.: Exz. von Hülsen, W. 64, Behrenstr. 31.
Geschäftsstelle: SW. 47, Yorkstr. 48 b.
Zweck: Unterstützung hilfsbedürftiger Militärpersonen aus den Feldzügen 1866
und 1870/71, die an ihrer Gesundheit Schaden genommen und dadurch teilweise
oder ganz erwerbsunfähig geworden sind, sowie deren Hinterbliebenen.
Unterstützungen von 6 M. Gesuche an die Geschäftsstelle.

996. Kronprinz=Stiftung. (Unter dem Protektorat des Kaisers.) Kapital: 160 000 M.
Verwaltung: Kriegsministerium, Versorgungs= und Justiz=Departement.
Zweck: Unterstützung 1. der im Kriege von 1864 für invalide erklärten, ganz oder
teilweise erwerbsunfähigen, hilfsbedürftigen, ev. auch von nicht invalide erklärten,
aber durch die Einwirkungen des Feldzugs geschädigten Personen; 2. von Hinterbliebenen der im Kriege Gefallenen und der unter 1 Genannten, und zwar: a) von
bedürftigen Witwen, b) von arbeitsunfähigen armen Eltern und Geschwistern,
die in dem Gestorbenen usw. ihre Ernährer verloren haben.
Anträge an das Bezirkskommando.

997. Salomon Lachmann=Stiftung. Kapital: 30 000 M.
Verwaltung: Kriegsministerium, Versorgungs= und Justiz=Departement.
Zweck: Unterstützung von 25 armen Invaliden aus den Kriegen 1864, 1866 und
1870/71, ohne Unterschied der Religion vom Feldwebel abwärts am Geburtstage
Kaiser Wilhelms I. (22. März).
Bevorzugt werden solche, welche das Augenlicht oder Gliedmaßen verloren haben
oder durch andere schwere Körperverletzungen vollständig erwerbsunfähig sind.

998. Nationaldank für Veteranen. (Unter dem Protektorat des Kaisers.)
Verwaltung: Kriegsministerium, Versorgungs= und Justiz=Departement.
Für Berlin: Berliner Stadtbezirks=Kommissariat. Vors.: Bürgermeister
Dr. Reicke, W. 10, Corneliusstr. 3.
Zweck: Unterstützung ganz oder teilweise erwerbsunfähiger bedürftiger und würdiger
Soldaten vom Feldwebel abwärts, welche Feldzüge oder Gefechte mitgemacht
haben, z. B. als preuß. Staatsangehörige in Preußen wohnen und keine Invalidenpension beziehen oder beanspruchen können.
Auch für ehemalige untere Militärbeamte und für die Hinterbliebenen solcher
Personen.
Wegen unzulänglicher Mittel z. Z. nur für Witwen und unverehelichte Töchter
von Veteranen von 1813—15 und Kriegsteilnehmer von 1848/49. Unterstützung
laufend in barem Geld, auch einmalige bei Krankheits= und Unglücksfällen. Anträge an das Polizeipräsidium oder an die Versorgungsabteilung des Kriegsministeriums. Beizufügen: Militärpapiere, aus denen ersichtlich, daß der Bitt-

steller 1848/49 am Feldzug oder Gefecht beteiligt gewesen ist. Von Behörden eingehende Gesuche müssen ferner enthalten: amtliche Bescheinigung über Bedürftigkeit und Würdigkeit der Bittsteller.

1908/09 wurden vom Berliner Stadtbezirks-Kommissariat 31963 Unterstützungen gewährt.

Mit der Stiftung verbunden:

Berliner Spezial-Jubelfest-Stiftung für hilfsbedürftige ehemalige Soldaten und Witwen solcher. Verteilung am 11. Juni.

1908: 660 M. an 73 Personen in Beträgen von 9 und 10 M.

999. Preußischer Frauen- und Jungfrauenverein. (Unter dem Protektorat der Prinzessin Eitel-Friedrich.)

Vors.: Frau Generalleutnant von Schubert, W. 10, Tiergartenstr. 4.

Zweck: a) Unterstützung würdiger und bedürftiger ehemaliger Soldaten, welche infolge von Krankheit erwerbsunfähig geworden oder durch sonstiges unverschuldetes Unglück in Not geraten sind; b) Unterstützung von Angehörigen und Hinterbliebenen der unter a Bezeichneten.

Der Verein gewährt einmalige (in der Regel 8 M.) und laufende Unterstützungen; Darlehen werden grundsätzlich nicht bewilligt. Alljährlich findet eine festliche Invalidenspeisung statt. Gesuche sind schriftlich an den Vorstand oder an ein Vereinsmitglied zu richten.

1907: Einmalige Unterstützungen 9242 M.; laufende monatliche Unterstützungen 1186 M.

1000. Prinz von Preußen-Dienstjubiläum-Stiftung. Kapital: 54 550 M.

Zweck: Unterstützung von unbemittelten Inhabern des Militär-Ehrenzeichens mit 60 M. jährlich für die Dauer der Bedürftigkeit.

Bewerbungen an das zuständige Königl. Generalkommando.

1001. Schlesingersche Stiftung. Kapital: 6300 M.

Verwaltung: Städt. Stiftungsdeputation.

Zweck: Unterstützung von Witwen und Waisen im Kriege gefallener Berliner Landwehrmänner im Oktober; in Ermangelung solcher für Berliner brave in städtischer Waisenpflege gewesene Waisenmädchen.

Außer den in vorstehenden genannten stehen unter Verwaltung des Kriegsministeriums, Versorgungs- und Justiz-Departements, noch eine Reihe von Stiftungen zum Besten von Invaliden; ebenso auch Dispositionsfonds zur Gewährung von laufenden und einmaligen Unterstützungen an pensionierte Offiziere, Sanitäts-Offiziere, Heeresbeamte, ehemalige Angehörige der Unterklassen des Soldatenstandes und der Heeresverwaltung, sowie die Hinterbliebenen aller dieser Kategorien. Anträge für Oberklassen sind an obige Behörde zu richten. Für die Unterstützungs-Angelegenheiten der ehemaligen Heeresangehörigen des Mannschaftsstandes sowie der Hinterbliebenen von solchen sind die Generalkommandos allein zuständig. Anträge an das zuständige Königl. Generalkommando.

Siehe ferner: Invalidenbank Nr. 93, Berliner Verein vom Roten Kreuz Nr. 774.

3. Ausländer.

Ausländer finden auch vielfach bei den Konsulaten ihrer Länder Unterstützung.

1002. Association for the relief of British subjects in distress, residing in or passing through Berlin. (Verein zur Unterstützung hilfsbedürftiger englischer Untertanen, die in Berlin wohnen oder durchreisen.) Vermögen 1907: 22 256 M.

Sekretär: J. Holmes, SW. 48, Friedrichstr. 24.

Zweck: Hilfsbedürftige englische Untertanen, mit Einschluß von aus England gebürtigen Frauen, die durch Heirat usw. ihre Nationalität eingebüßt und ihre Gatten durch Tod, Ehescheidung oder Verlassen verloren haben, durch Darlehen, Geschenke und Reisegeld zu unterstützen und ihnen Rechtsschutz zu gewähren. Schleunige Unterstützungen können bis zur Höhe von 100 M. ohne Sitzung durch drei Komiteemitglieder bewilligt werden.

1907: 1987 M. an 101 Personen.

1003. Österreichisch=Ungarischer Hilfsverein in Berlin.

Vors.: der jeweilige Berufskonsul, z. Z.: Freiherr Dr. Erwin von Ferstel, W. 35, Schöneberger Ufer 40.

Geschäftsstelle: SW. 61, Belle=Alliancestr. 92.

Zweck: In Berlin wohnenden oder auf der Durchreise befindlichen würdigen Unterstützungsbedürftigen, welche ihre österreichisch=ungarische Staatsangehörigkeit nachweisen können, Hilfe zu bringen durch: a) Geld=, Lebensmittel= und Material=Unterstüzungen, b) vorschußweise Zahlung von Unterrichtsgeldern für bedürftige Studierende und Schüler, c) Unterstützung in Krankheits= und Unglücksfällen, d) Erleichterung der Rückkehr in die Heimat für diejenigen, welche in Berlin keine Beschäftigung finden können und mittellos sind.

1907: 7451 Personen mit 19 684 M.

Mitverwaltet wird die Kaiser Franz Joseph=Jubiläums=Stiftung. Kapital: 50 000 M.

Zweck: Gewährung zinsfreier Darlehen.

1907: Darlehen in Höhe von 2735 M. gewährt.

1004. Schwedischer Unterstützungsverein zu Berlin.

Vors.: Freiherr H. v. Essen, W. 9, Bellevuestr. 7.

Zweck: Unterstützung hilfsbedürftiger Schweden in Berlin, resp. Deutschland durch Geldgeschenke, Darlehen, Hilfe zur Heimreise und ärztliche Behandlung.

1907: 2157 M. für Unterstützungen und Darlehen verausgabt.

1005. Schweizer=Klub Berlin.

Präsident: Julius Eggli, Friedenau, Sponholzstr. 1.

Zweck: Unterstützung durchreisender Landsleute.

1907: 181 Unterstützungen im Betrage von 577 M.

1006. Schweizerische Wohltätigkeits=Gesellschaft zu Berlin.

Präsident: Geh. Reg.=Rat Prof. Dr. Schwendener, W. 10, Matthäikirchstr. 28.

Zweck: Hilfsbedürftigen, in Berlin sich aufhaltenden oder durchreisenden schweizerischen Staatsangehörigen mit Rat beizustehen, sie besonders finanziell zu unterstützen und ihnen in Fällen von Arbeitsunfähigkeit, ausnahmsweise auch in anderen Fällen die Rückkehr in die Heimat zu ermöglichen. Unterstützung mit Kleidungsstücken; Verteilung von Brennholz an bedürftige Schweizerinnen.

1908: 7373 Fr. Unterstützungen.

1007. Schweizerverein in Berlin. (Verbandsgesellschaft und Vorortssektion des Schweizer Unterstützungsvereins im Auslande.)

Präsident: Otto Eichenberger, Rixdorf, Berlinerstr. 74.

Zweck: Neben geselligen Bestrebungen und Ausbildung der Mitglieder (Vorträge usw.) Unterstützung hilfsbedürftiger Mitglieder und Landsleute.

Durchreisende Landsleute erhalten 2—4 M. In Ausnahmefällen hat der Präsident das Recht, die Unterstützung bis auf 6 M., der Vorstand bis auf 10 M., zu erhöhen. Über höhere Unterstützungen entscheidet der Vorstand.

1908: 433 M. Unterstützungen.

1008. Opera d'assistenza per gli operai italiani. (Hilfsverein für italienische Arbeiter.)
Vors.: Dr Ezio Rabby, N. 58, Pappelallee 62.
Zweck: Italienischen Arbeitern Hilfe zu leisten durch Arbeitsnachweis, Beratung in Reisenangelegenheiten, Beschaffung von Legitimationspapieren, Schreiben von Briefen und Übersetzungen, Unterstützung in Fällen der Not und Erkrankung, Verteilung italienischer Bücher und Zeitungen, Unterhaltung eines Asyls (siehe dieses Nr. 133).

1009. Società italiana di mutuo soccorso e beneficenza. (Italienische Gesellschaft zu gegenseitiger Unterstützung und für Wohltätigkeit.)
Vors.: Prof. Chevalier Guido Rossi, Königl. italien. Vizekonsul a. D., NW. 52, Lüneburgerstr. 22.
Zweck: Außer Unterstützung von Mitgliedern in Krankheitsfällen und von Hinterbliebenen verstorbener Mitglieder, Unterstützung in Berlin lebender oder Berlin passierender in Not geratener Italiener.
Geldunterstützung nicht über 20 M.

1010. Société philanthropique française.
Vors.: Armand Formstecher, W. 50, Augsburgerstr. 43.
Sekretär: Henry Romain, W. 8, Charlottenstr. 68.
Zweck: In Berlin wohnenden oder auf der Durchreise befindlichen Unterstützungsbedürftigen französischer Staatsangehörigkeit Hilfe zu bringen durch: a) Geldunterstützungen, b) Unterstützung in Krankheits- und Todesfällen, c) Erstattung der Reisekosten in die Heimat an diejenigen, welche in Berlin keine Beschäftigung finden und mittellos sind.
Gesuche an den Sekretär.

1011. Vereeniging Nederland en Oranje.
Vors.: Dr jur. P. A. Jansma van der Ploeg. W. 30, Eisenacherstr. 23.
Wohltätigkeitskommissar: G. van Aaken, SW. 68, Wilhelmstr. 99.
Zweck: Außer geselligen Bestrebungen Unterstützung bedürftiger und würdiger Niederländer durch Geldgeschenke und Stellenvermittlung.
Siehe ferner: The American benevolent fund Nr. 69, Russischer Wohltätigkeitsverein Bratstwo Nr. 1282.

4. Personen aus bestimmten deutschen Staaten, Provinzen und Städten.

1012. Verein der Badener zu Berlin. (Unter dem Protektorat des Großherzogs von Baden.)
Vors.: Dr G. Manz, Charlottenburg, Witzlebenstr. 41.
Zweck: Außer geselligen Bestrebungen Unterstützung ohne eigenes Verschulden in Not geratener Landsleute durch einmalige Geldgeschenke und durch Arbeitsvermittlung.
Arbeitsnachweis: Großherzogl. Badische Gesandtschaft, W. 9, Lennéstr. 9.

1013. Verein der Bayern.
Vors.: Dr Hans Amtmann, W. 57, Göbenstr. 23.
Verwalter der Unterstützungskasse: Direktor Max Kilp, W. 8, Mohrenstr. 59.
Zweck: Außer Pflege der Geselligkeit Unterstützung der Mitglieder und anderer bedürftiger Landsleute durch kleine Geldgeschenke je nach Lage der Verhältnisse.
1907/08: 973 M. an Nichtmitglieder.

1014. Verein Danzig zu Berlin.
Vors.: H. Beil, Wilmersdorf, Bingerstr. 43.
Zweck: Unterstützung von in Berlin sich aufhaltenden Personen, welche in Danzig

geboren sind oder von in Danzig wohnhaft gewesenen Eltern abstammen, vorzugsweise von Mitgliedern.

Die Höhe der Unterstützungen ist nicht durch Statut festgesetzt. Anträge sind
an ein Vorstandsmitglied zu richten, von Nichtmitgliedern durch ein Mitglied
oder eine dem Vorstand hinlänglich bekannte Persönlichkeit.

1015. Hilfsverein für Märkisch-Friedland.

Vors.: Adolf Maaß, Schöneberg, Hauptstr. 5/6.

Schriftf.: S. Salinger, S. 42, Luisenufer 44.

Zweck: 1. Über 50 Jahre alte bedürftige, in Märkisch-Friedland geborene jüdische Personen, die seit 15 Jahren Mitglieder der dortigen Gemeinde sind,
oder 10 Jahre lang dort Steuern gezahlt haben, in der eigenen Wohnung zu
verpflegen oder in geeigneten Familien unterzubringen.

Nachweis des Besitzes der bürgerlichen Ehrenrechte, desgl. über unverschuldete
Dürftigkeit zugleich mit dem Unterstützungsgesuch an den Schriftführer einzusenden.

2. Jungen jüdischen Leuten die Mittel zur Erlernung eines Handwerks, eines
Gewerbes, der Landwirtschaft, einer Kunst oder zum Studium zu gewähren.
Sie müssen a) bis zum zweiten Grad inkl. von einem in Märkisch-Friedland geborene
Aszendenten stammen: b) nicht über 21 Jahre alt sein; c) die Schule mit guten
Zeugnissen verlassen haben; d) ihre Unbescholtenheit und Dürftigkeit durch Atteste
der jüdischen Gemeinde nachweisen; e) die Wahl eines bestimmten Berufs durch
Lehrkontrakt usw. dartun.

Unterstützung — höchstens auf 5 Jahre — nicht über 300 M. jährlich.

Damit verbunden 4 Stiftungen für die Benefiziaten mit zusammen 23 300 M.
Kapital.

1908: 6559 M. Unterstützungen.

1016. Verein der Grätzer in Berlin.

Vors.: Emil Streisand, SW. 68, Alte Jakobstr. 120.

Zweck: Unbemittelten Personen, die entweder selbst, oder deren Eltern der Stadtgemeinde Grätz angehören oder angehört haben, Geschenke und Darlehen zu
gewähren.

1017. Lissaer Hilfsverein zu Berlin.

Vors.: Justizrat Louis Cohn, N. 54, Brunnenstr. 25.

Zweck: Unterstützung würdiger und hilfsbedürftiger Personen, welche entweder
selbst oder deren Vater oder Mutter, Großvater oder Großmutter der Stadtgemeinde Lissa (Provinz Posen) mindestens zwei Jahre angehören oder angehört
haben, und sich dauernd in Groß-Berlin oder den Kreisen Teltow und Nieder-
Barnim aufhalten, sowie deren Witwen und Waisen a) zur Abwendung materieller Not, besonders in Fällen der Armut, der Krankheit oder des Alters; b) zur
Begründung oder Erhaltung des Erwerbs; c) zur Erziehung, zum Unterricht, zum
Studium, zur Erlernung eines Handwerks u. dgl. (zu c auch für Personen, die
sich nur zeitweise in Berlin aufhalten); d) zum Erholungsaufenthalt für bedürftige Kinder.

Laufende Unterstützungen bis zu 400 M. jährlich, einmalige bis zu 150 M. Darlehen gegen Sicherheit bis zu 600 M. Darlehen ohne Sicherheit zum Studium,
zur Erlernung eines Handwerks u. dgl., und zwar bis zur Erreichung des betr.
Zwecks jährlich höchstens 200 M. In dringenden Fällen kann der Vorsitzende nach erfolgter Recherche Unterstützungen von 30—50 M. bewilligen.
Ausführliche Unterstützungsanträge sind vom Bittsteller selbst oder von einem
Vereinsmitgliede schriftlich an den Vorstand zu richten. Mitverwaltet werden
10 Stiftungen.

1908: Unterstützungen 3565 M., Darlehen gegen Sicherheit 300 M., zum Studium 1092 M., 3 Mädchen und 6 Knaben in die Ferienkolonie Lissa geschickt.

1018. Verein der Meseritzer.

Vors.: Ad. Segall, W. 56, Oberwallstr. 19.

Zweck: Würdigen und hilfsbedürftigen Personen, welche aus Meseritz stammen, Unterstützung zu gewähren, und zwar in erster Linie Mitgliedern und deren Hinterbliebenen.

Die Unterstützungen werden in der Regel schenkungsweise gewährt. Eingaben schriftlich.

1019. Ostpreußischer Unterstützungsverein in Berlin.

Vors.: Rechtsanwalt Arthur Heilbronn, SW. 68, Ritterstr. 63.

Zweck: Außer Unterstützung hilfsbedürftiger Mitglieder Unterstützung von Nichtmitgliedern, welche in Ostpreußen 5 Jahre ihren eigenen Hausstand geführt haben.

In besonders dringenden Fällen kann von letzterer Bedingung abgesehen werden, auch kann der Vorsitzende eine schleunige Unterstützung bis zu 20 M. anweisen ohne Vorstandssitzung. Gesuche schriftlich.

1907: 2375 M. Unterstützungen.

1020. Ostrowoer Hilfsverein zu Berlin.

Vors.: Jacques Apt, SW. 48, Wilhelmstr. 31.

Zweck: Bedürftige, die entweder selbst oder deren Eltern aus Ostrowo (Reg.-Bez. Posen) oder Umgegend stammen und in Berlin ihren Wohnsitz haben, zu unterstützen: 1. zur Abhilfe materieller Not, besonders in Fällen der Armut und Krankheit, 2. zum Unterricht und zur Erziehung, 3. zur Begründung des Fortkommens; in der Regel durch Gewährung von Geldgeschenken, aber auch von Darlehen bis 300 M., zinsfrei oder verzinsbar gegen Schuldschein.

Anträge schriftlich.

1908: 350 M. Unterstützungen, für 300 M. Darlehen.

1021. Verein der Pommern.

Vors.: Dr Müllerheim, C. 54, Rosenthalerstr. 43.

Zweck: Unterstützung von Mitgliedern und Nichtmitgliedern (Pommern), besonders Gewährung von Darlehen an Studenten zur Fortsetzung ihres Studiums. Mindestbetrag der Unterstützungen 3 M. Gesuche schriftlich.

1907: 300 M. an Nichtmitglieder gezahlt.

1022. Verein der Posener in Berlin.

Vors.: Rechtsanwalt Dr Straßmann, SW. 68, Kochstr. 59.

Zweck: Würdigen, der Hilfe bedürftigen Personen, welche aus der Provinz Posen stammen und in Berlin dauernd ansässig sind, Unterstützung zu gewähren, in erster Reihe seinen Mitgliedern oder solchen, welche dem Verein früher angehört haben, sowie deren Witwen und Waisen.

Gesuche schriftlich unter Bezugnahme auf ein Mitglied des Vereins.

1907: 2341 M. Unterstützungen von 5—180 M.

Der Verein verwaltet zwei kleine Spezial-Stiftungen zur Gewährung von Schulbüchern oder Handwerkszeug und zur Unterstützung kranker Kinder.

1023. Hilfsverein für Rawitscher zu Berlin.

Vors.: Leopold Badt, Charlottenburg, Carmerstr. 2.

Zweck: Unterstützung von Personen, die entweder selbst oder deren Eltern der Stadtgemeinde zu Rawitsch angehören oder angehört haben und sich in Berlin aufhalten.

Einmalige Unterstützungen bis zur Höhe von 150 M.; regelmäßige in Höhe von 6—20 M.; Darlehen (Maximalsatz: 300 M.).

3 Stiftungen (Kapital 2000, 2000 und 8950 M.) für die Zwecke des Vereins. Anträge schriftlich.

1908: Laufende Unterstützungen 1306 M., einmalige 270 M., Darlehen 360 M.

1024. Sächsischer Hilfsverein zu Berlin.

Vors.: Wirkl. Geh.-Rat Dr. O. Fischer, W. 62, Kleiststr. 25.

Schriftf.: Prof. Dr. Georg Lehnert, W. 50, Würzburgerstr. 22.

Zweck: In Berlin und dessen Vororten sich aufhaltende Staatsangehörige des Königreichs Sachsen in Notfällen mit Rat und Tat zu unterstützen.

Die Unterstützungen an Ortsangehörige werden durch den Schriftführer ausbezahlt, die an Zugereiste, durch den Verein Dienst an Arbeitslosen (siehe Nr. 1271).

1908: 1477 Unterstützungen mit 4000 M.

1025. Verein der Schlesier zu Berlin.

Vors.: Rechtsanwalt Leo Hamburger, W. 57, Bülowstr. 21.

Vors. der Petitionskommission: Julius Cohn, W. 62, Landgrafenstr. 9.

Zweck: Außer Pflege der Geselligkeit und Unterstützung von hilfsbedürftigen Mitgliedern Unterstützung von in Berlin lebenden Schlesiern, welche nicht Mitglieder des Vereins sind.

Verschiedene Stiftungen zu Vereinszwecken.

Gesuche schriftlich an den Vorsitzenden der Petitionskommission

1907/08: 2500 M. Unterstützung für Nichtmitglieder.

1026. Landsmannschaft der Schleswig-Holsteiner zu Berlin.

Vors.: W. Hinz, S. 14, Prinzenstr. 66 (7—8 abends).

Zweck: Allen nach Berlin kommenden Schleswig-Holsteinern mit Rat und Tat zur Seite zu stehen.

Geldunterstützungen auch an Nichtmitglieder.

1907: ca. 35 M. an Nichtmitglieder.

1027. Schweriner Hilfsverein zu Berlin.

Vors.: Michaelis Cohn, W. 30, Maaßenstr. 25.

Zweck: Unterstützung würdiger bedürftiger Personen, welche entweder selbst oder deren Aszendenten ersten oder zweiten Grades der Stadtgemeinde Schwerin a. Warthe angehören oder angehört haben: a) in Fällen der Armut, der Krankheit, des Alters; b) zur Erziehung, zum Unterricht, zur Begründung des Fortkommens. Einmalige und laufende Unterstützungen (bis zu 300 M.), Darlehen (bis zu 600 M.). Gesuche schriftlich.

1907: Unterstützungen 4790 M.

Unter Verwaltung des Vereins drei Stiftungen. Unterstützungssumme 1907: 353 M.

1028. Verein Treuenbrietzen.

Vors.: Fullrich, Postsekretär, O. 34, Friedenstr. 78.

Zweck: Mitglieder und andere in Berlin lebende Treuenbrietzener, die durch unverschuldetes Unglück in eine hilfsbedürftige Lage geraten sind, mit Rat und Tat zu unterstützen.

Meldungen schriftlich an den Vorstand.

1029. Bund Westpreußischer Frauen.

Vors.: Frau Lina Wolff, SO. 16, Josephstr. 3.

Zweck: Außer Unterstützung der Mitglieder Hilfe für weibliche Personen, die in Berlin wohnen und in Westpreußen geboren sind; außerdem Weihnachtsbescherung armer Kinder, deren Eltern in Westpreußen geboren sind.

1908: ca. 300 M. für Unterstützungen.

1030. Verein der Württemberger zu Berlin.
Vors.: Rich. Kauffmann, SW. 47, Großbeerenstr. 71.
Zweck: Außer geselligen Bestrebungen Unterstützung hilfsbedürftiger Landsleute aus der Unterstützungskasse des Vereins.
Unterstützungen in der Regel nicht höher als 50 Pf.; in außerordentlichen Fällen
ist der Vorstand ermächtigt, bis zu 20 M. zu gewähren.
1907: 558 M. Unterstützungen in 367 Fällen.

5. Bewohner bestimmter Stadtteile oder Straßen.

1031. Burchardtsches Legat. Kapital: 1500 M.
Verwaltung: Städt. Stiftungsdeputation.
Zweck: Unterstützung von 25 evangelischen Armen der Friedrich Werderschen-
Gemeinde zu gleichen Teilen am 13. Mai.

1032. Eyssenhardt-Dunckersche Stiftung. Kapital: 34 400 M.
Verwaltung: Städt. Stiftungsdeputation.
Zweck: Unterstützung von 20 bedürftigen unbescholtenen Bürgerwitwen, die
mindestens 2 Jahre auf dem Friedrichs-Werder gewohnt haben.
Schon Unterstützte werden nur dann berücksichtigt, wenn andere Bedürftige nicht
mehr vorhanden. Verwandte der Stifterin bevorzugt. Die Zinsen von 1500 M.
am 5. Oktober für den den Arbeiten dieser Stiftung sich unterziehenden Beamten
des Magistrats.

1033. Wilhelm Gericke-Moabit-Stiftung. Kapital: 30 000 M.
Verwaltung: Städt. Stiftungsdeputation.
Zweck: Verteilung der Zinsen nach Abzug von 800 M. am 19. Januar an
mindestens 50 Jahre alte Bewohner der Stadtbezirke 285—304, die noch keine
Armenunterstützung erhalten haben, in Beträgen von 25 M.

1034. Hermann Gersonsches Legat. Kapital: 3000 M.
Verwaltung: Städt. Stiftungsdeputation.
Zweck: Weihnachtsunterstützungen Anfang Dezember durch das Komitee der
Stadtbezirke 9 und 10.

1035. Grebbinscher Geschenkfonds. Kapital: 900 M.
Verwaltung: Armendirektion.
Zweck: Unterstützungen an Bezirksarme der Armenkommission, zu welcher der
Teil der Steglitzer Straße zwischen der Potsdamer Eisenbahn und der Pots-
damer Straße gehört, und zwar ganz unabhängig von den Armenunterstützungen.
Namentlich fleißigen schulpflichtigen Kindern armer Eltern Bekleidungsgegen-
stände und Lehrbücher oder armen Bezirkseinwohnern Naturalien.
Vorschläge durch die Armenkommission.

1036. Hetzersches Legat. Kapital: 14120 M.
Verwaltung: Städt. Stiftungsdeputation.
Zweck: Unterstützung hiesiger bedürftiger Bürger und deren Witwen, vornehmlich
der Friedrichstadt, der Neustadt, jetzt Dorotheenstadt, und des Friedrichs-Werder
in Beträgen nicht unter 30 M. zu Weihnachten.
Die Unterstützung soll keinen Einfluß auf die Armenunterstützung haben. Die
Stadtverordneten der genannten Stadtteile sollen entscheiden.

1037. Jahnsches Legat. Kapital: 758 M.
Verwaltung: Städt. Stiftungsdeputation.
Zweck: Gewährung monatlicher Unterstützungen von 2 M. an einen Armen, der
wohnhaft ist Jerusalemerstr. 1—15 und 36—66, Lindenstr., Hollmannstr., Alexan-
drinenstr. 1—8, am Belle-Alliance-Platz, Markgrafenstr. 1—19 und 80—108,
Friedrichstr. 1—42 und 201—251, Gitschinerstr. 97—113.

1038. Kampfmeyersches Legat. Kapital: 300 M.
Verwaltung: Armendirektion.
Zweck: Unterstützung eines würdigen Armen des 42. Armenkommissionsbezirks am 14. August.
Verwandte des Stifters bevorzugt.

1039. Köpjohannsche Stiftung.
Verwaltung: Der jeweilige Pfarrer und zweite Geistliche der Sophienkirche und 2 Bürger der Sophiengemeinde.
Zweck: Aus dem Reinertrag der Grundstücke Albrechtstr. 9/10 und 13—16 und Schiffbauerdamm 3 arme Witwen und Waisen aus der Verwandtschaft des Stifters, in zweiter Linie evangelische Witwen von Berliner Bürgern der Spandauer Vorstadt, d. h. gegenwärtig der Kirchengemeinden von Sophien, St. Johannis-Evangelist und Philippus-Apostel, zu unterstützen.
Gegenwärtig werden 100 Verwandte des Stifters mit je 200—260 M. jährlich, 300 arme Bürgerwitwen aus den oben genannten Gemeinden mit je 80 M. jährlich unterstützt.

1040. Witwe Krausesches Legat. Kapital: 7200 M.
Verwaltung: Städt. Stiftungsdeputation.
Zweck: Unterstützung armer Witwen des Berliner Kirchensprengels durch den Propst von Berlin halbjährlich postnumerando.

1041. Mette-Cavalsches Legat. Zinsen: 206,50 M.
Verwaltung: Armendirektion.
Zweck: Weihnachtsunterstützung für Pflegegeldempfängerinnen desjenigen Armenkommissionsbezirks, in dem das Haus Prenzlauerstr. 45 liegt (130. Armenkommission).

1042. Meyersches Legat. Kapital: 300 M.
Verwaltung: Armendirektion.
Zweck: Unterstützung eines würdigen armen Bewohners der Jüdenstr. am 11. April.

1043. Stadtältester Moewessches Legat. Kapital: 1500 M.
Verwaltung: Städt. Stiftungsdeputation.
Zweck: Unterstützung eines würdigen Einwohners des 83. (jetzt 209.) Stadtbezirks (Rosenthalerstr. 1—24, 55—73; Kl. Rosenthalerstr.; Linienstr. 64—75, 202—223; Mulackstr. 15—24; Steinstr. 19—25; Auguststr. 42—44) am 23. März mit 30—45 M. (Der Rest der Zinsen zu anderweitigen Unterstützungen).

1044. Rettnersches Legat. Kapital: 10 300 M.
Verwaltung: Städt. Stiftungsdeputation.
Zweck: Unterstützung armer Witwen des 83. Stadtbezirks, die noch nicht der öffentlichen Armenpflege anheimgefallen sind, am 30. April.

1045. Securiusscher Fonds. Kapital: 2400 M.
Verwaltung: Armendirektion.
Zweck: Unterstützung der Armen des 20. Armenkommissionsbezirks mit Geld oder Naturalien, unabhängig von den Armenunterstützungen.

1046. Dr. med. Tappertsche Stiftung. Kapital: 3000 M.
Verwaltung: Städt. Stiftungsdeputation.
Zweck: Unterstützung verschämter Armer, die im 100. Stadtbezirk (jetzt 144.) seit länger als 6 Monaten wohnen, durch Beträge von 15—30 M. im November.

1047. Unterstützungskasse des Bezirksvereins des Köpenicker Stadtviertels.
Vorf.: Stadtv. Rosenow, SO. 16, Schmidtstr. 6.
Zweck: Unterstützung von Mitgliedern des Bezirksvereins des Köpenicker Stadtviertels, ev. auch anderer Bewohner der Stadtbezirke 136—142.
1907: 200 M. verausgabt.

1048. Frauen-Verein Westen.
Vors.: Frau Dr Kroner, W. 15, Uhlandstr. 39.
Zweck: Unterstützung Kranker und Bedürftiger im Westen Berlins mit Geldbeträgen von 3—25 M.

1049. Wohltätigkeits-Verein Süd-West.
Vors.: Franz Popp, SW. 61, Gitschinerstr. 89.
Zweck: Hilfsbedürftigen ordentlichen Personen, welche durch die Mitglieder des Vereins vorgeschlagen werden, eine Weihnachtsunterstützung von 10 M. zu gewähren.

6. Ledige Personen.

a) Männliche und weibliche.

1050. Cosmarsche Stiftung. Fonds: 180 000 M.
Verwaltung: Kuratorium des Schindlerschen Waisenhauses, C. 19, Friedrichsgracht 57.
Zweck: Jünglingen und unbemittelten Mädchen aus dem Mittelstande, vorzugsweise solchen, welche die Namen Cosmar oder Riem tragen, Stipendien von 300 M. jährlich zu gewähren.
Außerdem gewährt die Stiftung unbemittelten ledigen weiblichen Personen, welche das 40. Lebensjahr überschritten haben, eine Jahresrente von 100 M. Stipendien sind auf Jahre hinaus vergeben. Gesuche zu richten an das Kuratorium, zu Händen des Vorsitzenden.
Siehe ferner: Cosmar-Stiftung beim Bürgerrettungsinstitut Nr. 813.

b) Weibliche.

1051. Stadtrat Albert Löwe-Stiftung. Kapital: 1 286 000 M.
Verwaltung: Kuratorium. Städt. Stiftungsbureau.
Zweck: Unversorgten, vaterlosen, über 40 Jahre alten Töchter gebildeten Standes, ohne Unterschied der Konfession, die in Berlin wohnen, und deren Einkommen zu einem anständigen Unterhalte nicht ausreicht, eine jährliche Rente von 900 M. zu gewähren.
Lehrerinnen, Erzieherinnen, Gesellschafterinnen, Schneiderinnen und Putzmacherinnen, d. h. solche Personen, die von Jugend auf dazu erzogen sind, sich ihren Unterhalt selbst zu verdienen, sind ausgeschlossen. Z. Z. werden 45 Raten gezahlt; später soll ein Asyl gebaut werden. — Die Rente erlischt durch Heirat, Besserung der Vermögensverhältnisse, wenn die eigenen Einnahmen der Benefiziatin nach Abzug der Rente das Vierfache der Rente betragen, sowie durch Unwürdigkeit.

1052. Generalkonsul Behrend- und Babette Behrend-Stiftung. Kapital: 871 650 M.
Verwaltung: Kuratorium. Städt. Stiftungsbureau.
Zweck: Unversorgten und unbescholtenen, mindestens 45 Jahre alten und in Berlin wohnhaften, vaterlosen und unverheirateten Töchtern gebildeten Standes, gleichviel welcher Konfession, deren Einkommen zu einem anständigen Unterhalt nicht ausreicht, eine jährliche Rente von 900 M. auf Lebenszeit zu gewähren.
Der Rentenbezug erlischt 1. durch Verheiratung, 2. bei Besserung der Vermögenslage, wenn nämlich die Einnahmen nach Abzug der Rente das Dreifache der Rente betragen, 3. bei Unwürdigkeit der Empfängerin.
Z. Z. werden 24 Renten gezahlt; die darüber hinaus eingehenden Zinsbeträge werden zum Kapital geschlagen, aus dem künftig ein Stiftshaus erbaut werden soll.

1053. Menz=Stiftung. Kapital: 60 000 M.
Verwaltung: Städt. Stiftungsdeputation.
Zweck: Unterstützung in der Provinz Brandenburg einschl. Berlin geborener un-
verheirateter Personen weiblichen Geschlechts aus höheren Ständen.

1054. Geschwister Philipp=Stiftung. Kapital: 25 700 M.
Verwaltung: Städt. Stiftungsdeputation.
Zweck: Gewährung laufender Unterstützungen von 100—300 M. an hilfsbedürftige,
vaterlose, alleinstehende, unbescholtene, über 30 Jahre alte Töchter der gebildeten
Stände.

1055. Wohltätigkeitsverein für Frauen hiesiger jüd. Gemeinde (Chebrath Naschim).
Vors.: Frau Dr. Eschelbacher, N. 24, Oranienburgerstr. 17.
Zweck: Unterstützung unverheirateter, hilfsbedürftiger weiblicher Personen der
hiesigen jüd. Gemeinde durch laufende Geldbeihilfen von 15—18 M. monatlich.
Gesuche an die Vorsitzende.
Es werden jährlich ca. 2000 M. verausgabt.

Siehe ferner: Kraftsche Stiftung für hilflose Arbeiterinnen Nr. 981, Rentier
Walter Bauendah=Stiftung Nr. 1079, Therese Leßmann=Stiftung Nr. 1082,
Fräulein Johanna Itzig=Stiftung Nr. 1111.

7. Witwen und Waisen im allgemeinen.

(Witwen und Waisen von Vertretern bestimmter Berufsklassen siehe Nr. 843—987.)

a) Ohne Konfessionsbeschränkung.

1056. von Alvenslebensches Vermächtnis. Kapital: 4800 M.
Verwaltung: Städt. Stiftungsdeputation.
Zweck: Unterstützung von Witwen und Waisen der Stadt Berlin in Beträgen von
15 M. am 11. Juli.

1057. Brunöhler=Stiftung. Kapital: 236 399 M.
Verwaltung: Armendirektion.
Zweck: Waisenpfleglingen (Knaben und Mädchen), auf Vorschlag der städt.
Waisenverwaltung Stipendien von 600—1500 M. zum Besuch höherer Schulen
oder zur Erlernung eines Berufes zu gewähren.
$^2/_{10}$ des Kapitals sind für Arme, $^5/_{10}$ für Waisen, $^2/_{10}$ dem Verein gegen Verarmung, $^1/_{10}$ der Stadt Elberfeld ausgesetzt.

1058. Cosmarsches Legat. Kapital: 975 M.
Verwaltung: Städt. Stiftungsdeputation.
Zweck: Unterstützung einer armen, braven, betagten Witwe zur Weihnachtszeit.

1059. Witwe Deutschmann=Stiftung. Kapital: 15 300 M.
Verwaltung: Städt. Stiftungsdeputation.
Zweck: Unterstützung ehrbarer Witwen in Beträgen von mindestens 30 M. am
20. Juni.

1060. Fuhrmannsches Legat. Kapital: 30 000 M.
Verwaltung: Städt. Stiftungsdeputation.
Zweck: Unterstützung armer Bürgerwitwen in Beträgen von nicht unter 30 M.
am 17. März.

1061. Josef und Therese Goldschmidt=Stiftung. Kapital: 500 000 M.
Verwaltung: Städt. Stiftungsdeputation.
Zweck: Verwendung von jährlich 4000 M. zur Unterstützung von Bedürftigen
der Stadt Berlin, besonders von Witwen und Waisen, am 5. November.

1062. Hoffmannsches Legat. Kapital: 3100 M.
Verwaltung: Städt. Stiftungsdeputation.
Zweck: Unterstützung armer bürgerlicher Witwen mit Beträgen von 15 M. zu Michaelis.

1063. Ida Ledermann-Stiftung. Kapital: 5000 M.
Verwaltung: Städt. Stiftungsdeputation.
Zweck: Unterstützung armer, würdiger in Berlin wohnhafter Witwen mit Beträgen nicht unter 40 M. am 21. Juni.
Vorläufig sind nur 2 Raten verfügbar.

1064. Limann-Stiftung. Kapital: 10 000 M.
Verwaltung: Städt. Stiftungsdeputation.
Zweck: Gewährung von zwei Unterstützungen gleicher Höhe an je 1 Knaben und 1 Mädchen (Ganz- oder Halbwaise) ehelicher Geburt ohne Unterschied der Konfession am 2. Juli.

1065. Pausewang-Stiftung. Kapital: 70 000 M.
Verwaltung: Städt. Waisendeputation.
Zweck: Unterstützung von Berliner Waisen.

1066. Schleicher-Stiftung. Kapital: 29 800 M.
Verwaltung: Städt. Stiftungsdeputation.
Zweck: Laufende Unterstützung von Witwen und Waisen mit monatlich 12 bis 15 M.

1067. Georg und Hedwig Schönflies-Stiftung. Kapital: 28 900 M.
Verwaltung: Städt. Stiftungsdeputation.
Zweck: Laufende Unterstützung von Witwen, die durch Krankheit oder mehrere erwerbsunfähige Kinder an das Haus gefesselt und dadurch in ihrer Erwerbstätigkeit gehemmt sind, in Monatsraten nicht unter 20 M.
Die nicht verausgabten Zinsen werden zu Weihnachten unter die Empfängerinnen verteilt.
Die Witwe des Erblassers behält sich für ihre Lebenszeit das Vorschlagsrecht vor.

1068. Gräfin v. Schwerin-Ammon-Stiftung. Kapital: 720 000 M.
Verwaltung: Königl. Kammergericht.
Zweck: Verwendung von $^1/_{16}$ der Zinsen für unvermögende Adlige in Raten bis 150 M. jährlich; $^3/_{16}$ zur Unterstützung armer, vaterloser, ehelicher Kinder unter 21 Jahren, die im Bezirk des Königl. Kammergerichts, d. h. innerhalb der Mark Brandenburg, wohnen.

1069. Louis Simon-Stiftung. Kapital: 25 000 M.
Verwaltung: Städt. Stiftungsdeputation.
Zweck: Unterstützung in Berlin ortsangehöriger bedürftiger Witwen in Beträgen von mindestens 50 M.

1070. Charlotte Teichert-Stiftung. Kapital: 6150 M.
Verwaltung: Städt. Stiftungsdeputation.
Zweck: Unterstützung 10 würdiger Witwen, die nicht Almosenempfängerinnen sind, zu gleichen Teilen am 7. Mai.

1071. v. Voigt-Legat. Kapital: 12 850 M.
Verwaltung: Königl. Kammergericht.
Zweck: Unterstützung vaterloser, minderjähriger, ehelicher Kinder, die im Bezirk des Königl. Kammergerichts, d. h. innerhalb der Mark Brandenburg, wohnen. Unterstützungen von 30—150 M.
Siehe ferner: Rudolf Knebel-Stiftung Nr. 414, v. Schebe 2-Stiftung Nr. 513, Geschenkfonds König Friedrichs II. Nr. 991, Rentier Walter Bauendahl-Stiftung Nr. 1079, Therese Leßmann-Stiftung Nr. 1082, Geschwister Gertrud und

Alexander Matternsche Stiftung Nr. 1083, Solmar-Stiftung Nr. 1087, Köhler-Stiftung Nr. 1098, Wilhelm und Amalie Peters-Stiftung Nr. 1101, von Ritzenbergsche Stiftung Nr. 1103.

b) Speziell für christliche Witwen und Waisen.

1072. Albrechtsche Stiftung. Kapital: 26 600 M.
Verwaltung: Städt. Stiftungsdeputation.
Zweck: Laufende Unterstützung von Witwen und Müttern von Mädchen, die im Alter von 7—14 Jahren stehen und lutherischer Konfession sind. Gewährung einer Beihilfe von 300 M. zur Aussteuer für ein unterstütztes Mädchen, das einen Zivilisten heiratet.
Laufende Unterstützung für jedes Kind 120 M. jährlich. Bevorzugt werden Töchter von Staatsdienern und ohne ihr Verschulden verunglückten Kaufleuten.

1073. Badingsche Stiftung. Kapital: 7300 M.
Verwaltung: Städt. Stiftungsdeputation.
Zweck: Unterstützung armer Deszendenten des Geschenkgebers bis zum 5. Grade einschließlich. Nach Aussterben der Deszendenten laufende Unterstützung zweier armer, christlicher Bürgerwitwen in Berlin, die die Geistlichen der betr. Parochie empfehlen.

1074. Witwe Rode-Stiftung. Kapital: 17 000 M.
Verwaltung: Städt. Stiftungsdeputation.
Zweck: Unterstützung 6 armer, unbescholtener Bürgerwitwen christlichen Glaubens am 13. Februar.

1075. Rosenmüllersches Legat. Kapital: 15 500 M.
Verwaltung: Städt. Stiftungsdeputation.
Zweck: Laufende Unterstützung von Witwen und Waisen christlichen Glaubens.

c) Speziell für jüdische Witwen und Waisen.

1076. Julius Cunow-Stiftung. Kapital: 3200 M.
Verwaltung: Armenkommission der jüdischen Gemeinde.
Zweck: Unterstützung würdiger jüdischer Witwen am 26. Mai.

1077. Julius und Alice Joseephy-Stiftung. Kapital: 1000 M.
Verwaltung: Armenkommission der jüdischen Gemeinde.
Zweck: Unterstützung einer armen jüdischen Witwe mit 25 M.

1078. Caspar Misch-Stiftung. Kapital: 600 M.
Verwaltung: Armenkommission der jüdischen Gemeinde.
Zweck: Unterstützung einer jüdischen Witwe, die einen Sohn zu erziehen hat, am 9. September.

Siehe ferner: Stiftung eines Ungenannten Nr. 823, Therese Leßmann-Stiftung Nr. 1032, Carl Abraham Leo- und Frau Dorothea, geb. Kohtz-Stiftung Nr. 1112, Wilhelmine Levinsohn, geb. Spiro-Stiftung Nr. 1113, Emil Frommel-Stiftung Nr. 1202, Eduard Steinthal-Stiftung Nr. 1254.

8. Weibliche Personen im allgemeinen.

a) Ohne Konfessionsbeschränkung.

1079. Rentier Walter Bauendahl-Stiftung. Kapital: 50 400 M.
Verwaltung: Städt. Stiftungsdeputation.
Zweck: Laufende Unterstützung würdiger, hilfsbedürftiger älterer Personen weiblichen Geschlechts, die Armenunterstützung nicht empfangen, mit monatlich 9—15 M.

1080. Heckersches Legat. Kapital: 6000 M.
Verwaltung: Städt. Stiftungsdeputation.
Zweck: Unterstützung von 5 würdigen, bedürftigen, weiblichen Personen, die nicht aus polizeilichen (öffentlichen) Armenfonds unterstützt werden, zu gleichen Teilen am 14. Oktober.

1081. Baron George Kill-Mar-Stiftung. Kapital: 104 700 M.
Verwaltung: Städt. Stiftungsdeputation.
Zweck: Unterstützung von ganz mittellosen, alten Frauen, ausnahmsweise auch von Männern bis zu Jahresbeträgen von 150 M.

1082. Therese Leßmann-Stiftung. Kapital: 259 740 M.
Verwaltung: Kuratorium. Städt. Stiftungsbureau.
Zweck: Unterstützung von Witwen und unverheirateten weiblichen Personen, denen der Ernährer fehlt, und gegen deren sittliches Verhalten nichts einzuwenden ist mit Beträgen von jährlich 180 M. am 10. Juli, ohne daß ein Anspruch für das folgende Jahr entsteht.
Es sollen gleich viel Personen christlichen und jüdischen Glaubens unterstützt werden.

1083. Geschwister Gertrud und Alexander Matternsche Stiftung. Kapital: 1 046 150 M.
Verwaltung: Kuratorium. Städt. Stiftungsbureau.
Zweck: Versorgung hilfsbedürftiger, alleinstehender, über 45 Jahre alter Witwen und Töchter aus besseren Ständen.
Z. Z. findet ¼ der Einkünfte zu laufenden Unterstützungen Verwendung. Ein Stifshaus in der Großbeerenstr. für 50 Witwen wird errichtet.

1084. Reichwaldsche Stiftung. Kapital: 54 000 M.
Verwaltung: Geh. Hofrat Emil Biermann, W. 50, Kulmbacherstr. 8.
Zweck: Unterstützung 6 armer, unbescholtener Frauen über 50 Jahre mit einer lebenslänglichen Pension von ca. 300 M. jährlich.
Eingaben an den Verwalter. Viele Vormerkungen, daher vorläufig auf Jahre hinaus vergeben.

1085. von Schebesscher Fonds. Kapital: 620 500 M.
Verwaltung: Städt. Stiftungsdeputation.
Zweck: Verwendung der Zinsen 1. zu lebenslänglichen Pensionen an 28 Damen aus adligen oder höheren bürgerlichen Familien mit nicht über 600 M. (14 350 M.), 2. zu jährlichen Pensionen und Holzgeld für die im Stiftshause (Friedrichstr. 38) mietfrei wohnenden 10 Damen und 2 Expektantinnen (3738 M.) (siehe auch Nr. 176).
Der nach Zahlung der Pensionen usw. verbleibende Rest der Einkünfte wird zurzeit noch von der Armendirektion zu laufenden Unterstützungen verwendet. Soweit solche — bis zur Hälfte der Einnahme-Überschüsse — frei werden, verbleiben sie der Armendirektion; über die demnächst frei werdenden Unterstützungen verfügt die Stiftungsdeputation.

1086. Geschwister Stieber-Stiftung. Kapital: 90 000 M.
Vors.: Kanzleirat Wilhelm Meinecke, N. 58, Wörtherstr. 7.
Zweck: Unterstützung von 6 unverheirateten, bedürftigen, weiblichen Personen im Alter von mindestens 40 Jahren aus Berlin und den Vororten, welche einen unbescholtenen Lebenswandel geführt haben.
Zahlreiche Vormerkungen. Gesuche an den Schriftführer und Schatzmeister: Rechn.-Rat Kunibert Lehmann, Schöneberg (PostFriedenau), Menzelstr. 2.

1087. Solmar-Stiftung.
Verwaltung: Königl. Kammergericht.
Zweck: Gewährung lebenslänglicher Renten von jährlich nicht unter 150

und nicht über 300 M. an hilfsbedürftige Mädchen, Witwen oder Frauen im Alter von nicht unter 30 Jahren.

Siehe ferner: Baumgartensche Stiftung Nr. 634, von Drygalski-Stiftung Nr. 975, Cosmarsche Stiftung Nr. 1050, Hugo und Anna Hanke-Stiftung Nr. 1145.

b) Speziell für Christinnen.

1088. Moritz Rosalie Gersonsches Vermächtnis. Kapital: 148 700 M.
Verwaltung: Städt. Stiftungsdeputation.
Zweck: Laufende Unterstützung alleinstehender christlicher Damen der gebildeten Stände mit jährlich 400 M.

c) Speziell für Jüdinnen.

1089. Julius und Lina Grünwald-Stiftung. Kapital: 7840 M.
Verwaltung: Armenkommission der jüdischen Gemeinde.
Zweck: Unterstützung jüdischer, bedürftiger, weiblicher Personen mit Beträgen von mindestens 40 M. am 26. April.

9. Erwerbsunfähige und alte Personen.

a) Ohne Konfessionsbeschränkung.

1090. von Barner-Stiftung. Kapital: 36 000 M.
Verwaltung: Städt. Stiftungsdeputation.
Zweck: Laufende Unterstützung armer, erwerbsunfähiger Männer und Frauen, auch aus der Umgegend von Berlin, mit monatlich 5—24 M.

1091. Bergemannsches Legat. Kapital: 3100 M.
Verwaltung: Städt. Stiftungsdeputation.
Zweck: Unterstützung eines verheirateten hiesigen hilfsbedürftigen Bürgers, der sich nicht mehr ernähren kann.

1092. Simon, Hermann und Ella Böhm-Stiftung. Kapital: 207 000 M.
Verwaltung: Kuratorium. Vors.: Stadtrat Selberg, Rathaus, Zimmer 54a (2—1 außer Mittwoch und Freitag).
Zweck: Unterstützung alleinstehender, ganz oder teilweise erwerbsunfähiger, würdiger weiblicher Personen, die noch nicht der öffentlichen Armenpflege anheimgefallen sind, mit Beträgen von nicht unter 100 M. und nicht über 400 M. pro Jahr, und zwar zu ¼ Personen jüdischen Glaubens, zu ¼ anderen Konfessionen angehörige oder konfessionslose Personen.
Die Auszahlung findet am 10. Januar, 30. Mai, 12. Juni und 5. August statt. Meldungen im November.
Mit Annahme weiterer 20 000 M. hat die Stadtgemeinde Berlin die Verpflichtung übernommen, ein zur Erbauung eines den Stiftungszwecken dienenden Hauses erforderliches Grundstück unentgeltlich herzugeben, wenn das Stiftungskapital die Summe von 400 000 M. erreicht haben wird. Solange ein Haus für die Stiftung nicht erbaut ist, sollen Unterstützungen vornehmlich an solche bedürftige Familien gewährt werden, die ihres Ernährers beraubt sind, und denen durch Gewährung einer Unterstützung die Möglichkeit zur Begründung, bzw. Wiederaufrichtung einer Existenz geboten wird.
1908: Für 75 Unterstützungen 8165 M. gezahlt.

1093. Fischbach-Stiftung. Kapital: 73 900 M.
Verwaltung: Städt. Stiftungsdeputation.
Zweck: Unterstützung unbescholtener, verarmter, über 60 Jahre alter Bürger mit vierteljährlich im voraus zahlbaren Jahresbeträgen von 300 M.

1094. Antonie Hermann Fricke-Stiftung. Kapital: 181 000 M.
Verwaltung: Städt. Stiftungsdeputation.
Zweck: Einmalige und laufende Unterstützung kranker, hilfloser Personen.

1095. Friebesches Legat. Kapital: 30 800 M.
Verwaltung: Städt. Stiftungsdeputation.
Zweck: Unterstützung von durch Krankheit und Altersschwäche in Not geratenen Bürgern und Bürgerwitwen mit monatlich zahlbaren Jahresbeihilfen von 90 bis 150 M.
Verleihung am 2. Juni jedes Jahres. Bevorzugt werden Personen, die kein Almosen empfangen. Die Unterstützung wird nicht länger als für ein Jahr bewilligt, doch ist eine wiederholte Bewilligung für das nächste Jahr an dieselbe Person nicht ausgeschlossen.

1096. Hoffmeyersches Legat. Kapital: 3000 M.
Verwaltung: Städt. Stiftungsdeputation.
Zweck: Laufende Unterstützung schwacher Greise und alter kranker Frauen in monatlichen Raten von 10 M.

1097. Rudolf Knebel-Stiftung. Kapital: 200 000 M.
Verwaltung: Städt. Stiftungsdeputation.
Zweck: Verwendung von $^1/_3$ der Zinsen zur Unterstützung armer, definitiv erwerbsunfähig gewordener, vorzugsweise altersschwacher, über 60 Jahre alter Personen, ev. durch Bestreitung der Einzahlungen zur Aufnahme in ein Hospital oder eine Altersversorgungs-Anstalt.

1098. Köhler-Stiftung. Kapital: 38 600 M.
Verwaltung: Städt. Stiftungsdeputation.
Zweck: Unterstützung hiesiger armer alter Bürger und deren Witwen mit 6 M. monatlich.

1099. Dr. Medicussche Stiftung. Kapital: 48 000 M.
Verwaltung: Städt. Stiftungsdeputation.
Zweck: Laufende Unterstützung hilfsbedürftiger Witwen von tadelfreiem Lebenswandel, wenn sie durch Krankheit erwerbsunfähig sind, in Beträgen von nicht unter 15 M. monatlich.

1100. Reiffsches Legat. Kapital: 4800 M.
Verwaltung: Städt. Stiftungsdeputation.
Zweck: Unterstützung hilfsbedürftiger, über 60 Jahre alter Personen mit 6 M. am 22. Februar.

1101. Wilhelm und Amalie Peters-Stiftung. Kapital: 87 087 M.
Verwaltung: Armendirektion.
Zweck: Unterstützung über 60 Jahre alter, würdiger und bedürftiger Männer und Witwen mit mindestens 150 M. am 6. Juli.

1102. Gebr. Plautsche Stiftung. Kapital: 57 800 M.
Verwaltung: Städt. Stiftungsdeputation.
Zweck: Verteilung der Hälfte der Zinsen jährlich am 28. August an arme christliche, über 60 Jahre alte Leute in Beträgen nicht unter 9 M.
Die andere Hälfte wird an den Vorstand der jüdischen Gemeinde gezahlt. Die aus Armenfonds Unterstützten sind nicht ausgeschlossen.

1103. von Ritzenbergsche Stiftung. Kapital: 410 500 M.
Verwaltung: Städt. Stiftungsdeputation.
Zweck: Unterstützung armer, hilfsbedürftiger Personen, namentlich Kranker, Altersschwacher, Witwen und Waisen von guter Erziehung, und zwar mit 15 Beihilfen zu 600 M., die übrigen zu 300 M.

1104. Schauersche Stiftung. Kapital: 7500 M.
Verwaltung: Städt. Stiftungsdeputation.
Zweck: Unterstützung von 12 armen, alten Bürgern zu gleichen Teilen am 18. März.

1105. Christian Teichertsches Legat. Kapital: 617 M.
Verwaltung: Städt. Stiftungsdeputation.
Zweck: Unterstützung zweier alter, arbeitsunfähiger Männer, die nicht Almosenempfänger sind, zu gleichen Teilen am 4. Oktober.
Siehe ferner: Frau Bergemann= (geb. Beuth=) Stiftung Nr. 601, Bürger-Rettungsinstitut Nr. 813, Spenersche Stiftung Nr. 818, Kaufmännischer Hilfsverein Nr. 945, Kraftsche Stiftung für hilflose Arbeiterinnen Nr. 981, Vereinigte Fonds Nr. 1193.

b) Speziell für christliche Personen.

1106. Thomas Arnold=Stiftung. Kapital: 18 000 M.
Verwaltung: Städt. Stiftungsdeputation.
Zweck: Lebenslängliche monatliche Unterstützung dreier würdiger und bedürftiger in Berlin wohnhafter Ehepaare christlicher Religion, vorzugsweise aus dem Gewerbe= und Handelsstande, von welchen jeder Teil mindestens ein Alter von 60 Jahren vollendet hat und der öffentlichen Armenpflege noch nicht dauernd anheimgefallen ist, zu gleichen Teilen.
Stirbt von einem dieser drei Ehepaare der Mann oder die Frau, so wird dem überlebenden Ehegatten bis zu seinem Tode die ganze, früher beiden Ehegatten gemeinschaftliche Rate unverkürzt weitergezahlt, solange er seinen Wohnsitz in Berlin behält.

c) Speziell für jüdische Personen.

1107. Gerson von Bleichroeder=Stiftung. Kapital: 30 300 M.
Verwaltung: Armenkommission der jüdischen Gemeinde.
Zweck: Verwendung der Zinsen von 20 000 M. zur Unterstützung jüdischer verschämter Armer, vorzugsweiser solche, die das 70. Lebensjahr erreicht oder überschritten, haben mit Beträgen von mindestens 100 M.; von 10 300 M. zu Armenunterstützungen im allgemeinen.

1108. H. Friedemann=Stiftung. Kapital: 12 000 M.
Verwaltung: Armenkommission der jüdischen Gemeinde.
Zweck: Unterstützung würdiger, verschämter, jüdischer Armer, mit Bevorzugung von Leuten vorgerückten Alters, durch Beträge von mindestens 200 M.

1109. Julie Friedheim geb. Baum=Stiftung. Kapital: 63 900 M.
Verwaltung: Armenkommission der jüdischen Gemeinde.
Zweck: Unterstützung jüdischer, würdiger, durch Krankheit erwerbsunfähiger Personen.

1110. Moritz Samuel Jacob=Stiftung. Hauptstiftung: 15 000 M. Kapital.
Verwaltung: Armenkommission der jüdischen Gemeinde.
Zweck: Unterstützung jüdischer, bedürftiger, würdiger Familien, in denen Krankheit, Altersschwäche oder effektive Erwerbsunfähigkeit vorhanden, am 12. März. Die Armenkommission beschließt in einer Sitzung über die Verteilung. Gesuche werden nicht berücksichtigt.
Unter Verwaltung der Stiftung stehen 4 Zweigstiftungen; die Zinsen der 1. Zweigstiftung (Kapital 1150 M.) werden am 3. Ellul, der 2. Zweigstiftung (Kapital 1525 M.) am 3. Tischri, der Hermann=Jacob=Stiftung (Kapital 9600 M.) am 28. April, des Paula Jacobschen Legats (Kapital 702 M.) im 28. April verteilt.

1111. Fräulein Johanna Itzig-Stiftung. Kapital: 10 400 M.
Verwaltung: Armenkommission der jüdischen Gemeinde.
Zweck: Unterstützung jüdischer, alter, arbeitsunfähiger, unverheirateter, in Berlin geborener weiblicher Personen mit Beträgen von 30—50 M.

1112. Carl Abraham Leo und Frau Dorothea, geb. Kotz-Stiftung. Rente: 1200 M.
Verwaltung: Armenkommission der jüdischen Gemeinde.
Zweck: Verwendung der Rente je zur Hälfte 1. in 2 Beträgen zu je 300 M., Mitte Februar und Mitte August zur Unterstützung jüdischer, kranker, altersschwacher und arbeitsunfähiger Personen, sowie jüdischer, armer, würdiger Witwen und Waisen nach Anhörung des Rabbinats. (Verteilung durch den Magistrat); 2. zur Unterstützung aus Polen kommender Israeliten, welche sich zur Herstellung ihrer Gesundheit in Berlin aufhalten oder sich auf der Durchreise nach Bädern befinden. (Verteilung durch das Krankenhaus der jüdischen Gemeinde.)

1113. Wilhelmine Lewinsohn, geb. Spiro-Stiftung. Kapital: 5300 M.
Verwaltung: Armenkommission der jüdischen Gemeinde.
Zweck: Unterstützung von 4 jüdischen Witwen oder Mädchen, die erwerbsunfähig geworden oder durch Krankheit in Not geraten sind, am 17. Juni.

1114. M. Pollack-Stiftung. Kapital: 5400 M.
Verwaltung: Armenkommission der jüdischen Gemeinde.
Zweck: Unterstützung jüdischer, bedürftiger, würdiger Familien, in denen Krankheit oder Altersschwäche herrschen, am 14. März.

1115. Rosa Zander, geb. Cohn-Stiftung. Kapital: 300 M.
Verwaltung: Armenkommission der jüdischen Gemeinde.
Zweck: Unterstützung jüdischer, leidender, weiblicher Personen am 14. Tischri.

Siehe ferner: Simon, Hermann und Ella Böhm-Stiftung Nr. 1092, Gebr. Plautsche Stiftung Nr. 1102.

III. Geldgeschenke für Arme
ohne besondere Zweck- und Personalbestimmungen.

a) Ohne Konfessionsbeschränkung.

1116. Frauenverein zur Unterstützung verschämter Armer zu Berlin. (Unter dem Protektorat der Kaiserin.)
Vors.: Frau Dr von Martius, W. 9, Voßstr. 12.
Zweck: Unterstützung von verschämten (aus öffentlichen Mitteln noch nicht unterstützten) Armen durch einmalige oder laufende Geldzuwendungen.
Die Tätigkeit des Vereins verteilt sich auf 15 Bezirke, die sich in der Regel den Kirchengemeinden anschließen. Ein Bezirk umfaßt mehrere Kirchenspiele. Jeder Bezirk wird von einer Vorsteherin selbständig geleitet. Die zu jedem Bezirke gehörenden Straßen sind aus den Jahresberichten des Vereins zu ersehen.

Bezirk 1. Frau Dr von Martius, s. oben (W.).
  „   2. Frau A. Reich, Kleinbeerenstr. 3 (SW.).
  „   3. Frau Komm.-Rat Olga Eisner, Bellevuestr. 14 (W.).
  „   4. Frau F. Saulmann, Joachimsthalerstr. 13 (W.).
  „   5. Frau Geh. Ob.-Reg.-Rat v. Lebbin, Achenbachstr. 3 (W.).
  „   6. Frau General M. v. Görne, Uhlandstr. 32 (W.).
  „   7. Frau F. Saulmann, s. oben (W.).
  „   8. Frau Geh. Ob.-Reg.-Rat v. Lebbin, s. oben (W.).
  „   9. Frl. A. v. Goerne, Bülowstr. 83 (W.).
  „ 10. Frau Konsul Staudt, Tiergartenstr. 9 a (W.).

Bezirk 11. Frau A. Reich, s. oben (SW.).
„ 12. Frl. A. v. Goerne, s. oben (W.).
„ 13. Frau Dr. von Martius, s. oben (W.).
„ 14. Frl. G. Eggebrecht, Ansbacherstr. 46 (W.).
„ 15. Frl. G. Eggebrecht, s. oben (W.).
Gesuche sind an die Vorsitzende oder die Vorsteherin des betr. Bezirks zu richten.
1908: 268 einmalige, 212 fortlaufende Unterstützungen im Betrage von 7793 M.

1117. Fonds aus verschiedenen kapitalisierten Zuwendungen. Kapital: ungefähr 470 400 M.
Verwaltung: Armendirektion und Städt. Stiftungsdeputation.
Zweck: Gewährung einmaliger Unterstützungen.

1118. L'Abaye-Stiftung. Kapital: 223 850 M.
Verwaltung: Armendirektion.
Zweck: Gewährung von Unterstützungen in Monatsraten von 6—25 M.
Nach Freiwerden der jetzt noch gezahlten Raten werden die Zinsen zu Extra-unterstützungen an Stadtarme verwendet werden.

1119. Präsident Alslebensches Vermächtnis. Kapital: 600 M.
Verwaltung: Armendirektion.
Zweck: Gewährung von Unterstützungen.
21 M. erhält der Armen-Beschäftigungsverein der Elisabeth-Gemeinde.

1120. Ayrersches Legat. Kapital: 5100 M.
Verwaltung: Städt. Stiftungsdeputation.
Zweck: Verwendung eines Teils der Zinsen zur Unterstützung verschämter Armer.

1121. Sanitätsrat Dr. Bernhard Bamberger-Stiftung. Kapital: 20 000 M.
Verwaltung: Städt. Stiftungsdeputation.
Zweck: Unterstützung verschämter Armer.

1122. Barthelemysches Legat. Damit verbunden:
1123. de Cuvry-Stiftung. Kapital: zusammen 3500 M.
Verwaltung: Städt. Stiftungsdeputation.
Zweck: Unterstützung Notleidender in jährlichen Raten zu 15 M.

1124. Dr. Beckersches Legat. Kapital: 123 600 M.
Verwaltung: Städt. Stiftungsdeputation.
Zweck: Unterstützung Armer in monatlichen Raten von 6—15 M.

1125. Beeskowsches Legat. Kapital: 70 450 M.
Verwaltung: Städt. Stiftungsdeputation.
Zweck: Nach Abzug von 936 M. für lebenslängliche Renten laufende und ein-malige Unterstützung von Stadtarmen.

1126. Mathilde Behrend, geb. Reichenheim-Stiftung. Kapital: 10 000 M.
Verwaltung: Städt. Stiftungsdeputation.
Zweck: Laufende Unterstützung verschämter Armer.

1127. Behrendt-Samulon-Stiftung. Kapital: 119 700 M.
Verwaltung: Kuratorium unter Aufsicht des Magistrats.
Zweck: Gewährung einmaliger Unterstützungen von 100—1000 M.
10 Prozent der Einnahmen erhält die städt. Stiftungsdeputation (zurzeit 420 M. jährlich) zur stiftungsmäßigen Verwendung.

1128. Nathan Bernstein-Stiftung. Kapital: 25 000 M.
Verwaltung: Städt. Stiftungsdeputation.
Zweck: Einmalige Unterstützung verschämter Armer.

1129. Gerson v. Bleichroeder-Stiftung. Kapital: 102 000 M.
Verwaltung: Städt. Stiftungsdeputation.
Zweck: Laufende Unterstützung verschämter Armer mit monatlich 5—30 M.

1130. von Bredowsches Legat. Kapital: 21 100 M.
Verwaltung: Städt. Stiftungsdeputation.
Zweck: Zahlung von je 180 M. jährlich an die deutsche und französische Holzgesellschaft zur Versorgung von je 6 Armen mit Brennmaterial; der Rest zu laufenden und einmaligen Unterstützungen an verschämte Arme.

1131. Bürcklesches Legat. Kapital: 1500 M.
Verwaltung: Städt. Stiftungsdeputation.
Zweck: Unterstützung einer unverschuldet zurückgekommenen Familie am 21. De-
zember.

1132. Vermächtnis der Witwe Deeg, geb. Hartig. Kapital: 3400 M.
Verwaltung: Städt. Stiftungsdeputation.
Zweck: Gewährung einmaliger und laufender Unterstützungen.

1133. Dirksen-Stiftung. Kapital: 3000 M.
Verwaltung: Städt. Stiftungsdeputation.
Zweck: Gewährung einmaliger Unterstützungen für verschämte Arme.

1134. Dönhoffsches Legat. Kapital: 993 M.
Verwaltung: Städt. Stiftungsdeputation.
Zweck: Unterstützungen zweier Arme in Berlin Anfang Januar.

1135. Ebelingsches Legat. Kapital: 2400 M.
Verwaltung: Städt. Stiftungsdeputation.
Zweck: Außer Unterhaltung der Gräber der Eltern des Stifters Unterstützung Armer.

1136. Emil Ebeling-Stiftung. Kapital: 2 631 000 M.
Verwaltung: Kuratorium. Vors.: Stadtrat Marggraff, städt. Stiftungsbureau.
Zweck: Gewährung einmaliger und laufender Unterstützungen für Bedürftige
ohne Unterschied des Glaubens, Geschlechts, Standes und Alters.
Bei gleicher Würdigkeit und Bedürftigkeit werden evangel. Bewerber bevorzugt, von diesen die in Berlin geborenen.

1137. Dr. Siegmund Martin Ephraimsche Nachlaß-Stiftung. Kapital: 1 263 525 M.
Verwaltung: Kuratorium. Vors.: Dr. W. Feilchenfeld, Charlottenburg,
Berlinerstr. 154.
Zweck: Unterstützung von Privatpersonen ohne Unterschied der Konfession oder
Instituten nach Ermessen des Kuratoriums.
Fälle, für welche die städtische oder jüdische Armenverwaltung in Betracht kommen,
werden in der Regel nicht berücksichtigt.

1138. Ephraimsches Vermächtnis. Kapital: 15 000 M.
Verwaltung: Städt. Stiftungsdeputation.
Zweck: Allgemeine Wohltätigkeit nach dem Ermessen der städtischen Behörden

1139. Hermann und Anna Eschwe-Stiftung. Kapital: 30 600 M.
Verwaltung: Städt. Stiftungsdeputation.
Zweck: Unterstützung bedrängter Familien in Berlin, die mindestens drei un-
versorgte Kinder haben.

1140. Feilnersche Stiftung. Kapital: 6700 M.
Verwaltung: Städt. Stiftungsdeputation.
Zweck: Verteilung eines Teils der Zinsen im Dezember an verschiedene Wohl-
tätigkeitsanstalten. Verwendung des Restes zu Armenunterstützungen.

1141. Legat König Friedrich Wilhelms III., Majestät. Kapital: 20 300 M.
Verwaltung: Städt. Stiftungsdeputation.
Zweck: Unterstützung würdiger und bedürftiger Bürger in Beträgen von 30 M.
am 19. November.
Die Stadtverordneten-Versammlung hat das Vorschlagsrecht.

1142. J. A. Oppenheim-Stiftung. Kapital: 20 000 M.
Verwaltung: Städt. Stiftungsdeputation.
Zweck: Unterstützung hilfsbedürftiger ohne Unterschied des Bekenntnisses.

1143. Carl Henriette Haase-Stiftung. Kapital: 1 300 000 M.
Verwaltung: Städt. Stiftungsdeputation.
Zweck: Unterstützung in Berlin wohnhafter hilfsbedürftiger Personen (verschämter
Armer) ohne Unterschied des Geschlechts, des Alters, des Familienstandes und
des Glaubens durch laufende Beihilfen von mindestens 25 M. monatlich.
An Verwandte des Stifters sind Renten in Höhe von 20 120 M. auf Lebenszeit
zu zahlen.

1144. Adolf Marta Goldberg-Stiftung. Kapital: 30 000 M.
Verwaltung: Städt. Stiftungsdeputation.
Zweck: Verwendung der Zinsen je zur Hälfte zur Unterstützung christlicher und
jüdischer Personen, die von der Armenverwaltung noch nicht bedacht worden sind,
am 2. Januar.

1145. Hugo und Anna Hanke-Stiftung. Kapital: 3 000 000 M.
Verwaltung: Kuratorium. Städt. Stiftungsbureau.
Zweck: In Berlin wohnhaften männlichen und weiblichen Personen, welche
nicht der öffentlichen Armenpflege anheimgefallen sind, zu ihrem besseren Fortkommen eine monatliche Rente von 30 M. zu gewähren.
Bewilligung auf 1—3 Jahre. Bevorzugt werden Angehörige und Nachkommen
der Familie der Stifterin und weibliche Personen. Eingaben an Frau Bau-
meister Hanke, W. 35, Derfflingerstr. 17, oder an das Kuratorium, Stiftungsbureau.

1146. Helenen-Stiftung. Kapital: 13 200 M.
Verwaltung: Städt. Stiftungsdeputation.
Zweck: Gewährung laufender Unterstützungen von 5—15 M.

1147. Rosalie Herzogsches Legat. Kapital: 48 800 M.
Verwaltung: Städt. Stiftungsdeputation.
Zweck: Einmalige Unterstützung verschämter Armer.

1148. Rudolph Herzogsches Geschenk. Kapital: 29 400 M.
Verwaltung: Städt. Stiftungsdeputation.
Zweck: Einmalige Unterstützung verschämter Armer ohne Unterschied der Religion.

1149. Fonds der Inhaber der Firma S. Herz. Kapital: 6200 M.
Verwaltung: Städt. Stiftungsdeputation.
Zweck: Unterstützung bedürftiger verschämter armer Bürger in Beträgen von
mindestens 30 M. am 20. Juni.

1150. Herzfeldsches Legat. Kapital: 1072 M.
Verwaltung: Städt. Stiftungsdeputation.
Zweck: Unterhaltung des Grabhügels des Stifters bis 1914; alsdann Gewährung
von Unterstützungen nach dem Ermessen der Stiftungsdeputation.

1151. Rentier David Herzogscher Fonds. Kapital: 30 000 M.
Verwaltung: Städt. Stiftungsdeputation.
Zweck: Unterstützung unverschuldet heruntergekommener Armer in Beträgen von
mindestens 75 M. am 10. September.

1152. von Hinckeldey-Stiftung. Kapital: 9900 M.
Verwaltung: Städt. Stiftungsdeputation.
Zweck: Unterstützung armer Einwohner Berlins mit 30—75 M. am 29. Januar.

1153. Jakob Israel-Stiftung. Kapital: 98 100 M.
Verwaltung: Städt. Stiftungsdeputation.
Zweck: Unterstützung verschämter Armer, d. h. in ihren Verhältnissen zurück-

gekommener Einwohner von Berlin, ohne Unterschied des Glaubens, mit Beträgen von 100—300 M. am 20. März.

1154. Eduard Kleemannsche Stiftung. Kapital: 290 000 M.
Verwaltung: Städt. Stiftungsdeputation.
Zweck: Nach einigen Abzügen Verwendung der Zinsen (ca. 6800 M.) zu monatlichen Unterstützungen von 3—9 M. und zwar ¾ für christliche, ¼ für jüdische Arme. (Zahlungen für letztere an den Vorstand der jüdischen Gemeinde.)

1155. Kochhannsches Legat. Kapital: 3000 M.
Verwaltung: Städt. Stiftungsdeputation.
Zweck: Unterstützung einer würdigen und bedürftigen Person oder Familie am 11. Mai.

1156. Königlicher Neujahrsgelderfonds. Kapital: 230 765 M.
Verwaltung: Städt. Stiftungsdeputation.
Zweck: Gewährung außerordentlicher Beihilfen an Hilfsbedürftige.

1157. Arthur Kube-Stiftung. Kapital: 23 800 M.
Verwaltung: Städt. Stiftungsdeputation.
Zweck: Laufende Unterstützung verschämter Armer.

1158. Kundesche Schenkung. Kapital: 3100 M.
Verwaltung: Städt. Stiftungsdeputation.
Zweck: Verteilung der Zinsen zum größten Teil an verschiedene Wohltätigkeitsanstalten, Rest zur beliebigen Verwendung der Stiftungsdeputation.

1159. Küstersches Legat. Kapital: 15 000 M.
Verwaltung: Städt. Stiftungsdeputation.
Zweck: Laufende Unterstützungen an Bedürftige.

1160. Alwine Lachmann-Stiftung. Kapital: 20 000 M.
Verwaltung: Städt. Stiftungsdeputation.
Zweck: Gewährung einmaliger Unterstützungen an bedürftige Personen in Beträgen von nicht unter 30 M., mit der Maßgabe, daß mindestens die Hälfte der Zinsen an Arme jüdischen Glaubens gegeben wird.

1161. Louis Lachmannsches Legat. Kapital: 30 100 M.
Verwaltung: Städt. Stiftungsdeputation.
Zweck: Einmalige Unterstützung verschämter Armer.

1162. Salomon Lachmann-Stiftung. Kapital: 35 000 M.
Verwaltung: Städt. Stiftungsdeputation.
Zweck: Unterstützung verschämter Armer in Beträgen von nicht unter 30 M. im Oktober.

1163. Frau Clara Lange-Stiftung. Kapital: Hausgrundstück Jerusalemerstr. 40; Taxwert 256 550 M.
Verwaltung: Armendirektion.
Zweck: Verwendung des Grundstückertrages nach einigen Abzügen: 1. Zur Weihnachtsunterstützung für 50 arme Bürgerfamilien in Beträgen von 15 M. (750 M.); 2. zu einmaligen Unterstützungen verschämter Armer (ca. 2500 M.); 3. zur Aussteuer einer bedürftigen Kaufmannstochter (1500 M.); (siehe Lange-Schucksche Aussteuer-Stiftung Nr. 834).

1164. Rentmeister Lehmannsches Vermächtnis. Kapital: 66 900 M.
Verwaltung: Städt. Stiftungsdeputation.
Zweck: Gewährung laufender Unterstützungen von monatlich 5—15 M.

1165. Stiftung des Karl Abraham Leo und seiner Ehefrau Dorothea, geb. Kohtz. Kapital: 686 000 M. Verfügbare Zinsen ca. 15000 M.
Verwaltung: Kuratorium von 5 Mitgliedern. Vors.: Stadtrat Hirsekorn, Rathaus, Zimmer 50. Rendant: Schubert II, C. 25, Alexanderstr. 39/40.

Zweck: Unterstützung (in der Regel laufende) verschämter Armer, welche (mit Ausnahme der Verwandten des Stifters) in Berlin die Niederlassung gewonnen haben und sich eines guten Rufes erfreuen.

1166. Wilhelm Levin-Stiftung. Kapital: 705 000 M.
Verwaltung: Städt. Stiftungsdeputation.
Zweck: Verteilung von $2/3$ der Zinsen in Betägen von je 50 M. zur Hälfte an hier ortsangehörige jüdische Arme, zur andern Hälfte an hier ortsangehörige christliche oder konfessionslose Arme am 30. September.

1167. Louis und Philippine Liebermann-Stiftung. Kapital: 56 230 M.
Verwaltung: Kuratorium. Städt. Stiftungsbureau.
Zweck: Unterstüzung von 11 christlichen und 11 jüdischen Familien, die noch nicht von der städtischen Armendirektion oder durch die jüdische Gemeinde unterstützt sind, mit gleichen Beträgen im November.
Verwandte des Stifters haben den Vorzug.

1168. Louis Liepmann-Stiftung. Kapital: 125 000 M.
Verwaltung: Kuratorium.
Zweck: Unterstützung würdiger unbemittelter Personen.
Die Verteilung soll zu zwei Dritteln an Personen mosaischer, zu einem Drittel an solche christlicher Religion erfolgen; dabei sind Verwandte des Stifters in erster Linie zu berücksichtigen.
Gesuche an Amtgerichtsrat Dr. jur. Paul Liepmann, Charlottenburg, Knesebeckstr. 15.

1169. Vermächtnis der Witwe Lissauer, geb. Simon. Kapital: 19 100 M.
Verwaltung: Städt. Stiftungsdeputation.
Zweck: Ausübung von Wohltätigkeit jeder Art.

1170. Dr. Lorentzsches Legat. Kapital: 3000 M.
Verwaltung: Städt. Stiftungsdeputation.
Zweck: Unterstützung an Berliner Stadtarme am 16. Mai.

1171. Lubitzsches Vermächtnis. Kapital: 8500 M.
Verwaltung: Städt. Stiftungsdeputation.
Zweck: Nach Abzug der Kosten für Grabpflege laufende Unterstützug verschämter Armer mit monatlich 4—12 M.

1172. Maquetsches Legat. Kapital: 6000 M.
Verwaltung: Städt. Stiftungsdeputation.
Zweck: Laufende Unterstützung der allerärmsten Leute mit 3 M. monatlich.

1173. von Mellinsches Legat. Kapital: 13 050 M.
Verwaltung: Armendirektion.
Zweck: Nach Abzug der Kosten für Grabpflege Unterstützung Armer.

1174. Josef Meyersches Vermächtnis. Kapital: 3000 M.
Verwaltung: Städt. Stiftungsdeputation.
Zweck: Unterstützung bedürftiger Armer ohne Unterschied der Konfession am 21. Mai.

1175. Rentier Moewessches Legat. Kapital: 3023,75 M.
Verwaltung: Städt. Stiftungsdeputation.
Zweck: Unterstützung würdiger und bedürftiger Einwohner Berlins zu Weihnachten in Beträgen von 15 M.

1176. Emilie Menke-Stiftung. Kapital: 202 200 M.
Verwaltung: Städt. Stiftungsdeputation.
Zweck: Laufende Unterstützung würdiger hilfsbedürftiger Personen.

1177. F. A. Oppenheim=Stiftung. Kapital: 18 900 M.
Verwaltung: Städt. Stiftungsdeputation.
Zweck: Einmalige Unterstützung Hilfsbedürftiger ohne Unterschied der Konfession.

1178. Pinkussches Vermächtnis. Kapital: 50 800 M.
Verwaltung: Städt. Stiftungsdeputation.
Zweck: Laufende Unterstützung Armer ohne Unterschied der Konfession.

1179. Jakob Plaut=Stiftung. Kapital: 102 900 M.
Verwaltung: Städt. Stiftungsdeputation.
Zweck: Unterstützung würdiger hilfsbedürftiger ortsangehöriger Personen ohne
Unterschied der Konfession am 11. Januar.

1180. Poehlig=Stiftung. Kapital: 100 000 M.
Verwaltung: Städt. Stiftungsdeputation.
Zweck: Unterstützung Armer und Notleidender.

1181. Reichertsches Legat. Zinsen: 3300 M.
Verwaltung: Armendirektion.
Zweck: Gewährung von Winterunterstützungen.

1182. Richelsches Legat. Kapital: 3000 M.
Verwaltung: Städt. Stiftungsdeputation.
Zweck: Unterstützung Armer.

1183. Moritz Salomonsohnsche Stiftung. Kapital: 30 960 M.
Verwaltung: Städt. Stiftungsdeputation.
Zweck: Unterstützung bedürftiger Personen mit Beträgen von 100—200 M. am
18. Oktober.

1184. Margarete Saloschin=Stiftung. Kapital: 100 000 M.
Verwaltung: Städt. Stiftungsdeputation.
Zweck: Unterstützung Bedürftiger christlichen und jüdischen Glaubens zu gleichen
Teilen am 26. März und 31. Oktober.
Verteilung an jüdische Bedürftige durch die Armenkommission der jüdischen
Gemeinde.

1185. William Schönlank=Stiftung. Kapital: 20 000 M.
Verwaltung: Städt. Stiftungsdeputation.
Zweck: Verwendung der Zinsen zu wohltätigen Zwecken nach Ermessen des
Magistrats.

1186. Julianne Schüttler=Stiftung. Kapital: 96 400 M.
Verwaltung: Städt. Stiftungsdeputation.
Zweck: Unterstützung wohltätiger Anstalten und hilfsbedürftiger Personen.

1187. Seibeld=Stiftung. Kapital: 149 000 M.
Verwaltung: Städt. Stiftungsdeputation.
Zweck: Laufende Unterstützung verschämter Armer ohne Unterschied des Alters,
der Religion.

1188. Silber=Stiftung. Kapital: 305 300 M. und die Grundstücke Alexanderstr. 61
und Am Königsgraben 10.
Verwaltung: Städt. Stiftungsdeputation.
Zweck: Laufende Unterstützung Hilfsbedürftiger mit Beträgen bis 50 M. monatlich.

1189. Simonsche Stiftung. Kapital: 32 560 M.
Verwaltung: Städt. Stiftungsdeputation.
Zweck: Unterstützung Armer.

1190. Hermann Alexander Sommer=Stiftung. Kapital: 15 000 M.
Verwaltung: Städt. Stiftungsdeputation.
Zweck: Laufende Unterstützung von je 2 männlichen und weiblichen hier geborenen,

über 20 Jahre alten, im Berliner öffentlichen Verkehr unverschuldet verunglückten Personen; ausnahmsweise, auch wenn sie erst 10 Jahre in Berlin wohnen.

1191. Therbuschsches Vermächtnis. Kapital: 85 208 M.
Verwaltung: Städt. Stiftungsdeputation.
Zweck: Einmalige Unterstützung Stadtarmer.

1192. Ephraim Veitel=Stiftung. Kapital: 168 000 M.
Verwaltung: Kuratorium.
Zweck: Verwendung der ca. 6000 M. betragenden Zinsen: $\frac{1}{3}$ zur Aussteuer für weibliche Verwandte des Stifters, $\frac{1}{3}$ als Beihilfe zum Studium jüdischer Wissen=
schaften, $\frac{1}{3}$ zur Unterstützung armer, kranker und schwacher Personen jüdischen und christlichen Glaubens.
Gesuche an Eugen Landau, W. 64, Wilhelmstr. 70 b.

1193. Vereinigte Fonds, gebildet am 1. Januar 1879 durch Vereinigung verschiedener kleinerer Fonds.
Verwaltung: Städt. Stiftungsdeputation.
Abteilung I: 310 800 M.
Zweck: Gewährung laufender Unterstützungen.
Abteilung II: 5700 M.
Zweck: Einmalige Unterstützung verschämter Armer.

1194. Georg Vierling=Stiftung. Kapital: 1 738 000 M.
Verwaltung: Städt. Stiftungsdeputation.
Zweck: Verwendung der Zinsen von 1½ Mill. M. zu laufenden Unterstützungen (monatlich 20—50 M.) auf Lebenszeit, des Restes zu einmaligen Unterstützungen.

1195. Voigtsches Legat. Kapital 3000 M.
Verwaltung: Städt. Stiftungsdeputation.
Zweck: Unterstützung würdiger Armer am 19. Januar.

1196. Friedrich Wilhelm Waldecker=Stiftung. Kapital: 82 936 M. und zwei Grund=
stücke.
Verwaltung: Städt. Stiftungsdeputation.
Zweck: Laufende Unterstützung über 60 Jahre alter, bedürftiger, würdiger Per=
sonen beiderlei Geschlechts ohne Unterschied des Standes und der Religion.
Tischler haben den Vorzug.

1197. Kaiser Wilhelm I.=Legat. Kapital: 100 500 M.
Verwaltung: Städt. Stiftungsdeputation.
Zweck: Laufende Unterstützung verschämter Armer mit 5—25 M. monatlich.

1198. Prinz Wilhelm von Preußen=Legat. Kapital: 3117 M.
Verwaltung: Städt. Stiftungsdeputation.
Zweck: Unterstützung Armer.

1199. Dr. Eduard Wolffsches Legat. Kapital: 9000 M.
Verwaltung: Städt. Stiftungsdeputation.
Zweck: Unterstützung Hilfsbedürftiger.

1200. Julius Wolffsches Vermächtnis. Kapital: 45 000 M.
Verwaltung: Städt. Stiftungsdeputation.
Zweck: Unterstützung bedürftiger Familienangehöriger des Stifters, und wenn sich solche nicht melden, anderer bedürftiger Personen.

1201. Emilie Wolff=Levin=Stiftung. Kapital: 86 300 M.
Verwaltung: Städt. Stiftungsdeputation.
Zweck: Unterstützung christlicher und jüdischer Armer zu gleichen Teilen am 19. De=
zember.
Die Verteilung an die jüdischen Armen erfolgt durch den Vorstand der jüdischen

Gemeinde. Zunächst ist eine Lebensrente von 2400 M. zu zahlen; nach deren Erlöschen sollen zwei Aussteuerunterstützungen zu je 750 M. gewährt werden.

Siehe ferner: Schlesingsche Stiftung Nr. 615, Lüdecke-Stiftung Nr. 638, Stiftungsfonds des Stadtältesten Franke Nr. 718, Bürger-Rettungs-Institut Nr. 813 b, c, d, f, Joel Wolff-Meyer-Stiftung Nr. 816, Frl. Therese Wolff-Stiftung Nr. 837, von Schkopp-Stiftung Nr. 866, Henoch-Stiftung Nr. 885, Brauereibesitzersfonds Nr. 893, Brunöhler-Stiftung Nr. 1057, Josef und Therese Goldschmidt-Stiftung Nr. 1061, Baron George Kill-Mar-Stiftung Nr. 1081.

Speziell für adlige Personen: v. Drygalski-Stiftung Nr. 975, von Schwerin-Ammon-Stiftung Nr. 1068, von Schewescher-Fonds Nr. 1085.

b) Speziell für christliche Personen.

1202. Emil Frommel-Stiftung. Kapital: ca. 17 000 M.
Verwaltung: Kirchenkollegium der Garnisonkirche.
Zweck: Konfirmanden, Witwen und Waisen, verschämte Arme und Kranke der Garnisongemeinde zu unterstützen.
Verteilung im Dezember durch den Militär-Oberpfarrer des Gardekorps und den an der Garnisonkirche angestellten Garnisonpfarrer.

1203. Schultzesches Legat. Kapital: 300 M.
Verwaltung: Armendirektion.
Zweck: Unterstützung zweier würdiger Stadtarmer evangelisch-lutherischer Konfession am 25. Juni.

c) Speziell für jüdische Personen.

1204. Isaac Alexander jr. und Minna, geb. Bernsdorff-Stiftung. Kapital: 22 500 M.
Verwaltung: Vorstand der jüdischen Gemeinde.
Zweck: Unterstützung jüdischer Armer, vorzugsweise aus der Verwandtschaft der Stifter.
Die Abkömmlinge der Stifter haben das Vorschlagsrecht.

1205. Asriel-Verein innerhalb der Israelitischen Synagogen-Gemeinde Adaß-Isroel.
Vors.: M. Schragenheim, NW. 23, Brückenallee 17.
Zweck: Mitglieder der Gemeinde Adaß-Jisroel in Notfällen zu unterstützen.

1206. Gerson Bernstein-Stiftung. Kapital: 2000 M.
Verwaltung: Armenkommission der jüdischen Gemeinde.
Zweck: Unterstützung eines verschämten jüdischen Armen am 15. August.
Vorschlagsrecht der Kuratoren des Gerson Bernsteinschen Nachlasses.

1207. Johanna Blumenthal-Stiftung. Kapital: 30 384,65 M.
Verwaltung: Armenkommission der jüdischen Gemeinde.
Zweck: Unterstützung jüdischer verschämter Armer mit Beträgen von mindestens 100 M.

1208. Siegismund und Jenny Born-Stiftung. Kapital: 10 000 M.
Verwaltung: Armenkommission der jüdischen Gemeinde.
Zweck: Unterstützung jüdischer Armer.

1209. Abraham Bromberger-Stiftung. Kapital: 3000 M.
Verwaltung: Armenkommission der jüdischen Gemeinde.
Zweck: Verwendung eines Teils der Zinsen zur Unterstützung jüdischer Armer.
Verteilung gleicher Summen am 8. Ellul und 25. Kislev.

1210. Simon Cohn-Stiftung. Kapital: 3300 M.
Verwaltung: Armenkommission der jüdischen Gemeinde.
Zweck: Verteilung eines Teils der Zinsen an verschämte jüdische Arme.

1211. Hermann Dewitz-Stiftung. Kapital: 500 M.
Verwaltung: Armenkommission der jüdischen Gemeinde.
Zweck: Unterstützung bedürftiger Juden am 28. März.

1212. Regierungsrat Dr. Georg und Anna Eger-Stiftung. Kapital: 10 000 M.
Verwaltung: Armenkommission der jüdischen Gemeinde.
Zweck: Unterstützung einer bedürftigen jüdischen Familie.

1213. Adolf Fiegel-Stiftung. Kapital: 2000 M.
Verwaltung: Armenkommission der jüdischen Gemeinde.
Zweck: Unterstützung hilfsbedürftiger Juden am 18. Dezember.

1214. Frauenvereinigung des Humanitätsvereins Gewul Tauw.
Vors.: Frau Henriette David, C. 54, Gipsstr. 23.
Zweck: Unterstützung jüdischer bedürftiger Personen mit Geldgaben.
1908: 2860 M. Unterstützungen an 232 Personen.

1215. Daniel Friedheim-Stiftung. Kapital: 1000 M.
Verwaltung: Armenkommission der jüdischen Gemeinde.
Zweck: Verwendung eines Teils der Zinsen zur Unterstützung jüdischer Armer.

1216. Henriette Goldschmidt-Stiftung. Kapital: 1300 M.
Verwaltung: Armenkommission der jüdischen Gemeinde.
Zweck: Unterstützung jüdischer Armer am 28. August.

1217. Jeanette Graetzer-Stiftung. Kapital: 1200 M.
Verwaltung: Armenkommission der jüdischen Gemeinde.
Zweck: Verteilung der Zinsen an jüdische würdige Arme je zur Hälfte am 15. Thamus und am 4. Ab.

1218. Zerline Helfft-Stiftung. Kapital: 3000 M.
Verwaltung: Vorstand der jüdischen Gemeinde.
Zweck: Verteilung der Zinsen in Höhe von 105 M. alljährlich an verschämte jüdische Arme.

1219. S. Herz-Stiftung. Kapital: 6243 M.
Verwaltung: Armenkommission der jüdischen Gemeinde.
Zweck: Unterstützung verschämter jüdischer Armer mit Beträgen von mindestens 30 M. am 20. Juni.

1220. David Herzog-Stiftung. Kapital: 30 600 M.
Verwaltung: Armenkommission der jüdischen Gemeinde.
Zweck: Unterstützung jüdischer, unverschuldet heruntergekommener Armer mit Beträgen von mindestens 75 M. am 10. September.

1221. Itzig Hirschmann-Stiftung. Kapital: 3000 M.
Verwaltung: Armenkommission der jüdischen Gemeinde.
Zweck: Gewährung von Unterstützungen nach Ermessen der Armenkommission.

1222. Minna Holländer, geb. Wiener-Stiftung. Kapital: 2300 M.
Verwaltung: Armenkommission der jüdischen Gemeinde.
Zweck: Unterstützung jüdischer Arme am 1. März und am 16. April.

1223. Isaak und Adolphine Jaffa-Stiftung. Kapital: 10 600 M.
Verwaltung: Armenkommission der jüdischen Gemeinde.
Zweck: Unterstützung verschämter jüdischer Armer am 3. Ellul.
Verwandte bevorzugt. Die Familie des Stifters hat das Vorschlagsrecht.

1224. Itzig Jüdel-Stiftung. Kapital: 62 600 M.
Verwaltung: Armenkommission der jüdischen Gemeinde.
Zweck: Unterstützung verschämter jüdischer Armer am 2. Jiar und 25. Tischri.

1225. Manheim Krakauer-Stiftung. Kapital: 500 M.
Verwaltung: Armenkommission der jüdischen Gemeinde.
Zweck: Unterstützung jüdischer Armer.

1226. Alwine Lachmann-Stiftung. Kapital: 5000 M.
Verwaltung: Armenkommission der jüdischen Gemeinde.
Zweck: Unterstützung jüdischer Bedürftiger, jüngere Personen nicht ausgeschlossen.

1227. Joseph Lachmann-Stiftung. Kapital: 20 713 M.
Verwaltung: Armenkommission der jüdischen Gemeinde.
Zweck: Eine Hälfte der Zinsen fällt dem Fonds für verschämte Arme zu, die andere Hälfte der Hauptkasse der Armenkommission.

1228. Salomon Lachmann-Stiftung für verschämte Arme. Kapital: 27 000 M.
Verwaltung: Armenkommission der jüdischen Gemeinde.
Zweck: Unterstützung verschämter armer jüdischer Familien mit Beträgen von mindestens 30 M. im November.

1229. Hermann und Agnes Lehmann-Stiftung. Kapital: 10 500 M.
Verwaltung: Armenkommission der jüdischen Gemeinde.
Zweck: Unterstützung hilfsbedürftiger jüdischer Personen mit Beträgen von mindestens 50 M. 8 Tage vor dem jüdischen Neujahrsfest.

1230. Philippine Leßmann-Stiftung. Kapital: 15 342 M.
Verwaltung: Armenkommission der jüdischen Gemeinde.
Zweck: Unterstützung jüdischer Bedürftiger unter ausdrücklicher Erwähnung der Stiftung.

1231. Joseph Levinsche Familien-Stiftung.
Verwaltung: Armenkommission der jüdischen Gemeinde.
Zweck: Verteilung von 49 M. jährlich an arme Israeliten.

1232. Magnus Levy-Stiftung. Kapital: 3100 M.
Verwaltung: Armenkommission der jüdischen Gemeinde.
Zweck: Unterstützung von 10 armen oder kranken jüdischen Personen am 23. Nissan.

1233. Dr. Joseph Linderer-Stiftung. Kapital: 23 400 M.
Verwaltung: Zur Hälfte durch die Armenkommission, zur Hälfte durch den Vorstand des Krankenhauses der jüdischen Gemeinde.
Zweck: Unterstützung jüdischer armer und Kranker.

1234. Luisen-Stiftung. Kapital: 21 100 M.
Vors. des Kuratoriums: Dr. W. Feilchenfeld, Charlottenburg, Berlinerstr. 154.
Zweck: Unterstützung verschämter armer Mitglieder der Berliner jüdischen Gemeinde.

1235. Moritz und Bertha Manheimer-Stiftung. Kapital: 15 000 M.
Verwaltung: Armenkommission der jüdischen Gemeinde.
Zweck: Unterstützung eines würdigen, verschämten jüdischen Armen.

1236. Moses und Sarah Meyer-Angermünde-Stiftung. Kapital: 5000 M.
Verwaltung: Armenkommission der jüdischen Gemeinde.
Zweck: Verwendung eines Teils der Zinsen (160 M. jährlich) am 5. Tewes und 8. Nissan für jüdische Arme.

1237. Jakob Michaelis-Stiftung. Kapital: 6000 M.
Verwaltung: Armenkommission der jüdischen Gemeinde.
Zweck: Verwendung eines Teils der Zinsen (z. Z. 185 M.) zur Unterstützung jüdischer Armer am 25. Ellul.

1238. Geschwister Natorff-Stiftung. Kapital: 300 000 M.
Vors. des Kuratoriums: Berthold Marckwald, W. 9, Bellevuestr. 15.
Zweck: Unverschuldet heruntergekommenen, unbescholtenen Personen jüdischen Glaubens, in erster Linie Verwandte der Erblasser, die noch nicht aus öffentlichen Kassen unterstützt worden sind, zur gründlichen Aufhilfe Unterstützungen von mindestens 300 M. zu gewähren.

Die Bewerber müssen über 24 Jahre alt und mindestens 5 Jahre in Berlin ansässig sein. Am 1. Mai und 1. November wird zur Bewerbung durch die Zeitung aufgefordert.

1239. Kommerzienrat Jos. Pinkus-Stiftung. Kapital: 50 000 M.
Verwaltung: Armenkommission der jüdischen Gemeinde.
Zweck: Unterstützung jüdischer Armer.

1240. Jakob Plaut-Stiftung. Kapital: 50 000 M.
Verwaltung: Armenkommission der jüdischen Gemeinde.
Zweck: Unterstützung hiesiger jüdischer Personen am 15. Schebat.

1241. Max Sabersky-Stiftung. Kapital: 1500 M.
Verwaltung: Armenkommission der jüdischen Gemeinde.
Zweck: Unterstützung armer Mitglieder der jüdischen Gemeinde am 5. Tewes.

1242. Gustav und Adele Sachs-Stiftung. Kapital: 9400 M.
Verwaltung: Armenkommission der jüdischen Gemeinde.
Zweck: Unterstützung jüdischer Armer mit Beträgen von nicht unter 25 M. am 4. August.

1243. Theodor Sachs-Stiftung. Kapital: 3850 M.
Verwaltung: Armenkommission der jüdischen Gemeinde.
Zweck: Unterstützung einer bedürftigen jüdischen Familie am 6. Januar.

1244. Eduard Schlesinger-Stiftung. Kapital: 16 000 M.
Verwaltung: Armenkommission der jüdischen Gemeinde.
Zweck: Verteilung der Zinsen an 20 verschämte jüdische Arme.

1245. Ferdinand Schneider-Stiftung. Kapital: 900 M.
Verwaltung: Armenkommission der jüdischen Gemeinde.
Zweck: Verteilung der Hälfte der Zinsen an jüdische Arme am 23. Cheschwan.

1246. Julius und Rosalie Schulvater-Stiftung. Kapital: 277 500 M.
Verwaltung: Vorstand der jüdischen Gemeinde.
Zweck: Verwendung von ⅓ der Zinsen für jüdische, arme alte Leute; ⅓ für bedürftige Brust- und Lungenkranke (jüdische und christliche) im Alter von 16 bis 30 Jahren, die in keiner Anstalt sind; ⅓ für 14—20jährige Waisen (jüdische und christliche) zur Unterstützung während der Lehrzeit und zu weiterer Ausbildung. Unterstützungen nicht unter 50 M. und nicht über 200 M.
Verteilung am 3. Juni und 16. November. Verwandte bevorzugt.

1247. Alexander Schwabach-Stiftung. Kapital: 1000 M.
Verwaltung: Armenkommission der jüdischen Gemeinde.
Zweck: Verwendung der Zinsen für laufende Ausgaben der Armenkommission der jüdischen Gemeinde.

1248. Dr. med. Felix Seelig-Stiftung. Kapital: 3000 M.
Verwaltung: Armenkommission der jüdischen Gemeinde.
Zweck: Verteilung der Hälfte der Zinsen an jüdische Arme am Tage vor dem jüdischen Neujahrstage.

1249. Witwe Jonas Seelig-Stiftung. Kapital: 3000 M.
Verwaltung: Armenkommission der jüdischen Gemeinde.
Zweck: Verteilung von 114,74 M. an arme jüdische Personen am 8. Schebat.

1250. Jakob Simon-Stiftung. Kapital: 30 000 M.
Verwaltung: Vorstand der jüdischen Gemeinde.
Zweck: Unterstützung zweier ehrenhafter, bedürftiger, jüdischer Männer, in erster Linie aus der Verwandtschaft des Stifters.
Alljährliche Aufforderung zur Bewerbung durch die Zeitungen.

1251. Martin und Rosa Simon-Stiftung. Kapital: 5000 M.
Verwaltung: Armenkommission der jüdischen Gemeinde.

Zweck: Unterstützung einer jüdischen Person nach Bestimmung des Plenums der Armenkommission der jüdischen Gemeinde.

1252. Isaac und Adolphine Simon=Stiftung. Kapital: 150 000 M.
Zweck: Unterstützung würdiger und bedürftiger Personen, in erster Linie Verwandter, welche seit mindestens 3 Jahren der jüdischen Gemeinde angehören. Gesuche an James Simon, C. 2, Klosterstr. 80/81.

1253. Samson Sklower=Stiftung. Kapital: 1500 M.
Verwaltung: Armenkommission der jüdischen Gemeinde.
Zweck: Verteilung von 18,40 M. an jüdische Arme.

1254. Eduard Steinthal=Stiftung. Kapital: 1200 M.
Verwaltung: Armenkommission der jüdischen Gemeinde.
Zweck: Verwendung der Zinsen je zur Hälfte zur Unterstützung eines jüdischen Familienvaters am 1. Tewes und einer jüdischen Witwe oder Wöchnerin am 4. Nissan.

1255. Hugo Joseph Stern=Stiftung. Kapital: 1500 M.
Verwaltung: Armenkommission der jüdischen Gemeinde.
Zweck: Verteilung der Zinsen an würdige Arme der jüdischen Gemeinde je zur Hälfte am 15. September und 9. Oktober.

1256. Unterstützungskasse der jüdischen Reformgemeinde.
Vors.: Waldemar Bendix, C. 2, Bischofstr. 10.
Zweck: Unterstützung hilfsbedürftiger Mitglieder der Reformgemeinde, falls außerdem Mittel vorhanden sind, auch solcher Armer, welche der jüdischen Gemeinde (siehe Nr. 73) angehören.

1257. Verein zur Wahrung des Frühgottesdienstes und Unterstützung von jüdischen Leidtragenden. (Chebrat schomer laboker umischan abelim.) Unter Aufsicht des Vorstandes der jüdischen Gemeinde.
Vors.: Samuel Cohn, W. 10, Lützowufer 13.
Zweck: Außer religiösen Bestrebungen Unterstützung bedürftiger leidtragender Israeliten während der sieben rituellen Trauertage.
Nach Möglichkeit werden jedem Leidtragenden der Berliner jüdischen Gemeinde zwei verschlossene Büchsen nebst dem Schlüssel zu einer der Büchsen gesandt. Aus letzterer soll der Leidtragende den darin enthaltenen Geldbetrag entnehmen, welchen er entweder für sich verwendet oder (ev. um einen eigenen Beitrag vermehrt) in die verschlossene Büchse zur Verwendung für bedürftige Leidtragende legt. Leidtragenden, welchen die Büchsen nicht zugesandt worden sind, kann der Rendant bis zu 15 M. sofort auszahlen.

1258. Bertha Weil, geb. Treuherz=Stiftung. Kapital: 1500 M.
Verwaltung: Armenkommission der jüdischen Gemeinde.
Zweck: Verwendung eines Teils der Zinsen für allgemeine Ausgaben der Armenkommission der jüdischen Gemeinde.

Siehe ferner: Joel Wolff Meyer=Stiftung Nr. 816, Stiftung eines Ungenannten Nr. 823, Heymann Simonsche Stiftung Nr. 840, Therese Leßmann=Stiftung Nr. 1082, Simon Hermann und Ella Böhm=Stiftung Nr. 1092, Gerson von Bleichroedersche Stiftung Nr. 1107, Eduard Kleemannsche Stiftung Nr. 1154, Wilhelm Levin=Stiftung Nr. 1166, Louis und Philippine Liebermann=Stiftung Nr. 1167, Margarete Saloschin=Stiftung Nr. 1184, Emilie Wolff Levin=Stiftung Nr. 1201.

12. Kapitel.

Arbeits= und Stellenvermittlung.
Vorübergehende Beschäftigung von Arbeitslosen.
Gewährung von Arbeitsgerätschaften.

Vorbemerkung.

Außer den nachstehend verzeichneten Vereinen für Arbeitsnachweis besteht in Berlin eine große Anzahl Fach=Arbeitsnachweise, über die das Königl. Polizei-Präsidium ein Register führt. Sie sind teils von Arbeitgebern begründet und geleitet, wie die der Innungen, teils von freien Vereinigungen der Arbeitgeber, z. B. denen der Metallindustrie, der Gastwirte usw., teils von Fach-vereinen der Arbeitnehmer, z. B. der Metallarbeiter, endlich auch gemischte von Arbeitgebern und -nehmern zusammen geleitete, wie der Arbeits-nachweis der Brauereien Berlins. Die wichtigsten Fach-Arbeitsnachweise sind im Berliner Adreßbuch aufgeführt.

A Arbeitsnachweis, Stellenvermittlung.

1259. Zentralverein für Arbeitsnachweis.

Vors. des Vorstandes: Dr. Freund, Vorsitzender der Landes=Versicherungs-anstalt Berlin, SO. 16, Am Köllnischen Park 8. Dem Vorstande gehören 4 Arbeitnehmer und 4 Arbeitgeber des Gewerbegerichts statutenmäßig an.

Geschäftsstelle: SO. 16, Am Köllnischen Park 8.

Zweck: Einheitliche Organisierung des Arbeitsnachweises; gänzlich unparteiische Vermittlung zwischen Arbeitsangebot und -nachfrage.

Einrichtungen:

1. Im Zentral=Arbeitsnachweis=Gebäude: C. 54, Gormannstr. 13 und Rücker-str. 9. Fernspr. III, 3791—3797.

    Geöffnet: Sommer 7—4, Winter 8—4 und 5—7. Einschreibegebühr 20 Pfg.

A. Abteilung für ungelernte Arbeiter, Eingang Gormannstr. 13. 2 Warte-säle mit 1400 und 420 Sitzplätzen; letzterer für jugendliche Arbeiter. Bücherei und Tageszeitungen zur freien Benutzung. Sanitätsstube. 2 Werkstatträume — für Schneider und Schuhmacher, — in welchen Arbeitsuchende sich gegen Zahlung von 10 Pf. ihre Kleidung ausbessern lassen können. Büffetraum zur Verabreichung von wohlfeilen Speisen und Getränken. Brausebad mit 15 Zellen. 1 Bad 5 Pf. inkl. Seife und Handtuch.

B. Abteilung für Facharbeiter, Eingang Rückerstr. 9. Für jede Fachgruppe besondere Geschäftsstelle und Warteraum. Für Maler, Lackierer und Anstreicher, Tapezierer und Dekorateure, Schlosser und Bauanschläger, Klempner und Rohr-leger, Buchbinder (männliche und weibliche), Lederarbeiter, Brauer, Böttcher, Dachdecker und Leitergerüstbauer, Maschinisten und Heizer, Glaser, Fahrstuhl-führer, Buchdrucker, Steinsetzer und Rammer, Stuckateure, Bäcker, Tischler, Drechsler, Stockarbeiter und Stellmacher. Für diese Abteilung besondere Kan-tine.

C. Abteilung für weibliche Personen, Eingang Rückerstr. 9. Wartesaal für 375 Personen. Für Fabrikarbeiterinnen jeder Art, Buchdruckerei=Hilfsarbeite-rinnen, Wäschefabrikations=Arbeiterinnen, Wäscherinnen und Plätterinnen, Auf-warte= und Reinmachefrauen usw. Lehrstellen für Minderjährige (vgl. Nr. 1260.)

D. Abteilung für Lehrlinge, Gormannstr. 13, I, rechter Aufgang. (8—4.)
Kostenlose Vermittlung von Lehrstellen.

E. Abteilung für Dienstboten, Gormannstr. 13, großer Saal (5—7).
Für Dienstboten kostenfrei. Hausfrauen zahlen 2 M. nach abgeschlossener Vermittlung (Vereinsmitglieder 1 M.).

2. Im Hause Linkstr. 11, hochpart. Abteilung für Dienstboten. Gebühren wie bei 1 E (4—7).

1907: Im ganzen 100 917 Stellen besetzt bei 167 813 Nachfragen und 125 454 gemeldeten offenen Stellen.

Zweigstellen in Rummelsburg (siehe Nr. 1335) u. Reinickendorf (siehe Nr. 1548).

1260. Gemeinnütziger Stellennachweis für minderjährige Mädchen.

Geschäftsstelle: C. 54, Rückertstr. 9 (8—1).

Zweck: Schulentlassenen Mädchen unentgeltlich Rat und Auskunft über alle für sie geeigneten Berufsarten zu erteilen und kostenlos geeignete Lehr- und Arbeitsstellen nachzuweisen.

Der Stellennachweis ist dem Zentralverein für Arbeitsnachweis angegliedert (siehe Nr. 1259).

1907: 765 Einschreibungen, 891 offene Stellen, 481 besetzte Stellen.

1261. Zentral-Arbeitsnachweis der Berliner Gewerkvereine. NO. 55, Greifswalderstr. 221/223.

Zweck: Kostenloser Arbeitsnachweis für Handwerker und Fabrikarbeiter.

1908: 1628 Bewerber, 1108 Stellenangebote, 1801 Vermittlungen.

1262. Verein für Arbeitsnachweis, begründet von den Berliner Bnei-Briß-Logen.

Vors.: Dr. M. Ginsberg, NW. 23, Brückenallee 1.

Zweck: Kostenlose Arbeits- und Stellenvermittlung, verbunden mit Lehrstellennachweis, für Personen jüdischen Glaubens.

Die Vermittlung erstreckt sich auf jede gewerbliche und kaufmännische Tätigkeit, auf Wirtschafterinnen, Stützen der Hausfrau, Repräsentantinnen usw. mit Ausnahme der Gesindevermietung.

Arbeitsnachweis N. 24, Monbijouplatz 10 (wochentags von 9—1 und 3—6; Sonntags 9—10. Fernsprechanschluß III, 2589).

Arbeitsuchende haben sich unter Vorlegung von Zeugnissen persönlich zu melden. Für die vom Verein untergebrachten Lehrlinge werden Pfleger ernannt. Ein Damenkomitee sorgt für die weiblichen Arbeitnehmer, besonders für alleinstehende Frauen und Mädchen. Beschäftigung bedürftiger Personen mit Schreibarbeit und als Vereinskassenboten. Der Verein steht mit der Jüdischen Arbeiterkolonie in Weißensee (siehe Nr. 1277) in Verbindung, der er geeignete Arbeiter zuweist.

3 Stiftungen unter Verwaltung des Vereins für seine Zwecke.

1908: 2259 Stellen vermittelt (für 1246 männliche, 1013 weibliche Personen), 1093 Personen erhielten vorübergehende Beschäftigung.

1263. Stellenvermittlung des Kaufmännischen Hilfsvereins zu Berlin (siehe diesen Nr. 945).

Geschäftsstelle: C. 19, Seydelstr. 30 (8—8).

Stellennachweis für Handlungsgehilfen, auch für solche, die nicht Mitglieder des Vereins sind gegen Zahlung von 1 M. Einschreib- und 1 Prozent Vermittlungsgebühr vom ersten Jahresgehalt. Schreibstube für Stellenlose.

1907: In der Schreibstube 285 Handlungsgehilfen mit einem Arbeitsverdienst von 14 266 M. beschäftigt.

1264. Stellenvermittlung des Vereins junger Kaufleute von Berlin (siehe diesen Nr. 950).

Geschäftsstelle: SW. 19, Beuthstr. 20 (8—8). Fernspr.: I, 7240.
Die Vermittlung erfolgt für Mitglieder des Vereins und für Nichtmitglieder;
letztere zahlen Einschreibegebühr.
1908: 606 Stellen besetzt (davon 121 durch Mitglieder) bei 1136 Vakanzen
und 1797 Bewerbern.

1265. Hilfsausschuß des Lehrerverbandes der Provinz Brandenburg.
Geschäftsführer: Lehrer Hecke, Rixdorf, Jnnstr. 34.
Zweck: Ehemaligen würdigen Lehrern, in erster Linie aus der Provinz Brandenburg, zu neuen gesicherten Lebensstellen zu verhelfen durch Zuweisung von Beschäftigung, Unterbringung in feste Stellungen, Gewährung von Geldunterstützungen und Darlehen.
1908/9: 28 Fälle.

1266. Stellenvermittlung des Kolonialwirtschaftlichen Komitees, NW. 7, Unter den
Linden 43.
Zweck: Unentgeltliche Stellenvermittlung für Pflanzer und Kaufleute nach den
deutschen Kolonien.
Die Zentral-Auskunftstelle für Auswanderer siehe Nr. 1301.

1267. Arbeitsnachweis des Gewerkvereins der Heimarbeiterinnen Deutschlands.
Geschäftsstelle: W. 35, Derfflingerstr. 19a. Fernspr. IV, 11881. (9—6, Sonn-
abend 9—2).
Leiterin: Frl. Hamm.
Zweck: Vermittlung von Heimarbeit für alle Zweige der Bekleidungsindustrie.
Nachweis von Schneiderinnen und Ausbesserinnen für Geschäfte und Privatleute.

1268. Arbeits-Vermittlungsstelle für Heimarbeiterinnen, C. 25, Alexanderstr. 39/40.
Betrieben vom Verwaltungsrat der Frauenhilfe des Evangel.-kirchl. Hilfs-
vereins (siehe diesen Nr. 583) in Verbindung mit dem Gewerkverein der
Heimarbeiterinnen.
Zweck: Heimarbeiterinnen dauernde Arbeit bei angemessenem Lohn zu ver-
schaffen. Anlernen für spezielle Arbeiten. Hilfe bei Anschaffung von Nähma-
schinen. Häusliche Fürsorge durch die „Frauenhilfe". Beschaffung von billigen
Erholungsgelegenheiten, namentlich in dem eigenen Erholungsheim Auguste
Viktoria-Haus in Neuhof, Kr. Teltow (siehe Nr. 727).
1908: 300 Heimarbeiterinnen mit dauernder Arbeit versehen.

1269. Zentrale der Stellenvermittlung für Frauen und Mädchen gebildeter Stände
des Deutsch-Evangelischen Frauenbundes.
Vors. der Nebenstelle Berlin: Frl. von Loesen, Friedenau, Kaiserallee 124.
(Montag und Donnerstag 11—12, Sonnabend 3—4.)
Zweck: Raterteilung in allen Fragen, welche die Interessen der auf Erwerb angewiesenen gebildeten Frauen und Mädchen betreffen. Stellenvermittlung für
die Berufe der Inneren Mission und sozialen Arbeit, der nicht organisierten Krankenpflege, der gewerblichen, technischen, haus- und landwirtschaftlichen Arbeit.
Für Auftraggeber 2 M. Einschreibegebühr und 4 M. nach erfolgreicher Vermittlung. Für Stellesuchende 2 M. Einschreibegebühr und 3 M. nach erfolgter Vermittlung. Für Unbemittelte unentgeltlich. Die Schaffung eines Hilfs- und
Darlehnsfonds zur Unterstützung für die Berufsausbildung ist in Aussicht genommen.
1907: 45 Vermittlungen der Nebenstelle Berlin.

1270. Verein Arbeitshilfe (früher Armenpflege- und Beschäftigungsverein für
Moabit und den Hansaplatz-Bezirk). Steht in Verbindung mit der Heilands-
und der St. Johannisgemeinde (siehe Nr. 21 und 28).
Vors.: Frl. Anna von Kahle, NW. 23, Brückenallee 30.

Zweck: a) Vermittlung aller Art weiblicher Arbeit, wie Näh- und Stickarbeit, Reinmachestellen, Aufwartestellen, Hausreinigung; b) Fürsorge für kränkliche, ältere, besonders alleinstehende Frauen durch Beschaffung von Lebensmitteln, Brennmaterial, Wäsche usw.

1907: 859 M. Arbeitslöhne, 192 M. Unterstützungen gezahlt.

1271. Verein Dienst an Arbeitlosen.

Vereinshaus: N. 31, Ackerstr. 52.

Vors.: Königl. Hofkammerrat Eismann, Charlottenburg, Hardenbergstr. 42.

Leiter: M. Gilweit, im Vereinshaus (9—12, 2—5).

Zweck: Arbeitslosen, besonders jüngeren Leuten, Obdach, Verpflegung und Arbeit zu verschaffen.

Einrichtungen:

1. Schrippenkirche. Sonntags-Morgen-Gottesdienst, vorher Frühstück (Kaffee und zwei Schrippen), N. 31, Ackerstr. 52, und SW. 61, Johannistisch 6 (Stadtmissionshaus). Die Arbeitlosen werden von freiwilligen Helfern zum Besuche eingeladen und bedient. (Nur während der Wintermonate (September bis April).

Im Winter 1908/09: 31 850 Gäste.

2. Jugendhilfe. Fürsorge für jugendliche Arbeitlose. Stellenvermittlung, Unterbringung in Lehrstellen, Zurückbeförderung in die Heimat, resp. zu den Angehörigen, Zuschüsse zu Schlafstellenmiete, Reisegeld, Unterstützung mit Speisemarken, Kleidungsstücken, kleinen Geldbeträgen, Arbeitsgelegenheit für Stunden oder Tage in der Brockensammlung. Arbeitsvermittlung vorzugsweise außerhalb Berlins. Aufnahme im

3. Jugendheim, Ackerstr. 52 bis zur Unterbringung in Stellungen. 20 Betten.

1908: 295 Personen berherbergt. Von der Jugendhilfe in Arbeit gebracht: 1580 Personen.

4. Zufluchtshalle, Ackerstr. 52. Beherbergung nicht über 25 Jahre alter junger Leute in der Zeit von 6—3 Uhr. Raum für ca. 300 Personen. Kaffee 2 Pf., Schrippe 2 Pf., Suppe 5 Pf. Nur in den Wintermonaten geöffnet.

5. Brockensammlung, Ackerstr. 52. Sammlung von überflüssigem Haus- und Küchengerät, von Möbeln, Kleidern, Stiefeln, Büchern und Abfällen aller Art. Abholung der Brocken auf Meldungen an die Brockensammlung. Die Kleidungsstücke werden den Schützlingen des Vereins und anderen Armen (nach Prüfung ihrer Verhältnisse) zugewendet, andere Brocken verkauft oder sonst nutzbringend verwertet.

1908/09: 5647 Hilfsarbeiter beschäftigt.

6. Schreibstube und Adressenbureau für stellenlose Kaufleute, Ackerstr. 52. Beschäftigung von 30—40 Schreibern, Beköstigung zum Teil im Hause.

1907/08: 210 Leute beschäftigt.

1272. Jugendfürsorge des Charitas-Verbandes (siehe diesen Nr. II B).

Geschäftsstelle: N. 39, Chausseestr. 88 (8—11 und 4—6).

Zweck: Katholischen jungen Leuten zum Zweck dauernder Aufhilfe Rat und Beistand zu gewähren und ihnen Unterkunft und Arbeit zu beschaffen. (Keine Geldunterstützungen).

1907: 150 Personen beraten, 22 in Stellung gebracht, 8 heimbefördert.

B. Vorübergehende Beschäftigung von Arbeitslofen.

1273. Berliner Arbeiter-Kolonie, N. 65, Reinickendorferftr. 66. Fernfpr. Moabit:1429.
Vorf.: Geh. Ob.-Reg.-Rat F. Altmann, W. 18, Hohenzollernftr. 19.
Direktor der Anftalt u. Schaßmeifter: A. F. Schlunk, N. 65, Reinicken-
dorferftr. 66.
Zweck: Obdach- und arbeitslofen, aber zur Arbeit fähigen und willigen Männern
jedes Standes und jeder Religion für längere Zeit eine Zufluchtsftätte zu bieten,
in der ihnen 1. vorübergehend Wohnung, Beköftigung und Arbeit; 2. bei guter
Führung auch befcheidener Verdienft; 3. foweit möglich, Nachweis dauernder
Arbeit gewährt und 4. zur Verbefferung ihrer Lage und zu fittlicher Hebung
hilfreiche Hand geboten wird.
Es foll demnach arbeitslofen Männern die Entfchuldigung genommen werden,
fie feien durch Arbeits- und Obdachlofigkeit zum Betteln und unehrlichen Erwerb
gezwungen worden.
Befchäftigung mit Anfertigung von Flafchenhülfen, Strohfeilen, Häckfel, Kiften
aller Art, Küchenmöbeln, Bürften- und Befenwaren, Herftellung von Brennholz, Schreib- und Gelegenheitsarbeit irgendwelcher Art. Verpflichtung zu
längerem Aufenthalt, in der Regel 3 Monate.
Die Kolonie verpflegt ihre Kranken im eigenen Lazarett unter Leitung des
praktifchen Arztes Dr. med. G. Souchon.
180 Plätze. Vergrößerung bevorftehend.
1908: 389 Perfonen aufgenommen.

1274. Arbeitsftätte für arbeitslofe Familien- Väter und -Mütter, N. 65, Schulftr. 27.
Fernfpr.: II, 1266.
Vorf.: Pfarrer Dieftelkamp, N. 58, Schönhaufer Allee 141.
Schriftführer und Direktor der Anftalt: Paftor Dörffler, N. 65, Nazareth-
kirchftr. 47.
Zweck: 1. Arbeitslofe, aber arbeitswillige und -fähige Familienväter, Mütter und
fonftige Ernährer jedes Alters, jeder Konfeffion und jedes Standes möglichft fo
lange, bis fich eine andere, lohnendere Arbeit für fie gefunden hat, mit paffender
Arbeit gegen entfprechendes Entgelt zu befchäftigen oder ihnen zu einer Nieder-
laffung außerhalb Berlins behilflich zu fein; 2. minderbemittelten Familien
gefunde und zweckmäßig eingerichtete Wohnungen in feinen Häufern zu billigen
Preifen zu vermieten.
Wohnungen für 15—20 M. (Stube und Küche), 16—27 M. monatlich (2 Stuben
und Küche). 25 Wohnungen.
Verdienft durch Fabrikation von Kinderfpielzeug, Flechten von Rohrmatten, Zer-
kleinern von Holz. Transport von Brennmaterial, Tifchler- und Malerarbeit,
Botendienfte in Haushaltungen und Gefchäften, häusliche Arbeiten wie Teppich-
klopfen, Hilfeleiftungen bei Umzügen, fchriftliche Arbeiten u. dgl. (Schreibftube
mit Adreffenverlag). Für Frauen häusliche und einfache Näharbeiten, Befchäftigung in der Wafch- und Plättftube, einfache Arbeiten der Luxuspapierbranche
Beftellungen auf Kohlen und Brennholz, fowie auf Möbel, ferner Arbeits-
aufträge find an die Arbeitsftätte zu richten.
1908: Für 8121 Arbeitstage Löhne gezahlt (20—60 Pf. pro Stunde).

1275. Verein Hoffnungstal.
Vorf.: Paftor v. Bodelfchwingh, Bethel-Bielefeld.
Gefchäftsftelle: W. 15, Pariferftr. 50.
Zweck: Obdach- und arbeitslofen, aber arbeitswilligen Männern jedes Standes
und jeder Religion für längere Zeit Unterkunft, Beköftigung und Arbeit bei be-

scheidenem Verdienst zu bieten, sowie ihnen zu dauernder Besserung ihrer Lage
und zu ihrer sittlichen Hebung behilflich zu sein.

Einrichtungen: 1. Kolonie Hoffnungstal in Rüdnitz bei Bernau für Männer
mittleren Alters, die in der Regel vom Städtischen Obdach überwiesen werden.
150 Stübchen. 2. Kolonie Lobetal, daselbst, für jüngere Leute, die von der
Geschäftsstelle überwiesen werden. 180 Stübchen. 3. Kolonie Gnadental,
hauptsächlich für ältere Leute, die durch die Geschäftsstelle oder das Städtische
Obdach überwiesen werden. 80 Stübchen. 4. Kolonie Neugnadental für
Leute jedes Alters. Miete und Verpflegungskosten werden von den Angehörigen
getragen; die Kolonisten haben dieselben Arbeitsverrichtungen auszuüben, wie die
Insassen der anderen Kolonien.

1907/08: 2438 Männer aufgenommen.

1276. Komitee für Rettungsarbeit unter der weiblichen Jugend.

Vors.: Ministerialdirektor von Chappuis, W. 15, Kurfürstendamm 22.

Generalsekretär: P. Lic. Bohn, NW. 87, Beusselstr. 44.

Zweck: Errichtung ländlicher Arbeiterinnen-Kolonien zur Aufnahme arbeitsloser
und sittlich gefährdeter Frauen und Mädchen; erziehliche Einwirkung durch Be=
schäftigung mit Obst= und Gartenbau.

Einrichtungen: Asyle in Ober=Schöneweide (6 Plätze) und Erkner.

1277. Verein Jüdische Arbeiterkolonie in Weißensee bei Berlin.

Vors.: Moritz Rosenow, S. 42, Ritterstr. 87.

Geschäftsstelle: Bureau des Deutsch=Israelitischen Gemeindebundes, W. 35,
Steglitzerstr. 85. Fernspr.: VI, 10349.

Zweck: Beschränkung der Wanderbettelei und Hebung der wirtschaftlichen und
moralischen Lage der jüdischen Armen durch Aufnahme arbeitsloser, aber arbeits=
fähiger und =williger Männer und deren Beschäftigung mit passender Arbeit.

Einrichtung: Arbeiterkolonie in Weißensee, Wörthstr. 18. Fernspr.:
Weißensee 192.

Inspektion: Jos. Behrendt und Frau.

Beschäftigung der Kolonisten mit Grundier=, Stuck=, Holz= Leder=, Rohr=, Haus=
und Feldarbeit. Dafür freie Unterkunft und Verpflegung, ev. beim Abgang noch
eine Vergütung für Akkordarbeit. Dauer des Aufenthalts 3 Monate bis 1 Jahr.
Vorträge, religiöse Übungen.

Fabrikanten erhalten mietefreie Arbeitsräume gegen die Verpflichtung, die Kolonie=
bewohner auszubilden und zu beschäftigen, und zahlen 70 Pf. Arbeitslohn pro
Mann und Tag.

1908: 685 Kolonisten. Verpflegungskosten: 17 658 M., Einnahme der Anstalt
an Arbeitslöhnen: 26 045 M., Akkord=Löhne=Überschüsse zugunsten der Kolonisten:
1868 M.

1278. Erste Berliner Brockensammlung, S. 59, Hasenheide 7.

Vors.: Frau Marie von Grünewaldt, S. 59, Hasenheide 94.

Geschäftsleiter: Willi Calaminus, (11—1).

Zweck: Sammlung von im Haushalte oder Geschäften überflüssig gewordener
Gegenstände aller Art (Möbel, Kleidungsstücke, Wäsche, Stiefel, Hüte, Strümpfe,
usw., Bücher, Zeitungen, Papier, Zigarrenabschnitte, Flaschen, Metalle, Stanniol,
Korken, Militäreffekten, Blechbüchsen).

Die gesammelten Brocken werden sortiert, teilweise repariert und dann für ein
geringes Entgelt an die Armen abgegeben. Gänzlich Unbemittelte werden nach
Feststellung der Bedürftigkeit eingekleidet. Der Erlös dient zunächst zur Bestrei=
tung der Unkosten. Überschüsse werden für wohltätige Zwecke verwendet. Ab=
holung der Sachen erfolgt kostenlos auf Benachrichtigung an die Geschäftsstelle.

1907: 9024 M. Arbeitslöhne, 1615 M. Bar-Unterstützungen, 4986 Abholungsaufträge.

1279. Berliner Brockenhaus, N. 65, Reinickendorferstr. 82.

Vors.: Dir. Julius Müller.

Zweck: Sammlung von gebrauchten, im Haushalte überflüssigen Gegenständen
jeder Art (Möbel, Kleidungsstücke, Bücher, Zeitungen, Flaschen, Scherben, Metall,
Steine, Pflanzen, Münzen, Stahlfedern, Korke, Körbe, Werkzeug usw.).
Von dem Erlös der gesammelten und sortierten Brocken, die im Brockenhaus
verkauft werden, wird der Arbeitslohn an die Arbeiter (nur bedürftige Frauen
und Familienväter) bezahlt, deren Beschäftigung im Abholen und Sortieren der
Brocken besteht. Verdienst täglich 2,50—3 M. Sachen sind entweder portofrei
zu senden an das Brockenhaus, oder sie werden durch zuverlässige legitimierte
Leute abgeholt.
Der Verein unterhält für Arme eine Rechtsauskunftstelle (Dienstag und
Freitag 6—7).
1907/08: 15094 M. Arbeitslöhne gezahlt; Barunterstützungen an Arme: 1615 M.

1280. Brockensammlung des Charitas-Verbandes (siehe diesen Seite 3 B), SO. 16,
Josephstr. 7. Fernspr.: II, 2573.

Zweck: Alle im Haushalt oder Geschäftsbetrieb überflüssig gewordenen Gegenstände zu sammeln und an Unbemittelte gegen geringes Entgelt zu verkaufen,
nachdem sie von Arbeitslosen durch Reparieren, Sortieren usw. wieder nutzbare
gemacht worden sind.
Der Überschuß dient zur Förderung wohltätiger Bestrebungen.
1907: 925 Abholungsfuhren.

1281. Peah, Jüdische Brockensammlung.

Vors.: Dr. Eduard Biberfeld, C. 2, Heidereutergasse 4.

Geschäftsstelle: C. 2, Neue Friedrichstr. 5/6.

Zweck: Annahme überflüssig gewordenen Hausrats (Kleidungsstücke, Wäsche,
Möbel, Kochgeschirre, Wirtschaftsgeräte usw.), Verkauf der Gegenstände in der
Geschäftsstelle, nachdem sie durch arbeitslose oder teilweise erwerbsfähige Personen wieder instand gesetzt worden sind.
1907: Täglich ca. 350 M. Arbeitslöhne bezahlt, 200—250 Abholungsaufträge
monatlich.

1282. Russischer Wohltätigkeitsverein Bratstwo (unter dem Protektorate des Groß-
fürsten Wladimir von Rußland). In Verbindung mit dem „Kaiser Alexan-
der-Heim", Tegel, Tegeler Landstr. (unter Aufsicht des Propstes A. von
Maltzew). Fernspr.: Tegel 59.

Zweck: Unterstützung notleidender russischer Untertanen aller christlichen Konfessionen, sowie orthodoxer Christen aller Nationalitäten durch: 1. Beschäftigung
auf dem Grundstücke des Vereins (Tegeler Landstr.) mit Gartenarbeiten, sowie
in den Werkstätten des Kaiser Alexander-Heims gegen Tagelohn (2 M.) bei
freier Wohnung, um die Erwerbung von Mitteln zur Rückkehr in die Heimat zu
ermöglichen; 2. Nachweis von entsprechender Beschäftigung außerhalb des
Heims; 3. Zuweisung von Mitteln zur Rückkehr an Arbeitsunfähige; 4. Gewährung von Wohnung im Heim.
1907: 326 Personen beschäftigt.

Zu A und B siehe ferner: Asyl für entlassene Strafgefangene der Berliner Stadtmission Nr. 79, Evangelischer Verein für kirchliche Zwecke Nr. 80, Evangelischer
Frauenverein Edelweiß Nr. 86, Zentral-Hilfsverein der deutschen Adelsgenossenschaft Nr. 89, Verein inaktiver Offiziere der deutschen Armee und Marine
Nr. 92, Invalidenbank Nr. 93, Berliner Asyl-Verein für Obdachlose Nr. 127,

Arbeitsnachweis der Herberge zur Heimat Nr. 130, Asyl für durchreisende Polen Nr. 132, Home for British and American Governesses Nr. 134, Heimathaus für stellungsuchende Mädchen Nr. 137, Evangelische Mägdeherberge auf Marthashof Nr. 138, St. Marien-Stift Nr. 141, Wärmehallen Nr. 144, Verein Wohlfahrt der weiblichen Jugend Nr. 151, Verein Jugendschutz Nr. 153, Verein zur Errichtung von adligen Damenheimen Nr. 157, Concordia, geselliger Verein katholischer Kaufleute Nr. 219, Zentral-Lehrstellen-Nachweis für schulentlassene Knaben und Mädchen Nr. 238, Krüppel-Heil- und Fürsorge-Verein Nr. 275, Katholisches Waisenhaus für Mädchen Mariaschutz Nr. 296, Verein zur Erziehung sittlich verwahrloster Kinder Nr. 304, Goßnerhaus Nr. 305, Fürsorge- und Erziehungsverein für geistig zurückgebliebene Kinder Nr. 313, Beschäftigungsanstalt der Städt. Blindenanstalt Nr. 334, Freiwilliger Erziehungsbeirat für schulentlassene Waisen Nr. 349, Verein für das Wohl der aus der Schule entlassenen Jugend Nr. 350, Gesellschaft zur Verbreitung der Handwerke und des Ackerbaues unter den Juden im preußischen Staate Nr. 352, Lette-Verein Nr. 355, Pestalozzi-Fröbelhaus Nr. 356, Heimathaus für Töchter höherer Stände Nr. 357, Verein zur unentgeltlichen Erziehung schulentlassener Mädchen für die Hauswirtschaft Nr. 360, Amalienhaus Nr. 361, Verein Mädchenhaus Pankow Nr. 367, Berliner Fröbelverein Nr. 369, Mädchen- und Frauengruppen für soziale Hilfsarbeit Nr. 383, Verein für Unfallverletzte Nr. 621, Moonscher Blindenverein Nr. 629, Verein zur Beförderung der wirtschaftlichen Selbständigkeit der Blinden Nr. 630, Zentralhilfsverein zur Förderung der Berufstätigkeit der Blinden Deutschlands Nr. 631, Arbeitsvermittlung für blinde Frauen und Mädchen Nr. 632, Verein der Schwerhörigen, genannt Hephata Nr. 641, Hilfsverein für die jüdischen Taubstummen Deutschlands Nr. 644, Heimstätte in Berlin 687, Beth Elim Nr. 688, Auskunftstelle des Bundes für Mutterschutz Nr. 689, Kinderhaus Nr. 692, Verein zur Besserung der Strafgefangenen Nr. 795, Asyl für entlassene Strafgefangene Nr. 798, Magdalenen-Stift Nr. 802, Mariannenhaus Nr. 803, Zufluchtsstätte im Friedenau Nr. 804, Bethabara-Stiftung Nr. 805, Unterstützungskasse der Ärztekammer Nr. 849, Opera d'assistenza per gli operai italiani Nr. 1008, Vereeniging Nederland en Oranje Nr. 1011, Verein der Schlesier Nr. 1025, Frauenverein zur Unterstützung verschämter Armer Nr. 1116, Auskunftzentrale des Verbandes der Vereine studierender Frauen Deutschlands Nr. 1300.

C. Gewährung von Arbeitsgerätschaften.

1283. Paderstein-Stiftung. Kapital: 27 600 M.

Verwaltung: Städt. Stiftungsdeputation.

Zweck: Anschaffung von Nähmaschinen für hilfsbedürftige Bewohnerinnen Berlins, besonders solche gebildeter Stände unter Berücksichtigung christlicher und jüdischer Bewerberinnen in gleicher Zahl.

Alljährlich Aufforderung zur Bewerbung durch die Zeitung.

Jährlich werden 20—22 Nähmaschinen vergeben.

1284. Fritschesche Stiftung. Kapital: 6600 M.

Kurator: Friedrich Krone, NW. 6, Albrechtstr. 16.

Zweck: Gewährung von Darlehen zur Beschaffung von Handwerkszeug als Beihilfe zur Etablierung für arme fleißige Handwerker.

Rückzahlung je nach den Verhältnissen.

Siehe ferner: Verein gegen Verarmung Nr. 77, Frauengroschenverein Nr. 84, Militär-Hilfsvereine Nr. 90 und 91, Kaiser Wilhelm-Stiftung für die Angehörigen der Reichs-Post- und -Telegraphenverwaltung Nr. 94, Lette-Verein Nr. 355.

13. Kapitel.

Auskunfterteilung.

A. Über Wohlfahrtseinrichtungen, Rechtsschutz, Ausbildungs- und Erwerbsmöglichkeiten.

1285. Zentralstelle für Volkswohlfahrt.
Vors.: Staatsminister von Möller, W. 10, von der Heydtstr. 12.
Geschäftsführer: Prof. Dr. H. Albrecht, Gr.-Lichterfelde, Schillerstr. 11.
Geschäftsstelle: SW. 11, Dessauerstr. 14 (8—3).
Zweck: 1. Durch Herstellung einer Verbindung zwischen den mannigfachen freien Organisationen auf dem Gebiete der Wohlfahrtsbestrebungen diese in ihrer Entwicklung zu unterstützen, notwendig erscheinende Verbesserungen anzuregen, einer nachteiligen Zersplitterung der Kräfte entgegenzuwirken und die Begründung neuer Einrichtungen im Falle des Bedürfnisses herbeizuführen; 2. die Entwicklung der Volkswohlfahrtspflege im Inlande und Auslande zu verfolgen und die darauf bezüglichen Schriften, Berichte, Statuten usw. zu sammeln; 3. über Wohlfahrtseinrichtungen auf Anfragen Auskunft und Ratschläge zu erteilen; 4. über die Entwicklung der Volkswohlfahrtspflege im Inlande und Auslande den beteiligten Regierungen fortlaufend zu berichten; 5. auf Erfordern einer Regierung Gutachten zu erstatten, Vorschläge auszuarbeiten und bei der Vorbereitung von Gesetzentwürfen und Verwaltungsanordnungen mitzuwirken; 6. in Zeitschriften, in Buchform, durch Vorträge, durch Veranstaltung von Konferenzen, Informationskursen usw. für die Verbreitung der Volkswohlfahrtspflege Sorge zu tragen und zu ihrer Ausgestaltung anzuregen; Herausgabe der Zeitschrift Concordia; 7. zur Ausbildung zweckmäßiger Methoden sich auf dem Gebiete der Volkswohlfahrtspflege praktisch zu betätigen.
1907: 615 Auskünfte und Gutachten.

1286. Zentralstelle für Armenpflege und Wohltätigkeit, SW. 11, Bernburgerstr. 24/25 (½9—½2).
Geschäftsführer: Stadtrat Dr. Muensterberg, W. 10, Dörnbergstr. 7.
Zweck: Sammlung des auf das Gebiet der Armenpflege und Wohltätigkeit bezüglichen wissenschaftlichen und praktischen Materials aus ganz Deutschland und dem Auslande. Auf Grund dieses Materials Auskunfterteilung über Einrichtungen der Armenpflege und Wohltätigkeit.
Herausgabe der Zeitschrift für das Armenwesen (1909: 10. Jahrgang), und gelegentlicher Schriften um auf die wissenschaftliche Behandlung der Fragen und die praktische Handhabung der Fürsorgetätigkeit anregend und befruchtend zu wirken.
1907/08: 382 Auskünfte.

1287. Auskunftstelle des Verbandes für jüdische Wohltätigkeitspflege zu Berlin (siehe diesen Abschnitt II C.).
Geschäftsstelle: C. 2, Rosenstr. 2/4, (Montag, Dienstag und Donnerstag 5—6).
Leiter: Justizrat Breslauer, C. 2, Kaiser Wilhelmstr. 3.
Zweck: Bittstellern hilfsbereite Auskunft und Rat auf dem Gebiete der Wohlfahrtspflege, insbesondere hinsichtlich der Wohlfahrtseinrichtungen der jüdischen Gemeinde und Vereine zu erteilen.

1288. Auskunftstelle für Fraueninteressen des Bundes deutscher Frauenvereine, Berlin NW. 23, Brückenallee 33 (Dienstag und Freitag von 4—5).

Leiterin: Frau Josephine Levy-Rathenau.

Zweck: Auskunfterteilung über Ausbildungsmöglichkeiten und Erwerbsaussichten in allen den Frauen zugänglichen Berufen, über Neu-Einrichtungen und -Gründungen, sowie Verordnungen auf allen Gebieten weiblicher Erwerbstätigkeit, über gemeinnützige Veranstaltungen von und für Frauen, sowie über alle Frauenbestrebungen.

Die Auskunftstelle übernimmt weder Arbeitsnachweis noch Stellenvermittlung. Die schriftliche Auskunfterteilung erfolgt für Mitglieder von Bundesvereinen gegen Einsendung des Rückportos; für Nichtmitglieder gegen 50 Pf. in Reichspostmarken. Mündliche Auskunft wird kostenlos erteilt.

1907/08: Ungefähr 500 Auskünfte.

1289. Erda, Verein Frauenerwerb.

Vors.: Mary Gräfin Schlieben, W. 15, Lietzenburgerstr. 12.

Geschäftsstelle: daselbst (Sonnabend 2—4).

Zweck: Auskunfterteilung über alle Angelegenheiten auf dem Gebiete des Frauenerwerbs- und Berufslebens. Stellen-, Erwerbs- und Nebenerwerbs-Nachweis. Unterhaltung eines Erholungsheims (siehe Nr. 733).

1290. Auskunftstelle des Vereins Frauenstreben.

Vors.: Frau Dr. Proelß, W. 30, Gossowstr. 4.

Zweck: Auskunfterteilung über alle Frauenberufe, insbesondere über das Frauenstudium.

1291. Auskunftstelle für Mütter, W. 15, Uhlandstr. 40/41.

Leiterin: Frau A. Westphal, ebenda.

Zweck: Unentgeltliche Auskunfterteilung in allen Fragen des Mutterschutzes. Nachweis von Entbindungsanstalten, Heimen, Pflegestellen, Ausbildungs- und Arbeitsgelegenheiten, sowie von Vormünderinnen und Rechtsanwälten.

1907: 32 Auskünfte erteilt.

Siehe ferner: Zentrale für private Fürsorge Nr. 78, Katholisches Charitas-Sekretariat Nr. 81, Evangel. Frauenverein Edelweiß Nr. 86, Deutsche Zentrale für Jugendfürsorge Nr. 237, Verband für weibliche Vormundschaft Nr. 239, Säuglingsheim Westend Nr. 246, Fürsorgeverein für hilflose jüdische Kinder Nr. 312, Verein für Unfallverletzte Nr. 621, Auskunftstelle des Bundes für Mutterschutz Nr. 689, Kinderhaus Nr. 692, Zentrale der Stellenvermittlung für Frauen und Mädchen gebildeter Stände Nr. 1269, Jugendfürsorge des Charitas-Verbandes Nr. 1272.

Für Rechtsuchende.

1292. Gemeinnütziger Verein für Rechtsauskunft in Groß-Berlin.

Vors.: Prof. Dr. H. Albrecht, Gr.-Lichterfelde, Schillerstr. 11.

Geschäftsstelle: W. 30, Nollendorfstr. 29/30 (Bureau für Sozialpolitik).

Zweck: In Berlin und Vororten Rechtsauskunftstellen einzurichten und zu unterhalten, die an jedermann aus den minderbemittelten Bevölkerungskreisen ohne Unterschied der Religion, der politischen Partei, der Organisation, des Berufs unentgeltlich Rechtsrat erteilen und Rechtsbeistand gewähren.

Rechtsauskunftstellen:

1. Gormannstr. 13 (Zentralarbeitsnachweis) vorm. 9—12. 2. das. nachm. 5—7. (Nur für weibliche Auskunftsuchende.) 3. Wedding (Ringbahnbogen, Lindowerstr.) vorm. 9—12; 5—7. 4. Oranienstr. 105, nachm. 3—5. 5. Strelitzerstr. 43, vorm. 9—12. 6. Schwimmendes Schifferheim. Montag u. Donnerstag nachm. 6—8 (siehe auch Nr. 96).

Siehe auch Charlottenburg Nr. 1451, Rixdorf Nr. 1582, Schöneberg Nr. 1620.

Vom 1. April bis 31. Dezember 1908: 27 450 Auskünfte erteilt.

1293. Reichsarbeitersekretariat der katholischen Arbeitervereine, C. 25, Kaiserstr. 37.
Sekretär: Dr Paul Fleischer.
Zweck: Berufsunfalverletzte Arbeiter (in erster Linie Mitglieder der katholischen Arbeitervereine), die beim Reichsversicherungsamt in Berlin Revision oder Rekurs einlegen, vor diesem zu vertreten, ihnen Rat und Auskunft zu erteilen.
Für Mitglieder der katholischen Arbeitervereine unentgeltlich, für andere Vereine und Verbände pro Mitglied und pro Jahr 1 Pf., für Private 5 M pränumerando für die jedesmalige Vertretung.
1907: 650 Rekurse und Revisionen. 620 Streitsachen erledigt. 138 Berufungen in Unfall- und Invaliditätsversicherungssachen eingelegt.

1294. Rechtsauskunftstelle der Handwerkskammer zu Berlin, C. 2, Neue Friedrichstr. 47 (Dienstag und Sonnabend 5—7).
Leiter: Stadtrat Dr Mann, Rixdorf, Donaustr. 108.
Zweck: Unentgeltliche Auskunfterteilung an Handwerker des Stadtkreises Berlin und Regierungsbezirks Potsdam über alle Rechtsfragen auf sozialem und gewerblichem Gebiete, sowie über alle die öffentliche Rechtsstellung der Ratsuchenden betreffenden Fragen.
An die Rechtsauskunftsstelle angeschlossen ist die Lehrlingsvermittlungsstelle, eingerichtet von der Handwerkskammer in Verbindung mit dem Jugendfürsorgeverband der Berliner Lehrerschaft (siehe Nr. 238).

1295. Rechtsauskunftstelle für männliche und weibliche Handlungsgehilfen, S. 14, Dresdenerstr. 80. Begründet vom Verein der Deutschen Kaufleute.
Zweck: Unentgeltliche Auskunfterteilung über berufliche Fragen, Anleitung in Klageanfertigungen und Rat in Kranken- und Invaliditätsversicherungsangelegenheiten.
1907: 2202 Auskünfte; 2483 Schriftstücke ausgefertigt; 155 Vertretungen vor dem Kaufmannsgericht.

1296. Rechtsauskunftstelle des Schiedsgerichts für Arbeiterversicherung, W. 35, Lützowstr. 111 (Dienstag und Freitag 7½—9½ abends).
Zweck: Unentgeltliche Auskunfterteilung in allen Rentenangelegenheiten. Annahme von Anträgen und Berufungen.
1907: 819 Anfragen.

1297. Berliner Zentrale für Rechtsschutz (Rechtsschutzstelle für Frauen) Groß Lichterfelde-West, Kommandantenstr. 37.
Leiterin: Dr jur. Marie Raschke (wochentäglich 3—4, außer Donnertag).
Zweck: Auskunfterteilung in allen Rechtsfragen durch die Leiterin der Zentrale schriftlich und mündlich.
Rückporto und 1 M. sind einzusenden.

1298. Rechtsauskunftstelle für weibliche Handlungsgehilfen, begründet vom Kaufmännischen Verband für weibliche Angestellte.
Geschäftsstelle: SO. 16, Köpenickerstr. 74.
Zweck: Unentgeltliche Auskunfterteilung über berufliche Fragen, einschließlich solcher der Kranken- und Invalidenversicherung.
Siehe ferner: Verein für Unfallverletzte Nr. 621, Auskunftstelle des Bundes für Mutterschutz Nr. 689, Association for the relief of British subjects in distress, residing in or passing through Berlin Nr. 1002, Berliner Brockenhaus Nr. 1279.

Für Studierende.

1299. Amtliche akademische Auskunftstelle an der Königl. Friedrich Wilhelms-Universität zu Berlin (wochentäglich 10—1½).
Leiter: Prof. Dr W. Paszkowski.

Zweck: Unentgeltliche Auskunfterteilung über Anstalten zur Pflege der Wissenschaft und Kunst, sowie über Stipendien an der Universität.

1907: 8915 mündliche und 1220 schriftliche Auskünfte erteilt.

1300. Auskunftzentrale des Verbandes der Vereine studierender Frauen Deutschlands.

Leiterin: Stud. phil. Gertrud Tiktin, Friedenau, Isoldestr. 1.

Zweck: Auskunfterteilung über Einrichtungen deutscher Hochschulen (Zulassung zu Vorlesungen, Übungen, Seminarien, Prüfungen; Hilfskassen, Darlehen, Stipendien; Wohnungs- und Pensionswesen — gelegentlich auch Stellenvermittlung). Schriftliche Auskunft 30 Pf., mündliche (für Studienzwecke) 10 Pf.

Im Sommer-Semester 1908 (April—August): 181 Auskünfte erteilt.

Siehe ferner: Auskunftstelle des Vereins Frauenstreben Nr. 1290.

Für Auswanderer.

1301. Zentral-Auskunftstelle für Auswanderer. (Unter Oberaufsicht des Reichskanzlers.)

Geschäftsstelle: W. 9, Schellingstr. 4 (11—3).

Leiter: Kaiserl. Generalkonsul a. D. Graf M. von Pfeil, W. 10, Regentenstr. 22.

Zweck: Unentgeltliche schriftliche und mündliche Beratung von Personen, die auswandern wollen.

Die Auskunfterteilung bezieht sich auf sämtliche nicht zum Deutschen Reiche gehörende Länder und die deutschen Schutzgebiete. Sie soll den Auswanderungslustigen zuverlässiges Material über die sie interessierenden Länder, auch über die Reise, geben.

1908/09: 10 980 Auskünfte für Auswanderer nach Deutschen Kolonien, 7549 für Auswanderer nach anderen Ländern.

Die Stellenvermittlung des Kolonialwirtschaftlichen Komitees siehe Nr. 1266.

1302. Frauenbund der deutschen Kolonialgesellschaft.

Vors.: Freifrau Adda von Liliencron, Posen.

Geschäftsstelle: W. 9, Potsdamerstr. 134.

Zweck: Neben anderen Bestrebungen zur Förderung der deutschen Kolonien Beratung und Unterstützung deutscher Frauen und Mädchen, die sich in den Kolonien niederlassen wollen. Stellenvermittlung für Lehrerinnen, Erzieherinnen, Köchinnen, Hauspersonal.

1907/08: 1027 Auskünfte, 52 Stellungen nach Deutsch-Südwest-Afrika vermittelt.

B. Auskunfterteilung über Bittsteller.

1303. Zentralstelle für die Kontrolle der Wohltätigkeitspflege, C. 2, Poststr. 16.

Verbunden mit der Städtischen Stiftungsdeputation.

Vors.: Stadtrat Marggraff, C. 2, Neue Friedrichstr. 9/10.

Zweck: Gegenseitiger Austausch von Mitteilungen zwischen der Städt. Stiftungsdeputation einerseits und den mit ihr in Verbindung tretenden Behörden, Vereinen, Berufsgenossenschaften und sonstigen amtlichen oder privaten Wohltätigkeitsanstalten, andererseits über unterstützte Personen und die diesen gewährten Unterstützungen.

Formulare zu Auskunfterteilungen und zu Meldungen an die Zentralstelle sind von der Zentralstelle kostenfrei zu beziehen. Anfragen werden von der Zentralstelle stets am Tage des Eingangs beantwortet.

1907: 2859 Anfragen, 23 829 Mitteilungen von Behörden, Vereinen usw., 72 111 Mitteilungen von der Armendirektion.

1304. Zentralstelle für die Wohltätigkeitsanstalten in der jüdischen Gemeinde.

Vorst.: Dr. W. Feilchenfeld, Charlottenburg, Berlinerstr. 154.

Geschäftsstelle: C. 2, Rosenstr. 2/4.

Zweck: Entgegennahme und Aufzeichnung von Meldungen über geleistete Unterstützungen von seiten der Wohlfahrtsvereine und Stiftungen, die sich dem Verbande angeschlossen haben. Auskunfterteilung über die aufgezeichneten Unterstützungen an die Mitglieder des Verbandes.

1908 gehörten 80 Vereine und Anstalten dem Verbande an.

Siehe ferner: Verein gegen Verarmung Nr. 77, Zentrale für private Fürsorge, Nr. 78, Berliner Stadtmission Nr. 79, Charitas-Sekretariat Nr. 81, Armenpflege des Stadtvikariats von Berlin Nr. 89.

14. Kapitel.

Volksbildung, Volksunterhaltung usw.

1305. Städtische Volksbibliotheken und Lesehallen.

Verwaltet vom Kuratorium der Stadtbibliothek und der städt. Volksbibliotheken und Lesehallen.

Vors.: Bürgermeister Dr. Reicke, W. 10, Corneliusstr. 3.

Zentralverwaltung: SW. 68, Zimmerstr. 90/91.

Geöffnet Mittwoch und Sonnabend 12—2, Sonntag 11—1, die meisten auch abends; viele auch täglich geöffnet, so die 1., 4., 7., 8., 9. 10., 13., 14., 15., 16., 17., 18., 20., 21., 24., 26., 28. Bibliothek.

Die Benutzung ist jedem Einwohner Berlins gegen Beibringung eines Empfehlungsscheines nebst Legitimation gestattet. Näheres durch die Verwalter der betreffenden Bibliothek. Mit 14 Bibliotheken sind Lesehallen verbunden, in denen auch politische Zeitungen ausliegen. Die Lesehallen sind geöffnet von 6—9 abends, Sonntags 10—12.

Als Zentralstelle für die städtischen Volksbibliotheken besteht die Stadtbibliothek, Zimmerstr. 90/91 (10—10) Lesesaal (12—3 und 6—10).

1908/09: 102 295 Bände, 122 772 Bücherverleihungen.

Zur Erweiterung der städtischen Volksbibliotheken und Errichtung neuer Bibliotheken mit Lesehallen bestehen 1. die Leo-Stiftung. Kapital: 1 400 000 M. 2. die Albert Cohn-Stiftung. Kapital: 161 834 M. 3. die Lion-Stiftung. Kapital: 10 000 M.

28 Volksbibliotheken.

Die eingeklammerten Ziffern bezeichnen die Ordnungsnummern.

Im Norden.

Ruppinerstr. 48 (6.), Pankstr. 23 (10.), Wattstr. 16 (16.), mit Lesehalle, Sonnenburgerstr. 24 (19.), mit Lesehalle, Ravenéstr. 12 (20), mit Lesehalle, Dunckerstr. 65/66 (21.), mit Lesehalle.

Im Nord-Osten.

Georgenkirchplatz 18 (2.), Esmarchstr. 18 (17.), mit Lesehalle, Olivaerstr. 19 (23.), Prenzlauer Allee 227 (27.).

Im Osten.

Straßmannstr. 6/8 (7.), mit Lesehalle, Rigaerstr. 81/82 (15.), mit Lesehalle, Fruchtstr. 38 (25.), Ehrenbergstr. 34 (26.), mit Lesehalle.

Im Süd=Osten.

Waldemarstr. 77 (13.), mit Lesehalle, Glogauerstr. 12/13 (24.), mit Lesehalle.

Im Süden.

Stallschreiberstr. 54 a (4.), Wilmsstr. 10 (9.), mit Lesehalle, Dieffenbachstr. 60/61 (22.).

Im Süd=Westen.

Wilhelmstr. 117 (5.), Barutherstr. 20 (14.).

Im Westen.

Mohrenstr. 41 (1.), mit Lesehalle, Derfflingerstr. 18 a (8.), Kurfürstenstr. 160 (18.), mit Lesehalle.

Im Nord=Westen.

Scharnhorststr. 12 (11.), Turmstr. 86 (12.), Rostockerstr. 32/33 (28.), mit Lesehalle.

Im Zentrum.

Gipsstr. 23 a (3.).

1908/09: 1 562 621 Bücherbestellungen, 163 994 Lesehallenbesucher.

1306. Erste öffentliche Lesehalle, SO. 16, Rungestr. 25/27. Begründet von der Deutschen Gesellschaft für ethische Kultur.

Vors. der Bibliothekskommission: Prof. Dr. Heinrich Simon, Grunewald, Kaspar Theyßstr. 24.

Geöffnet für jedermann an den Wochentagen mittags 12—3, abends 6—10, am Sonntag von 10½—1 und 5—10.

Benutzung unentgeltlich; Bücher können in der Lesehalle gelesen und nach Hause entliehen werden. Zeitungen aller Parteien. Fachzeitungen. Zeitschriften. Nachschlagewerke. Bibliothek von rund 8000 Bänden.

Die Lesehalle veranstaltet auch Volksunterhaltungsabende. Eintritt 25 Pf.

1908: 42 235 entliehene Bücher; 98 631 Besucher.

1307. Öffentliche Bibliothek und Lesehalle zu unentgeltlicher Benutzung für jedermann. SO. 16, Adalbertstr. 41.

Stifter: Stadtverordneter Hugo Heimann, W. 15, Ulmenstr. 6.

Bibliothekar: Hermann Jahn.

Geöffnet 5½—10 abends, an Sonn= und Feiertagen 9—1 und 3—6.

Benutzung unentgeltlich für jeden, der sich irgendwie ausweisen kann.

Bücherbestand ca. 17 500 Bände schöner und wissenschaftlicher Literatur, 534 Zeitungen und Zeitschriften, 1535 Bände Nachschlagebibliothek.

1906/07: 83 673 Bände entliehen; 73 293 Besucher.

1308. Jüdische Lesehalle und Bibliothek, N. 24, Oranienburgerstr. 58.

Vors.: Dr. Max Ginsberg, Berlin NW. 23, Brückenallee 1.

Geöffnet für jedermann an Wochentagen von 2—9, Sonnabend und Sonntag von 11—2 und 7—10 abends. Bücher werden außer Sonnabend täglich gewechselt.

Benutzung unentgeltlich. Es liegen ca. 84 jüdische Zeitungen des In= und Auslandes und die verschiedensten Werke aus dem Gebiete der jüdischen Literatur aus.

Die Bibliothek umfaßt 6500 Bände.

1908: 2935 Bücher entliehen; 22 639 Besucher der Lesehalle.

1309. Humboldt=Akademie, Volkshochschule, begründet vom Wissenschaftlichen Zentral=
verein.

Vors.: Stadtältester J. Kämpf, W. 10, Hohenzollernstr. 8.

Generalsekretär: Sanitätsrat Dr. Th. S. Flatau, Potsdamerstr. 113, Villa 3.

Zentralbureau: W. 35, Potsdamerstr. 27b, Villa II (1—3).

Geschäftsstellen: W.: Invalidenbank, Unter den Linden 24; Gselliussche
Buchhandlung, Mohrenstr. 52; Ernst Haase, Potsdamerstr. 116a; Kaufhaus
des Westens, Tauenzienstr. 21. S.: Selmar Hahnes Buchhandlung, Prin=
zenstr. 54. NO.: Th. Fröhlichs Buchhandlung, Landbergerstr. 32. C.: Sickers
Buchhandlung, Gipsstr. 18. NW.: Gesellschaft für Verbreitung von Volks=
bildung, Lübeckerstr. 6. SW.: Verein junger Kaufleute, Beuthstr. 20.
Charlottenburg: Ullrich u. Co., Berlinerstr. 76; Foerster u. Mewis,
Kantstr. 14.

Zweck: Gelegenheit zu einer höheren harmonischen wissenschaftlichen Weiter=
bildung zu geben und die Hörer in Zusammenhang mit den Fortschritten der
Wissenschaft zu halten durch: a) Populär=wissenschaftliche Vortragszyklen; b) Unter=
richtskurse (hauptsächlich in fremden Sprachen); c) wissenschaftliche Abende.

Honorar für den Zyklus von 10—12 Stunden in der Regel 5 M. Befähigten
unbemittelten Personen wird das Honorar gestundet oder gänzlich erlassen. Mit=
glieder beigetretener Vereine, Lehrer, Studenten usw. 3½ M.

Vorträge und Kurse finden statt:

1. Im Dorotheenstädt. Realgymnasium, NW., Georgenstr. 30/31.
2. Im Falk=Realgymnasium, W., Lützowstr. 84d.
3. Im Architektenhause, W. 11, Wilhelmstr. 92/93.
4. 107. Gemeindeschule, Genthinerstr. 4.
5. In der Luisenstädt. Ober=Realschule, S., Dresdenerstr. 113.
6. In der Sophienschule, C., Weinmeisterstr. 16/17.
7. In den Königl. Museen, C., Lustgarten.

Einzelne Zyklen im Kolonialmuseum und in der Treptower Sternwarte.
Auskunft, Programme und Teilnehmerkarten in den Geschäftsstellen (siehe oben)
und im Zentralbureau erhältlich.

Im Studienjahr 1907/08 wurden in 10 Lehrstätten Berlins, 2 Lehrstätten
Charlottenburgs, in 1 Lehrstätte Rixdorfs und 1 Lehrstätte Lichterfeldes 338 Vor=
tragszyklen und Kurse von 13402 ständigen Hörern besucht.

Die Lehrstätten in Charlottenburg, Rixdorf und Lichterfelde siehe unter den
Vororten.

1310. Verein für volkstümliche Kurse von Berliner Hochschullehrern.

Vors.: Prof. Waldeyer, W. 62, Lutherstr. 35.

Geschäftsstelle: Zentralstelle für Volkswohlfahrt, SW. 11, Dessauerstr. 14.

Zweck: Die Ergebnisse wissenschaftlicher Forschung weiteren Volkskreisen näher
zu bringen.

Preis für einen Kursus (meist 6 Abende) 1 M., für Arbeitervereinigungen 0,60 M.
Die Vorlesungen finden in verschiedenen Stadtteilen Berlins, in Charlottenburg
und Rixdorf statt, von 8½—10 abends.

Verkaufsstellen der Eintrittskarten: Gselliussche Buchhandlung, W. 8, Moh=
renstr. 52; Schiller=Buchhandlung, Charlottenburg, Bismarckstr. 82/83; A.
Schütz, O. 27, Holzmarktstr. 60; Chr. Tischendörfer, NW. 6, Luisenstr. 10;
Franz Seeliger, Buchhandl., W. 62, Kurfürstenstr. 70; Staar, Buchhandl.,
SW. 48, Friedrichstr. 5; Zentralstelle für Volkswohlfahrt, SW. 11, Dessauerstr. 14.

Winter 1907/08: 23 Vortragskurse mit 7116 Hörern.

1311. Freie Hochschule Berlin. Unterhalten vom Zentralverein für freie Hochschulen.

Vors.: Dr Max Apel, Charlottenburg, Uhlandstr. 194.

Generalsekretär: Adolf Deutsch, O. 27, Blankenfeldestr. 4 (Dienstag und Freitag 7—8).

Zweck: Hebung der Volksbildung durch systematisch zusammenhängende Vortragsreihen aus den Hauptgebieten des Wissens in populär-wissenschaftlicher Form. Hörgebühr für einen Zyklus 4 M., für Mitglieder des Zentralvereins und der angeschlossenen Vereine 3 M. Unbemittelten kann die Gebühr auf Antrag beim Generalsekretär erlassen werden.

Unterrichtszeit abends 8—10 in den Museen und im Zoologischen Garten Sonntag mittags. Lehrstätten: Rathaus, Charlottenschule, Friedrich Werdersche-Oberrealschule, Friedrich Werdersches-Gymnasium, Köllnisches Gymnasium, Reichersche Hochschule, Lettehaus, Kaiser Friedrich-Museum, Nationalgalerie, Zoologischer Garten.

Eintrittskarten und Programme: Amelangsche Sortimentsbuchhandlung, W. 10, Königin Augustastr. 33; Amelangsche Kunsthandlung, Charlottenburg, Kantstr. 164; Gselliussche Buchhandlung, W. 8, Mohrenstr. 52; Nicolaische Buchhandlung, W. 35, Potsdamerstr. 123b; Musikalienhandlung von Georg Plothow, Charlottenburg, Kantstr. 21; Buchhandlung von Max Schildberger, W. 62, Schillstr. 3; Warenhaus A. Wertheim, Konzertkasse, W. 66, Leipzigerstr. 132—137; Nicolaische Buchhandlung, Dorothenstr. 75; Selmar Hahnes Buchhandlung, S. 14, Prinzenstr. 54; Buch- u. Papierhandlung von Herrmann Tapp, S. 14, Ritterstr. 4; Buchhandlung A. Seydel, Charlottenburg, Berlinerstr. 168.

1907: 78 Zyklen mit 6560 Hörern.

1312. Lessing-Hochschule. (Sonder-Abteilung der Lessing-Gesellschaft für Kunst und Wissenschaft.)

Vors.: Ph. Spandow, W. 30, Speyrerstr. 9.

Geschäftsstelle: Berliner West-Buchhandlung, E. Kantorowicz, W. 9, Potsdamerstr. 135. (10—1 und 4—6.)

Zweck: Durch Abhaltung größerer Vortrags-Zyklen gegen eine geringe Hörgebühr den Angehörigen weiter Kreise eine systematisch geordnete Weiterbildung zu ermöglichen.

Hörgebühr für jeden Zyklus 4 M. Unbemittelten wird die Zahlung erlassen.

Lehrstätte: 3. Realschule, W. 35, Steglitzerstr. 8a.

Im 1. Quartal 1908: 14 Vortragsreihen zu je 8 Vorträgen.

Siehe auch unter Charlottenburg Nr. 1456.

1313. Akademische Unterrichtskurse für Arbeiter. (Interkorporative Vereinigung an der Universität Berlin.)

Geschäftsstelle: NW. 7, Dorotheenstr. 60 bei Bütow.

Schriftführer: Stud. phil. Otto Kolshorn.

Zweck: Arbeitern und Arbeiterinnen, besonders älteren, welche die Fortbildungsschulen nicht mehr besuchen können, Gelegenheit zu gründlicher Ausbildung in den Elementarfächern zu geben.

Lehrfächer: Deutsch, Rechnen, Algebra, Geometrie, Geographie, Naturwissenschaften, Schönschreiben, Stenographie.

Die Kurse finden von November bis März und von Mai bis August im Gebäude des Zentralarbeitsnachweises, C., Rückerstr. 9, in der Realschule, SO., Mariannenstr. 47, in der Friedrich Werderschen-Oberrealschule, C., Niederwallstr. 12,

in der Gemeindeschule, C., Gipsstr. 23a, und in Rixdorf, Erkstr. 26/28, wochentäglich von 8—10 abends statt. Jeder Kursus 50 Pf. 25—30 Pf. für Lehrbücher. Anmeldungen C. 22, Rückerstr. 9 in der Kantine des Zentralarbeitsnachweises.

Sommer-Semester 1909: 1131 Hörer.

1314. Freie Fortbildungskurse für Arbeiter, Charlottenburg, Schloßstr. 2. (3. Gemeindeschule.) Veranstaltet von der sozialwissenschaftlichen Abteilung der
Wildenschaft der Königl. Technischen Hochschule zu Berlin.

Vors.: Diplom-Ingenieur Fritz Holm, NW. 5, Salzwedelerstr. 3.

Zweck: Die in der Schule erworbenen Kenntnisse aufzufrischen und zu erweitern.
Besonders für ältere Arbeiter, denen es nicht mehr möglich ist, Fortbildungsschulen
zu besuchen.

Lehrfächer: Deutsch, Rechnen, Algebra, Geometrie.

Veranstaltung von Exkursionen, Museumsführungen, Theater- und Konzert-
besuchen, Unterhaltungsabenden. Allgemeine Übungen für Anfänger und für
Fortgeschrittenere, Montag, Dienstag, Donnerstag, Freitag von 8—10 abends
gegen 50 Pf. Gebühr.

Winter 1908/09: 22 Kurse, 415 Hörer.

1315. Arbeiter-Bildungsschule, C. 54, Grenadierstr. 37.

Vors.: Otto Geithner, NO. 18, Friedenstr. 70.

Zweck: Aufklärung und Wissen unter den Mitgliedern zu verbreiten. Unterrricht
in National-Ökonomie, Geschichte, Naturerkenntnis und Redeübung.

Jeder Kursus umfaßt 10 Abende. Zeit: 9—½11 Uhr abends. Schulgeld 1 M.
pro Kursus.

Unentgeltliche Benutzung einer Bibliothek von 1900 Bänden.

1907/08: 1705 Hörer; 7 Sonntags-Versammlungen, 2 Dichter-Abende,
4 Ausflüge veranstaltet.

1316. Verein zur Verbreitung von Rechtskenntnissen.

Vors.: Landgerichtspräsident a. D. Braun, W. 62, Kurfürstenstr. 113.

Zweck: Der Bevölkerung Rechtskenntnisse zu übermitteln, um sie zu befähigen,
die Staats- und Rechtsordnung zu verstehen, an der Rechtsentwicklung teilzu-
nehmen, ihre Aufgabe im Staate und in der Gemeinde zu erfüllen, sowie in einfachen Fällen selbständig zu entscheiden.

1. Fortlaufende unentgeltliche Rechtskurse über bestimmte Rechtsgebiete. 2. Einzelne unentgeltliche Vorträge über wichtige Fragen. 3. Verteilung volkstümlicher Rechtsbücher.

Die Rechtskurse finden im Dorotheenstädtischen Realgymnasium, NW. 7, Georgenstr. 30/31, die Vorträge im Berliner Rathaus, Saal 109, statt.

1317. Verein für Volksunterhaltungen in Berlin.

Vors.: James Simon, C. 2, Klosterstr. 80/82.

Zweck: Den weitesten Kreisen der Berliner Bevölkerung edle Geselligkeit und
bildende Anregung zu bieten unter Fernhaltung von allen politischen, sozialen
und religiösen Parteibestrebungen.

Eintrittspreise: 30 Pf. bis 1,25 M. Eintrittskarten in verschiedenen Buchhandlungen usw., näheres vor jeder Aufführung in den Zeitungen.

1908/09: 22 Unterhaltungsabende (Musik und Deklamation); 3 Projektions-
vorträge in der Urania; 8 Theater-Vorstellungen.

1318. Volksunterhaltungen des Schiller-Theaters.

Leitung: Direktion des Schiller-Theaters.

  1. a) Dichter- und Tondichter-Abende im Berliner Rathaus. Eintrittspreise: 40 Pf.,
        einschl. Garderobe.
           1907/08: 19 Abende.
     b) Dichter- und Tondichter-Abende im Schiller-Saal, Charlottenburg, Am Knie,
        Bismarckstr. 110. Eintrittspreis: 50 Pf., einschl. Garderobe und Programm.
        1907/08: 14 Abende.
  2. Sonntagskonzerte des Schiller-Theaters (Kammermusik und Gesang) im Schiller-
     Theater, Charlottenburg. Eintrittspreis: 50 und 75 Pf. (im Abonnement 40
     und 60 Pf.) einschl. Garderobe und Programm.
        1907/08: 13 Konzerte.

**1319. Ausschuß zur Veranstaltung von Volksaufführungen der Zentralstelle für
Volkswohlfahrt** (siehe diese Nr. 1285).
Geschäftsstelle: SW. 11, Dessauerstr. 14.
Zweck: Dem Volke die Gebiete der Kunst und der Wissenschaft zu erschließen.
Veranstaltung von Führungen für Arbeiter in den Museen und von künstle-
rischen klassischen Konzerten (Eintrittspreis 40 Pf.). Theateraufführungen im
Neuen Königl. Opernhause. Die Eintrittskarten werden dnrch einen Arbeiter-
ausschuß vertrieben.
     1907/08 Winter: 6 Aufführungen, 10 000 Teilnehmer; 8—10 Konzerte mit
20 000 Hörern und 56 Führungsreihen (44 und 22 Führungen) und 1 Einzel-
führung an Sonntag-Vormittagen, 7000 Teilnehmer.

1320. Jüdische Tohnbeehalle der Berliner Bnei-Briß-Logen (U. O. B. B.), C. 22,
Gipsstr. 12 a.
Vors.: Maximilian Stein, W. 35, Blumeshof 16.
Geschäftsstelle: SW. 48, Wilhelmstr. 118.
Zweck: Denjenigen Schichten der jüdischen Bevölkerung, welche durch ungünstige
Verhältnisse zu hartem Kampf um das tägliche Brot gezwungen sind, Anregungen
geistiger und geselliger Art durch Veranstaltungen von unentgeltlichen Unterhal-
tungs- und Vortragsabenden zu bieten.
Geöffnet Oktober bis April täglich außer Freitag von 9—10 abends.
     1908/09: ca. 140 Vortragsabende.

1321. Verein zur Förderung der Kunst.
Vors.: Dr. Tetzlaff, S. 42, Gitschinerstr. 82.
Geschäftsstelle: S. 42, Gitschinerstr. 32.
Zweck: Die Kunst zu fördern und die produzierenden wie die reproduzierenden
Künstler durch Rat und Tat zu unterstützen.
Der Verein gewährt ein- oder mehrmalige Hilfeleistungen, Darlehen und Sti-
pendien an Künstler und Künstlerinnen, einschl. Musiker.
Außer Veranstaltungen für die Mitglieder auch solche für die weitesten Kreise.
     1908/09: 7 Rathaus-Abende, 7 intime Abende, je 10 Volkskunstabende in
Charlottenburg und Schöneberg, Atelierbesuche.
     1907/08: ca. 3000 M. Unterstützungen.

     Der Verein verwaltet die
Mimi Pinson-Stiftung.
Zweck: Armen Heimarbeiterinnen unentgeltliche Eintrittskarten zu guten Theater-
vorstellungen und Konzerten zu gewähren.
Gesuche an die Geschäftsstelle.
     1907/08: ca. 600 Karten verteilt.

1322. Verband für Jugendkonzerte. Abteilung Berlin.
Leiter: Max Battke, W. 30, Neue Winterfeldtstr. 48.

Zweck: Veranstaltung von Jugendkonzerten für Schüler Berlins und seiner Vororte zu mäßigem Preise (15 Pf.).

1907/08: 19 Konzerte veranstaltet.

1323. Jugendschriften=Ausstellung.

Geschäftliche Leitung: Gesellschaft m. b. H. Gewerkschaftshaus.

Zweck: Ausstellung der von einem eigenen Prüfungs=Ausschuß empfohlenen
Werke, nach Altersstufen geordnet, sowie von Wandschmuck für Schule und Haus
zur unentgeltlichen Besichtigung.

Verkauf findet nicht statt. Die Ausstellung wird alljährlich im November in den
Räumen des Gewerkschaftshauses, SO. 16, Engelufer 15, von 12 mittags bis
10 abends veranstaltet. Am ersten Abend erläuternder Vortrag. Sachverstän-
dige sind den Besuchern bei der Auswahl behilflich.

1324. Hugo Rheinhold=Stiftung. Kapital: ca. 80 000 M.

Vors. des Vorstandes: Otto Rheinhold, Hannover, Erwinstr. 7.

Zweck: Ethisch=soziale Bestrebungen zu unterstützen, besonders solche, die im
Volke Bildung, Interesse und Verständnis für Kunst wecken und verbreiten.

Die Verwendung der Stiftungsgelder erfolgt ohne Rücksicht auf Konfession, Alter
oder Geschlecht, jedoch nie für politische oder rein konfessionelle Zwecke. Auch
Einzelpersonen können zur Erfüllung obengenannter Zwecke bedacht werden.

Vororte.

Vorbemerkung.

Bei den einzelnen Vororten sind diejenigen Wohlfahrtseinrichtungen aufgeführt, welche speziell für deren Bewohner in Frage kommen. Die für Groß-Berlin zuständigen Einrichtungen siehe unter Berlin.

Boxhagen-Rummelsburg (Kreis Niederbarnim).

1325. Öffentliche Armen- und Waisenpflege.*)
Geschäftsstelle: Rathaus, Zimmer 25—33 (9—3).
34 Armen- und Waisenratsbezirke. Die Bezirksvorsteher siehe im Berliner Adreßbuch.
Gesuche durch den Gemeindevorsteher Dr Hahn, Oberbürgermeister a. D., resp. durch die Geschäftsstelle an die Bezirksvorsteher; dringende Fälle werden durch den Gemeindevorsteher erledigt. Kommissionssitzungen regelmäßig monatlich oder nach Bedarf. — Armenärzte — Weihnachtsbescherung durch die Armendeputation alljährlich aus Zuwendungen und aus durch Privatsammlungen des Gemeindevorstehers aufgebrachten Mitteln.

1326. Evangelisches Gemeinde- und Krankenhaus Kaiserin Auguste Viktoria (früher Gemeindehaus zur Erlöserkirche).
Vors.: Kammerherr u. Kabinettsrat v. Behr-Pinnow, NW. 23, Altonaerstr. 36.
Zweck: Armen- und Krankenpflege in der Gemeinde.
In dem Hause sind 9 Schwestern tätig, die die Krankenpflege in der Gemeinde ausüben und in der Krippe und der Kinderbewahranstalt tätig sind. (Siehe diese Nr. 1330.)
Das Krankenhaus und die Poliklinik siehe Nr. 1332.

1327. Frauenhilfe, Zweig der Kreisverbandes Niederbarnimer Frauenhilfe.
Vors.: Frau Dr Hahn, Rummelsburg, Türrschmidtstr. 26.
Zweck: Erhaltung der Gemeindeschwestern, Versorgung armer Kinder mit Milch und Schrippen in den Schulen während der Frühstückspause in den Wintermonaten.
1907: 2638 M. verausgabt, davon 2000 M. für die Gemeindeschwestern.

1328. Frauen-Konferenz des Vincenz-Vereins in Rummelsburg-Boxhagen (den Verein siehe Nr. 82, 83).
St. Catharina. Vorst.: Erzpriester Kuborn, Lichtenberg, Wartenbergstr. 9.
Zweck: Unterstützung armer Katholiken.

1329. Gemeinde-Armenhaus, Portlandstr. 2.
Verwalter: Lorenz.

Unentgeltliche Aufnahme alter erwerbsunfähiger Personen; ausnahmsweise vorübergehende Aufnahme Obbachloser.

1907: 6 Erwachsene, 15 Kinder aufgenommen.

1330. Kinderbewahranstalt, Kinderhort und Krippe des Evangelischen Gemeinde= und Krankenhauses Kaiserin Auguste Viktoria (siehe dieses Nr. 1326).

Zweck: Kinder, deren Eltern außerhalb des Hauses beschäftigt sind, im Gemeindehause aufzunehmen, zu beaufsichtigen und sie gegen geringes Entgelt zu verpflegen.

Bedürftige werden auch umsonst verpflegt. Schulpflichtige Kinder werden in den Kinderhort aufgenommen, können dort auch ihre Schularbeiten unter Aufsicht der Schwestern anfertigen.

Pflegegeld: in der Krippe wöchentlich 1,50 M., in der Bewahranstalt monatl. 50 Pf., bei vollständiger Beköstigung wöchentlich 50 Pf., im Hort wöchentlich 50 Pf. inkl. Beköstigung.

1907/08: In der Krippe durchschnittlich täglich 22 Kinder, in der Bewahranstalt 60 Kinder. Der Kinderhort wurde im ganzen von 6647 Knaben und 7049 Mädchen besucht.

1331. Kinderasyl des Kaiserin Auguste Viktoria=Hauses (siehe dieses Nr. 1326).

Zweck: Vorübergehende Aufnahme und Verpflegung von Kindern, deren Eltern erkrankt oder verstorben sind.

1332. Krankenhaus und Poliklinik des Kaiserin Auguste Viktoria=Hauses (siehe dieses Nr. 1326), Prinz Albertstr.

Leitender Arzt: Generalarzt a. D. Dr Körting..

Aufgenommen werden Kranke aus Rummelsburg und den umliegenden Ortschaften mit Ausnahme von infektiös Erkrankten.

1907/08: 779 Personen behandelt.

Poliklinik: 1907/08: 3500 Kranke behandelt (meist Frauen und Kinder).

1333. Hauspflegeverein Boxhagen=Rummelsburg.

Vors.: Frau Bürgermeister Dr Hahn, Türrschmidtplatz 25.

Schatzmeister u. Schriftführer: Beigeordneter Köhler, Rathaus, Zimmer Nr. 53.

Zweck: Anstellung zuverlässiger Frauen zur Besorgung der Hauswirtschaft, zur Wäschereinigung usw. in unbemittelten Familien, falls die Hausfrau durch Krankheit, Wochenbett ob. dgl. an der Erfüllung ihrer Hausfrauenpflichten verhindert ist.

Die Pflegefrauen erhalten: Pflegegeld für den Tag 1,40 M., Kostgeldentschädigung für den Tag 60 Pf.; für eine Nachtwache 1,75 M., für eine Wäschereinigung 2 M. Die Verpflegten zahlen nach ihren Verhältnissen; nötigenfalls ist die Pflege unentgeltlich.

1. Bezirk. Leiterin: Frau Apothekerbesitzer Groß, Alt-Boxhagen 30. 2. Bezirk. Leiterin: Frau Amtsgerichtssekretär Kienow, Gryphiusstr. 8. 3. Bezirk. Leiterin: Frau Dr Bernstein, Prinz Albertstr. 1. 4. Bezirk. Leiterin: Oberschwester von Prittwitz und Gaffron, Gemeindehaus, Prinz Albertstr.

1907: 105 Pflegen, 1000 M. verausgabt.

1334. Wohlfahrtseinrichtungen für Schüler und Schülerinnen der Gemeindeschulen.

1. Schulärzte, welche den Gesundheitszustand der Gemeindeschüler überwachen.

2. Hilfsklassen für Schwachbegabte.

3. Gewährung von Frühstück und Mittagessen für arme Kinder durch die Frauenhilfe (siehe Nr. 1327).

1335. Zweigstelle des Zentralvereins für Arbeitsnachweis (siehe diesen Nr. 1259), Portlandstr. 3 (8—10). Fernspr. VII, 10232—10236.

Zweck: Arbeitsvermittlung für ungelernte Arbeiter und Arbeiterinnen, sowie für Handwerker.

1336. Wannen-Badeanstalten: Viktoria-Bad, Prinz Albertstr. 6 und Römer-Bad, Sonntagstr. 4.

Unentgeltliche Benutzung für Arme der Gemeinde.

1907: 10 431 Stück Vorzugskarten ausgegeben, auf Grund derer nur der halbe Preis mit 20 Pf. zu zahlen ist.

1337. Öffentliche Bibliothek u. Lesehalle der Gemeinde, Marktstr., Feuerwehrgebäude. Leiter: Lehrer Wachholz, Helenenhof 3.

Benutzung unentgeltlich für Personen, die über 14 Jahre alt sind und im Gemeindebezirk wohnen. Geöffnet: Bibliothek Montag, Mittwoch, Freitag 7—9 abends, Lesesaal an denselben Tagen 6—9 abends.

1907: Bestand 2250 Bände. Ausgeliehen 9000 Bände.

Das Friedrichs-Waisenhaus der Stadt Berlin siehe Nr. 278.

Britz (Kreis Teltow).
(Siehe Vorbemerkung Seite 318.)

1338. Öffentliche Armenpflege.*)

Geschäftsstelle: Chausseestr. 48, Zimmer 9.

a) Armenausschuß. Vors.: Gemeindevorsteher Schmiedigen, Bürgermeister a. D., Chausseestr. 48 (10—12). (Die 8 Armenpfleger siehe im Berliner Adreßbuch.) Gesuche, die an den Vorsitzenden zu richten sind, werden dem Ausschuß vorgelegt nach Anhörung des Armenpflegers und Armenarztes, in bringenden Fällen vom Vorsitzenden selbst erledigt. Ausschußsitzungen nach Bedarf. — Armenarzt.

b) 8 Waisenräte: siehe im Berliner Adreßbuch.

1339. Kirchliche Armenpflege wird von dem Frauenverein und der von Herzbergschen Stiftung (siehe Nr. 1340 und 1341) ausgeübt.

1340. 2 Frauenvereine.

1. Frauenverein zu Britz, S.

Vors.: Superintendent Rungius, Kirchstr. 4.

Zweck: Anfertigung von Wäsche und Kleidungsstücken; Verteilung an arme Konfirmanden und an arme Frauen und Kinder bei der alljährlich stattfindenden Weihnachtsbescherung.

Ein Teil der erforderlichen Materialien wird aus den Mitteln der v. Herzbergschen Stiftung (siehe diese Nr. 1341) beschafft.

2. Frauenverein zu Britz, N. (Evangel. Frauenhilfe.)

Vors.: Pastor Wehse, Bürgerstr. 61.

Zweck: Unterstützung der Diakonissenstation, Werderstr. 50, mit einer Gemeindeschwester zur Armen-Kranken- und Wöchnerinnenfürsorge.

1341. v. Herzbergsche Stiftung.

Verwaltung durch ein Kuratorium. Kuratoren: Der jedesmalige Pfarrer in Britz (zurzeit Superintendent a. D. Rungius, Kirchstr. 4) und der jedesmalige Landrat des Kreises Teltow.

Zweck: Unterhaltung der Diakonissenstation, Wilhelmstr. 6, sowie der daselbst befindlichen Kleinkinder-Bewahranstalt (siehe diese Nr. 1343), Unterstützung von Konfirmanden, Weihnachtsbescherung (siehe auch den Frauenverein Nr. 1340,1). Die beiden Diakonissen üben die Armen- und Krankenpflege in der Gemeinde aus.

---

*) Über den Begriff „Öffentliche Armenpflege", vergl. 2. Teil, S. 402 ff.

1342. Gemeinde-Armenhaus, Triftstr. 9.

Verwalter: Bade.

Zweck: Unentgeltliche Aufnahme alter erwerbsunfähiger Personen zu ständigem Aufenthalt — in Fällen von Gebrechlichkeit und Krankheit mit Verpflegung. Ausnahmsweise für Obdachlose.

14 Einzelzimmer, 1 Krankensaal.

1343. Kleinkinder-Bewahranstalt, Wilhelmstr. 6.

Leiterinnen: Diakonissen.

Geöffnet morgens 6 bis abends 7. Schulgeld wöchentlich 10 Pf. Freistellen. Mittagessen und Kaffee täglich 10 Pf., für Bedürftige unentgeltlich.

1344. Kleinkinder-Bewahranstalt der Gemeinde, Werderstr. 54.

1345. Kreis-Krankenhaus des Kreises Teltow, Ring-Chaussee.

Vorsteher: Kreisausschuß des Kreises Teltow.

Chefarzt: Dr. B. Schneider.

245 Betten. Pflegegeld für Kreisangehörige: Erwachsene und Kinder 3 M. täglich; für Nicht-Kreisangehörige: 3,50 M.

Mit dem Krankenhause verbunden ist eine Poliklinik (Dienstag, Donnerstag, Sonnabend 3—4) und eine Rettungswache (Berliner Rettungswesen s. Nr. 768).

1907: 2510 Personen aufgenommen, 2351 Personen poliklinisch behandelt, 499 Krankentransporte.

Das zweite Krankenhaus für den Kreis Teltow befindet sich in Groß-Lichterfelde (siehe Nr. 1516).

1346. Freiwillige Sanitätskolonne.

Vors.: Fabrikbesitzer Kuppler, Bürgerstr. 57.

Führer: Sattlermeister Jaensch, Rudowerstr. 4.

Zweck: Hilfe bei Unglücksfällen.

16 Mitglieder.

1347. Stiftung des Kreises Teltow. Kapital: 100 000 M.

Verwaltung: Kreisausschuß des Kreises Teltow, W. 10, Viktoriastr. 18.

Zweck: Gewährung von Stipendien an bedürftige und würdige Kreisangehörige, an deren Söhne und Töchter zur Ausbildung für einen Beruf.

1348. Stubenrauch-Stiftung. Kapital: 31 371 M.

Verwaltung: Kreisausschuß des Kreises Teltow, Berlin W. 10, Viktoriastr. 18.

Zweck: Wie Nr. 1347.

1349. Volksbibliothek der Gemeinde, Bürgerstr. 23. (2. Gemeindeschule.)

Verwalter: Rektor Joh. Gott.

Geöffnet: Sonntags von 11—12½ Uhr. Ca. 3100 Bände.

Benutzung nur für Ortsangehörige gegen daselbst zu kaufende Lesezettel à 2 Pf. pro Band. Für größere Zeitschriften sind pro Band 2 Zettel erforderlich.

Die Pflegestätte Lenzheim zur Aufnahme Erholungsbedürftiger aus dem Kreise Teltow siehe Nr. 750.

Charlottenburg mit Westend.

(Siehe Vorbemerkung Seite 318.)

I. Öffentliche Armen- und Waisenpflege.*)

1350. **a) Armendirektion.**

Vors.: Stadtrat Samter, Luisenplatz 5a. Täglich vormittags außer Donnerstag in der Armendirektion.

---

*) Über den Begriff „Öffentliche Armenpflege", vergl. 2. Teil, S. 402 ff.

Geschäftsstelle: Rathaus, Erdgeschoß (8—3).

41 Armenkommissionsbezirke. Die Vorsteher siehe im Berliner Adreßbuch. Gesuche sind zu richten an die Vorsteher der Armenkommissionen oder an die Armendirektion.

Kommissionssitzungen finden mindestens einmal monatlich statt, sonst nach Bedarf. — 18 Stadtärzte, 1 Augenarzt. 1 Vertrauensarzt für Tuberkulose.

5 Diakonissen zur ausschließlichen Verfügung der Stadtärzte, Guerickestr. 4/9 und Bleibtreustr. 40.

b) Deputation für die Waisenpflege.

Geschäftsstelle: Rathaus, Untergeschoß (8—3).

59 Waisenratsbezirke. Die Waisenräte siehe im Berliner Adreßbuch.

Die öffentliche Armenpflege steht in enger Verbindung mit den privaten Wohlfahrtseinrichtungen der Stadt und arbeitet mit ihnen Hand in Hand.

II. Vereinigung der Wohltätigkeitsbestrebungen.

1351. Vereinigung der Wohltätigkeitsbestrebungen in Charlottenburg.

Vors.: Stadtrat Samter, Luisenplatz 5a.

Geschäftsstelle: Berlinerstr. 137. (9—3) (Cecilienhaus); für Hilfesuchende nur Montag, Dienstag, Donnerstag, Freitag 12—3. Leiterin: Frau Stein.

Zweck: Alle an der Übung von Armenpflege und Wohltätigkeit beteiligten Kräfte zu gemeinsamer Arbeit zusammenzufassen.

Ziele der gemeinsamen Arbeit sind:

a) Nachhaltige und vertiefte Fürsorge für die wahrhaft Bedürftigen unter Schonung ihres Ehrgefühls herbeizuführen. b) Das Bettelwesen und den Mißbrauch der Wohltätigkeit planmäßig zu bekämpfen. c) Gesunde Grundsätze über Armenpflege und Wohltätigkeit zu verbreiten. d) Zweckmäßige Verbesserungen und Ausfüllung etwaiger Lücken auf dem Gebiet der Wohlfahrtspflege anzulegen.

Diese gemeinsame Arbeit vollzieht sich unbeschadet der Selbständigkeit der beteiligten Kräfte, deren besondere Grundsätze und Aufgaben unangetastet bleiben. Zur Erreichung dieser Ziele dient die Führung von Karten und Listen über die einzelnen Bedürftigen zum Zwecke der

a) Auskunfterteilung an die Teilnehmer der Vereinigung und andere Vereine, sowie an Privatwohltäter, ferner b) Auskunfterteilung über Wohlfahrtseinrichtungen an Hilfesuchende, Vermittlung geeigneter Hilfe, pflegerische Fürsorge in geeigneten Fällen.

Nachweis von billigem Erholungsaufenthalt (auch für Nicht-Charlottenburger), Sonnabend 10½—1.

Regelmäßige gemeinsame Beratungen in steter Fühlung mit der öffentlichen Armenpflege, Sammlung und Verarbeitung von Material über die Verhältnisse der Bedürftigen und über allgemeine Fragen der Wohlfahrtspflege.

Direkte Gewährung von Unterstützungen ist nicht Sache der Vereinigung. Von der Armendirektion erhält die Geschäftsstelle täglich Mitteilungen über alle von ihr gewährten Unterstützungen. Jeder angeschlossene Verein ist verpflichtet, die von ihm bewilligten Unterstützungen der Vereinigung zu melden und erforderlichenfalls die Auskunft der Vereinigung nachzuholen.

1908: 2918 schriftliche Anfragen, 16 347 Meldungen, 1245 Bittsteller in der Geschäftsstelle erschienen, 224 pflegerisch behandelte Fälle.

Der Vereinigung gehören z. Z. 21 Vereine an.

III. Wohlfahrtseinrichtungen evangelischer Kirchengemeinden.

1352. Epiphanien-Gemeinde.

Geistliche: Pfarrer Mann, Spandauer Berg 23 (9½—10½). Fernspr.: 10702. Pastor Kubau, Königsweg 8 (9½—10½). Pastor Prenzlow, Fritschestr. 47 (9—10).

1. **Frauenhilfe der Epiphaniengemeinde.**
      Vors.: Pfarrer Mann.
      Zweck: Kranken-, Armen- und Kinderpflege.
2. **Nähverein Westend.**
      Vors.: Frau Pfarrer Mann.
3. **Mädchenhort,** Sophie Charlottenstr. 116.
      Leiterinnen: Gemeindeschwestern.
4. **Kleinkinderschule,** Sophie Charlottenstr. 116.
      Leiterinnen: Gemeindeschwestern.
5. **Gemeindeschwestern,** Sophie Charlottenstr. 16 (2—3).

1353. Luisen-Gemeinde.

1. **Armen-, Kranken- und Kinderpflege-Verein Kaiser Friedrich-Andenken.**
      Vors.: Oberpfarrer D. Dr Riemann, Kirchplatz 8 (9—11).
      Fürsorge für Arme, Kranke und Kinder, deren Eltern außer dem Hause arbeiten.
2. **3 Nähvereine:**
      a) Oberpfarrnähverein. Vors.: Frau Oberpfarrer Riemann.
      b) Lützower Nähverein. Vors.: Frau Pastor Stier, Guerickestr. 4.
      c) Nähverein. Vors.: Frau Oberstabsarzt Dr Kühne, Leibnizstr. 105.
      Fertigen Kleidungsstücke zur Weihnachtsbescherung an.
3. **Kleinkinderschule,** Guerickestr. 4/9.
      Leitung: Gemeindeschwestern.
4. **Kinderhort,** Guerickestr. 4/9.
      Leitung: Gemeindeschwestern.
5. **Gemeindeschwestern,** Guerickestr. 4/9.

1354. Trinitatis-Gemeinde.

Geistliche: Pfarrer Brunsing, Leibnizstr. 85 (8—9 und 1—2); Pfarrer Andreae, Bismarckstr. 84 (10—11 und 1½—2); Pfarrer Dr Hachmeister, Kantstr. 67 (10—11 und 1½—2½); Pfarrer Luther, Mommsenstr. 46 (10—11 und 1—2); Pfarrer Hollmann, Weimarerstr. 28 (10—11 und 2—2½).

1. **Verein Schwesternhilfe.**
      Vors.: Frau Niehusen, Goethestr. 17a.
      Unterstützung der Gemeindeschwestern durch Gewährung von Pflege und durch durch Unterhaltung eines Nähzirkels.
2. **Beschäftigungsverein für arme Frauen.**
      Vors.: Frau Pfarrer Brunsing.
3. **Kinderhort,** Leibnizstr. 79, Gemeindehaus.
4. **Gemeindeschwestern,** Leibnizstr. 79 (2½—3½), Gemeindehaus.

IV. Wohlfahrtseinrichtungen in der katholischen Pfarrei.

Die Armenpflege in der katholischen Herz Jesu-Pfarrei wird durch die Konferenzen des Vincenz-Vereins (siehe unter Berlin Nr. 81, 82) ausgeübt. Den Katholischen Charitas-Verband für Berlin und Vororte siehe Nr. II B.

1355. Männer-Konferenz des Vincenz-Vereins.
St. Bonifatius. Vorst.: Kaplan George, Lützowerstr. 1.

1356. Frauen-Konferenz des Vincenz-Vereins.
St. Elisabeth. Vorst.: Vorst.: Dr. Gayl, Magazinstr. 5.

V. Die übrigen Wohlfahrtseinrichtungen Charlottenburgs in systematischer Anordnung.

1. Kapitel.

Armenfürsorge allgemeiner Art.

1357. Bezirksverein vom Roten Kreuz Berlin-West (Trinitatis-Wohlfahrtshaus).
Vors.: Generalleutnant Schüler, W. 30, Schwäbischestr. 3.
Geschäftsstelle: Schillerstr. 42.
Zweck: Armen- und Krankenpflege im Bezirk der Trinitatis-Gemeinde.
Im Wohlfahrtshaus sind untergebracht:
1. Kindergarten (siehe Nr. 1381).
2. Beschäftigungsverein für arme Frauen der Trinitatisgemeinde (siehe Nr. 1354, 2).
3. Lampsonsche Arbeitsstätte (siehe unter Berlin Nr. 337).

1358. Verein gegen Verarmung.
Vors.: Stadtrat Stendel, Lohmeyerstr. 20.
Geschäftsstelle: Berlinerstr. 137 (Cecilienhaus) (4—6).
Zweck: Unterstützung Bedürftiger ohne Unterschied des politischen und religiösen Bekenntnisses durch: a) bares Geld, b) Darlehen, zu deren Rückzahlung sich der Unterstützte zu verpflichten hat, c) Naturalien (Brot, Kartoffeln, Feuerung).
Personen, die bereits aus öffentlichen Mitteln unterstützt werden, werden in der Regel nur zu Weihnachten bedacht.
Meldungen persönlich in der Geschäftsstelle.
1908: 676 M. bar, 3475 M. Darlehen in Höhe von 50—350 M. an 18 Personen, 1982 Familien erhielten 3178 Brote, 833 Ztr. Kartoffeln, 3235 hl Koks, 24 000 Briketts. Außerdem Weihnachtsbescherung für 718 Familien.
Die Abteilung für Ferienkolonien siehe Nr. 1420.

1359. Vaterländischer Frauenverein Charlottenburg.
Vors.: Frau Fürstin zu Wied.
Stellv. Vors.: Frau Minister von Thielen, W. 62, Kurfürstenstr. 114.
Geschäftsstelle: Berlinerstr. 137, (Cecilienhaus).
Zweck: In Kriegszeiten Fürsorge für die im Felde verwundeten und erkrankten Krieger. Im Frieden Armen- und Wohlfahrtspflege in Charlottenburg.

Einrichtungen:
Abteilung I. Mobilmachung.
　　„　II. Schwesterschaft.
　　„　III. Unterrichtskurse (siehe Nr. 1424).
　　„　IV. Volksküche (siehe Nr. 1361).
　　„　V. Krippe (siehe Nr. 1375).

Abteilung VI. Arbeitergärten (siehe Nr. 1426).
     „   VII. Lungenkranken-Fürsorge (siehe Nr. 1408).
     „   VIII. Säuglings-Fürsorge (siehe Nr. 1373 städt. Säuglings-Fürsorgestelle).
     „   IX. Kindererholungsstätte (siehe Nr. 1419).
     „   X. Vereinshaus.
     „   IX. Krankenküche (siehe Nr. 1401).
     „   XII. Werbekommission.
     „   XIII. Klinik (siehe Nr. 1412).

1360. Israelitischer Frauenverein Charlottenburg.
Vors.: Frau Prof. Dessau, Carmerstr. 8.
Zweck: Unterstützung hilfsbedürftiger israelitischer Familien, Witwen und Waisen Charlottenburgs.
Die Unterstützungen bestehen in einmaligen Geldunterstützungen (in der Regel bis zu 25 M.), Brennmaterial, Kleidung und Stärkungsmitteln für Kranke.
     1908: Geldunterstützungen 1655 M., Stärkungsmittel, Brennmaterial, Kleidung usw. 121 M.
Siehe ferner: Vereinigung zur kirchlichen Fürsorge für die Fluß- und Kanalschiffer Nr. 96 unter Berlin, Gesellschaft zur Fürsorge für die zuziehende männliche Jugend Nr. 102 unter Berlin.

2. Kapitel.
Ernährung.

1361. Volksküche, Berlinerstr. 137 (Cecilienhaus), Abteilung IV des Vaterländischen Frauenvereins Charlottenburg (siehe diesen Nr. 1359).
Vors.: Frau Wulfert, Knesebeckstr. 3.
Geöffnet in den Wintermonaten 11—1½. Verabreichung von Speisen an Bedürftige unentgeltlich oder für 10, 15, 20 Pf. gegen Marken, die in der Volksküche abgegeben werden. Ferner Verabreichung von Kranken- und Wöchnerinnenkost.
     1908: Täglich ca. 300 Portionen.

1362. Städtische Wärmehalle, Sophie-Charlottenstr., zwischen Nr. 116 u. 117.
Verwaltet vom Verein für Kaffeestuben und Erfrischungskarren (siehe unter Berlin Nr. 785) mit Unterstützung des Charlottenburger Magistrats.
Geöffnet im Winter von 7 morgens bis 6 abends. Platz für 100 Männer.
Verabreichung von Kaffee, Milch, Schrippen und Brot zu billigen Preisen.
     1907: 6489 Besucher.
Siehe ferner: Krankenküche des Vaterländischen Frauenvereins Nr. 1401, Elisabeth-Frauenverein Nr. 1404, Städt. Fürsorgestellen für Lungenkranke Nr. 1407, Lungenkrankenfürsorge vom Roten Kreuz Nr. 1408.

3. Kapitel.
Wohnung.

a) Für Männer und Frauen.

1363. Städtisches Asyl für Obdachlose.
Familienhaus, Sophie Charlottenstr. 113.
Inspektor: Woldeck.

1364. Städtisches Bürgerhaus, Sophie Charlottenstr. 115.

Verwaltung: Armendirektion.

Zweck: Aufnahme von Hospitaliten (alten Männern und Frauen) und Siechen (andauernd kranken und pflegebedürftigen Männern und Frauen) mit voller Verpflegung.

235 Plätze für Hospitaliten.

Die Kinderstation siehe Nr. 1374.

1365. Städtisches Bürgerhospital, Spreestr. 10.

Verwaltung: Armendirektion.

Zweck: Aufnahme alleinstehender Bürger und Bürgerinnen, die nicht mehr imstande sind, sich aus eigenen Mitteln eine Wohnung zu beschaffen.

Die Aufgenommenen erhalten ein eigenes Zimmer, im Bedürftigkeitsfalle laufende Unterstützungen aus Armenfonds.

Neuaufnahmen finden einstweilen nicht mehr statt.

Zum Besten der Hospitaliten bestehen mehrere Stiftungen.

1366. Rudolf Höhne-Stiftung.

Verwalter: Justizrat Guth, Berlinerstr. 46.

Zweck: Unterstützung mindestens 60 Jahre alter unbemittelter Personen durch Gewährung von Wohnung und Geldgeschenken.

Verwandte des Stifters bevorzugt.

Erbauung eines Hospitals in Westend in Aussicht genommen.

b) Für Männer.

1367. Ledigenheim, Volkshotel-Aktiengesellschaft, Danckelmannstr. 49.

Vorstand: Stadtverordneten-Vorsteher Kaufmann, Englischestr. 4; Stadtrat Samter, Luisenplatz 5a.

Hausinspektor: Kutterer.

Zweck: Vermietung von Zimmern mit 1—3 Betten an alleinstehende Männer. Mietspreis für 1 Zimmer mit 1 Bett 13—15 M. monatlich, einschließlich Heizung, Beleuchtung und Frühstück, in den Zimmern mit mehreren Betten 10—13 M. für 1 Bett. Gesellschaftsraum ohne Verzehrungszwang, billige Restauration. Im Hause befinden sich eine städtische Badeanstalt (siehe Nr. 1425) und eine städtische Volksbibliothek (siehe Nr. 1454).

286 Zimmer für eine Person, 12 für zwei, 12 für drei Personen.

c) Für Frauen.

1368. Mariannen-Stift (Mendelssohn-Stiftung), Scharrenstr. 7.

Vors.: Ober-Tribunalsrat a. D. Oppenheim, NW. 7, Pariser Platz 6a.

Stellvertreter: Robert von Mendelssohn, W. 56, Jägerstr. 51.

Hausmutter: A. Leyde.

Zweck: Freie Aufnahme (freie Wohnung und Feuerung) von 20 Frauen ohne Unterschied der Konfession, die über 60 Jahre alt sind.

Bevorzugt werden bei der Aufnahme Frauen, die in der Familie Mendelssohn gedient haben, jedoch werden auch Frauen aus Charlottenburg aufgenommen, die ein sicheres monatliches Einkommen von 30 M. nachweisen können.

1369. von Platen- und von Lentzke-Stiftung II. Kapital: 119 200 M.

Verwaltung: Armendirektion.

Vorst.: Stadtrat Samter, Luisenplatz 5a.

Zweck: Unterstützung von 6 in Charlottenburg wohnenden, unverheirateten, über 40 Jahre alten abligen Damen.

Verwandte der Stifterin und ihres Gatten haben das Vorrecht.

1370. Wilhelms-Stift, Spandauerstr. 19.

Vorf. des Kuratoriums: Geh. Rat Dr. Koch, Steinplatz 3.

Oberin: Elise von Helldorff.

Zweck: Alleinstehenden Damen der gebildeten Stände, die über 45 Jahre alt sind und seit mindestens 5 Jahren ihren Wohnsitz in der Provinz Brandenburg haben, Wohnung (2 Zimmer, Küche, Keller und Boden) in einem der Stiftsgebäude, Heizungsmaterial und freie ärztliche Behandlung zu gewähren.

Eintrittsgeld 960 M., außerdem ist ein lebenslänglich gesichertes Jahreseinkommen von mindestens 600 M. nachzuweisen.

Das Kriegs-, das Finanz-Ministerium, die Reichspostverwaltung, das Ministerium des Innern und die Forstverwaltung haben Freistellen gegründet, um Witwen und Töchter ihrer Beamten unterbringen zu können.

1908: 159 Bewohnerinnen.

1371. Schuhmacher-Stiftung. Kapital: 12 000 M.

Verwaltung: Armendirektion.

Zweck: Verteilung von 206 M. jährlich an 4 alleinstehende Personen zur Beschaffung von Obdach und Unterhalt.

Über die Verwendung der übrigen Zinsen siehe Nr. 1385.

Siehe ferner: Abend- und Sonntagheim Nr. 1395.

4. Kapitel.

Heizung.

1372. Hackenschmidtsches Legat. Kapital: 600 M.

Verwaltung: Armendirektion.

Zweck: Unterstützung von zwei verschämten Armen zur Beschaffung von Holz im Oktober auf Vorschlag der Armenkommission.

Siehe ferner: Krankenpflege-Verein für verschämte Arme Nr. 1400.

5. Kapitel.

Kleidung

Freiwilliger Erziehungsbeirat der öffentl. Waisenpflege Nr. 1382.
Elisabeth-Frauenverein Nr. 1404.

6. Kapitel.

Pflege, Beaufsichtigung und Erziehung von Kindern.

Pflegestellen für Kinder, namentlich für Säuglinge werden im Rathaus, Untergeschoß Nr. 1, wochentäglich 12—3 und durch die Polizeireviere nachgewiesen.

1373. Städtische Säuglingsfürsorgestellen, betrieben für Rechnung der Stadt, durch den Vaterl. Frauenverein Charlottenburg (siehe Nr. 1359) und den Elisabeth-Frauenverein (siehe Nr. 1404).

Zweck: Beratung von Müttern vor und nach der Entbindung über Säuglingspflege und -Ernährung. Abgabe von Milch für Unbemittelte zu 20 Pf. das Liter, für Mittellose unentgeltlich. Verteilung von Stillprämien.

Kinder, die das erste Lebensjahr überschritten haben, sind in der Regel von der Fürsorge ausgeschlossen. Voraussetzung der Inanspruchnahme ist wöchentliche Vorstellung der Kinder in der Sprechstunde.

6 Fürsorgestellen:

1. Berlinerstr. 137 (Cecilienhaus), mit Milchküche. Arzt: Dr. Pilger. Sprechstunden: Dienstag, Freitag und Sonnabend 2—3.

2. Wilmersdorferstr. 111. Arzt: Dr. Kanzow. Sprechstunden: Montag und Donnerstag 2—4.

3. Scharrenstr. 32. Arzt: Prof. Dr. Bendix. Sprechstunden: Dienstag und Donnerstag 2—3.

4. Nehringstr. 11, mit Milchküche. Arzt: Dr. Misch. Sprechstunden: Montag, Mittwoch und Freitag 2—3.

5. Tauroggenerstr. 9. Arzt: Dr. Kettner. Sprechstunden: Dienstag und Freitag 2—3.

6. Mollwitzstr. im Kaiserin Auguste Viktoriahaus (siehe Nr. 248). Arzt: Prof. Dr. Keller. Sprechstunden: Dienstag 3—5.

1907: 2988 Fälle.

1374. Kinderstation im städtischen Bürgerhause, Sophie Charlottenstr. 115 (siehe dieses Nr. 1364).

Zweck: Vorübergehende Aufnahme sofort unterzubringender Kinder vom ersten Jahre an, durch Vermittlung der Armendirektion, nach Schluß der Geschäftsstunden durch die Waisenräte oder Polizeireviere.

25 Plätze.

Das Säuglingsheim Westend siehe Nr. 246.

Das Kaiserin Auguste-Viktoriahaus zur Bekämpfung der Säuglingssterblichkeit im Deutschen Reiche siehe Nr. 248.

1375. Krippe, Berlinerstr. 137 (Cecilienhaus), Abteilung V des Vaterländischen Frauenvereins Charlottenburg (siehe Nr. 1359).

Vors.: Frau Major Pikardi, Berlinerstr. 159.

Zweck: Aufnahme von Kindern unter 3 Jahren, deren Mütter außer dem Hause arbeiten.

Pflegegeld wöchentlich 1 M. Freistellen.

1907: durchschnittlich täglich 25 Kinder.

1376. Krippe des Kleinkinder-Pflegevereins „Krippe", Nehringstr. 2.

Vors. des Vereins: Frau Anna Goldbach, Schillerstr. 3.

Zweck: Aufnahme und Verpflegung von 40 Kindern im Alter von zwei Wochen bis 6 Jahren, deren Mütter außer dem Hause arbeiten.

Pflegegeld täglich 25 Pf. Ermäßigungen und Freistellen.

1377. Katholische Kleinkinder-Bewahranstalten im St. Josephsheim (siehe Nr. 1383) und im St. Elisabeth-Stift (siehe Nr. 1406).

Leiterinnen: Graue Schwestern von der hl. Elisabeth.

Schulgeld monatlich 50 Pf. Für Unbemittelte Freistellen.

Die Kleinkinder-Bewahranstalten der evangel. Kirchengemeinden siehe Nr. 1352 und 1353.

1378. Knabenhort des „Vereins der westlichen Berliner Vororte zum Schutz der Kinder" (siehe Nr. 1389), Königin Elisabethstr. 52.

Vors.: Frau Oberst von Götze, Ahornallee 21.

Geöffnet 3—6. Für 50—60 schulpflichtige Knaben.

Anfertigung der Schularbeiten, Handfertigkeitsunterricht. Schulgeld monatlich 50 Pf., meist frei.

Die Kinderhorte der evangel. Kirchengemeinden siehe Nr. 1352—1354.

1379. Jugendbund zu Schutz und Pflege von Pflanzen und Tieren.
Vors.: Richard Thassilo Graf v. Schlieben, W. 15, Lietzenburgerstr. 12.
Zweck: Liebe für Tiere und Pflanzen bei der Jugend zu erwecken und zu vertiefen durch Wort und Schrift, sowie durch Einrichtung von Gärten und Spielplätzen für Kinder verschiedenen Alters ohne Berücksichtigung sozialer Unterschiede.
1. Garten in Westend, Ende der Eichenallee. Weitere Gärten in den verschiebensten Stadtgegenden geplant.

1380. Verein zur Förderung der Blumenpflege.
Vors.: Stadtrat Schliemann, Spandauerstr. 21.
Geschäftsstelle: Lützowerstr. 16.
Zweck: Neben allgemeinen Bestrebungen Verständnis und Liebe für Blumenpflege unter den Schulkindern zu fördern durch Einrichtung von Schülergärten und Verteilung von Pflänzlingen an Schulkinder.

1381. Verein Jugendheim.
Vors.: Frl. Anna Gierke, Carmerstr. 12 (1—2 und 3—4).
Zweck: Kinder, namentlich solche, deren häusliche Verhältnisse dies erfordern, in Mädchen- und Knabenheimen zu erziehen und ihnen die geordnete Häuslichkeit zu ersetzen.
Der Verein setzt sich mit den Eltern dieser Kinder in Verbindung und unterstützt sie erforderlichenfalls mit Rat und Tat, auch durch Empfehlungen an andere Vereine.
Einrichtungen:
1. Mädchenheim, Pestalozzistr. 40. 150 Kinder.
Leiterin: Frl. Kemper.
2. Knabenheim, Bismarckstr. 43. 130 Kinder.
Leiterin: Frl. Cohn.
Hauswirtschaftliche Beschäftigung, Anfertigung von Schularbeiten, Flicken, Ausbessern, Handarbeits- und Handfertigkeitsunterricht, gärtnerische Arbeiten, Spiele (im Sommer im Freien).
3. Kindergarten, Schillerstr. 42. Für die Geschwister der Heimkinder im Alter von 2—7 Jahren. 50 Kinder.
In allen Anstalten unentgeltliche Aufnahme. Vermittlung freier ärztlicher Behandlung, Jugendbibliothek, Vespersuppe. Für schwächliche Kinder Vermittlung von Erholungsaufenthalt.
4. Städtische Schulspeisung von Charlottenburg. Täglich zwischen 12 und 2 Uhr, Pestalozzistr. 40 und Lützowerstr. 3. 350 Kinder, zum größten Teil unentgeltlich. Speisung nur nach Prüfung der häuslichen Verhältnisse. (Siehe auch Nr. 1390. 12).
5. Abend- und Sonntagsheim siehe Nr. 1395.
6. Kurse für Helferinnen.
In Aussicht genommen: der Bau eines eigenen Hauses Goethestr. 22.

1382. Freiwilliger Erziehungsbeirat der öffentlichen Waisenpflege der Stadt Charlottenburg.
Vors.: Stadtrat Samter, Luisenplatz 5a.
Geschäftsstelle: Rathaus, Zimmer U 3. Sprechstunden: täglich vormittags (außer Donnerstags).
Zweck: Sittliche und wirtschaftliche Förderung von schulentlassenen Waisen (eltern- oder vaterlose, außer der Ehe geborene oder dauernd vom Vater oder beiden Eltern verlassene Kinder) durch Pfleger und Pflegerinnen und fachmännische Beistände im Anschluß an die Waisen- und Armenverwaltung. Vermitt-

lung von Lehr- und Arbeitsstellen, Überwachung und Raterteilung während der
Lehrzeit. Vermittlung von Fortbildungsunterricht, Veranstaltung von Unterhaltungsabenden, Beschaffung von Kleidung zum Eintritt in den Dienst, Zahlung
von Lehrgeld, Gewährung von Stärkungsmitteln, Ermöglichung von Kuren,
Bädern usw.

Lehrstellennachweis für schulentlassene Waisen wochentäglich von 8—3.

    1907: 70 Knaben, 53 Mädchen. Gesamtkosten: 9015 M.

1383. St. Josephsheim, Lützowerstr. 1a.

Leiterin: Schwester M. Theodora Fleischmann.

Zweck: Aufnahme von katholischen Kindern im Alter von 1—6 Jahren, Erziehung der Mädchen bis zum 16., der Knaben bis zum 14. Lebensjahre.
Vorläufig werden nur nichtschulpflichtige Kinder aufgenommen und beim Eintritt
der Schulpflicht dem St. Josephsheim in Berlin (siehe Nr. 289) überwiesen.
Pflegegeld nach den Verhältnissen der Eltern (10—15 M. monatlich). Freistellen.
140 Plätze.

Die Kleinkinder-Bewahranstalt siehe Nr. 1377.

1384. Prinz Carl-Stiftung. Sophie-Charlottenstr. 117.

Vors.: Freiherr von Diepenbroick-Grüter, Oberstleutnant a. D., Charlotten-
burg-Westend, Platanenallee 8.

Hausvater: Knorr.

Zweck: Verwahrloste, verwaiste und hilfsbedürftige Knaben aus Charlottenburg
im Alter von 7—11 Jahren aufzunehmen, bis zur Konfirmation (nicht über
das vollendete 15. Lebensjahr hinaus) zu erziehen und sie dann bei Handwerksmeistern und Dienstherrschaften unterzubringen.

Raum für 50 Zöglinge. Pflegegeld für Charlottenburger monatlich 20 M., für
Auswärtige mehr. Ermäßigungen.

    1908: 39 Zöglinge.

1385. Schuhmachersche Stiftung. Kapital: 12 000 M.

Verwaltung: Armendirektion.

Zweck: Verwendung von jährlich 270 M. zur Unterhaltung von 2 Zöglingen in
in der Prinz Carl-Stiftung.

Über die Verwendung der übrigen Zinsen siehe Nr. 1371.

1386. Waisenhaus Luisen-Andenken, Westend, Ulmenallee 50.

Vors. des Kuratoriums: Bürgermeister Matting, Leibnizstr. 103.

Hausvater: Lehrer Richter.

Zweck: Unentgeltliche Aufnahme und Erziehung 50 evangelischer Waisen
vom 6. Lebensjahre ab.

Anmeldung nur durch Vermittlung der Armendirektion.

    1907: 14 Knaben, 16 Mädchen in der Anstalt.

Mit der Anstalt verbunden: Friedrich Wilhelm-Fonds und Pannewitz-
Stiftung: Zinsen zur Gewährung von Prämien von je 150 M. an ehemalige
Zöglinge guter Führung; ferner: Carl Kühne- und Charlotte Christ-Stif-
tung. Zinsen zu Sparanlagen für Zöglinge.

1387. Waisenfreund, Zweigverein des Verbandes Berlin der deutschen Reichsfechtschule (siehe Nr. 279).

Vors.: Reg.-Landmesser Bernhardt, Kaiser Friedrichstr. 8.

Näheres siehe Nr. 279.

1388. Geschwister Schwimmer'sches Waisenhaus für arme Kinder der Stadt Charlottenburg soll errichtet werden.

1389. Verein der westlichen Berliner Vororte zum Schutze der Kinder.

Vors.: Frau Oberst von Götze, Westend, Ahornallee 21.

Zweck: Den Gefahren für körperliches Gedeihen oder sittliche Entwicklung entgegenzuwirken, welchen Kinder durch Handlungen und Unterlassungen anderer, insbesondere durch Ausnutzung und Mißhandlung ausgesetzt sind.

In den zu seiner Kenntnis gelangenden einschlägigen Fällen werden die Verhältnisse seitens des Vereins geprüft und bis zur Erledigung der gesetzlichen Formalitäten für das Eintreten der Fürsorgeerziehung den Pfleglingen Beistand und Schutz gewährt. Den vom Verein unterhaltenen Knabenhort siehe Nr. 1378.

1905/07: 16 Fälle behandelt.

Siehe ferner: Städtische Waldschule Nr. 1418, St. Josephsheim Nr. 289.

7. Kapitel.
Unterricht und Ausbildung.

1390. Wohlfahrtseinrichtungen für Schüler und Schülerinnen der Charlottenburger Gemeindeschulen.

1. Eine Reihe von Schulärzten und eine Schulärztin zur Überwachung des Gesundheitszustandes und zur Prüfung der hygienischen Zustände in den Schulen. Eine Schulschwester überwacht die Befolgung ärztlicher Ratschläge durch Besuch in den Wohnungen.
2. Brausebäder in allen neueren Gemeindeschulen.
3. Orthopädische Kurse für Kinder mit Rückgratverkrümmung.
4. Städtische Schul-Zahnklinik zur unentgeltlichen Zahnbehandlung für Gemeindeschüler und -schülerinnen durch besonders angestellte Zahnärzte.
5. Schwimmunterricht.
6. Unentgeltliche Benutzung der städtischen Eisbahn, Goethestr. 10/11.
7. Städtische Spielplätze: Goethestr. 10/11, Spreestr. 29, Lützowerstr. 15, Spielhagenstr., Mommsenstr. Geöffnet von Mitte April bis Ende Oktober von 9 Uhr früh bis zum Eintritt der Dunkelheit.
8. Städtische Waldschule (siehe Nr. 1418).
9. Kurse für stotternde Kinder.
10. Unentgeltlicher Unterricht in den Wohnungen für Kinder, die krankheitshalber die Schule nicht besuchen können.
11. 2 Hilfsschulen und Hilfsklassen für schwachbefähigte Kinder: Pestalozzistr 40, Kirchstr. 4/5, Joachimsthalerstr. 31/32, Hallerstr.
12. Verabreichung von warmem Frühstück an unbemittelte Kinder. Städtische Schulspeisung (siehe Nr. 1381, 4).
13. Koch- und Haushaltungsunterricht, Handfertigkeitsunterricht.
14. Unentgeltliche französische Unterrichtskurse für Kinder der drei obersten Klassen.
15. Klassen für die Kinder der in Charlottenburg überwinternden Schiffer.
16. Unterricht in den Sommerferien für Schüler und Schülerinnen, die im Juni in die Ferienkolonien entsandt waren (Deutsch und Rechnen).
17. Arbeitsstunden während der Wintermonate für Kinder, denen es zu Hause an einem geeigneten Raume fehlt.
18. Unterricht für schwerhörige Kinder, Lützowerstr. 1/2.
19. Unentgeltlicher Nachhilfeunterricht für schwache Schüler durch die Klassenlehrer.
20. Unentgeltliche Verabfolgung von Lehrmitteln an unbemittelte Kinder durch die Rektoren.

21. Dramatische Vorstellungen im Schiller-Theater, Besuche in der Urania, im Aquarium, im Zoologischen Garten und in Schülerkonzerten.
22. Ferienwanderungen während der Sommerferien unter Führung eines Lehrers.
23. Schülergarten in Westend, Eichenallee. Ausführung gärtnerischer Arbeiten unter Aufsicht von städtischen Lehrern und Lehrerinnen.

1391. Städtische Fortbildungsschule, Krummestr. 89.
Direktor: Haese (Dienstag und Freitag 12—1).
Außer dem obligatorischen Unterrichte finden folgende Kurse statt:
1. Englisch, Französisch, doppelte Buchführung, einfache Buchführung, Handelskunde, Handels-Korrespondenz, kaufmännisches Rechnen, Stenographie, Schreibmaschine, Schreiben. Unterrichtszeit abends von 8—10; Unterrichts-Honorar 4 M. im ganzen pro Halbjahr für 8 Wochen-Stunden, über 8 Stunden 6 M. Für Unbemittelte Freischule.
2. Deutsch und Rechnen. Abends von 8—10 Uhr, unentgeltlich.
3. Bürgerkunde, abends von 8—10, unentgeltlich.
4. Arbeiter-Fortbildungskurse in Volkswirtschaftslehre, Gesetzeskunde, Physik, Chemie, allgemeine Naturwissenschaften, Literatur, Deutsch, Rechnen. Abends von 6—10 Uhr unentgeltlich.
5. Kurse für Postunterbeamte, abends von 7—9, unentgeltlich.
6. Schifferkursus, im Januar und Februar nachmittags von 2—6 Uhr. Unterricht für jugendliche Schiffer und Vorbereitung zur Schifferprüfung. UnterrichtsHonorar 2 M. im ganzen für den Kursus.

1392. Städt. Kunstgewerbe- und Handwerkerschule, Wilmersdorferstr. 166/167.
Direktor: Schwarzlose (Montag, Mittwoch, Freitag 6—7).
Unterrichtsfächer: Freihandzeichnen, Zirkel- und Projektionszeichnen, Fachzeichnen, Architektur, dekoratives Malen, kunstgewerbliches Zeichnen und Malen, Aquarellieren, Modellieren, Mechanik, Geometrie, Algebra, Elektrotechnik, Maschinenlehre, Anatomie, Aktzeichnen, Holz- und Marmormalen, Buchführung, Stenographie.
Schulgeld: für 8 Lehrstunden wöchentlich pro Halbjahr 4 M., für mehr als 8 Lehrstunden wöchentlich pro Halbjahr 6 M., in den Tagesklassen 24 M., für 2 Tage wöchentlich pro Halbjahr 10 M. Unbemittelten auf schriftlichen Antrag Freistellen. Unterrichtszeit: Täglich vor- und nachmittags 8—2, resp. ½6—½10. Sonntags 8—12 vorm. Anmeldungen im Schulhause Wochentags ½7—½9, Sonntags 8—½10.

1393. Städtische Mädchen-Fortbildungs- und Haushaltungsschulen.
1. Anstalt: Schloßstr. 2 a.
Rektor: Zöllner.
Unterrichtsfächer: Handelsgegenstände, Französisch, Englisch, Zeichnen, Hand- und Hausarbeitunterricht, gewerbliche Fächer.
Schulgeld halbjährlich 4 M. bei 8 Wochenstunden, bei mehr als 8 Wochenstunden 6 M. Ermäßigungen und Freistellen. Unterrichtszeit: Vormittags, nachmittags und abends.
2. Anstalt: Bismarckstr. 22.
Leiterin: Fräulein E. Deutsch.
Unterrichtsfächer: Handelsgegenstände, Hausarbeitstunden, gewerbliche Fächer, Ausbildung zur Kinderpflegerin.
Schulgeld siehe oben. Unterrichtszeit: 8—12 vormittags und 3—8 (resp. 7—10) nachmittags.
Die Haushaltungsschule des Amalienhauses siehe unter Berlin Nr. 361.

1394. Lehrlingsheim Jugendklub Charlottenburg, Christstr. 9 (9—10 abends).
Leiter: Pfarrer Dr. Luther und Stadtrat Samter.
Zweck: Gewerbtätigen jungen Leuten ein Heim zu bieten, in dem sie Gelegenheit zur Fortbildung und Geselligkeit finden.
Bibliothek, Lesezimmer, Spielzimmer. Vorträge, Gesang, Turnen usw.

1395. Abend- und Sonntagheim des Vereins Jugendheim (siehe Nr. 1381), Pestalozzistr. 40 (später Goethestr. 22).
Vors.: Frau Stadtrat Weber, Marchstr. 7.
Zweck: Erwerbenden Mädchen und Frauen Gelegenheit zur Fortbildung und Geselligkeit zu bieten.
Vorträge, Spiele, Kurse in Schneidern, Nähen, Englisch, deutschem Briefstil, Stenographieren und Maschinenschreiben.
Vereinsbeitrag monatlich 30 Pf., Monatskarten für jeden Kursus für Mitglieder 35 Pf., für Nichtmitglieder 50 Pf.
Geöffnet Montag, Mittwoch und Freitag 7½—10 und jeden Sonntag 6—10.

1396. Städtische Krankenschwestern-Schule, im städt. Krankenhaus, Westend.
Leiter: Prof. Dr. Kessel-Hagen.
Zweck: Unentgeltliche Ausbildung gesunder unbescholtener Frauen und Mädchen im Alter von 20—30 Jahren aus gebildeten Familien zu Krankenpflegerinnen.
Verpflichtung, 3 Jahre Schwesterndienste zu verrichten. Nach Beendigung der einjährigen Lehrzeit kann feste Anstellung mit dreimonatlicher Kündigungsfrist und Pensionsanspruch erfolgen.
1907: 17 Schwestern ausgebildet.

1397. Stipendienfonds der höheren Lehranstalten.
Verwaltung: Magistrat.
Zweck: Gewährung von Stipendien von je 400 M. jährlich an je einen Abiturienten des Realgymnasiums oder der Oberrealschule I, der sich nachweislich an einer deutschen oder außerdeutschen Hochschule oder Fachschule wissenschaftlich weiterbilden will und sich durch Charakterbildung und Tüchtigkeit einer Unterstützung würdig macht.
Die Stipendien werden in vierteljährlichen Beiträgen bei der Stadthauptkasse der Stadt Charlottenburg an den Quartalersten gezahlt und werden in der Regel denselben Bewerbern dreimal hintereinander bewilligt bei jedesmaligem jährlichen neuen Antrage. Bewerbungen an den Magistrat ¼ Jahr vor der Vergebung.
Verleihung auf Vorschlag der Deputation der höheren Lehranstalten.

1398. Dr. Wilhelm Cohnsches Legat. Kapital: 2700 M.
Verwaltung: Magistrat.
Zweck: Gewährung eines Stipendiums für einen besonders gut beanlagten Knaben, der die erste Klasse einer Charlottenburger Volksschule verlassen hat, ohne Unterschied der Konfession.

1399. Helene Ring-Stiftung. Kapital: 20 000 M.
Verteilung durch den Dezernenten der Armenverwaltung.
Zweck: Verwendung der Hälfte der Zinsen für mittellose begabte Gemeindeschüler zur Ergreifung eines ihres Fähigkeiten entsprechenden Berufes, der andern Hälfte zur Bekämpfung der Tuberkulose durch Gewährung von Pflegemitteln, Betten, Mietezuschüssen usw.

Siehe ferner: Verein Kinderarbeitsstätten (Lampsonsche) Nr. 337, Paulinenhaus für Kranken- und Kinderpflege Nr. 1405, Erbschaft der Geschwister Moser Nr. 1445.

8. Kapitel.

Fürsorge für Kranke und Wöchnerinnen.

Tätigkeit der Gemeindeschwestern siehe unter Berlin S. 4.

1400. Krankenpflege=Verein für verschämte Arme.

Vors.: Oberstabsarzt Dr. Kühne, Leibnizstr. 105.

Zweck: Unterstützung kranker, verschämter Armer Charlottenburgs (Stadtarme ausgeschlossen) durch freie ärztliche Behandlung, Arzneimittel, Brennmaterial, Bäder und Geld.

Mitglieder des Vereins (mindestens 3 M. Beitrag) dürfen dem Verein Kranke zur Unterstützung empfehlen.

1401. Kran enküche, Abteilung XI des Vaterländischen Frauenvereins Char-lottenburg (siehe Nr. 1359), Berlinerstr. 137 (Cecilienhaus)

Vors.: Frau Ober=Reg.=Rat Döhring, Augsburgerstr. 21.

Zweck: Lieferung von Krankenkost für Wöchnerinnen und Kranke, deren häusliche Verhältnisse die Herstellung der ärztlich verordneten Kost nicht gestatten, ferner für Frauen, die zwar ihrem Beruf nachgehen, aber eine vorgeschriebene Diät ein-halten müssen.

Preis eines vollständigen Mittagessens 75 Pf., 1 Liter Suppe 40 Pf.

1907: Täglich ca. 130 Portionen.

1402. Zweigverein des Preußischen Landesvereins vom Roten Kreuz.

Vors.: Oberstabsarzt a. D. Dr. Kühne, Leibnizstr. 105.

Zweck: Unterstützung des Kriegssanitätsdienstes; im Frieden Vorbereitung für diesen und Fürsorge für Kriegsinvaliden und deren Angehörige, sowie für die Hinterbliebenen Gefallener. Mitwirkung zur Förderung der öffentlichen Gesund-heitspflege und zur Abhilfe außergewöhnlicher Notstände.

1908: 1230 M. verausgabt.

1403. Hauspflege=Verein in Charlottenburg.

Vors.: Frau Kommerzienrat Heyl, Berlin W. 10, Hildebrandtstr. 14.

Geschäftsstelle: Berlinerstr. 137 (Cecilienhaus), II. Hof (9—12).

Zweck: In unbemittelten Familien, in denen die Frau durch Wochenbett oder Krankheit verhindert ist, den Haushalt zu führen, zuverlässige Frauen anzustellen, die die Pflege der Kranken, resp. Wöchnerin und die Versorgung des Haushalts übernehmen. Lieferung kräftiger Mittagsmahlzeit für schwächliche Frauen in den letzten vier Wochen vor der Entbindung.

Die Pflegerinnen erhalten vom Verein pro Tag 1,75 M. Der Verein stellt die Pflegerinnen ganz oder teilweise unentgeltlich. Ein Depot notwendiger Krankenpflege=Utensilien steht dem Verein zur Verfügung, Marchstr. 7f bei Frau Stadtrat Weber. Mit einigen großen Fabriken und der Stadt-gemeinde sind Abkommen getroffen, wonach die Geschäftsleitung, resp. die Ge-meinde die Kosten für die Verpflegung ihrer Arbeiterfrauen ganz oder teilweise trägt.

Kochkurse für die Pflegerinnen. Fürsorgekasse zur Unterstützung der Pflege-rinnen bei Erkrankungen und Notfällen. Meldungen in der Geschäftsstelle.

1908: 1162 Pflegen, 17 931 M. Pflegekosten, 53 Aufsichtsdamen, 75 Pflege-rinnen.

1404. Elisabeth=Frauen=Verein.

Vorst.: Frau Geheimrat Gierke, Carmerstr. 12. Sprechstunden Mittwoch 10—12 in der

Geschäftsstelle, Berlinerstr. 137 (Cecilienhaus), II. Hof.

Zweck: Unterstützung und Verpflegung hilfsbedürftiger Wöchnerinnen in Charlottenburg.

Unterstützung mit Suppen (12 Tage lang), Kinderwäsche, ev. auch Milchmarken. Betrieb zweier städtischer Säuglings-Fürsorgestellen (siehe Nr. 1373). Meldungen an die Geschäftsstelle.

1907: 345 Frauen verpflegt. Ausgaben 3310 M., davon für Suppen und Fleisch 2045 M. Milch 18 M., Kinderwäsche 935 M.

1405. Verein Paulinen-Haus für Kranken- und Kinderpflege vom Roten Kreuz.
Vors.: Frau Thusnelda Arndt, Bismarckstr. 115.

Zweck: Ausbildung von Krankenschwestern und Verwendung dieser auf allen Gebieten der Diakonie, hauptsächlich in der häuslichen Krankenpflege, für Bemittelte und Unbemittelte unter besonderer Berücksichtigung armer kranker oder sonst bedürftiger Kinder. Im Kriegsfalle Pflege verwundeter und erkrankter Angehöriger der Armee und Marine.

Einrichtung: Schwesternhaus, Charlottenburg, Bleibtreustr. 25, Fernspr.: Charl., 722. (Gehört zur Organisation des Roten Kreuzes.)

Oberin: Anni von Scheven.

Aufnahmebedingungen für Schwestern: 1. Erfolgreich zum Abschluß gebrachte Volksschulbildung, unbescholtener Ruf, befriedigender Gesundheitszustand, Alter von 18—40 Jahren. Nach Ablauf der Probe-, resp. Lehrzeit sind die Schwestern verpflichtet, 2 Jahre dem Verein anzugehören. Sämtliche Schwestern erhalten freie Wohnung, Kost, Wäschereinigung, Dienstkleidung, Lehrschwestern nach dem 2. Monat 5 M. Taschengeld, Probeschwestern während der Probezeit 20 M. monatlich, angestellte Schwestern jährlich 300 M. Gehalt, das nach und nach bis auf 600 M. nach 15jähriger Dienstzeit erhöht wird. 2. Für Probeschwestern, d. h. solche, die bereits anderweitig ausgebildet sind. Probezeit in der Regel 1 Monat. 3. Für Lehrschwestern. Lehrzeit 15 Monate. Ausbildung an staatlich anerkannten Krankenpflegeschulen; schließt mit staatlicher Prüfung, deren Bestehen die staatliche Anerkennung als Krankenpflegeperson verschafft.

1908: 50 Schwestern. 1907: 2218 Privatpflegen, 5620 Gemeinde- und Anstaltspflegen.

Die Kinderheilstätte des Vereins siehe Nr. 1414.

1406. St. Elisabeth-Stift, Westend, Nußbaumallee 37/38.
Leiterinnen: Graue Schwestern von der hl. Elisabeth.

Zweck: 1. Aufnahme von Rekonvaleszenten und leicht Nervenkranken. 2. Ambulante Krankenpflege. 3. Unterhaltung einer Kinderbewahranstalt (siehe Nr. 1377).

1907: 107 Krankenpflegen, davon 62 unentgeltlich.

Siehe auch Nr. 154.

1407. Städtische Fürsorgestelle für Lungenkranke, Berlinerstr. 137 (Cecilienhaus).
Leitender Arzt: Dr. Becker.

Zweck: Unentgeltliche Beratung unbemittelter, lungenkranker und krankheitsverdächtiger Personen in regelmäßigen öffentlichen Sprechstunden und (durch Pflegeschwestern) in ihrer Häuslichkeit. Maßnahmen gegen Übertragung der Krankheit. Gewährung von Stärkungsmitteln. Vermittlung der Unterbringung in Heilstätten.

Sprechstunden ½11—1, für Männer Montag und Donnerstag, für Frauen Dienstag und Freitag, für Kinder Mittwoch und Sonnabend. Die Fürsorgestelle arbeitet in Gemeinschaft mit der Lungenkrankenfürsorge vom Roten Kreuz (siehe Nr. 1408).

1907: 2345 Kranke behandelt.

1408. Lungenkranken-Fürsorge vom Roten Kreuz, Abteilung VII des Vaterländischen Frauenvereins Charlottenburg (siehe Nr. 1359).

Vors.: Frau Staatsminister von Thielen, W. 62, Kurfürstenstr. 114.

Zweck: Wohnungs- und Familienfürsorge für die Patienten der städtischen Fürsorgestelle für Lungenkranke (siehe Nr. 1407).

Die Vereinsschwestern suchen die ihnen von Ärzten gemeldeten Lungenkranken auf und stehen ihnen und ihren Familien helfend und beratend zur Seite. Ermittlung tuberkuloser Familien, hygienische Maßnahmen, Beschaffung von Milch und Stärkungsmitteln, Unterbringung in Heil- und Erholungsstätten usw.

  1908: 1796 Familien in Kontrolle.

Siehe auch: Helene Ring-Stiftung Nr. 1399.

1409. Verein des Blauen Kreuzes (Berlin und Vororte) (näheres siehe Nr. 624).

Vorsteher für Charlottenburg: Dr. Servus, Spandauerstr. 9.

1410. Auskunft- und Fürsorgestelle für Alkoholkranke, Berlinerstr. 137 (Cecilienhaus).

Dienstag 6—8. Näheres siehe Nr. 622.

1411. Städtische Krankenhäuser.

 1. Krankenhaus, Kirchstr. 19—20.

Leiter: Dr. Keller.

  a) Station für Haut- und Geschlechtskrankheiten.

  b) Entbindungsstation, verbunden mit Säuglingsstation, Wöchnerinnen- und Mütterheim (siehe dieses Nr. 1415).

 2. Krankenhaus Westend, Spandauer Berg 15, für alle übrigen Kranken.

Direktor: Prof. Dr. Bessel-Hagen.

1. Klasse für Kranke aus Charlottenburg 8 M., für auswärtige 8 M. 2. Klasse für Kranke aus Charlottenburg 5 M., für auswärtige 5 M. 3. Klasse für Kranke aus Charlottenburg 3 M., für auswärtige 3,50 M.

225 Betten.

 1907: 8406 Kranke aufgenommen.

 Mit dem Krankenhäusern verbunden:

a) Christsche Freibetten. Zinsen (26 500 M.) zur Unterhaltung von Freibetten (bis zu 10 600 Tagen) für erkrankte Personen, die die Armenpflege noch nicht in Anspruch genommen haben. Anträge auf Verleihung an die Verwaltungsstelle XV, Krankenhaus Westend. b) v. Platensches Legat. Kapital: 19500 M. Unterstützung bedürftiger, in Charlottenburg ortsangehörige Patienten, die bei der Entlassung nicht völlig erwerbsfähig sind. Gewährung auf Vorschlag der Krankenhaus-Verwaltung durch die Armendirektion.

Die Krankenschwestern-Schule siehe Nr. 1396, das Wöchnerinnen- und Mütterheim Nr. 1416, die Säuglingsstation Nr. 1417.

Eine Anstalt für Tuberkulose wird bei Beetz-Sommerfeld errichtet.

1412. Klinik, Abteilung XIII des Vaterländischen Frauenvereins Charlottenburg, (siehe Nr. 1359), Berlinerstr. 137 (Cecilienhaus).

Vors.: Frau Staatsminister von Thielen, W. 57, Kurfürstenstr. 114.

Zweck: Unterbringung von Kranken aus den mittleren Ständen, deren häusliche Verhältnisse das Verbleiben in der eigenen Wohnung nicht gestatten.

Pflegesatz ca. 6 M. Freistellen.

1413. Bramer-Stiftung. Kapital: 24 700 M.

Verwaltung: Armendirektion.

Zweck: Gewährung von Beihilfen in Höhe von mindestens 50 M. am 24. Juni zu Luft- oder Badekuren an bedürftige, in Charlottenburg ortsangehörige Personen, die im laufenden Jahre keine bare Armenunterstützung erhalten haben.

Vorschläge durch die Armenkommission.

1414. Kinderheilstätte des Vereins Paulinenhaus für Kranken= und Kinderpflege (siehe diesen Nr. 1405), Westend, Ebereschenallee 36.

Vors.: Frau Thusnelda Arndt, Bismarckstr. 108.

Leitender Arzt: Dr Firnhaber.

Zweck: Bedürftigen, in ihrer körperlichen Entwicklung zurückgebliebenen, rachitischen oder der Erholung benötigenden Kindern von 2—7 Jahren ohne Unterschied des Bekenntnisses unter ärztlicher Aufsicht Pflege durch Schwestern des Paulinenhauses zu gewähren. Aufenthaltsdauer durchschnittlich 3 Monate. Die Anstalt ist das ganze Jahr hindurch geöffnet.

Die Armendirektionen von Berlin, Charlottenburg und Schöneberg überweisen der Heilstätte geeignete Kinder.

Anmeldungen an Hauptmann von Laurens, Knesebeckstr. 70/71.

1907: 35 Kinder verpflegt.

1415. Säuglingsklinik, Christstr. 9. Unterhalten vom Komitee zur Errichtung eines Säuglingskrankenhauses in Charlottenburg.

Vors.: Frau Fürstin zu Wied.

Leiter: Prof. Dr med. Bendix.

Zweck: Aufnahme kranker Säuglinge.

Pflegesätze: II. Kl. 2,50, I. Kl. 6 M. Für Unbemittelte unentgeltlich. 29 Betten. In der Anstalt finden halbjährliche Kurse zur Ausbildung in der Säuglingspflege statt. Honorar 75 M. Pension 50 M. monatlich.

Vorträge und praktische Übungen in der Säuglingspflege für junge Mütter und Mädchen gebildeter Stände. Honorar 20 M.

1416. Städtisches Wöchnerinnen= und Mütterheim im Krankenhaus Kirchstr. 19/20 ve bunden mit Entbindungsanstalt (siehe Nr. 1411) und Säuglingsstation (siehe Nr. 1417).

Zweck: Unentgeltliche Aufnahme Schwangerer, die keine andere Unterkunft haben und sich zur Hausarbeit verpflichten.

Dauer des Aufenthalts bis 3 Monate nach der Entbindung.

46 Betten.

1907: 54 Mütter aufgenommen.

1417. Städtische Säuglingsstation im Krankenhaus Kirchstr. 19/20 (siehe Nr. 1411).

Zweck: Vorübergehende Aufnahme sofort unterzubringender schwächlicher Säuglinge bis zu einem Jahr, die sich nicht für Privatpflege eignen, durch Vermittlung der Armendirektion; nach Schluß der Geschäftsstunden durch die Waisenräte oder Polizeireviere.

10 Plätze.

1907: 34 Säuglinge aufgenommen.

1418. Städtische Waldschule, im Grunewald bei Eichkamp. Wirtschaftsbetrieb durch den Vaterländischen Frauenverein Charlottenburg (siehe Nr. 1359).

Leiter: Lehrer Lange.

Zweck: Erholungsbedürftigen Kindern tagsüber den Aufenthalt in gesunder Luft zu ermöglichen, sie zu verpflegen und in 6stufiger Schule zu unterrichten.

Aufnahme durch die städtische Schuldeputation.

1907: 240 Kinder.

1419. Kinder=Erholungsstätte bei Eichkamp, Abteilung IX des Vaterländischen Frauenvereins Charlottenburg (siehe Nr. 1359).

Vors.: Frau Staatsminister von Thielen, W. 57, Kurfürstenstr. 114.

Ärztlicher Leiter: Stadtarzt Dr Pilger, Berlinerstr. 149.

Zweck: Aufnahme erholungsbedürftiger, namentlich skrofulöser, lungenkranker,

anämischer, rachitischer und herzkranker Kinder von 6—14 Jahren. (Ausnahmsweise auch von jüngeren und älteren.)

Schlafbaracke für 10 rachitische Kinder von 1—5 Jahren. Kosten für volle Verpflegung von 8 Uhr morgens bis 7 Uhr abends 60 Pf. täglich, einschließlich Nachtaufenthalt 1 M. Meldungen bei dem ärztlichen Leiter (8—9 vormittags).

Säuglingsabteilung für chronisch kranke, schwächliche Säuglinge. 12 Plätze.
Die Überweisung geschieht durch die städtischen Säuglingsfürsorgestellen (siehe
Nr. 1374). Geöffnet 15. April bis 30. September.

1907: 627 Kinder aufgenommen.

1420. Abteilung für Ferienkolonien des Vereins gegen Verarmung (siehe diesen
Nr. 1358).

Vors.: Stadtrat Stendel, Lohmeyerstr. 20.

Geschäftsstelle: Berlinerstr. 137 (Cecilienhaus).

Zweck: Schwächliche und in der Genesung begriffene Kinder im Alter von 7 bis
14 Jahren aus bedürftigen Familien zur Erholung während der Sommerferien
unter Führung von Lehrern und Lehrerinnen in Ferienkolonien zu schicken (Sol-,
Stahl- und Seebäder, Luftkurorte).

Die Schulärzte, Rektoren und Lehrer schlagen die erholungsbedürftigen Kinder vor. Durch Vermittlung der recherchierenden Führer und Führerinnen werden fehlende Kleidungsstücke auf Vereinskosten beschafft.

Eigene Heime: Charlottenburger Kaiser Friedrich-Erholungsheim
in Gr.-Horst in Pommern (100 Plätze); Ferienheim in Rügenwalder-
münde (40 Plätze für Knaben). 3 Pflegeperioden: Juni, Juli, August.

1908: 1107 Kinder entsandt; für 72 Kinder Milchkur in Charlottenburg.
Stadtbeitrag 27000 M., Armendirektion 3200 M. Gesamtausgabe 52 988 M.

1421. Unfallstationen des Kuratoriums der Berliner Unfallstationen (siehe
Nr. 770): Berlinerstr. 48a; Erasmusstr. 13.

1422. Rettungswachen: Krankenhaus Kirchstr. 19/20; Krankenhaus Westend, Kaiser
Friedrichstr. 57.
Siehe auch Berliner Rettungswesen Nr. 768.

1423. Freiwillige Sanitätskolonne Charlottenburg.
Vors.: Oberstabsarzt Dr. Kühne, Leibnizstr. 88.
Führer: Brandbirektor Hauptmann Bahrdt, Lützowerstr. 7/8.
Zweck: a) In Kriegszeiten Hilfeleistung bei der Pflege und dem Transport Ver-
wundeter und Erkrankter. b) In Friedenszeiten Leistung der ersten Hilfe bei größeren
Unglücksfällen, Verletzungen bei Massenansammlungen usw.
1908: 106 Mitglieder.

1424. Krankenpflegekurse für Damen. Abteilung III des Vaterländischen Frauenvereins Charlottenburg (siehe diesen Nr. 1359).
Vors.: Frau Geh. Rat Fritsch, Uhlandstr. 194a.
Zweck: Ausbildung in der Kriegskrankenpflege.
Theoretischer und praktischer Unterricht je 4—6 Wochen. Gebühr für Mitglieder 1 M., für Nichtmitglieder 4 M.
1907: 120 Teilnehmerinnen.

Den Verband der Genossenschaft freiwilliger Krankenpfleger im
Kriege für die westlichen Vororte siehe unter Schöneberg Nr. 1615.

9. Kapitel.

Gesundheitspflege.

1425. Städtische Volksbadeanstalt, Krummestr. 10.

Verwalter: Büttner, Havelstr. 7.

Geöffnet: April bis September von morgens 6 Uhr, März bis Oktober von morgens 7 Uhr an bis abends 8 Uhr, Sonnabend bis 9 Uhr. Schwimmhalle für Männer bis 9½ und 12—2, außerdem Montag und Donnerstag 4—6½, Dienstag, Mittwoch und Freitag von 5 ab, Sonnabend von 4 ab, für Frauen 9½ bis 12, Montag und Donnerstag 2—4 und 6½—8½, Dienstag, Mittwoch und Freitag 2—5, Sonnabend 2—4.

Wannenbäder 25 Pf., Brausebäder 10 Pf., Schwimmbäder 20 Pf.; für Kinder unter 14 Jahren 10 Pf. Monatskarten für Erwachsene 4,50 M.; für Schwimmschüler 2,50 M. Unentgeltliche Bäder auf Verordnung der Stadtärzte.

Zweigstelle im Ledigenheim, Danckelmannstr. 48/49, mit Wannen- und Brausebädern.

1907: 372 618 Besucher.

1426. Arbeitergärten vom Roten Kreuz, Abteilung VI des Vaterländischen Frauenvereins Charlottenburg (siehe Nr. 1359).

Vors.: Frau Staatsminister von Rheinbaben, C. 2, Am Festungsgraben 1, Frau Konsul Fränkel, W. 10, Tiergartenstr. 10.

Geschäftsstelle: Berlinerstr. 137 (Cecilienhaus).

Zweck: Vom Verein gepachtete Landparzellen kinderreichen Arbeiterfamilien gegen geringen Zins (wöchentlich 20 Pf.) zur Bebauung zu überlassen. Anleitung durch Sachkundige. Aussaat und Düngemittel zu ermäßigten Preisen. Genossenschaftlicher Einkauf von Kartoffeln und Feuerung.

1907: 728 bewirtschaftete Gärten.

1427. Städtische Desinfektions-Anstalt, Sophie Charlottenstr. 114.

Verwalter: Greulich, Königin Elisabethstr. 1.

Die Desinfektion ist unentgeltlich in allen Fällen von Tuberkulose, in anderen Fällen, wenn polizeiliche Anordnung vorliegt und bei Mittellosigkeit. Sonst gegen Gebühren.

Siehe ferner: Wohlfahrtseinrichtungen für Schüler und Schülerinnen der Charlottenburger Gemeindeschulen Nr. 1390.

10. Kapitel.

Arbeitsnachweis.

1428. Städtischer Arbeitsnachweis, Kirchstr. 5.

Vors. der Deputation: Stadtrat Dr. Jastrow, Berlinerstr. 54.

Verwalter: Bureau-Assist. Beeck, Spandauerstr. 17.

Der Nachweis ist unentgeltlich und erstreckt sich auf Facharbeiter und ungelernte Arbeiter und Arbeiterinnen einschließlich des Gesindes. Lehrlingsnachweis.

Geöffnet an Wochentagen im Sommer (April bis September) 7—11 vorm., 3—6 nachm.; im Winter (Oktober bis März) 8—12 vorm., 3—6 nachm.

Zweigstelle: Wittenbergplatz 4, für weibliches Erziehungs- und Wirtschaftspersonal 9—12, für weibliches Dienstpersonal 3—7. Für beide Teile kostenlose Vermittlung.

Die städtischen Armenkommissionen überweisen arbeitslose Hilfesuchende an den

Arbeitsnachweis, die Waisenverwaltung und der Freiwillige Erziehungsbeirat ihre Schützlinge an den Lehrlingsnachweis.

1907: 20 720 offene Stellen, 18 551 Stellengesuche, 11 719 besetzte Stellen.

1429. Öffentliche Schreibstube, Berlinerstr. 137 (Cecilienhaus) (8—12 und 2—6).

Unter Leitung eines Komitees. Vors.: Frau Stadtrat Weber, Marchstr. 7f. Die Oberaufsicht ist der Geschäftsstelle der Vereinigung der Wohlfahrtsbestrebungen übertragen (siehe Nr. 1351), der die Schreibstube angegliedert ist.

Zweck: Stellenlosen oder sonst Bedürftigen (in erster Linie Charlottenburger Familienvätern) durch Darbietung einer ihren Kräften angemessenen Arbeitsgelegenheit Hilfe zu gewähren.

In der Regel längste Dauer der Beschäftigung 6 Wochen. 6stündige Arbeitszeit; außerdem wird häusliche Arbeit mitgegeben.

1907: 286 von 530 gemeldeten Personen beschäftigt, darunter 29 weibliche: 8788 M. Löhne gezahlt.

11. Kapitel.
Gewährung von Darlehen und Geldgeschenken.
a) Beamte und städtische Arbeiter.

1430. Jubiläums-Stiftung für Hinterbliebene städtischer Arbeiter. Kapital: 19 900 M.

Verwaltung: Magistrat.

Zweck: Unterstützung von Hinterbliebenen städtischer Arbeiter bis zum Höchstbetrage von 300 M. für das Jahr.

1431. Fritsche-Stiftung. Kapital: 83 900 M.

Verwaltung: Magistrat.

Zweck: Unterstützung von Hinterbliebenen verstorbener Charlottenburger Gemeindebeamten.

1432. Freiherr von Stein-Stiftung. Kapital: 100 000 M.

Verwaltung: Magistrat.

Zweck: Unterstützung würdiger und bedürftiger Personen, die im Dienste der Stadt ehrenamtlich tätig gewesen sind, mit Beträgen von höchstens 500 M. jährlich.

1433. Unterstützungsfonds der Feuerwehr.

Zweck: Außerordentliche Zuwendungen an die Mannschaft der Feuerwehr und deren Hinterbliebene.

Die Verfügung über die Zinsen (etwa 1430 M.) steht der Feuerlösch-Deputation zu.

b) Kaufleute und Gewerbetreibende.

1434. Christian Otto-Stiftung. Kapital: 89 300 M.

Verwaltung: Magistrat.

Zweck: Unterstützung in Not geratener Charlottenburger Kaufleute und Gewerbetreibender mittleren Standes.

c) Lehrer.

1435. Bethgesche Stiftung. Kapital: 12 000 M.

Verwaltung: Magistrat.

Zweck: Unterstützung von bedürftigen Lehrern und Lehrerinnen.

d) Christliche Personen.

1436. Münchhoffsche Stiftung. Kapital: 27 000 M.

Verwaltung: Magistrat.

Zweck: 1. Verwendung von 12 000 M. zur Gründung eines Bürgerrettungs-Instituts; 2. von 474 M. jährlich zur Unterstützung hilfsbedürftiger christlicher Bürger; 3. von 237 M. jährlich zur Unterstützung bedürftiger Familien und Witwen christlicher Religion am 10. Dezember; 4. von 237 M. jährlich zur Unterstützung von Hospitaliten am 10. Dezember.

e) Weibliche Personen.

1437. Kaiser Wilhelm-Legat. Kapital: 26 100 M.
Verwaltung: Magistrat.
Zweck: Unterstützung hilfsbedürftiger weiblicher Personen, welche in den letzten 12 Monaten keine Beihilfe aus städtischen Fonds erhalten haben und einen guten politischen Leumund besitzen, mit Beiträgen von 50—100 M.

1438. Vermächtnis des Barons George Kill-Mar. Kapital: 100 000 M.
Verwaltung: Magistrat.
Zweck: Unterstützung von ganz mittellosen alten Frauen, ausnahmsweise auch Männern, die nicht bereits dauernd der öffentlichen Armenpflege anheimgefallen sind, durch Beiträge von 50—150 M.

1439. Wilhelm-Augusta-Stiftung. Kapital: 49 700 M.
Verwaltung: Magistrat.
Zweck: Unterstützung würdiger weiblicher Personen am 22. März und 30. September.

f) Ohne besondere Zweck- und Personalbestimmungen.

1440. Bramersches Vermächtnis. Kapital: 5600 M.
Verwaltung: Magistrat.
Zweck: Unterstützung armer kranker Gemeindemitglieder.

1441. Daunsches Legat. Kapital: 1633 M.
Verwaltung: Magistrat.
Zweck: Verteilung von 64 M. jährlich an Arme durch den Oberprediger der Luisen-kirche (siehe Nr. 1355).

1442. Fehlowsches Vermächtnis. Kapital: 1500 M.
Verwaltung: Oberbürgermeister.
Zweck: Weihnachtsunterstützungen für Bedürftige.

1443. Jaffé-Stiftung. Kapital: 101 800 M.
Verwaltung: Magistrat.
Zweck: Unterstützung solcher Bedürftiger, die länger als ein Jahr in Charlotten-burg wohnen und keine Unterstützung aus öffentlichen Mitteln erhalten haben.

1444. Wilhelm und Bianka Kahser-Stiftung.
Verwaltung: Magistrat.
Zweck: Verwendung von ca. 499 M. zur Unterstützung hilfsbedürftiger Familien, namentlich zur Erziehung der Kinder.
Bevorzugt werden frühere Bedienstete des Erblassers.

1445. Erbschaft der Geschwister Moser. Kapital: 9200 M.
Verwaltung: Magistrat.
Zweck: 1. Unterstützung von zwei verarmten, durch Krankheit erwerbsunfähig gewordenen Charlottenburger Bürgern oder Bürgerwitwen durch jährliche Zuwendung von 120—150 M. 2. Unterstützung von Kindern unbemittelter, in Charlottenburg wohnhafter Eltern zum Schulunterricht oder zur Anschaffung von nötigen Schulbüchern.

1446. von Platensche Erbschaft. Kapital: 95 400 M.
Verwaltung: Magistrat.
Zweck: Unterstützung hilfsbedürftiger Personen oder Familien, die in den letzten sechs Monaten keine Unterstützung aus Armenfonds erhalten haben.

1447. Präbenden-Fonds. Kapital: 21 300 M.
Verwaltung: Magistrat.
Zweck: Unterstützung bei vorübergehender Notlage von Personen, die keine öffentlichen Armengelder empfangen.
Beschluß steht der Armenkommission zu.

1448. Schulzesches Legat. Kapital: 300 M.
Verwaltung: Magistrat.
Zweck: Verteilung von 12 M. jährlich an Arme durch den Oberprediger der Luisenkirche (siehe Nr. 1353).

1449. Weißesches Legat. Kapital: 1500 M.
Verwaltung: Magistrat.
Zweck: Verteilung von 60 M. jährlich am 19. September an würdige Arme.

Siehe ferner: Rudolf Höhne-Stiftung Nr. 1366, Schuhmachersche Stiftung Nr. 1371.

12. Kapitel.

Auskunfterteilung.

1450. Auskunftstelle der Armendirektion, Rathaus, Zimmer 28a. (8—3).
Zweck: Wohltätigkeitsvereinen und Privatpersonen, die Arme zu unterstützen beabsichtigen, die Möglichkeit und Gelegenheit zu geben, über die Verhältnisse des zu Beschenkenden und besonders über die ihm etwa schon von anderer Seite zufließenden Unterstützungen Auskunft zu erhalten.
Der Auskunftstelle steht das Material der städtischen Armen- und Stiftungsverwaltung und das Verzeichnis der in Charlottenburg bewilligten Alters- und Invalidenrenten zur Verfügung. Außerdem steht sie mit den Wohlfahrtsvereinen und -anstalten Charlottenburgs in Verbindung, besonders mit der Vereinigung der Wohltätigkeitsbestrebungen (siehe Nr. 1351). In der Weihnachtszeit übernimmt die Auskunftstelle die Vergleichung der Bescherungslisten der einzelnen Institutionen und Privatwohltäter, welche Weihnachtsbescherungen veranstalten, um ein planmäßiges Zusammenwirken zu veranlassen.
1907: 122 Auskünfte.

1451. Rechtsauskunftstelle des Gemeinnützigen Vereins für Rechtsauskunft in Groß-Berlin. (Näheres siehe Nr. 1292.) Berlinerstr. 137 (Cecilienhaus). (9—12, Montag, Donnerstag, Freitag 5—7).
1908/09: 2072 Personen beraten, 269 Schriftsätze angefertigt.

1452. Rechtsschutzstelle für Frauen und Mädchen, Berlinerstr. 137 (Cecilienhaus). (Dienstag, Mittwoch, Sonnabend $5^1/_2$—7.)
Vors.: Frau Recha Hamburg, Bleibtreustr. 34/35, Frau Hermine Lesser, Joachimsthalerstr. 39/40.
Zweck: Unbemittelten Frauen unentgeltlichen Rat in allen Rechtsfällen zu erteilen.
1907: 432 Fälle.

1453. Auskunfterteilung über Steuer-, Armen- und Arbeiterversicherungs-Angelegenheiten in den Geschäftsstellen des Magistrats, Rathaus, und in den Häusern Berlinerstr. 70, Lützowerstr. 16 und Lützow 11 (8—3).

Siehe ferner: Vereinigung der Wohltätigkeitsbestrebungen in Charlottenburg Nr. 1351.

13. Kapitel.
Volksbildung, Volksunterhaltung.

1454. Städtische Volksbibliotheken und Lesehallen.
Bibliothekar: Dr. G. Fritz.
Benutzung für jeden Einwohner Charlottenburgs unentgeltlich. Leihfrist 14 Tage.
1. Wilmersdorferstr. 166/167 (Hauptstelle).
Geöffnet: Lesehalle täglich 11—10, Bücherausgabe werktäglich 12—9.
2. Wormserstr. 6a (Zweigstelle Ost).
Geöffnet: Lesehalle täglich 12—9, Bücherausgabe werktäglich 12—9.
3. Danckelmannstr. 49 (Zweigstelle West).
Geöffnet: Lesehalle 12—10, Bücherausgabe: werktäglich 12—9.
Außer den Büchern der Bibliothek liegen Nachschlagewerke, Fach- und Unterhaltungsschriften und Sammlungen von Nachbildungen bekannter Kunstwerke zur unentgeltlichen Benutzung aus.
1907: 164000 Lesehallenbesucher, 251000 Bücher verliehen.
1455. Lehrstätte der Volkshochschule Humboldt-Akademie, Schillerstr. 27/32. (Näheres siehe Nr. 1309.)
Vors. des Kuratoriums: Stadtschulrat Dr. Neufert, Pestalozzistr. 88.
1456. Lessing-Hochschule, Charlottenburg, Mommsen-Gymnasium, Wormserstr. 11. (Näheres siehe Nr. 1312.)
1457. Volkskunstabende. Veranstaltet vom Verein zur Förderung der Kunst (siehe Nr. 1321) im Auftrage des Charlottenburger Magistrats. Bekanntmachung durch die Zeitungen.
Siehe ferner: Städtische Fortbildungsschule Nr. 1391.

Friedenau (Kreis Teltow).
(Siehe die Vorbemerkung Seite 318).

1458. Öffentliche Armenpflege.*)
Geschäftsstelle der Armenverwaltung und des Waisenrats: Feurigstr. 7 (Zimmer 46/47).

a) Armen-Kommission.
Vors.: Geh. Rechn.-Rat Wossidlo, Ringstr. 47.
Der Armenkommission steht eine Gemeinde-Diakonissin zur Seite, die ebenso wie andere Mitglieder recherchiert, insbesondere aber die Pflege der unbemittelten Kranken und die tätige Hilfeleistung in den Familien übernimmt. Die Armenkommissionsmitglieder siehe im Berliner Adreßbuch. — Armenarzt.

b) Waisenrat.
Vors.: Geh. Rechnungsrat Wossidlo, Ringstr. 47.
Übernahme der General-Vormundschaft.

c) Drei kleinere Stiftungen.
Zinsen (ca. 126 M.) alljährlich zum Besten der Ortsarmen verwendet.

d) Fonds für verschämte Arme.
1459. Kirchliche Armenpflege
Geistliche: Pfarrer Görnandt, Kaiserallee 76, und Pfarrer Kleine, Wiesbadenerstr. 1.

---

*) Über den Begriff „Öffentliche Armenpflege", vergl. 2. Teil, S. 402 ff.

1. Frauenverein.

Vors.: Frau Direktor Wolff, Frau Pfarrer Görnandt.

Zweck: Unterstützung Armer mit Kleidung und Lebensmitteln.

2. Gemeindeschwestern, Wiesbadenerstr. 1.

1460. Armenhaus, Laubacherstr., Ecke Kreuznacherstr.

Zweck: Unentgeltliche Aufnahme alter erwerbsunfähiger Personen. Vorübergehende Aufnahme Obdachloser.

2 Schlafsäle mit je 28 Betten. 2 besondere Räume für Kinder.

1461. Krippe des Vaterländischen Frauenvereins (siehe Nr. 1464), Stubenrauchstr. 71.

Vors.: Frau Dr Vally Ziemssen, Handjerystr. 30.

Zweck: Aufnahme von 12—15 Kindern im Alter von 6 Wochen bis 2½ Jahr, deren Mütter dem Erwerb nachgehen.

Geöffnet von 7—7. Pflegegeld: täglich 30 Pf.

1462. Kinderfürsorgestelle der Gemeinde, Feurigstr. 7, part., Zimmer 45. Mittwoch 11—12.

Arzt: Dr Schaps.

Zweck: Unentgeltliche Beratung über Wartung und Pflege von Säuglingen. Abgabe von Milch und Nährpräparaten. Ständige Beaufsichtigung von Kindern, welche seitens der Gemeinde in Pflege gegeben worden sind, und von solchen, deren Eltern eine Armenunterstützung erhalten, bis zum vollendeten 2. Lebensjahre. Kontrolle der Haltefrauen in der Gemeinde.

1. Juli bis 1. Dezember 1907: 227 Beratungen in der Sprechstunde und 275 Hausbesuche.

1463. Kinderheim, Kaiserallee 76a. Errichtet von der Kirchengemeinde.

Leiterin: Diakonissin.

Aufnahme unentgeltlich. Mittagessen 10 Pf., für Bedürftige unentgeltlich.

Den Verein Kinderarbeitsstätten (Lampsonsche) siehe Nr. 337.

1464. Vaterländischer Frauenverein.

Vors.: Frau Dr Vally Ziemssen, Handjerystr. 30.

Zweck: 1. Im Kriegsfall Einrichtung von Verband- und Erfrischungsstationen; im Frieden Abhaltung eines Samariterkursus. (Der Kursus findet November bis Dezember im Gymnasium statt, für Mitglieder unentgeltlich, Nichtmitglieder zahlen 3 M.) 2. Unterhaltung einer Krippe (siehe Nr. 1461). 3. Abhaltung eines Säuglingspflegekursus in der Krippe (siehe diese Nr. 1461). (Für Mitglieder kostenfrei. Nichtmitglieder zahlen 3 M. Der Kursus findet im Januar statt.)

1465. Verein für Ferienkolonien.

Stellv. Vors.: Geh. Sanitätsrat Fromm, Schöneberg, Hedwigstr. 13.

Zweck: Unbemittelten Schulkindern unentgeltlichen Erholungsaufenthalt zu beschaffen.

Ferienheim in Kolberger Deep.

1907: 51 Kinder in Ferienkolonien, 19 Kinder in die Halbkolonie geschickt.

1466. Krankenpflege=Station XIII des Evangel.=kirchlichen Hilfsvereins, Schöneberg, Hauptstr. 106.

Näheres über den Verein siehe Nr. 583.

1467. Pflegerinnen=Station des Frauenvereins für geordnete Krankenpflege im Kreise Teltow.

Vorst.: Frau Major Roenneberg, Kirchstr. 7/8.

Den Verein siehe Nr. 1524.

1468. Freiwillige Sanitätskolonne vom Roten Kreuz.

Vors.: Sadée, Rheinstr. 16.

Zweck: Ausbildung für den Kriegsfall, Ausübung der ersten Hilfe, Ausführung von Kranken-Transporten.

Zur Verfügung stehen: Alarm-Zentrale für Unfälle: Polizeiwache, Feurigstr.

5 Unfallstationen: Rheinstr. 40/42, Feurigstr. 8, Auf dem Friedhof, Rheingaustr. 80, Handjerystr. 36.

1 Krankenwagen, Handjerystr., Feuerwehr-Gebäude.

1469. Sanitätswache (Unfallstation), Handjerystr. 75.

Errichtet von der Gemeinde Friedenau.

Vorst.: Straßenmeister Schulz.

Zweck: Bei Unglücksfällen, plötzlichen Erkrankungen usw. die erste Hilfe (Unbemittelten unentgeltlich) zu leisten.

1470. Krankentransportwesen.

Gemeinde-Krankenwagen, untergebracht im Feuerwehr-Gebäude. Brandwache, Handjerystr. 36.

Zweck: Transport von Erkrankten innerhalb Groß-Berlins gegen Erstattung der tarifmäßigen Gebühren.

1471. Volksbibliothek, Albestr. 30/31.

Leiter: Lehrer Finke.

Benutzung für Ortsbewohner unentgeltlich.

1907: Bestand 5000 Bände, 500 Leser; wöchentlich ca. 150 Bände ausgegeben.

Pflegestätte Lenzheim, Zufluchtsstätte, Rettungshaus der Heilsarmee siehe Nr. 750, 804, 807, Stiftungen des Kreises Teltow Nr. 1347, 1348. Die Krankenhäuser für den Kreis Teltow befinden sich in Britz (siehe Nr. 1345), in Groß-Lichterfelde (siehe Nr. 1516) und in Mittenwalde. Verband der Genossenschaft freiwilliger Krankenpflege im Kriege für die westlichen Vororte siehe Nr. 1615.

Friedrichsberg siehe Lichtenberg.

Friedrichsfelde mit Karlshorst (Kreis Niederbarnim).
(Siehe die Vorbemerkung Seite 318).

1472. Öffentliche Armenpflege.*)

Geschäftsstelle: Wilhelmstr. 20a.

Ausgeübt von 2 Armen-Deputationen, und zwar: a) für Friedrichsfelde, bestehend aus 8 Mitgliedern, b) für Karlshorst, bestehend aus 3 Mitgliedern.

Vors. beider Deputationen: Beigeordneter Caßbaum.

Armenarzt für Friedrichsfelde: Dr. med. Unger, Friedrichsfelde, Berlinerstr. 111.

Armenarzt für Karlshorst: Dr. med. Thünner, Karlshorst, Gundelfingenerstr. 43.

Die **Kirchliche Armenpflege** wird vom Frauenverein (siehe Nr. 1473) ausgeübt.

1473. Frauenverein (Zweigverein des Vaterländischen Frauenvereins, siehe diesen Nr. 775).

Vors.: Frau Clara Bathke, Berlinerstr. 87.

Zweck: In Friedenszeiten Kranke und Arme in Friedrichsfelde in Notfällen zu unterstützen. In Kriegszeiten Förderung von Einrichtungen zur Fürsorge für die Verwundeten und Kranken im Felde.

Unterstützung mit Milch und Fleisch; zu Weihnachten erhalten bedürftige Familien (meist Witwen) je 500 Stück Preßkohlen.

---

*) Über den Begriff „Öffentliche Armenpflege", vergl. 2. Teil, S. 402 ff.

1907: 1925 M. verausgabt, 310 Krankenpflegen, 437 Besuche in 94 Familien. Der Verein unterhält eine Diakonissen-Station, Wilhelmstr. 17.

1474. **Kreisverband des Blauen Kreuzes** (Berlin u. Vororte). (Näheres siehe Nr. 624.)
Vors.: Bureau-Vorsteher A. Müller, Karlshorst, Auguste Viktoriastr. 14.

1475. **Frauenhilfe** des Evangelisch-kirchlichen Hilfsvereins im Kreise Niederbarnim (siehe Nr. 1677).
Vors.: Frau E. Pascal, Karlshorst, Prinz Eitel Fritzstr. 7.
Zweck: Fürsorge für Arme und Kranke durch Anstellung einer Diakonissin. Beaufsichtigung der Waisen und Mündel bis zum 6. Lebensjahr.

1476. **Schulärzte** für die Volksschulen. Regelmäßige Untersuchungen der Kinder.

1477. **Fürsorge für bedürftige Tuberkulose** durch die Gemeinde.
Zweck: Beschaffung gesunder Wohnungen, Gewährung von Medikamenten und Stärkungsmitteln, hygienische Maßregeln in den Wohnungen.
Gilt nicht als Armen-Unterstützung. Meldungen durch den Arzt.

1478. **Krankenhaus** für Friedrichsfelde in Ober-Schöneweide im Bau begriffen.

1479. **Gemeinde-Armenhaus**, Berlinerstr. 65.
Verwalter: Polizei-Sergeant. Brauner.
Zweck: Aufnahme und Verpflegung von Hilfsbedürftigen.

1480. **Volksbibliothek**, Wilhelmstr. 30. Unterhalten von der Gemeinde.
Leiter: Lehrer Abel. Geöffnet: Mittwoch 4—6, Sonntag 9—11. Benutzung unentgeltlich.
1908: 1400 Bände.

Grunewald (Kreis Teltow).

(Siehe die Vorbemerkung Seite 318).

1481. **Öffentliche Armenpflege.*)** Unter Leitung des Gemeindevorstandes.
Geschäftsstelle: Herthastr. 18.
Waisenrat: Rechn.-Rat: Köllich, Gillstr. 3.

1482. **Kirchliche Armenpflege.**
Die Armenpflege wird in der Gemeinde und in dem benachbarten Ortsteile Halensee und Bahnhof Grunewald unter Leitung von Pfarrer Priebe, Behmestr. 3, ausgeübt. Geldunterstützungen, Lieferung von Suppen, Nahrungsmitteln, Kleidung. Zu Weihnachten werden alljährlich bedeutende Sendungen an Geld und Kleidungsstücken an die armen Gemeinden Berlins versandt.
Frauenhilfe des Evangel.-kirchlichen Hilfsvereins.
Vorst.: Frau Wirkl. Geh. Ober-Reg.-Rat Lüders, Königsallee 45.
Zweck: Ausübung der Krankenpflege in der Gemeinde mit Hilfe der Diakonissinnen der Pflegestation (siehe diese Nr. 1483), Beschaffung von Kleidung für Arme, besonders armer Wöchnerinnen.

1483. **Krankenpflegestation XV** des Evangelisch-kirchlichen Hilfsvereins, Wilmersdorf, Mehlitzstr. 8.
Näheres über den Verein siehe Nr. 583.

1484. **Volksbibliothek und Lesehalle**, Delbrückstr. 20.
Vors. des Kuratoriums: Direktor B. Wieck, Bismarckallee 17.
Bibliothekar: Lehrer Siebert.
Geöffnet im Winter Montag und Donnerstag 6—8, im Sommer 7—8 abends.
1907: 5325 Bücher entliehen, 100 Besucher der Lesehalle. Bestand: 1673 Bände.

---

*) Über den Begriff „Öffentliche Armenpflege", vergl. 2. Teil, S. 402 ff.

Die Pflegestätte Lenzheim zur Aufnahme Erholungsbedürftiger aus dem Kreise Teltow siehe Nr. 750, Stiftungen des Kreises Teltow Nr. 1347, 1348. Die Krankenhäuser für den Kreis Teltow befinden sich in Britz (siehe Nr. 1345), in Groß-Lichterfelde (siehe Nr. 1516) und in Mittenwalde.

Verband der Genossenschaft freiwilliger Krankenpflege im Kriege für die westlichen Vororte siehe Nr. 1615).

Halensee siehe Wilmersdorf.
Karlshorst siehe Friedrichsfelde.
Lankwitz (Kreis Teltow).
(Siehe die Vorbemerkung Seite 318).

1485. Öffentliche Armenpflege.*)
Geschäftsstelle: Hauptstr. 13.
Armenausschuß. Vors.: Schöffe Dillges, Hauptstr. 28.
Die Gemeinde Lankwitz ist in 4 Armenbezirke eingeteilt, an deren Spitze je ein Bezirksvorsteher und diesem zur Seite je ein Armenpfleger steht. (Die Namen siehe Berliner Adreßbuch.)
Gesuche um Unterstützungen sind bei dem zuständigen Armenpfleger anzubringen.
Kommissionssitzungen finden alle 4 Wochen am letzten Dienstag des Monats statt.
Armenarzt: Dr. med. Henschel, Marienfelderstr. 14.
Gemeindeschwester: Ulla Schmidt, Marienfelderstr. 36.
4 Waisenräte. (Die Namen siehe Berliner Adreßbuch.)
Die **Kirchliche Armenpflege** wird von dem Vaterländischen Frauenverein ausgeübt (siehe Nr. 1486).

1486. Zweigverein des Vaterländischen Frauenvereins.
Vors.: Frau Pfarrer Schacht, Hauptstr. 6.
Zweck: 1. In Kriegszeiten Fürsorge für die im Felde Verwundeten und Erkrankten. 2. In Friedenszeiten, abgesehen von der Vorbereitung für den Kriegsfall, Beteiligung bei Linderung außerordentlicher Notstände (Seuchen, Überschwemmungen u. a.). 3. Unterhaltung des Kinderheims, Seydlitzstr., für Kinder von 3—6 Jahren, ausnahmsweise für etwas jüngere. (Geöffnet 7—7. Schulgeld 50 Pf. wöchentlich. Ermäßigungen und Freistellen. Auf Wunsch Suppe und Kaffee.) 4. Unterstützung Armer, besonders in Krankheitsfällen durch Lebens- und Stärkungsmittel. Dauernde Unterstützung alter arbeitsunfähiger Personen. (Ausgaben jährlich ca. 2000 M.)

1487. Gemeinde-Armenhaus, Marienfelderstr. 38.
Zweck: Unentgeltliche Aufnahme alter erwerbsunfähiger Personen zu ständigem Aufenthalt. Ausnahmsweise Aufnahme von Obdachlosen.

1488. Pflegestation des Frauenvereins für geordnete Krankenpflege im Kreise Teltow im Gemeindehaus. (Den Verein siehe Nr. 1524).
Vorst.: Frau Heising, Siemensstr. 35; Frau Reinicke, Steglitzerstr.; Frau Ephraimsohn, Calandrellistr. 40.
1907: ca. 120 Pflegen.
Die Pflegestätte Lenzheim zur Aufnahme Erholungsbedürftiger aus dem Kreise Teltow siehe Nr. 750, Stiftungen des Kreises Teltow Nr. 1347, 1348. Die Krankenhäuser für den Kreis Teltow befinden sich in Britz (siehe Nr. 1345), in Groß-Lichterfelde (siehe Nr. 1516) und in Mittewalde.

---

*) Über den Begriff „Öffentliche Armenpflege", vergl. 2. Teil, S. 402 ff.

Lichtenberg.

Siehe die Vorbemerkung Seite 318.

1489. Öffentliche Armenpflege.*) Unter Leitung des Magistrats.
Dezernent: Stadtrat Reusch, Frankfurter Chaussee 152.
Geschäftsstelle: Dorfstr. 111.
Armenkommission: 31 Mitglieder. Vors.: Stadtrat Reusch.
Gesuche an den Magistrat (Armenverwaltung). 31 Armenkommissionsbezirke.
Kommissionssitzungen allmonatlich. Armenärzte. 31 Waisenräte. (Die Namen
siehe im Berliner Adreßbuch.)
Eine Reorganisation der gesamten Armenverwaltung ist augenblicklich Gegenstand
der Beratung. Geplant ist die Einführung einer Armendirektion, die Institution der
Armenkommissionsvorsteher-Bezirke, die Generalvormundschaft und Waisenpflege.

1490. Kirchliche Armenpflege.
Geistliche: Pfarrer Kuntze, Dorfstr. 33, Hoener, Frankfurter Chaussee 8,
Succo, Siegfriedstr. 46 und Mader, Kronprinzenstr. 52.
1. Näh- und Strickverein I.
Vors.: Frau Pastor Kuntze.
Unterstützt arme Gemeindemitglieder, besonders zu Weihnachten, mit Kleidungs-
stücken.
2. Näh- und Strickverein II. Begründet von dem Verein für innere Mission
in Lichtenberg-Friedrichsberg-Wilhelmsberg.
Vors.: Frau Pastor Hoener.
3. Diakonissen: Frankfurter Chaussee 154, Wilhelmstr. 73 (vom Vaterländischen
Frauenverein (siehe Nr. 1495), Magdalenenstr. 42 (von der Lichtenberger
Frauenhilfe (siehe Nr. 1491).

1491. Frauenhilfe des Evangel.-kirchlichen Hilfsvereins im Kreise Niederbarnim (siehe
Nr. 1677).
Vors.: Frau Pastor Kuntze, Lichtenberg, Dorfstr. 33.
Zweck: Außer kirchlichen Bestrebungen Versorgung Armer und Kranker durch
Diakonissen. Unterstützung von Wöchnerinnen mit Suppen. Weihnachtsbe-
scherung für arme Familien.
    1907: 823 Suppen verteilt.

1492. Männer-Konferenz des Vincenzvereins (siehe diesen Nr. 82/83).
St. Aloysius. Vorst.: Dahms, Pfarrstr. 28.
Zweck: Unterstützung armer Katholiken.

1493. Frauen-Konferenz des Vincenzvereins (siehe diesen Nr. 82/83).
St. Theresia. Vorst.: Erzpriester Kuborn, Wartenbergstr. 9.
Zweck: Unterstützung armer Katholiken.

1494. Städtisches Obdach, Lichtenberg, Parallelweg 2.
Zweck: Unentgeltliche Aufnahme obdachloser Personen.

1495. Vaterländischer Frauenverein für Lichtenberg.
Vors.: Frau Pastor Hoener, Frankfurter Chaussee 8.
Zweck: Anstellung von Diakonissen und Unterhaltung von Kleinkinder-Bewahr-
anstalten (siehe diese Nr. 1497).
4 Diakonissen, die sich der Armen- und Krankenpflege widmen. Unterstützung mit
Kleidung, Feuerung, kleinen Geldbeträgen.
Wohnung der Diakonissen: Station I, Frankfurter Chaussee 154 (1—2), Sta-
tion II, Neu-Lichtenberg, Wilhelmstr. 73 (1—2).

---

*) Über den Begriff „Öffentliche Armenpflege", vergl. 2. Teil, S. 402 ff.

1496. Hilfsklassen für schwachbefähigte Gemeindeschulkinder in der 1., 4. und 6. Gemeindeschule. Unterricht durch besonders vorgebildete Lehrer.

1497. Kinderfürsorge des Vaterländischen Frauenvereins (siehe Nr. 1495).
a) Kleinkinder-Bewahranstalt, Frankfurter Chaussee 154.
Leiterin: Diakonissin. Schulgeld monatlich 50 Pf. Mittagessen 10 Pf.
b) Kleinkinder-Schule (Froebel), Neu-Lichtenberg, Wilhelmstr. 73.
Leiterin: Schulfräulein. Schulgeld monatlich 1 M. Mittagessen 10 Pf.

1498. Katholische Kleinkinder-Bewahranstalt, Wartenbergstr. 12.
Leiterinnen: Graue Schwestern von der hl. Elisabeth.
Schulgeld monatlich 50 Pf. Für Unbemittelte Freistellen.

1499. Städtisches Krankenhaus, Frankfurter Chaussee, im Bau.

1500. Ambulante Krankenpflege der grauen Schwestern von der hl. Elisabeth (katholisch), Wartenbergstr. 12.
Zweck: Unentgeltliche Krankenpflege in den Häusern armer Familien.

1501. Verein Hauspflege.
Vors.: Frau Agathe Hagenbeck, O. 112, Frankfurter Allee 190.
Stellv. Vors.: Frau Dr. Birnbaum, O. 112, Frankfurter Allee 171a.
Zweck: Unbemittelten Familien, in denen die Leiterin des Hausstandes durch Krankheit oder Wochenbett an ihren Pflichten verhindert ist, unentgeltlich oder gegen geringe Zuzahlung (10—75 Pf. täglich) eine Pflegefrau zur Aufrechterhaltung der Wirtschaft, nicht als Krankenpflegerin zu schicken. Im Bedürftigkeitsfalle Unterstützung mit Lebensmitteln.
Meldungen an die Vorsitzende oder stellvertretende Vorsitzende.
1907: 102 Familien verpflegt.

1502. Lichtenberger Verein für Ferienkolonien.
Vors.: Erster Bürgermeister Ziethen, Dorfstr. 34.
Zweck: Schwächlichen und kränklichen Kindern armer Eltern einen Erholungsaufenthalt zu gewähren.
1908: 72 Kinder entsandt.

1503. Städtisches Volksbad soll errichtet werden.

1504. Freiwillige Sanitätskolonne vom Roten Kreuz.
Vors.: Stabsarzt Dr. Nachtwey, Frankfurter Chaussee 140.
Zweck: Hilfe bei Unglücksfällen.

1505. Volksbücherei der Gemeinde, Schulhaus, Dorfstr. 4/5.
Leiter: Lehrer E. Glöden.
Geöffnet: Dienstag und Freitag 5—8 abends, Sonntag 11½—1 Uhr. Benutzung unentgeltlich. Lesesaal geplant.
1907: 2100 Bücher verliehen. Bestand über 6000 Bände.
Die Erziehungsanstalt der Stadt Berlin siehe Nr. 301, den Verein Kinderarbeitsstätten (Lampsonsche) Nr. 337, die Irrenanstalt Herzberge Nr. 594, die Heilstätte für geschlechtskranke Männer Nr. 676.

Groß-Lichterfelde (Kreis Teltow).
(Siehe die Vorbemerkung Seite 318).

1506. Öffentliche Armenpflege.*)
Geschäftsstelle der Armen- und Waisenverwaltung: Schillerstr. 32, Zimmer 6.
a) Armen-Kommission.
Vors.: Syndikus Dr. Domino, Schillerstr. 32 (10—1).
b) Waisenrat: Syndikus Dr. Domino.

---

*) Über den Begriff „Öffentliche Armenpflege", vergl. 2. Teil, S. 402 ff.

1507. Kirchliche Armenpflege.
    1. 3 evangel.-kirchliche Frauenvereine.
       a) Zentrum. Vors.: Pastor Stolte, Dahlemerstr. 87
       b) Westen. Vors.: Pastor Steinemann, Ringstr. 36.
       c) Osten. Vors.: Pastor Muhs, Berlinerstr. 64.
Zweck: Der leiblichen (und geistlichen) Not in der Gemeinde entgegenzuwirken. Unterstützung mit Lebensmitteln, Wäsche- und Kleidungsstücken, Heizmaterial, Handwerkszeug u. dgl., selten in bar.
Die Fürsorge des Vereins erstreckt sich vornehmlich auf verschämte Arme und solche Notleidende, welche noch nicht der bürgerlich-gesetzlichen Armenpflege anheimgefallen sind.
    2. 3 Gemeinde-Diakonissen, Verlängerte Wilhelmstr. 2 und Dahlemerstr. 10.
    3. Kinderheim Ost, Brauerstr. 6, für Kinder von 3—6 Jahren. Wöchentlich 25 Pf. Geöffnet 8—12 und 2—6. Auf Wunsch Mittagessen für 10 Pf.
    4. Kinderhort in der alten Lichterfelder Kirche, Chausseestr., für schulpflichtige Knaben und Mädchen. Monatlich 50 Pf.

1508. Frauen-Beschäftigungsvereine.
Vors.: Frau Generalleutnant von Hiller, West, Goßlerstr. 11.
Zweck: Förderung der Erwerbstätigkeit von Frauen und Mädchen durch Vermittlung dauernder, gut bezahlter Heimarbeit (Wäschenähen, einfache Schneiderei, Sticken und Stricken).
Verkaufsstellen: Drakestr. 56a, Augustusstr. 5a, Bismarckstr. 30.

1509. a) Männer-Konferenz des St. Vincenz-Vereins (siehe diesen Nr. 83, 84).
St. Franziskus. Vors.: Kanzleiinspektor Segner, Göbenstr. 20.
Zweck: Unterstützung armer Katholiken.
b) Frauenkonferenz.
Vors.: Pfarrer Beyer, Kornmesserstr., im Pfarrhaus.
Zweck: Unterstützung armer Katholiken.

1510. Gemeinde-Armenhaus, Torfstich 2.
Zweck: Unentgeltliche Aufnahme alter erwerbsunfähiger Personen zu ständigem Aufenthalt.
Keine Verpflegung. Platz für ca. 12 Familien.

1511. Krippe, Kinderheim und Kinderhort des Vaterländischen Frauenvereins zu Gr.-Lichterfelde, Dürerstr. 49.
Vors.: fehlt z. Z.
Leiterin: Frl. Berger.
Zweck: Beaufsichtigung und Beschäftigung von Kindern, deren Mütter außer dem Hause beschäftigt oder krank sind.
Schulgeld wöchentlich 60 Pf. Geöffnet morgens 7 bis abends 7
     1908: 7953 Kinder.

1512. Pflegestationen des Frauenvereins für geordnete Krankenpflege im Kreise Teltow (siehe Nr. 1524).
1. Verlängerte Wilhelmstr. 2; 2. Dahlemerstr. 10.

1513. 4 Schulärzte zur ärztlichen Überwachung der Gemeindeschulkinder.

1514. Verein des Blauen Kreuzes.
Vorst.: Schulze, Chausseestr. 20.
Zweck: Bekämpfung des Mißbrauchs geistiger Getränke.

1515. Kreisverband des Blauen Kreuzes (Berlin und Vororte).
Vors.: R. Belling, Seestr. 2.
Näheres siehe Nr. 624.

1516. Kreiskrankenhaus in Gr.-Lichterfelde, an der Berlin-Potsdamer Chaussee.
Vorst.: Kreis-Ausschuß des Kreises Teltow (Vors.: Landrat Dr von Achenbach).
Ärztlicher Direktor und leitender Arzt der chirurgischen Abteilung: Sanitäts-Rat Prof. Dr Riese.
Leitender Arzt der inneren Abteilung: Prof. Dr. Brandenburg.
250 Betten. Pflegegeld für Kreisangehörige: Erwachsene und Kinder 3 M., für Auswärtige 3,50 M. täglich.
Mit dem Krankenhaus ist eine Poliklinik (Dienstag, Donnerstag und Sonnabend von 4—5 Uhr) und ein Mutterhaus (siehe nächste Nummer) verbunden.
1907: 2455 Kranke aufgenommen, 692 poliklinisch behandelt.

1517. Schwestern-Mutterhaus des Kreises Teltow, Berlin-Potsdamer Chaussee.
Oberin: Marie Engdahl.
Zweck: Ausbildung von evangelischen Krankenpflegerinnen für den Kreis Teltow, Aufnahme-Bedingungen: Alter 21—36 Jahr. Freie Wohnung, Beköstigung. Wäschereinigung, 10—50 M. monatliches Taschengeld. Nach Ablauf des Probejahres dreijährige Tätigkeit in einem Krankenhaus oder einer Gemeinde.
1907: 44 ausgebildete Schwestern.

1518. Rettungswache im Krankenhaus, Berlin-Potsdamer Chaussee.
Siehe auch Berliner Rettungswesen Nr. 768.

1519. Unfallstationen vom Roten Kreuz.
Vorf.: W. Freustadt, Jungfernstieg 22.
Zweck: Erste Hilfe bei Unglücksfällen. Krankentransport. Besorgung ärztlicher Hilfe bei Tag und Nacht.
1. Station: Ost Verlängerte Wilhelmstr. 1. Fernspr. 3370. 2. Station: Süd, Berlinerstr. 66. Fernspr. 3559. 3. Station: West: Zehlendorferstr. Fernspr. 3368.

1520. Freiwillige Sanitätskolonne vom Roten Kreuz.
Vorf.: W. Freystadt, Jungfernstieg 22.
Zweck: Erste Hilfeleistung bei Unglücksfällen. Ausbildung für die Kriegskrankenpflege.

1521. Gemeinde-Badeanstalt am Teltow-Kanal, Chausseestr. 9—10.
Geöffnet vom 15. Mai bis 30. September.
Preise: ohne Zelle für Erwachsene 20 Pf., für Kinder 15 Pf. mit Zelle für Erwachsene 30 Pf. für Kinder 25 Pf. Einzelbilletts; Dutzendbilletts und Abonnements zu ermäßigten Preisen.

1522. Humboldt-Akademie, Volkshochschule, Lehrstätte Gr.-Lichterfelde.
Vorf.: Justizrat Scheff, Jungfernstieg 21.
Zweck: Siehe Nr. 1309.
Unterrichtsstätten: Gymnasium, Berlinerstr. 41, Ober-Realschule, Ringstr. 3. Hörgebühr 2,50 M. für die erste Vortragsreihe, für jede weitere 2 M. Ermäßigungen für Lehrer, Beamte, Krankenpflegerinnen, Arbeiter, Schüler, Lehrlinge.

Die Häuser des Vereins Frauenheim siehe Nr. 156, das Johanniter-Siechenhaus Nr. 203, das Kornmessersche Waisenhaus Nr. 290, das St. Monikastift Nr. 691, die Pflegestätte Lenzheim zur Aufnahme Erholungsbedürftiger aus dem Kreise Teltow Nr. 750, die Stiftungen des Kreises Teltow Nr. 1347, 1348, den Verband der Genossenschaft freiwilliger Krankenpfleger im Kriege für die westlichen Vororte Nr. 1615

Mariendorf-Südende (Kreis Teltow).

(Siehe die Vorbemerkung Seite 318.)

1523. Öffentliche Armenpflege.*)

a) Armen-Kommission: Bürgermeister Westphal, Dr. Leutloff, Rentier Grothe, Eigentümer Herzberg, Dr. Harder.

b) Gemeinde-Waisenrat: Gemeindeassistent Krone, Landwirt Dillges, Rentier Grothe, Gastwirt Reichardt, Pfarrer Erdmann, Kaufmann Oertelt.

Erkrankte Personen werden in den Kreiskrankenhäusern Britz und Gr.-Lichterfelde verpflegt.

Die **Kirchliche Armenpflege** wird ausgeübt vom

1524. Frauenverein für geordnete Krankenpflege im Kreise Teltow. Unter dem Protektorat der Prinzessin Friedrich Leopold.

Leitung und Sitz im Marienheim zu Mariendorf.

Vors.: Frau Prediger Richter, Mariendorf, Britzerstr. 1.

Einrichtungen:

1. Geordnete Krankenpflege innerhalb des Kreises Teltow. Anstellung von in der Krankenpflege ausgebildeten Schwestern, die in die einzelnen Gemeinden entsandt oder auch dauernd dort belassen werden.

Sie bleiben immer im Dienst und unter Aufsicht des Vereins. Mutterhaus Marienheim (siehe unten).

Für die Pflege in Familien wird Pflegegeld von 4 M. täglich abwärts, je nach den Verhältnissen erhoben. Arme werden unentgeltlich gepflegt, auch mit Nahrungs- und Stärkungsmitteln, sowie Pflegerequisiten unterstützt.

1908/09: 129 Kranke gepflegt.

Innerhalb des Kreises Teltow sind Gemeindeschwestern in Gr.-Lichterfelde-Ost, -West und Zentrum, Mariendorf, Steglitz, Stolpe-Wannsee, Treptow, Kl.-Glienicke, Schmargendorf, Lankwitz, Friedenau stationiert. Jeder Station stehen am Orte wohnende Bezirksdamen vor, welche die Krankenpflege und die Schwestern überwachen, die Höhe des Pflegegeldes bestimmen und über zu gewährende Unterstützungen entscheiden.

1907: 13 Stationsschwestern, 479 Tage, 244 Nächte, 11 804 Stundenpflegen. unentgeltlich. 21 Schwestern für Familienpflege 468 Tage und Nächte. teilweise unentgeltlich. 2 Schwestern, 4 Lehrschwestern im Krankenhaus.

Das Marienheim ist Schwestern-Mutterhaus. In seinem Krankenhaus (siehe unten) werden die Schwestern ausgebildet. Im Marienheim werden Geräte zur Krankenpflege und Wöchnerinnenkörbe (Körbe, die alle erforderlichen Wäschestücke und Pflegeutensilien enthalten) verliehen.

2. Koch- und Haushaltungsschule.

Vorst.: Frl. Richter.

Zweck: Ausbildung junger Mädchen der mittleren und besseren Stände für eigenen Haushalt oder zu Stützen der Hausfrau in einjährigem Kursus (monatlich 15—20 M., in allen Zweigen der Hauswirtschaft, sämtlichen Hausarbeiten, Wäsche, Kochen, etwas Nähen, auch Schreibmaschine. Vorbildung konfirmierter Mädchen zu ordentlichen Dienstmädchen in einjähriger Lehrzeit (monatlich 5 M.).

3. Krankenhaus. 12 Betten III. Klasse für bettlägerige weibliche Kranke. Südzimmer zu zwei, drei und fünf Betten, Liegehalle, Balkon. Aufnahme finden an inneren, chirurgischen und Frauen-Krankheiten Leidende. Die Pflege wird

---

*) Über den Begriff „Öffentliche Armenpflege", vergl. 2. Teil, S. 402 ff.

ausgeübt durch 4 Schwestern vom Roten Kreuz. Nicht aufgenommen werden: an Lungentuberkulose, Typhus, Scharlach, Tiphtherie, Masern und Syphilis Leidende. Preis 3 M., für Krankenkassen 2,50 M. Aufnahme und Entlassung gleich 1 Tag. Es empfiehlt sich, die Anmeldung zur Aufnahme vorher zu bewirken (Fernspr.: Tempelhof 30). Den Kranken ist gestattet, ihre eigene Wäsche und ihre eigenen Kleider zu tragen, doch übernehmen sie dabei die Verpflichtung, sich ihre Wäsche selbst waschen zu lassen. Auf Wunsch wird Anstaltswäsche ohne Kosten verabreicht. Für Kranke I. und II. Klasse oder solche, welche allein liegen wollen und ein besonderes Zimmer beanspruchen, werden besondere Preise berechnet.

1908/09: 251 Kranke behandelt.

4. **Erholungsheim.** 20 Betten III. Klasse für nicht bettlägerige auch männliche Kranke und Rekonvaleszenten. Südzimmer zu je 2 Betten, besonderes Speisezimmer, Liegehalle, Garten, Park, Eisbahn. Aufnahme finden alle an Erkrankungen des Stoffwechsels, der Blutzirkulation, des Darmkanals, des Unterleibes, der Bewegungsstörungen, des Nervensystems usw. Leidende. Ausgeschlossen ist Lungentuberkulose und Geisteskrankheiten. Preis einschließlich Bäder, Bestrahlungen und mediko-mechanische Behandlung 3 M., für Kassen 2.50 M. Für besonderes Zimmer wie oben.

1908 09: 184 Personen verpflegt.

5. **Turnhalle.** Gelenkbeugungsapparate, Leiter, Ringe, Hanteln usw. stehen auch ambulanten Kranken zur Verfügung.

6. **Badehaus.** Auch Kranken, welche nicht in der Anstalt Aufnahme finden wollen, ist es gestattet, die Bäder, Bestrahlungen und mediko-mechanischen Apparate zu gebrauchen. Die Preise werden hierbei nach besonderer Vereinbarung festgesetzt. Wasser-, Licht- und elektrische Bäder. Röntgenbestrahlung. Massage. Elektrisieren. Das St. Anna-Stift siehe Nr. 724, die Pflegestätte Lenzheim zur Aufnahme Erholungsbedürftiger aus dem Kreise Teltow siehe Nr. 750, die Stiftungen des Kreises Teltow Nr. 1347, 1348.

Die Krankenhäuser für den Kreis Teltow befinden sich in Britz (siehe Nr. 1345), in Gr.-Lichterfelde (siehe Nr. 1516) und in Mittenwalde.

Verband der Genossenschaft freiwilliger Krankenpfleger im Kriege für die westlichen Vororte siehe Nr. 1615.

Pankow (Kreis Niederbarnim).
(Siehe die Vorbemerkung Seite 318.)

1525. Öffentliche Armenpflege.*)
Geschäftsstelle: Breitestr. 24 a.

a) **Armenkommission:** Vors.: Gemeindeschöffe, Stadrat a. D. Stawitz, Spandauerstr. 5.

Gesuche durch den Gemeindevorsteher an den Vorsitzenden der Armenkommission, besonders dringende Fälle werden einstweilen durch den Gemeindevorsteher erledigt.

Kommissionssitzungen mindestens allmonatlich, sonst nach Bedarf. — Armenärzte. Weihnachtsbescherung durch die Armenkommission alljährlich aus Mitteln, die durch Privatsammlungen aufgebracht werden,

b) **Waisenratsbezirke** (die Vors. siehe im Berliner Adreßbuch).

c) **6 Waisenpflegerinnen.**

---

*) Über den Begriff „Öffentliche Armenpflege", vergl. 2. Teil, S. 402 ff.

1526. Kirchliche Armenpflege.
Vorst.: 1. Pfarrer Benicke, Breitestr. 38 (9—11); 2. Pfarrer Beier, Schul-
str. 4 (8—10).
1. 4 Gemeindeschwestern, Hablichstr. 2, und 2 Schwestern Kaiser Friedrichstr. 4.
2. Kleinkinder-Bewahranstalt, Hablichstr. 2.
Leiterinnen: Gemeindeschwestern.
Geöffnet 8 morgens bis 5 nachmittags. Aufnahme unentgeltlich. Essen 10 Pf.
3. Handarbeitsschule, Hablichstr. 2.
Leiterin: Gemeindeschwester.
4. Frauenhilfe des Evangel.-kirchlichen Hilfsvereins im Kreise Niederbarnim
(Nähverein für arme Wöchnerinnen) siehe diesen Nr. 1675.
Vors.: Frau Pastor Benicke.
5. Nähverein für Arme.
Vors.: Frau Pastor Beier.
Niederbarnimer Kreisverein des Evangelisch-kirchlichen Hilfsvereins
siehe Nr. 1676.

1527. Männer-Konferenz des St. Vincenz-Vereins (siehe diesen Nr. 83,84.
St. Georg. Vors.: Kaufmann Sindermann, Parkstr. 25.
Zweck: Unterstützung armer Katholiken.

1528. Gemeinde-Krankenhaus, Galenusstr.
Ärztlicher Leiter: Dr. Adler und Dr. Bönniger.
Pflegesätze: I. Klasse für Einheimische 10 M., für Auswärtige 12 M. II. Klasse
für Einheimische 5,50 M., für Auswärtige 7 M. sofern die betreffenden Kranken
die Verpflegung der II. Klasse beanspruchen; für solche Kranke der II. Klasse,
welche sich mit der Verpflegung der III. Klasse begnügen, werden für Einhei-
heimische 4,50 M., für Auswärtige 6 M. berechnet; III. Klasse für Einheimische
3 M., für Auswärtige 3,50 M., für die Kassenmitglieder, gleichviel, ob von hiesigen oder auswärtigen Kassen, 2,50 M.
120 Betten.
1907: 1084 Kranke aufgenommen.
Schwesternschule siehe beim Vaterländischen Frauenverein Nr. 1530.

1529. Mendel-Stiftung. Kapital: 28 000 M.
Verwaltung: Gemeindevorstand Pankow.
Zweck: Unterstützung für hilfsbedürftige, aus dem Krankenhause der Gemeinde
Pankow entlassene Genesende.

1530. Vaterländischer Frauenverein. Zweig Pankow, Nieder-Schönhausen,
Schönholz.
Vors.: Frau Luise Schwartze, Pankow, Berlinerstr. 113.
Zweck: 1. Unterstützung ortsangehöriger Armer ohne Unterschied der Konfession durch Lebensmittel, Feuerung, Kleidung, Weihnachtsbescherung.
2. Unterhaltung der Kinder-Bewahranstalt, Berlinerstr. 113. (Unentgeltliche Aufnahme von Kindern (ungefähr 70) von ½ bis 14 Jahren nebst Beköstigung. Nur im Sommer geöffnet. Morgens 6 bis abends 9.) 3. Unterhaltung
der Flick- und Handarbeitsschule für arme Kinder, daselbst. 4. Unterhaltung
der Suppenküche, daselbst, geöffnet in den Wintermonaten von 12—2. (Unentgeltliche Verabfolgung von Mittagessen, vorzugsweise an ca. 100 Kinder;
eine Anzahl von Kindern wird auch im Sommer gespeist.)
1907: 32 000 Portionen.
5. Pflege von unbemittelten Kranken und Wöchnerinnen. Versorgung
mit Medizin, Milch, Wäsche, Lebensmitteln usw. Schwesternstation,
Berlinerstr. 113.

3, 4 und 5 geleitet und ausgeübt von Schwestern vom Roten Kreuz.

Für den Kriegsfall hat der Verein sich für ein Lazarett von 20—30 Betten für ein Genesungsheim für 200 Personen und eine Erfrischungsstation verpflichtet.

6. Betrieb der Wald-Erholungsstätte für Mütter und Säuglinge in Schönholz (siehe Erholungsstätten vom Roten Kreuz Nr. 703).

7. Ausbildung von Krankenpflegerinnen. (Bedingungen: Für Mitglieder unentgeltlich; für Nichtmitglieder 6 M. der Kursus. Dauer ½ Jahr.) Lehrstätte: Aula des Realgymnasiums.

1907: 25 Pflegerinnen ausgebildet.

8. Unterhaltung einer Säuglingsfürsorgestelle, im Sommer in der Erholungsstätte (mit belehrenden Vorträgen für junge Mütter); im Winter Berlinerstr. 113. Alle Gesuche an die Vorsitzende.

1907: Gesamtausgaben 11 625 M.

1531. Hauspflegeverein.
Vors.: Frau Professor Mendel, Breitestr. 44.
Zweck: Anstellung zuverlässiger Frauen, welche in unbemittelten Familien den Haushalt versehen, wenn die Hausfrau durch Krankheit behindert ist.
Gebühr 1,25 M. täglich, für Unbemittelte unentgeltlich.

1532. Volksküche, Florastr. 92. Unterhalten vom Volksküchenverein für Pankow und Nieder-Schönhausen (Vors.: Frau Dr. Richter, Pankow, Breitestr. 48). Geöffnet während des ganzen Jahres von 11½—1½. Mittagessen: halbe Portion (ohne Fleisch) 15 Pf., (mit Fleisch) 20 Pf.; ganze Portion (ohne Fleisch) 20 Pf., (mit Fleisch) 25 Pf. Butterbrote 5 Pf., Kaffee 5 Pf. Unentgeltliche Ausgabe von Wöchnerinnensuppen und Essen, wenn Bedürftigkeit nachgewiesen. Speiseanstalt für Kinder. Portion 5 Pf., nötigenfalls unentgeltlich.

1908: Unentgeltliche Portionen 23 275, Suppen 399, Fleisch 7473; für Kinder 2714.

1533. Gemeinde-Armenhaus, Gaillardstr. 10.
Verwalter: Friedhofsinspektor Schnurstein.
Zweck: Unentgeltliche Aufnahme alter erwerbsunfähiger Personen zu ständigem Aufenthalt.
Nur Wohnung, keine Verpflegung. Ausnahmsweise werden obdachlose Personen vorübergehend aufgenommen. Platz für 10 Familien.

1534. Kinderhort, Florastr. 92. Unterhalten vom Volksküchenverein (siehe Nr. 1532). Zweck: Unentgeltliche Aufnahme von Schülerinnen der Gemeindeschule während der schulfreien Zeit.
Beaufsichtigung der Schularbeiten, Spiele, Vorlesen usw. Kaffee unentgeltlich.
Geöffnet 2½—5½.

1907: 40 Kinder.

1535. Verein für Ferienkolonien Pankow.
Vors.: R. Gause, Breitestr. 20.
Geschäftsstelle: Breitestr. 20/21.
Zweck: Unentgeltliche Entsendung erholungsbedürftiger unbemittelter Kinder im Alter von 11—14 Jahren in Ferienkolonien.
1908: 30 Knaben und 30 Mädchen nach Lindow i. Mark. entsandt.
Ausgaben: 3600 M.

1536. Bleichröder-Stiftung. Kapital: 10 000 M.
Verwaltung: Gemeindevorstand Pankow.
Zweck: Unterstützung in Pankow ansässiger bedürftiger Personen, und zwar ein Drittel der Zinsen für jüdische Gemeindemitglieder.

1537. Luther-Mendel-Stiftung. Kapital: 2000 M.

Verwaltung: Gemeindevorstand.

Zweck: Verleihung zinsfreier Darlehen auf ein Jahr an in Pankow ansässige Gewerbetreibende.

1538. Freiwillige Sanitätskolonne vom Roten Kreuz.

Vors.: Oberstabsarzt Dr. Freund, Florastr. 94.

Führer: Oberleutnant a. D. Schiller.

Zweck: Ausbildung für die erste Hilfe bei Unglücksfällen, Hilfeleistung bei solchen und Krankentransport.

Steht der Militärbehörde im Kriegsfalle zur Verfügung.

1907: 54 Mitglieder.

1539. Rechtsauskunftstelle der Gemeinde.

Leiter: Bureaudirektor Mahnke, Binzstr. 4.

Zweck: Unentgeltliche Auskünfte an alle in Pankow wohnenden oder beschäftigten Personen.

1540. Volksbibliothek, Rathaus, Breitestr. 25/26. Verwaltet von der Gemeinde Pankow.

Bibliothekar: Lehrer Jastrow, Florastr. 34.

Geöffnet: Dienstag, Donnerstag und Freitag 5—7, Sonntag 12—1.

Benützung unentgeltlich für Einwohner von Pankow und Nieder-Schönhausen. Quittungen 10 Stück 5 Pf.

Bestand 1908: 3000 Bände.

Das Elisabeth-Stift siehe Nr. 259, die Deutsche Pestalozzi-Stiftung Nr. 281, das Zweite Waisenhaus der Jüdischen Gemeinde Nr. 293, das Lehrlingsheim Pankow Nr. 354, das Mädchenheim Pankow Nr. 367.

Reinickendorf (Kreis Niederbarnim).

(Siehe die Vorbemerkung Seite 318.)

1541. Öffentliche Armenpflege.*) Armenverwaltung: Hauptstr. 38 (Zimmer 31).

a) Armen-Deputation.

Vors.: Beigeordneter, Stadtrat a. D. Reichhelm, Rathaus, Zimmer 8.

17 Mitglieder; jedem stehen in seinem Bezirke 2 Armenpfleger und 1 Armenpflegerin zur Seite. Gesuche beim Vorsteher einzureichen, in dringenden Fällen beim Bezirks-Armendeputierten. Siehe diese im Berliner Adreßbuch. Schriftl. Eingaben nicht verlangt, aber zulässig. Sitzung am Schlusse jedes Monats, in bringenden Fällen sogleich Unterstützung. — 2 Armenärzte. — Armenhaus, Humboldtstr. 93.

b) 17 Waisenräte und 17 Waisenpflegerinnen, die gleichzeitig Armenpflegerinnen sind. Die Armendeputierte sind zugleich Waisenräte. Die Vorsteher siehe im Berliner Adreßbuch.

Für die Armenpflege anheimgefallene Kinder besteht Generalvormundschaft.

1542. Kirchliche Armenpflege.

Vors.: Pfarrer Herbrechtsmeier, Scharnweberstr. 105; Prediger P. Dietrich, Prediger P. Schrader.

1. Kirchliche Armenkasse unter Verwaltung des Gemeindekirchenrates. Gewährt Unterstützungen an Arme, zuweilen auch unverzinsliche Darlehen.

2. Gemeindeschwestern, Auguste Viktoria-Allee 17 (für West); Hausotterstr. 25 (für Ost).

---

*) Über den Begriff „Öffentliche Armenpflege", vergl. 2. Teil, S. 402 ff.

3. 2 Frauenvereine: a) in West, Zweig des Kreisverbandes Niederbarnimer
Frauenhilfe (siehe diese Nr. 1677), Vors.: Pfarrer Herbrechtsmeier;
b) in Ost Frauenverein, Vors.: Frau Großkopf. Fürsorge für Arme und
Kranke, Wöchnerinnen und Kinder.

4. 2 Kinderheime: a) West, Auguste Viktoria-Allee 17; b) Ost, Hausotterstr. 25.
Geleitet von Schulschwestern.

Niederbarnimer Kreisverein des Evangelisch-kirchlichen Hilfsvereins
siehe Nr. 1676.

1543. Frauen-Konferenz des Vincenz-Vereins (siehe diesen Nr. 83, 84).
St. Marien. Vorst.: Pfarrer Scheidtweiler, Benkestr. 16.
Ausgaben: ca 800 M. pro Jahr; außerdem Kleidungsstücke, Schuhe, auch
Nahrungsmittel.

1544. Krankenhaus des Zweckverbandes der Gemeinden Reinickendorf, Tegel, Wittenau
und Rosenthal, Teichstr. im Bau.
140 Betten.

1545. Kaiser Wilhelm- und Kaiserin Auguste Viktoria-Bürgerheim und -Hospital,
soll errichtet werden.
Zweck: Aufnahme von Bürgern, die unverschuldet in Not geraten sind.

1546. Hilfsklassen für schwachbegabte Kinder. Unterricht durch entsprechend ausgebildete Lehrer.
2. Gemeindeschule: Auguste Viktoria-Allee 114. 3. Gemeindeschule: Pankower
Allee 20/21.

1547. Freiwillige Sanitätskolonne vom Roten Kreuz.
Vors.: Dr Hüttner, Marktstr. 7.
Führer: Laubisch, Pankower Allee 2/3.
Zweck: Hilfe bei Unglücksfällen im Frieden. Unterstützung des Militär-Sanitäts-
korps im Kriege.
Ständige Wache an den Sonn- und Feiertagen im alten Schulhaus, in welchem
sich Tragen, Verbandmaterial, Sauerstoffapparat und alles für Transport und
erste Hilfe Nötige befinden.
1908: 26 Mitglieder.

1548. Zweigstelle des Zentralvereins für Arbeitsnachweis (siehe diesen Nr. 1259),
Kopenhagenerstr. 98 (8—10).
Zweck: Arbeitsvermittlung für ungelernte Arbeiter und Arbeiterinnen, sowie
für Handwerker.

Das Kloster zum guten Hirten siehe Nr. 810.

Rixdorf.
(Siehe Vorbemerkung Seite 318.)

1549. Öffentliche Armenpflege,*) Berlinerstr. 49/50.
Vors. der Armen-Deputation: Stadtrat Dr Mann, Donaustr. 108.
26 Armenkommissions- und Waisenrats-Bezirke. 8 Armenärzte. Einteilung der
Bezirke und Besetzung siehe Berliner Adreßbuch.

1550. Zentralbureau für Weihnachtsbescherungen.
Verwaltung: Magistrat, Armen-Verwaltung, Berlinerstr. 49/50, I.
Zweck: Vereine und Privatpersonen zu veranlassen, dem Zentralbureau die Namen
der von ihnen zur Bescherung in Aussicht genommenen Personen anzugeben,
damit mehrfache Beschenkungen derselben Personen vermieden werden.

---

*) Über den Begriff „Öffentliche Armenpflege", vergl. 2. Teil, S. 402 ff.

1551. Kirchliche Armenpflege.

1. Armenfürsorge.

Vors.: Pfarrer Voigt, Bergstr. 120 (9—10).

Zweck: Unterstützung Armer, besonders auch Konfirmanden.

2. Evangelischer Hilfsverein, Abteilung Frauenhilfe.

Vors.: Pfarrer Voigt, wie oben.

Zweck: a) Unterstützung Kranker und Armer mit Geld, Naturalien und zubereiteten Speisen.

b) Krankenpflege durch 7 Diakonissen.

Diakonissenstationen: Jonasstr. 67, Herrmannstr. 91/92, Pannierstr. 55 (2—3).

3. Evangel. Brüdergemeinde: Pastor F. Pudmensky, Kirchgasse 14/15.

Diakonissenstation daselbst.

1552. Männer-Konferenz des Vincenz-Vereins (siehe diesen Nr. 83, 84).

St. Clara. Vorst.: Zimmermeister Prietzel, Reuterstr. 25.

1553. Frauen-Konferenz des Vincenz-Vereins (siehe diesen Nr. 83, 84).

St. Theresia. Vorst.: Pfarrer Kobel, Prinz Handjerystr. 81.

Zweck: Unterstützung armer katholischer Familien durch Brot-, Mehl- und im Winter Kohlen-Marken; ausnahmsweise Geldunterstützung.

1554. Boddin-Stiftung. Kapital: 50 000 M.

Verwaltung: Magistrat.

Zweck: Unterstützung hilfsbedürftiger alter Rixdorfer Einwohner.

1555. Wohltätigkeits-Fonds. Kapital: 60 000 M.

Verwaltung: Kuratorium. Vors.: Erster Bürgermeister Kaiser, Kaiser Friedrichstr. 64.

Zweck: Bedürftigen und würdigen Einwohnern ohne Unterschied des Glaubens Unterstützungen zur Erleichterung ihrer Ausbildung und ihres Fortkommens zu gewähren.

1556. Verein gegen Verarmung.

Vors.: Erster Bürgermeister Kaiser, Kaiser Friedrichstr. 64.

Rendant: Stadthauptkassen-Rendant Wolff, Bergstr. 47.

Zweck: a) Schutz gegen Verarmung und Aufhilfe von Verarmten; b) Unterstützung — auch ohne Aussicht auf Hilfe — von Armen, denen der notwendige Lebensunterhalt anderweitig nicht beschafft werden kann; c) Beseitigung der Haus- und Straßenbettelei, Geldunterstützung, Arbeitsnachweis nach Möglichkeit, Erteilung von Rat und Auskunft, sonstige geeignete Fürsorge.

Der Vorsitzende kann in dringenden Fällen selbständig bis zu 10 M. bewilligen.

Nur Rixdorfer Einwohner werden berücksichtigt.

1907: Ausgaben 3740 M.

1557. Städtisches Obdach, Emserstr. 132 a.

Aufseher: Wissel.

Zweck: Aufnahme von Einzelpersonen und Familien, die sich aus Mangel an genügenden Mitteln kein Unterkommen beschaffen können.

Aufnahmeanträge sind zu stellen bei der Armenverwaltung, Berlinerstr. 49/50, I.

1558. Städtisches Armen-, Waisen- und Siechenhaus, Mariendorfer Weg 73/74.

Leiterin: Oberschwester Clara Seiffert.

Hausarzt: Dr. Vogel.

Zweck: Aufnahme armenrechtlich hilfsbedürftiger Personen; in geeigneten Fällen auch unentgeltliche Aufnahme ortsangehöriger siecher Personen (tägl. 1,50 M.).

Aufnahmegesuche an die Armenverwaltung, Berlinerstr. 49/50, I.

1559. **Städtische Säuglingsfürsorgestelle,** Steinmetzstr. 113. (Montag, Donnerstag und Sonnabend 2—3.)

Leiter: Dr. Michael Cohn.

Zweck: Unentgeltliche Beratung von minderbemittelten Müttern vor und nach der Entbindung über Säuglingspflege und -ernährung, Häusliche Überwachung durch die Fürsorgeschwestern. Unterstützung Hilfsbedürftiger mit Milch und Nährmitteln, namentlich zur Förderung der natürlichen Ernährung.

1908/09: 1335 Kinder untersucht.

1560. **Wohlfahrtseinrichtungen für Gemeindeschulkinder.**

1. Hilfsschulen für Schwachbegabte, Kaiser Friedrichstr. 207 und Bergstr. 15.
2. Schularzt für die Hilfsschulen.
3. Freier Eislauf, Freibäder, Brausebäder (Schulhaus Boddinstr.), freier Schwimmunterricht.

1561. **Evangelischer Kinderhort,** Lessingstr. 38/39 (gehört zum Zentralverein Mädchenhort, siehe Nr. 252 III).

Vors.: Frau Präsident von Glasenapp, Kaiser Friedrichstr. 193/194.

Auf Wunsch Mittagessen 10 Pf., Kaffee 5 Pf.

1562. **Freiwilliger Erziehungsbeirat für die Jugend in Rixdorf.**

Vors.: Erster Bürgermeister Kaiser, Kaiser Friedrichstr. 64.

Schriftführer: Schulleiter Sasse, Kaiser Friedrichstr. 207 (wochentäglich 11—12).

Geschäftsstelle: Lessingstr. 39 (Schulhaus), Hof, Erdgeschoß, Zimmer Nr. 4. (Dienstag 5—6, während der Schulferien geschlossen. Auskunft- und Raterteilung in allen Jugendfürsorgebestrebungen.)

Zweck: Förderung der minderjährigen Jugend in Rixdorf in sittlicher, geistiger, körperlicher und wirtschaftlicher Beziehung.

Der Verein erstrebt die allmähliche Angliederung von Jugendfürsorgebestrebungen. Für jeden Zweig besteht ein besonderer Ausschuß.

Einrichtungen:

1. Arbeitsausschuß für schulentlassene Waisen.

Vors.: Vorschullehrer Hennings, Boddinstr. 28.

Zweck: Fürsorge für Waisen und Halbwaisen, auch für verwahrloste Kinder im Zusammenarbeiten mit dem Vormundschaftsgericht, der Waisen- und Armenverwaltung. Gesundheitspflege, Unterstützung durch Kleidung, Kostgeldzuschüsse, Vermittlung geeigneter Lehr- und Dienststellen.

2. Arbeitsausschuß für Ferienkolonien.

Vors.: Lehrer Böhm, Bergstr. 35/36.

Zweck: Schwächlichen armen Kindern im Alter von 6—14 Jahren Erholung zu verschaffen

Stadtkolonie (Feldschlößchen) für Kinder von 6—9 Jahren; Landkolonie (Hagenow-Heide in Mecklenburg), Gebirgskolonie (Friedrichsbrunn im Harz), Seekolonie (Prerow an der Ostsee) für Kinder von 9—14 Jahren.

Stadtkolonie 6 M., Landkolonie 35 M., Gebirgskolonie 45 M., Seekolonie 50 M. monatlich.

Ermäßigungen und Freistellen.

3. Arbeitsausschuß „Fürsorgeerziehung".

Vors.: Rektor Müller, Münchenerstr. 12/13.

Zweck: Maßregeln zu treffen, welche die Anwendung des Fürsorgegesetzes überflüssig machen, nötigenfalls aber Mitwirkung zur Durchführung des Gesetzes.

4. Arbeitsausschuß „Jugendklub".

Vorf.: Stadtrat Dr Glücksmann, Jonasstr. 64.

Zweck: Belehrung und Unterhaltung der gewerblichen männlichen Jugend im Alter von 14—18 Jahren durch Vorträge, Besichtigungen, Ausflüge, Gesang- und Turnübungen usw.

Versammlungslokal: Steinmeßstr. 113. Geöffnet täglich, außer Montag, 7½ bis 9½ abends.

Ein Klub für Mädchen soll eingerichtet werden.

5. Arbeitsausschuß für Kindervolksküchen.

Vorf.: Stadtrat Dr Glücksmann.

Zweck: Verabfolgung von Mittagessen und warmem Frühstück an bedürftige Kinder.

Küche: Steinmeßstr. 113. Geöffnet wochentäglich 12—2. Portion 10 Pf.: auch außer dem Hause. Freikarten. Von den Schulbienern wird warmes Frühstück auf Vereinskosten verabfolgt.

Eine zweite Küche soll eingerichtet werden.

6. Arbeiterausschuß „Kinderhort".

Vorf.: Rektor Müller, Münchenerstr. 12/13.

Zweck: Beaufsichtigung und Beschäftigung schulpflichtiger Knaben, welche der elterlichen Aufsicht entbehren (Schularbeiten, Spiele, Handfertigkeit usw.).

Knabenhort: Steinmeßstr. 113, I. Geöffnet wochentäglich von 2—6 Uhr. Hortgeld wöchentlich 60 Pf.; für Mittagbrot und Kaffee außerdem 5 Pf. Anmeldungen wochentäglich von 2—6 Uhr nachmittags im Knabenhort.

7. Arbeitsausschuß „Volkskindergarten":

Kirchgasse 5, für Kinder von 6—6 Jahren. Geöffnet: im Sommer von 7—6, im Winter von 8—6. Schulgeld: 40 Pf. wöchentlich, Mittagsbrot 10 Pf., Milch 5 Pf. Freistellen.

1907: 520 Pfleglinge. 1908: Stadtkolonie 150 Kinder, Landkolonie 86 Kinder, Seekolonie 168 Kinder, Gebirgskolonie 84 Kinder. 10 Fürsorgefälle. In der Kindervolksküche 400 Portionen täglich verabfolgt, die Hälfte unentgeltlich. Knabenhort 50 Kinder.

Den Verein Kinderarbeitsstätten (Lampsonsche) siehe Nr. 337.

1563. **Städtische Fortbildungsschule,** Erkstr. 27/28.
Leiter: Dr Strathmann.
Neben dem obligatorischen Unterricht Wahlfortbildungskurse: Deutsch, Zeichnen, Rechnen, Buchführung. Der Unterricht ist unentgeltlich. Unterrichtszeit 7½—9½ abends.

1564. **Kaufmännische und gewerbliche Fortbildungs-Anstalt für Mädchen und Frauen.** Schulhaus Elbestr.
Verwaltung: Kuratorium.
Leiter: Lehrer Joh. Bergknecht, Richardplatz 21, und Lehrer R. Engel, Bergstr. 46.
Zweck: Ausbildung von Mädchen und Frauen sämtlicher Berufs- und Gesellschaftsklassen für den hauswirtschaftlichen, kaufmännischen und gewerblichen Beruf.
Unterricht in Deutsch, Rechnen, Schreiben, Stenographie, Maschineschreiben, Korrespondenz und Buchführung, ferner in Handarbeit, Kunsthandarbeit, Putz, Frisieren, Maschinenähen, Wäscheanfertigung und Schneidern. Unterrichtszeit:

5—9½ abends, Schulgeld pro Fach und Monat 1—2 M. 9 Lehrkräfte. Die Anstalt ist bemüht, ihren Schülerinnen Stellung zu verschaffen. Jährlich durchschnittlich 300 Schülerinnen.

1565. Ambulante Krankenpflege der Marienschwestern (katholisch), Herrmannstr. 46. Zweck: Unentgeltliche Krankenpflege ohne Unterschied der Konfession in den Häusern armer Familien.

1566. Verein zur Bekämpfung der Tuberkulose in Rixdorf. Vors.: Erster Bürgermeister Kaiser, Kaiser Friedrichstr. 64. Geschäftsstelle: Richardstr. 118, Quergeb. I. Zweck: a) Durch Wort und Schrift die Bevölkerung über das Wesen und die Mittel zur Bekämpfung der Tuberkulose aufzuklären, sowie auf Beseitigung öffentlicher Mißstände und die Anordnung von Schutzmaßregeln hinzuwirken; b) die Errichtung von Erholungsstätten zu fördern oder selbst zu übernehmen; c) für die Heilstättenbehandlung geeignete, minderbegüterte Kranke auf Vereinskosten Heilstätten zu überweisen oder die Aufnahme zu vermitteln; d) die Kranken oder ihre Angehörigen zu unterstützen oder die Unterstützung durch Dritte zu vermitteln; e) Kranken die Beschaffung guter Wohnungen zu erleichtern und f) ihnen bei Aufsuchung geeigneter Arbeit behilflich zu sein.

Einrichtungen:
1. Auskunft- und Fürsorgestelle für Lungenkranke, Richardstr. 118, Quergeb. I. (Dienstag und Freitag 2—4.) Arzt: Dr. Boellke. Sprechst. Zweck: Unentgeltliche ärztliche Beratung tuberkulöser und tuberkuloseverdächtiger Personen, häusliche Überwachung Kranker, Gewährung von Stärkungsmitteln, Unterbringung in Anstalten.
1907: 909 Patienten.
2. Erholungsstätte für lungenkranke Frauen, Mädchen und Kinder in der Königsheide. (Geöffnet vom 1. Mai bis 30. September. Tagesaufenthalt. Pflegegeld, Mittagessen und 1 Liter Milch 55 und 50 Pf. Anmeldung in der Geschäftsstelle.
1907: 260 Kranke.

1567. Guttempler-Logen. Näheres siehe Nr. 623.
1. Arbeitslust. Vors.: Lehrer Niemann, N. 8, Maybachufer 45.
2. Martha. Vors.: Lehrer Wandtke, Isarstr. 2.
3. Glückauf. Vors.: Gustav Müller, Thüringerstr. 44.
4. Richardsburg. Vors.: A. Wohlthat, S. 53, Urbanstr. 81.

1568. Kreisverband des Blauen Kreuzes (Berlin und Vorote). Vors.: Pastor Ewers, Steinmetzstr. 4. Näheres siehe Nr. 624.

1569. Verein des Blauen Kreuzes. Vors.: W. Oligschlaeger, Zietenstr. 15. Zweck: Bekämpfung des Alkoholismus.

1570. Städtische Auskunft- und Fürsorgestelle für Alkoholkranke, Steinmetzstr. 113, pt. Mittwoch 5—6. Leiter: Lehrer Niemann, Donaustr. 100. Zweck: Bekämpfung des Alkoholismus durch Beratung Alkoholkranker und Anbahnung von Maßnahmen zu ihrer Heilung.

1571. Verein zur Besserung der Strafgefangenen. Ortsgruppe Rixdorf. Vors.: Amtsgerichtsrat Dr Munk, Königl. Amtsgericht Rixdorf. Näheres siehe Nr. 795.

1572. Städtische Krankenanstalt, Cannerstr. 42/46.

Dirigierender Arzt: Prof. Dr. Sultan.

Krankenanstalt für die Stadt Rixdorf. Soweit Platz vorhanden, finden auch Fremde Aufnahme.

Pflegesatz 3 M., für Auswärtige 3,50 M. pro Tag. 100 Betten.

1573. Städtisches Krankenhaus in Buckow.

Dirigierender Arzt: Prof. Dr. Sultan.

Pflegesatz: 3 M., für Auswärtige 3,50 M. pro Tag. 350 Betten, bei vollem Ausbau 750 Betten.

1574. Unfallstation vom Roten Kreuz, Steinmetzstr. 6.   Fernspr.: Rixdorf 245.

Errichtet vom Kuratorium der Berliner Unfallstationen. Näheres siehe Nr. 770.

1575. Haupt-Rettungswache in der städt. Krankenanstalt, Cannerrstr. 42/46.

Siehe auch Berliner Rettungswesen Nr. 768.

1576. Genossenschaft freiwilliger Krankenpfleger im Kriege.

Vors.: Polizei-Hauptmann Bernhard, Kaiser-Friedrichstr. 193/194.

Zweck: In Friedenszeiten Ausbildung von Männern deutscher Staatsangehörigkeit für die Pflege im Felde verwundeter und erkrankter Krieger, um sie für Kriegszeiten dem Zentral-Komitee der deutschen Vereine vom Roten Kreuz und den von diesen ressortierenden Vereinen zur Verfügung zu stellen.

1577. Freiwillige Sanitätskolonne. (Steht in Verbindung mit dem Preußischen Landes-Verein vom Roten Kreuz.)

Vors.: Stabsarzt Dr. Wachsen, Britz, Chausseestr. 22.

Führer: Pol.-Assistent Otto Winkler, Köllnisches Ufer 52.

Zweck: Durch persönliche Hilfeleistung bei dem Transport der Verwundeten und Kranken im Kriege mitzuwirken; im Frieden bei Massenunglücksfällen Hilfe zu leisten. Theoretische und praktische Ausbildung der Mitglieder.

1907: 40 Mitglieder.

1578. Städtische Krankenwagen, Erkstr. 26.   Fernspr.: Magistrat Rixdorf.

1579. Schreber-Gärten auf städtischen Grundstücken.

Zweck: Verpachtung der unbebauten städtischen Grundstücke an Personen der minderbemittelten Bevölkerungskreise, um ihnen die Möglichkeit zum dauernden Aufenthalt im Freien zu bieten.

Anträge an die Grundeigentumsdeputation des Magistrats, Rathaus, Zimmer 34.

1580. Städtischer Arbeitsnachweis, Steinmetzstr. 3.

Vorst.: Schulz..

Zweck: Arbeitsnachweis für sämtliche Berufe, einschl. Dienstboten. Kostenfrei für Arbeitnehmer und Arbeitgeber.

Sprechstunden: für männliche Personen wochentäglich 8—1 Uhr; für weibliche Personen wochentäglich 3—6 Uhr.

1907: 3536 Vermittlungen.

1581. Städtische öffentliche Schreibstube, Rathaus, Berlinerstr. 49/50.

Zweck: Beschäftigung Arbeitsloser mit schriftlichen Arbeiten.

1582. Rechtsauskunftsstelle des Gemeinnützigen Vereins für Rechtsauskunft in Groß-Berlin Steinmetzstr. 3 (4—7).

Leiter: Gerichtsassessor a. D. Lange.

Zweck: Siehe Nr. 1292.

1583. Volksbibliothek und Lesehalle, Prinz Handjerystr. 87.

Leiter: Lehrer Kluke und Mag.-Ass. Wilke.

Geöffnet: Wochentäglich 7—9 abends. Unentgeltliche Benutzung.

1907: Bestand 4500 Bücher; 30 000 Bücher verliehen; 3000 Lesehallenbesucher.

1584. Lehrstätte der Volkshochschule Humboldt=Akademie, Kaiser Friedrichstr. 210, Aula des Kaiser Friedrich=Real=Gymnasiums.

Vors.: Dr. Weinreich, Bergstr. 42.

Gebühren: 2 M. für jeden Zyklus.

Näheres siehe Nr. 1309.

1585. Volkstümliche Vorträge. Veranstaltet vom Magistrat in Räumen städtischer höherer Lehranstalten.

Dezernent: Bürgermeister Dr. Weinreich, Bergstr. 42.

1586. Städtische Desinfektionsanstalt, Cannerstr. 42/46.

Aufträge an die Anstalt. Die von der Polizei auf Grund gesetzlicher Bestimmungen angeordneten Desinfektionen werden kostenfrei ausgeführt.

Das St. Josephsheim siehe Nr. 289, den Verein Kinderarbeitsstätten (Lampsonsche) Nr. 337, das Berliner Blaukreuzasyl Nr. 706, die Akademischen Unterrichtskurse für Arbeiter Nr. 1313.

Rummelsburg siehe Boxhagen=Rummelsburg.
Schlachtensee siehe Zehlendorf.
Schmargendorf (Kreis Teltow).
(Siehe die Vorbemerkung Seite 318).

1587. Öffentliche Armenpflege.*)

a) Armenkommission. Vors.: Gemeindevorsteher Bürgermeister a. D. Bischoff, Rathaus, Berkaer Platz.

Gesuche an den Vorsitzenden. Die Adressen der Armenkommissionsmitglieder siehe im Berliner Adreßbuch. Kommissionssitzungen nach Bedarf.

b) Waisenrat. Vors.: Gemeindevorsteher Bürgermeister a. D. Bischoff.

Die **Kirchliche Armenpflege** wird vom Kirchlichen Hauspflegeverein ausgeübt (siehe Nr. 1588).

1588. Kirchlicher Hauspflegeverein.

Vors.: Frau Schulvorsteherin M. Blankenhorn, Heiligendammstr. 40.

Zweck: Krankenpflege in der Gemeinde Schmargendorf und Umgegend durch vom Verein angestellte Diakonissen.

Arme werden unentgeltlich gepflegt; Bemittelte zahlen 0,50—4 M. täglich; Nichtmitglieder 5 M.

Den Kinderhort siehe Nr. 1589.

1907: 3008 M. für Krankenpflege und Hort verausgabt.

1589. Kinderhort und Kindergarten, Breitestr. 2, unterhalten von der Gemeinde und dem Kirchlichen Hauspflegeverein (siehe diesen Nr. 1588).

Geöffnet 8—6. Schulgeld 1 M. monatlich, Mittagessen 10 Pf., Frühstück 5 Pf., Freistellen.

1590. Krankenpflegestation XV des Evangelisch=kirchlichen Hilfsvereins, Wilmersdorf, Mehlitzstr. 8.

Näheres über den Verein siehe unter Berlin Nr. 583.

1591. Volksbibliothek, unterhalten vom Gemeinnützigen Verein und dem Kreise Teltow, Friedrichshallerstr. 13.

Leiter: Lehrer Schulze.

Geöffnet: Mittwoch 7½—8½ abends; Sonntag 11—12.

1907: 1350 Bände; 1685 Leser.

---

*) Über den Begriff „Öffentliche Armenpflege", vergl. 2. Teil, S. 402 ff.

Die Pflegestätte Lenzheim zur Aufnahme Erholungsbedürftiger aus dem Kreise Teltow (siehe Nr. 750), Stiftungen des Kreises Teltow Nr. 1347, 1348.

Die Krankenhäuser für den Kreis Teltow befinden sich in Britz (siehe Nr. 1345), in Groß-Lichterfelde siehe Nr. 1516 und in Mittenwalde.

Den Verband der Genossenschaft freiwilliger Krankenpfleger im Kriege für die westlichen Vororte siehe Nr. 1615.

Schöneberg.
(Siehe die Vorbemerkung Seite 318.)

1592. Öffentliche Armenpflege.*)
Geschäftsstelle: Eisenacherstr. 63.
a) Armendirektion. Vors.: Stadtrat Nordhausen, Zimmer 13 (10—12). 14 Armenkommissionen; die Vorsteher siehe im Berliner Adreßbuch. Gesuche durch die Armendirektion oder direkt an die Armenkommissions-Vorsteher. Kommissionssitzungen ein- bis zweimal monatlich. — 6 Armenärzte. — 4 Diakonissen.
b) Waisenverwaltung: 11 Armen- und Waisenräte (siehe Berliner Adreßbuch). Übernahme der Generalvormundschaft für uneheliche Kinder.

1593. Städtische Deputation für Wohlfahrtspflege.
Vors.: Oberbürgermeister Wilde, W. 30, Bayrischer Platz 1.
Geschäftsstelle: Ebersstr. 2.
Beratender Arzt: Stadtarzt Sanitätsrat Dr Rabnow.
Der Deputation unterstehen:
1. Die Ferienkolonien (siehe Nr. 1612).
2. Die Auskunft- und Fürsorgestelle für Tuberkulose (siehe Nr. 1609).
3. Die Säuglingsfürsorgestelle (siehe Nr. 1601).
4. Die Volksbadeanstalt (siehe Nr. 1617).
5. Sonstige Betätigungen auf dem Gebiete der Wohlfahrtspflege.

1594. Vereinigung der Wohlfahrts- und Wohltätigkeits-Einrichtungen, Apostel-Paulusstr. 6. (Wochentäglich 11—1, außer Sonnabend.)
Vors.: Brunhuber, Martin Lutherstr. 30.
Zweck: Anbahnung planmäßiger Hilfeleistung für Hilfesuchende durch Heranziehung der für den einzelnen Fall zuständigen Wohlfahrtseinrichtungen, ohne Gewährung direkter Unterstützungen. Auskunfterteilung über Bittsteller an Behörden, Vereine und Privatpersonen. Vereinigung aller Bestrebungen zum planmäßigen Ausbau der privaten Wohlfahrts- und Wohltätigkeitseinrichtungen.
1908/09: 18 Behörden und Vereine angeschlossen, 107 Fälle behandelt.

1595/1596. Kirchliche Armenpflege.
1595. Apostel Paulus-Gemeinde.
Geistliche: Schöttler, Superintendent, Hauptstr. 47 (9—10); Robatz, Pfarrer Klixstr. 2 (9—10, Dienstag und Freitag 10—11); Rauchstein, Pfarrer, Klixstraße 2 (10—11); Delbrück, Pfarrer, Hauptstr. 134 (9—10); Boehm, Pfarrer, Sedanstr. 81 (9—10); Mirbt, Pfarrer, Klixstr. 2 (9—10, Mittwoch und Sonnabend 3—4); Habel, Hilfsprediger, Eisenacherstr. 47 (9—10).
Gemeindeschwestern, Klixstr. 2 (2—3) und Sedanstr. 81.
Krankenpflegestation XIII des Evangel.-kirchlichen Hilfsvereins, Hauptstr. 116.
Vors.: Frau Geh.-Rat Frohwein, Kurfürstendamm 21/22.

---
*) Über den Begriff „Öffentliche Armenpflege“, vergl. 2. Teil, S. 402 ff.

1596. Nathanael-Gemeinde.
Geistliche: Liz. Dr. H. Becker, Fregestr. 23. (Montag 9—10, Donnerstag 10—11, Dienstag und Freitag 3—4); Prediger Wagner, Cranachstr. 17. Montag und Freitag 10—11.
Nähverein. Vors.: Frl. Koch, Cranachstr. 2. Jeden ersten und dritten Mittwoch im Monat.
Gemeindeschwestern, Cranachstr. 42.
Krankenpflegestation XIII des Evangel.-kirchlichen Hilfsvereins, Hauptstr. 116.

1597. Frauen- und Jungfrauen-Verein zu Schöneberg, Zweigverein des Vaterländischen Frauenvereins.
Vors.: Frau Pfarrer Robatz, Klixstr. 2.
Zweck: Armen- und Krankenpflege in der Gemeinde durch Diakonissen (siehe Nr. 1595).
Unterstützung durch Lebensmittel, Kleidung, Wäsche, Feuerung, Suppen an Wöchnerinnen und Kranke, Weihnachtsbescherungen.
Anmeldungen bei Schwester Marie, Klixstr. 2, oder Schwester Sophie, Sedanstr. 81.
1907: Hilfe in 197 Familien mit 4 ganzen, 42 halben Tagpflegen, 18 Nachtwachen, 1187 Stundenpflegen, 2350 Hilfsleistungen. 811 Armenbesuche. 1940 M. Unterstützungen. 750 M. zur Weihnachtsbescherung.
Die Kleinkinderschule des Vereins siehe Nr. 1602.

1598. Verein für Volksküchen, Grunewaldstr. 42.
Vors.: Polizeipräsident Freih. v. Lüdinghausen, Wilmersdorf, Hildegardstr. 42.
Vorsteherin der Küche: Frau Müller, Hauptstr. 13.
Zweck: Verabfolgung von billigem, nahrhaftem Mittagessen und von Kaffee an Bedürftige und Minderbemittelte.
Für Bedürftige Freiportionen. Krankenkost. Geöffnet 11—12. Ganze Portion 30 Pf., halbe Portion 20 Pf., Krankenportion 50 Pf., Milch 5 Pf., Portionen ohne Fleisch 15 Pf.
1907/1908: 36 193 ganze, 50 658 halbe Portionen Essen, 33 479 Portionen Milch, 29 520 Kinderportionen, davon 26 378 unentgeltlich.

1599. Alters- und Siechenheim in Ragow wird errichtet.

1600. Waisenschutz, Zweigverein des Verbands Berlin der deutschen Reichsfechtschule (siehe Nr. 279).
Vors.: Stadtrat a. D. Brueckner, Vorbergstr. 13.

1601. Städtische Säuglingsfürsorgestelle, Ebersstr. 2. Geöffnet: wochentäglich 10—1.
Leiter: Stadtarzt Sanitätsrat Dr. Rabnow, W. 30, Eisenacherstr. 84.
Arzt: Dr. Lissauer.
Zweck: Belehrung der Mütter über Ernährung und Pflege der Säuglinge. Unterstützung in den letzten Wochen der Schwangerschaft und in den ersten Wochen nach der Entbindung, besonders durch Hauspflegen. Gewährung von Milch, Stärkungsmitteln an die Mütter, damit sie stillen können. Gewährung von Stillprämien in Form von Sparkassenbüchern, Gewährung von einwandfreier Kindermilch in den Fällen, wo ein Stillen ausgeschlossen ist. Ständige Kontrolle der Kinder auch im zweiten Lebensjahre.
1908/09: 480 Kinder in Fürsorge.

1602. Kleinkinderschule, Sedanstr. 81, errichtet vom Frauen- und Jungfrauenverein (siehe Nr. 1597).
Vors.: Frau Pfarrer Rauchstein, Klixstr. 2.
Zweck: Aufnahme nichtschulpflichtiger Kinder, deren Eltern außer dem Hause arbeiten.

Geöffnet: 8 vorm. bis 7 nachm. Schulgeld 30 Pf. wöchentlich. Mittagessen wöchentlich 10 Pf.; Freiessen.

1603. Kinderhort des Vereins Schöneberger Lehrerinnen. 14. Gemeindeschule, Berchtesgadenerstr.

Vors.: Frl. E. Schäfer, Friedenau, Taunusstr. 8.

Zweck: Aufnahme schulpflichtiger Kinder unbemittelter, außer dem Hause beschäftigter Eltern in der schulfreien Zeit.

Anfertigung der Schularbeiten, Handarbeits- und Handfertigkeitsunterricht, Spiele, im Sommer im Garten.

Geöffnet von 3—7 Uhr. Schulgeld wöchentlich 25 Pf. 30 Plätze. Freistellen.

Die Kleinkinder-Bewahranstalt des St. Elisabeth-Hauses siehe Nr. 1605.

1604. Wohlfahrts-Einrichtungen für Schüler und Schülerinnen der Schöneberger Gemeindeschulen.

1. Hilfsklassen für schwachbegabte Kinder mit durchschnittlich je 25 Kindern an 3 Schulen.

2. Heilkurse für stotternde Kinder im Winterhalbjahr für Knaben an 2 Schulen, für Mädchen an einer Schule.

3. Handfertigkeitsunterricht (Hobelbankarbeit, leichte Papparbeit, Kerbschnitt, Papp- und Kartonarbeit, Modellieren, Formen) in 2 Schülerwerkstätten in 6, bzw. 5 Kursen.

4. Hauswirtschaftlicher Unterricht in den Kochküchen der Schulen VII, IX und XV für Schülerinnen der 1. Klassen, sowie für diejenigen Schülerinnen der 2. Klassen, die im 2. Schuljahre stehen.

5. Orthopädischer Turnunterricht für Kinder, bei denen leichte Rückgratverkrümmungen festgestellt sind, durch besonders hierzu vorgebildete Lehrkräfte in einem Knaben- und zwei Mädchenkursen. Die Beaufsichtigung führt ein auf diesem Gebiete erfahrener Schularzt.

6. 7 Schulärzte für die Untersuchung aller neu eintretenden Kinder und zur dauernden Beobachtung des Gesundheitszustandes aller Kinder, sowie zur Überwachung der gesundheitlichen Verhältnisse sämtlicher Schulräume.

7. Jugendspiele im Sommerhalbjahr an den Nachmittagen an allen Schulen auf den Schulhöfen, bzw. hierfür geeigneten Spielplätzen unter Leitung der Lehrer, bzw. Lehrerinnen.

8. Entsendung schwächlicher und der Erholung bedürftiger Kinder zur Kräftigung ihres Gesundheitszustandes während der Ferien in größerer Anzahl (ca. 500) auf die Dauer von 4 Wochen in Ferienkolonien, und zwar: Solbad Elmen, Burgwenden, Templin, Jerichow, Lenzheim im Riesengebirge, Lehnun, Wyck auf Föhr, Norderney, bzw. Unterbringung in den Sommermonaten (April bis September) in der im Grunewald eigens hierzu errichteten Walderholungsstätte Eichkamp (siehe Nr. 1608, 1).

9. Beschaffung von Lernmitteln für arme Kinder.

10. Während der Wintermonate unentgeltliche Verabreichung von Mittagskost an ca. 300—400 bedürftige Kinder aus der Volksküche. Verabreichung von warmem Frühstück an bedürftige Kinder in der Schule.

11. Brausebadeinrichtungen an 10 Gemeindeschulen.

12. Unentgeltlicher Besuch des Zoologischen Gartens und der Urania.

13. Freistellen für begabte Schüler an höheren Lehranstalten.

14. Ratserteilung für die Berufswahl durch eine Kommission, zunächst für die 14. Gemeindeschule.

15. Schulzahnklinik wird demnächst eröffnet.

1605. St. Elisabeth-Haus, Colonnenstr. 38/39, Zweigniederlassung des St. Antonius-Stifts (siehe Nr. 139).

Vorst.: Schwester M. Bernarda Gehr.

Leiterinnen: Schwestern vom III. Orden des hl. Dominikus.

Zweck: 1. Ambulante Armen- und Krankenpflege; 2. Unterhaltung einer Klein-kinder-Bewahranstalt.

1606. Städtisches Auguste Viktoria-Krankenhaus, Rubensstr. 39.

Ärztlicher Direktor: Prof. Dr. Kausch.

Verwaltungsinspektor: Korbacher.

Innere Abteilung: Direktor Dr. Huber. Äußere Abteilung: Direktor Dr. Kausch.

Kur- und Verpflegungskosten: Für Erwachsene: für Einheimische 3 M.; für Auswärtige 5 M. täglich; für Kinder 2,50 M. und 3,50 M. täglich. Leicht-kranke Kinder erhalten Unterricht durch eine Lehrerin.

1907: 2896 Kranke aufgenommen.

Damit verbunden:

Krankenhausstiftung. Kapital: 42 779 M.

Verwaltung: Krankenhausverwaltungs-Deputation.

Zweck: Unterstützungen von aus dem Auguste Viktoria-Krankenhaus in Schöne-berg entlassenen armen Kranken.

1607. Hauspflege-Verein.

Vorst.: Frau Rechnungsrat Beer, Gothaerstr. 17.

Geschäftsstelle: Ebersstr. 2.

Zweck: Anstellung zuverlässiger Frauen, welche in unbemittelten Familien den Haushalt besorgen, wenn die Hausfrau durch Krankheit oder Wochenbett be-hindert ist.

Gesuche an die Geschäftsstelle.

1907: 380 Pflegen.

1608. Verein zur Bekämpfung der Tuberkulose in Schöneberg.

Vorst.: Oberbürgermeister Wilde, W. 30, Bayrischer Platz 1.

Stellvertreter und Geschäftsführer: Stadtarzt Sanitätsarzt Dr. Rabnow, W. 30, Eisenacherstr. 84.

Zweck: Bekämpfung der Tuberkulose nach den aus der derzeitigen wissen-schaftlichen Erkenntnis resultierenden Grundsätzen.

Einrichtungen:

1. Erholungsstätte für Kinder bei Eichkamp im Grunewald, mit einer statio-nären Abteilung für Tag und Nacht. Geöffnet von April bis September.

Leiter: Stadtarzt Sanitätsarzt Dr. Rabnow.

Pflegesätze: a) für Tagesverpflegung einschl. Fahrt pro Tag 1 M.; b) für sta-tionäre Verpflegung (Tag und Nacht) 1,40 M.

1909: 650 Kinder.

2. Heimstätte in Sternberg in der Neumark.

Leiter: Stadtarzt, Sanitätsrat Dr. Rabnow, W. 30, Eisenacherstr. 84.

Anstaltsarzt: Dr. Brandenburg in Sternberg.

Zweck: Aufnahme Tuberkulöser aller Stadien mit Ausschluß derjenigen des letzten Stadiums.

Pflegesätze: für Männer 3,25 M., für Frauen 2,80 pro Tag.

65 Betten für Männer und Frauen.

1908: 159 Patienten.

3. **Kindererholungsheim** in Boldixum auf Föhr. Pflegesätze: 2,50 M.,
für junge Mädchen von 15—18 Jahren 3—4 M. pro Tag. 110 Betten.
 1909: 400 Kinder.
Außerdem beteiligt sich der Verein an der städtischen Auskunft- und Fürsorgestelle für Tuberkulose (siehe Nr. 1609).

1609. **Städtische Auskunft- und Fürsorgestelle für Tuberkulose** (mit Beteiligung des
Vereins zur Bekämpfung der Tuberkulose, siehe Nr. 1608), Ebersstr. 2.
Leitender Arzt: Stadtarzt, Sanitätsrat Dr Rabnow, W. 30, Eisenacherstr. 84.
Zweck: Verhinderung der Ausbreitung der Tuberkulose durch unentgeltliche
ärztliche Beratung tuberkulöser und tuberkuloseverdächtiger Personen, häusliche
Überwachung Kranker und Anordnung von Maßnahmen gegen Übertragung,
besonders auf Kinder. Gewährung von Stärkungsmitteln. Unterbringung in
Anstalten.
 1908: 6916 Personen versorgt. 734 Personen in Anstalten untergebracht.

1610. **Kreisverband des Blauen Kreuzes.** (Berlin und Umgegend.)
Vorst.: Joh. Jahnke, W. 30, Gleditschstr. 24.
Näheres siehe Nr. 624.

1611. **Städtische Auskunft- und Fürsorgestelle für Alkoholkranke,** Eisenacherstr. 63.
(Freitag 6—7.)
Leiter: Dr Mittenzweig.
Näheres siehe Nr. 622.

1612. **Ferienkolonien der Stadt Schöneberg.**
Verwaltung: Deputation für Wohlfahrtspflege.
Vors.: Oberbürgermeister Wilde, W. 30, Bayrischer Platz 1.
Geschäftsstelle: Ebersstr. 2, II.
Zweck: 1. Schulkindern der Volksschule unentgeltlichen Aufenthalt in Kolonien
auf dem Lande und an der See zu gewähren. 2. Kinder der höheren Schulen
gegen Ersatz der Selbstkosten seitens der Eltern in geeignete Kolonien unterzubringen und zu beaufsichtigen. 3. Unterstützung der Ferienwanderungen.
4. Unterhaltung von Spielplätzen.
 1907: 652 Kinder entsandt.

1613. **Schöneberger Rettungswesen.** (Städtische Deputation für Regelung des Ret-
tungswesens.)
Vors.: Sanitätsrat Dr Wagner, W. 30, Münchenerstr. 48.
Die erste Hilfeleistung und der Krankentransport erfolgt durch die Feuerwehr
auf telephonischen Anruf an die Krankentransportabteilung der Feuerwehr,
Feurigstr. 58. Fernspr.: VI, 3030. Vermittlung der Meldung durch die Feuer-
wachen und Polizeireviere.
Krankentransport 6—10 M., für Unbemittelte und an ansteckende Krankheiten
Leidende kostenfrei.
Rettungswache (Sanitätswache): Eisenacherstr. 9.
Vors.: Sanitätsrat Dr Henius.
Zweck: Erste Hilfe bei Unglücksfällen und plötzlichen Erkrankungen.
Unfallstation: Herbertstr. 6.
Leitender Arzt: Dr Speyer.
Näheres siehe Nr. 768.

1614. **Freiwillige Sanitätskolonne** (Zweigverein des Preußischen Landes-
vereins vom Roten Kreuz).
Vors.: Sanitätsrat Dr Gustav Wagner, W. 30, Münchenerstr. 48.
Kolonnenführer: Edwin Wezstein, Gothenstr. 34.
Zweck: Theoretische und praktische Ausbildung der Mitglieder zur Hilfeleistung

bei dem Transport der Verwundeten und Kranken im Kriege und bei Massenunglücksfällen im Frieden.

Kolonnendepot und Unfallmeldestelle, bzw. Verbandsstation, Kolonnenstr. 48/49, 1907: 45 Mitglieder. 68 Hilfeleistungen.

1615. Verband der Genossenschaft freiwilliger Krankenpfleger im Kriege für die westlichen Vororte.

Vors.: Magistratssekretär Hahn, Ebersstr. 79.

Zweck: Ausbildung von Kriegskrankenpflegern, die in Kriegszeiten dem Roten Kreuz zur Verfügung gestellt werden.

Dauer der Kurse 5 Monate. Anschließend da wo, möglich, vierwöchentliche praktische Ausbildung in einem Krankenhause. Hierfür wird eine Entschädigung bis zu 3 M. pro Tag gewährt. Die Kurse finden von November bis Mai statt. Ort: Wilmersdorf, Kaiserplatz 10, Restaurant Appelt.

1907/08: 35 Teilnehmer.

1616. Zweigverein vom Roten Kreuz.

Vors.: Bankdirektor Hertzer, Hauptstr. 125.

Zweck: Unterstützung der Sanitätskolonne zu Schöneberg und Unterstützung von Kriegsveteranen.

1617. Städtische Volksbadeanstalt, Ebersstr. 9.

Geöffnet vom 1. April bis 30. September: Wochentags von 7—8½, Sonntags von 6—12½ Uhr, vom 1. Oktober bis 31. März: Wochentags von 8—8½, Sonntags von 7—12½ Uhr. Preise der Bäder: 25 Pf. für 1 Wannenbad; 10 Pf. für 1 Brausebad.

1908 09: 11949 Bäder.

1618. Städtische Desinfektionsanstalt, Tempelhofer Weg.

Aufsicht: Stadtverordn. Küter, W. 30, Martin Lutherstr. 51.

Meldungen an die Anstalt.

1619. Städtischer Arbeitsnachweis, Apostel Paulusstr. 31, Ecke Eisenacherstr. 77.

Vors. der Verwaltungsdeputation: Stadtrat Nordhausen, Eisenacherstr. 63, Zimmer 13 (10—12).

Kostenfreier Arbeitsnachweis für gelernte und ungelernte Arbeiter männlichen und weiblichen Geschlechts einschl. Dienstboten. Bei erfolgreicher Vermittlung von Dienstboten hat die Dienstherrschaft 3 M. Gebühr zu zahlen.

Für Arbeiter und Lehrlinge Apostel Paulusstr. 31, 8—12 vorm., für weibliche Personen Eisenacherstr. 77 9—12 vorm. und 4—7 nachm.

1907: 15131 Arbeitsuchende, 14546 Arbeitgeber, 11885 besetzte Stellen.

1620. Rechtsauskunftstelle des Gemeinnützigen Vereins für Rechtsauskunft in GroßBerlin. (Näheres siehe Nr. 1292.) Apostel Paulusstr. 6 (5—7).

1621. Burkardt-Schmidtsches Legat. Kapital: 800 M.

Verwaltung: Magistrat, Deputation für Wohlfahrtspflege.

Zweck: Unterstützung einer verschämten armen Familie oder Einzelperson am 22. August.

1622. Hasselmeyer-Stiftung. Kapital: 41 000 M.

Verwaltung: Magistrat.

Zweck: Unterstützung armer rechtlicher unbescholtener Mädchen jeder Konfession, welche nicht oder nur schwer imstande sind, ihren Unterhalt zu erwerben.

1623. Carl Ludwig Hewald-Stiftung. Kapital: 51 713,88 M.

Verwaltung: Magistrat, Deputation für Wohlfahrtspflege.

Zweck: Einmalige oder laufende Unterstützung würdiger und bedürftiger, namentlich alter und gebrechlicher Personen, die in Schöneberg ihren Unterstützungswohnsitz haben.

1624. Fritz Heyl=Stiftung. Kapital: 5000 M.
Verwaltung: Magistrat. Kuratorium der Fritz Heyl-Stiftung.
Zweck: Unterstützung eines würdigen und hilfsbedürftigen mittleren oder Unter-
beamten der Gemeindeverwaltung am 12. Dezember.

1625. Hinzesches Legat. Kapital: 1500 M.
Verwaltung: Magistrat. Deputation für Wohlfahrtspflege.
Zweck: Zunächst Unterhaltung der Grabstelle des Stifters. Verwendung des
Restes der Zinsen zur Unterstützung einer Witwe am 21. Juni.

1626. Kaiser Geburtstag=Stiftung. Kapital: 7769 M.
Verwaltung: Magistrat, Deputation für Wohlfahrtspflege.
Zweck: Unterstützung verschämter Armer am 27. Januar.

1627. Stiftung zum Gedächtnis des hundertjährigen Geburtstages Kaiser Wilhelms I.
Kapital: 20 788,61 M.
Verwaltung: Magistrat. Deputation für Wohlfahrtspflege.
Zweck: Unterstützung würdiger und bedürftiger Kriegsteilnehmer aus den Feld-
zügen 1864, 1866 und 1870/71, sowie deren Witwen und Kinder (letztere bis zum
18. Lebensjahre) am 22. März.

1628. Uhligsche Stiftung. Kapital: 1000 M.
Verwaltung: Magistrat. Deputation für Wohlfahrtspflege.
Zweck: Unterstützung hilfsbedürftiger Witwen und Waisen am 10. Mai.

1629. Mintzlaffsches Legat. Kapital: 1500 M.
Verwaltung: Magistrat, Deputation für Wohlfahrtspflege.
Zweck: Unterstützung zweier Witwen oder unverheirateter weiblicher Personen
am 21. August.

1630. Städtische Volksbücherei und Lesehalle, Ebersstr. 9, II.
Vorf. des Kuratoriums: Stadtrat Kaufmann, Rathaus, Zimmer 43a (10—11).
Leiter: Hugo Heyne.
Bücherausgabe: Wochentäglich 12½—1½ und 5—9.
Lesehalle geöffnet: Wochentags 4—9 nachm., Sonntag 3—7. Platz für 64
Personen.
Zweigstelle: Martin Lutherstr. 64, mit Lesehalle. Geöffnet wie die Haupt-
stelle.
1907: Bestand 15 000 Bände; verliehen 60 868 Bände; 8229 Lesehallen-
besucher.

1631. Volksunterhaltungsabende der Stadt Schöneberg in der Hohenzollern=Schule,
Belzigerstr. 48. Eintritt 30 Pf. Bekanntmachung durch Anschlag.

Das St. Antonius=Stift siehe Nr. 139, das Mütter= und Kinderheim
Nr 247, das Kinderheim von 1889, Nr. 250 VI, 252 XIII, Zionshilfe
Nr. 258, den Verein Kinderarbeitsstätten (Lampsonsche) Nr. 337, die
Vereinsarbeitsschule des Vereins Wohlfahrt der weibl. Jugend Nr. 338,
den Lette=Verein Nr. 355, das Pestalozzi=Fröbelhaus Nr. 356, die
Pflegestätte Lenzheim für Erholungsbedürftige Nr. 750.

Nieder-Schönhausen mit Schönholz (Kreis Nieder-barnim).

(Siehe die Vorbemerkung Seite 318).

1632. Öffentliche Armenpflege.*)   Geschäftsstelle: Kaiser Wilhelmstr. 5.

a) Armenkommission:

Gesuche sind an die Geschäftsstelle zu richten.   Die Vorsteher der sieben Bezirke siehe Berliner Adreßbuch.

b) 3 Waisenräte.   Siehe Berliner Adreßbuch.

Die **Kirchliche Armenpflege** wird von der Frauenhilfe ausgeübt.   Siehe diese Nr. 1633.

1633. Frauen-Hilfe, Zweig des Kreisverbandes der Niederbarnimer Frauenhilfe (siehe Nr. 1677).

Vors.: Frau Pfarrer Fangauf, Kaiser Wilhelmstr. 81.

Zweck: 1. Unterstützung von bedürftigen Ortsangehörigen durch Lebensmittel, Kleidung, Feuerung; Beköstigung von armen Wöchnerinnen abwechselnd durch die Vereinsmitglieder.   Pflege an Krankenbetten.   2. Entsendung von Kindern in See- und Landheime gegen geringes Entgelt.   3. Anstellung von Hauspflegefrauen, welche in unbemittelten Familien die Hauswirtschaft führen, wenn die Hausfrau durch Krankheit behindert ist.   Geringe Gebühr. Nötigenfalls unentgeltlich.   5. Weihnachtsbescherung: Meldungen bis zum 15. Dezember an die Vorsitzende.   5. Anstellung einer Gemeindeschwester, Marthastr. 12.   6. Unterhaltung einer Kinder-Bewahranstalt für Kinder von 2—6 Jahren, geleitet von einer Schulschwester, und einer Strickschule, geleitet von der Gemeindeschwester.   (Pflegegeld 5 Pf. täglich, Mittagessen 10 Pf., nur ausnahmsweise für sehr Bedürftige unentgeltlich.   Bei Vorausbezahlung wöchentlich 20 Pf., dritte und vierte Geschwister sind frei.)

1634. Kinderarbeitsstätte des Vereins Kinderarbeitsstätten (Lampsonsche), Marthastr. 12.

Näheres siehe Nr. 337.

1635. Gemeinde-Armenhaus, Buchholzerstr. 8 a.

Verw.: Ober-Tel.-Sekr. Rost, Marthastr. 11.

Zweck: Unentgeltliche Aufnahme alter, erwerbsunfähiger Personen zu ständigem Aufenthalt.   Ausnahmsweise Aufnahme Obdachloser.

1636. Freiwillige Sanitätskolonne, Nieder-Schönhausen.

Vors.: Stabsarzt d. R. Dr Singer, SW. 19, Jerusalemerstr. 43.

Zweck: Erste Hilfeleistung bei Unglücksfällen.   Ausbildung von freiwilligen Krankenträgern und -pflegern für den Kriegsfall.

Die Kolonne hat 3 Unfallmeldestellen im Orte und eine Unfallwache für die Sonntagnachmittage im Gemeindehause.   Diese letztere soll mit der Erbauung des neuen Rathauses in eine ständige Unfallstation umgewandelt werden (siehe Nr. 1637).

1907: 50 Mitglieder.

1637. Unfallmeldestellen, deren Inhaber für die erste Hilfeleistung ausgebildet sind und nötigenfalls einen Arzt herbeirufen.

1. Lindenstr. 10 bei Wardelmann.   2. Kaiser Wilhelmstr. 59 bei Müller.   3. Bismarckstr. 7 bei Genz.   4. Beuthstr. 41 bei Bessert.   An Sonn- und Feiertagen Unfallwache, Kaiser Wilhelmstr. 5.

---

*) Über den Begriff „Öffentliche Armenpflege", vergl. 2 Teil, S 402 ff.

Das Mädchen-Rettunghaus Siloah siehe Nr. 307, den Vaterländischen Frauenverein, Zweig Pankow, Nieder-Schönhausen, Schönholz Nr. 1530, die Volksküchen für Pankow und Nieder-Schönhausen Nr. 1532.

Schönholz siehe Nieder-Schönhausen.

Steglitz (Kreis Teltow).
(Siehe die Vorbemerkung Seite 318).

1638. Öffentliche Armenpflege. Geschäftsstelle: Rathaus, Schloßstr. 37, Zimmer 11.

a) Armendirektion. Vors.: Schöffe Fabarius, Rathaus, Schloßstr. 37, Zimmer 15.

b) 4 Armenbezirke mit 45 Quartieren (Elberfelder System). Anträge auf Armenunterstützung an die 4 Vorsteher der Armenbezirke (siehe diese im Berliner Adreßbuch) und an die Armenpfleger.

Sitzungen der Armendirektion am letzten Dienstag jedes Monats. — Armenarzt. — Weihnachtsbescherung durch die Armendeputation alljährlich aus Mitteln, die durch Privatsammlungen aufgebracht werden.

c) Waisenrat. Vors.: Schöffe Fabarius. 7 Bezirke.

1639. Kirchliche Armenpflege.

Die Kirchliche Gemeindearmenpflege wird durch die 4 Geistlichen Pfarrer Dr. Bogan, Rothenburgstr. 32, Pastor Meyer, Breitestr. 22, Pastor Schroeder, Rothenburgstr. 32, Pastor Raack, Ahornstr. 25, mit Unterstützung der Diakonissen des Vaterländischen Frauenvereins (siehe Nr. 1643) ausgeführt.

1640. Männer-Konferenz des Vincenz-Vereins (siehe diesen Nr. 83, 84).

St. Nikolaus. Vorst.: Sekretär Arczykowski, Peschkestr. 20.

1641. Frauen-Konferenz des Vincenz-Vereins (siehe diesen Nr. 83, 84).

St. Marien. Vorst.: Frau Direktor Dr. Sarrazin, Friedenau, Kaiserallee 80.

1642. Evangelische Frauenhilfe.

Vors.: Frau Generalleutnant von Ollech, Mittelstr. 9.

Zweck: Fürsorge für arme Wöchnerinnen durch Anstellung einfacher Pflegerinnen, die sich der Frauen und des Haushalts annehmen.

Meldungen an Frau Pastor Schroeder, Rothenburgstr. 32 (1—2).

1643. Vaterländischer Frauenverein. — Zweigverein Steglitz.

Vors.: Frau Pfarrer Bogan, Rothenburgstr. 32.

Zweck: In Kriegszeiten die gesamte Fürsorge für die im Felde Verwundeten und Erkrankten. In Friedenszeiten Vorbereitung auf den Kriegsfall, Beteiligung bei Linderung außerordentlicher Notstände (Seuchen, Überschwemmung u. a.), insbesondere Unterhaltung von Krankenpflegerinnen für die Armen und Kranken der Gemeinde Steglitz.

Einrichtungen:

1. Verteilung von Mittagsportionen durch die Damen des Vereins. Zentralstelle: Rothenburgstr. 32.
2. Schwesternstation, Mittelstr. 11, im Gemeindehaus. 4 Diakonissen.
3. Krippe, Mittelstr. 11. 15 Kinder. Pflegegeld 30 Pf. täglich.
4. Krankenpflegekurse für Damen. Theoretischer Kursus 4—6 Monate, praktischer Kursus 6 Wochen.

1907: 1881 Mittagsportionen. 76 Teilnehmerinnen an den Kursen.

---

*) Über den Begriff „Öffentliche Armenpflege", vergl. 2. Teil, S. 402 ff.

1644. Frauen= und Jungfrauen=Verein für innere und äußere Mission.
Vors.: Frl. Wutherow, Rothenburgstr. 32.
Zweck: Außer Anfertigung von Handarbeiten, deren Erlös der inneren und
äußeren Mission überwiesen wird, Unterstützung der Gemeindeschwestern und
armer Kranker des Ortes.
Jährlich 150 bis 200 M. Krankenunterstützungen.

1645. Zweigverein der Frauenhilfe des Evangelisch=kirchlichen Hilfsvereins (siehe
diesen Nr. 583).
Vors.: Frau General von Ollech, Mittelstr. 9.
Zweck: 1. Persönliche Liebestätigkeit an Armen und Kranken. 2. Hauspflege
armer Wöchnerinnen. Anmeldung bei Frau Pastor Schroeder, Rothenburgstr. 32. 3. Unterhaltung eines Kaffeewagens. (Vors. dieser Kommission:
Frau Scharsich, Albrechtstr. 38.)
1907: 987 M. für Wöchnerinnenpflege, 685 M. für Armenpflege verausgabt.

1646. Verein gegen Verarmung und Bettelei.
Vors.: Gemeindevorsteher Buhrow, Arndtstr. 33. (8—12).
Zweck: Bedürftige Personen in Steglitz, sowie durchreisende Handwerksburschen
durch Bar-Unterstützungen und Gewährung von Nachtquartier und Verpflegung
vor Verarmung und Bettelei zu schützen.

1647. Gemeinde=Armenhaus, Bergstr. 12.
Verw.: Prieß, ebenda.
Zweck: Unentgeltliche Aufnahme alter, erwerbsunfähiger Personen zu ständigem
Aufenthalt. Ausnahmsweise Unterkunft für Obdachlose.

1648. Verband Steglitz der deutschen Reichsfechtschule (siehe diese Nr. 279).
Vors.: Gerichts=Sekr. M. Thiele, Düppelstr. 14.

1649. Volkskindergarten des Vereins Kinderheim zu Steglitz, Mittelstr. 11.
Vors. des Vereins: Verlagsbuchhändler Siegismund, Grunewaldstr. 20.
Leiterin: Frl. H. Broecker.
Beaufsichtigung und Erziehung noch nicht schulpflichtiger Kinder.
Geöffnet: 8—12 und 2—7.
Schulgeld: 50 Pf. bis 1 M. Freistellen. Durchschnittlich 70—80 Kinder.

1650. Pauline Lademann=Stiftung. Kapital: 20 000 M.
Verwaltung: Kuratorium. Vors.: Bürgermeister Buhrow, Rathaus.
Zweck: Verteilung von Brennmaterial an hilfsbedürftige, in Steglitz ortsangehörige
Personen, welche nicht der öffentlichen Armenpflege anheimgefallen sind.

1651. Dr. Franz Simonson=Stiftung. Kapital: 100 000 M.
Verwaltung: Kuratorium. Vors.: der jedesmalige Gemeindevorsteher von
Steglitz, z. Z.: Bürgermeister Buhrow, Rathaus, Schloßstr. 37, Zimmer 15.
Zweck: Bestreitung der Kosten zu einem in der Regel vierwöchentlichen Kuraufenthalt im Laufe des Sommers für solche Personen, die in Steglitz ihren
Unterstützungswohnsitz haben, und welche der öffentlichen Armenpflege nicht anheimgefallen sind; vorzugsweise für Schulkinder.
1907: wurden 42 Kinder und 20 Erwachsene in verschiedenen Orten untergebracht.

1652. Ferienkolonien.
Vors.: Bürgermeister Buhrow, Rathaus.
Zweck: Schulpflichtigen Kindern während der Ferien freien Erholungsaufenthalt
zu beschaffen.
1907: 80 Kinder entsandt.

1653. Pflegerinnen=Station des Frauenvereins für geordnete Krankenpflege im
Kreise Teltow, Bergstr. 13. (Näheres siehe Nr. 1524.)

1654. Unfallstation, Schloßstr. 45.

1655. Freiwillige Sanitätskolonne vom Roten Kreuz.
Vors.: Bürgermeister Buhrow, Arndtstr. 33.
Zweck: Erste Hilfeleistung bei Unglücksfällen.

1656. Volksbadeanstalt, Bergstr. 22.
Brause-, Wannen-, Sol- und Schwimmbäder.
Geöffnet: 1. April bis 30. September 7—1 und 3—8½, in den übrigen Monaten 8—1 und 3—8, Sonntag 8—11.
Preise: Brausebäder nur für Männer 15 Pf., Sonnabend 10 Pf., Schwimmbäder für Erwachsene 40 Pf., Mittwoch nachmittag und Sonnabend 30 Pf., für Jugendliche 20 Pf. Monatskarten 3—5 M.

1657. Familiengärten an der Mariendorfer Straße.
Verwaltung: Gemeindevorstand. Dezernent: Schöffe Siegismund, Grunewaldstr. 20.
Zweck: Verpachtung von Landparzellen, 200—300 Quadratmeter 16—24 M. jährlich.
1907: 150 Pächter.

Das Feierabendhaus für Lehrerinnen und Erzieherinnen siehe Nr. 190, das Luther-Stift Nr. 193, das Friedrichs-Stift Nr. 255, die Königl. Blindenanstalt Nr. 271, die Vereinsarbeitsschule des Vereins Wohlfahrt der weiblichen Jugend Nr. 338, die Heimstätten für Blinde Nr. 708, die Pflegestätte Lenzheim für Erholungsbedürftige aus dem Kreise Teltow Nr. 750, die Stiftungen des Kreises Teltow Nr. 1347, 1348, den Verband der Genossenschaft freiwilliger Krankenpflege im Kriege für die westlichen Vororte Nr. 1615.

Die Krankenhäuser für den Kreis Teltow befinden sich in Britz (siehe Nr. 1345), in Gr.-Lichterfelde (siehe Nr. 1516) und in Mittenwalde.

Südende (Kreis Teltow) siehe Mariendorf.

Tegel (Kreis Niederbarnim).
(Siehe die Vorbemerkung Seite 318).

1658. Öffentliche Armenpflege.*) Geschäftsstelle: Veitstr. 2.
Armen- und Waisen-Kommission. Vors.: Schöffe Reichelt, Schönebergerstr. 13a. 9 Kommissionsmitglieder.
Gesuche durch das betreffende Kommissionsmitglied an den Vorsitzenden; in besonders dringenden Fällen sind Anträge direkt beim Vorsitzenden anzubringen. Kommissionssitzungen nach Bedarf.
Die im Orte wohnenden 6 Ärzte können von den Armen in Anspruch genommen werden.
Diakonissin: Berlinerstr. 4.

1659. Kirchliche Armenpflege.
Vors.: Pfarrer Reißhaus, Schloßstr. 24.
1. Kirchliche Armenkasse unter Verwaltung des Gemeindekirchenrats.
2. Kirchlicher Frauen- und Jungfrauen-Verein.
Vors.: Frau Sup. Suttkus.
Fertigt Kleidungsstücke für die Armen zur Weihnachtsbescherung.

---

*) Über der Begriff „Öffentliche Armenpflege", vergl. 2. Teil, S. 402 ff.

3. **Wöchnerinnen=Verein.**
   Vors.: Frau Sup. Suttkus.
   Gibt Suppen usw. an Wöchnerinnen und Kranke, in Notfällen auch Wäsche,
   Bettzeug usw.
4. **Evangelische Frauenhilfe.**
   Vors.: Frau Pfarrer Rieß.
   Zweck: Unterstützung armer Familien durch Kleidung usw.
5. **Jungfrauen=Verein Tabea.**
   Vors.: Frau Pfarrer Rieß.
   Zweck: Anfertigung von Kleidungsstücken für Arme.

1660. Zweigverein Tegel des Vaterländischen Frauenvereins.
Vors.: Frau Bock, Spandauerstr. 3.
Zweck: In Kriegszeiten Fürsorge für die im Felde Verwundeten und Erkrankten.
In Friedenszeiten Anstellung einer Gemeindediakonissin, Unterstützung Be=
dürftiger, besonders zu Weihnachten.
Der Verein unterhält gemeinsam mit der politischen Gemeinde eine Diako=
nissin (siehe Nr. 1658) und die Kleinkinderschule (siehe Nr. 1663).

1661. Freiwillige Sanitätskolonne vom Roten Kreuz.
Vors.: Kommerzienrat Borsig, Schloß Tegel.
Zweck: Ausbildung der Mitglieder zur Hilfeleistung beim Krankentransport im
Kriege und bei Unglücksfällen im Frieden.

1662. Armenhaus, Brunowstr. 30.
Verwalter: Pol.=Sergt. Marienfeld.
Unterkunft für Obdachlose und für erwerbsunfähige Personen der Gemeinde.
Platz für 7 Familien.

1663. Kleinkinderschule, Schönebergerstr. 3, unterhalten von der Gemeinde und
dem Vaterländischen Frauenverein (siehe Nr. 1660).
Schulgeld 75 Pf. bis 1 M. monatlich.

1664. Volksbibliothek, Treskowstr. 27—30. Unterhalten von der Gemeinde Tegel.
Bibliothekar: Lehrer Ziekow.
Geöffnet: Montag und Donnerstag 6—7 abends. Benutzung unentgeltlich.
   5045 Bände ausgeliehen. 1450 Bände Bestand.

1665. Krankenhaus (gleichzeitig für Reinickendorf) im Bau.

Tempelhof (Kreis Teltow).
(Siehe die Vorbemerkung Nr. 318).

1666. Öffentliche Armenpflege.*)
a) Armenkommission unter Vorsitz eines Schöffen. Gesuche an den Gemeinde=
vorsteher Mussehl, Dorfstr. 42, Gemeindebureau. Die Adressen der 8 Kom=
missionsmitglieder siehe im Berliner Adreßbuch. Kommissionssitzungen nach
Bedarf.
b) Waisenrat. Vors.: Gemeindevorsteher Mussehl.
Die **Kirchliche Armenpflege** ist in Tempelhof nicht organisiert. Kleinere Unter=
stützungen durch Pfarrer Doenitz, Dorfstr. 7.
Die Armen= und Krankenpflege wird vom Vaterländischen Frauenverein
und vom Ortsfrauenverein ausgeübt (siehe Nr. 1667 und 1668).

1667. Vaterländischer Frauen=Zweigverein.
Vors.: Frau Anna Noack, Dorfstr. 49.

---
*) Über den Begriff „Öffentliche Armenpflege", vergl. 2. Teil, S. 402 ff.

Zweck: Im Kriegsfall Anschluß an die Vereine vom Roten Kreuz. In Friedenszeiten:
1. Vorbereitung für den Kriegsfall.
2. Krankenpflege durch 2 vom Verein besoldete vom Paul Gerhardt-Stift in Berlin
ausgebildete Schwestern.
Schwesternstation: Kaiserin Augustastr. 11.
3. Unterstützung Armer und Kranker mit Stärkungsmitteln. Verteilung von
Suppen und Mittagessen an Wöchnerinnen. Anfertigung von Kleidungsstücken für Arme.
4. Unterhaltung des Kinderhorts, Kaiserin Augustastr. 11.
Geöffnet: 7—5, im Winter 8—4 Uhr.
Schulgeld 50 Pf. wöchentlich inkl. Mittagessen. Freistellen für Bedürftige.

1668. Orts-Frauenverein.
Vors.: Frau Gutsbesitzer W. Lehne, Dorfstr. 14.
Zweck: Weihnachtsbescherung (Kleidung usw.) alljährlich für ca. 40 Kinder und
ca. 60 Witwen. Unterstützung armer Konfirmanden mit Einsegnungs-
anzügen (alljährlich ca. 10 Kinder).

1669. Volksbibliothek, Manteuffelstr., I. Gemeindeschule.
Bibliothekar: W. Paulus.
Geöffnet: Montag, Donnerstag, Sonnabend abends von 7—9 Uhr.
Benutzung unentgeltlich.
1907: 3063 Bände Bestand; 16839 Bände verliehen.

Die Pflegestätte Lenzheim für Erholungsbedürftige aus dem Kreise Teltow
siehe Nr. 750, den Verband der Genossenschaft freiwilliger Krankenpfleger im Kriege für die westlichen Vororte siehe Nr. 1615, die
Stiftungen des Kreises Teltow Nr. 1347, 1348.

Die Krankenhäuser für den Kreis Teltow befinden sich in Britz (siehe
Nr. 1345), in Gr.-Lichterfelde (siehe Nr. 1516) und in Mittenwalde.

Weißensee (Kreis Niederbarnim).
(Siehe die Vorbemerkung Seite 318).

1670. Öffentliche Armenpflege.*) Geschäftsstelle: Pistoriusstr. 24, Zimmer 6.
a) Armenverwaltung. Dezernenten: Beigeordneter Dr Klamroth und
Dr Pape. Die Vorsitzenden der 16 Armenkommissionen siehe im Berliner
Adreßbuch.
Gesuche an die Geschäftsstelle.
1 Gemeindearzt.
b) Waisenverwaltung: Dezernent: Dr. Pape.
c) Wohlfahrtsamt. Vorst.: Major a. D. Wesener. Organisation von
Wohlfahrtseinrichtungen.

1671. Kirchliche Armenpflege.
Vors.: Pastor Lutze, Berlinerstr. 12.
Die Armenpflege wird ausgeübt durch Stadtmissionar Klingenschmidt, Ber-
linerstr. 141, Gemeindehelfer Chemnitz, Brauhausstr. 7, und durch von der Ge-
meinde und dem Vaterl. Frauenverein (siehe diesen Nr. 1674) angestellte
Diakonissen, Mirbachplatz, Gemeindehaus. Meldungen an den Vorsitzenden.

---

*) Über den Begriff „Öffentliche Armenpflege“, vergl. 2. Teil, S. 402 ff.

1672. Männer-Konferenz des St. Vincenz-Vereins (siehe diesen Nr. 83, 84).
St. Alexius. Vorst.: C. Röhr, Kronprinzenstr. 4.

1673. Frauen-Konferenz des St. Vincenz-Vereins (siehe diesen Nr. 83, 84).
St. Elisabeth. Vors.: Frau Kaufmann Kotulla, Gäblerstr. 24.

1674. Vaterländischer Frauen-Zweigverein für den Amtsbezirk Weißensee.
Vors.: Frau Hauptlehrer Tauscher, Falkenbergerstr. 186.
Zweck: 1. Armen- und Krankenpflege in der Gemeinde Weißensee durch 3 Gemeindeschwestern 2. Unterhaltung einer Kinderbewahranstalt (siehe diese Nr. 1682).
Die politische Gemeinde Weißensee zahlt 800 M., der Kreis Niederbarnim 500 M.

1675. Frauenhilfe, Zweig des Kreisverbandes Niederbarnimer Frauenhilfe.
Vors.: Frau Bürgermeister Dr. Woelck, Albertinenstr. 6.
Zweck: 1. Armen- und Krankenpflege in der Gemeinde Weißensee durch 2 Schwestern, Mirbachplatz, Gemeidehaus. 2. Unterhaltung eines Kinderhorts (für schulpflichtige Kinder). Schulgeld monatlich 50 Pf. Freistellen. Mirbachplatz im Gemeindehaus. 3. Führung von Vormundschaften und Pflegschaften (35 Vereinsdamen führen 70 Vormundschaften und 5 Pflegschaften).

1676. Niederbarnimer Kreisverein des Evangelisch-kirchlichen Hilfsvereins (siehe auch Nr. 583).
Vors.: Landrat von Roedern, NW. 40, Friedrich Karl-Ufer 5.
Zweck: Unterstützung des Hauptvereins (Förderung kirchlicher Zwecke und Wohlfahrtseinrichtungen) durch Aufbringung von Geldmitteln innerhalb des Kreises Niederbarnim. Bildung und Zusammenschluß von Lokalvereinen im Niederbarnimer Kreise. Lokalvereine bestehen u. a. in Lichtenberg, Nieder-Schönhausen, Pankow, Reinickendorf, Rummelsburg, Tegel, Weißensee.
Aus den Mitteln des Vereins werden jährlich 1200 M. zur Besoldung des Stadtmissionars in Weißensee gezahlt.
Im Zusammenhang mit dem Kreisverein steht der

1677. Kreisverband Niederbarnimer Frauenhilfe.
Vors.: Frau Gräfin von Roedern.
Zweck: Anregung und Organisation der Liebestätigkeit evangelischer Frauen und Jungfrauen.
Lokalvereine bestehen in Boxhagen-Rummelsberg, Karlshorst, Lichtenberg, Friedrichsfelde, Pankow, Reinickendorf, Tegel, Weißensee (siehe Nr. 1675). Kleinere an vielen anderen Orten des Kreises Niederbarnim.

1678. Öffentliche Speiseanstalt der Gemeinde, Göbenstr. 2.
Leitung: Wohlfahrtsamt.
Zweck: Gegen geringes Geld kräftiges Mittagessen zu verabfolgen.
Geöffnet: 11½—1½. Preise: Mittagsportion 30, 20, 15 Pf., Suppe 10 Pf., Kakao, Kaffee 5 Pf., Brotschnitte 4 Pf.

1679. Suppenverein.
Vors.: Frau Hauptlehrer Tauscher, Falkenbergerstr. 186.
Zweck: Unentgeltliche Verabreichung von Suppen an Arme und Kranke durch die Mitglieder des Vereins, in deren Haushaltungen die Suppen gekocht werden. 16 Bezirksdamen (die Bezirke schließen sich den Armenbezirken an), nehmen Meldungen entgegen.
1907: 457 Portionen.

1680. Säuglingsfürsorgestelle der Gemeinde, Pistoriusstr. 24, Zimmer 1 und 2. Montag, Donnerstag und Sonnabend 1—2.

Leitender Arzt: Dr. W. Julius Ritter, W. 15, Joachimsthalerstr. 37.
Zweck: Unentgeltliche Belehrung der Mütter über Pflege und Ernährung von Säuglingen. Gewährung von Stillprämien.
Siehe auch Säuglingsklinik Nr. 1689.

1681. Wohlfahrtseinrichtungen für Gemeindeschulkinder.
1. Gewährung von Frühstück an Unbemittelte.
2. Schulärzte: Gemeindearzt Sanitätsrat Dr. Dyrenfurth.
3. Hilfsschule für Schwachbegabte, Göbenstr. 2.
4. Ferienkolonien: Eigene Heimstätte der Gemeinde in Birkholz.

1682. Kleinkinder-Bewahranstalt, Mirbachplatz, Gemeindehaus. Begründet vom Vaterländischen Frauenverein (siehe Nr. 1674).
Schulgeld monatlich 50 Pf. Freistellen.

1683. Katholische Kleinkinder-Bewahranstalt, Wilhelmstr. 42.
Leiterinnen: Graue Schwestern von der hl. Elisabeth.
Schulgeld monatlich 50 Pf. Für Unbemittelte Freistellen.

Zweiganstalt des St. Josephsheims für katholische Kinder, Gürtelstr. 8. Näheres siehe Nr. 289.

1684. Jugendfürsorge-Verband.
Vors.: Rektor Tessel, Sedanstr. 53.
Zweck: Das Interesse und Verständnis für Jugendfürsorge zu erwecken und zu beleben, sowie an der sittlichen, körperlichen, geistigen und wirtschaftlichen Förderung mitzuwirken.
Einrichtungen:
1. Ferienkolonie. Leiter: Rektor Tessel.
   1908: 41 Kinder entsandt, 2000 M. verausgabt.
2. Beirat für schulentlassene Waisen. Leiter: Amtsgerichtsrat Dr Friedeberg, Albertinenstr. 19, und Lehrer Fromont, König-Chaussee 38.
3. Lehrstellennachweis für Knaben und Mädchen. Leiter: Lehrer Schleede, Streustr. 125.
4. Gewährung von Erziehungsbeihilfen an bedürftige Eltern.

1685. Ambulante Krankenpflege der grauen Schwestern von der hl. Elisabeth (katholisch), Wilhelmstr. 42.
Zweck: Unentgeltliche Krankenpflege in den Häusern armer Familien.
   1907: 90 Kranke gepflegt.

1686. Evangelisch-kirchlicher Hilfsverein.
Vors.: Bürgermeister Dr Woelck, Albertinenstr. 6.
Zweck: Krankenpflege in armen Familien durch einen Krankenpfleger.

1687. Armen- und Siechenhaus, Charlottenburgerstr. 11/13 und Falkenbergerstr. 185.

1688. Auguste Viktoria-Krankenhaus vom Roten Kreuz in Weißensee, Schönstr. 69/73.
Fernspr.: Weißensee 28. Errichtet vom Provinzialverein Berlin des Vaterländischen Frauenvereins (siehe Nr. 775).
Ärztlicher Direktor und leitender Arzt der inneren Abteilung: Prof. Dr Weber.
Leitender Arzt der chirurgischen Abteilung: Dr. Seefisch.
Oberin: Schwester Graß.
Zweck: Aufnahme von Kranken aus Weißensee, dem Kreise Niederbarnim und Berlin. Ausbildung von Schwestern vom Roten Kreuz.
100 Betten.
   1907: 1157 Kranke, 74 Schwestern.

Mit der Anstalt verbunden ist eine Poliklinik, ausschließlich für Unbemittelte.
Für chirurgische Kranke 10—11, für medizinische 2—3.
   1907: 1210 chirurgische, 2485 innere Kranke.

1689. **Säuglingsklinik,** Pistoriusstr. 24. Begründet vom Verein Säuglingskranken=
haus (siehe Nr. 677).
   Leitender Arzt: Dr. Julius Ritter, W. 15, Joachimsthalerstr. 37.
   Zweck: Aufnahme schwacher und kranker Säuglinge.
   Pflegegeld 2,50 M. Ermäßigungen auf 1,50 M. Freistellen. 12 Betten.
    1908: 79 Säuglinge verpflegt.

Ein Säuglingskrankenhaus mit 60 Betten wird von der Ortsgemeinde er=
richtet.

1690. **Auskunft= und Fürsorgestelle für Lungenkranke** (von der Gemeinde unter=
halten), Pistoriusstr. 24, Zimmer 7 und 8. (Mittwoch 6—8 abends, Sonn=
abend 4½—5.)
   Leiter: Gemeindearzt, Sanitätsarzt Dr. Dyrenfurth.
   Zweck: Unentgeltliche Belehrung Tuberkulöser. Verabfolgung von Milch, Spuck=
näpfen usw., Unterbringung in Heilstätten. Häusliche Fürsorge durch eine
Gemeindeschwester. Gewährung von Mietszuschüssen.

1691. **Kreisverband des Blauen Kreuzes** (Berlin und Vororte).
   Vors.: E. Pirsig, Sedanstr. 48.
   Näheres siehe Nr. 624.

1692. **Volksbadeanstalt der Gemeinde,** Pistoriusstr. 23.
   Geöffnet für Männer Mittwoch und Sonnabend, für Frauen Dienstag und
Freitag 4—8.
   Wannenbäder 35 Pf., Brausebäder 10 Pf.

1693. **Arbeitsnachweis der Gemeinde Weißensee,** Pistoriusstr. 24, Zimmer 22/23.
   Unentgeltliche Arbeitsvermittlung.

1694. **Rechtsauskunftstelle der Gemeinde,** Albertinenstr. 6, Zimmer 12 (täglich 10—2).
   Leiter: Dr. Pape.
   Zweck: Unentgeltliche Beratung in allen Rechtsangelegenheiten.

1695. **Volksbücherei Weißensee=Berlin,** Langhansstr. 120. Begründet vom Verein
zur Unterhaltung der hiesigen Volksbücherei.
   Bibliothekar: Lehrer Otto Barth, König=Chaussee 23.
   Geöffnet: Montag, Dienstag und Sonnabend 6—8 abends. Unentgeltliche
Benutzung für jedermann mit Ausnahme von Schulkindern. Erlaubniskarte
25 Pf. jährlich.
   1907/8: 16 497 Bücherverleihungen. 4000 Bände Bestand.

Die Israelitische Taubstummenanstalt siehe Nr. 274, das St. Josephs=
heim Nr. 289, Beth Elim Nr. 688, die Alexianer Heilanstalt Nr. 700, die
Becker=Stiftung Nr. 710, die Bethabara=Stiftung Nr. 805, die Jüdische
Arbeiterkolonie Nr. 1277.

Westend siehe Charlottenburg.

Wilmersdorf mit Halensee.
(Siehe die Vorbemerkung Seite 318.)

1696. Öffentliche Armenpflege.*)
a) Armendeputation. Geschäftsstelle: Rathaus, Brandenburgischestr. 2, Zimmer 39—40.
Vors.: Stadtrat Weber.
4 Armenkommissionen. Deren Vorsteher siehe Berliner Adreßbuch.
Erkrankte Personen werden im Wege der öffentlichen Armenpflege den Kreis=krankenhäusern in Gr.=Lichterfelde und Britz, sowie Berliner Krankenhäusern, insbesondere der Charité, überweisen. Erholungsbedürftige Kinder werden auf Kosten der Stadt in Ferienkolonien entsandt.
b) 5 Waisenratsbezirke. Die Waisenräte siehe Berliner Adreßbuch.

1697. Kirchliche Armenpflege.
Geistliche: Geh. Konsistorialrat Kriebitz, Wilhelmsaue 118', Pastor Kypke, Wilhelmsaue 42, Pastor von Schierstedt, Halensee, Johann Georgstr. 18.
1. Unterstützung und Pflege Armer und Kranker aus Mitteln der kirchlichen Armen kasse. Suppen an bedürftige Wöchnerinnen.
2. Tabea=Frauen=Nähverein. Vors.: Frau Geh. Konsistorialrat Kriebitz. Arbeitet für Arme.
3. 5 Gemeindeschwestern, Berlinerstr. 112.
4. Mädchenkochschulen in den Gemeindeschulen I, II, III, IV.

1698. Zweigverein des Vaterländischen Frauenvereins.
Vors.: Frau Wirkl. Geh.=Rat Becker, Kurfürstendamm 169/170.
Zweck: 1. Unterhaltung der Säuglingsfürsorgestelle (siehe Nr. 1703). 2. Haus=pflege, im Entstehen begriffen. 3. Einrichtung einer Krippe beabsichtigt.

1699. Männer=Konferenz des Vincenz=Vereins (siehe diesen Nr. 83, 84).
St. Ludwig. Vorst.: Burchhardt, W. 15, Pfalzburgerstr. 15.
Zweck: Unterstützung armer Katholiken.

1700. Frauen=Konferenz des Vincenz=Vereins (siehe diesen Nr. 83, 84).
St. Elisabeth. Vorst.: Pfarrer Milz, Ludwigskirchplatz 10.
Zweck: Unterstützung armer Katholiken, Wöchnerinnen=Fürsorge.
In Verbindung mit der Frauen=Konferenz: Nähverein von Damen, welche für Arme arbeiten. Vors.: Frau Rißmann.

1701. Gemeinde=Armenhaus, Wilhelmsaue 21/22.
Zweck: Aufnahme von erwerbsunfähigen oder obdachlosen Personen zu stän=bigem Aufenthalt.

1702. Christian und Auguste Blisse=Stiftung. Städtisches Waisenhaus, Wilhelms=aue 116/117.
Verwaltung: Kuratorium.
Zweck: Aufnahme von je 50 Knaben und Mädchen evangelischer Konfession aus Wilmersdorf und anderen Gemeinden. Fürsorge für die Entlassenen. Noch nicht eröffnet.

1703. Säuglingsfürsorgestelle, Wilhelmsaue 23. Mit städtischer Unterstützung vom Vaterländischen Frauenverein Wilmersdorf (siehe Nr. 1698) unterhalten.
Geöffnet: Montag und Donnerstag ½2—3.
Leiter: Dr. Soldin und Dr Benfey.
Zweck: Unentgeltliche ärztliche Beratung unbemittelter Mütter über Wartung und Pflege von Säuglingen. Abgabe von Milch.

---

*) Über den Begriff „Öffentliche Armenpflege", vergl. 2. Teil, S. 402 ff.

1704. Kinderheim, Wilhelmsaue 39/40. Unterhalten von einem besonderen Komitee.
Vors.: Geh. Bergrat Prof. Dr. Beyschlag, Nassauischestr. 51.
Leiterinnen: 2 Schwestern des Paul Gerhardt-Stifts.
Geöffnet im Sommer von 7—7, im Winter von 8—4.
Aufnahme von Kindern wenig bemittelter Eltern im Alter von 2—6 Jahren
gegen Zahlung von 50 Pf. monatlich, ausnahmsweise für Unbemittelte unent-
geltlich. Mittagessen für 10 Pf., ausnahmsweise unentgeltlich.
Anmeldungen bei dem Vorsitzenden oder den Schwestern.
Einen Teil der Kosten trägt die Gemeindeverwaltung.

1705. Kinder-Bewahranstalt für kathol. Kinder von 2—6 Jahren, Düsseldorferstr. 13.
Leitung: Die grauen Schwestern.

1706. Wohlfahrtseinrichtungen für Gemeindeschulkinder.
    1. Ferienkolonien (siehe auch Nr. 1696).
        1907: 90 Kinder und Milchstation im Orte für 50 Kinder.
    2. Jugendspiele unter Aufsicht von Lehrern und Lehrerinnen.
    3. Regelmäßige ärztliche Untersuchungen.
    4. Unentgeltliches Frühstück für Unbemittelte läßt der Gemeinnützige Verein
       verabreichen. Die Stadt leistet einen Zuschuß.
    5. Brausebäder in den Schulhäusern Brandenburgischestr. 8 und Nachodstr. 31.
    6. Koch- und Hauswirtschaftsunterricht für sämtliche Mädchen-Gemeinde-
       schulen.
    7. Stottererkurse im Anschluß an die
    8. 3 Hilfsklassen für schwachbegabte Kinder in der Gemeindeschule, Branden-
       burgischestr. 8.

1707. Stipendienfonds. Kapital: 30 000 M.
Verwaltung: Magistrat.
Zweck: Unterstützung von Gemeindeschülern zur Ausbildung in einem Beruf,
von Schülern höherer Lehranstalten zum Studium auf einer Universität oder
technischen Hochschule.

1708. Städtische Fürsorgestelle für Lungenkranke, Wilhelmsaue 21. Donnerstag 12—2
(für Frauen und Kinder) und Sonnabend 10—11.
Leiter: Dr. Walter Wolff.
Zweck: Unentgeltliche ärztliche Untersuchung von Personen, die sich lungenkrank
fühlen und Erteilung von Verhaltungsmaßregeln.

1709. Krankenpflegestation XV des Evangelisch-kirchlichen Hilfsvereins, Mehlitzstr. 8.
Näheres über den Verein siehe Nr. 583.

1710. Ambulante Krankenpflege der grauen Schwestern von der hl. Elisabeth (katholisch), Ludwigskirchplatz 10.
Zweck: Unentgeltliche Krankenpflege in den Häusern armer Familien.

1711. Deutsch-Wilmersdorfer Verein vom Roten Kreuz.
Vors.: Voigdt, Rittmeister d. L.-R., W. 15, Kaiserallee 21.
Schriftführer: Baron von Werder, Oberleutnant a. D., Potsdam, Brandenburgstr. 41/42.
Zweck: Unterstützung der im Dienste des Vereins vom Roten Kreuz verunglückten,
erkrankten und invalide gewordenen freiwilligen Krankenpfleger und Krankenpflegerinnen, sowie deren Hinterbliebenen, ferner der im Kriege verstümmelten
oder invalide gewordenen Krieger und deren Hinterbliebenen.

1712. Städtisches Rettungswesen. Zentrale Sigmaringenstr. 1. Hauptfeuerwache.
Fernspr.: Nr. 526.
Leiter: Brandinspektor Dannehl.

Zweck: Erste Hilfeleistung bei Unglücksfällen und plötzlichen Erkrankungen. Auf telephonische Meldung an die Zentrale, wozu auch die an den öffentlichen Feuermeldern angebrachten Fernsprecher benutzt werden können, entsendet die Feuerwehr den automobilen Krankenwagen mit 2 Samaritern, die mit Verbandmaterial und chirurgischen Instrumenten versehen sind. Der nächste Arzt wird durch die Vermittlung der Zentrale herbeigerufen, der Kranke nach seiner Wohnung oder einem Krankenhause übergeführt.

1713. Rettungswachen in den Feuerwehrdepots, Sigmaringenstr. 1 und Ringbahnstr. 145 (Halensee). Fernspr.: Nr. 526.

1714. Öffentlicher Arbeitsnachweis, Wilhelmsaue 23. Begründet von einem Komitee mit Unterstützung der Gemeinde. Vorläufig nur für weibliches Dienstpersonal. Für Arbeitsuchende kostenlos. Herrschaften zahlen für Vermittlung von Dienstmädchen 3 M., von Aushilfen usw. 25 Pf. Geöffnet 10—11 und 4—7.

1715. Städtische Rechtsauskunftsstelle, Brandenburgischestr. 1, Eingang I, Zimmer 4. Dienstag 5—7.
Zweck: Minderbemittelten unentgeltlich Rat und Auskunft in allen Rechtsfragen, besonders auch in Angelegenheiten der sozialen Gesetzgebung, zu erteilen.

1716. Städtische Volksbibliotheken.
Verwaltung: Magistrat.
1. Wilhelmsaue 101. Sonntag ½12—1, Mittwoch und Freitag 6—7.
2. Johann Sigismundstr. 14. Mittwoch und Freitag 7—8½.
3. Nassauischestr. (Ecke Berlinerstr.). Mittwoch und Freitag 7—8½.
4. Augustastr. 18. Sonntag 11—12½, Mittwoch 6½—8.
Unentgeltliche Benutzung für Einwohner von Wilmersdorf.
 1907/08: Bücherbestand: 7550 Bände. 26 689 Bücherverleihungen.

Das **Kinderasyl** siehe Nr. 245, die **Emilie Rudolf Mosse-Stiftung** Nr. 254, das katholische **Waisenhaus Mariaschutz** Nr. 296, das **Mariannenhaus** Nr. 803, die **Pflegestätte Lenzheim** für Erholungsbedürftige Nr. 750, den **Verband der Genossenschaft freiwilliger Krankenpfleger im Kriege** für die westlichen Vororte Nr. 1615.

Zehlendorf mit Schlachtensee (Kreis Teltow).

(Siehe die Vorbemerkung Seite 318.)

1717. Öffentliche Armenpflege.*) Geschäftsstelle: Hauptstr. 38.
a) Ausschuß für das Armenwesen.
Gesuche und Eingaben sind an den Gemeindevorstand zu richten. Ausschußsitzungen werden nach Bedarf abgehalten. Diakonissin.
Weihnachtsbescherung durch den Gemeindevorsteher und eine besondere Kommission aus Mitteln, die durch Privatsammlungen und durch einen Gemeindezuschuß aufgebracht werden.
b) Waisenrat. Rentier Gerlach, Machnowerstr. 6, und Kaufmann Haupt, Potsdamerstr. 3.
c) Generalvormund: Gemeinde-Sekretär Faber, Hauptstr. 38.
Die **Kirchliche Armenpflege** wird durch den Verein Frauenhilfe (Nr. 1718) ausgeführt.

---

* Über den Begriff „Öffentliche Armenpflege", vergl. 2. Teil, S. 402 ff.

1718. Verein Frauenhilfe.
Vors.: Pastor Keyser, Kirchstr., Pfarrhaus.
Zweck: Unterstützung bedürftiger Mitglieder der evangelischen Kirchengemeinde.
1907: ca. 500 M. Unterstützungen.

1719. Verein für Gemeinde-Diakonie in Zehlendorf.
Vors. Dr. med. Pasewaldt, Hauptstr. 22.
Zweck: Armen- und Krankenpflege mit Hilfe vorgebildeter Schwestern in der Gemeinde Zehlendorf.
Unentgeltliche Pflege armer Kranker, Unterstützung mit Kleidung, Lebens- und Stärkungsmitteln. Meldungen an die Diakonissin.
Der Verein unterhält eine Diakonissenstation, Königstr. 35.
1907: 3000 Pflegen, 2140 M. für Unterstützungen verausgabt.

1720. Vaterländischer Frauen-Zweigverein.
Vors.: Frau von Krottnaurer, Nikolassee, Libellenstr. 22.
Vereinshaus: Bahnhofstr. 3.
Zweck: 1. In Kriegszeiten: Krankenpflege nach Maßgabe der Kriegssanitätsordnung. 2. In Friedenszeiten: Kinder-, Wöchnerinnen- und Wanderarmenfürsorge.
Abhaltung von Ausbildungskursen für häusliche Krankenpflege und erste Nothilfe. 12 Vorträge mit Übungen für Mädchen und Frauen vom 18. Jahre an. Montag und Mittwoch 4—6 im Vereinshaus, Bahnhofstr. 3. Meldungen daselbst. Für Vereinsmitglieder unentgeltlich, für Nichtmitglieder 3 M.
1907: 30 Teilnehmerinnen.
Unterhaltung eines Kinderheims (siehe Nr. 1725) und einer Volks- und Kaffeeküche (siehe Nr. 1721), Vereinigung gegen Hausbettelei (siehe Nr. 1722).

1721. Volks- und Kaffeeküche des Vaterländischen Frauen-Zweigvereins (siehe Nr. 1720), Bahnhofstr. 3.
Geöffnet: Den ganzen Tag.
Zweck: Verabreichung von Kaffee und Speisen (Gemüse und etwas Fleisch). Ganze Portion 30 Pf., halbe 20 Pf., Kaffeeportion 5 Pf.
1907: 3165 M. verausgabt. Eßportionen: große 2515, kleine 4195; Kaffeeportionen 2753.

1722. Vereinigung gegen Hausbettelei, Abteilung des Vaterländischen Frauen-Zweigvereins (siehe Nr. 1720).
Zweck: Verteilung von Kaffee- und Suppenmarken an Durchreisende und einheimische Bedürftige gegen angemessene Arbeitsleistung.
1907: 912 M.

1723. Gemeindehaus, Potsdamerstr. 8 und Buschstr.
Zweck: Unentgeltliche Aufnahme alter erwerbsunfähiger Personen zu ständigem Aufenthalt. Ausnahmsweise Unterkunft für Obdachlose.
7 zweizimmrige Wohnungen.

1724. Wilhelm Friedrich-Stift, Alsenstr. 17.
Vors.: Gemeindevorsteher a. D. Schweitzer, Königstr. 5.
Zweck: Aufnahme über 60 Jahre alter Einwohner, die mindestens seit 10 Jahren ihren Wohnsitz in Zehlendorf haben, gegen 200 M. Eintrittsgeld.

1725. Kinderheim des Vaterländischen Frauen-Zweigvereins (siehe Nr. 1720), Zehlendorf, Bahnhofstr. 3.
Leiterin: Frl. Luise Wegener.

Zweck: Aufnahme von Kindern während der Zeit von 6½ Uhr morgens bis 6 Uhr abends.

Für 5 Pf. erhalten die Kinder 1 Becher Milch und für 10 Pf. eine kleine Eßportion.
1907: 181 Kinder.

1726. Freiwillige Sanitätskolonne.
Vors. u. Kolonnenführer: Stabsarzt d. R. Dr. med. Kramer, Neuestr. 5.
Zweck: Unterstützung der Militärkrankenpflege im Kriege. Rettungsdienst und Krankenbeförderung im Frieden.
1907: 30 Mitglieder.

1727. Volksbibliothek, Potsdamerstr. 6.
Leiter: Otto Thomas.
Geöffnet: Im Sommerhalbjahr: Freitag nachm. von 6—7, im Winterhalbjahr: Montag und Freitag nachm. von 6—7 Uhr.
Benutzung für Einwohner Zehlendorfs gegen Leihzettel (5 Zettel 10 Pf.).
1907: 4721 Entleihungen. 1300 Bände Bestand.

Die Erziehungsanstalt des Vereins zur Erziehung sittlich verwahrloster Kinder siehe Nr. 304, den Evangelischen Diakonie-Verein Nr. 374, Haus Schönow Nr. 699, die Pflegestätte Lenzheim für Erholungsbedürftige aus dem Kreise Teltow Nr. 750, die Stiftungen des Kreises Teltow Nr. 1347, 1348, den Verband der Genossenschaft freiwilliger Krankenpfleger im Kriege für die westlichen Vororte Nr. 1615.

Die Krankenhäuser für den Kreis Teltow befinden sich in Britz (siehe Nr. 1345), Gr.-Lichterfelde (siehe Nr. 1516) und in Mittenwalde.

Zweiter Teil.

Grundsätzliches aus der Armenpflege.

Von Luise Roloff.

Armenpflege soll nicht im Unterstützen bestehen, sondern im Helfen.

In diesem Satz finden sich zusammengefaßt die Aufgaben und Ziele, aber auch die Schwierigkeiten und Gefahren, welche die Tätigkeit des Armenpflegers enthält. Dadurch, daß die Armenpflege das Helfen in den Vordergrund stellt gegenüber dem bloßen Unterstützen, dadurch, daß sie sich eine planmäßige und überlegte Fürsorgearbeit zur Aufgabe macht, sich also nicht darauf beschränkt, die einzelnen Notfälle, die ihr zugewiesen werden, in ihren akuten Erscheinungen zu lindern und durch Unterstützungen einigermaßen zu beseitigen, sondern versucht, den Ursachen derselben auf den Grund zu gehen und ihrer Wiederkehr entgegenzuarbeiten, erwirbt sie sich einen gleichwertigen Platz in der Reihe der übrigen sozialen Bestrebungen unserer Zeit.

Die Verwechslung der Begriffe „Helfen" und „Unterstützen" hat nicht erst in der sozial so verwickelten Neuzeit, nicht erst durch das ungeheure Anwachsen der großen Industriestädte, das eine Hilfe von Nachbar zu Nachbar unmöglich macht, die Gefahren und Schäden gezeitigt, die sich heute auf diesem Gebiete zeigen. Die reiche Literatur der letzten Jahrzehnte, die diesen Gegenstand behandelt, entrollt ein anschauliches und sehr belehrendes Bild von den unerfreulichen Zuständen, die das durch mißverstandene und gedankenlose Ausführung des Gebotes der Nächstenliebe hervorgerufene Unterstützungswesen (neben dem natürlich die höchste und edelste Ausübung dieses Gebotes keineswegs fehlte!) zum großen Teil verschuldete. „Es ist wohl der größten Nöte eine, daß alle Bettelei abgetan würde in aller Christenheit", klagt Luther*) ... Müssen sie (Städte und Dörfer) doch so viel Landläufer und böse Buben unter des Bettelns Namen ernähren ... Es geschehen m. E. auf keinem Handel soviel Bübereien und Trügereien als auf dem Bettel." Das sind Worte, die heute, nach fast 400 Jahren, noch immer zutreffen.**) Nur die Formen des Bettelns haben sich zum Teil geändert; die Sache besteht noch heute; und die Schuld daran trägt das planlose Unterstützen, das gedankenlose Geben, die falsche Wohltätigkeit.

Wohltätigkeit soll eine Tätigkeit bezeichnen, die wohltut, die also hilft in irgendeiner Not oder bei irgendeinem Leid. Der Begriff fällt also nahe zusammen mit dem der Armenpflege im erweiterten Sinne. Leider ist aber dies schöne Wort durch all den Mißbrauch, der damit getrieben wird, durch die „wohltätigen Frauen", die „Wohltätigkeits-Feste" usw. so entwertet worden, daß es die Tätigkeit, die es bezeichnen sollte, nicht mehr bezeichnet.

Es ist hier nicht der Platz, näher auf die historische Entwicklung der Armenpflege einzugehen, und es möge genügen, wenn kurz das Verhältnis zwischen den zwei ver-

---

*) Martin Luthers Schriften in Auswahl, hrsg. von Delius „An den christlichen Adel deutscher Nation." Gotha 1883. S. 64 ff.

**) S. Münsterberg, Das Bettelwesen in Großstädten. Berlin 1900.

Öffentliche u. private Armenpflege.

schiedenen Zweigen derselben, d. h. der öffentlichen und privaten, in welch letztere die konfessionelle Armenpflege eingeschlossen ist, erörtert wird.*)

Der Begriff der Armenpflege ist für beide derselbe: Ihre Aufgabe ist es hier wie dort, **die Armut zu bekämpfen und zu lindern.****) Die Bekämpfung bedeutet der Linderung gegenüber eine Weiterstreckung der Ziele und eine Ausdehnung der Aufgabe über die gegenwärtige und Einzelnot hinaus auf die Prophylaxe und die Allgemeinheit; sie umfaßt neben der helfenden die vorbeugende Tätigkeit.

Die Verschiedenheit liegt im Grunde nur in der Verschiedenheit der Träger der Armenpflege; und aus dieser ergeben sich die Verschiedenheiten der Aufgaben. Wenn dabei die öffentliche, d. h. die gesetzliche Armenpflege, die in den Kulturländern, in denen überhaupt eine solche existiert, einen großen Teil der Aufgaben übernommen hat, welche in früheren Zeiten der rein karitativen Armenpflege oblagen, deren Träger ja im wesentlichen die kirchlichen Organisationen waren, in allerneuester Zeit das Stadium des rein fiskalischen (man spricht ja zuweilen sogar von „polizeilicher" Armenpflege) Standpunktes überwunden hat und sich ihrer sozialen Pflichten bewußt geworden ist, so findet auch bezüglich der Aufgaben wieder eine Annäherung an die mehr karitative Auffassung der privaten Fürsorgetätigkeit statt, die ihrerseits den rein karitativen Standpunkt zu verlassen und an seiner Stelle erfreulicherweise einen mehr pflichtmäßigen zu betonen anfängt.

Das Reichsgesetz über den Unterstützungswohnsitz bestimmt bekanntlich, daß jeder Hilfsbedürftige da, wo seine Bedürftigkeit hervortritt, unterstützt werden muß. Art und Maß der Unterstützungen festzustellen, ist Sache der Landesgesetzgebung. Als Mindestmaß der Leistungen gilt nach § 1 des preuß. Ausführungsgesetzes: „Obdach, der unentbehrlichste Lebensunterhalt, die erforderliche Pflege im Krankheitsfall und ein angemessenes Begräbnis". Es ist klar, daß die Begriffe „unentbehrlich", „erforderlich" usw. je nach der allgemeinen Lebenshaltung der Bevölkerung und der Auffassung der Organe der Armenpflege eine sehr verschiedene Auslegung erfahren können. Wenn Luther***) sagt: „Es ist genug, daß die Armen ziemlich versorgt sind, dabei sie nicht Hungers sterben und erfrieren", so trifft dies auf den Wortlaut der heutigen gesetzlichen Bestimmungen noch ungefähr zu; und während er, wie sich aus dem Zusammenhang ergibt, damit den Mißbrauch seiner Zeit im Auge hat, der darin bestand, daß die Armen und seien sie auch träge und arbeitsscheu, oft besser versorgt wurden, als die Fleißigen, die nicht bettelten, so war auch die Absicht des heutigen Gesetzes zunächst die, jedem Bedürftigen das zu gewähren, was ihn vor der äußersten Not schützt, wobei die Frage nach Verschuldung der Not und Unwürdigkeit zunächst ausscheidet. Daß eine sich nur darauf beschränkende öffentliche Armenpflege in einer von sozialen Gedanken erfüllten Zeit unmöglich ist, ist klar; nicht ganz einfach ist es aber, Normen zu finden für die Grenzen der erweiterten Aufgaben des öffentlichen Unterstützungswesens.†) Es soll die Existenzsicherung der einzelnen schaffen; welche Zweige der Fürsorgetätigkeit in dieser Aufgabe enthalten sind, ob z. B. die weitest gehenden hygienischen Maßnahmen, wie Verschickung in Heilstätten, Sommerpflege der Schulkinder, Sorge für angemessene Wohnungen usw., ihr zufallen sollen, bleibt der Auffassung der einzelnen Armenverbände bzw. Gemeinden überlassen.

In der für Berlin maßgebenden „Anweisung betr. die Verwaltung der offenen

---

*) Über Entstehung und Entwicklung der öffentlichen, d. h. gesetzlich geregelten Armenpflege, s. u. a. Bühl, Das Armenwesen. Jena 1904. Münsterberg, Armenpflege. Berlin 1897. Roscher, System der Armenpflege und Armenpolitik. 3. Aufl. Stuttgart 1906. Schmoller, Sitzungsberichte der Kgl. Preuß. Akademie der Wissenschaften 1902. XXXIX.

**) Bühl (s. oben) definiert den Begriff so: „Die Armenpflege umfaßt alle diejenigen Veranstaltungen, welche unmittelbar darauf gerichtet sind, die Armut zu bekämpfen oder zu lindern".

***) „An den christlichen Adel deutscher Nation" s. oben S. 387.

†) S. Schwander, Die Anforderungen an die öffentliche Armenpflege usw. Schriften des Deutschen Vereins für Armenpflege und Wohltätigkeit. 73. Heft S. 147 ff.

Armenpflege", wird als (von ihr) unterstützungsbedürftig bezeichnet, wer „infolge mangelnder oder verminderter Erwerbsunfähigkeit oder infolge Verlustes des Ernährers außerstande ist, sich und seiner Familie das für Nahrung, Kleidung, Obdach, Hausrat und Gesundheitspflege Unentbehrliche durch eigene Arbeit oder aus eigenem Vermögen zu beschaffen." (§ 41.)

Für die private Armenpflege, für die freie Liebestätigkeit können natürlich keinerlei Grenzen gezogen werden. Für sie gibt es keine Vorschriften bezüglich des Maßes ihrer Unterstützungen oder bezüglich der Kategorien von Bedürftigen, auf die sich ihre Tätigkeit erstreckt. Ebenso wie von der öffentlichen Armenpflege ist aber von ihr zu fordern, daß sie sich der Verantwortung, welche mit ihrer Tätigkeit verbunden ist, bewußt sei, und ganz besonders ist von den sie Ausübenden zu fordern, daß sie diese Tätigkeit als soziale Pflicht betrachten, nicht als Zeitvertreib müßiger Stunden. Armenpflege eine soziale Pflicht.

Soll die Armenpflege die ihr zugewiesene soziale Aufgabe erfüllen, so muß sie bei ihrer Einwirkung auf die einzelnen Notfälle, die zu lindern oder zu beseitigen ihre nächste Aufgabe bildet, nicht vergessen, daß der einzelne Bedürftige ein Glied der Gesamtheit ist und daß der Nutzen oder Schaden, den sie hervorbringt, über das Wohl und Wehe des einzelnen hinaus auf das des Volkes wirkt und die Summe der materiellen und ethischen Güter desselben erhöht oder herabdrückt: deshalb ist das gedankenlose Unterstützen und Geben ein Unrecht, das man nicht bloß am Einzelnen, sondern an der Gesamtheit begeht. Unter diesen Gesichtspunkt gerückt, gewinnt die Ausübung der Wohltätigkeit und der Armenpflege eines jeden von uns erhöhte Bedeutung und Verantwortung.

Daß man mit einer Unterstützung, die man vom reinsten Mitleid getrieben einem Bedürftigen zukommen läßt, auch Schaden anrichten könne, ist eine von den Wahrheiten, die gerade deshalb sehr schwer zum Gemeingut werden, weil es gute Eigenschaften des Menschen sind, Mitleid, Barmherzigkeit, Nächstenliebe, die eine andere Auffassung zu rechtfertigen scheinen. Aber sie scheinen es nur. Denn wahre Nächstenliebe, die wirklich helfen will, fragt sich: Wie kann ich helfen? Und wenn sie diese Frage durchdenkt, so wird sie in zahllosen Fällen die Antwort finden, daß sie durch bloßes Geben nicht hilft; daß sie vielmehr dadurch nur dazu beiträgt, einen unerwünschten Zustand, dessen Beseitigung anzustreben ist, zu einem dauernden zu machen und sogar dem Entstehen weiterer Übel Vorschub zu leisten. „Ein Almosen ist nie gleichgültig: wenn es nicht nützt, so schadet es", sagt Roscher mit Recht.*) Schaden des prüfungslosen Unterstützens.

Daß es schadet, wenn es gewerbsmäßigen Bettlern zuteil wird, liegt ohne weiteres auf der Hand; aber es gibt zahllose andere Fälle, in welchen es durch die Folgen, die es hervorbringt, ebenso schadet. Daß überall da, wo Unwirtschaftlichkeit, Hang zum Verschwenden, von Arbeitsscheu gar nicht zu reden, die Ursache der Armut sind, Unterstützungen das Übel nicht heilen, sondern ihm Vorschub leisten, braucht kaum erörtert zu werden; doch dieser Ursachen bedarf es häufig noch nicht einmal, um Unterstützungen als verkehrt erscheinen zu lassen.

Eine Frau klagt z. B., daß die erwachsenen Kinder, die bei ihr leben, einen unverhältnismäßig großen Teil ihres Verdienstes für sich verbrauchen und einen viel zu geringen Zuschuß zum Haushalt geben, so daß die ganze Sorge dafür auf ihr liegt. Soll man die Frau unterstützen? Nur mit allergrößter Vorsicht und in einer Weise, die ausschließlich nur ihr persönlich zugute kommt, damit man nicht den Leichtsinn und die Pflichtvergessenheit der jungen Leute unterstütze, für die dann erst recht jeder Antrieb zur Sparsamkeit und zur Erfüllung der Kindespflicht fortfallen würde.

Gewiß nicht sollen Nächstenliebe, Barmherzigkeit und Mitleid unterdrückt werden, und man soll sich nicht entmutigen lassen durch die Erfahrung, daß diese Regungen im-

---

*) Roscher, System der Armenpflege und Armenpolitik. 3. Aufl. S. 51.

stande sind, auch Schaden zu stiften; aber man soll sie vertiefen, ihnen nicht blind=
lings folgen, sondern auch ihre Ausübung dem Verstand unterwerfen, der allein jede
menschliche Tätigkeit aus dem Plan= und Ziellosen zum Nützlichen erhebt; man soll
sich der Verantwortung bewußt werden, die man übernimmt, wenn man in
eines anderen Leben eingreift. Es genügt nicht, gern und mit warmem Herzen zu
geben, sondern es soll bei jeder Gabe gefragt werden: Wie wirkt sie auf den
Empfänger?

Wie oft wird man, wenn man sich diese Frage gewissenhaft vorlegt, sagen müssen:
sie hat ihn nicht besser, nicht bescheidener, ja auch nicht glücklicher gemacht; sie hat ihn
nicht tatkräftig gemacht, sondern seine Arbeitslust gelähmt; sie hat ihn nicht offen und ver=
trauensvoll gemacht, sondern sie hat ihn veranlaßt, uns andere empfangene Geschenke
zu verschweigen, um nicht etwa weniger von uns zu bekommen; sie hat ihn ans Betteln
gewöhnt, sie hat die Kluft zwischen uns, den Gebenden, und ihm, dem Nehmenden,
erweitert; er erwartete mehr von uns und wurde dadurch unzufrieden und unverschämt;
wir vermißten die Dankbarkeit und wurden dadurch kühl gegen ihn gestimmt. Nicht nur
der Empfänger, sondern auch der Geber büßt also für unüberlegtes Unterstützen! Und
nicht allein der einzelne Empfänger, sondern alle die folgenden, denen gegenüber der
früher warm gestimmte Wohltäter nun vielleicht kühl und mißtrauisch empfindet.

Sehr entschieden muß der sehr weit verbreiteten Ansicht entgegengetreten werden,
als ob es nichts schade, „wenn auch einmal Unwürdige unterstützt werden“, wie man so
oft hört. Gewiß schadet es.

Daß es im sozial=ethischen Sinne schadet, indem es das nichtstuerische Schmarotzer=
und Bettlerwesen fördert und zur Untüchtigkeit erzieht, während die Gesamtheit des
Volkes das größte Interesse daran hat, möglichst viele tüchtige Menschen unter sich zu
zählen, wurde schon oben betont. Um diesen Schaden noch mehr hervorzuheben und zu zeigen,
wie das planlose Unterstützen, das nicht nach Würdigkeit fragt und nicht untersucht, ob es
wirklich helfe, weit über den Einzelfall hinaus schadet, den gesunden Tätigkeitsdrang
hemmt und das Empfinden ganzer Kreise vergiftet, sei z. B. an die Bedeutung erinnert,
die der Name des jetzt dem Abbruch geweihten „Scheunenviertels“ für den mit den armen=
pflegerischen Verhältnissen Berlins Vertrauten hat: es ist unlösbar damit verbunden die
Vorstellung einer verkommenen und immer weiter verkommenden Bevölkerung, einer
Menge von Familien, die seit Generationen hauptsächlich vom Betteln leben — nament=
lich von jener Art von Bettelei, die darin besteht, daß der Inhaber eines Büchleins, wel=
ches eine Liste von „Wohltätern“ enthält, allmonatlich bei diesen die Runde macht, um
die ihm zugesagte Unterstützung einzusammeln — eine Gewöhnung, der auch die Kinder
zum Opfer fallen, so daß die Bemühungen, den Willen und die Fähigkeit zu höherer
Lebensführung zu wecken, auf weitere Generationen hinaus auf fast unüberwindliche
Schwierigkeiten stoßen. Ferner steht aber auch gar nicht so viel Geld zur Verfügung, um
auch nur annähernd alle Not und alles Darben der würdigen Bedürftigen aus der Welt
zu schaffen; schon deshalb sollte es nicht an Unwürdige verschwendet werden. Auch in
dem so gebefähigen und so gebefreudigen Berlin gibt es nicht bloß noch sehr viel würdig
getragene Armut, der nicht die wünschenswerte Linderung zuteil wird, sondern auch
noch recht viele Wohlfahrtsbestrebungen, die aus Mangel an genügenden Mitteln nicht so
viel Gutes stiften können, als sie zu stiften imstande sein würden, wenn diese ihnen
reichlich zuflössen.

Sehr häufig wird von dem gebefreudigen Publikum in bezug auf die Forderung
einer gründlichen Prüfung vor der Unterstützung der Einwurf ins Feld geführt, daß
„unterdessen die Leute ja verhungern könnten“ — ein Einwurf, der den erfahrenen und
überlegenden Armenpfleger nicht in seinen Prinzipien erschüttern wird, weil er weiß,
daß das eine Übertreibung ist.

Überall, wo es eine staatlich geregelte öffentliche, also gewissermaßen eine Zwangs=

Armenpflege gibt — und es handelt sich ja hier nur um deutsche und zunächst um Berliner Verhältnisse —, sind die Fälle des Verhungerns äußerst selten; und wo sich ja einmal ein solcher Fall ereignet, trägt sicher nicht der Mangel an Unterstützungs- und Hilfsmöglichkeiten die Schuld daran, sondern individuelle Eigenschaften, die den Darbenden verhinderten, sich dieser Möglichkeiten zu bedienen, oder andere unglückliche Zufälle. Diese Fälle kommen dort, wo der Grundsatz „Bis dat qui cito dat" ganz kritiklos befolgt wird, genau so gut, ja wahrscheinlich viel häufiger vor, als da, wo eine überlegte Armenpflege das Unterstützungswesen regelt.

Speziell von Berlin kann mit Sicherheit behauptet werden, daß es jedem Bedürftigen bekannt ist, oder daß er es leicht erfahren kann, wohin er sich in Fällen dringendster Not zu wenden hat; dies ist in erster Linie die zuständige Armenkommission, die nicht nur befugt, sondern sogar verpflichtet ist, im Notfall sofort zu unterstützen, sei es mit Geld oder Naturalien, dann aber den Zustand zu untersuchen, um die ev. notwendigen weiteren Unterstützungen von dem Ergebnis der Prüfung abhängig zu machen.*)

Ebenso wird natürlich ärztliche Hilfe nicht nur durch verschiedene Institutionen, in erster Linie durch die jedem bekannten Unfallstationen, sondern auch durch die Armenärzte unentgeltlich und ohne weiteres gewährt.

Aus der Forderung, nicht unüberlegt zu geben, sondern sowohl den Ursachen der Not als den Folgen der Unterstützung nachzugehen, erhellt ohne weiteres, daß der Armenpflege kein Schema zugrunde gelegt werden darf. Schon die Formen des rein materiellen Elends sind ganz verschieden, sobald die Armenpflege sich nicht auf die untersten Volksschichten beschränkt, die man gemeinhin als „arm" zu bezeichnen pflegt (wobei man zunächst an öffentliche Unterstützung denkt), sondern ihr Augenmerk auch auf sozial höherstehende Schichten richtet, in welchen sich oft Notstände finden, denen gegenüber ein helfendes Eingreifen nötiger und wirkungsvoller ist, weil es sich um Existenzen handelt, die noch vor dem Hinabgleiten in Armut zu retten sind, als gegenüber der schon vorhandenen „Armut" im landläufigen Sinne. Mannigfaltigkeit der Notstände.

Dazu kommt ferner, daß die materielle Not fast nie allein auftritt, sondern meist verquickt mit Notständen hygienischer, moralischer und psychischer Natur, in denen zugleich die Ursache der materiellen Not zu suchen ist. Ergibt sich schon hieraus eine große Mannigfaltigkeit der Aufgaben einer plan- und zielvollen armenpflegerischen Tätigkeit, so steigert sich diese Mannigfaltigkeit ins Unermeßliche, wenn man als unerläßlich für den Erfolg der Fürsorge eine Behandlung fordert, welche die persönlichen individuellen Eigenschaften der Pflegebefohlenen in Rücksicht zieht. So verschieden die Menschen an sich sind, so verschieden sind die Formen, Gründe und Ursachen ihrer Notlage, verwickelt außerdem noch durch die sozialen Verhältnisse, denen sie entstammen und durch die sie bedingt werden, durch die Zusammensetzung der Familien und viele andere Faktoren.**)

Sobald man erkannt hat, daß durch Anwendung eines Schemas nicht einmal im Einzelfall, geschweige denn im sozialen Sinne wirklich geholfen werden kann, so überzeugt man sich von der Notwendigkeit einer genauen Kenntnis sowohl der Personen als der Zustände, auf welche sich die helfende Tätigkeit erstrecken soll. Diese kann man nur erlangen durch eingehende Prüfung, durch Erkundigungen nach der Person oder Familie, denen eine Hilfe zuteil werden soll. „Unterstütze niemals, ohne den ganzen Zustand des Armen zu untersuchen."***) Notwendigkeit genauer Prüfung.

Diese Forderung Roschers, die von allen gründlichen Kennern des Armenwesens vertreten wird, sollte eigentlich kaum noch der Erörterung bedürfen. Wenn es unzweifelhaft ist, daß nur die genaue Kenntnis der Lage des Bedürftigen die Grundlage für eine

---

*) S. „Anweisung betr. die Verwaltung der offenen Armenpflege der Stadt Berlin." § 35 u. 36.

**) S. die Ausführungen Levys in „Die berufliche und fachliche Ausbildung in der Armenpflege". Schriften des Deutschen Vereins für Armenpflege und Wohltätigkeit. 79. Heft, S. 6 ff.

***) Roscher, System der Armenpflege und Armenpolitik. 3. Aufl. S. 50.

ersprießliche Hilfsaktion bilden kann, so liegt für großstädtische Verhältnisse, in denen persönliche Beziehungen zwischen dem Gebenden und dem Empfangenden von Hause aus zu den Seltenheiten gehören, die Notwendigkeit der Untersuchung so auf der Hand, daß man sie für etwas ganz Selbstverständliches halten sollte. Leider ist aber gerade die Notwendigkeit dieser genauen Prüfung dem gebenden Publikum noch so wenig zum Bewußtsein gekommen, daß noch immer Unsummen an Unterstützungen ausgegeben werden, ohne daß der Geber eine Ahnung hat, wem sie eigentlich zugute kommen und wie sie verwendet werden. Wie leicht z. B. auf einen Zeitungs-Aufruf hin gegeben wird, setzt den mit den Verhältnissen Vertrauten täglich wieder in Erstaunen. Diesem planlosen Geben gleich kommt es, wenn auf das Bittgesuch eines gänzlich Unbekannten hin reagiert wird. Obgleich namentlich zwei große Berliner Vereine: die „Zentrale für private Fürsorge" und der „Verein gegen Verarmung" sich dem Publikum zur Erteilung von Auskünften zur Verfügung stellen, ist das Bettelbriefschreiben noch immer ein einträgliches Geschäft. Das Argument, das zur Entschuldigung dieses plan- und prüfungslosen Gebens angeführt wird: „Die Leute müssen doch in Not sein, sonst schrieben sie nicht", trifft in verhältnismäßig wenig zahlreichen Fällen zu. Es gibt in großen Städten sehr viele Personen, die mit Hilfe ihrer Bettelbriefe weit besser leben, als die Masse der kleinen Beamten, Handwerker und Arbeiter, die sich ihr Brot durch ihre Arbeit verdienen. Wenn z. B. der „Zentrale für private Fürsorge" eine ganze Anzahl erwerbsfähiger Personen bekannt geworden sind, die es verstanden, große Wohnungen zu haben, täglich in teuren Restaurants zu essen — zuweilen mit Frau und Kindern —, sich auch sonst manchen Luxus zu leisten, ohne eine Hand zur Arbeit zu rühren und ohne einen Pfennig eigenes Vermögen zu haben, so ist das nur möglich dank der Leichtgläubigkeit, der falschen Gutmütigkeit, der gedankenlosen Sentimentalität der wohlhabenden Kreise, die auf derartige Bittgesuche ohne weiteres zu reagieren pflegen, und zwar mit um so größeren Summen, je geschickter diese abgefaßt sind, je besser also die Schreiber ihr Handwerk — die Bettelei — verstehen. Solche Fälle von Mißbrauch der Wohltätigkeit kommen fortwährend zur Aufdeckung — leider aber immer erst, nachdem der Unfug schon eine Weile mit Erfolg betrieben wurde, weil eben der Brauch, sich vor dem Geben zu erkundigen, noch nicht allgemein genug geworden ist.

Man muß nun aber nicht annehmen, daß es bei der genauen Prüfung der Verhältnisse in erster Linie auf die Frage ankäme, ob der Klient an seiner Notlage schuld sei. Die Schuld ist ein sehr dehnbarer Begriff. Gewiß liegt, wo nicht Krankheit und Erwerbsunfähigkeit die Not verursachen, immer irgendeine Schuld zugrunde; möge sie nun den Hilfsbedürftigen selbst oder andere Personen, namentlich die nächsten Angehörigen, treffen. Für den Armenpfleger handelt es sich aber um die nicht leichte Aufgabe, zu erforschen, ob diese Schuld eine solche ist, an der jede Bemühung zur Aufhilfe scheitern muß.*) Unverbesserliche Arbeitsscheu z. B. wird durch armenpflegerische Maßnahmen schwerlich zu überwinden sein, und zu ihrer Bekämpfung müssen andere Mittel einsetzen; auch sind es andere Zweige der Fürsorgetätigkeit, die bei bereits völlig sittlich Verkommenen in Kraft treten müssen. Wo er auf diese Zustände stößt, muß der Armenpfleger sich damit begnügen, die betreffenden Institutionen aufmerksam zu machen. Mehr in das Gebiet der eigentlichen Armenpflege gehören schon alle die Notstände, die durch Trunksucht hervorgerufen werden; hier hat sie Hand in Hand zu gehen mit den Wohlfahrtseinrichtungen, die sich speziell mit der Bekämpfung dieses Lasters befassen.

Andere Formen des Verschuldens der Notlage, wie Unwirtschaftlichkeit, Zerrüttung des Familienlebens, Schwäche der Eltern gegenüber den Kindern usw. usw., schließen

---

*) S. Klumker in: Roscher, System der Armenpflege und Armenpolitik. 3. Aufl. S. 80 ff. „Daher muß in erste Linie bei aller Armenpflege der Gesichtspunkt treten, ob ein Unterstützungsfall heilbar oder unheilbar ist, ob eine Rückkehr zur Selbständigkeit erreichbar ist oder nicht. . . . Die Frage nach dem Verschulden dient nur als Anhaltspunkt für die Beurteilung der Heilbarkeit."

aber gewiß nicht das Eingreifen der Armenpflege aus, wenn sie auch ihre Erfolge sehr erschweren, oft vernichten; sie sind es vielmehr, die in großer Zahl die Armenpflege nötig machen und von ihr die größte Vertiefung, die größte Warmherzigkeit, Ausdauer und Energie verlangen.

Daß eine Schuld, die in der Vergangenheit liegt, deren Folgen aber die gegenwärtige Lage noch derartig beeinflussen und erschweren, daß die eigenen Kräfte zu ihrer Hebung nicht ausreichen, das Eingreifen der Fürsorgetätigkeit nicht hindern, sondern vielmehr recht eigentlich herbeirufen soll, braucht kaum gesagt zu werden. Gerade in den nicht direkt „armen" Klassen, sondern in denen des kleinen Bürger- und Beamtenstandes begegnet man sehr oft einem Notstande, der dadurch hervorgerufen wurde, daß z. B. eine Ehe mit Schulden begründet wurde, oder daß die ersten Jahre derselben solche brachten, weil die Einnahmen die Ausgaben nicht deckten; die Hoffnung, bei steigendem Gehalt sie tilgen zu können, schlägt fehl, weil die wachsende Familie immer größere Ausgaben bedingt, und so ist ein immer tieferes Hinabgleiten unvermeidlich, wenn sich nicht eine rettende Hand findet. Aber gerade auch in diesen Fällen ist genaueste Prüfung erforderlich, um festzustellen, ob die Lebensführung nicht etwa eine derartige ist, daß auch nach Regelung der Schulden doch keine geordneten Verhältnisse eintreten können; ein leider recht häufiger Fall, in welchem dann eine sehr intensive dauernde pflegerische Einwirkung ganz besonders nötig wird.

Gründliche Ermittlungen sind aber auch deshalb nötig, weil es sehr oft geschieht, daß die Hilfsbedürftigen selbst gar nicht anzugeben vermögen, welches der eigentliche Grund ihrer Not ist, geschweige denn, wie ihr abzuhelfen sei; die meisten täuschen sich eben selbst in der Meinung, daß eine einmalige Unterstützung dazu imstande sei. Hier haben natürlich die Ermittlungen einzusetzen, um ein klares Bild zu verschaffen. Das Anliegen besteht z. B. darin, daß man Geld gebe, um einem Geschäft, das aus Mangel an Mitteln nicht vorwärts kommt und seinen Besitzer nicht ernährt, aufzuhelfen. Angenommen, man erfüllte das Anliegen, ohne gründlich zu prüfen, dann würde man nach kurzer Zeit die Erfahrung machen, die eben durch die Ermittlungen erspart werden soll, daß nämlich der Bittsteller nach seiner Vergangenheit und seinen persönlichen Eigenschaften gar nicht imstande ist, das Geschäft zu führen, daß deshalb das hineingesteckte Geld verloren war, ohne den geringsten Nutzen zu bringen; es hat vielmehr sogar Schaden gebracht: getäuschte Hoffnungen auf beiden Seiten, Verlust an Vertrauen und an Tatkraft zum Begründen einer neuen Existenz.

Es geschieht zuweilen, daß ethische Bedenken gegen das Eindringen in die persönlichen Verhältnisse der Bedürftigen, wie gründliche Ermittlungen es mit sich bringen, geltend gemacht werden. Dem gegenüber ist zu betonen, daß Ermittlungen selbstverständlich mit Diskretion und mit der Tendenz, den Klienten nicht zu schaden, angestellt werden müssen, daß ihnen dann aber auch nichts Unethisches anzuhaften braucht. Von dem Gesichtspunkte aus, daß das unwürdige Bettelwesen im Interesse der gesamten Bevölkerung aufgedeckt werden muß, kann es nicht als unethisch betrachtet werden, wenn den Personen das Handwerk gelegt wird, die sich damit ernähren, und in diesen Fällen hört natürlich die Rücksichtnahme auf die Scheu, in die persönlichen Verhältnisse einblicken zu lassen, auf. Diese Leute haben natürlich meist ihre guten Gründe, sich gegen Ermittlungen zu wehren, und von ihnen gehen gewöhnlich auch die Einwendungen gegen Ermittlungen aus. Diese sind es auch, die sich einer zielvollen Fürsorgetätigkeit von vornherein zu entziehen suchen und von ihr nicht zu fassen sind. Aber abgesehen von dieser Klasse von Personen, wird es den Hilfesuchenden selbst wohltuender berühren, wenn er sieht, daß man wirklich tiefgehendes Interesse für seine Lage hat und sich deshalb in sie zu versenken sucht, als wenn man nach ganz oberflächlicher Feststellung derselben ihm vielleicht eine Hilfe angedeihen läßt, die den Kernpunkt seiner Not gar nicht trifft. In der Praxis zeigt es sich denn auch meist, daß die Leute, denen es nicht auf ein bloßes einmaliges Unterstütztwerden ankommt, sondern die dem Armenpfleger durch den Wunsch nach wirklicher und dauernder Hilfe entgegenkommen, gegen Erkundigungen und Ermittlungen gar nichts einzuwenden haben, sondern gern selbst die Fingerzeige dazu geben, also durchaus nichts Verletzendes darin sehen. Je höher die Herzensbildung und der soziale Standpunkt des Hilfsbedürftigen ist, um so mehr Verständnis pflegt er für die Notwendigkeit und die Berechtigung einer eingehenden Prüfung seiner Lage zu haben. Wer selbst leichtsinnig genug ist, zu glauben, daß eine einfache Unterstützung ihm aufhelfen werde, der wird es natürlich überflüssig finden, daß andere sich darüber den Kopf zerbrechen, auf welche Weise ihm dauernd zu helfen sei, und in diesem Falle wird das auch selten möglich sein; während das Gelingen einer Hilfsaktion — soweit nicht unabwendbare Schicksale im Wege stehen — schon meist von vornherein gewährleistet ist, wenn der Hilfesuchende dem Pfleger mit dem Vertrauen entgegenkommt, daß er sich ganz in seine Lage hineinversetzen und die Überlegenheit, die ihm vielleicht Alter und größere Erfahrungen, höhere Bildung nud Lebensstellung geben, aufwenden werde, um ihm zu helfen: ein Vertrauen, dem sich volle Offenheit über Vergangenheit und Verhältnisse als selbstverständlich zugesellt.

Damit den Ermittlungen nichts Unethisches anhafte, muß auf den ethischen Standpunkt des Prüfers natürlich der größte Wert gelegt werden. Die Ermittlungen dürfen nicht den Charakter des Spionierens haben, sie dürfen nie den Zweck, dem sie dienen sollen, aus dem Auge verlieren. Es läßt sich nicht verhehlen, daß die Tätigkeit des Armenpflegers nach dieser Richtung hin in großen Städten große Schwierigkeiten bietet und gewisse Gefahren in sich birgt. Den gewerbsmäßigen Bettlern muß das Handwerk gelegt werden im Interesse des allgemeinen Wohles und der öffentlichen Sittlichkeit. Um diese Aufgabe zu erfüllen, muß der Armenpfleger oft durch vielen Schmutz, Lug und Trug hindurch, bis er die Wahrheit herausfindet. Zwischen zwei Klippen muß er sich hindurchwinden, zu großes Mißtrauen darf ihn nicht dazu verleiten, überall Schlechtes zu wittern, und gutmütige Leichtgläubigkeit darf ebensowenig sein Urteil beeinflussen. Wohlwollen gepaart mit Scharfsinn, praktischer Überlegung und Erfahrung, und vor allem strengste Sachlichkeit, die sich durch Klatsch und subjektive Eindrücke nicht beirren läßt, sind die Eigenschaften, die die Tätigkeit des Prüfers erfordert. Verstandesmäßige Kritik muß einer zu großen Vertrauensseligkeit die Wage halten, warme Menschenliebe und gesunder Optimismus müssen ihn davor behüten, durch bittere Erfahrungen und Enttäuschungen verhärtet zu werden. Er darf weder Menschen noch Zustände nach einem Schema beurteilen.

Ist die ermittelnde Tätigkeit eine schwierige und verantwortungsvolle, weil sie oft in die unerquicklichsten Verhältnisse hineinführt und viele Enttäuschungen bereitet, so kann ihr doch Befriedigung erwachsen und zwar dadurch, daß sie über den konkreten Fall hinaus zu wirken versucht. Der erfahrene Prüfer, den die Erkundigungen nach seinen Klienten mit den Vertretern der Behörden, der öffentlichen und privaten Armenpflege, mit Hauswirten und Verwaltern usw. in Berührung bringen, hat oft Gelegenheit, ihnen gegenüber die Prinzipien einer zielvollen Armenpflege zu betonen und Gedanken anzuregen, die vielleicht zuerst auf Widerspruch stoßen, dann aber oft doch zum Nachdenken und zur Änderung der bestehenden Praxis führen. Er kann durch taktvolle Auseinandersetzungen ankämpfen gegen die verknöcherte, oft von fiskalischem Interesse eingegebene Auffassung, die sich in dem Rat äußert, „sich doch mit solcher Gesellschaft gar nicht abzugeben, sondern sie ihrem Schicksal zu überlassen"; eine Auffassung, die ihren Grund oft weniger in Hartherzigkeit, als in der Ungewöhntheit, sozial zu denken, hat oder hervorgerufen ist durch das Vorurteil gegen „den Sozialdemokraten", häufig auch durch die Oberflächlichkeit der Beobachtung, welche meint, daß es „den Leuten ja noch gar nicht so schlecht gehe, weil sie noch eine gute Einrichtung besitzen" usw.; und ebenso kann er erfolgreich ankämpfen gegen die Gedankenlosigkeit, mit der schematisch gegeben wird, ohne zu fragen, ob die Gabe hier genügt und dort unangebracht ist.

Stellt also schon die Prüfung der Verhältnisse große Ansprüche an die Persönlich= keit des Armenpflegers, so ist dies natürlich in noch höherem Grade der Fall bei Ausübung des pflegerischen Teiles der Tätigkeit.

Der Armenpfleger muß sich nicht nur mit vollem Verständnis in die äußere Lage seiner Klienten versetzen, sondern er muß auch ihrem seelischen Zustand, ihrer sittlichen Not in all ihren tausend Abstufungen nachzugehen versuchen; er muß ihnen nicht bloß raten, sondern sich mit ihnen beraten, um ihr Vertrauen zu erwecken und zu zeigen, daß er an ihren Sorgen teilnimmt. Er muß sich vor allem an die Eigenschaften in ihnen wenden, die ihn bei seinem Bemühen, Hilfe zu bringen, unterstützen können; er muß ihre eigene Energie anregen und von ihnen fordern, daß sie sich nicht auf andere verlassen, sondern ihre eigenen Kräfte anspannen, soviel sie es irgend vermögen. Leider gibt es, namentlich auch in großen Städten, sehr viele, denen es am bequemsten ist, wenn andere für sie sorgen. Diesen gegenüber ist ganz besonders die größte Zurückhaltung im Unterstützen und nötigenfalls Strenge am Platze. Aber es gibt auch sehr viele, in denen der Wunsch und die Fähigkeit, auf eigenen Füßen zu stehen und ihre Kinder zu nützlichen Menschen zu erziehen, nicht erloschen ist trotz Not und Elend; sie darin zu stützen, sie nicht zu jenen hinabsinken zu lassen, ist eine nicht minder verantwortungsvolle Aufgabe. Um das zu erreichen, bedarf es warmer Teilnahme, aber auch einer starken Hand, denn es gilt, einem Schwächeren aufzuhelfen; es bedarf unermüdlicher Geduld, die nicht die Hoffnung sinken läßt, wenn ein Erfolg, eine Besserung nicht gleich eintreten will. Die der Hilfe anderer Bedürftigen sind fast immer mehr oder weniger entgleist, sie haben irgend= wo, entweder durch Krankheit, durch Untüchtigkeit, durch Schwäche des Charakters, durch die eigene Schuld oder durch die der Angehörigen, Schiffbruch gelitten, denn die Gesunden, Tüchtigen, vom Schicksal nicht Getroffenen brauchen keinen Armenpfleger; da soll er, mit seiner größeren Kraft, seiner Einsicht, seinem Verständnis und seiner Energie er= setzen, was ihnen fehlt; und dies nicht nur hin und wieder einmal, wenn es ihnen gerade besonders schlecht geht, sondern dauernd; sie müssen immer das Bewußtsein haben, daß sie trotz ihres Elends nicht verlassen sind, sondern daß sie Freunde besitzen, zu denen sie mit jeder Sorge kommen dürfen. Eine so aufgefaßte Pflegschaft ist etwas ganz anderes, als „Wohltätigkeit"; sie kann zwar meistens auch der Unterstützungen zu ihrer Durch= führung nicht entraten, aber diese treten dabei so in den Hintergrund, daß auch für die Pfleglinge das Erbitten und Annehmen alles Drückende oder Demütigende verliert.

Und auch da, wo es sich wirklich in der Hauptsache um Unterstützungen handelt, z. B. bei allen denen, die durch Alter und Krankheit erwerbsunfähig geworden sind, sollen diese Unterstützungen nicht gegeben werden, ohne die Fürsorge erkennen zu lassen, die in freundschaftlichem Verkehr an den Sorgen teilnimmt, und sie sollen in verstän= diger Weise gegeben werden, d. h. sie sollen den wirklichen Bedürfnissen entsprechen und nicht Ansprüche erfüllen, die unberechtigt sind, weil ihre Befriedigung bei dem Unter= stützten neue unbescheidene Forderungen, bei Nachbarn und Schicksalsgenossen aber Neid und Begehrlichkeit hervorrufen würde.

Es ist nicht immer ganz leicht, das Maß der Unterstützungen festzustellen. Der Be= griff der Armut ist ein relativer; bei steigender Kultur steigern sich die Bedürfnisse nicht nur der höheren, sondern auch der unteren Klassen, und in einer Umgebung, deren all= gemeine Lebenshaltung eine sehr einfache ist, gilt der noch nicht als arm, der inmitten einer durchweg begüterten Bevölkerung so erscheint. Es ist deshalb natürlich, daß schon die für die öffentliche Armenpflege geltenden Sätze in bezug auf das Notwendige große Verschiedenheiten aufweisen in den verschiedenen Provinzen und Städten; und das gleiche gilt für die Auffassung der verschiedenen Zweige der privaten Armenpflege. Vielleicht nicht ganz gerechtfertigter, aber tatsächlicher Weise finden sich Unterschiede in der Auffaſſung des Unentbehrlichen ſogar in den einzelnen Stadtteilen Berlins: große Vereine haben z. B. im allgemeinen im Weſten eine ſozial höher ſtehende Klientel, d. h. ſie erſtrecken ihre Tätigkeit und ihre Unterſtützungen auf weniger arme Schichten, als es im Norden und Oſten der Fall iſt, weil eben im Weſten inmitten der wohlhabenderen Bevölkerung leichter jemand als bedürftig angeſehen wird und ſich ſo fühlt, als in jenen hauptſächlich von Arbeitern bewohnten Bezirken.

Es iſt ferner natürlich, daß je nach der ſozialen Schicht, welcher der Bedürftige angehört, verſchiedene Sätze in bezug auf das zum Leben Notwendige gelten müſſen. Es iſt nicht zu erwarten, daß eine den Beamten- oder Kaufmannskreiſen angehörende Familie, auch bei beſcheidenſten Anſprüchen, mit der Summe auskomme, die eine Arbeiterfamilie als genügend anſieht. Aber natürlich kann man nicht Anſprüchen nachgeben, die etwa ein durch eigene Schuld auf tiefere ſoziale Stufe Herabgekommener mit ſeiner früheren Zugehörigkeit zu einer höheren Stufe begründen zu können glaubt! Es iſt nicht zu billigen, wenn z. B. ein alter Schwindler, deſſen Exiſtenz ſeinen Mitmenſchen ſtets eine Laſt war, ſei er auch von beſter Herkunft und gebildet, Anſprüche an reichliche Unterſtützung durch die Privatwohltätigkeit zu haben glaubt, während ein alter Arbeiter, der ſich ſein Leben lang ehrlich ſein Brot im Schweiße ſeines Angeſichts verdient und Nützliches geleiſtet hat, ſich mit der Unterſtützung durch die öffentliche Armenpflege neben ſeiner Invalidenrente beſcheiden muß. Leider iſt auch in dieſer Beziehung die Privatwohltätigkeit häufig in falſcher Sentimentalität geneigt, ſolche unberechtigten Anſprüche zu befriedigen.

Selbſtverſtändlich kann die Privatwohltätigkeit ſich weitere Grenzen ſtecken, als die öffentliche Armenpflege, aber falſch würde es ſein, ſie ſo weit auszudehnen, daß die von ihr Berückſichtigten ſich ſchließlich beſſer ſtehen, als weite Kreiſe der Bevölkerung, die ſich mit geringem Einkommen einrichten, ohne Unterſtützungen zu erwarten oder zu erbitten. Es geſchieht gar nicht ſelten, daß Perſonen, welche auf die private Armenpflege angewieſen ſind, an dieſe Anforderungen ſtellen, deren Erfüllung die mittleren Klaſſen ſich nicht leiſten können; daß ſie z. B. Kuren verlangen, welche wegen der hohen Koſten ſonſt nur reichen Leuten möglich ſind, Aufenthalt an Kurorten, die für den gebildeten Mittelſtand zu teuer ſind. Derartigen Unverſchämtheiten ſogenannter „verſchämter“ Armen muß man natürlich energiſch entgegentreten. Wie ſonſt im Leben, zeigt ſich auch hier, daß die wertvollſten und tüchtigſten Menſchen meiſt auch die beſcheidenſten ſind; und ihnen gegenüber kann die Armenpflege dann auch wirklich das werden, was ihr ſchönſtes Ziel iſt, nämlich eine Fürſorge von Freund zu Freund, die alles Drückende des Annehmens und Verpflichtetſeins verliert.

Auch die leider noch nicht ausgerottete Gewohnheit, als „verſchämte“ Arme alle die zu bezeichnen, die der öffentlichen Armenpflege „noch nicht anheimgefallen ſind“ (die aber dem Armenpfleger häufig gerade als die wenigſt verſchämten bekannt ſind), trifft in keiner Weiſe das Richtige und muß entſchieden bekämpft werden. Es gibt unter denen, die durch die Not gezwungen ſind, öffentliche Unterſtützung in Anſpruch zu nehmen, mindeſtens ebenſoviele „verſchämte“ Arme, als unter denen, welche es für ehrenvoller halten, ſich an die Privatwohltätigkeit zu wenden. Dieſe ſteht deshalb ſehr häufig vor der Pflicht, die ſich an ſie wendenden Bedürftigen auf die öffentliche Armenpflege hinzuweiſen. Dies geſchieht — oder ſollte geſchehen — in allen den Fällen, wo es ſich um einen Zuſtand handelt, der der dauernden, regelmäßigen Unterſtützung bedarf, und wo Bedürftige in Betracht kommen, deren ſoziale Stellung oder deren Bildungsgrad ungefähr der Schicht der Bevölkerung entſpricht, welche im allgemeinen gezwungen iſt, die öffentliche Armenpflege in Anſpruch zu nehmen.

Sehr häufig ſträuben ſich die Bedürftigen gegen die Inanſpruchnahme der öffentlichen Armenpflege. Selbſtverſtändlich müſſen die Gründe dieſer Weigerung ohne Engherzigkeit, aber auch ohne zu weitgehendes Entgegenkommen unterſucht werden.

Eine Frau will ſich z. B. nicht an die Armenkommiſſion wenden, weil der Mann es nicht erlaubt, der sein Wahlrecht nicht verlieren will. Dies ist ein Grund, für den man volles Verständnis haben kann, vorausgesetzt, daß es sich um einen Mann handelt, der nach Kräften bemüht ist, seine Familie zu ernähren. Hier wäre es Engherzigkeit, private Hilfe zu verweigern und auf der Inanspruchnahme der öffentlichen Armenpflege zu bestehen. Anders liegt es, wenn alleinstehende, verwitwete oder eheverlassene Frauen die städtische Unterstützung nicht erbitten wollen, nur weil es ihnen ehrenvoller erscheint, von Vereinen und Privatpersonen unterstützt zu werden. Dieser Auffassung muß man mit der größten Entschiedenheit entgegentreten und ihnen klarmachen, daß durchaus nichts Entehrendes darin liegt, von der Gemeinde Unterstützung anzunehmen, die dazu verpflichtet ist, der Not zu steuern, während das Erbitten von Unterstützungen von Privatleuten sehr häufig mit Demütigung verbunden ist. Man muß dies in ihrem eigenen Interesse tun, denn es ist unmöglich, durch private Zuschüsse die regelmäßige dauernde Unterstützung der städtischen Armenverwaltung zu ersetzen. Ganz besonders muß — von wenigen Ausnahmen abgesehen — auf der Inanspruchnahme der öffentlichen Armenpflege bestanden werden, wenn die Bittsteller erst kürzlich nach Berlin gekommen sind und die näheren Umstände den Verdacht rechtfertigen, daß sie mit Hilfe der privaten Unterstützungen sich ein Jahr lang hier zu halten hoffen, um dann nach Erlangung des Unterstützungswohnsitzes der städtischen Unterstützungen teilhaftig werden zu können, die bekanntlich in Berlin und einigen Vororten weit höhere Sätze haben, als in den meisten übrigen deutschen Orten. Es ist keineswegs nur das fiskalische Interesse, das in solchen Fällen zur Abweisung führen muß, sondern in viel höherem Maße die Rücksicht auf das Wohl der Bevölkerung in wirtschaftlicher, sittlicher und hygienischer Beziehung, welche ein Anhäufen der weniger tüchtigen, weniger gesunden und weniger verantwortungsfähigen Elemente gerade in Großstädten sehr verderblich erscheinen läßt. Und erfahrungsgemäß sind es gerade die kleineren Orte, welche Berlin mit diesem Zuzug versorgen. Mag es zuweilen im Einzelfall hart erscheinen, auf Rückkehr nach dem unterstützungspflichtigen Orte zu bestehen, so müssen Rücksichten höherer Art dabei den Ausschlag geben. Es kommt z. B. ein noch ziemlich junges, aber kränkliches Ehepaar mit einer Schar kleiner Kinder aus einer Stadt im Osten hierher. Sie waren auch dort nicht imstande, sich ohne öffentliche Unterstützung zu ernähren, und es war die Aussicht auf die hiesigen bedeutend höheren Unterstützungsmöglichkeiten, die sie hierher lockte. Nach ganz kurzer Zeit haben sie gelernt, diese gründlichst auszunutzen, und da sie sonst ganz ordentliche Leute sind, tritt die Privatwohltätigkeit vielfach für sie ein. Daß Gedankenlosigkeit und Kurzsichtigkeit darin liegt, wenn man dazu verhilft, eine Familie hier festzuhalten, für welche die Lebensbedingungen in der Heimat vielfach günstiger liegen, als hier — billigere Wohnungen, alte Beziehungen, die namentlich für die Kinder gesündere Umgebung der kleineren Stadt, wofür sie hier alle Gefahren der Großstadt eintauschen — macht sich eben selten jemand klar. Lägen die Verhältnisse so, daß der Mann hier leichter als dort imstande wäre, die Familie durch eigene Arbeit zu ernähren, so könnte man ihn loben, daß er die Heimat aufgab; da das nicht der Fall, da die Familie hier nur das Proletariat vermehren hilft, so liegt keine Härte darin, wenn man durch Ablehnung privater Unterstützungen der öffentlichen Armenpflege in ihrem Bestreben, solche Familien wieder abzuschieben, entgegenkommt.

Sicher gibt es Ausnahmefälle. Wenn z. B. eine aus Berlin stammende tüchtige Frau, die durch ihre Heirat nach auswärts hier den Unterstützungswohnsitz verlor, nach dem Tode des Mannes mit ihren Kindern hierher zurückkommt, weil sie hier die Arbeitsgelegenheit und die verwandtschaftlichen Beziehungen findet, die ihr den Kampf ums Dasein erleichtern, so ist es ihr zu gönnen, wenn sie des städtischen Pflegegeldes teilhaftig wird, mit dessen Hilfe sie die Kinder besser erziehen kann; denn es ist darauf zu hoffen, daß sie in kurzer Zeit, wenn diese anfangen zu verdienen, überhaupt ohne Unterstützung leben können wird. In diesem Falle braucht sich die private Armenpflege keinen

Vorwurf daraus zu machen, daß sie zur Erlangung des Unterstützungswohnsitzes bei-
getragen hat.

Individuali=
sierung.

Die bereits hervorgehobene Mannigfaltigkeit der pflegerischen Aufgaben macht es
fast unmöglich, in erschöpfender Weise zu schildern, wie sie in der Praxis zum Ausdruck
gelangen. Für eine individuell aufgefaßte Fürsorgetätigkeit liegt kaum jemals ein Fall
genau so wie der andere. Es mag z. B. oft zunächst so erscheinen, als ob in den zahllosen
Fällen, in denen es sich um eine vaterlose Familie aus dem Arbeiterstande handelt, ungefähr
der gleiche Notstand herrsche und infolgedessen die gleichen Hilfsmaßregeln am Platze
seien. Aber bei näherem Eindringen in die Verhältnisse ergeben sich bereits hier die
verschiedenartigsten Bedürfnisse. Einmal handelt es sich um eine Witwe, die, tüchtig und
arbeitswillig, für ihre Kinder den Unterhalt erwerben könnte, aber durch ein chronisches
Leiden darin gehindert wird. Hier gilt es vor allem, den Versuch zu machen, dies Leiden
zu beseitigen oder zu mildern. Um dies zu erreichen, muß häufig zunächst ihr Widerstreben
gegen das Aufsuchen des Arztes, des Krankenhauses oder einer Heilstätte bekämpft werden. Es muß dafür gesorgt werden, daß sie ihre Kinder ruhigen Herzens verlassen kann;
man muß sich also mit den verschiedenen Institutionen, welche hierfür in Betracht kommen,
z. B. Verein Hauspflege, Krippe usw., in Verbindung setzen, nötigenfalls selbst mit ihr zum
Arzt gehen; mit dem Armen=Kommissions=Vorsteher über die Bezahlung der Miete während
ihrer Abwesenheit sprechen usw. Nach der Rückkehr muß dafür gesorgt werden, daß ihr die
nötige Nachpflege zuteil werde und daß sie nicht durch zu angestrengtes Arbeiten den
Erfolg des Erholungsaufenthaltes zunichte mache. Im zweiten Falle versteht es eine
Frau nicht, mit ihren Kindern fertig zu werden, und läßt sie sich herumtreiben; oder sie
hält sie aus übergroßer Ängstlichkeit ganz in der Wohnung, da sie, von früh bis spät an
der Nähmaschine arbeitend, nicht Zeit findet, mit ihnen ins Freie zu gehen, und in der
schlechten Luft und in der Engigkeit leidet die Gesundheit der Mutter und der Kinder.
Selten ist die Mutter selbst einsichtig genug, die einschlägigen Einrichtungen, Horte usw.
in Anspruch zu nehmen. Oder es sind kränkliche und zurückgebliebene Kinder da, welche der
sorgfältigsten Pflege bedürfen, um nicht Zeit ihres Lebens ein Siechtum mit sich zu schlep-
pen; Kinder, die durch eine Verkrüppelung oder ein anderes Gebrechen der trostlosesten
Zukunft entgegengehen, wenn nicht durch Unterbringung in geeignete Anstalten dafür
gesorgt wird, daß sie ein ihrem Zustande entsprechendes Gewerbe erlernen. Man glaube
nicht, daß alle diese Maßnahmen ganz leicht durchzuführen seien, auch wenn die in Frage
kommenden Anstalten verhältnismäßig leicht zugänglich sind. Es gilt dabei eine Unmenge
von Vorurteilen, viel Nachlässigkeit, Unverstand und Eigensinn zu besiegen und viel Geduld, unter Umständen große Strenge anzuwenden. Die Scheu, in die Verhältnisse
Fremder so tief einzudringen und eine gewisse Autorität zu erzwingen, die manchem
Pfleger als Anmaßung erscheinen mag, muß er überwinden durch das Bewußtsein, daß
er gerade dadurch der Pflegschaft den Charakter der freundschaftlichen Fürsorge verleiht,
daß er dieselbe Energie, aber auch dasselbe liebevolle Eindringen an-
wendet, welches er in der eigenen Familie für nötig halten würde.

Diese Auffassung der Fürsorge muß den Pfleger ganz besonders erfüllen, wenn seine
Fürsorge Personen zuteil werden soll, deren Bildung, Herkunft und Lebensstellung den
eigenen näher stehen, denen gegenüber man also nicht das Gefühl einer gewissen Überlegenheit hat, wie im Verkehr mit den Angehörigen der weniger gebildeten Schichten.
Es ist verständlich, daß man in solchen Fällen in dem Gefühl, wie peinlich es sein müsse,
einem Fremden Einblick in die intimsten Verhältnisse gestatten zu sollen, zurückschreckt
vor dem gründlichen Eindringen in des andern Lage. Aber gerade weil es sich hierbei
meist um viel schwierigere Hilfsaktionen handelt, ist dies gründliche Eindringen unerläßlich. Das Peinliche dieser Aufgabe kann nur dadurch überwunden werden, daß man
die vollste persönliche Teilnahme zeigt und dadurch das Vertrauen erweckt, dem es nicht
schwer wird, offen und aufrichtig über die eigenen Nöte zu sprechen.

Von dem gebildeten Manne, der vielleicht infolge einer weit zurückliegenden Verschuldung mit seiner Familie vor der Vernichtung der Existenz steht, oder der Witwe eines höheren Beamten, die, ohne wohlhabende Verwandte oder Freunde zu haben, mit einer für den Unterhalt der Kinder nicht ausreichenden Pension, der Hilfe und des Rates Fremder bedarf, um sich eine neue Existenz zu begründen, bis zur eheverlassenen Arbeiterfrau — welche unzählbaren Abstufungen von Umständen und infolgedessen welche zahllosen Kombinationen von Fürsorgehandlungen!

Es ist klar, daß Wohlwollen und der Wille zum Helfen nicht allein ausreichen, um *Kenntnisse.* dieser Mannigfaltigkeit der Aufgaben gegenüber das Richtige zu treffen, sondern daß verschiedene andere Faktoren dabei nicht minder wichtig sind: vor allem Kenntnisse und Erfahrungen, die sich nicht nur auf alle die Hilfsmittel und Quellen, welche der pflegerischen Tätigkeit zu Gebote stehen, sondern auch auf die sozialen Verhältnisse der Gegenwart im allgemeinen und die der Pfleglinge im besonderen erstrecken müssen.

Die Überzeugung von der Notwendigkeit dieser Kenntnisse, also von der Forderung *Ausbildung.* einer sachgemäßen Ausbildung der Armenpfleger hat in den allerletzten Jahren angefangen, sich Bahn zu brechen; und zu den Fragen, mit welchen sich u. a. der „Deutsche Verein für Armenpflege und Wohltätigkeit" zurzeit beschäftigt, gehört die, auf welche Weise eine solche Ausbildung anzustreben sei.*) Während speziell der Erlangung von Kenntnissen bezüglich der Wohlfahrtseinrichtungen, welche der Armenpflege in Groß-Berlin zur Verfügung stehen, dies Buch zu dienen bestimmt ist, gibt u. a. der Unterricht in der „Sozialen Frauenschule" (siehe Nr. 384) und in ähnlichen Veranstaltungen weiblichen Personen Gelegenheit, sich Kenntnisse über die verschiedenen Gebiete sozialer Fürsorgetätigkeit zu verschaffen.

So wichtig die theoretische Vorbildung auch ist, so braucht sie aber natürlich gerade *Erfahrung.* auf dem Gebiete der Armenpflege dringend die Ergänzung durch die praktische Erfahrung. Gereifte Lebenserfahrung kann wohl die theoretische Ausbildung einigermaßen ersetzen, nicht umgekehrt. Auch die beste wissenschaftliche Vorbildung kann nicht lehren, wie man z. B. mit einer auf größte Einschränkung angewiesenen Frau einen Haushaltsetat aufstellen und wie man ihr mit praktischen Vor- und Ratschlägen bezüglich der Einrichtung ihrer Lage zu Hilfe kommen soll, wenn man nicht selbst aus der Praxis Erfahrungen gesammelt hat. Wie manches höhnische Wort, wie manche bittere Empfindung lösen die gewiß gut gemeinten, aber gänzlich fehlgreifenden Ratschläge und Vorschriften aus, die einer armen Frau zuweilen von Wohltäterinnen gegeben werden, denen sie es sofort anmerken muß, daß sie keine Ahnung davon haben, was es heißt, mit dem Pfennig zu rechnen!

Hieraus folgt übrigens nicht, daß junge, unerfahrene Personen sich mit Armenpflege überhaupt nicht befassen sollen; wohl aber, daß sie es nur unter der Leitung erfahrener Armenpfleger tun dürfen, durch deren Belehrung sie zu einer richtigen Beurteilung der Zustände, wie sie ihnen bei der pflegerischen Tätigkeit vor Augen treten, geführt werden können. Die „Zentrale für private Fürsorge" bemüht sich, ihren jungen Mitarbeitern und Mitarbeiterinnen hierzu Gelegenheit zu geben.

Wenn aus allem hier Gesagten hervorgeht, daß die wohlverstandene armenpflege- *Anforderungen an die Persönlichkeit.* rische Tätigkeit so hohe Anforderungen an die Persönlichkeit stellt, wie nur irgendein andrer Beruf, so soll das nicht entmutigen, sich ihr zu widmen, wohl aber ermahnen, sich ernstlich zu prüfen, ehe man sich ihr hingibt. Es ist ein sehr verhängnisvoller Irrtum, der noch längst nicht überwunden ist, daß man glaubt, Armenpflege ebenso treiben zu können, wie man eine ganz unwichtige Nebenbeschäftigung betreibt: ohne irgendwelche Vorbildung, ohne die feste Verpflichtung, ihr einen bestimmten Teil der Zeit und des

---

*) S. Schriften des deutschen Vereins für Armenpflege und Wohltätigkeit. 79. Heft. „Die berufliche und fachliche Ausbildung in der Armenpflege." Bericht erstattet von Dr. Albert Levy und Stadtrat von Frankenberg.

Interesses zu widmen; wie eine Beschäftigung, die man jeden Tag wieder aufgeben kann, wenn sie einem nicht mehr zusagt. Ein solcher Irrtum ist nicht verzeihlich; er gehört zu den Gedankenlosigkeiten, welche unverantwortlich sind, weil sie Schaden für andere stiften. Wer diese Tätigkeit ergreift, muß imstande sein, ihr auch einige von den Opfern zu bringen, wie er sie einem festen Berufe bringen würde.

Wenn es die Motive sind, welche den Wert aller menschlichen Handlungen bestimmen, so muß dies vor allem für eine Tätigkeit gelten, die das Wohl der Nächsten zum Ziele hat. Es ist höchst betrübend, zu sehen, wie häufig die Motive Eitelkeit und Ehrgeiz sind, wie das Streben nach äußerer Anerkennung in erster Reihe mitspricht. Man sage nicht, der Zweck heilige die Mittel; sondern man suche aus allen Kräften bei sich und anderen darauf hinzuwirken, daß die Auffassung der Pflichterfüllung immer mehr Platz greife, welche allein jene unerfreulichen Erscheinungen aus dem Felde schlagen kann.

Gerade bei einer Tätigkeit, bei welcher die persönliche Einwirkung das wichtigste Moment ist, kommen die inneren Motive in der Persönlichkeit des von ihnen Erfüllten in hohem Grade zum Ausdruck und beherrschen die praktische Wirksamkeit. Vertrauen fordern und Vertrauen genießen kann nur der, welcher das Bewußtsein in sich trägt, nur von reiner, selbstloser Teilnahme und ehrlichem Pflicht-gefühl — ohne Nebenzwecke — erfüllt zu sein. Allein aus der eigenen Er-ziehung zur Pflichterfüllung kann das Recht hergeleitet werden, andere dazu erziehen zu wollen: dies trifft auf den Armenpfleger nicht weniger zu, als etwa auf den Lehrer.

Erziehliche
Einwirkung. Wie weit das Recht, die Pfleglinge zu erziehen, gehe, ist natürlich nur durch Takt und — ceterum censeo — gründliche Kenntnis der individuellen Lage zu entscheiden. Kann man von dem Einen dreist fordern, daß er sich unseren Anordnungen füge, weil man erkannt hat, daß ihm die Fähigkeit zur Selbstbestimmung gänzlich abgeht, so muß man beim Andern manchen Wünschen nachgeben, auch wenn sie uns nicht ganz berechtigt erscheinen, weil man einsieht, daß nach der ganzen Individualität ein Einfluß nur mög-lich ist, wenn man dieser in gewisser Weise Rechnung trägt. Wenn z. B. feststeht, daß ein Pflegling nur durch eine Kur im Krankenhause herzustellen ist, so muß man alle Strenge anwenden, um ihn dazu zu bewegen, und schlimmstenfalls, wenn dies nicht gelingt, die ganz aussichtslose Fürsorge aufgeben. Wenn dagegen eine Frau, deren körperlicher Zustand eine solche Kur zwar sehr empfehlenswert macht, deren höchster Wunsch aber dahin geht, bei Mann und Kindern zu bleiben, ohne große Nachteile zu Hause gepflegt werden kann, so darf man unter Berücksichtigung der psychischen Momente auch gegen die eigentliche Überzeugung ihr nachgeben und ihr die häusliche Pflege ermöglichen.

Sehr oft kommt man in solchen Zwiespalt z. B. Lungenkranken gegenüber, die gern zu Hause bleiben und sterben möchten, während die Ansteckungsgefahr ihre Entfernung dringend wünschenswert macht. Auch hier kann nur von Fall zu Fall entschieden und eventuell dafür gesorgt werden, daß diese Gefahr für die Angehörigen möglichst verringert werde.

Man kann wohl Befolgung der Ratschläge fordern, aber man fordere nie Unterwürfigkeit. Unterwürfige Klienten gehören zu den unangenehmsten Er-scheinungen aus den Kreisen der Pfleglinge. Man soll die Persönlichkeit derselben achten und sie heben, wenn es möglich ist, aber nicht sie dadurch noch weiter herunterdrücken, daß man sich unterwürfiges und kriechendes Wesen gefallen läßt oder gar hervorruft.

Zur Hebung der Persönlichkeit gehört auch die Erziehung zur Dankbarkeit. Der Armenpfleger soll sie weder fordern noch erwarten, aber versuchen, dazu zu erziehen. Für ihn selbst bedeutet die Dankbarkeit natürlich nichts in dem Sinne, daß dadurch etwa seine Tätigkeit irgendwie beeinflußt werde; aber da es immer die edleren und besseren Menschen sind, die sie empfinden, so gewinnt die Fürsorge dadurch höheren objektiven

Wert, daß es ihr gelingt, auch diese Empfindung zu wecken. Es ist der schönste Erfolg, der dem Armenpfleger werden kann, wenn er aus der ihm spontan dargebrachten Dankbarkeit ersieht, daß seine Bemühungen nicht nur die von ihm erhoffte Besserung in der äußeren Lage des Pfleglings bewirkt, sondern ihn auch zu einem innerlich froheren und edleren Menschen gemacht haben.

Es wurde bereits an anderer Stelle erwähnt, daß bei der Durchführung pflegerischer Aktionen häufig das Zusammenwirken verschiedener Wohlfahrtseinrichtungen und Vereine, sowie besonders das Hand-in-Hand-arbeiten dieser mit der öffentlichen Armenpflege erforderlich sei, und es wurde angedeutet, wie das in einzelnen Fällen am besten geschehen könne. Wie sehr wünschenswert es aber wäre, daß eine organische Verbindung aller dieser der Armenpflege dienenden Faktoren bestände, bedarf kaum der Erörterung; liegt es doch nur zu sehr auf der Hand, wie gerade auf diesem Gebiete die Zersplitterung nicht eine bessere Ausnutzung der verfügbaren Kräfte, sondern eine Schwächung bedeutet. Wie zahllose Male geschieht es z. B., daß die verschiedensten Vereine sich mit demselben Unterstützungsfall beschäftigen, ohne daß einer von den Bemühungen der anderen etwas ahnt, bis es ein Zufall an den Tag bringt und sie belehrt, daß die betreffenden Personen oder Familien gar nicht so bedürftig waren, als sie glaubten, sondern daß ihnen längst die Hilfe anderer Faktoren zuteil wurde. Und gegenüber der Verschwendung von Mitteln und Kräften, wie sie hier stattgefunden hat, steht dann die Schwierigkeit, sie an anderen Stellen zu konzentrieren, wo eine Konzentration nötig wäre. Es arbeitet eben jede Institution für sich allein, und die Stelle fehlt, welche einen Austausch, wie er jetzt nur hier und da einmal gelegentlich und mit vieler Mühe erreicht wird, regelmäßig und erschöpfend vermitteln würde.

Wenn auch die Notwendigkeit einer Zentralisierung allgemein eingesehen wird, so sind die ihr entgegenstehenden Schwierigkeiten so große, daß die verschiedenen Versuche, die in Berlin damit gemacht worden sind, sie noch nicht haben überwinden können. Jedenfalls haben diese Versuche aber gezeigt, daß das Bedürfnis dafür überall vorhanden ist, daß es jedoch ein Irrtum war, wenn man geglaubt hatte, diese Zentralisation allein mit freiwilligen, nur gelegentlich ehrenamtlich arbeitenden Kräften ins Werk setzen zu können. Zur Bewältigung einer so großen Aufgabe gehört eine feste Organisation mit berufsmäßig angestellten Beamten; um eine solche Organisation zu schaffen, sind aber natürlich sehr große Mittel erforderlich, wie sie zwar z. B. in amerikanischen Großstädten, bei uns aber zurzeit noch nicht zu Gebote stehen. Erst ganz allmählich beginnt die Erkenntnis sich Bahn zu brechen, daß auch die private Armenpflege fester Organisationen bedarf und infolgedessen Geld zu Verwaltungszwecken braucht, weil nur dadurch der Dilettantismus beseitigt werden kann, an dem sie vielfach krankt. Erst wenn diese Erkenntnis den praktischen Erfolg gezeitigt haben wird, daß — sei es durch die Behörden, sei es durch reiche Privatleute — die großen Mittel zur Verfügung gestellt werden, welche die Schaffung einer das ganze Gebiet der Armen- und Wohlfahrtspflege umfassenden zentralen Organisation ermöglichen, wird die private Armenpflege die volle Bedeutung erlangen können, die sie erstrebt. Wenn dabei von manchen Seiten eine Verknöcherung, ein Übergang zum Bureaukratismus und Schematismus befürchtet wird, so ist dem wohl die Hoffnung entgegenzuhalten, daß nicht nur die Verbindung der beruflichen Organisation mit der freien Liebestätigkeit, sondern auch die immer weiter fortschreitende Durchdringung aller Elemente mit sozialem Geiste vor dieser Verknöcherung behüten wird.

Grundsätze und Praxis der Berliner öffentlichen Armen- und Waisenpflege.

I. Armenpflege.

(Unter Zugrundelegung der „Anweisung betr. die Verwaltung der offenen Armenpflege der Stadt Berlin" bearbeitet von Magistratsrat Le Viseur.)

Die gesetzliche oder „öffentliche Armenpflege" (b. i. in Preußen: Gewährung von Obdach, des unentbehrlichen Lebensunterhaltes, der erforderlichen Pflege in Krankheitsfällen und bei Tod eines angemessenen Begräbnisses für den Hilfsbedürftigen) ist „Armenverbänden" übertragen; die Stadt Berlin bildet für sich einen solchen Armenverband.

Armendirektion.

Bureau: Am Mühlendamm 1, Zimmer 24—29, 38. (Aufnahmestube.)

Vorf.: Stadtrat Dr. Münsterberg daselbst; (Dienstag, Donnerstag, Sonnabend 12—1).

Die Armenpflege in Berlin wird geleitet von einer städtischen Verwaltungsdeputation, der „Armendirektion", die unter dem Vorsitz eines Mitgliedes des Magistrats steht und die allgemeinen Regeln und Grundsätze für die Ausübung der Armenpflege aufstellt, sowie deren Befolgung überwacht.

Armenkommissionen.

Die Armenpflege wird ausgeübt im Ehrenamt von Bürgern der Stadt (Armenpflegern und Armenpflegerinnen), die zu diesem Zwecke in Armenkommissionen vereinigt sind. Jede Armenkommission hat einen Bezirk. An ihrer Spitze steht ein Vorsteher, der täglich in Armenangelegenheiten und für die Armen eine bestimmte Sprechstunde abhalten soll und einen Stellvertreter für die Fälle seiner Behinderung hat. Jeder Armenkommission wird ein ihrer durchschnittlichen Monatsausgabe entsprechender Geldbetrag („eiserner Bestand") überwiesen, der allmonatlich (nach erfolgter Rechnungslegung) ergänzt wird. Am Schluß des Etatsjahrs 1908 belief sich die Gesamtzahl der Armenkommissionen bereits auf 427, in denen gegen 5000 Personen ehrenamtlich tätig waren; darunter nur 72 Pflegerinnen. Die Entscheidung darüber, ob, in welcher Art und in welcher Höhe Unterstützungen gewährt werden sollen, steht zunächst der Armenkommission zu. Die Armenkommissionen und deren Vorsteher, sowie die Gemeindewaisenräte sind im „Berliner Adreßbuch" und in der jährlich vom Magistrat herausgegebenen „Personal-Nachweisung der Berliner Gemeindeverwaltung" zu finden.

Soweit den Unterstützten gegenüber oder im dienstlichen Interesse ein Schweigegebot nicht besteht, ist der Armenkommissions-Vorsteher gehalten, der privaten Wohltätigkeit über Persönlichkeit und Verhältnisse Hilfesuchender seines Bezirks tunlichst weitgehende Auskunft zu erteilen.

Armenkreise.

Ein Zwischenglied zwischen den Armenkommissionen und der Armendirektion sind die Armenkreise, die durch die Zusammenfassung einer Anzahl benachbarter Armenkommissionen gebildet werden (z. B. 24 Armenkreise). Die Organe des Armenkreises sind der Kreisvorsteher (in der Regel ein Mitglied der Armendirektion) und die Kreisversammlung; letztere besteht aus den Vorstehern der zu dem Kreis gehörigen Kommissionen und tagt auf Einberufung und unter Leitung des Kreisvorstehers (regelmäßig allmonatlich einmal). Der Kreisvorsteher hat die Übung der Armenpflege im Kreise zu überwachen und zu diesem Zwecke besonders auch den unmittelbaren persönlichen Verkehr mit den Armenkommissionen seines Bezirkes zu pflegen, in denen er volles Stimmrecht hat. Ihm stehen ferner gewisse Beanstandungs- und Genehmigungsbefugnisse in seinem Kreise zu; auch kann er in bringlichen Fällen einstweilige Anforderungen treffen. Schließlich liegt es ihm ob, alle auf Armenpflege und Wohltätigkeit gerichteten Maßregeln zu fördern, insbesondere also auch für seinen Bezirk die Verbindung mit der privaten Wohltätigkeit zu pflegen.

Die Kreisversammlung hat zu beschließen:

1. über allgemeine armenpflegerische Angelegenheiten, die ihren Kreis betreffen oder die ihr zur Erörterung von der Armendirektion zugewiesen werden;

2. über die Beschwerden von Unterstützten;

3. über die Entziehung der Bar- und Natural-Unterstützungen wegen Unwürdigkeit und ähnliches:

4. über die Genehmigung der von den Armenkommissionen beschlossenen Unterstützungen, falls und insoweit diese gewisse Maximalgrenzen überschreiten.

Im übrigen werden die laufenden Geschäfte aus den Armenkreisen von der Armendirektion und deren Bureau erledigt. Es sind daher auch hier insbesondere die Beschwerden von den Unterstützten (mündlich oder schriftlich) anzubringen.

(Aufnahmestube der Armendirektion: Zimmer 38 (2. Tr.), geöffnet von 8 Uhr morgens bis 3 Uhr nachm.).

Armenämter.

Eine andere Art von Dezentralisation der Armenverwaltung findet sich in den Armenämtern, die eine größere Anzahl von Armenkommissionen als der Kreis in sich vereinen und neben den Aufgaben des Kreises auch die laufende Bearbeitung der in ihrem Bezirk vorkommenden Unterstützungssachen selbständig zu erledigen haben. Zu dem Zweck werden sie durch einen juristischen Dezernenten (als Armenamtsvorsteher) geleitet und haben ein eigenes Bureau. Auch sie haben als Beschlußorgan die Kreis- (oder Bezirks-) Versammlung.

Beschwerden über Maßnahmen der Armenkommissionen sowie sonstige den Zuständigkeitskreis des Armenamts berührende Anliegen und Anträge sind bei dem Armenamt selbst anzubringen.

Zurzeit bestehen drei Armenämter:

Armenamt VII (für die Gegend am Städtischen Zentral-Viehhof: Armen-Kommissionen 114 A—G, 115 A—K, 124 A—K).

(O. 34, Eckertstr. 16. — Vorst. z. Z.: Mag.-Rat Le Viseur.)

Armenamt XII (für Friedrich Wilhelmstadt-Moabit: Armenkommissionen 191—193, 194 A—D, 195 A—C, 196 A—M, 197 A—E).

(NW. 21, Turmstr. 30 — Vorst. z. Z.: Mag.-Rat Collatz.)

Armenamt XIII (für Wedding-Gesundbrunnen: Armenkommissionen 198 A—213 C).

(N. 20, Koloniestr. 3/4. — Vorst. z. Z.: Mag.-Rat Lohmeyer.)

Beschwerdeinstanz über Armenkreis und Armenamt ist die Armendirektion, über diese der Magistrat oder ferner der Bezirksausschuß Berlin (NW. 40, Invalidenstr. 52)

Unterstützungsgesuche.

Wer sich in hilfsbedürftiger Lage befindet, muß sein Gesuch um Unterstützung bei dem Vorsteher der Armenkommission, innerhalb deren Bezirk er wohnt, vorbringen (Namen und Sprechstunde erfährt er auf jedem Polizeirevierbureau), und zwar hat grundsätzlich das Familienhaupt selbst das Gesuch anzubringen, nur bei seiner Verhinderung durch Krankheit, Aufsuchen von Arbeit usw sind auch andere Personen zur Anbringung des Gesuchs zuzulassen.

Voraussetzung für das Eintreten der Unterstützung.

Schriftliche Eingaben dürfen von dem Hilfsbedürftigen nicht gefordert werden, sind aber zulässig und sind dann dem Vorsteher (nicht der Armendirektion) direkt abzugeben oder brieflich zu übersenden. Im übrigen ist die Armenkommission auch ohne Gesuch einzuschreiten verpflichtet, wenn sie von einem öffentliche Hilfe erfordernden Notstand Kenntnis erhält. Der Umstand, daß der Hilfesuchende in selbstverschuldeter Not, bescholten oder bestraft oder nicht ortsangehörig ist, entbindet die Behörde nicht von der gesetzlichen Unterstützungspflicht. Entscheidend ist lediglich, ob er hilfsbedürftig, d. h. infolge mangelnder oder verminderter Erwerbsfähigkeit, infolge des Verlustes des Ernährers oder aus einem sonstigen Grunde außerstande ist, sich und seiner Familie das für Nahrung, Kleidung, Obdach, Hausrat und Gesundheitspflege Unentbehrliche durch eigene Arbeit oder aus eigenem Vermögen zu beschaffen. Arbeitsfähige Personen sind nur dann als (vorübergehend) unterstützungsbedürftig zu erachten, wenn sie nachweisen, sich redlich, aber erfolglos um Arbeit bemüht zu haben. (Zu den Arbeitsnachweisen steht die Armenverwaltung bisher noch nicht in direkten Beziehungen.)

Art der Unterstützung.

Die Armenunterstützung gewährt nur das dringend Notwendige. Voraussetzung für das Eintreten der Armenpflege ist, daß tatsächlich niemand für den Bittsteller sorgt. Ablehnungsgrund ist also nicht, daß Fürsorgepflichtige vorhanden sind, solange diese sich ihrer Pflicht entziehen· doch kann der Unterstützte unter Androhung etwaiger Nichtfortsetzung der Unterstützung angehalten werden, seine Ansprüche gegen die Fürsorgepflichtigen binnen angemessener Frist zu verfolgen, wobei ihm die Armenverwaltung tunlichst behilflich sein wird.

Der Hilfesuchende ist zur sorgfältigen Beantwortung der an ihn gerichteten Fragen verpflichtet. Kommt er dieser Pflicht nicht in einer Weise nach, die einen klaren Einblick in seine Verhältnisse gestattet, so muß ihm die Unterstützung versagt werden.

Die Beratung über die eingegangenen Gesuche erfolgt in der Regel in einer Sitzung der Kommission am Ende jedes Monats; die dann bewilligten Unterstützungen werden am Ersten des folgenden Monats ausbezahlt. In dringenden Fällen, wo sofortige Hilfe nötig, ist der Vorsteher berechtigt, sofort eine Unterstützung bis zu 6 M. und, unter Zuziehung eines Kommissionsmitgliedes, bis zu 20 M. zu bewilligen.

Mitglieder der französisch=reformierten Gemeinde.

Arme, die sich als „französisch=reformiert" bezeichnen, können zur Hilfeleistung an das Konsistorium der französischen Kirche verwiesen werden, das sich für die Regel zur Übernahme der Fürsorge bereit erklärt hat.

Die Geldunterstützungen,

die die Regel bilden, sind entweder dauernde (laufende) oder vorübergehende (einmalige) Unterstützungen.

Dauernde Unterstützung.

Die dauernden Unterstützungen sind entweder „Almosen" oder „Pflegegelder".

Almosen.

Almosen werden bei andauernder Hilfsbedürftigkeit, namlich wegen einer durch hohes Alter, Siechtum oder langwierige Krankheit herbeigeführten Erwerbsunfähigkeit bewilligt. Die Höhe des Almosens ist unter Würdigung der Lage des einzelnen Falles (Grad der Erwerbsfähigkeit, Verdienst der Haushaltangehörigen, Bezüge an Pensionen, Renten u. dgl.) nach freiem Ermessen festzulegen; feste Unterstützungssätze gibt es nicht; es darf daher auch schon beim erstmaligen Nachsuchen von Almosen mit höheren Beträgen eingegriffen werden.

Während feste Pensionen aus öffentlichen Kassen bei der Bemessung des Almosens voll zu berücksichtigen sind, sind Krankengelder, Invaliden-, Alters-, Unfallrenten und feste Bezüge seitens der privaten Wohltätigkeit nur in billiger Weise anzurechnen, der Ehrensold ehemaliger Kriegsteilnehmer aber überhaupt nicht. Bei privaten Zuwendungen ist dabei besondere Rücksicht darauf zu nehmen, daß nicht durch ihre Anrechnung ihr eigentlicher Zweck vereitelt bzw. gefährdet wird (z. B. Ernährung und Pflege gerade über das Notdürftige hinaus usw.).

Pflegegeld.

Pflegegeld erhalten Mütter (Witwen, geschiedene oder eheverlassene Frauen, unverehelichte Mütter), die unvermögend sind, ihre unter 14 Jahre alten Kinder ohne Beihilfe zu erhalten; es wird im allgemeinen angenommen, daß die Mutter, sofern sie arbeitsfähig ist, ein Kind allein durchbringen kann; bei Vorhandensein z. B. von 3 Kindern unter 14 Jahren kann sie also in der Regel nur für die älteren zwei von ihnen Pflegegeld erhalten; Ausnahmen sind jedoch je nach den besonderen Umständen des Falles sowohl in der einen wie in der anderen Richtung zulässig, auch Zahlung über das 14. Jahr hinaus, z. B. bei großer Schwächlichkeit des Kindes, ebenso die Zahlung eines Almosens an eine erwerbsunfähige Mutter, die schon Pflegegeld bezieht. An Väter darf kein „Pflegegeld" bezahlt werden. Verheiratet sich die Mutter wieder, so kann je nach den Umständen dem Stiefvater ein Almosen für die Kinder bewilligt werden. Vorübergehend kann Pflegegeld, und zwar dann postnumerando, auch an geeignete fremde Personen gewährt werden, z. B. während eines längeren Aufenthalts der Mutter im Krankenhause, ebenso für Vollwaisen, die sich bei näheren Angehörigen in Pflege befinden; doch dürfen hier die Kostgeldsätze der Waisenverwaltung (siehe unten) nicht überschritten werden. Die Höhe des Pflegegeldes, für das jetzt weder ein Mindest- noch ein Höchstsatz bestimmt ist (früher galt der übliche Mindestsatz von 6 M. monatlich), richtet sich nach dem Gesundheitszustande, der Arbeitsfähigkeit und den Erwerbsverhältnissen der Mutter, sowie nach dem Gesundheitszustande des Kindes; das Pflegegeld darf daher auch für mehrere Kinder verschieden hoch bemessen werden.

Frauen und Mädchen, die im Konkubinat leben, ist grundsätzlich das Pflegegeld zu entziehen und nur in dringlichen Fällen vorübergehende und Naturalunterstützung zu gewähren.

Häufig sind die Fälle, in denen Mütter, die im Bezirk der einen Armenkommission wohnen, ihr Kind im Bezirk einer anderen in Pflege geben und dann unter der Angabe, ihr Kind nicht bei sich behalten, auch die Pflegekosten, ganz oder teilweise, nicht tragen zu können, Unterstützung nachsuchen. Dann ist das Gesuch an die Kommission zu richten, in deren Bezirk die Mutter wohnt.

Familien von Männern, die zu militärischen Übungen einberufen sind, wird vom Magistrat auf Grund des Reichsgesetzes vom 10. Mai 1892 regelmäßig eine Beihilfe für die Dauer der Übung gewährt. Weitergehende Beihilfen sind nicht ausgeschlossen und werden in der Regel nicht als Armenunterstützung, sondern aus Wohltätigkeitsfonds der Armendirektion gewährt.

Bewilligungsdauer.

Almosen und Pflegegelder werden in der Regel auf ein Jahr gewährt und am Monats-Ersten für den Monat im voraus gezahlt. Befinden sich körperlich oder geistig gebrechliche Personen oder Kinder in fremder Pflegestelle, so erfolgt die Zahlung monatlich nachträglich.

Die Auszahlungen von laufenden Unterstützungen (Almosen und Pflegegeldern) findet auf Quittungsbücher statt, die dem Unterstützten oder der Person, in deren Pflege dieser sich befindet, ausgehändigt werden, und in welche auch die sonstigen Unterstützungen einzutragen sind.

Im Etatsjahr 1908 sind in Berlin an Almosen 6870721 M., an Pflegegeldern 1209617 M. gezahlt worden und daneben Extra-Unterstützungen an Almosenempfänger 167223 M., an Pflegegeldempfänger 85510 M., an nicht laufenden Unterstützungen 1185019 M.

Vorübergehende Unterstützung. — Miete.

Vorübergehende Unterstützungen, bestehend in Geld oder Naturalien, sind zur Befriedigung eines vorübergehenden Bedürfnisses, zur Aufhilfe in augenblicklicher Notlage bestimmt und können auch als Zusatz-Unterstützungen an Empfänger von Almosen oder Pflegegeld gezahlt werden. Unterstützungen zur Bezahlung von Mietsrückständen, die älter als einen Monat sind, dürfen durch die Armenkommission nicht gewährt werden; diesem Zweck dient insbesondere die Kottwitz-Stiftung (siehe diese Nr. 827) auch hilft hier und da die Armendirektion aus ihren Wohltätigkeitsfonds.

Unzulässig sind ferner Armenunterstützungen als Darlehen oder zur Tilgung von Schulden, zur Erstattung staatlicher oder kommunaler Abgaben, Gebühren und Strafen (wie rückständiger Steuern, Gewerbescheingebühren, Schulstrafen), sowie überhaupt zu anderen, als eigentlichen Unterstützungszwecken. In solchen Fällen ist — sofern eine Hilfe überhaupt zulässig erscheint — bald durch Verweisung an wohltätige Anstalten, bald durch Armutsbescheinigungen u. a. m. zu helfen.

Naturalien.

Ausnahmsweise darf die Kommission die bewilligte Geldunterstützung zum Einkauf oder zur Anweisung von Lebensmitteln, Gebrauchsstücken oder Feuerung verwenden, wenn unzweckmäßige Verwendung baren Geldes durch den Unterstützten zu befürchten ist (z. B. wenn bei kinderreichen Familien mit Rücksicht auf die Kinder an arbeitsscheue oder dem Trunke ergebene Eltern Unterstützungen gewährt werden müssen.)

Während der kalten Jahreszeit werden an Personen, die außerstande sind, sich und den Ihrigen eine warme Speise selbst zu beschaffen, Suppenmarken der „Armenspeisungsanstalt" (s. diese Nr. 110) verabreicht.

Bekleidung zur Einsegnung.

Armen Kindern wird auch zur Einsegnung Bekleidung bewilligt, falls es ihnen an ausreichender Bekleidung mangelt, und zwar um ihnen dadurch den Eintritt ins bürgerliche Leben und die Ergreifung einer lohnenden Tätigkeit zu ermöglichen. Anträge sind an die Armenkommission zu stellen. Es kann gewährt werden für Knaben Jacket, Hose, Weste, für Mädchen ein Kleid. (Die Eltern müssen sich verpflichten, dafür Sorge zu tragen, daß die Sachen bei der Einsegnung auch wirklich getragen werden.)

Im Bedürfnisfalle können daneben selbstverständlich im Wege der gesetzlichen Armenpflege auch noch andere fehlende Kleidungsstücke gewährt werden.

Winterunterstützung.

Almosen- und Pflegegeldempfänger erhalten am 1. Januar eine zur Beschaffung von Heizmaterial bestimmte Winterunterstützung im durchschnittlichen Betrage von 8 M.

Möbel, Betten usw.

Im Falle des Bedürfnisses können armen Leuten Möbel, Nähmaschinen, Fahrstühle, Badewannen, insbesondere aber Nachtlagerstücke (Betten, Bettstellen, Matratzen, Decken, Laken) zum dauernden Gebrauch leihweise überlassen werden, auch werden ihnen gebrauchte Kleidungsstücke, Leibwäsche, Schuhe und kleinere Hausgeräte aus den Beständen des städtischen Obdachs zum freien Eigentum gewährt.

Obdachlose.

Obdachlosgewordene können eine Unterstützung zur Zahlung der neuen Miete erhalten, wenn sie nachweisen, daß der neue Hauswirt sie nur gegen Sicherung der ersten Mietszahlung einziehen lasse. Es wird dann von der Armenkommission die Miete je nachdem entweder dem Unterstützten selbst gegeben oder aber direkt an den neuen Hauswirt gezahlt. Können Personen eine Wohnung nicht finden, so werden sie mittels Bescheinigung der Armenkommission dem städtischen Obdach (siehe dieses Nr. 125) zur vorläufigen Unterbringung daselbst zugewiesen. Die Überweisung kann auch von der Armendirektion und den Armenämtern aus erfolgen; (namentlich z. B. für mittellos aus Krankenanstalten entlassene Obdachlose).

Derart überwiesene Personen und Familien werden regelmäßig in das sogenannte Familienobdach aufgenommen, erhalten dort unentgeltlich Logis und Kost usw. und können je nach Lage des Falles dort bleiben, bis sie sich eine neue Wohnung gesichert haben. Zur Bestreitung der ersten Miete und des Lebensunterhaltes für die nächste Zeit kann ihnen dann bei der Entlassung eine Unterstützung von der Inspektion des Obdachs gewährt werden.

Im übrigen können Obdachlose (auch ohne Überweisung) jederzeit das sogenannte nächtliche Obdach aufsuchen, wo sie Nachtlager, sowie Abendbrot und Frühstück erhalten und eventuell bis zu 5 aufeinanderfolgenden Tagen aufgenommen werden.

Obdachlose, die in der Beschaffung von Unterkunft oder Arbeit säumig sind, können auch der Polizei zur Verwarnung oder Strafverfolgung überwiesen werden.

Bei Obdachlosigkeit oder längerem Aufenthalt im Krankenhause dürfen auf Anweisung des Armenkommissions-Vorstehers die Möbel des Betreffenden im Obdach aufbewahrt werden.

Armen-Krankenpflege.
Armenarzt — offene Krankenpflege — Hauspflege.

Erkrankt ein aus Armenmitteln bereits Unterstützter oder sonst jemand, der sich ärztliche Hilfe und Medizin aus eigenen Mitteln nicht beschaffen kann und sie auch nicht (bzw. noch nicht oder nicht mehr) auf Grund der Kranken-, Unfall- und Invaliden-Versicherung erhält, so muß er sich an den Armenkommissions-Vorsteher um Ausfertigung eines Krankenscheins wenden. Der Vorsteher überweist den Kranken mit dem Scheine dem zuständigen Armenarzte. Dauernd unterstützte Personen (Almosen- und Pflegegeldempfänger) bedürfen des Krankenscheines nicht, sind vielmehr befugt, unter Vorlegung ihres Quittungsbuches den Armenarzt unmittelbar für sich und ihre Angehörigen in Anspruch zu nehmen. Der Armenarzt ist berechtigt, den so legitimierten Kranken außer Medizin auch Stärkungsmittel, wie Milch, Fleisch, Fleischbrühe, Wein, Krankenkost (aus der Krankenküche C. 2, Brüderstr. 10; siehe diese Nr. 584), sowie Bäder (natürliche oder künstliche), Bandagen, Brillen u. dgl. zu verordnen, auch die Zuordnung eines Heilgehilfen und Desinfektionen zu verfügen. Die Medizin wird dem Kranken in einer beliebigen Apotheke kostenfrei geliefert. Die übrigen ärztlichen Verordnungen sind von dem Armenkommissions-Vorsteher direkt in Bestellung zu geben und bedürfen nicht der Genehmigung der Armenkommission. Kostspieligere Heilmittel, wie z. B. künstliche Gliedmaßen, Stützkorsetts u. dgl., sowie Krankenfahrstühle (diese nur leihweise) werden auf Antrag des Arztes und der Armenkommission von der Armen= direktion bewilligt.

Außer den eigentlichen Armenärzten, deren jeder für einen bestimmten — mehrere Armenkommissionsbezirke umfassenden — Medizinalbezirk bestellt ist, haben noch eine Reihe von Spezialärzten sich zur spezialistischen und klinischen Behandlung der ihnen vom Armenarzt oder von der Armendirektion zugewiesenen Kranken bereit erklärt.

Die Krankenpflege wird regelmäßig den Angehörigen überlassen. Unter besonderen Umständen kann aber der Armenarzt einen Krankenwärter bzw. eine Krankenwärterin zuziehen.

Ist durch Erkrankung der Hausfrau oder anderer Familienmitglieder das Haus= wesen der Vernachlässigung preisgegeben, so kann (auch durch Vermittlung der Armen= kommission oder des Armenarztes) der Verein für Hauspflege (siehe Nr. 776) um Entsendung einer Hauspflegerin angegangen werden.

Kranke (würdige und hier ortsangehörige) Familienhäupter der Arbeiterklasse und des Kleingewerbes können der Armendirektion von der Armenkommission zur Unterstützung aus dem Zeihe schen Fonds empfohlen werden. Die Unterstützung beträgt für jeden Kranken 1 M. pro Tag, bei Vorhandensein von Kindern 1,50 M.

Geburtshilfe.

Um Bewilligung unentgeltlicher Geburtshilfe haben sich Bedürftige an den Armen= kommissions=Vorsteher zu wenden; insbesondere müssen das auch die laufend Unterstützten (eventuell durch Vermittlung ihres Armenpflegers).

Die Wahl unter den Hebammen steht dann den Schwangeren frei.

Die Armenkommission kann für eine arme Familie, in der eine Entbindung bevorsteht oder bereits erfolgt ist, bei der Armendirektion eine Zuwendung aus der Schlesingschen Stiftung befürworten (siehe diese Nr. 615). Sie wird auch in geeigneten Fällen die Wöchnerin auf den „Verein zur Verpflegung und Unterstützung armer Wöchnerinnen" aufmerksam machen, der mit Wochensuppen und Ausstattung für Neugeborene hilft (siehe Nr. 607).

Schwangere, deren Entbindung zweckmäßiger in einer Anstalt stattfindet, werden an die Charité oder das Rudolf Virchow=Krankenhaus gewiesen, wo die Aufnahme in der Regel etwa 14 Tage vor der mutmaßlichen Niederkunft erfolgt (hier kommen namentlich alleinlebende Schwangere in Betracht).

Ferner ist hier auf das Wöchnerinnenheim und andere private Anstalten von ähn= lichem Zweck hinzuweisen (siehe Nr. 686 ff.).

Anstaltsaufnahme und Krankentransport.

Sofern Art oder Schwere der Krankheit oder die häuslichen Verhältnisse es notwendig machen, veranlaßt der Armenarzt die Überweisung in eine städtische oder in eine mit der Armenverwaltung in Beziehung stehende private Krankenanstalt. (Die städt. Zen= tralmeldestelle (siehe Nr. 768a) gibt telephonische Auskunft über die zurzeit freien Betten in den wichtigsten Anstalten).

Die Beförderung des Kranken nach der Anstalt erfolgt nach Anweisung des Arztes.

Um Bestellung des etwa verordneten Krankenwagens ist das Polizeirevier anzugehen.

Anstaltspflege.

Außer den städtischen Krankenanstalten und den erwähnten Privatkliniken stehen der Armenverwaltung noch eine Reihe anderer (städtischer und privater) Heil-, Pflege- usw. Anstalten zur Verfügung, von denen folgende Arten hervorzuheben sind:

Siechenanstalten.

Hinfällige Personen, besonders solche, die an chronischen Krankheiten leiden, können auf Antrag der zuständigen Armenkommission bei der Armendirektion in eine der städtischen Siechenanstalten (siehe Nr. 163) oder in das Hospital des Arbeitshauses (siehe Nr. 164) (Letzteres nur für bescholtene, bestrafte, dem Trunke ergebene und sonst unwürdige Personen), eventuell auch in ein Privathospital, an das dann die Armendirektion einen monatlichen Kostenbeitrag leistet, aufgenommen werden, falls sie nicht (was die Regel büden soll, so lange ihr Zustand es irgend erlaubt) bei Verwandten oder Fremden gegen Zahlung einer laufenden Unterstützung geeignete Unterkunft finden können. Ehepaare werden im Siechenhaus getrennt; nur im städtischen „Pflegehaus für Ehepaare“, Fröbelstr., finden 44 Ehepaare gemeinsame Aufnahme. Die Aufgenommenen erhalten freie Wohnung, Beköstigung, Heizung, Licht und ärztliche Behandlung; die entstehenden Kosten werden, wenn die Aufgenommenen zahlungsfähig sind, aus ihrem Vermögen entnommen, andernfalls von ihren nährpflichtigen Verwandten eingezogen oder ganz niedergeschlagen. Die Privathospitäler, mit denen die Armendirektion in Vertragsverbindung steht, sind: Siechenhaus Bethesda, Johanniter-Siechenhaus in Groß-Lichterfelde, St. Elisabeth-Siechenhaus, Männer-Siechenhaus, Dom-Hospital, Hospital des St. Hedwig-Krankenhauses, Siechenhaus der jüdischen Gemeinde, Wilhelm-Augusta-Stift in Cüstrin.

Außerdem bestehen noch einige Privathospitäler, wie Kaiser Wilhelm- und Augusta-Stiftung, St. Gertraudt-Hospital, Jerusalem-Stift (näheres siehe im Kapitel „Wohnung“), die zwar unter Oberaufsicht des Magistrats oder unter städtischem Patronat stehen, aber von eigenen Kuratorien verwaltet werden, die über die Aufnahme bestimmen; die Armendirektion hat auf die Aufnahme keinen Einfluß.

Irrenanstalten usw.

Für Geisteskranke, Idioten, Epileptiker sind in erster Linie die städtischen Anstalten Dalldorf, Buch, Herzberge und Wuhlgarten (Epileptiker) bestimmt (siehe Nr. 693—697).

Auch hier erfolgt die Überweisung, von dringlichen Fällen abgesehen, durch Verfügung der Armendirektion.

Idiotische, epileptische und schwachsinnige Kinder werden in die Kinderstation der Irrenanstalten, in die mit der Irrenanstalt Dalldorf verbundene Idiotenanstalt oder in geeignete Privatanstalten aufgenommen, mit denen die Armendirektion in Verbindung steht. (Es handelt sich bei ihnen einerseits um Entfernung aus ungeeigneten häuslichen Verhältnissen, andererseits um die Möglichkeit besonderer Ausbildung.)

Die Aufnahme erfolgt je nach den Verhältnissen teils ganz unentgeltlich, teils zu ermäßigten Sätzen.

Blindenanstalten.

Unbescholtene Blinde, die noch einigermaßen arbeitsfähig sind, können der städtischen Blindenanstalt zur Erlernung einer Handfertigkeit überwiesen werden.

Im übrigen werden nötigenfalls Blinde — soweit nicht überhaupt Aufnahme in eine Siechenanstalt in Frage kommt — ausnahmsweise in auswärtigen Blindenanstalten untergebracht. Anträge sind der Armendirektion zu übermitteln. Die Errichtung eines städtischen Blindenheims ist in Aussicht genommen.

Blinde und taubstumme Kinder.

Blinde und taubstumme Kinder sollen dem allgemeinen Grundsatze gemäß von den Armenkommissionen tunlichst, falls sie nicht bei den Angehörigen untergebracht werden können, in eine Pflegestelle gegeben werden; nur wenn dies nicht statthaft erscheint, soll die anderweitige Unterbringung bei der Armendirektion beantragt werden. Die städtischen Anstalten für Blinde und Taubstumme sind nur Schulen und nicht zur Aufnahme von Zöglingen ins Haus eingerichtet; Anträge auf Einschulung sind an die Schuldeputation zu richten.

Verkrüppelte Kinder.

Verkrüppelte Kinder, die durch ihr Leiden am Besuch regelmäßigen Schulunterrichts verhindert sind und bei geeigneter Behandlung noch besserungsfähig erscheinen, können auf Antrag des Armenarztes und der Armenkommission Aufnahme im Krüppelheim des Oberlinhauses Nowawes bei Potsdam (siehe dieses Nr. 276) finden, an das dann die Armendirektion einen monatlichen Beitrag für das Kind zahlt.

Fürsorge für Genesende, Lungenkranke u. A.

Von ganz besonderer Wichtigkeit auch für die Armenpflege ist die vorbeugende Bekämpfung der chronischen Volkskrankheiten, insbesondere der Tuberkulose in ihren Anfängen, Rhachitis, Skrofulose usw., sowie die Ermöglichung längerer Schonung Genesender, insbesondere aus Erholungsgelegenheiten (Heimstätten usw.) Zurückkehrender.

Von den selbstverständlich auch hier anzuwendenden allgemeinen Mitteln der Armenpflege und Armenkrankenpflege abgesehen, sind hier als besondere Formen der Hilfe zu nennen:

1. Die Ermöglichung von Landaufenthalt, der den Bedürftigen oft von Verwandten oder Bekannten geboten wird, durch Deckung der Miete während der Abwesenheit und Unterstützung der zurückbleibenden Familie durch die Armenkommission, eventuell durch Zuwendungen aus Wohltätigkeitsfonds.

2. Die städtischen Heimstätten (siehe Nr. 661 A) (in Blankenburg und Upstall-Blankenburg für Frauen, in Gütergotz und Heinersdorf für Männer). Ausgeschlossen sind hier: Epileptiker, Syphilitische, Alkoholiker und Schwindsüchtige. Wöchnerinnen mit Säuglingen werden z. Z. nur in Upstall-B. aufgenommen.

3. Die städtischen Heimstätten für Brustkranke (siehe Nr. 661 B) (in Blankenfelde und Malchow für Frauen, in Buch für Männer). Ausgeschlossen sind hier Säuglinge, Epileptiker. Syphilitische, Alkoholiker und vorgeschritten Brustkranke.

4. Eine Reihe privater Erholungs-, Heil- und Genesungsanstalten (siehe die „Anweisung betreffend die Fürsorge für Kranke und Genesende usw." im Anhang zur Anweisung betreffend die Verwaltung der offenen Armenpflege der Stadt Berlin).

Die Kosten der Heimstättenpflege usw. für Bedürftige werden von der Armendirektion teils aus dem Armenetat, teils aus Wohltätigkeitsfonds gedeckt, und zwar grundsätzlich je nachdem die Pflege nach dem ärztlichen Gutachten eine notwendige oder bloß wünschenswerte Maßnahme ist.

Gesuche, die hier vielfach von dritter Seite gestellt werden (z. B. von den Fürsorgestellen für Lungenkranke, siehe Nr. 619, usw.), bedürfen grundsätzlich des ergänzenden Antrags des Hilfesuchenden selbst. Der Antrag ist bei der Armenkommission oder -direktion zu stellen.

Kuren.

Für Freistellen im Johnschen Badehospital in Teplitz stehen der Armendirektion jährlich 20 Stellen zur Verfügung; die dafür Ausgewählten erhalten außer freier Kur und Verpflegung eine Reisebeihilfe von 45 M. und als Reisegeld für Hin- und Rückfahrt 9,20 M. Für Kuren in Oeynhausen gibt die Armendirektion Unterstützungen aus

Wohltätigkeitsfonds, und zwar entweder für den Aufenthalt im Johanniter-Asyl dort (Kosten täglich 1,20 M.) oder auch sonst: die Badeverwaltung daselbst bewilligt Freibäder denen, die aus öffentlichen Mitteln Unterstützung empfangen, gibt auch auf Bescheinigung der Armendirektion über die Mittellosigkeit Bäder zu ermäßigtem Preise. (Vgl. auch Nr. 713.)

Ähnliche Erleichterungen werden auch in einigen anderen Bädern zugestanden.

Begräbnis.

Freies Begräbnis (auf dem Gemeinde-Friedhof in Friedrichsfelde bei Berlin) wird auf Antrag beim Armenkommissions-Vorsteher von diesem bewilligt, der Sarg geliefert und die Überführung nach der Leichenhalle besorgt, falls sich im Nachlaß keine Mittel finden und die Angehörigen die Kosten nicht aufzubringen vermögen, auch keine Sterbekasse die Beerdigung ausführt.

Eine bare Geldunterstützung zur vollen oder teilweisen Deckung der Begräbniskosten wird keinesfalls gewährt.

Milde Stiftungen.

Die Armendirektion verfügt nur über einen geringen Teil von Stiftungen (sog. Wohltätigkeits- oder Nebenfonds). Aus ihnen werden grundsätzlich nur Personen bedacht, die bereits aus öffentlichen Armenmitteln unterstützt worden sind, hier ihren Unterstützungswohnsitz haben und als würdig empfohlen werden. In der Regel kommen nur solche Fälle in Betracht, bei denen durch eine Zuwendung aus den Fonds eine besondere Notlage (Mietrückstände, Beschaffung von Werkzeug, Schulden aus früheren Krankheiten usw. usw.) ganz zu beheben ist, welche sich für das Eingreifen der Armenpflege nicht eignet oder dadurch nicht beseitigt werden könnte.

Gesuche sind an die Armendirektion (oder -kommission) zu richten.

Die Hauptmasse der städtischen milden Stiftungen wird von einer besonderen Deputation, der städtischen Stiftungsdeputation, verwaltet (siehe diese Seite 416).

Folgen der Armenunterstützung.
Ansprüche der Armenverwaltung auf Erstattung.

Insoweit ein Armenverband eine Person unterstützt hat, kann er ihre Ansprüche auf Leistungen Dritter ebenso, wie der Unterstützte selbst, gegen den Dritten geltend machen (z. B. gegen Dienstherrschaft (Abonnementverein), Prinzipal, Schadenverursacher, Ehemann, Verwandte, Schwängerer usw. — Über die Ansprüche des unterstützenden Armenverbandes an Unterhaltungspflichtige, Krankenkassen, Invaliden- und Alters-, Unfallrenten siehe unten.) Auch nimmt die Armenverwaltung das Recht in Anspruch, von dem Unterstützten selbst, sofern er in günstige Vermögens- bzw. Einkommenverhältnisse gelangt ist, Rückerstattung der Unterstützungen zu fordern.

Verlust des Wahlrechts.

Die Armenunterstützung jeglicher Art beeinträchtigt den Unterstützten bzw. das Haupt der in einem ihrer Glieder unterstützten Familie in manchen politischen und bürgerlichen Ehrenrechten; sie bewirkt insbesondere — in verschiedener Weise und Dauer — den zeitweiligen Verlust des Wahlrechts in Reich, Staat, Stadt und Landgemeinde, die zeitweilige Unfähigkeit zum Schöffen- und Geschworenenamt, zum unentgeltlichen Gemeindeamt usw. usw.

Soweit reichsrechtliche Gebiete in Betracht kommen, wird aber diese Beeinträchtigung jetzt (durch Reichsgesetz vom 15. März 1909) dadurch gemildert, daß als (beeinträchtigende) Armenunterstützung nicht mehr gelten soll: 1. die Krankenunterstützung; 2. die einem Angehörigen wegen körperlicher oder geistiger Gebrechen gewährte Anstaltspflege; 3. Unterstützungen zum Zwecke der Jugendfürsorge, der Erziehung und der Ausbildung für einen Beruf; 4. sonstige Unterstützungen, wenn sie nur in der Form vereinzelter Leistungen zur Hebung einer augenblicklichen Notlage gewährt sind; 5. erstattete Unterstützungen.

Ausweisung fortgesetzt Unterstützter.

Nicht jede Unterstützung, die der Armenverband Berlin an eine Person geleistet hat, muß er endgültig tragen; er kann die an einen Hilfsbedürftigen geleistete Unterstützung insbesondere von dem anderen Armenverbande erstattet verlangen, bei dem der Unterstützte seinen sogenannten Unterstützungswohnsitz hat (siehe nächsten Abschnitt)

Wird aber eine Person, deren Unterstützung ein anderer Armenverband endgültig zu tragen hat, in Berlin laufend (oder doch eine geraume Zeit lang regelmäßig) unterstützt, so hat sowohl jener Armenverband, wie auch Berlin das Recht, die Überführung des Unterstützten (und seiner Familie) in den Bezirk des endgültig fürsorgepflichtigen Armenverbandes zu verlangen. Es erfolgt dann eventuell polizeiliche Ausweisung des Unterstützten. Eine Verständigung über seine Belassung in Berlin zwischen den beiden Armenverbänden ist zulässig.

Stellt sich die Ausweisung nach den speziellen Umständen des Falles als eine ganz besondere Härte dar, so kann auch ohne Verständigung ein Belassen des Unterstützten erwirkt werden (z. B. bei Gefahr für Leben und Gesundheit des Auszuweisenden, bei Kriegsinvalidität usw. — Im übrigen kommt aber hier ein strenger Maßstab zur Anwendung: insbesondere werden sentimentale Rücksichten nicht in Betracht gezogen.)

Der Unterstützungswohnsitz.

1. Der Rechtsbegriff des Unterstützungswohnsitzes ist die gesetzliche Hauptgrundlage, nach der die gesamte große Armenlast im Reich (ausgenommen Bayern) auf die einzelnen Armenverbände zur Verteilung kommt. Er wird geregelt durch das Reichsgesetz über den U=W (Unterstützungswohnsitz) in der jetzt novellierten Fassung vom 30. Mai 1908.

Das Reichsgebiet ist eingeteilt in (kleinere) Ortsarmenverbände (eine oder mehrere Gemeinden umfassend) und (größere, in der Regel mehrere der Ortsarmenverbände umfassende) Landarmenverbände (Provinzen, Kreise usw.).

Berlin bildet einen Orts= und einen Landarmenverband für sich.

Während nun derjenige Ortsarmenverband, in dessen Bezirk die Hilfsbedürftigkeit auftritt, zum einstweiligen Armenpflegeaufwand verpflichtet ist, hat derjenige diesen Aufwand endgültig zu tragen (zu erstatten), in dessen Bezirk der Unterstützte zur Zeit der Unterstützung seinen U=W hat. (Hat er nirgendwo einen U=W, dann ist er „landarm", und es tritt dann der Landarmenverband ein, der im übrigen auch sonst in mancher Richtung die Armenlasten auf sich nehmen muß.)

Von diesem allgemeinen Grundsatz ist nur im § 29 des U=W=Ges. für den Fall der Erkrankung eines an einem Orte in Arbeit, Dienst usw. Stehenden abgewichen, für den unter gewissen Voraussetzungen und in gewissem Umfang der sog. Beschäftigungsort die Krankenunterstützung endgültig zu tragen hat (s. diese), eine für Berlin immerhin belastende Gesetzesbestimmung.

2. Der U=W wird jetzt erworben

a) durch ununterbrochenen einjährigen gewöhnlichen Aufenthalt nach vollendetem 16. Lebensjahr.

Mit sechzehn Jahren wird man also jetzt „armenmündig" und kann von da ab den übernommenen U=W durch die eigene Aufenthaltswahl erhalten oder verändern (so daß man im letzteren Fall mit siebzehn Jahren seinen übernommenen U=W verloren und eventuell einen neuen erworben haben kann).

Allein der wirkliche persönliche Aufenthalt ist maßgebend (so daß man niemals an zwei Orten zugleich seinen U=W haben kann). Es kommt aber nur der gewöhnliche in Frage; besuchsweise oder im ähnlichen Sinn nur vorübergehende Abwesenheit un terbricht den Aufenthalt also nicht. Durch Eintritt in eine Kranken-, Bewahr- und Heilanstalt, sowie bei Ausschluß freier eigener Aufenthaltswahl (Inhaftierung, Geisteskrankheit usw.) wird ein den U-W beeinflussender Aufenthalt nicht begonnen.

Tritt der Ausschluß freier eigener Aufenthaltswahl erst nach Beginn des Aufenthalts an einem Orte ein, so ruht die einjährige U-W-Frist für die Dauer der Unfreiheit.

Desgleichen für die Dauer öffentlicher Armenunterstützung.

Das vorstehend unter 2a Gesagte gilt ebenso für den Verlust des U-W durch Abwesenheit von dem bisherigen U-W-Orte, wie für den Erwerb des U-W durch ununterbrochene Anwesenheit an dem neuen Orte.

b) Ehefrau und eheliche Kinder, soweit diese noch armenunmündg, teilen lediglich den U-W des Ehemannes (Vaters) und gehören zu seiner sog. armenrechtlichen Familiengemeinschaft. In ihrer Person wird er unterstützt (so daß z. B. ein Mann, dessen eheliches zweijähriges Kind in Altona laufend unterstützt werden muß, seinen U-W in Berlin, den er bei Eintritt der Unterstützung besaß, auf Jahre hinaus nicht verlieren kann, wenn er sich auch dauernd von Berlin fern hält.

Beim Tode des Mannes (Vaters) wird die Ehefrau in bezug auf Erwerb und Verlust des U-W selbständig; das Kind teilt dagegen nunmehr den U-W der Mutter (bis zu deren Tode oder bis zur Armenmündigkeit).

Das uneheliche Kind teilt in entsprechender Weise den U-W der Mutter.

Rechtskräftig geschiedene und nach § 17 des U-W-Ges. (cf.) „selbständige" Ehefrauen stehen den Witwen gleich. (Sie ziehen dann je nach dem die armenmündigen Kinder nach sich.) Hier spielen verwickelte eherechtliche Verhältnisse vielfach hinein.

Erbrecht der Armendirektion.

Der Armendirektion steht, sofern das dem Unterstützten durch einen vereideten Beamten zu Protokoll bekannt gegeben worden ist, das Erbrecht auf den ganzen Nachlaß der bis an ihr Lebensende (außerhalb einer städtischen Armenanstalt) dauernd unterstützten Person zu (ebenso wie diesen Armenanstalten auf den Nachlaß der unentgeltlich bis zu ihrem Ableben in der Anstalt verpflegten Hospitaliten).

Dem Ehegatten, sowie den ehelichen Nachkommen des verstorbenen Unterstützten steht nur der Pflichtteil zu.

Bedürftigen Eltern, Nachkommen und sonstigen Angehörigen des Verstorbenen, die sich zu Lebzeiten seiner angenommen haben, wird häufig aus Billigkeitsgründen der Nachlaß ganz oder zum Teil überlassen (namentlich ein geringfügiger, das Mobiliar usw.).

Auch wenn ihr das Erbrecht nicht zusteht, kann die Armendirektion wegen der gewährten Unterstützungen den Nachlaß in Anspruch nehmen.

Der Armenkommissionsvorsteher sichert mit Hilfe der Polizei und der Inspektion des Obdachs den Nachlaß verstorbener Armer; letztere besorgt eventuell den Transport der Nachlaßgegenstände zur Nachlaßstätte des Obdachs.

Armutsbescheinigungen.

haben die Armenkommissionen grundsätzlich den Bedürftigen nicht zu erteilen, haben ihnen vielmehr zur Verhütung von Mißbrauch derartige Bescheinigungen anderer Stellen nach Möglichkeit abzunehmen.

Die Armendirektion erteilt nach gutachtlicher Äußerung der zuständigen Armenkommission, bei der der Antrag zu stellen ist,

1. Armutszeugnisse zur Erlangung des Armenrechts für einen Prozeß oder zur Bewirkung der Niederschlagung von Gerichtskosten. (Für Stundung von Gerichtskosten kann sich der Verpflichtete unmittelbar von der Armenkommission ein Attest ausstellen lassen.)

Für manche Rechtsstreitigkeiten (so insbesondere für Geltendmachung der Ansprüche aus der Arbeiterversicherung) bedarf es keines Armutszeugnisses, weil entweder das Verfahren ganz kostenfrei ist oder doch wenigstens keine Kosten- und Auslagenvorschüsse verlangt werden.

2. Mittellosigkeits- usw. Bescheinigungen, wie sie zur Gewährung von Fahrpreis- bzw. Kurkostenermäßigungen von Bädern und sonstigen Kuranstalten gefordert werden (siehe oben S. 410).

II. Waisenpflege.
Bearbeitet von Magistratsrat Dr. Voigt.

Die öffentliche Waisenpflege, d. h. die von der Stadt Berlin auf Grund des Gesetzes über den Unterstützungswohnsitz und des Preuß. Ausführungsgesetzes dazu zu leistende, aus den Steuereinkünften der Stadt bestrittene Armenwaisenpflege wird, gesondert von der übrigen Armenpflege, von der städt. Waisendeputation (SW. 68, Alte Jakobstr. 33) geleitet; sie kann nur den noch nicht erwerbsfähigen hilfsbedürftigen Kindern zuteil werden. Die Voraussetzung der Hilfsbedürftigkeit hat die Armenkommission an Ort und Stelle zu prüfen, also die Armenkommission, in deren Bezirke das Kind oder dessen uneheliche Mutter, dessen ehelicher Vater oder verwitwete oder eheverlassene Mutter wohnen. Deswegen sind Anträge auf Armenunterstützung durch Waisenpflege an die zuständige Armenkommission zu richten.

Die Armen(waisen)pflege wird im Auftrage der Stadt teils von der städt. Armendirektion durch Zahlung von Pflegegeld für solche Kinder, die in ihrer eigenen Familie (b. h. der ihrer Mutter, ihres Großvaters) unterhalten werden, teils durch die städt. Waisendeputation für Kinder, welche keine Aufnahme bei den unterstützungspflichtigen Anverwandten finden, ausgeführt, sofern nicht nur eine vorübergehende Hilfsbedürftigkeit vorliegt, der die Armendirektion durch Zahlung von Pflegegeld steuern kann.

Zu beachten ist, daß eine gesunde und arbeitsfähige Mutter für fähig erachtet werden muß, ein Kind ohne jegliche, jedenfalls aber ohne dauernde Armenunterstützung zu erhalten, auch wenn sie es zu fremden Leuten in Pflege geben muß.

Sehr häufig werden Witwen und alleinstehende Frauen mit kleinen Kindern nur dadurch gehindert, ihrem Erwerbe nachzugehen, daß sie ihr Kind tagsüber beaufsichtigen müssen; es liegt in wohlverstandenem Interesse der Armenpflege, in solchen Fällen Sorge zu tragen, daß das Kind in einer Krippe, einer Bewahranstalt, einem Kindergarten oder Kinderhort untergebracht oder die Mutter veranlaßt werde, das Kind tagsüber bei anderen Leuten in Verwahrung zu geben. Für eine derartige Unterbringung der Kinder eine Beihilfe aus öffentlichen Mitteln zu bewilligen, bleibt der Armenkommission unbenommen.

Ferner bildet der Umstand, daß der — erwerbsfähige — Vater tagsüber sich außerhalb des Hauses auf Arbeit befindet, allein keinen hinlänglichen Grund zur Aufnahme von Kindern in (dauernde) Waisenpflege; es ist zunächst seine Pflicht, für geeignete Beaufsichtigung und Pflege Sorge zu tragen.

Hat das Gericht den Eltern (der unehelichen Mutter) das Recht der Sorge für die Person des Kindes, d.h. das Recht und die Pflicht, das Kind zu erziehen, zu beaufsichtigen und seinen Aufenthalt zu bestimmen, unter den Voraussetzungen des § 1666 des Bürgerlichen Gesetzbuches (Gefährdung des geistigen oder leiblichen Wohls des Kindes durch Vernachlässigung oder ehrloses oder unsittliches Verhalten seitens des betr. Elternteiles) abgesprochen und die Trennung des Kindes von den Eltern angeordnet, oder hat es durch Beschluß eine Anordnung nach dem § 1838 des Bürgerlichen Gesetzbuches (Unterbringung zur Erziehung in einer Familie oder Erziehungs- oder Besserungsanstalt), insbesondere dem Vormunde gegenüber getroffen, so wird in Fällen, in denen nicht privates Vermögen oder Wohltätigkeit die Aufwendungen für die Ausführung der richterlichen Anordnung tragen, die Hilfsbedürftigkeit des Kindes anzuerkennen und seine Unterbringung im Wege der öffentlichen Waisenpflege zu bewerkstelligen sein. Ist Gefahr im Verzuge, so können Kinder, die sich innerhalb des Berliner Weichbildes befinden, unter Vorlegung des Gerichtsbeschlusses dem städt. Waisenhause, Alte Jakob-str. 33/35, zugeführt werden. Sonst können Anträge auf Aufnahme solcher Kinder unter Beifügung des Beschlusses an die städt. Waisendeputation, Alte Jakobstr. 33/35, direkt gestellt werden. Der Waisenverwaltung liegt auch die Ausführung des Fürsorgeerziehungsgesetzes ob (siehe hierüber näheres unter „Erziehungsrecht, Fürsorgeerziehung", unten S. 419).

Kranke Kinder sind Krankenanstalten und nicht dem städt. Waisenhause zuzu-führen; insbesondere ist das mit dem Städt. Waisenhause verbundene Kinderasyl in der Kürassierstr. 21/22 (Schmidt-Gallisch-Stiftung) keine Krankenanstalt, auch keine Anstalt der öffentlichen Armenpflege, sondern eine (als juristische Person anerkannte) wohltätige Stiftung, die unter der Verwaltung des Magistrats (städt. Waisendepu-tation) steht und nach seinen Statuten nur in Berlin ortsangehörige eheliche oder unehe-liche Kinder aufnimmt, deren Eltern unbekannt und nicht zu ermitteln, oder deren Eltern zwar bekannt sind, sich aber in Krankenhäusern befinden, ausgewandert oder sonst nicht zu ermitteln sind; ferner auch solche unehelichen Kinder, die hier ortsangehörig sind, und deren Mutter die Aufnahme ausdrücklich nachsucht. Die Aufnahme geschieht im städt. Waisenhause durch Beschluß des Stiftungsvorstandes, soweit der Platz und die Mittel reichen. Es kann die Verpflegung und Erziehung bis zum vollendeten 14. Lebensjahre gewährt werden, jedoch nicht in dem Stiftungsgebäude, in dem nur besonderer Pflege bedürftige Kinder in den ersten beiden Lebensjahren Platz finden.

Mit der Kinderasyl-Stiftung sind die sieben Berliner Säuglingsfürsorgestellen (siehe Nr. 241) verbunden worden, damit die dort in Gestalt von Stillprämien, Nähr-präparaten, Milch usw. gewährten Unterstützungen nicht als Armenunterstützung gelten, mithin auch nicht die durch die Armenunterstützung hervorgerufenen öffentlichen Nach-teile (wie Verlust des Wahlrechts) für die als unterstützt geltende Person (Familien-haupt) mit sich bringen. Die öffentliche Waisenpflege hat als Armenunterstützung diese rechtlichen Nachteile im Gefolge.

Die städt. Waisendeputation kann von den unterhaltspflichtigen Anverwandten der Kinder (Vater, Mutter, Großvater) auch von dem natürlichen Vater zu den Kosten der Verpflegung Unterhaltungsbeiträge und Ersatz der Aufwendungen verlangen. Die ehelichen Eltern und die uneheliche Mutter können durch vollstreckbaren Beschluß der Verwaltungsbehörde (Kreis- oder Stadtausschuß) zur Zahlung eines in ihren Kräften stehenden Unterhaltungsbeitrages angehalten werden.

Kinder, die der öffentlichen Waisenpflege zur Last fallen, werden im städt. Waisenhause in Berlin, SW. 68, Alte Jakobstr. 33/35 (Verwaltungsdirektor Schuster) nur vorübergehend untergebracht, nämlich nur so lange, als sie nicht in Familien, in Kost-pflege oder in Anstaltserziehung gegeben werden können. Das der Stadt Berlin gehörige Gr. Friedrich-Waisenhaus in Rummelsburg dient vorzüglich zur Aufnahme er-holungsbedürftiger Knaben und Mädchen (auch von Säuglingen).

Die Aufsicht über die in Berlin in Kostpflege gegebenen Kinder führt als Organ der öffentlichen Waisenpflege der Gemeinde-Waisenrat nach der Geschäftsan-weisung vom 28. Februar 1909, Teil III, über die außerhalb Berlins in Kostpflege ge-gebenen von der städt. Waisendeputation ernannte Waisenväter und Inspekto-ren nach besonderer Anweisung der Waisen-Verwaltung.

Kinder unter 2 Jahren, die von der Waisenverwaltung in Berlin in Familienpflege gegeben worden sind, stehen außerdem unter der Überwachung von Säuglingsärzten und angestellten Waisenhelferinnen, Kinder im Alter von 2—6 Jahren unter der

Aufsicht der Helferinnen. Diese Kinder gelten für den Polizeibezirk Berlin nicht als „Halte-kinder".

Haltekinder sind eheliche und uneheliche Kinder unter 6 Jahren, welche nicht in der Familie der Eltern oder Großeltern, sondern von fremden Leuten gegen Entgelt ver-pflegt werden. Die Polizeiverordnung, betreffend das Haltekinderwesen, regelt die Be-dingungen, die für die Erteilung der polizeilichen Genehmigung zur Aufnahme solcher Kinder in Pflege erfüllt werden müssen. Die Aufsicht übt der Polizeipräsident durch einen Kreisarzt und Aufsichtsdamen aus. Das Haltekinderwesen hat, da das Entgelt für die Verpflegung nicht von der Stadt Berlin gezahlt wird, mit der öffentlichen Waisen-pflege in Berlin nichts gemein.

Zu unterscheiden von der öffentlichen Waisenpflege ist ferner die Gemeinde-Wai-senpflege, die es in Berlin als städtische Einrichtung leider nicht gibt. Die Stadt sorgt lediglich für die Aufstellung des Gemeindewaisenrats, und dieser hat als eine dem Vormundschaftsgerichte nebengeordnete Gemeindebehörde nach dem Gesetze die Be-aufsichtigung der Mündel und ihrer Vormünder zu besorgen.

Die städtische Stiftungsdeputation.

Bearbeitet von Magistratsrat Dr. H. Meyer.

Kapital 1908: 41 Mill. M.

Verwaltung: Städt. Stiftungsbureau C. 2, Poststr. 16.

Vors.: Stadtrat Marggraff.

Die städtische Stiftungsdeputation ist eine gemischte Deputation. Derselben gehören als Mitglieder an: 2 Magistratsmitglieder, 4 Stadtverordnete, 2 Bürgerdeputierte und 1 Magistratsrat.

Unter diese ist die Verwaltung und Beaufsichtigung der der Deputation unter-stehenden Stiftungen verteilt, so daß jeder Fonds seinen eigenen Dezernenten hat.

Der Geschäftskreis der Stiftungsdeputation umfaßt die Bearbeitung aller neuen wohltätigen Zuwendungen an die Stadtgemeinde und die Verwaltung aller städtischen Stiftungen, soweit die Verwaltung vom Testator oder Geschenkgeber nicht ausdrücklich anderen Verwaltungsstellen übertragen ist. Außerdem wird von der Deputation die Aufsicht über eine größere Anzahl selbständiger Stiftungen namens des Magistrats ausgeübt.

Schließlich führt die Stiftungsdeputation die Verwaltung der „Zentralstelle für die Kontrolle der Wohltätigkeitspflege" (siehe diese Nr. 1303).

Die Schaffung der Stiftungsdeputation erfolgte, um die öffentliche Armenpflege von der Wohltätigkeitspflege auch äußerlich zu trennen. Demgemäß gilt im allgemeinen der Grundsatz, daß Personen, die innerhalb der letzten zwei Jahre von den Armen-kommissionen unterstützt sind, aus den Stiftungsmitteln der Stiftungsdeputation nicht unterstützt werden sollen. In besonderen Fällen ist allerdings hier eine Unterstützung aus Stiftungsfonds zugelassen, doch hat für solche zunächst die Armendirektion selbst Stiftungsfonds, um Unterstützung an solche Personen gewähren zu können. Personen, die schon laufend Almosen erhalten, werden aus Stiftungsmitteln der Stiftungsdeputation nicht unterstützt.

Für die Bewilligung von Unterstützungen ist ein längerer Aufenthalt und der Unter-stützungswohnsitz in Berlin erforderlich, außerdem aber die Erfüllung der von den einzelnen Stiftungen geforderten Bestimmungen notwendig.

Diejenigen Personen, die sich im Genuß laufender Unterstützungen befinden, sind bei

Gefahr des Verlustes verpflichtet, ihren Wohnsitz in Berlin zu behalten. Nur in ganz besonderen Ausnahmefällen wird auf Antrag die Genehmigung zur Verlegung des Wohnsitzes von der Deputation widerruflich erteilt.

Bei Gesuchen an die Stiftungsdeputation ist es im Interesse der Beschleunigung und um Rückfragen zu vermeiden, nützlich, die genauen Personalien der Gesuchsteller, bei Frauen und Witwen auch der Ehemänner anzugeben.

Namen, Kapital und Zweck der einzelnen bei der Stiftungsdeputation verwalteten Stiftungen siehe im I. Teil.

1908: 2075 laufende Unterstützungen, die einzelnen in Höhe bis zu 900 M. jährlich, 4320 einmalige Unterstützungen, die einzelnen in Höhe bis 300 M.

Aus dem Familienrecht und verwandten Gebieten.

Bearbeitet von Amtsgerichtsrat **Dr. Friedeberg**.

Unterhaltspflicht gegenüber Familienangehörigen.

Unterhaltsberechtigt sind in der Regel nur Personen, welche außerstande sind, sich selbst zu ernähren, hauptsächlich also Kinder und Invalide. Die Unterhaltspflicht geht nur so weit, als durch ihre Erfüllung der eigene standesgemäße Unterhalt des Gewährenden nicht gefährdet wird. Verpflichtet zur Unterhaltsgewährung sind folgende Personen in nachstehender Reihenfolge: der Ehegatte, die Kinder, Enkel (Urenkel usw.), der Vater, die Mutter, Großeltern (Urgroßeltern usw.). Eltern sind verpflichtet, ihren minderjährigen Kindern auch dann Unterhalt zu gewähren, wenn diese zwar Vermögen haben, aber die Zinsen zum Unterhalt nicht ausreichen; die Unterhaltspflichtigen können auch von der Armenverwaltung nachträglich angehalten werden, dieser die für ihre unterhaltsberechtigten Verwandten verauslagten Beträge zu erstatten.

Geschwister und weitere Seitenverwandte (Onkel, Neffen usw.) sind nicht unterhaltspflichtig; ebensowenig Stiefeltern und -kinder, Schwiegereltern und -kinder. Ihre Heranziehung kann daher höchstens auf moralische Gründe gestützt, aber niemals rechtlich erzwungen werden.

Uneheliche Kinder.

Uneheliche Kinder haben gegen den Erzeuger den Anspruch auf Gewährung eines der Lebensstellung der Mutter entsprechenden Unterhalts bis zur Vollendung des 16. Lebensjahres, darüber hinaus nur, wenn sie wegen körperlicher oder geistiger Gebrechen erwerbsunfähig sind. Der Unterhalt ist in Form einer Geldrente vierteljährlich im voraus zu zahlen. Die für Berlin üblichen Beträge belaufen sich für das erste Lebensjahr auf monatlich 25 M., für das zweite und dritte auf 21—22,50 M., für das vierte bis sechste auf 20—21 M., für das siebente bis sechzehnte auf 21—23 M. Der angebliche Erzeuger wird in der Regel gleich nach der Bestellung des Vormundes auf dem Amtsgericht über die Anerkennung der Vaterschaft vernommen und kann sich dort bereits freiwillig zur Alimentenzahlung verpflichten. Andernfalls ist er vom Vormund bei dem Amtsgericht seines Wohnsitzes zu verklagen. Der Vormund hat sich vorher vom Vormundschaftsrichter ein Armutszeugnis ausstellen zu lassen und dieses bei der Klageerhebung in der Anmeldestube des Amtsgerichts zwecks Erlangung des Armenrechts vorzulegen. Die Mutter kann gleichzeitig auf Zahlung der Entbindungs- und Sechswochenkosten klagen; diese Klageverbindung empfiehlt sich aber nicht, da die Mutter dann nicht im Alimentenprozeß des Kindes als Zeugin vernommen werden kann.

Schon vor der Entbindung kann die Mutter beim Amtsgericht eine einstweilige Verfügung erwirken, durch welche der Schwängerer zur Hinterlegung der Alimente für die ersten drei Monate verpflichtet wird. Es empfiehlt sich, künftige Mütter auf diese wenig bekannte Befugnis rechtzeitig hinzuweisen. Vergleiche über die Unterhaltsgewährung, insbesondere Zahlung einer einmaligen Abfindungssumme bedürfen der Genehmigung des Vormundschaftsgerichts.

Uneheliche Kinder führen den Mädchennamen der Mutter; durch nachträgliche Heirat der Mutter mit dem Erzeuger erhalten sie den Namen des Vaters und erlangen die Rechte ehelicher Kinder. Auch der Stiefvater, d. h. der Ehemann der Mutter, der nicht ihr Vater ist, kann sie beim Standesamt auf seinen Namen umschreiben lassen; sie gelten aber auch dann noch immer als unehelich und bleiben unter Vormundschaft.

Vormundschaftsrecht.

Einen Vormund erhalten:

1. Minderjährige eheliche Kinder, welche nicht unter elterlicher Gewalt stehen, d. h. Vollwaisen und solche Halbwaisen, deren Mutter wieder geheiratet hat. Solange die verwitwete Mutter unverheiratet bleibt, steht ihr die elterliche Gewalt zu; sie kann aber die Beiordnung eines gerichtlichen Beistandes verlangen, der sie bei der Ausübung der elterlichen Gewalt, insbesondere der Vermögensverwaltung, zu unterstützen hat. Bei umfangreicher Vermögensverwaltung erfolgt die Beiordnung durch das Gericht auch ohne Antrag.

2. Minderjährige uneheliche Kinder.

3. Großjährige, welche wegen Geisteskrankheit, Verschwendung oder Trunksucht entmündigt sind

Vormund und Beistand werden auf Vorschlag des Gemeindewaisenrats vom Amtsgericht bestellt.

Ist den Beteiligten eine bestimmte Persönlichkeit für das Amt erwünscht, so empfiehlt es sich, den zuständigen Waisenrat darauf hinzuweisen oder die Person dem Vormundschaftsrichter namhaft zu machen. Auch Frauen können Vormünder werden, dürfen aber die Übernahme ablehnen. In Berlin sind die Frauen, welche zur Übernahme von Vormundschaften bereit sind, zu dem Verband für weibliche Vormundschaft (siehe Nr. 239) zusammengetreten. Männer dürfen die Übernahme nur unter bestimmten Voraussetzungen ablehnen, insbesondere, wenn sie über 60 Jahre alt, krank oder gebrechlich sind, wenn sie mehr als 4 Kinder haben oder mehr als eine Vormundschaft führen. In erster Linie soll der Großvater (bei unehelichen Kindern der Vater der Mutter) bestellt werden; davon wird jedoch meist abgesehen, wenn er auswärts wohnt, nicht geeignet ist oder selbst seine Übergehung wünscht. Ist Vermögen zu verwalten, wird neben dem Vormund noch zu dessen Kontrolle ein Gegenvormund bestellt. Mündelgelder, z. B. die für ein uneheliches Kind gezahlte Abfindungssumme, werden entweder in sicheren Wertpapieren auf der Reichsbank oder Seehandlung gegen roten Depotschein hinterlegt oder auf der Sparkasse angelegt, von wo sie nur gegen gemeinschaftliche Quittung des Vormundes und Gegenvormundes abgehoben werden dürfen. Einer gerichtlichen Genehmigung bedarf es zur Abhebung bei der städtischen Sparkasse zu Berlin.

Die Führung der Vormundschaft wird vom Amtsgericht überwacht, das etwa alljährlich Berichte über Erziehung und Vermögensverwaltung einfordert. Beschwerden der Beteiligten über den Vormund sind an das Amtsgericht zu richten. Die Kontrolle der Erziehung wird daneben durch den Gemeindewaisenrat und die städtischen Waisenpflegerinnen ausgeübt. (Wegen der Beaufsichtigung der Kostkinder siehe oben S. 415).

In einzelnen Gemeinden ist eine Generalvormundschaft durch Ortsstatut in der Weise eingeführt, daß die Armenverwaltung oder einer ihrer Beamten die Vormundschaft über sämtliche uneheliche Kinder ihres Bezirkes übernimmt (z. B. in Charlottenburg), oder über diejenigen, welche von der Armenverwaltung unterstützt werden (z. B. in Zehlendorf).

Unabhängig vom Ortsstatut der Gemeinden sind die von Vereinen freiwillig übernommenen Sammel- oder Berufsvormundschaften (vgl. die des Pastors Pfeiffer unter Nr. 298). Die General- und Berufsvormünder haben sich in dem „Archiv Deutscher Berufsvormünder" Sitz: Frankfurt a. M., vereinigt.

Erziehungsrecht, Fürsorgeerziehung.

Die Erziehung ehelicher Kinder steht beiden Eltern zu; bei Meinungsverschiedenheiten entscheidet der Vater. Sind die Eltern geschieden, so gebührt das Erziehungsrecht in der Regel dem im Scheidungsprozeß nicht für schuldig erklärten Teile; sind beide Teile für schuldig erklärt, so bleiben Söhne unter 6 Jahren und Töchter bei der Mutter, Söhne über 6 Jahre beim Vater. Das Vormundschaftsgericht kann aber abweichende Anordnungen treffen; wo solche besonderen Anordnungen erwünscht erscheinen, sind sie bei dem Waisenrate oder dem Amtsgerichte in Anregung zu bringen.

Fürsorgeerziehung (früher Zwangserziehung genannt) wird vom Amtsgericht angeordnet über Kinder unter 18 Jahren:

1. Wenn die Eltern durch Mißbrauch ihres Erziehungsrechtes (insbesondere Mißhandlung), Vernachlässigung des Kindes oder Führung unsittlichen Lebenswandels das geistige oder leibliche Wohl des Kindes derart gefährden, daß dessen Verwahrlosung zu befürchten ist.

2. Wenn das Kind eine strafbare Handlung begangen hat, für die es wegen seines jugendlichen Alters noch nicht verfolgt werden darf, und wenn die Beschaffenheit der Handlung, die Persönlichkeit der Eltern oder sonstigen Erzieher und die übrigen Lebensverhältnisse zur Verhütung weiterer sittlicher Verwahrlosung eine andere Art der Erziehung erheischen.

3. Wenn außer diesen Fällen wegen Unzulänglichkeit der erziehlichen Einwirkung der Eltern oder sonstigen Erzieher oder der Schule das völlige sittliche Verderben des Kindes zu befürchten ist.

Die Anordnung der Fürsorgeerziehung erfolgt auf Antrag der Polizei (eventuell des Landrats) oder der Waisenverwaltung, denen einschlägige Fälle mitzuteilen sind. Privatpersonen können sich auch direkt an das Amtsgericht wenden, haben aber im Falle einer Ablehnung der Fürsorgeerziehung kein Beschwerderecht.

Die Fürsorgezöglinge werden auf Kosten des Staates und des Provinzialverbandes meist auswärts untergebracht, sie können bis zum vollendeten 21. Lebensjahr in Fürsorgeerziehung bleiben. Der Provinzialverband Berlin bringt die ihm überwiesenen Fürsorgezöglinge, soweit sie schulpflichtig sind, in Privatanstalten oder in Familienpflege unter. Nach der Konfirmation werden sie entweder in Dienst- oder Arbeitsstellen gebracht; ältere Burschen werden dem städtischen Erziehungshause zu Lichtenberg überwiesen, die nicht mehr schulpflichtigen Mädchen, soweit sie nicht sittlich bescholten sind, dem städtischen Erziehungshause zu Kleinbeeren. Das städt. Erziehungshaus in Birkholz ist für Knaben und Mädchen bestimmt (siehe Nr. 301—303). Prostituierte kommen in die für sie besonders bestimmten Privatanstalten (z. B. das Magdalenenstift zu Teltow Nr. 802 oder die Anstalt Bethabara zu Weißensee Nr. 805).

Die in den Vororten oder in der übrigen Provinz Brandenburg zur Fürsorgeerziehung kommenden Minderjährigen werden vom Landesdirektor der Provinz Brandenburg, soweit sie schulpflichtig sind, vorwiegend der Brandenburgischen Provinzialerziehungsanstalt zu Strausberg, später die männlichen dem Rettungshause zu Bühlsdorf, Kreis Arnswalde, die weiblichen dem Brandenburgischen Mädchenfürsorgeheim zu Prenzlau, oder anderen privaten Anstalten überwiesen. Geistig Zurückgebliebene oder Epileptische finden im Wilhelmstift zu Potsdam Aufnahme.

Liegen die Voraussetzungen zur Einleitung der Fürsorgeerziehung nicht vor, so kann das Gericht andere Maßregeln treffen, z. B. den Eltern das Erziehungsrecht absprechen und die Trennung der Kinder von den Eltern verfügen; in solchen Fällen werden meist die Kinder, soweit sie hilfsbedürftig sind, von den Armenverwaltungen in Kostpflege untergebracht.

Kinderschutz.

Das am 1. Januar 1904 in Kraft getretene Kinderschutzgesetz vom 30. März 1903 beschränkt die gewerbliche Beschäftigung schulpflichtiger Kinder.

Verboten ist die Beschäftigung von Schulkindern, d. h. von Kindern unter 13 Jahren, in einer großen Zahl von Fabrikbetrieben, auf Ziegeleien, Bauten, bei Arbeiten in Kellereien, endlich bei theatralischen Vorstellungen und anderen öffentlichen Schaustellungen, soweit nicht die Polizei im Interesse von Kunst oder Wissenschaft Ausnahmen gestattet. Verboten ist ferner jede nicht durch die Eltern (Pflegeeltern, Verwandte bis zum dritten Grad, also Großeltern, Onkel, Tante) erfolgende Beschäftigung von Kindern unter 12 Jahren.

Statthaft ist die Beschäftigung fremder Kinder von über 12 Jahren in einzelnen Fabrikbetrieben, im Handels- und Verkehrsgewerbe, in Schankwirtschaften und beim Austragen von Waren, Botengängen usw., jedoch nur zwischen 8 Uhr morgens und 8 Uhr abends, nicht vor dem Vormittagsunterricht und nur bis zu 3, in den Ferien 4 Stunden. Schulpflichtige Mädchen dürfen in Gastwirtschaften nicht zur Bedienung der Gäste verwendet werden.

Eigene Kinder dürfen von den Eltern (Pflegeeltern, Angehörigen usw.) in diesen Betrieben schon vom 10. Jahre an beschäftigt werden, jedoch auch nur zwischen 8 Uhr morgens und 8 Uhr abends, nicht vor dem Vormittagsunterricht und mit einer Mittagspause von mindestens 2 Stunden. Beschäftigung über 3 oder 4 Stunden hinaus ist hier also erlaubt. Zum Austragen von Waren usw. können eigene Kinder, sofern das Austragen nicht für Dritte geschieht (wie bei Kindern von Zeitungsfrauen), unbeschränkt verwendet werden.

Vor der Beschäftigung eines fremden schulpflichtigen Kindes hat der Arbeitgeber bei der Polizei eine Arbeitskarte zu lösen.

Zu dem Gesetz hat der Minister des Innern am 30. November 1903 Ausführungsbestimmungen erlassen, welche z. B. im Reichsarbeitsblatt vom Dezember 1903 S. 731 abgedruckt sind.

Jugendgerichte.

Seit einiger Zeit sind für Groß-Berlin sowie an den meisten größeren Amtsgerichten Deutschlands sog. Jugendgerichte errichtet. Es sind das Schöffengerichte (Abteilungen der Amtsgerichte), denen die Aburteilung jugendlicher Personen zwischen 12 und 18 Jahren obliegt. Die Vorsitzenden haben gleichzeitig als Vormundschaftsrichter über die vormundschaftliche Behandlung (z. B. Fürsorgeerziehung, Unterbringung der Jugendlichen) zu entscheiden.

Die Jugendgerichtsabteilungen befinden sich nicht im Moabiter Kriminalgericht, sondern in den Zivilgerichtsgebäuden; für das Amtsgericht Berlin-Mitte Neue Friedrichstraße 12/15.

Den Jugendgerichten stehen meist Vereine als sog. Jugendgerichtshilfen zur Seite. Für Berlin ist die Jugendgerichtshilfe von der Deutschen Zentrale für Jugendfürsorge (siehe Nr. 237), für Charlottenburg von der Vereinigung der Wohltätigkeitsbestrebungen (siehe Nr. 1351) organisiert. Die Deutsche Zentrale hat ferner 1909 den periodisch stattfindenden „Deutschen Jugendgerichtstag" begründet.

Arbeiterversicherung.
Bearbeitet von Amtsgerichtsrat Dr. Friedeberg.

Die Arbeiterversicherung beruht zurzeit noch auf den drei Einzelgesetzen über die Kranken-, die Unfall- und die Invalidenversicherung; die einschlägigen Bestimmungen sollen demnächst in einer Reichsversicherungsordnung vereinigt werden, welche erst im Entwurf vorliegt.

Als Hauptunterschied bei den drei in Betracht kommenden Versicherungsarten ist hervorzuheben, daß die Wirkungen der Krankenversicherung und der Unfallversicherung nicht erst durch Anmeldung bei einer Kasse oder Berufsgenossenschaft, sondern kraft des Gesetzes mit dem Eintritt in eine versicherungspflichtige Beschäftigung von selbst beginnen, während der Anspruch auf eine Invaliden- oder Altersrente immer erst durch Entrichtung einer bestimmten Anzahl von Beiträgen entsteht.

A. Krankenversicherung.

Versicherungspflichtig sind alle Personen, welche in der Industrie, im Handel, im Handwerk, in dem Geschäftsbetrieb der Anwälte, Notare, Gerichtsvollzieher, der Krankenkassen, Berufsgenossenschaften und Versicherungs-Anstalten gegen Gehalt oder Lohn beschäftigt sind; Betriebsbeamte, Werkmeister und Techniker, Handlungsgehilfen jedoch nur dann, wenn ihr Arbeitsverdienst 6⅔ M. für den Arbeitstag oder 2000 M. für das Jahr nicht übersteigt. Die Handlungsgehilfen behalten übrigens trotz der jetzt für sie allgemein eingeführten Zwangs-Versicherung nach § 63 des HGB. mangels gegenteiliger Vereinbarung im Falle der Krankheit auch ihren Gehaltsanspruch bis zur Dauer von 6 Wochen; das Krankengeld darf hiervon nicht in Abzug gebracht werden. Für Berlin ist die Versicherungspflicht ferner durch Ortsstatut auf die Hausgewerbetreibenden ausgedehnt, d. h. auf die selbständig in eigener Betriebswerkstätte für einen oder mehrere Arbeitgeber tätigen Personen, die meist selbst wieder Arbeitnehmer beschäftigen, z. B. Konfektionsschneider u. a.

Nicht versicherungspflichtig sind die Angestellten von Wohltätigkeitsvereinen, ferner Dienstboten; letztere können jedoch als selbstzahlende Mitglieder der Gemeinde-Krankenversicherung (Stralauerstr. 3/6) beitreten.

Krankenkassen. In Berlin kommen für Versicherungspflichtige vorwiegend drei Arten von Krankenkassen in Betracht:

1. Betriebskrankenkassen (Fabrik-Krankenkassen), welche für einzelne größere Betriebe errichtet sind (z. B. für die Allgemeine Elektrizitätsgesellschaft, die Große Berliner Straßenbahn, die Firmen Schering, Bolle, Wertheim usw.).

2. Innungs-Krankenkassen für Handwerker, deren Meister zu einer Innung gehören (z. B. Kassen der Glaser-, Schuhmacher-, Barbier-Innung).

3. Orts-Krankenkassen für alle Personen, die nicht zu einer der unter 1 und 2 bezeichneten Kassen gehören. Die Orts-Krankenkassen sind nach Berufszweigen eingeteilt (z. B. Schneider-, Maurer-, Maschinenarbeiter-Kasse). Personen, für deren Berufszweig keine besondere Orts-Krankenkasse errichtet ist, gehören in Berlin zur Allgemeinen Ortskrankenkasse für gewerbliche Arbeiter und Arbeiterinnen (Neue Friedrichstr. 9/10).

Nach der letzten Statistik (1902) gab es in Berlin 55 Ortskrankenkassen mit rund 400 000, 46 Betriebskrankenkassen mit rund 80 000 und 20 Innungskrankenkassen mit rund 60 000 Mitgliedern.

Die **Anmeldung** bei der Krankenkasse ist vom Arbeitgeber binnen drei Tagen zu bewirken; die Zugehörigkeit zur Kasse tritt, wie schon oben gesagt, unabhängig von der Anmeldung mit dem Beginn der Beschäftigung ein. Jedes Mitglied erhält ein Kassenbuch. Die **Beiträge** sind durchschnittlich auf 3% des Arbeitslohnes bemessen; in größeren Kassen findet eine Abstufung nach Klassen statt, in kleineren sind nur die Beiträge zwischen männlichen und weiblichen Arbeitern verschieden bestimmt. Die Wochenbeiträge für Erwachsene schwanken etwa zwischen 30 und 75 Pfg. Außerdem erheben die meisten Kassen ein einmaliges Eintrittsgeld (von etwa 1 M.). Die Beiträge werden zu $^1/_3$ von den Arbeitgebern, zu $^2/_3$ von den Arbeitern geleistet. (Nach dem Entwurf der RVO. sollen die Beiträge zu beiden Teilen je zur Hälfte gezahlt werden.) Die Zahlung erfolgt durch den Arbeitgeber, welcher die auf die Arbeiter entfallenden $^2/_3$ sowie das Eintrittsgeld bei der Lohnzahlung einbehalten darf. Sind Abzüge für eine Lohnzahlungs-Periode unterblieben, so dürfen sie nur noch bei der nächsten Lohnzahlung nachgeholt werden.

Fortsetzung der Mitgliedschaft. Kassenmitglieder, welche aus der die Mitgliedschaft begründenden Beschäftigung ausscheiden und nicht zu einer anderen versicherungspflichtigen Beschäftigung übergehen, haben das Recht, sich freiwillig in der Kasse weiter zu versichern, sofern sie hiervon dem Kassenvorstande innerhalb einer Woche Anzeige machen. Sie haben dann natürlich die vollen Beiträge selbst aufzubringen. Erfolgt keine freiwillige Weiterversicherung, so erlischt ihr Anspruch mit dem Ausscheiden aus der Beschäftigung; waren sie jedoch vor ihrem Ausscheiden mindestens 3 Wochen nacheinander Kassenmitglieder, so bleibt ihre Versicherung während einer folgenden Erwerbslosigkeit noch 3 Wochen nach ihrem Ausscheiden aus der Kasse bestehen, d. h. sie behalten den Anspruch auf Krankenunterstützung, wenn sie innerhalb der ersten 3 Wochen der Erwerbslosigkeit erkranken.

Kranken-Unterstützung. Im Falle der Erkrankung hat der Versicherte Anspruch auf eine mindestens 26 Wochen lang zu gewährende Kranken-Unterstützung. Sie umfaßt:

1. Freie ärztliche Behandlung und Arznei sowie sonstige Heilmittel, 2. im Falle der Erwerbsunfähigkeit mindestens vom dritten Tage nach der Erkrankung ein für jeden Arbeitstag zu zahlendes Krankengeld, dessen Höhe sich nach den Beiträgen richtet, und das $^1/_2$–$^3/_4$ des für die betreffende Klasse maßgebenden Tagelohnes beträgt. Einzelne Kassen gewähren die freie Arzneibehandlung auch den Familienangehörigen der Mitglieder. Die Unterstützungszeit kann durch Kassenstatut bis zu einem Jahre ausgedehnt werden. Statt der Kranken-Unterstützung kann die Kasse nach ihrem Belieben (bei Verheirateten nur mit deren Zustimmung) freie Kur und Verpflegung in einem Krankenhause gewähren; in diesem Falle muß sie die Hälfte des Krankengeldes als Angehörigen-Unterstützung zahlen. Wöchnerinnen, die in dem Jahre vor der Entbindung mindestens 6 Monate lang einer Kasse, wenn auch nicht ununterbrochen derselben Kasse, angehört haben, erhalten 6 Wochen lang nach der Niederkunft eine Unterstützung in Höhe des Krankengeldes; das Wochenbett gilt nicht als eigentliche Krankheit; gestaltet es sich zu einer Krankheit, so haben sie Anspruch auf die volle Kranken-Unterstützung. Für den Todesfall eines Mitgliedes ist ein Sterbegeld mindestens im 20fachen Betrage des durchschnittlichen Tagelohns an die Hinterbliebenen zu zahlen.

Beispiel: Ein Mitglied der Allgemeinen Ortskrankenkasse f. gewerbl. Arb. mit 3 M. Tagelohn zahlt wöchentlich 63 Pfg. Beitrag, erhält täglich 1,50 M. Krankengeld, bei Krankenhausverpflegung erhalten seine Angehörigen 75 Pfg. Unterstützung; das Sterbegeld beträgt 90 M.

Außer von den vorstehend aufgeführten auf Grund des Krankenversicherungsgesetzes begründeten Kassen wird die Krankenversicherung noch von den **freien Hilfskassen** ausgeübt, deren eine große Anzahl mit einer vielfach über ganz Deutschland ausgedehnten Verzweigung besteht. Bei ihnen hat der Arbeiter den ganzen Kassenbeitrag ohne Zuschuß des Arbeitgebers zu entrichten. Die diesen Kassen angehörenden Personen sind von der Zwangsmitgliedschaft bei Orts-, Betriebs- und Innungskrankenkassen befreit; doch steht es ihnen frei, auch solchen Kassen neben der freien Hilfskasse als Mitglieder beizutreten.

Bei welcher Krankenkasse jemand nach der Art seiner Beschäftigung versichert ist, entscheidet im Zweifelsfalle die Aufsichtsbehörde der Krankenkassen (in Berlin der Magistratskommissar für die Orts- und Betriebs-Krankenkassen, Stralauerstr. 3/6). Dieselbe Behörde entscheidet auch Streitigkeiten zwischen Krankenkassen und deren Mitgliedern über Beitragsleistungen, Unterstützungen usw., diese Entscheidungen können aber innerhalb 4 Wochen durch Klage im ordentlichen Rechtswege (beim Amtsgericht oder Landgericht) angefochten werden. In Zukunft sollen jedoch die Krankenkassen ebenso wie die Organe der anderen Versicherungen in erster Instanz den Versicherungsämtern, in zweiter den Oberversicherungsämtern, in letzter dem Reichsversicherungsamt unterstellt werden. Hat ein Kassenmitglied, das Anspruch auf Krankenunterstützung gegen die Kasse hat, öffentliche Armen-Unterstützung empfangen, so hat der Armenverband (die Armendirektion) das Recht, den Anspruch des Mitgliedes bis zur Höhe der von ihm geleisteten Unterstützung bei der Kasse geltend zu machen; dieser Fall tritt besonders dann ein, wenn der Erkrankte seines Zustandes wegen in ein Krankenhaus aufgenommen werden mußte und die Kasse ihre Zahlungspflicht bestreitet.

B. Unfallversicherung.

Versichert gegen die Folgen von Betriebsunfällen sind im wesentlichen die in Fabriken, auf Bauten, im Transportgewerbe, in den Betrieben der Post-, Telegraphen-, Eisenbahn- usw. Verwaltungen beschäftigten Arbeiter und Betriebsbeamten, letztere sofern ihr Lohn oder Gehalt jährlich 3000 M. nicht übersteigt.

Die Leistungen der Versicherung erfolgen durch sogenannte **Berufsgenossenschaften,** d. h. große Verbände von Unternehmern gleichartiger Betriebe. Die Versicherung tritt durch die Beschäftigung kraft Gesetzes ein. Den Unternehmern liegt die Anmeldung ihrer Betriebe bei den Berufsgenossenschaften sowie die Beitragszahlung allein ob. Die Versicherung tritt nur ein für Unfälle, die sich bei dem Betriebe ereignet haben. Betriebsunfälle können auch außerhalb der Arbeitsstätte oder der Arbeitszeit eintreten, soweit sie im Zusammenhang mit dem Betriebe stehen; die Rechtsprechung über den Begriff des Betriebsunfalles ist eine sehr reichhaltige. Von den Betriebsunfällen zu trennen sind die sogenannten Gewerbekrankheiten, welche nicht durch ein einzelnes schädigendes Ereignis, sondern nach und nach durch gesundheitsgefährdende Beschäftigung eintreten.

Zu gewähren ist Ersatz des durch Körperverletzung oder Tötung entstehenden Schadens. Der Ersatz besteht in:

1. der Übernahme der Kosten des Heilverfahrens in einem Krankenhause oder außerhalb eines solchen vom Beginn der 14. Woche nach dem Unfall an. Schon vom Beginn der fünften Woche tritt bei Unfällen eine Erhöhung des Krankengeldes ein, für welche der Betriebsunternehmer selbst aufzukommen hat.

2. einer von der 14. Woche ab dem Verletzten für die Dauer der Erwerbsunfähigkeit zu gewährende Unfallrente, deren Höhe sich nach dem Grad der Erwerbsunfähigkeit bestimmt, und die bei völliger Erwerbsunfähigkeit $2/_3$ des Arbeitsverdienstes beträgt (Vollrente). Die Berufsgenossenschaft kann vorübergehend auch solchen Personen,

welche nur teilweise erwerbsunfähig sind, wegen Mangel an Arbeitsgelegenheit die Vollrente gewähren. Eine Rente in Höhe des ganzen Arbeitsverdienstes darf nur dann
bezahlt werden, wenn der Verletzte wegen völliger Hilflosigkeit der Wartung
fremder Personen bedarf. Die Unfallrente kann von Zeit zu Zeit je nach Änderung
der Erwerbsfähigkeit erhöht oder herabgesetzt werden.

Hat der Unfall den Tod des Verletzten zur Folge, so erhalten die Hinterbliebenen
als Ersatz der Beerdigungskosten $^1/_{15}$ des Jahresarbeitsverdienstes, ferner eine Rente,
welche für die Witwe (auch für den Witwer, sofern dieser auf die Ernährung durch die
Frau angewiesen war) und für jedes Kind unter 15 Jahren 20% des Jahresarbeitsverdienstes, im ganzen aber höchstens 60% desselben beträgt. Die Witwe erhält im Falle
der Wiederverheiratung eine einmalige Abfindungssumme.

An Stelle der Unfallrente kann auch freie Krankenhausbehandlung bis zur Heilung
gewährt werden. Während dieser Zeit erhalten die Angehörigen dieselbe Rente, die sie
im Falle des Todes des Verletzten beanspruchen dürften.

Die Festsetzung der Rente erfolgt durch die Berufsgenossenschaften; gegen ihren
ablehnenden Bescheid ist innerhalb eines Monats die Berufung an das Schiedsgericht
für Arbeiterversicherung (Lützowstr. 111) (in Zukunft Oberversicherungsamt), gegen
dessen Urteil Rekurs (in Zukunft nur Revision, welche lediglich auf Gesetzesverletzungen
gestützt werden kann) an das Reichsversicherungsamt (Königin Augustastr. 25/27)
zulässig. Bei beiden Gerichten wirken Vertreter der Arbeitgeber und der Arbeitnehmer
mit. Das Verfahren ist kostenfrei; Vertretung durch Anwälte ist nicht nötig; daher wird
auch kein Armenrecht gewährt. Da die endgültige Festsetzung besonders in Streitfällen
lange Zeit in Anspruch nehmen kann, werden von den Berufsgenossenschaften in der
Regel Vorschüsse gewährt. Geschieht das nicht, so muß die öffentliche Armenpflege
eintreten, welche ihre Aufwendungen von der Berufsgenossenschaft in der Regel bis zur
Höhe der halben Rente erstattet verlangen kann. An welche Berufsgenossenschaft der
Verletzte sich zu wenden hat, ergibt die vom Reichsversicherungsamt veröffentlichte amtliche Zusammenstellung.

C. Invalidenversicherung.

Versicherungspflichtig sind vom vollendeten 16. Lebensjahre ab vornehmlich a) die
Arbeiter aller Berufszweige, einschließlich der Dienstboten, b) Betriebsbeamte,
Werkmeister, Techniker, Handlungsgehilfen und -lehrlinge, Lehrer und Erzieher,
zu b) soweit sie Lohn oder Gehalt bis zu 2000 M. jährlich beziehen. Nicht versicherungspflichtig sind Personen, die nur gegen freie Station, sowie solche, die
nur vorübergehend arbeiten, sei es gelegentlich zur Aushilfe, sei es regelmäßig, aber
gegen ein geringfügiges Entgelt, das zum Lebensunterhalt nicht ausreicht. Von den
Hausgewerbetreibenden sind z. Z. nur die Tabaks- und Textil-Arbeiter der
Zwangsversicherung unterworfen. Genaueres über den Kreis der Versicherungspflichtigen ergibt das alphabetische Verzeichnis in der Anleitung des Reichsversicherungsamtes
vom 19. Dezember 1899.

Zur **freiwilligen Versicherung** berechtigt sind Werkmeister usw., Handlungsgehilfen
und Lehrer mit einem Einkommen zwischen 2000 und 3000 M., kleine selbständige Gewerbetreibende, die nicht mehr als zwei Arbeiter beschäftigen, und Hausgewerbetreibende.
Sie müssen aber der Versicherung vor Vollendung des 40. Lebensjahres beitreten;
ferner sind sämtliche Personen, welche einmal versicherungspflichtig waren, zur freiwilligen
Fortsetzung der Versicherung befugt (sogenannte Weiterversicherung).

Die Beitragszahlung erfolgt durch Einkleben von **Invalidenmarken** in Quittungskarten. Die Marken werden von der Post, die Karten von der Polizei ausgegeben.
In Berlin sind die Marken der Landes-Versicherungsanstalt (Am Kölnischen Park 8), in
den Vororten und den übrigen Teilen der Provinz Brandenburg Marken der Landes-

Versicherungsanstalt Brandenburg (Berlin, Matthäikirchstr. 19) zu verwenden. Das Einkleben der Marken für Versicherungspflichtige hat durch den Arbeitgeber bei der Lohnzahlung zu erfolgen; unter mehreren Arbeitgebern ist derjenige verpflichtet, bei dem die erste Beschäftigung in der Woche (in der Regel also am Montag) stattgefunden hat. Es gibt Einwochen-, Zweiwochen- und Dreizehnwochenmarken. Die Kosten werden zu gleichen Teilen vom Arbeitnehmer und Arbeitgeber getragen; letzterer kann die Hälfte der von ihm entrichteten Beiträge vom Lohn abziehen. Freiwillig Versicherte kleben die Marken selbst und tragen die Kosten allein.

Dem Jahresverdienst entsprechend werden 5 Klassen von Marken unterschieden.

Bei einem Jahresarbeitsverdienst	Wert:		nach dem Entwurf	
I. bis zu 350 M.	14 Pfg.	(rot)	16	Pfg.
II. von 350—550 M.	20 „	(blau)	24	„
III. „ 350—850 „	24 „	(grün)	30	„
IV. „ 850—1150 „	30 „	(rotbraun)	38	„
V. „ 1150—2000 ev. 3000 M.	36 „	(gelb)	46	„

Maßgebend dafür ist jedoch nicht der tatsächliche Verdienst, sondern bei Krankenkassenmitgliedern der 300fache Betrag des für sie in der Kasse festgesetzten Tagelohns, bei anderen Personen (z. B. Dienstboten) der 300fache Betrag des sogenannten ortsüblichen Tagelohns, dessen Höhe die Gemeinde bestimmt. Er beträgt in Berlin z. B. (1910) für erwachsene männliche Arbeiter 3,60 M., für erwachsene Arbeiterinnen 2,20 M. Hiernach müssen in Berlin, soweit keine Kassenmitgliedschaft vorhanden ist, ohne Rücksicht auf die Höhe ihres tatsächlichen Verdienstes versicherungspflichtige Männer mindestens Marken der 4. Klasse (30 Pfg.), Frauen mindestens solche der 2. Klasse kleben. Lehrer und Erzieher beider Geschlechter gehören zur 4. Klasse (30 Pfg.). Freiwillig Versicherte können sich die Klasse aussuchen.

Anspruch auf Rente. Invalidenrente erhält 1. wer dauernd erwerbsunfähig, d. h. nicht in der Lage ist, ein Drittel dessen zu verdienen, was eine rüstige Person in dem Berufe und bei der Vorbildung des Versicherten zu verdienen vermag. 2. der auch nur vorübergehend Erwerbsunfähige vom Beginn der 27. Woche an (also im Anschluß an die mindestens 26 Wochen währende Krankenkassen-Unterstützung). Altersrente erhält ohne Rücksicht auf Erwerbsunfähigkeit jeder Versicherte vom vollendeten 70. Lebensjahre an.

Die Anwartschaft beginnt für Versicherungspflichtige bei der Invalidenrente nach 200 Beitragswochen (entsprechend etwa 4 Karten mit Einwochenmarken). Für die Zeit nach bereits eingetretener Invalidität können Marken gültig nicht mehr geklebt werden; ist jedoch das Kleben von Marken für die Zeit vor Eintritt der Invalidität unterlassen worden, so kann das — bis auf 2 Jahre vor Eintritt des Invaliditätsfalls zurück — noch nachgeholt werden. Bei der Altersrente soll die Anwartschaft bei 1200 Beitragswochen (etwa 24 Karten) beginnen; doch genügt für die noch bis 1921 währende Übergangszeit eine geringere Anzahl. Krankheitszeiten, welche durch Bescheinigung der Krankenkasse oder Gemeindebehörde nachzuweisen sind, sowie Militärdienstzeit gelten als Beitragswochen. Die Anwartschaft erlischt, wenn während zweier Jahre nicht mindestens 20 Beiträge entrichtet sind. Binnen zwei Jahren vom Tage der Ausstellung der Quittungskarte ab muß sie (die Gültigkeit kann auch verlängert werden) gegen eine neue umgetauscht werden, auch wenn sie noch nicht 20 Beiträge enthält.

Die Höhe der Rente ist nicht wie bei der Unfallversicherung vom Grade der Erwerbsunfähigkeit abhängig, sondern richtet sich lediglich nach der Summe der geleisteten Beiträge. Zu jeder Rente leistet der Staat einen Zuschuß von jährlich 50 M.; der Rest wird von der Versicherungsanstalt aufgebracht. Die Invalidenrente ist höher als die Altersrente. Personen über 70 Jahre tun daher gut, nach Eintritt der Erwerbsunfähigkeit die Bewilligung einer Invalidenrente zu beantragen.

Ist die Invalidität durch einen Betriebsunfall herbeigeführt, für den Unfallrente gewährt wird, so kommt die Invalidenrente nur insoweit zur Auszahlung, als sie die Unfallrente etwa übersteigt. Ist die Unfallrente noch nicht festgesetzt, so muß auf Antrag zunächst Invalidenrente gezahlt werden, die dann von der Berufsgenossenschaft zu erstatten ist.

Die Invalidenrente beträgt jährlich:

In Lohnklasse	I.	II.	III.	IV.	V.
nach 200 Wochen (rund 4 Jahren)	116	126	134	142	150 M.
„ 500 „ („ 10 „)	125	150	170	190	210 „
„ 700 „ („ 14 „)	121	162	186	210	234 „
„ 2500 „ („ 50 „)	185	270	330	390	450 „
Die Altersrente beträgt:	110	140	170	200	230 „

Die Zahlen in Reihe 1 stellen die Mindestrenten dar, die Zahlen in Reihe 3 z. B. die Renten derjenigen Personen, die seit Inkrafttreten des Gesetzes (1. 1. 91) versichert waren und am 1. 1. 1905 erwerbsunfähig wurden. Die hohen Renten der Reihe 4 können frühestens 1941 erreicht werden.

Verfahren. Anträge auf Rentenbewilligung sind bei der unteren Verwaltungsbehörde (Magistrat, Amtsvorstand), in Berlin beim Magistrats-Kommissar für Invaliden-Vers. Am Köllnischen Park 8 (in Zukunft bei dem Versicherungsamt), mündlich oder schriftlich zu stellen. Vorzulegen sind die Quittungskarten, Krankenkassenbücher und etwaige Bescheinigungen über Krankheitszeiten oder Militärdienst; bei Anträgen auf Invalidenrente wird die ärztliche Bescheinigung über die Erwerbsunfähigkeit vom Magistrats-Kommissar auf Kosten der Landes-Versicherungsanstalt eingeholt. Der Antragsteller erhält von der Versicherungsanstalt einen Bescheid, der im Falle der Rentenbewilligung auf der Rückseite die Berechnung der Rentenhöhe enthält. Erachtet der Magistrats-Kommissar den Rentenanspruch nicht für begründet, so muß der Anspruch in einer mündlichen Verhandlung erörtert werden, zu der der Rentenbewerber geladen wird. Gegen einen ablehnenden Bescheid kann der Antragsteller innerhalb eines Monats Berufung beim Schiedsgericht (Lützowstr. 111) (in Zukunft Oberversicherungsamt) einlegen.

Gegen die Entscheidung des Schiedsgerichts gibt es keinen allgemein zulässigen Rekurs, wie er zurzeit bei Unfallsachen statthaft ist, sondern nur die Revision, welche lediglich auf Gesetzesverletzungen, insbesondere Formfehler gestützt werden kann; hier ist daher die Zuziehung eines Rechtsverständigen empfehlenswert. Die Revision ist mit Angabe des Grundes binnen einem Monat beim Reichsversicherungsamt (Königin Augustastr. 25/27) einzulegen, das in letzter Instanz entscheidet. Berufung und Revision haben keine aufschiebende Wirkung. Die zugesprochene Rente muß nach Erlaß des Urteils gezahlt werden, auch wenn die Versicherungsanstalt ein Rechtsmittel einlegt.

Wird die Rente für eine Zeit bewilligt, in welcher der Antragsteller bereits Armenunterstützung empfangen, so kann der Armenverband (Armendirektion) sich für diese Zeit die Rente bis zur Hälfte, und soweit er den Rentenempfänger auf seine Kosten in einer Anstalt (Krankenhaus, Heimstätte, Siechenhaus) verpflegt, die ganze Rente überweisen lassen.

Heilverfahren. Die Versicherungsanstalt kann auf Antrag in jedem Stadium der Versicherung (also auch wenn die Beitragszahlung eben begonnen ist) ein Heilverfahren eintreten lassen durch Verpflegung des Versicherten in einem Krankenhause oder in einer Heilstätte. Die Landesversicherungsanstalt Berlin unterhält z. B. folgende Heilstätten: 1. Lungenheilstätte in Beelitz für männliche und weibliche Personen. (Näheres siehe Nr. 662). 2. Arbeiterheilstätten in Beelitz für alle Arten von Kranken mit Ausnahme Lungenkranker. (Näheres siehe Nr. 704). 3. Heilstätte für männliche Geschlechtskranke in Lichtenberg, Dorfstr. 62/69. (Näheres siehe Nr. 676.) (Anträge auf Aufnahme in eine Heilstätte: Am Köllnischen Park 8.)

Während der Verpflegung in einer Heilstätte erhält die Familie des Verpflegten eine Angehörigen-Unterstützung, die je nach der Bedürftigkeit, Erwerbslage, Kinderzahl usw. der Familie verschieden abgestuft wird, und zwar auf Grund des Gutachtens eines Arbeitermitgliedes des Vorstandes der Landes-Versicherungsanstalt. Bei Personen, die schon Rente empfangen, wird als Angehörigen-Unterstützung höchstens die Invalidenrente weiterbezahlt.

Rückerstattung von Beiträgen. Weibliche Personen, welche eine Ehe eingehen, haben Anspruch auf Rückerstattung der Hälfte der für sie gezahlten Beiträge, also der Summe, die sie als Versicherungspflichtige selbst beigesteuert haben, wenn sie mindestens 200 Wochen versichert waren. Der Anspruch ist vor Ablauf eines Jahres nach der Verheiratung geltend zu machen. Es empfiehlt sich, Frauen von einem dahingehenden Antrage nach Möglichkeit zurückzuhalten, da die rückzuzahlende Summe in der Regel eine geringfügige ist (z. B. in der II. Klasse nach 200 Wochen 20 M.) und dadurch nicht nur der Anspruch auf Rente, sondern auch die Möglichkeit eines Heilverfahrens verscherzt wird. Frauen, die nach ihrer Verheiratung in kein versicherungspflichtiges Arbeitsverhältnis treten, können ihren Anspruch durch freiwillige Versicherung (z. B. in der I. Klasse mit 10 Beiträgen, d. h. 1,40 M. jährlich) aufrechterhalten.

Einen Anspruch auf Rückerstattung der Beitragshälfte haben ferner Personen, welche durch einen Unfall dauernd erwerbsunfähig geworden sind, und welche infolgedessen nur Unfallrente, nicht Invalidenrente erhalten; ferner Witwen und unter 15 Jahre alte Waisen solcher Personen, welche mindestens 200 Wochen versichert waren und vor Bewilligung einer Rente gestorben sind. Der Witwer hat den Anspruch nur dann, wenn er wegen Erwerbsunfähigkeit von der Frau ernährt werden mußte.

Die Hinterbliebenen-Versicherung ist im Entwurf der RVO. der Invalidenversicherung angegliedert. Zu den Renten der Witwen zahlt der Staat gleichfalls einen jährlichen Zuschuß von 50 M., zu denen der Waisen von 25 M.; neben dem Zuschusse belaufen sich die Renten der Witwen auf $^3/_{10}$, die der Waisen auf $^3/_{20}$ der Invalidenrente, so daß eine Witwe nach vierjähriger Versicherung in der ersten Klasse als Jahresrente rund 70 M., nach dreißigjähriger in der vierten rund 123 M., nach fünfzigjähriger Versicherung in der höchsten Klasse 170 M. erhalten würde; die Rente einer einzelnen Waise stellt sich auf die Hälfte dieser Summen.

Kalendarium.

(Bezieht sich auf eine Anzahl von Stiftungen, deren Zinsenverteilung zu bestimmten Terminen vorgesehen ist.

Gesuche sind in der Regel 1—2 Monate vor dem Verteilungstermin einzureichen.)

Im **Januar.**		Nr. 482.	**Heinrich Alexander-Stiftung.** Stipendium an einen christlichen und einen jüdischen Studierenden.
„	„	Nr. 553.	**von Rohrsche Stiftung.** Reisestipendium von 4500 M. für Maler, Bildhauer, Architekten.
„	„	Nr. 566.	**Dr. Paul Schultze-Stiftung.** Reisestipendium von 3000 M. für Bildhauer.
„	„	Nr. 842.	**M. J. Liebmannsche Stiftung.** Unterstützung von Israeliten zur Mitgift, Aufhilfe im Geschäft, Badekur.
Anfang	„	Nr. 426.	**Stiftung der Berliner Gewerbeausstellung von 1879.** Stipendien zur weiteren Ausbildung an junge Leute, die sich der Industrie und dem Gewerbe widmen.
„	„	Nr. 451.	**Adolf Arnsteinsche Stiftung.** 300—900 M. Stipendien an Berliner Studierende (Juristen, Mediziner, Historiker).
„	„	Nr. 547.	**Unterstützungs- und Stipendienfonds der Kgl. Akadem. Hochschule für die bildenden Künste.** Stipendien von 200 bis 300 M.
„	„	Nr. 899.	**Hampel-Stiftung.** 24—45 M. an alte verheiratete Töpfergesellen.
„	„	Nr. 1134.	**Dönhoffsches Legat.** Unterstützung zweier Armer.
1.	„	Nr. 121.	**Ludolffsche Stiftung.** Festmahl für 50 Arme.
1.	„	Nr. 576.	**Stipendien der Unterrichtsanstalt des Königl. Kunstgewerbemuseums.**
2.	„	Nr. 1144.	**Adolf Martha Goldberg-Stiftung.** Unterstützung Armer.
6.	„	Nr. 1243.	**Theodor Sachs-Stiftung.** Unterstützung einer bedürftigen jüdischen Familie.
10.	„	Nr. 1092.	**Simon, Hermann und Ella Böhm-Stiftung.** 100—400 M. jährliche laufende Unterstützung an alleinstehende weibliche Personen.
11.	„	Nr. 1179.	**Jakob Plaut-Stiftung.** Unterstützung Armer.
15	„	Nr. 451.	**Adolph Arnsteinsche Stiftung.** Gewährt Stipendien von 300—900 M. an Studierende der Geschichte, Rechtswissenschaft und der Medizin.
17.	„	Nr. 119.	**l'Abbaye-Stiftung.** Festmahl für 100 Arme.
19.	„	Nr. 1033.	**Wilhelm Gericke Moabit-Stiftung.** Unterstützung an Arme der Stadtbezirke 285—304.
19	„	Nr. 1195.	**Voigtsches Legat.** Unterstützung Armer.

25.	**Januar**	Nr. 893.	**Brauereibesitzerfonds.** 30 M. an bedürftige Männer oder Witwen, bevorzugt Brauer und deren Witwen.
27.	„	Nr. 1626.	**Kaiser Geburtstags=Stiftung.** Unterstützung bedürftiger Armer Schönebergs.
29.	„	Nr. 1152.	**von Hinkeldey=Stiftung.** 30—75 M. an Arme.
Ende	„	Nr. 404.	**Friedrichs=Gewerbe=Stipendium.** Unterstützung von Gewerbegehilfen zur weiteren Ausbildung.

Im	**Februar.**	Nr. 842.	**M. J. Liebmannsche Stiftung.** Unterstützung von Israeliten zur Mitgift, Aufhilfe im Geschäft, Badekur.
5.	„	Nr. 962.	**Marggraff=Stiftung.** Unterstützung für einen Lehrer oder dessen Witwe oder Kinder.
6.	„	Nr. 561.	**Dr. Hugo Raußendorff=Stiftung.** Stipendien von 300 bis 1500 M. an jüngere christliche Maler und Bildhauer.
11.	„	Nr. 605.	**Jeanette Salomon geb. Pincson=Stiftung.** Unterstützung eines jüdischen Kranken.
13.	„	Nr. 1074.	**Witwe Rode=Stiftung.** Unterstützung 6 christlicher Bürgerwitwen.
Mitte	„	Nr. 1112.	**Karl Abraham Leo und Frau Dorothea geb. Kohtz=Stiftung.** Unterstützung alter, kranker jüdischer Personen und jüdischer Witwen und Waisen.
18.	„	Nr. 833.	**Charlotte=Elisabeth=Stiftung.** Aussteuer von 300 M. an arme Brautpaare.
22.	„	Nr. 1100.	**Reiffsches Legat.** Je 6 M. an über 60 Jahre alte Arme.
23.	„	Nr. 215.	**Elias und Friederike Meyer=Stiftung.** Unterstützung Hilfsbedürftiger mit Brennmaterial.
27.	„	Nr. 886.	**Kaiser Wilhelm Auguste Viktoria=Stiftung.** Unterstützung bedürftiger Handwerksmeister und deren Witwen im Bezirke der Handwerkskammer.

Im	**März.**	Nr. 715.	**Jubiläums=Stiftung der Offiziere der Königl. Schutzmannschaft in Berlin.** Unterstützung zum Kur= oder Erholungsaufenthalt für Angehörige von aktiven Wachtmeistern und Schutzleuten.
Anfang	„	Nr. 459.	**Heimann Breßler=Stiftung.** 4 Stipeniden a 300 M. an deutsche Studierende der Medizin.
„	„	Nr. 577.	**Stipendien der Königl. Kunstschule.**
„	„	Nr. 714.	**Friedrich Wilhelm=Stiftung für Marienbad.** 100 M. an gebildete Personen zur Kur in Marienbad.
1.	„	Nr. 1222.	**Minna Holländer geb. Wiener=Stiftung.** Unterstützung jüdischer Armer.
10.	„	Nr. 120.	**Justizrat Lazarus=Vermächtnis.** Festmal für 100 Arme.
10.	„	Nr. 317.	**Luisen=Stiftung 1776—1876.** Jährliche Unterstützungen für Erziehung und Ausbildung begabter, bedürftiger Kinder.
10.	„	Nr. 459.	**Heimann Breßler=Stiftung.** Stipendien zu 300 M. an Studierende der Medizin.
10.	„	Nr. 849.	**Unterstützungskasse der Ärztekammer.** Unterstützungen für Ärzte und deren Hinterbliebene.
12.	„	Nr. 1110.	**Moritz Samuel Jacob=Stiftung.** Unterstützung jüdischer Familien bei Krankheit, Altersschwäche oder Erwerbsunfähigkeit.

14.	**März**	Nr. 559. **Albert Louis Funck'sche Stiftung.** Stipendien für Maler und Bildhauer.
14.	„	Nr. 1114. **M. Pollack=Stiftung.** Unterstützung jüdischer Familien, bei Krankheit oder Altersschwäche.
17	„	Nr. 1060. **Fuhrmann'sches Legat.** Unterstützung armer Bürgerwitwen mit nicht unter 30 M.
18.	„	Nr. 1104. **Schauer'sche Stiftung.** Unterstützung 12 alter Bürger.
19.	„	Nr. 926. (2). **Karl Friedrich Wilke=Fonds.** Unterstützung hilfsbedürftiger Kaufleute.
20	„	Nr. 1153. **Jakob Israel=Stiftung.** 100—300 M. an verschämte Arme.
22.	„	Nr. 992. **Joh. Hoff=Schenkung.** 15 M. an preußische Invaliden.
22.	„	Nr. 997. **Salomon Lachmann=Stiftung.** Zinsenverteilung an 25 Invaliden aus den Kriegen 1864, 1866 und 1870-71. ·
22.	„	Nr. 1439. **Wilhelm=Augusta=Stiftung.** Unterstützung weiblicher Einwohner Charlottenburgs.
22.	„	Nr. 1627 **Stiftung zum Gedächtnis des hundertjährigen Geburtstag Kaiser Wilhelm I.** Unterstützung bedürftiger Veteranen und deren Hinterbliebener.
23.	„	Nr. 550. **Wilhelm Louis Bier=Legat.** Unterstützung 4 Studierender der Akademischen Hochschule für die bildenden Künste und der Akademischen Hochschule für Musik.
23.	„	Nr. 1043. **Stadtältester Möwes'sches Legat.** 30—45 M. an einen Einwohner des 209. Stadtbezirks.
26.	„	Nr. 1184. **Margarete Saloschin=Stiftung.** Unterstützung verschämter christlicher und jüdischer Armer.
27.	„	Nr. 637. **Otto Heß=Stiftung.** Unterstützung eines jüdischen erblindeten Familienvaters.
28	„	Nr. 1211. **Hermann Dewitz=Stiftung.** Unterstützung jüdischer Armer.
30.	„	Nr. 883. **Bäckermeister Dietrich'scher Fonds.** Unterstützung eines alten Handwerksmeisters.
Ende	„	Nr. 813b. **Hach'esche Stiftung.** 75 M. an noch nicht öffentlich unterstützte Personen über 50 Jahre. Gewerbetreibende bevorzugt.

Anfang	**April**	Nr. 715. **Jubiläumsstiftung der Offiziere der Königl. Schutzmannschaft in Berlin.** Unterstützung zum Kur= oder Erholungsaufenthalt für Angehörige von aktiven Wachtmeistern und Schutzleuten.
4.	,	Nr. 837. **Frl. Therese Wolff=Stiftung.** Aussteuer von je 600 M. an ein christliches und ein jüdisches Mädchen. Zinsenrest an christliche und jüdische Arme.
8	„	Nr. 453. **Joseph Jansel=Stiftung.** 3 Stipendien an Juristen der Universität Berlin, Söhne von Richtern und Gerichtsschreibern des Königl. Land= und Amtsgerichts I.
11.	„	Nr. 1042 **Meyer'sches Legat.** Unterstützung eines armen Bewohners der Jüdenstraße.
16.	„	Nr. 1222. **Minna Holländer geb. Wiener=Stiftung.** Unterstützung jüdischer Armer.
26.	„	Nr. 1089. **Julius und Lina Grünwald=Stiftung.** 40 M. an bedürftige Jüdinnen.

28.	**April**	Nr. 1110(3,4). **Herrmann Jakob-Stiftung** und **Paula Jakobsches Legat.** Unterstützung jüdischer Familien, in denen Krankheit, Altersschwäche oder Erwerbsunfähigkeit vorhanden.
29.	„	Nr. 817. **Louis Liebermann-Stiftung.** 100—1000 M. zur Aufhilfe, Existenzbegründung, Aussteuer, ärztlichen Kur, Ausbildung in Kunst und Wissenschaft.
30.	„	Nr. 1044 **Rettnersches Legat.** Unterstützung armer Witwen des 83. Stadtbezirks.
Ende	„	Nr. 474. **P. Rohrbachsche Stiftung.** Stipendium an einem Berliner Studierenden der Naturwissenschaften, insbesondere der Botanik.

Anfang **Mai**		Nr. 718. **Stiftungsfonds des Stadtältesten Franke.** 75 M. an erwerbsunfähige Personen, besonders städt. Unterbeamte zu Badekuren usw.
1.	„	Nr. 516. **Dr. Paul Schultze-Stiftung.** 4 Stipendien für Studierende aller Fakultäten.
1.	„	Nr. 763. **Constant Sala-Stiftung.** Land- oder Seeaufenthalt für kränkliche Gemeindeschüler.
1.	„	Nr. 1238. **Geschw. Natorff-Stiftung.** Mindestens 300 M. an über 24 Jahre alte, seit 5 Jahren in Berlin ansässige jüdische Personen.
5.	„	Nr. 124. **Rosenheimsche Stiftung.** Unterstützung Armer mit Lebensmitteln, Heizung und Kleidung.
6.	„	Nr. 887. **Lüddicke-Naumann-Stiftung.** Unterstützung über 60 Jahre alter, selbständig gewesener Handwerker, Gewerbetreibender oder Künstler.
7.	„	Nr. 1070. **Charlotte Teichert-Stiftung.** Unterstützung von 10 Witwen, die nicht Almosenempfängerinnen sind.
10.	„	Nr. 467. **Immanuel Munk-Stiftung.** Stipendium von 420 M. an einen Studierenden der Medizin.
10.	„	Nr. 1628. **Uhligsche Stiftung.** Unterstützung hilfsbedürftiger Witwen und Waisen in Schöneberg.
11.	„	Nr. 1155. **Kochhannsches Legat.** Unterstützung Armer.
13.	„	Nr. 1031. **Burchardtsches Legat.** Unterstützung 25 evangelischer Armer der Friedrichs-Werder-Gemeinde.
15.	„	Nr. 766. **Constant Sala-Stiftung.** Land- oder Seeaufenthalt für kränkliche Gemeindeschüler.
16.	„	Nr. 1170. **Dr. Lorentzsches Legat.** Unterstützung Berliner Stadtarmer.
21.	„	Nr. 1174. **Josef Meyersches Vermächtnis.** Unterstützung Armer.
26.	„	Nr. 978. **Paul Kuczinski-Stiftung.** Unterstützung hilfsbedürftiger Dichter und Musiker.
26.	„	Nr. 1076. **Julius Cunow-Stiftung.** Unterstützung jüdischer Witwen
30.	„	Nr. 1092. **Simon, Hermann und Ella Böhm-Stiftung.** 100—400 M. jährliche laufende Unterstützung an alleinstehende, erwerbsunfähige Personen.
31.	„	Nr. 901. **F. W. Meyerscher Stiftungsfonds.** Unterstützung von Seidenwirkermeistern.

Im	**Juni**	Nr. 460.	**Fidicin=Stiftung.** Stipendien zu 300 M. an evangelische Studierende der Medizin.
Anfang	„	Nr. 489.	**Goldbecksche Stipendien=Stiftung.** Stipendium an einen bedürftigen Studenten.
„	„	Nr. 970.	**Wilhelm=Augusta=Stiftung der Berliner Lehrerschaft.** Unterstützung von Berliner Lehrern und Lehrerinnen, sowie Witwen und Waisen der ersteren. 20—60 M.
1.	„	Nr. 551.	**Karl Haase=Stiftung.** Stipendium für einen Künstler an der Königl. Akademischen Hochschule für die bildenden Künste.
2.	„	Nr. 393.	**Hirsch und Julie Hammerfeldsche Stiftung.** Unterstützung von jährlich nicht unter 90 M. an 12 Berliner Schüler, Gymnasiasten und Studierende.
2.	„	Nr. 1095.	**Friebesches Legat.** 90—150 M. an kranke oder altersschwache Bürger oder Witwen.
3	„	Nr. 1246.	**Julius und Rosalie Schulvater=Stiftung.** Unterstützungen von 30—200 M. an jüdische alte Leute, an Brust= und Lungenkranke und an Waisen.
10.	„	Nr. 849.	**Unterstützungskasse der Ärztekammer.** Unterstützung für Ärzte und deren Hinterbliebene.
11.	„	Nr. 998.	**Nationaldank für Veteranen.** 9—10 M. an ehemalige Soldaten und deren Witwen (aus der Berl. Spezial=Jubelfest=Stiftung).
12.	„	Nr. 535.	**Seydlitzsche Stiftung.** Stipendien für Studierende der Technischen Hochschule.
12.	„	Nr. 1012.	**Simon, Hermann und Ella Böhm=Stiftung.** 100—400 M. jährliche laufende Unterstützung an alleinstehende weibliche Personen.
17.	„	Nr. 1113.	**Wilhelmine Lewinsche geb. Spiro=Stiftung.** Je 50 M. an vier kranke oder erwerbsunfähige jüdische Witwen oder ledige Personen.
20.	„	Nr. 1059.	**Witwe Deutschmann=Stiftung.** 30 M. an arme Witwen.
20.	„	Nr. 1149.	**Fonds der Inhaber der Firma S. Herz=Stiftung.** Nicht unter 30 M. an verschämte arme Bürger.
20.	„	Nr. 1219.	**S. Herz=Stiftung.** Unterstützung verschämter jüdischer Armer mit nicht unter 30 M.
21.	„	Nr. 1063.	**Ida Ledermann=Stiftung.** Unterstützungen nicht unter 40 M. an arme Witwen.
21.	„	Nr. 1625.	**Hinzesches Legat.** Unterstützung einer Witwe in Schöneberg.
24.	„	Nr. 1413.	**Bramer=Stiftung.** Nicht unter 50 M. zu Luft= und Badekuren an Charlottenburger Einwohner.
25.	„	Nr. 1203.	**Schultzesches Legat.** Unterstützung zwei evangelisch=lutherischer Stadtarmer.
29.	„	Nr. 124.	**Rosenheimsche Stiftung.** Unterstützung Armer mit Lebensmitteln, Heizung und Kleidung.
30.	„	Nr. 534.	**Rentier Karl August Schwarzsche Stipendienstiftung.** Stipendien für Beamtensöhne an der Technischen Hochschule.
30.	„	Nr. 539.	**Emil Wentzelsche Stiftung.** Stipendien für Studierende an der Technischen Hochschule.
30.	„	Nr. 834.	**Lange=Schuckesche=Aussteuer=Stiftung.** 1500 M. zur Aussteuer für eine Kaufmannstochter.

Ende **Juni**　　Nr. 404. **Friedrichs-Gewerbe-Stipendium.** Unterstützung von Gewerbegehilfen zur weiteren Ausbildung.

Im **Juli**　　Nr. 915. **Bercht- und Fricke-Stiftungsfoßnd.** Unterstützung von 2 in Berlin etabliert gewesenen Kaufleuten.

Anfang „　　Nr. 531. **Julius Adelheid-Stiftung.** Stipendium von 240 M. jährlich an jüdische Studierende des Baufaches an der Technischen Hochschule.

2. „　　Nr. 632. **Ferdinand Alßlebensches Legat.** Nicht unter 6 M. an arme Blinde.

2. „　　Nr. 1064. **Limann-Stiftung.** Unterstützung von Ganz- oder Halbwaisen ehelicher Geburt.

3. „　　Nr. 567. **Felix Meyer-Mende-Stiftung.** Unterstützung jüdischer Studierender.

6. „　　Nr. 1101. **Wilhelm und Amalie Peters-Stiftung.** Mindestens 150 M. an über 60 Jahre alte Bürger und Witwen.

10. „　　Nr. 1082. **Therese Leßmann-Stiftung.** Je 180 M. an christliche und jüdische Witwen oder ledige weibliche Personen, denen der Ernährer fehlt.

11. „　　Nr. 831. **Lion Eduard Tausk-Stiftung.** Mieteunterstützung an jüdische Arme.

11. „　　Nr. 1056. **v. Alvenslebensches Vermächtnis.** Unterstützung von Armen, Witwen und Waisen mit nicht unter 15 M.

15. „　　Nr. 531. **Julius Adelheid-Stiftung.** Stipendium für jüdische Studierende des Baufaches.

18. „　　Nr. 565. **Ernst Reichenheimsche Stiftung.** 2 Stipendien von je 600 M. an Schüler (Maler) der akademischen Hochschule für die bildenden Künste.

29. „　　Nr. 604. **Max und Rosalie Michaelis-Stiftung.** Unterstützung jüdischer Kranker.

Ende „　　Nr. 530. **Hagensche Stiftung.** Stipendien von je 600 M. an Studierende der Technischen Hochschule.

---

4. **August**　　Nr. 460. **Fidicin-Stiftung.** 2 Stipendien an evangelische Studierende der Medizin.

4. „　　Nr. 1242. **Gustav und Adele Sachs-Stiftung.** Nicht unter 25 M. an jüdische Arme.

5. „　　Nr. 1092. **Simon, Hermann und Ella Böhm-Stiftung.** 100—400 M. jährliche laufende Unterstützung an erwerbsunfähige alleinstehende weibliche Personen.

7. „　　Nr. 813b. **Hachesche Stiftung.** 75 M. an noch nicht öffentlich unterstützte Personen über 50 Jahre, vorzugsweise Gewerbetreibende.

14. „　　Nr. 971. **Dr. jur. Wolffsche Stiftung.** Unterstützung 4 über 50 Jahre alter erwerbsunfähiger Lehrerinnen oder 4 armer Witwen.

14. „　　Nr. 1038. **Kampfmeyersches Legat.** Unterstützung eines Armen, entweder Verwandten des Stifters oder aus der 42. Armenkommission.

Mitte „　　Nr. 1112. **Karl Abraham Leo und Frau Dorothea geb. Kohtz-Stiftung.** Unterstützung alter, kranker jüdischer Personen und jüdischer Witwen und Waisen.

15.	August	Nr. 1206. **Gerson Bernstein-Stiftung.** Unterstützung eines verschämten jüdischen Armen.
21.	„	Nr. 1629. **Mintzlaffsches Legat.** Unterstützung von Witwen oder unverheirateten weiblichen Personen in Schöneberg.
22.	„	Nr. 1621. **Buckardt, Schmidtsches Legat.** Unterstützung armer Schöneberger Einwohner.
28.	„	Nr. 1102. **Gebr. Plautsche Stiftung.** Unterstützung christlicher über 60 Jahre alter Armer mit nicht unter 9 M.
28.	„	Nr. 1111 **Fräulein Johanna Itzig-Stiftung.** Je 30—50 M. an alte ledige weibliche Personen jüdischen Glaubens.
28.	„	Nr. 1216. **Henriette Goldschmidt-Stiftung.** Unterstützung jüdischer Armer.

Im September.		Nr. 405. **Gewerks-Ausstellungsfonds von 1840.** Unterstützung von Gewerbegehilfen zur weiteren Ausbildung.
„	„	Nr. 519. **Stipendien der Friedens-Gesellschaft in Potsdam.** Stipendien von 150 M. an Studierende, Gymnasiasten und Kunstbeflissene.
1.	„	Nr. 926 (5). **Meyer Cohnscher Fonds.** Unterstützung bedürftiger Mitglieder der Fondsbörse.
9.	„	Nr. 1078. **Caspar Misch-Stiftung.** Unterstützung einer jüdischen Witwe mit einem oder mehreren Söhnen.
10.	„	Nr. 849. **Unterstützungskasse der Ärztekammer.** Unterstützung für Ärzte und deren Hinterbliebene.
10.	„	Nr. 1151. **Rentier David Herzogscher Fonds.** Nicht unter 75 M. an Arme.
10.	„	Nr. 1220. **David Herzog-Stiftung.** Nicht unter 75 M. an jüdische Arme.
15.	„	Nr. 577. **Stipendien an der Königl. Kunstschule.**
15.	„	Nr. 1255. **Hugo Josef Stern-Stiftung.** Unterstützung jüdischer Armer.
19.	„	Nr. 836. **Rentier August Schultzesche Aussteuer-Stiftung.** Aussteuern von je 150 M. an männliche junge Leute zur Etablierung, an weibliche zur Verheiratung, vornehmlich aus der 133. Armenkommission.
19.	„	Nr. 1449. **Weißesches Legat.** 39 M. an Arme Charlottenburgs.
20.	„	Nr. 835. **Luisen-Friedrich-Stiftung.** Aussteuer von 300 M. an arme Brautpaare.
25.	„	Nr. 617. **Regina Ephraimsohn geb. Berliner - Stiftung.** Unterstützung einer jüdischen Wöchnerin.
29.	„	Nr. 214. **Wwe. Lehmannsches Legat.** 15 M. Holzunterstützung an fromme Witwen und Waisen.
29.	„	Nr. 1062. **Hoffmannsches Legat.** 15 M. Unterstützung an arme Witwen.
30.	„	Nr. 837. **Frl. Therese Wolff-Stiftung.** Je 600 M. Aussteuer an ein christliches und ein jüdisches Mädchen.
30.	„	Nr. 1166. **Wilhelm Levin-Stiftung.** Je 50 M. an christliche, jüdische und konfessionslose Arme.
30.	„	Nr. 1439. **Wilhelm-Augusta-Stiftung.** Unterstützung weiblicher Einwohner Charlottenburgs.

Im **Oktober.**	Nr. 213.	**Dr. Kästnersches Vermächtnis.** Feuerungs-Unterstützung an 2 Familien aus dem früheren IX. Medizinalbezirk.
" "	Nr. 1001.	**Schlesingersche Stiftung.** Unterstützung von Witwen und Waisen im Kriege gefallener Landwehrmänner oder von Waisenmädchen.
" "	Nr. 1162.	**Salomon Lachmann-Stiftung.** Nicht unter 30 M. an verschämte Arme.
" "	Nr. 1372.	**Hackenschmidtsches Legat.** Holzunterstützung an 2 verschämte Arme Charlottenburgs.
Anfang "	Nr. 560.	**Adolf Ginsberg-Stiftung.** Stipendien zur Ausbildung oder zu Studienreisen an Künstler, vorzugsweise Maler. 1000 oder 2000 M.
" "	Nr. 563.	**Adolf Menzel-Stiftung.** Stipendien für Studierende, vorzugsweise Maler der Kunstakademie zu Berlin.
" "	Nr. 1062.	**Hoffmannsches Legat.** 15 M. für arme Witwen.
1. "	Nr. 532.	**Reichertsche Stiftung.** Stipendien für Künstler.
4. "	Nr. 1105.	**Christian Teichertsches Legat.** Unterstützung von zwei alten arbeitsunfähigen Männern, nicht Almosenempfängern.
5. "	Nr. 1032.	**Etzenhardt-Dunckersche-Stiftung.** Unterstützung von 20 Witwen, die mindestens 2 Jahre auf dem Friedrichs-Werder gewohnt haben.
8. "	Nr. 429.	**Leopold Sophie Troppau-Stiftung.** Unterstützung eines jüdischen Mädchens zur Berufsausbildung oder Verheiratung.
9. "	Nr. 1255.	**Hugo Josef Stern-Stiftung.** Unterstützung jüdischer Armer.
14. "	Nr. 399.	**Eduard Lasker-Stiftung.** Unterstützung eines Zöglings der jüdischen Gemeindeschule.
14. "	Nr. 1080.	**Heckersches Legat.** Unterstützung 5 weiblicher Personen, die nicht aus öffentlichen Armenfonds unterstützt werden.
15. "	Nr. 560.	**Adolf Ginsberg-Stiftung.** Stipendien für Künstler.
15. "	Nr. 563.	**Adolf Menzel-Stiftung.** Stipendien für Studiernde der Akademie der bildenden Künste, besonders für Maler.
16. "	Nr. 605.	**Jeanette Salomon geb. Pincson-Stiftung.** Unterstützung eines jüdischen Kranken.
18. "	Nr. 1183.	**Moritz Salomonsohnsche Stiftung.** Beträge von 100 bis 200 M. an Arme.
31. "	Nr. 1184.	**Mararethe Saloschin-Stiftung.** Unterstützung verschämter christlicher und jüdischer Armer.
Ende "	Nr. 552.	**Reichertsche Stipendien-Stiftung.** 2 Stipendien von je 600 M. an Kunstakademiker.

Im **November.**	Nr. 315.	**Hollmannsches Legat.** Beihilfen zur Erziehung armer Kinder.
" "	Nr. 824.	**Liepmann-Meyer-Wulf-Stiftung.** Unterstützung jüdischer Familienväter zur Aufhilfe im Geschäft oder Handwerk.
" "	Nr. 885.	**Henoch-Stiftung.** Je 87,50 M. an 40 kleine Beamte oder Handwerker.
" "	Nr. 1046.	**Dr. med. Tappertsche Stiftung.** 15—30 M. an verschämte Arme des 114. Stadtbezirks.
" "	Nr. 1092.	**Simon, Hermann und Ella Böhm-Stiftung.** 100—400 M. jährliche laufende Unterstützung an alleinstehende, erwerbsunfähige weibliche Personen.

Im **November** Nr. 1167. **Louis und Philippine Liebermann=Stiftung.** Unterstützung
11 christlicher und 11 jüdischer Familien, die noch nicht von
der Armendirektion oder der jüdischen Gemeinde unter=
stützt sind.

„ „ Nr. 1228. **Salomon Lachmann=Stiftung für verschämte Arme.** Nicht
unter 30 M. an verschämte jüdische Arme.

1. „ Nr. 1238. **Geschw. Natorff=Stiftung.** Mindestens 300 M. an über
24 Jahre alte seit 5 Jahren in Berlin ansässige jüdische
Personen.

5. „ Nr. 1061. **Joseph und Therese Goldschmidt=Stiftung.** Unterstützung
von Armen, besonders Witwen und Waisen.

6. „ Nr. 926 (2) **Karl Friedrich=Wilke=Fonds.** Unterstützung hilfsbedürf=
tiger Kaufleute.

6. „ Nr. 932. **Nathansohn=Stiftung.** Unterstützung bedürftiger Mitglieder
der Fondsbörse und deren Hinterbliebenen.

10. „ Nr. 978. **Paul Kuczynski=Stiftung.** Unterstützung hilfsbedürftiger
Dichter und Musiker.

15. „ Nr. 520. **Carl Twesten=Stiftung für Studierende.** Stipendien für
Studierende aller Fakultäten.

16. „ Nr. 1246. **Johann und Rosalie Schulvater=Stiftung.** Unterstützung
von 50—200 M. an jüdische alte Leute, an Brust= und Lungen=
kranke und an Waisen.

19. „ Nr. 1141. **Legat Friedrich Wilhelm III., Majestät.** Je 30 M. an
Arme.

24. „ Nr. 215. **Elias und Friedr. Meyer=Stiftung.** Unterstützung mit
Brennmaterial.

Im **Dezember.** Nr. 216. **Winterunterstützungs=Fonds.** Je 12 M. zum Ankauf von
Brennmaterial an Legaten=Empfänger. [illegible]

„ „ Nr. 426. **Stiftung der Berliner Gewerbeausstellung von 1879.** Sti=
pendien zur weiteren Ausbildung an junge Leute, die sich
der Industrie und dem Gewerbe widmen.

„ „ Nr. 569. **Nathalie Hirsch geb. Wolff=Stiftung.** Stipendien für
weibliche Studierende der Musik an der Akademie der Künste.

„ „ Nr. 871. **Unterstützungsverein deutscher Buchhändler und Buch=
handlungsgehilfen.** Unterstützung von Buchhändlern, von
Gehilfen und Lehrlingen.

„ „ Nr. 1202. **Emil Frommel=Stiftung.** Unterstützung christlicher Armer,
insbesondere Konfirmanden, Witwen und Waisen.

„ „ Nr. 435. **Evangelisches Säkular=Stipendium.** Stipendien von je
900 M. für einen Studierenden der Theologie auf 2 Jahre.

„ „ Nr. 970. **Wilhelm=Augusta=Stiftung der Berliner Lehrerschaft.**
Unterstützung von Berliner Lehrern und Lehrerinnen, so=
wie Witwen und Waisen der ersteren. 20—60 M.

„ „ Nr. 1034. **Hermann Gersonsches Legat.** Unterstützung Armer im 9.
und 10. Stadtbezirk.

9. „ Nr. 410. **Adolf v. Hansemann=Stiftung.** Unterstützung junger Kauf=
leute zur fachwissenschaftlichen Ausbildung.

10 „ Nr. 849. **Unterstützungskammer der Ärztekammer.** Unterstützungen
für Ärzte und deren Hinterbliebene.

10. **Dezember** Nr. 1436. **Münchhoffsche Stiftung.** Unterstützung christlicher Familien und Witwen und Hospitaliten Charlottenburgs.

12. „ Nr. 1624. **Fritz Hehl-Stiftung.** Unterstützung eines hilfsbedürftigen mittleren oder Unterbeamten Schönebergs.

15. „ Nr. 435. **Evangelisches Säkular-Stipendium.** Stipendium für einen Theologen.

18. „ Nr. 1213. **Adolf Fiegel-Stiftung.** Unterstützung jüdischer Armer.

19. „ Nr. 1201. **Emilie Wolff-Levin-Stiftung.** Unterstützung christlicher und jüdischer Armer.

20. „ Nr. 889. **Eduard Heinrich Schnellsche Stiftung.** Je 50 M. an Witwen und Witwer mit Kindern oder verheiratete Arbeiter und Handwerker mit Kindern, deren Erwerbstätigkeit von Dezember bis Februar ruht.

21. „ Nr. 1131. **Bürklesches Legat.** Unterstützung armer Familien.

21. „ Nr. 427. **Stiftung von 1799.** Stipendien zur Ausbildung von Handwerkern.

Weihnachtsgeschenke siehe im Namen- und Sachregister.

29. **Dezember.** Nr. 560. **Adolf Ginsberg-Stiftung.** Stipendien zur Ausbildung oder zu Studienreisen an Künstler, vorzugsweise Maler. 1000 2000 M.

Jüdisches Kalendarium.

3. **Tischri.** Nr. 1110. **Moritz Samuel Jakob-Zweig-Stiftung.** Unterstützung jüdischer Familien, bei Krankheit, Altersschwäche oder Erwerbsunfähigkeit.

3. „ Nr. 602. **Pauline und Franziska Bud-Stiftung.** Unterstützung jüdischer kranker Frauen und Mädchen bei einer Operation.

14. „ Nr. 1115. **Rosa Zander geb. Cohn-Stiftung.** Unterstützung einer leidenden jüdischen weiblichen Person.

25. „ Nr. 1224. **Itzig Jüdel-Stiftung.** Unterstützung verschämter jüdischer Armer.

23. **Cehschwan.** Nr. 1245. **Ferdinand Schneider-Stiftung.** Unterstützung jüdischer Armer.

24. „ Nr. 439. **Johnsohnsche Stiftung.** Unterstützungen an israelitische Studierende der Theologie.

25. **Kislew.** Nr. 1209. **Abraham Bromberger-Stiftung.** Unterstützung jüdischer Armer.

1. **Tewes.** Nr. 1254. **Eduard Steinthal-Stiftung.** Unterstützung eines jüdischen Familienvaters.

5. „ Nr. 1236. **Moses und Sarah Meyer-Angermünde-Stiftung.** Unterstützung jüdischer Armer.

5. „ Nr. 1241. **Max-Sabersky-Stiftung.** Unterstützung jüdischer Armer.

8. **Schebath.** Nr. 1249. **Witwe Jonas Seelig-Stiftung.** Unterstützung jüdischer Armer.

15. „ Nr. 1240. **Jakob Plaut-Stiftung.** Unterstützung jüdischer Armer.

17. „ Nr. 439. **Johnsohnsche Stiftung.** Unterstützung israelitischer Studierender der Theologie.

4.	**Nissan.**	Nr. 1254. **Eduard Steinthal-Stiftung.** Unterstützung einer jüdischen Witwe oder Wöchnerin.
8.	„	Nr. 1236. **Moses und Sarah Meyer-Angermünde-Stiftung.** Unterstützung jüdischer Armer.
23.	„	Nr. 1232. **Magnus Levy-Stiftung.** Unterstützung 10 armer oder kranker jüdischer Familien.
1.	**Ijar.**	Nr. 820. **M. J. Bodensteins Aufhilfe-Fonds.** Unterstützung eines jüdischen Handwerkers oder Künstlers.
2.	„	Nr. 1224. **Itzig Jübel-Stiftung.** Unterstützung verschämter jüdischer Armer.
15.	**Tamus.**	Nr. 1217. **Jeanette Grätzer-Stiftung.** Unterstützung jüdischer Armer.
4.	**Ab.**	Nr. 1217. **Jeanette Grätzer-Stiftung.** Unterstützung jüdischer Armer.
3.	**Ellul.**	Nr. 1110. **Moritz Samuel Jakob-Zweig-Stiftung.** Unterstützung jüdischer Familien, bei Krankheit, Altersschwäche oder Erwerbsunfähigkeit.
3.	„	Nr. 1223. **Isaak und Adolphine Jaffa-Stiftung.** Unterstützung verschämter jüdischer Armer.
8.	„	Nr. 1209. **Abraham Bromberger-Stiftung.** Unterstützung jüdischer Armer.
25.	„	Nr. 1237. **Jakob Michaelis-Stiftung.** Unterstützung jüdischer Armer.
Ende	„	Nr. 1229. **Hermann und Agnes Lehmann-Stiftung.** Nicht unter 50 M. an jüdische Personen.
„	„	Nr. 1248. **Dr. med. Felix Seelig-Stiftung.** Unterstützung jüdischer Armer zu Neujahr.

Namen= und Sach=Register.

Die Zahlen bezeichnen die Ordnungsnummern, unter denen die einzelnen Wohlfahrtseinrichtungen zu finden sind; nur ausnahmsweise wird durch vorgedrucktes S. die Seitenzahl bezeichnet. Ist unter mehreren Zahlen eine fett gedruck, so weist sie auf die Stelle hin wo die betreffende Wohlfahrtseinrichtung selbst zu finden und nicht nur im Zusammenhange mit anderen erwähnt ist.

A

(Die Zahlen sind Ordnungsnummern.)

L'Abaye=Stiftung 119, 1118.

Abegg (Luise)=Stiftung 334, 335, **578**.

Abendaufenthalt 144—146, 151, 158.

Abendessen, billiges 111, 113, 115, 129—131, 135, 146.

Abendheim des Vereins Jugendheim 1395.

— des Vereins Wohlfahrt der weibl. Jugend 151.

— für Arbeiterinnen, Verein, 158 (4).

Abhilfe der Not unter den kleinen Fabrikanten und Handwerkern, Berliner Frauenverein zur 814.

Abraham (Herrmann)=Stiftung 646.

Abstinente Katholiken, Verein 625.

Abteilung für Familienfürsorge u. weibliche Strafentlassene des Vereins zur Besserung der Strafgefangenen 795 (II).

— für Ferienkolonien des Vereins gegen Verarmung Charlottenburg 1420.

— für Haushaltungsschulen des Provinzialvereins Berlin des Vaterl. Frauenvereins 363.

— für Unterstützungen des Provinzialvereins Berlin des Vaterl. Frauenvereins 85.

— zur Fürsorge für kathol. Strafgefangene 795 (IV).

Ackerbau und Handwerke, Verbreitung unter den Juden 352.

Ackermannsche (v. Mandt) Stipendien-Stiftung 506.

Adass Jisroel-Synagogengemeinde 332, 597, 600, 675, 1205.

Adelsgenossenschaft, Zentralhilfsverein d. 89.

Adlige Damen, Wohnung für 157. Charlottenburg 1369.

— Kinder 89.

Adlige Personen 89, 157, 189, 456, 634, 975, 1068, 1085.

— — Arbeitsnachweis 89.

— Studierende 456.

Adoption 89.

Advents-Gemeinde 1.

Advokaten s. Rechtsanwälte.

St. Afra=Stift 795 (IV), **809**.

Ahawas Scholaum, Frauenvereinigung 100.

Akademie der Künste (Königl.) 545—548, 553, 554, 558, 562, 564, 566, 569.

Akademische Auskunftstelle 1299.

— Hochschule der bildenden Künste (Kgl.) 550, 551, 557, 559—561, 563, 565.

— — für Musik 550, 555, 567, 570, 573.

Akademisches Institut für Kirchenmusik 568, 572.

Akademischer (großer) Staatspreis der Kgl. Akademie der Künste zu Berlin 548.

Akademische Unterrichtskurse f. Arbeiter 1312.

Aken, Studierende aus 487.

Albert=Charlottenheim 679.

Albertus=Magnus=Verein 505.

Albrechtsche Stiftung 1072.

Alexander (Heinrich)=Stiftung 482.

Alexander jr. (Isaac) und Minna geb. Bernsdorff-Stiftung 1204.

Alexandrinenstraße 1037.

Alexianer, St. Josephs-Heilanstalt der 700.

Alimente S. 417.

Alkoholfreies Erholungsheim für Mädchen, Verein Jugendschutz 153.

Alkoholismus, Berliner Frauenverein gegen den 786.

Alkoholkranke 622—626, 705, 706, 784 bis 786, 800 (II), 805. Charlottenburg 1409, 1410; Friedrichsfelde 1474; Gr.-Lichterfelde 1514, 1515; Rixdorf 1567—1570; Schöneberg 1610, 1611; Weißensee 1691.

Anwaltsverein 909, 910.
Apolant (Eugen)-Stiftung 906.
Apostel Paulusgemeinde 1595.
Apostolische Gemeinde, neue 65.
— Gemeinden, kathol. 66.
Apotheker u. deren Angehörige 843/848.
Apotheker-Verein, Deutscher 843—848.
Arbeiter und deren Angehörige 411, 882, 889, 890, 1008.
— Arbeitsnachweis für 129, 1008, 1259 A, 1261.
— Darlehen für 812.
— Wohnung für 150 (kathol.)
— städt. und deren Angehörige 1430.
— -Bildungsschule 1315.
— -Fortbildungskurse Charlottenburg 1391.
— -gärten 782. Charlottenburg 1426; Rixdorf 1579; Steglitz 1657.
— -heilstätten der Landesversicherungsanstalt Berlin 662.
— -kolonien 1273, 1275, 1276, 1277 (jüd.).
— — Berliner 1273.
— — (jüd.) in Weißensee 1262, **1277.**
— -Samariter-Kolonne 781.
— -Siechenhaus (Johanniter-) 203.
— -söhne, Heidenfeld-Stiftung für 411.
— -Unterrichtskurse 1313, 1314. Charlottenburg 1391.
— -versicherung S. 421. 1296, 1453.
Arbeiterinnen (s. a. Heimarbeiterinnen), Arbeitsnachweis für 1259. Charlottenburg 1428; Rixdorf 1580; Schöneberg 1619.
— Badereisen für 86e.
— Darlehen für 812.
— Erholungsaufenthalt für 725—727, 736, 742.
— Klubs für 151 (4).
— -Kolonien 1276.
— Schlafstellen für 150.
— Unterstützung für 981, 982.
— Unterkunft für 146, 151, 153, 158, 159, 160 (kathol.), 809 (kathol.).
— -heime s. Heime für Arbeiterinnen.
— — Verein zur Errichtung von **146.** 726.
— -wohl, Verein 158.
Arbeitsame, Friedrich Wilhelm-Stiftung für 811.
Arbeitsgerätschaften s. Arbeitsmaterial und Utensilien.
Arbeitshaus in Rummelsburg 164, S. 409.
Arbeitshilfe, Verein 1270.
Arbeitskarte S. 420.
Arbeitslose, Beschäftigung für (s. a. Arbeitsnachweis) 144, 621, 795 (I), 945, 1262 (jüd.), 1268, 1272, 1273—1282. Charlottenburg 1429; Rixdorf 1581.

Arbeitslose Familienväter und -mütter, Arbeitsstätte für 1273.
— Schreibstuben für 795 (I), 945, 1262. (jüd.), 1271 (6). Charlottenburg 1429, Rixdorf 1581.
Arbeitslosen, Verein Dienst an 1024, **1271.**
Arbeitslust, Guttemplerloge 1567 (1).
Arbeitsmaterial und Utensilien 77, 84, 90, 91, 94, 355 (7), 1283, 1284. Gr.-Lichterfelde 1507.
— — — für Blinde 334 (3), 630.
— — — für Strafentlassene 74 (jüd.).
— — — für Taubstumme 578.
Arbeitsnachweis und Stellenvermittlung im allgemeinen (s. auch Frauenbeschäftigungsvereine (kirchl.) u. Arbeitsvermittl.) 30 (1), 69, 85, 130, 1259—1272, 1273. Boxhagen-Rummelsburg 1335; Charlottenburg 1428; Reinickendorf 1548; Rixdorf 1556, 1580; Schöneberg 1619; Weißensee 1693; Wilmersdorf 1714.
— für Männer 129, 130, 132, 1008, 1259A, 1262 (jüd.), 1271. Charlottenburg 1428.
— — — Facharbeitsnachweis, 1259 B. Charlottenburg 1428.
— für Frauen und Mädchen 86 (a), 143 (kathol.), 153, 355 (X), 1259B, 1262 (jüd.), 1269, 1270, 1289, 1302.
— für Jugendliche (s. a. Lehrstellen-Nachweis) 79, 126, 1271, 1272 (kathol.).
— für jugendliche Zuziehende 237 (9).
— für jüd. Personen 1262.
— für adlige Personen 89.
— für Arbeiter 129, 1008, 1259A, 1261.
— für Arbeiterinnen 1259. Charlottenburg 1428; Rixdorf 1580; Schöneberg 1619.
— für Ausländerinnen 135.
— für Arztwitwen und -waisen 849.
— für Badener 1012.
— für Blinde 334 (3), 629—632.
— für Dienstboten s. für Hauspersonal.
— für durchreisende Polen 132.
— für Erzieherinnen 134—136, 1302.
— für Handlungsgehilfen 945, 1264.
— — weibliche 347a.
— für Handwerker 129, 1261.
— für Hauspersonal (weibl.) 136—138, 138, 140 141 (kathol.), 151, 159, 361 (4), 1259E, 1262 (jüd.), 1270, 1302. Charlottenburg 1428.
— für Heimarbeiterinnen 1267, 1268.
— für Kaufleute 1263, 1264, 1266.
— für Kindergärtnerinnen 369 (3).
— für Krankenhausentlassene 672, 699, 703 (III).
— für Krankenpflegerinnen 586, 1269.
— für Krüppel 647.

C.

---

*) Hier sind nur solche Einrichtungen an-
geführt, die entweder ausschließlich oder vorzugsweise christliche Personen berücksichtigen,
oder bei denen die Mitberücksichtigung dieser
ausdrücklich vorgeschrieben ist.

1082, 1088, 1136, 1144, 1154, 1166 bis 1168, 1184, 1192, 1201—1203. Charlottenburg 1436; Reinickendorf 1542; Rixdorf 1551 (2).
Christliche Russen 1282.
— Studierende f. Studierende, christliche.
Christlicher Verein junger Männer 145.
— weibliche Liebestätigkeit, Ausbildungskurse für 386.
— — — Instruktionskurse für 385.
— Witwen f. Witwen, christliche.
Christfche Freibetten 1411 a.
Christusgemeinde 6.
Cigarrenabschnitte, Sammlerverein 226.
Clausius (Gabriele)-Stiftung 682.
Cleve, Studierende aus 485.
Cohnscher (Meyer) Fonds 926 (5).
Cohnsches (Dr. Wilhelm) Legat 1398.
Cohn (Albert)-Stiftung 1305.
— (Flora)-Stiftung 603.
— (Simon)-Stiftung 1210.
— (Wolff)-Stiftung 420.
— -Oppenheim (Julie v.)-Stiftung 105.
Colberg 713, 719, 750, 756, 1465.
Comité f. Komitee.
Conardsches Stipendium für evangel. Theologie Studierende 434.
Concordia, Verein kathol. Kaufleute 219.
— Zeitschrift 1285.
Conrad-Stiftung 926.
Coserow 763.
Cosmarsches Legat 1058.
Cosmar-Stiftung 235, 813 (d), 1050.
Cothenius-Stiftung 235.
Cunow (Julius)-Fonds 926 (1).
— (Julius)-Stiftung 1076.
de Cuvry-Stiftung 1123.

D.

(Die Zahlen sind Ordnungsnummern.)

Dahlem 266, 371, 803.
Dalldorf, Idiotenanstalt 696.
— Irrenanstalt 693.
Damengruppen des Heilstättenvereins für Lungenkranke 702 (c).
— für Haus Schönow 699.
Damenheime 134—136, 154 (kathol.), 156, 157 (adl.). Charlottenburg 1369 (adl.), 1370.
Damenheim d. Elisabeth-Stifts (kathol.) 154.
— des Vereins zur Errichtung von adligen Damenheimen 157.
Dankeskirchengemeinde 7, 250 (III).
Danziger 1014.
Darlehen im allgemeinen 77, 104, 811, 813. Charlottenburg 1358.

Darlehen für Frauen 218, 355, 403, 461, 523, 616, 812.
— für jüdische Personen 274, 352, 416, 616, 815, 816, 829.
— für Angehörige bestimmter deutscher Staaten, Provinzen und Städte f. diese.
— für Arbeiter und Arbeiterinnen 812.
— für Ausländer 1002, 1003, 1004.
— für Fabrikanten 814.
— für Feuerwehrleute 858.
— für Gärtnerinnen 403.
— für Gewerbetreibende 813b, 814, 816 (jüd.). Pankow 1537.
— für Handwerker 416 (jüd.), 812, 814, 816 (jüd.).
— für Kaufleute 947.
— für Künstler und Künstlerinnen 1321.
— für Lehrer, ehemalige 1265.
— für Schauspielerinnen 218.
— für Studierende (f. a. Studierende) 505 (kathol.), 1003.
— für Studierende, weibliche 461, 523.
— für Taubstumme, jüdische 274.
— für Wöchnerinnen 616 (jüd.).
— zur Aufhilfe im Geschäft f. Fabrikanten. Gewerbetreibende, Handwerker, Kaufleute.
— zur Ausbildung 403, 461, 505 (kath.), 523.
— zur Existenzbegründung 352 (jüd.), 355 (7), 1284.
— für studierende Frauen, Verein zur Gewährung zinsfreier 461, **523**.
Darlehnskasse des Lette-Vereins 355 (7).
— und Unterstützungskasse des Vereins zur Förderung des Frauenerwerbs durch Obst- und Gartenbau 403.
Dauernde Fürsorge f. Pflegschaften.
— Unterstützungen, städt. (f. a. öffentliche Armenpflege) S. 405.
Daunsches Legat 1441.
Davos 713.
Decken 122.
Deeg (Wwe. geb. Hartig)-Vermächtnis 1132.
v. Dehn-Knorrsche (Emil und Karoline)-Stiftung 974.
Deputation für die Waisenpflege, Charlottenburg 1350.
— (städt.) für Wohlfahrtspflege, Schöneberg 1593.
Desinfektionsanstalten, städt. 125, **794.** Charlottenburg 1427; Rixdorf 1586; Schöneberg 1618.
Deutsche Adelsgenossenschaft 89.
Deutscher Apotheker-Verein 843—848.
— Dom (Verein gegen Verarmung) 77.
Deutsch-Evangel. Frauenbund 1269.

---

*) Bei diesen und den folgenden Einrich-
tungen sind nur solche aufgeführt, die entweder
ausschließlich oder vorzugsweise evangelische
Personen berücksichtigen, oder bei denen die Mitberücksichtigung evangelischer Personen ausdrücklich vorgeschrieben ist.

F.

(Die Zahlen sind Ordnungsnummern.)

bis 252, 313, 333 (7), 772. Vorhagen-
Rummelsburg 1334 (3); Charlottenburg
1390 (2); Schöneberg 1604 (10); Weißensee 1681 (1); Wilmersdorf 1706 (4).
Führergeld für Blinde 578.
Fuhrmannsches Legat 1060.
Funck (Albert Louis)-Stiftung 559.
Fürbringer-Stiftung 325.
Fürsorge-Abteilung des kathol. Charitas-
verbandes 300.
Fürsorgeaufsicht über entlassene Strafgefangene 795 (III).
Fürsorge für bestimmte Personen s. diese.
— bessernde 795—810.
— dauernde s. Pflegschaften.
— -erziehung S. 2 (I 7), 237, 238, 298
bis 303, 308, 309, 809, Rixdorf 1562 (3).
— -Erziehungsanstalt (jüd.) in Plötzensee
309.
— — in Repzin (jüd.) 308.
— für die zuziehende männliche Jugend 102.
— für Kranke u. Genesende, Sonderabteilung des Vereins gegen Verarmung 77.
— für Kranke u. Wöchnerinnen, Vereinigte 581.
— -Kommission der jüd. Gemeinde **74**, 795.
— -stellen für Alkoholkranke 622. Charlottenburg 1410; Rixdorf 1570; Schöneberg 1611.
Fürsorgestelle für jugendl. Inhaftierte beim
Polizeipräsidium 237 (5).
Fürsorgestellen für Krebskranke 620.
— für Lungenkranke 619. Charlottenburg
1407; Rixdorf 1566; Schöneberg 1609;
Weißensee 1690; Wilmersdorf 1708.
— für Säuglinge 241. Charlottenburg
1373; Friedenau 1462; Pankow 1530 (8);
Rixdorf 1559; Schöneberg 1601; Weißen-
see 1680; Wilmersdorf 1703.
Fürsorge für bedürftige Tuberkulose, Fried-
richsfelde 1477.
Fürsorge- u. Waisenheim, Jaffasches 285.
— -verein für geistig zurückgebliebene Kin-
der 252 (XVI), **313**.
— für hilflose jüd. Kinder 263, **312**.
Fürsorge- (Heil- und) Verein f. Krüppel 275.
Fürsorge, Zentrale für private 78.
Fürstsches Legat 792.
Fürstenberg-Rosenheimsche (Gustav und
Anna) Stiftung 124.
Fürstenwalde a. Spree 698.

G.

(Die Zahlen sind Ordnungsnummern.)

v. Gansauge (Hermann)-Stipendium 475.
Garnisongemeinde 1202.

Gartenbauschule des Vereins Jugendschutz
153.
Gartenbau- und Landwirtschafts-Unter-
richt 153, 256 (2).
Garten- und Obstbau, Frauenerwerb durch
403.
Gärtnerinnen, Darlehn zur Ausbildung 403.
Gasarbeiter 882.
Gefährdete und verwahrloste Kinder und
Jugendliche S. 2 I (7), 26 (1), 74, 79,
153, 237, 238, 256 (4), 264, 265, 298 bis
310, 318, 795 (4), 797 (kathol.), 809
(kathol.). Charlottenburg 1384; Rixdorf
1562 (1).
Gefallene und gefährdete Mädchen und
Frauen S. 3 II B, 95, 143 (kathol.), 153,
587, 687—691, 797 (kathol.), 800—808,
809/810 (kathol.), 1276.
— — — Auskunfterteilung für 95, 800.
— Mädchen, Unterkunft für 687—691, 800
bis 808, 809/810 (kathol.).
— — Rettungsheim für 807.
— — Zufluchtsheim für 806.
— und obdachlose Mädchen, Vorasyl s. 801.
Gefangene und deren Familien 1, 73—74
(jüd.), 795, 796, 797 (kathol.), 798, 809,
811.
— jugendliche 237 (5).
Gehilfen-Unterstützungskasse des Apotheker-
Vereins 845.
Gehlen (Buchholz-Trommsdorff)-Stiftung
846.
Heil. Geist, Hospital zum 168.
Geisteskranke (s. a. Gemütskranke) 656,
693—696.
Geistig zurückgebliebene Kinder, Erziehungs-
und Fürsorgeverein für 252 (XVI), **313**.
— — — israel. Erziehungsanstalt für 277.
Geistliche und deren Angehörige 14, 15, 25,
26, 193, 194, 284, 311, 402, 434, 437, 491,
514, 872—878.
— — — jüdische 821, 873 878.
Geldunterstützungen, einmalige, ohne
Zweck- und Personal-Bestimmung*) (s. a.
öffentliche und kirchliche Armenpflege)
77, 79, 80, 84—87, 104, 583, 813 (f), 837,
1057, 1061, 1079—1087, 1116—1201,
1279. Charlottenburg 1358, 1437 bis
1449; Friedenau 1458 (o, d); Grunewald
1482; Pankow 1536; Rixdorf 1554 bis
1556, Schöneberg 1621—1623, 1626.
Geldunterstützungen, laufende, ohne besondere Zweck- und Personalbestimmung**)

*) Einmalige Geldunterstützungen für be-
stimmte Zwecke und bestimmte Personen s. diese.
**) Laufende Geldunterstützungen für be-
stimmte Zwecke und bestimmte Personen s. diese.

(f. auch öffentliche Armenpflege) 77,
813 (c), 1072, 1079, 1081, 1083—1085,
1087, 1088, 1090, 1093—1096, 1098,
1099, 1106, 1116, 1118, 1123—1126,
1129, 1130, 1132, 1136, 1143, 1145 1146,
1157, 1159, 1164, 1171, 1172, 1176, 1178,
1187, 1188, 1193, 1194, 1196, 1197.
Charlottenburg 1445; Schöneberg 1623.
Geldunterstützungen für Angehörige bestimmter evangelischer Kirchengemeinden 1—72.
Gelehrte und deren Angehörige 488, 497,
867.
— jüdische 428, 821, 839, 879, 880.
— Althoff-Stiftung für 973.
Gemeinde-Armenhäuser Boxhagen-Rummelsburg 1329. Britz 1342; Friedenau
1460; Friedrichsfelde 1479; Lankwitz
1487; Gr.-Lichterfelde 1510; Pankow
1533; Reinickendorf 1541; Rixdorf 1558;
Schöneberg 1599; N.-Schönhausen 1635;
Steglitz 1647; Tegel 1662; Weißensee
1687; Wilmersdorf 1701; Zehlendorf
1723.
— -Armenpflege, Gemeindepflege f. kirchliche Armenpflege.
— -badeanstalt am Teltowkanal 1521.
— -beamte f. Beamte.
— -diakonie in Zehlendorf, Verein für
1719.
— -friedhof, Städt. S. 411.
— -haus Kaiserin Auguste Viktoria (Gemeindehaus zur Erlöserkirche) 1326,
1330—1332.
— -Krankenhaus Pankow 1528.
— -Krankenversicherung S. 421.
— -schule Nr. 11: 232.
— -schulen, Wohlfahrtseinrichtungen 320,
333, 783, 789, 791. Boxhagen-Rummelsburg 1334; Charlottenburg 1390; Lichtenberg 1496; Reinickendorf 1546; Rixdorf 1560; Schöneberg 1604; Weißensee
1681; Wilmersdorf 1706.
— schüler f. Schüler.
— -schwestern S. 4, 1—72. Boxhagen-
Rummelsburg 1326; Britz 1340; Charlottenburg 1352 (5), 1353 (5), 1354 (4);
Friedenau 1459; Friedrichsfelde 1473;
Lichtenberg 1495; Gr.-Lichterfelde 1507;
Mariendorf 1524; Pankow 1526; Reinickendorf 1542 (2); Rixdorf 1551 (2);
Schmargendorf 1588; Schöneberg 1595,
1596; N.-Schönhausen 1633; Steglitz
1643; Tegel 1660; Weißensee 1674, 1675;
Wilmersdorf 1697 (3); Zehlendorf 1717,
1719.
— -waisenräte S. 2 I (7), 278 (2).

Gemeinnütziger Stellennachweis für min-
derjährige Mädchen 1260.
— Verein für Milchausschank 784.
— — für Rechtsauskunft in Groß-Berlin
1292.
Gemütskranke 170, 700 S. 409.
Generalvormundschaft f. Vormundschaft.
Genesende (f. a. Erholungsaufenthalt und
Krankenhausentlassene) 77, 584, 627,
628, 661—663, 674 (jüd.), 724, 740
(jüd.), 741. Charlottenburg 1406 (kathol.)
Mariendorf (für den Kreis Teltow) 1524;
Pankow 1529.
Genesungshaus St. Johannesberg, Ora-
nienburg 754.
Genesungsheim Elmen, jüd. 755.
— Lehnitz, jüd. 740.
Genossenschaft freiwilliger Krankenpfleger
im Kriege 780. Rixdorf 1576.
— (Verband der) freiwill. Krankenpfleger
im Kriege für die westlichen Vororte 1615.
St. Georg, Hospital 168.
St. George's Church 70.
St. Georgen-Gemeinde 15, 236.
Geräte zur Krankenpflege f. Kranken-
fürsorge.
Gerber 895.
Gerhardt (Paul)-Gemeinde 16.
Gerhardsches Stipendium 478.
Gerhardt (Paul)-Stift 250 (VIII), 378, 666.
Gerichtsschreibersöhne 453.
Gericke (W.)-Stiftung 252 (I).
— (Wilhelm)-Moabit-Stiftung 1033.
Gersonsches (Herrmann) Legat 1034.
Gerson (Herrmann)-Stiftungsfonds 917.
Gersonsches (Moritz, Rosalie) Vermächtnis
1088.
S. Gertraudt-Hospital 182.
Geschäftliche Aufhilfe f. Fabrikanten, Ge-
werbetreibende, Handwerker, Kaufleute.
Geschenk eines Schulfreundes aus Holland
345.
— -fonds König Friedrich II. 991.
Geschichte-Studierende f. Studierende.
Geschlechtskranke 676, 685 e. Charlotten-
burg 1411 (1).
— Männer, Heilstätte für 676.
Geschlossene Armenpflege S. 2, I (6).
Gesellen f. Gewerbegehilfen.
— -heime 147.
— des Ostdeutschen Jünglingsbundes 148.
Gesellschaft für Volks-Kaffee- und -Speise-
hallen 115.
— Hachnassath Kallah 838.
— Haspakath Ebjonim 211.
— zur Bekämpfung der Säuglingssterb-
lichkeit 787.

H.

(Die Zahlen sind Ordnungsnummern.)

J.

(Die Zahlen sind Ordnungsnummern.)

*) Bei dieser und den folgenden Wohl=
fahrtseinrichtungen für jüdische Personen sind
nur solche aufgeführt, die entweder ausschließ=
lich oder vorzugsweise jüdische Personen be=

rücksichtigen, oder bei denen die Mitberücksichtigung jüdischer Personen ausdrücklich vorgeschrieben ist.

---

*) Bei diesen und den folgenden Wohlfahrts-
einrichtungen für katholische Personen sind
nur solche angeführt, die entweder ausschließlich
oder vorzugsweise katholische Personen berücksichtigen, oder bei denen die Mitberücksichtigung
katholischer Personen ausdrücklich vorgeschrieben ist.

N.

(Die Zahlen sind Ordnungsnummern.)

Nachgehende Fürsorge des Vereins Wohlfahrt der weibl. Jugend 151.

Nachhilfeunterricht für Gemeindeschulkinder, Charlottenburg 1390 (20).

Nachmittagsheim Jugendhort 252 (XI).

Nächstenliebe, Israel. Verein 598.

Nachtaufenthalt 125—143.

Nachtmission, Asyle der 128.

Nachtwachen s. Krankenpflege u. Krankenfürsorge.

Nachweis freier Betten in Krankenhäusern 768 (a).

— v. billigem Erholungsaufenthalt S. 214.

— von Pflegestellen für Kinder 240, 245, 246.

Näharbeit s. Beschäftigungsvereine.

Nähen, Unterricht im (s. a. Nähschulen) 146, 151, 153, 158, 246, 343, 344, 348, 355 (3), 357 (2). Charlottenburg 1381, 1393, 1395; Rixdorf 1564.

Näherinnen (s. a. Heimarbeiterinnen) 77, 980—984.

— Erholungsaufenthalt für 86 c.

Nähmaschinen 77, 84, 90, 91, 94, 355 (7), 578 (2), 1268, 1283; S. 407.

— -fonds des Lette-Vereins 355 (7).

Nährpflichtige Angehörige S. 417.

— -präparate s. Stärkungsmittel.

Nahrungsmittel s. Lebensmittel.

Nähschulen, kirchl. 2 (3), 3 (6), 8 (3), 9 (3), 10 (3), 14 (4), 18 (1), 20 (4), 24 (5), 26 (2), 27 (3), 29 (4), 32 (5), 35 (2), 40 (4), 41 (3), 44 (2), 48 (7), 54 (4), 58 (6, 8), 61 (3).

— -vereine, kirchl. 3 (3), 4 (1), 7 (2), 8 (2), 10 (3), 13 (2), 14 (2), 18 (2), 20 (3), 21 (2), 23 (2), 24 (4), 25 (3), 27 (2), 28 (5), 29 (3), 31 (2), 32 (2), 33 (3), 37 (2), 42 (2), 45 (2), 46 (1), 48 (2), 50 (3), 51 (2), 52 (4), 54 (2), 58 (3), 61 (4), 64 (4), 70 (2). Charlottenburg 1352 (2), 1353 (2), 1354 (1); Lichtenberg 1490; Pankow 1526 (4, 5); Schöneberg 1596; Wilmersdorf 1697 (2).

— -verein Westend 1352 (2).

Nathanael-Gemeinde 1596.

Nathansohn (Herm. u. Doris)-Stiftung 932.

Nationaldank für Veteranen 998.

Natorff (Geschwister)-Stiftung 1238.

Naturalien s. Lebensmittel.

Naturalunterstützungen, Städt. S. 406.

Nationalkomitee, Deutsches, zur internation. Bekämpfung des Mädchenhandels 95.

Naturwissensch. Studierende s. Studierende.

Nauen (Zabeck)-Cohnsche Erziehungsanstalt 267.

Nauheim 713.

Nazareth-Gemeinde 42, 250 (III).

— II-Gemeinde 43.

Neandersche Stiftung 185.

Nebenklassen für schwachsinnige Kinder 333 (2). Boxhagen-Rummelsburg 1334 (2); Charlottenburg 1390 (11); Lichtenberg 1496; Reinickendorf 1546; Rixdorf 1560 (1); Schöneberg 1604 (1); Weißensee 1681 (3).

— für schwerhörige Kinder 333 (3).

— Horte für Kinder der 252 (I), 252 (XIV).

Neissches Legat 1100.

Neo (Adelheid, Sophie)-Stiftung 984.

Nervenheilanstalten 699, 700.

Nervenkranke (s. a. Gemüts- u. Geisteskranke) 170, 662, 685 (g), 685 (m), 699, 700, 750. Charlottenburg 1406 (kathol.).

— Polikliniken für 685 (m), 699.

— Verein Heilstätte für 699.

Nerven-Massage-Poliklinik 685 (m).

Neu-Apostolische Gemeinde 65.

Neu-Babelsberg 176, 748.

Neuber (Propst Karl)-Stiftung 327.

Neuenahr 713.

Neu-Gnadental, Kolonie 1275 (4).

Neuhof 727.

Neujahrsgelderfonds, Kgl. 1156.

Neue Kirche-Gemeinde 44, 877.

Neu-Kölln 392.

Neumann (Viktor)-Stiftung 242.

Neumannsche (Julius) Schülerstiftung 510.

Neuzelle 153.

Nicolaische (Friedrich) Stiftung 813 a.

Nicolas (Carl)-Stiftung 230.

Niederbarnimer Frauenhilfe 1327, 1475, 1491, 1526, 1542 (3), 1633, 1659 (4), 1675, 1677.

— Kreisverein des Evangel.-kirchl. Hilfsvereins 1327, 1491, 1526, 1542, 1633, 1659, 1675, 1676.

Nieder-Breisig a. Rh. 279.

Niederländer 1011.

St. Nikolai-Gemeinde 45.

Nikolaus Bürger-Hospital 179.

— -Stift (kathol.) 155.

Norderney 720.

Notare s. Juristen.

Notleidende Krüppel, Hilfsverein für 647.

— Verein zur Speisung 122.

Nowawes 276, 712.

Thora (Dietrichs)-Stiftung 181.
Tierärzte 540.
Tierärztliche Hochschule (Kgl.) zu Berlin s. Studierende.
Tischler 813 (e).
Tischlerei, Ausbildung 276.
Tischlerlehrlinge 415.
Töchter höh. Stände, Heimathaus für 357.
Töchterhort, Eisenbahn- 853.
— für verwaiste Töchter von Reichspost- und -Telegraphenbeamten 869.
Töpfer 899.
Toepffer (Bertha)-Stiftung 955.
Toynbee-Halle, jüd. 1320.
Tragbahren 768.
Treptow 173, 269, 1524.
Treuenbrietzener 1028.
Trinitatis-Gemeinde Charlottenburg 1354.
— -Wohlfahrtshaus 1357.
Trinker und Trinkerinnen s. Alkoholkranke.
Trinkerheilstätte Waldfrieden 705.
Trinkerkinder, Rettungsheim für 306.
Trommsdorff (Buchholz-Gehlen)-Stiftung 846.
Tropenkrankheiten 630.
Troppau (Leopold u. Sophie)-Stiftung 429.
Trunksüchtige s. Alkoholkranke.
Tuberkulose s. Lungenkranke.
— Adolph vom Rath-Stiftung für 585.
— Deutsches Zentralkomitee zur Bekämpfung der 103.
— Verein zur Bekämpfung der, Rixdorf 1566; Schöneberg 1608, 1609.
— -stationen 704.
Tuchmacher 175, 903.
Turnunterricht 145, 146, 151 (3), 158, 342—344.
Twesten-Stiftung 448.
— (Carl) -Stiftung für deutsche Studierende 520.

U.

(Die Zahlen sind Ordnungsnummern.)

Uhligsche Stiftung 1628.
Unabhängiger Orden Bnei Briß ‚U.O.B.B. 285, 613, 757 (2), 1262, 1320.
Uneheliche Kinder S. 3 II B, 239, 242, 246, 247, 253, 259, 263 (jüd.), 286 (jüd.), 316, 328, 349, 687, 688, 689, 691, 692.
— — Ausbildung zum Beruf 349.
— — Beihilfe zur Erziehung 316, 328.
— — Erziehungsanstalten für 253, 259, 263 (jüd.) 286 (jüd.).
— — Vormundschaft für S. 3 II B, 239, 298. Friedenau 1458 (b); Reinickendorf 1541; Schöneberg 1592; Zehlendorf 1717.

Unentgeltliche Erziehung schulentlassener Mädchen s. d. Hauswirtschaft, Verein 360.
— Unterrichtskurse für Schwerhörige, Ertaubte und Stotternde 643.
Unfälle s. Hilfe bei Unfällen.
Unfallmeldestellen N.-Schönhausen 1637.
— -rente S. 423.
— -stationen 769, **770**. Charlottenburg 1421; Friedenau 1469; Gr.-Lichterfelde 1519; Rixdorf 1574; Schöneberg 1613; Steglitz 1654.
— -verletzte 621, 1293 (kathol.).
— -versicherung, Gesetzliche S. 423.
Ungarn 1003.
Universität s. Studierende.
— Hilfskasse bei der 972.
Universitäts-Auskunftstelle 1299.
— -Frauen-Klinik, Kgl. 659.
— -Kinder-Klinik 656 (II).
— -lehrer und deren Angehörige 488, 497, 972, 973.
— -Poliklinik 684.
— -Stipendien s. Studierende.
Unterbringung in Heilanstalten, Heilstätten, Krankenhäusern, Erholungsstätten, Erziehungsanstalten s. bei diesen.
— von Säuglingen, Kindern, Waisen usw. siehe diese.
Unterhaltungspflichtige Angehörige S. 417.
Unterkunft (s. a. Wohnung, Obdach, Herbergen, Heime) 125—146.
— für Alkoholkranke 705, 706, 800 (II), 805.
— für Arbeiterinnen 146, 151, 153, 158, 159, 160 (kathol.).
— für arme Italiener 133.
— für durchreisende Polen 132.
— für Frauen und Mädchen 134—139, 143 (kathol.), 146, 151, 153, 154—155 (kathol.), 156—159, 162 (jüd.), 188 (evangel.), 357 (5), 361 (4, evangel.), 371 (evangel.).
— — — vor, während und nach der Entbindung 125, 245, 246, 248, 659, 686 bis 692, 806. Charlottenburg 1411 (1), 1416.
— für gefallene Mädchen 687—691, 800 (II), 801—807, 809/810 (kathol.).
— für Handlungsgehilfen 945.
— für Handwerker 129—131, 361. Steglitz 1646.
— für Krankenpflegerinnen 137.
Unterkunft für Lehrerinnen und Erzieherinnen 134, 135.
— für Mütter 245—248, 689, 692.
— für Obdachlose 125—128, 1271 (3), 1273—1275, 1282. Boxhagen-Rummelsburg 1329; Britz 1342; Charlottenburg 1363; Lichtenberg 1494; Pankow

B.

Nachträge und Berichtigungen.

<u>Vor Benutzung des Buches hier abzutrennen und an den
betreffenden Stellen einzukleben.</u>

Nachträge und Berichtigungen.

<u>Vor Benutzung des Buches hier abzutrennen und an den
betreffenden Stellen einzukleben!</u>

5 a. **Evangelisch-reformierte böhmische (Bethlehem) Kirchengemeinde.**
Geistlicher: Pastor Kühne, SW. 47, Hagelbergerstr. 10c (9—11).
Gemeindeschwester: Gneisenaustr. 6.

10 a. **Elias-Gemeinde.**
Geistliche: Pastoren Wittenberg, N. 58, Stargarderstr. 68 (9—10, außer
Mittw. u. Sonn.); Wenzel, N. 58, Dunckerstr. 10 (9—10); Reck, N. 58, Raumer-
str. 18; Zellner, N. 58, Raumerstr. 24 (9—10).
Näh- und Strickschule, Raumerstr. 17.
Gemeindeschwestern: Schliemannstr. 27.
Krankenpflegestation IX des Evang.-kirchl. Hilfsvereins, Schönhauser
Allee 39a.

46 a. **Passions-Gemeinde.**
Geistliche: Pastoren Schmidt, S. 53, Schleiermacherstr. 21 (9—10); Rhein,
S. 53, Lehninerstr. 1 (9—10), Dziwisch, SW. 29, Gneisenaustr. 12—14 (9—10).
Näh- und Strickschule (Mittw. und Sonn. 4—6), Eylauerstr. 8.
Gemeindeschwestern: Fidicinstr. 18 (8—9, 1—2).
Pflegestation IX des Evang.-kirchl. Hilfsvereins, Blücherstr. 32.

52 a. **Segens-Gemeinde.**
Geistliche: Pastoren Müller, N. 58, Schönhauser Allee 161 (9½—10½);
Wachsmann, N. 58, Schönhauser Allee 161 (9½—10½, Dienst. 6—7).
Gemeindeschwestern: Wörtherstr. 46 (2—3).
Krankenpflegestation IX des Evang.-kirchl. Hilfsvereins, Schönhauser
Allee 39a.

101 a. **Hilfsbund für bedürftige gebildete Frauen und Mädchen.**
Vors.: Frau Dr. Wasbutzky, W. 30, Viktoria Luiseplatz 7.
Geschäftsstelle: W. 15, Bregenzerstr. 11.
Zweck: Unterstützung bedürftiger gebildeter Frauen und Mädchen durch Geld-
gaben, Arbeitsnachweis, Ausbildung und Erholungsgelegenheit.

108 a. **Emil und Gertrud Mosse-Stiftung.** Kapital: 500 000 M.
Vors.: Emil Mosse, W. 10, Bendlerstr. 33a.
Zweck: 1. Unterstützung und Errichtung von Wohlfahrtseinrichtungen; 2. Unterstützung bedürftiger Personen mit besonderer Berücksichtigung von Verwandten des Stifters.

Zu 112. **Im Westen.**
Pallasstr. 13 (gibt auch Essen für Erwachsene).

201a. Altersheim des Diakonissenhauses Salem zu Kottbus.
Zweck: Älteren, alleinstehenden Damen Unterkunft und Verpflegung zu bieten.
Verpflegungssatz: 1. Klasse 800 M.; 2. Klasse 600 M.; 3. Klasse 400 M.

276a. St. Maria Viktoria-Krüppelheim in Oranienburg.
Leiterinnen: Schwestern vom hl. Dominikus.
Zweck: Aufnahme katholischer verkrüppelter Erwachsener und Kinder. Orthopädische Behandlung. Berufsausbildung.
Pension für Kinder 1,50 M. täglich, für Erwachsene, die Hausarbeit verrichten, von 0,60 M. täglich an.

355. 8. Berliner Helfft-Stiftung.
Zweck: Förderung der Erwerbstätigkeit über 30 Jahre alter Mädchen, die auf eigenen Unterhalt angewiesen sind.
Bewerbungen bis zum 1. Februar an den Vorstand des Lette-Vereins.

385|386. Nr. 385 und 386 sind aufgelöst. An ihre Stelle trat die **Frauenschule der Inneren Mission**, W. 30, Marburgerstr. 4.
Leitung: Zentralausschuß für Innere Mission, Dahlem, Altensteinstr. 51.
Zweck: Theoretische und praktische Ausbildung von Frauen und Mädchen auf allen Gebieten der christlichen Liebestätigkeit.
1½jähriger Kursus; Honorar 150 M.; Alter von 18 Jahren und Abgangszeugnis einer höheren Töchterschule erforderlich.
Lehrfächer: Religion, Erziehungslehre, Volkswirtschaftslehre, Bürgerkunde, Gesundheitspflege, Kinderpflege, praktische Ausbildung in der Jugendpflege, Krankenpflege, Bureauarbeiten.
Anmeldungen an Pastor Scheffin, W. 30, Nollendorfstr. 17; Pfarrer Burckhardt, N. 4, Tieckstr. 17; Gräfin v. d. Schulenburg, W. 30, Bülowstr. 88.

403a. Louis Viersche Stiftung. Kapital: 29 600 M.
Verwaltung: Städt. Stiftungsdeputation.
Zweck: Unterstützung befähigter Handwerkslehrlinge, die die Handwerker- oder Baugewerkschule besuchen mit wenigstens 220 M. jährlich.

676a. Mittelstands-Sanatorium für Männer, Haus „Falkenhagen" bei Seegefeld.
Leiter: Sanitätsrat Dr. Arnold Straßmann.
Aufnahme finden männliche Kranke und Erholungsbedürftige aus dem Mittelstande (mit Ausnahme von Lungenkranken). Verpflegungssatz 4,50 M. täglich mit Einschluß ärztlicher Behandlung und Pflegemittel.

680a. Pflegeheim für erblich kranke Kinder, Friedrichshagen, Seestr. 43.
Leiter: Sanitätsrat Dr. O. Rosenthal, W. 35, Potsdamerstr. 121g.
Oberin: E. Köberlin.
Zweck: Aufnahme und Verpflegung erblich kranker Kinder vom Säuglingsalter bis zum 5. Lebensjahre.
12 Plätze. Pflegesatz 1,50 M. täglich, für Unbemittelte unentgeltlich.

692a. Frauenklinik (geburtshilfliche Abteilung), Schumannstr. 18.
Leitender Arzt: Prof. Dr. P. Straßmann.
Pflegesätze: 3 M., für das neugeborene Kind 1 M. täglich. Ärztliche Hilfe und Behandlung für Unbemittelte frei.

718a. Verein Blindenerholung.
Geschäftsführer: Eugen Crohn, NW. 23, Klopstockstr. 30.
Zweck: Erholungsbedürftigen, blinden Handwerkern eine Erholungskur in frischer Luft zu ermöglichen.
1909: 18 Blinden Erholungsaufenthalt gewährt.

755 a. Kinderferienheim Nordholz=Deichsende bei Cuxhaven des Vereins Kinder-
wohlfahrt.
Vors.: Tischlerobermeister Eckert, Rixdorf, Knesebeckstr. 37.
Geschäftsstelle: Bremen, U. L. Frauenkirchhof 9, I.
Zweck: Erholungsbedürftigen Kindern von Handwerkern im Alter von 8 bis
15 Jahren gegen mäßiges Entgelt Aufenthalt zu gewähren.
450 Plätze. Verpflegungssatz 2 M. täglich inkl. Eisenbahnfahrt ab Bremen.
Geöffnet vom 15. Mai bis 15. Oktober.

771 a. Samaritertätigkeit der Berliner Feuerwehr.
Geschäftsstelle: SW. 19, Lindenstr. 41.
Zweck: Hilfeleistung bei plötzlichen Unfällen, auf Brand- und Unglücksstätten.
Einrichtungen: 4 Samariterstuben.
    N. Oderbergerstr. 24;
      Schönlankerstr. 13;
  SW., Schönebergerstr. 20;
  C., Fischerstr. 37/38.
Auf den Wachen befinden sich außerdem Verbandkästen, Krankentransport-
wagen und Tragbahren.

Zu 785. Der Verein ist aufgelöst worden. Die Einrichtungen sind in die Verwaltung
von Nr. 784 und Nr. 786 übergegangen.

789 a. Deutsches Zentralkomitee für Zahnpflege in den Schulen.
Generalsekretär: Dr. Erich Schmidt, W. 9, Potsdamerstr. 133.
Zweck: Errichtung von Schulzahnkliniken an Gemeindeschulen zur unentgeltlichen Behandlung zahnkranker Kinder.
Einrichtung: Schulzahnklinik in der 72. Gemeindeschule, S., Brandenburgstr. 78/79.
1.—30. November 1909: 1000 Patienten.

883 a. Fehdeler Stiftung. Kapital: 59 000 M.
Verwaltung: Städt. Stiftungsdeputation.
Zweck: Unterstützung kleiner Handwerker und Arbeiter, besonders in hohem
Alter oder bei Krankheitsfällen.

952 a. Eudescher Präsidialfonds. Kapital: 50 000 M.
Verwaltung: Königl. Akademie der Künste, W. 64, Pariser Platz 4.
Zweck: Außer Ehrungen für Künstler Unterstützung von Witwen und Waisen
von Künstlern, die aus dem allgemeinen Unterstützungsfonds nicht bedacht
werden können.

954 a. Siegfried Ochs=Stiftung. Kapital: 25 000 M.
Verwaltung: Senat der Königl. Akademie der Künste, W. 64, Pariser Platz 4.
Zweck: Gewährung von Beihilfen für ausgebildete, selbständig wirkende deutsche
Musiker.
Stipendien zu Studienzwecken werden nicht verliehen.
Bewerbungen bis zum 1. März an die Verwaltung.

989 a. China=Fonds des Deutschen Flottenvereins.
Vors.: Großadmiral v. Koester, Kiel.
Geschäftsstelle: W. 9, Linkstr. 20.
Zweck: Unterstützung von Chinakämpfern, die der Kaiserl. Marine angehören,
und deren Hinterbliebenen.

993a. Kolonialkriegerdank.
Vors.: des Verwaltungsrats K. Schwabe, Major a. D., Gr.-Lichterfelde,
Holbeinstr. 23.
Geschäftsstelle: W. 30, Haberlandstr. 4.
Zweck: Unterstützung von ehemaligen Kolonialkriegern und deren Hinter-
bliebenen durch Geldgaben und Stellenvermittlung.

1001a. Südwestafrika=Fonds des Deutschen Flottenvereins. Kapital: 61 206 M.
Vors.: Großadmiral v. Koester, Kiel.
Geschäftsstelle: W. 9, Linkstr. 20.
Zweck: Unterstützung von Angehörigen der Kaiserl. Marine und der Kaiserl.
Schutztruppe für Deutsch-Südwestafrika und deren Hinterbliebenen.
Berücksichtigt werden Offiziere, Sanitätsoffiziere, Beamte, Unteroffiziere und
Mannschaften.
    1908: 132 Unterstützungen mit 6160 M.

1029a. Verein der Westpreußen von 1881 zu Berlin.
Vors.: Gustav Wolf, SO. 16, Josefstr. 3.
Zweck: Gewährung von Darlehen und Unterstützungen an Vereins=Mitglieder
und deren Hinterbliebene, sowie Unterstützung anderer in Westpreußen geborener Personen.
    1908: 411 M. Unterstützungen an Nichtmitglieder.

1092a. David August Volle=Stiftung. Kapital: 550000 M.
Verwaltung: Städt. Stiftungsdeputation.
Zweck: $^1/_3$ der Zinsen zu Unterstützungen für Kranke und verschämte Arme,
$^1/_3$ zu Wohlfahrtseinrichtungen für Fortbildungsschüler, $^1/_3$ zur Anlage von
Turn= und Spielplätzen.

1129a. Carl Wilhelm Bothe=Stiftung. Kapital: 41 000 M.
Verwaltung: Städt. Stiftungsdeputation.
Zweck: Gewährung von laufenden Unterstützungen an Bedürftige.

1131a. Camphausen=Stiftung. Kapital: 100 000 M.
Verwaltung: Städt. Stiftungsdeputation.
Zweck: Gewährung von laufenden Unterstützungen an Bedürftige.

1131b. Julie v. Cohn Oppenheimsches Vermächtnis. Kapital: 52 000 M.
Verwaltung: Städt. Stiftungsdeputation.
Zweck: Gewährung von laufenden Unterstützungen an Bedürftige in monat-
lichen Raten von 25 M.

1140a. Friedmann=Stiftung. Kapital: 10 000 M.
Verwaltung: Städt. Stiftungsdeputation.
Zweck: Unterstützung armer Berliner Bürger am 12. Mai.

1202a. Eulnersches Vermächtnis. Kapital: 3000 M.
Verwaltung: Städt. Stiftungsdeputation.
Zweck: Unterstützung bedürftiger evangelischer Familien, deren Oberhaupt
mindestens 50 Jahre alt ist, am 10. Mai.

1209a. Heinrich Buchholz=Stiftung. Kapital: 5000 M.
Verwaltung: Armenkommission der jüdischen Gemeinde.
Zweck: Unterstützung jüdischer hilfsbedürftiger Personen in Beträgen von
mindestens 15 M. am 14. Mai.

1291a. Treuhänder-Institut (errichtet von der Handwerkskammer zu Berlin).
Vors.: Ehrenobermeister J. Bernard, NW. 87, Krefelderstr. 20.
Geschäftsstelle: C 2, Neue Friedrichstr. 47. Vom 1. April 1910 ab: SW. 61,
Teltowerstr. 1—4.
Zweck: Selbständigen Handwerkern im Kammerbezirk Berlin und Regierungs-
bezirk Potsdam, die unverschuldet in geschäftliche Schwierigkeiten gekommen
sind, mit sachverständigen guten Diensten nach Möglichkeit zu helfen.
Geldunterstützungen werden nicht gegeben. Anträge an die Geschäftsstelle.

1292a. Gemeinnützige Rechtsauskunftsstellen des Charitas-Verbandes (s. diesen
S. 3, Nr. II B).
SO., Michaelkirchplatz 3, Marienstift (Montag 2—4); O., Rüdersdorferstr. 45,
Leohospiz (Dienstag 2—4).; N., Feldstr. 4, Marienstift (Donnerstag 2—4);
Schönhauser Allee 182, Mariahilf (Sonnabend 2—4); NW., Oldenburgerstr. 46,
Port. 2 (Mittwoch 9—11); W., Ludwigkirchplatz 10 (Freitag 2—4).

1317a. Verein für bildende Volkunterhaltung.
Vors.: stud. phil. Willy Lichtwark.
Geschäftsstelle: SW 47, Möckernstr. 91.
Zweck: Veranstaltung volkstümlicher Unterhaltungsabende.
Eintritt 40—90 Pf. Für Mitglieder und Unbemittelte Vergünstigungen.
1909/10: 10 Unterhaltungsabende.

Zu 1414. Z. Z. bis zur Eröffnung eines eigenen Heims geschlossen.

1427a. Ortskomitee für Schülerwanderungen.
Vors.: Vorschullehrer E. Wegener, Kaiser Friedrichstr. 103.
Zweck: Veranstaltung mehrtägiger Wanderungen für Schüler und Schülerinnen der Oberklassen Charlottenburger Schulen unter Leitung von Lehrern
und Lehrerinnen.
Beiträge den Verhältnissen entsprechend; für Unbemittelte unentgeltlich.
1909: 15 Gruppen mit 263 Kindern in das Gebirge oder an die See geführt.

1459a. Parochial-Verein.
Vors.: Möller, Albestr. 13/14.
Zweck: Unterstützung Ortsarmer und Konfirmanden.
1908: 787 M. Unterstützungen.

1604a. Erziehungsausschuß für schwachbegabte Kinder.
Vors.: fehlt z. Z.
Leiter: Lehrer Koch, Gotenstr. 42.
Zweck: Fürsorge für schwachbegabte Kinder in erziehlicher, unterrichtlicher
und wirtschaftlicher Hinsicht. Beistand bei der Berufswahl und im noch schul-
pflichtigen Alter.

1619a. Städt. Schreibstube für Kaufleute, Apostel Paulusstr. 6.
Geöffnet 9—5. Kaufleute über 45 Jahre bevorzugt.

1619b. Schöneberger Brockensammlung, Mühlenstr. 16.
Vors.: J. C. Jordans, W 30, Neue Winterfeldstr. 8.
Zweck: Sammlung und Aufarbeitung überflüssig gewordenen Hausrats usw.
Der Erlös dient wohltätigen Zwecken.

1656a. Öffentlicher Arbeitsnachweis, Schloßstr. 37 (Zimmer 1).
Leiter: Gemeindevorstand; geöffnet 8—3 und 5—7. Unentgeltliche Arbeitsvermittlung für alte Berufsarten.

1680a. Nachweis von Pflegestellen für Kinder.
Anmeldestelle für Annahme von Pflegekindern, Pistoriusstr. 24, Eing. III, Zimmer 4, Dienstag und Freitag 1—2.